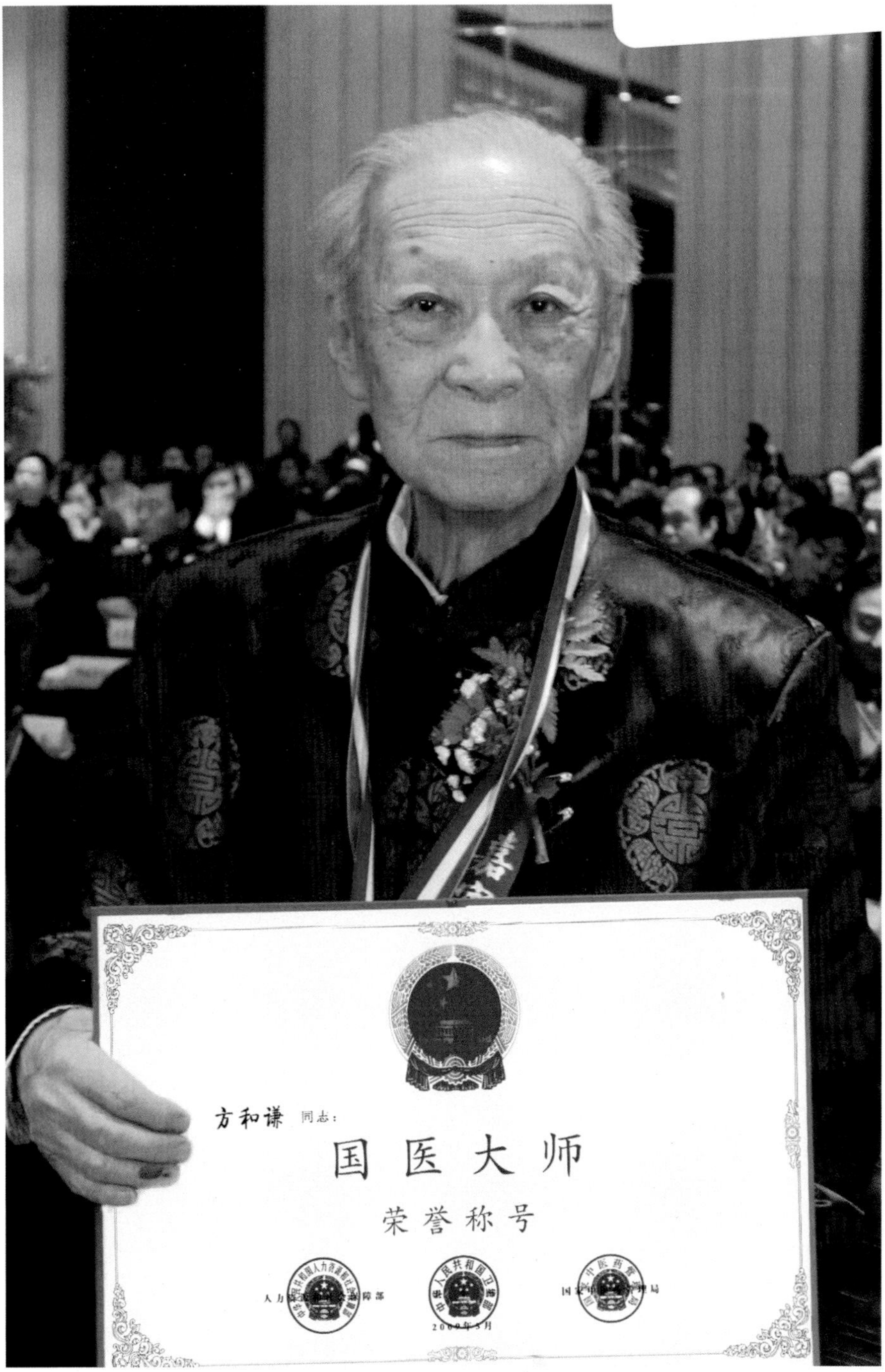

国医大师获奖照片

公元二〇〇五年五月

胆大心细

智圓行方

方和谦书

方老座右铭

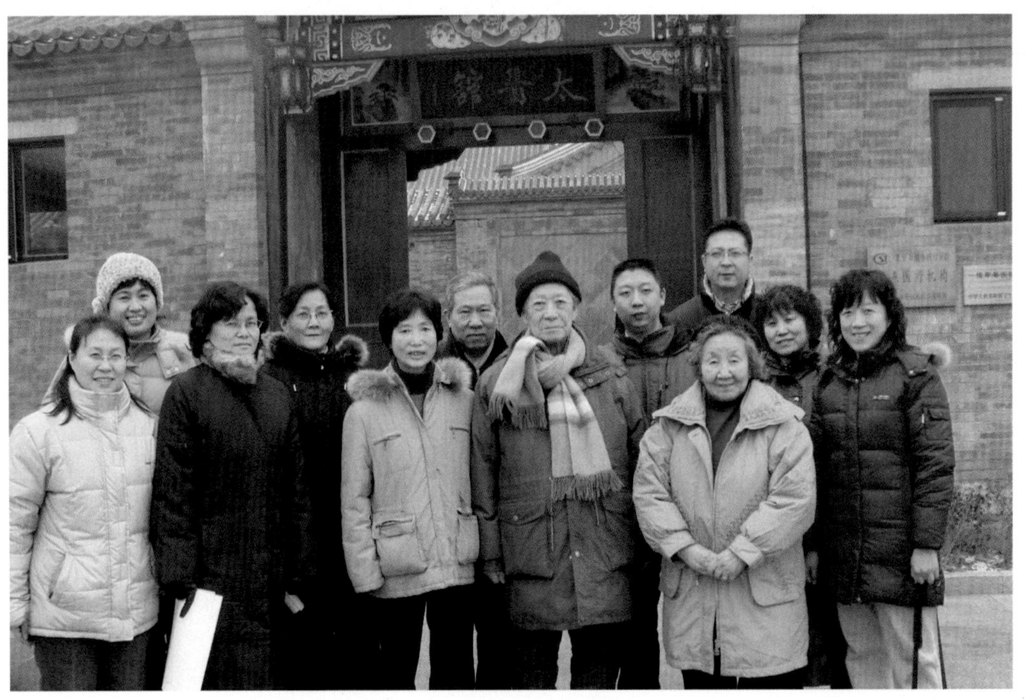

方老夫妇与徒弟合影

首都知名中医专家特诊部

教授处方笺

祝同 年十五岁 住东四十条十二号

饮食内伤 时行外感 并发身热泄利

无汗身烦 神清脉弦数 舌红苔黄 拟升泄

并注之方用

煨葛根 10g 生甘草 10g 淡黄芩 10g 飞滑石 10g

生薏米 15g 大豆卷 15g 陈广皮 10g 苦桔梗 10g

川通草 5g 建泽泻 10g 三剂 水煎服

二〇〇五年六月十五日 方和谦拟

方和谦处方墨宝

缅怀方和谦老师

中道和合为人师表
学术精湛国医楷模

学生王永炎
二〇二〇年十月

王永炎院士题词

方和谦医学全集

曹　锐　李文泉　主编

科学出版社
北　京

内 容 简 介

国医大师方和谦从医七十载，其学术思想、临床经验及治学理念丰富，本书从名家、名医、名师三个角度，汇编了方和谦教授一生的学术精华。全书共分七篇，包含：方和谦学术思想、方和谦解读《伤寒论》、应诊辨证特点及经验方、疾病诊治思辨特点及经验、医案医话、方和谦论著、学术传承研究。

本书可供中医药临床、科研及教学工作者参阅。

图书在版编目（CIP）数据

方和谦医学全集 / 曹锐，李文泉主编 . —北京：科学出版社，2024.1
ISBN 978-7-03-077073-8

Ⅰ . ①方… Ⅱ . ①曹… ②李… Ⅲ . ①中医学－文集 Ⅳ . ① R2-53

中国国家版本馆 CIP 数据核字（2023）第 219014 号

责任编辑：鲍 燕 / 责任校对：张小霞
责任印制：徐晓晨 / 封面设计：陈 敬

科学出版社 出版
北京东黄城根北街 16 号
邮政编码：100717
http://www.sciencep.com
北京厚诚则铭印刷科技有限公司印刷
科学出版社发行 各地新华书店经销
*
2024 年 1 月第 一 版 开本：787×1092 1/16
2024 年 8 月第二次印刷 印张：43 插页：2
字数：1 108 000
定价：268.00 元
（如有印装质量问题，我社负责调换）

《方和谦医学全集》编委会

主　编　曹　锐　李文泉

副主编　胡文忠　朱宏勋　权　红　高剑虹

编　委（按姓氏笔画排序）

弓雪峰　王桂平　王梓淞　邢春清

刘新桥　安　丽　孙维娜　李　京

连　博　范春琦　郑金粟　赵世同

赵铁良　赵静怡　胡青懿　崔筱莉

章九红　董珍宇　谢晓佳　解晓静

序

为纪念方老诞辰100周年，首都医科大学附属北京朝阳医院（以下简称朝阳医院）编辑《方和谦医学全集》(以下简称《全集》)，在《全集》即将付梓之际，曹锐主编嘱我作序。我乃医界后学，焉敢为前辈之书作序？我则先睹为快，谈谈对该书的感受，以寄托对方老的思念和敬重之情。

我知道方老应在20世纪60年代。当时我在北京中医学院学习，方老兄长方鸣谦教授是内外科教研组的主任，所以方老应是我的师叔，但从未见过面。1980年我研究生毕业，留在广安门医院，我的夫人李文泉医生调到朝阳医院中医科，则同方老有直接见面的机会。

1980年后，广安门医院在赵金铎老院长的带领下，成立了内科研究室。为提高中医水平，对临床中的疑难病例，常请北京市的老中医会诊，共同讨论，故常常听到方老的卓见。1991年，国家启动名老中医学术经验的传承，方老是第一批传承导师，而我爱人有幸成为方老的徒弟，方老言传身教，使我们受益匪浅。2009年方老因病离世，在北京市中医局的关心下，我又承担起帮助方老完成带教任务的责任，同方老的弟子曹锐及其外孙刘新桥一道学习传承方老的学术经验，使我对方老有了进一步的认识。

方老是北京市中医的一面旗帜。方老的父亲方伯屏是京城十大名医，方伯屏先生言传身教，方老深受家庭熏陶，奠定了深厚的中医基础。行医近70年，传承了方氏医学的精华。1956年乙脑流行，他参与救治，受到蒲辅周老先生的指导，并撰写了《北京市1956年流行性乙型脑炎治疗总结手册》下发各单位，促进了流脑的防治工作。2003年SARS流行，他坚持一线工作，并提交“抗病毒口服液”应用于临床。方老长期担任北京中医药学会会长，为中医药的发展做出了不朽的贡献。“文革”之后百废待兴，中医药振兴更是重任在肩。我记得方老经常和路志正老、焦树德老、谢海洲老、巫君玉老等聚在一起，共商中医药的发展大计，提出了很好的建议，并举办“中医内科急症学习班”，承担了中医药后继人才培养和解决急症人才不足的困难。

方老是受中医界尊重的优秀导师。方老被授予国医大师后，把传承中医学术作为自己的重要任务。为培养后继人才，方老先后带了四批徒弟，有的成为首都国医名师和北京市优秀名中医，有的担任科室领导，成为中医药骨干人才。方老曾获得人事部、卫生部和国家中医药管理局授予的“优秀导师”的光荣称号。他以85岁的高龄，主动请缨在“名医大讲堂”讲解《伤寒论》。他侃侃而谈、风趣生动，给学生留下了深刻的印象，至今为学界所称道。他主张“活读书、读书活、读活书”，留下了许多读书佳话。方老为中医药事业真正做到了活到老、讲到老、奋斗到老，永远是我们学习的榜样。

方老是百姓心目中永远的名医大家。孙思邈谓：“凡欲为大医，必须谙《素问》、《甲乙》、《黄帝针经》、明堂流注、十二经脉、三部九候、五脏六腑、表里空穴、本草药对……如此乃得为大医。”方老启蒙之时，即熟读中医典籍，旁略文史诸经，打下了“大医”基础。行医后更是“学然后知不足，度然后知长短，兢兢业业、精益求精”。他的治疗经验，反映在《全集》收集的各科疾病中。《全集》在医案部分收集了大量的临床病例，近200例的医案，涵盖了内外妇儿各科的疑难病证。方老为广大群众服务，不负辛劳，不避艰险。他曾因病人药后出现大汗，连夜为病人购得人参，使病人转危为安，他是百姓心目中真正的医学大家。

方老在中医理论上多有造诣。方老在继承方氏门派的基础上，形成了独立的学术观点。他以“阴阳者，天地之道也……”“治病必求于本”的思想，奠定了中医的生理病理观。《内经》谓“生之本，本于阴阳”，故方老以“燮理阴阳，以平为期”作为诊疗的基础。无论在辨证思维还是诊疗施治上均坚持这一原则。他将《伤寒论》“谨察阴阳所在而调之”作为辨证依据，“观其脉证，知犯何逆，随证治之”作为施治原则，这些观点从治疗经验和医案中都可反映出来。

方老在理论上的建树，还体现在他对和解剂的认识。“和为扶正，解为散邪”，是对和解剂认识的发展和创新。方老在此基础上创立了“和肝汤”，作为肝病及其他相关脏腑疾病的治疗方剂，在临床广泛应用，成效显著。鉴于“邪之所凑，其气必虚”，他重视补法，认为扶助正气是祛除病邪、恢复健康的重要条件，他创立的“滋补汤”，广泛应用于脏腑气血阴阳等各种虚证，作为内伤病及病后调理的重要方剂。

方老强调辨病和辨证要紧密结合，这是对“辨证论治”的补充和发展。他认为辨证的证“不是症状的症，而是证明的证”。把多种症状有机分析和结合起来，才能形成“证”。病证结合的辨证方法是张仲景《伤寒杂病论》中的一贯思想，也体现在方老的临床诊疗中。方老虽是世代相传的中医，但他强调中西医结合。他认为中西结合相辅相成，可以为病人提供更好的医疗服务。他早年就获得了西医执业许可，在临床中认真分析西医做出的诊断，作为临床参考。他同西医师有很好的合作，在朝阳医院他常同翁心植院士共同会诊抢救危重疾病，中西医结合，使病情好转，转危为安。

《全集》收集和整理了方老的论文、著作、讲稿、谈话等，使读者对方老有更为全面的了解。同时还收集了学生和徒弟继承方老学术经验的研究思路和体会，使我们进一步看到了师徒传承的脉络和成效，确实做到了学术有传承，发展有成果，创新有人才。

方老的讲稿，是该书最为突出的特色。包括“伤寒论”“咳痰喘”“补中益气汤”“三焦气化”“小柴胡汤”等讲稿，是十分珍贵的资料。在这一页一页的讲稿中，通过字里行间，可以追溯到方老对中医古籍的热爱和钻研精神，蕴藏着他对中医经典的理论探索，闪烁出方老学习古籍后的创新，饱含着他对学生的深情厚谊和孜孜不倦的教学态度。它不仅准确反映了方老的学术思想，而且可以体会到方老的为人和治学精神，所以特别值得我们学习和继承。

这些讲稿有如下特点。方老将各家著述同经典联系起来，让我们不仅对有关著作有所了解，更对中医理论体系有较为完整的认识。对于提到的每一个观点，都有理论来源和历史沿革；和临床紧密结合是讲稿的又一特点。将理论观点同临床实践结合起来，使学生既能学懂又会使用。特别是教学中方老能结合自己的临床体会，讲得有声有色，使学生如临其境，体会尤深。在“伤寒论讲稿”十五讲中，我不完全统计，结合方老个人临床的有42处之多；方老强调要正确认识各个流派的学术特点，不能将其割裂开来，使学生对中医理论有一个全面的认识。《伤寒论》是方老最为称道的一部书，他在讲课中不仅将《内经》的有关思想汇入其中，更将“伤寒”及“温病”和后世各家著述融为一体。他认为温病是伤寒论的发展创新，如吴鞠通所言“羽翼伤寒”而作，二者在外感病中是相其不足又互为补充的关系，方老将六经辨证和卫气营血、三焦辨证结合起来，使学者对伤寒、温病两大门派在临床上如何理解应用有了进一步的认识。并将后世各家的论述贯穿于疾病的防治之中，将中医理论作为一个整体来看待，避免了各说各话，莫衷一是难以处理的局面。只有像方老这样熟读各家流派，精通中医典籍的“大家”，才能够随心所欲，信手拈来，融会贯通，而有所创新。

在国家中医药管理局和北京市中医管理局的支持下，首都医科大学附属北京朝阳医院先后建立了方和谦名医工作室等研究机构，对方老的学术经验进行研究推广。传承团队在收集1300多例病人4000多诊次的基础上，将方老的辨证思路、经验方药、有效病种等，进行整理发掘。以传承方老经验立项的国家“十五”“十一五”科研成果，获得了科技部、中华中医药学会和中国中医科学院等有关部门和机构的成果奖，并在学术界推广应用。不仅促进了中医学术的发展，而且造福于广大群众。如“安和五脏治疗胸痹”“三维辨证治疗咳嗽”等即是学生应用方老经验的传承体会。在此，我要向方老的传承团队致谢，是他们多年不懈的努力使我们能够看到《方和谦医学全集》的出版，并对方老学术经验的传承有了全面的了解。

方老终其一生，将坚持发展中医学术为百姓服务的思想作为自己的奋斗目标。作为自勉，他主张“德取延和、义本康泰”的做人原则。行医时以病人利益为重，他治病坚持“胆大心细、智圆行方、实事求是、精益求精”的准则。在纪念方老百年诞辰的时候，我们无限崇敬由衷地怀念方老，要弘扬他对中医事业的奉献，铭记他的功绩。要向方老学习，使方老的精神和学术代代相传，不断发扬光大，以完成方老的遗愿，是为序。

中国中医科学院 姚乃礼

癸卯年夏于北京

前言

呈现给读者的《方和谦医学全集》，是首都医科大学附属北京朝阳医院中医科、国医大师方和谦传承工作室全体同仁，为纪念首届国医大师方和谦教授诞辰100周年，传承方老的高尚医德、独特的学术思想和丰富的临床经验的总结和成果。

方和谦教授（1923～2009），山东掖县人，杰出的中医大家、力挽狂澜的临床大家、现代中医教育家，首都医科大学附属北京朝阳医院中医科主任，主任医师，教授。曾历任中华中医药学会理事、中华中国医药学会内科专业委员会委员、北京红十字会理事、北京中医药学会会长、北京市科协常委、《北京中医》杂志常务编委、北京中医药大学顾问等学术职务。1993年荣获国务院“有突出贡献专家”称号，享受国务院政府特殊津贴。1991～2004年被聘为首届及第二、三、四届全国老中医药专家学术经验继承工作指导老师。2007年被评为全国“老中医药专家学术经验继承工作优秀指导老师”。2009年获北京市政府“首都国医名师”称号，被人力资源和社会保障部、卫生部、国家中医药管理局评为首届国医大师。

方老幼承庭训，熟读经典，钻研灵素之学，潜心伤寒之论，对仲景学说体会尤深，奠定了深厚的理论基础；他勤于实践，善于思考，积淀了丰富的临床经验和创新独特的学术思想。方老认为中医学为哲理医学，重视人和自然的统一，形成了“燮调阴阳，以平为期”的生理观；遵循治病求本的思想，强调“正气为本、扶正以祛邪”的治疗观。在临床诊疗中对“和解法”有创新认识，提出“和为扶正，解为散邪”的学术观点，拓宽了“和解法”的应用范围。方老勤于治学，注重实践，善于融会贯通诸家学说，主张师古而不泥古，临证强调整体论治，综合分析，要在继承的基础上不断发展创新，在其七十载的行医生涯中，以治疗内科疑难杂症疗效卓著而享誉京城。

方老仁心仁术，谦和恭谨，精诚为医，德才双馨，诚为学人楷模。方老行医以诚信为本，实事求是，精益求精。对待患者不论老幼、尊卑、贫富，一视同仁，和蔼可亲；用药力求药少力专，简便廉验解决问题，尽量减轻患者负担。临证仔细倾听患者及其家属的叙述，认真诊察，将辨证与辨病相结合，临床疗效十分显著。在重大突发公共卫生事件中，面对流行性乙型脑炎、严重急性呼吸综合征（SARS）突发，能当仁不让、身先士卒，展现出“国之大医”的气魄和风范，方老高尚的医德医风值得我们永远继承和学习。

方老一贯重视中医人才的培养，曾先后担任四批全国老中医药专家学术经验继承工作的导师，他潜心教学，诲人不倦，在教学中严格要求、循循善诱，85岁还主动请缨，在“名医大讲堂”系统讲解《伤寒论》，使中青年医师深受教诲。方老常言“中医经典百学不厌”，告诫学生要“活读书、读书活、读活书”，而且身体力行，活到老，学到老，对全行业弘扬中医药文化，形成了良好的学经典、用经典的氛围，树立了良好的榜样，也向社会展示了首都中医药深厚的名医文化底蕴，探索出一条与院校教育互补的教育模式。他培养的学生遍布京城内外，有的已成为北京市优秀名中医及首都国医名师，其为中医药事业培养了大批骨干。

北京市中医管理局为方和谦学术思想与学术经验的传承提供了稳定的平台与支撑。先后批准建立首都医科大学附属北京朝阳医院成为北京中医药薪火传承“3+3”工程建设单位，在中医科挂牌成立“方和谦名老中医工作室”“方和谦名家研究室”“国医大师方和谦传承工作室”。2023年，工作室成为首批北京中医药薪火传承“新3+3”工程项目，获批成立“方和谦‘三名’传承工作室”。工作室在建设的10余年中，传承团队系统整理总结方和谦教授医学资料，包括近30年来保留的珍贵的方老诊病的临床病案资料、授课讲稿、发表论文及相关研究成果，对其学术思想及临床经验进行了全面的总结研究与传承。

方和谦教授是北京朝阳医院中医科的创建者和引领者。今年是方老诞辰100周年，工作室传承团队的成员有幸跟随方老学习，深感对其学术思想及临床经验全面认真总结推广的重要意义和必要性。我们怀着对老师无限崇敬和感恩的心情，进一步收集了方老所有的学术资料，将已经出版的《方和谦论著集》《方和谦医案医话集》《国医大师方和谦讲伤寒论》及《国医大师方和谦》进行修订整理，并加入了传承团队10余年传承方老经验的成果，撰写了《方和谦医学全集》。

《方和谦医学全集》包括方和谦学术思想、方和谦解读《伤寒论》、应诊辨证特点及经验方、疾病诊治思辨特点及经验、医案医话、方和谦论著、学术传承研究以及纪念文章等内容。总结归纳了方老的学术思想及诊治特点；按系统整理了疾病思辨特点及经验；对原书医案及医话进行了整理修订；方老文稿收录了方老的《伤寒论》、《十方解析咳痰喘》、《论三焦气化》、《浅谈补中益气汤》等讲稿及方老发表的全部论文；学术传承研究部分为传承研究立项的成果、经验数据挖掘及分析、学术研究相关论文及徒弟学生总结其经验发表的文章。

方和谦教授对中医事业的无私奉献，对患者的厚爱，对学术的精益求精及对后学的诲人不倦，是大师践行其座右铭“待人接物须德取延和，义本泰康；执行医事要胆大心细，智圆行方”的真实写照。他的一生是为广大患者竭诚奉献的一生，是为祖国中医药事业与中西医结合事业不懈开拓进取并取得卓著业绩的一生。为缅怀方老的大医精神，全集通过对方老生平、学术成就及学术思想传承情况的介绍，凝练提升其学术思想精华，总结汇报传承工作成果，为进一步深入学习其学术思想内涵，广泛推广其临床经验应用，使其不断发展创新，弘扬宝贵的中医大家财富及培养后学提供可贵而丰富的资料，从而惠及广大民众。

本书的出版，得到北京市中医管理局和北京朝阳医院领导的大力支持，并衷心感谢首都国医名师姚乃礼教授为本书作序，感谢科学出版社鲍燕编辑对本书的支持和指导，感谢工作室传承团队及众多方老学生对本书的编撰整理所作的工作。

首都医科大学附属北京朝阳医院中医科
国医大师方和谦传承工作室
2023年4月

目录

第一辑　名　家　篇

第一篇　方和谦学术思想

第二篇　方和谦解读《伤寒论》

第二辑 名 医 篇

第三篇 应诊辨证特点及经验方

第四篇 疾病诊治思辨特点及经验

第五篇　医案医话

第三辑　名　师　篇

第六篇　方和谦论著

第七篇　学术传承研究

第一辑

名家篇

第一篇　方和谦学术思想

方和谦教授1923年出生在北京的中医家庭，12岁随父习医。1942年19岁考取医师资格，开方和谦诊所行医。1952年参加卫生部举办的“中医学习西医学习班”学习西医知识两年。1952～1953年在北京双桥砖厂任职员。1954～1958年在北京市卫生局中医科任科员，主管中医师资格的审批，参与北京中医医院及综合医院中医科的组建工作。1958年调北京中医医院任内科医师、教研组组长，兼任北京中医进修学校伤寒教研组组长，教授伤寒论课程。1968年到北京朝阳医院中医科任科主任、主任医师，兼任首都医科大学教授。方和谦教授历任中华中医药学会理事、中华中医药学会内科专业委员会委员、北京红十字会理事、北京中医药学会会长、北京市科协常委、《北京中医》杂志常务编委、北京中医药大学顾问等学术职务。1993年荣获国务院“有突出贡献专家”称号，享受国务院政府特殊津贴。1991～2004年先后担任第一、二、三、四批全国老中医药专家学术经验继承工作指导老师。2007年被评为全国及北京市“老中医药专家学术经验继承工作优秀指导老师”。2009年被人力资源和社会保障部、卫生部、国家中医药管理局评为首届国医大师，同年获北京市政府“首都国医名师”称号。

第一章　学术思想的形成

第一节　成长阶段

方和谦教授祖籍山东莱州西北郊头村，家境贫寒，父亲方伯屏因原籍不能维生，年幼流落京中，在饭铺学徒，于工余之暇拜清太医赵云卿为师，并得谈镜人（明代医家周慎斋学派，得清代名医陈贞乙真传）老先生教导习医，约1915年在京改业行医。其父在灯市口开医馆达30余年，专长中医内外科，可进行药物加工，熬制膏药，并办中医讲习班教授中医经典，后曾任教于北京国医学院（院长孔伯华）、华北国医学院（院长施今墨），担任四部经典的授课老师，在京城有一定的名望，后被当时的《北京地名典》评为"十大名医"之一。方老的启蒙教育来自于其父方伯屏先生。启蒙教育处在辛亥革命成功新旧制度变迁的时代，私塾与新学并存。他父亲十分重视对他的文化教育，他在私塾学习了《三字经》《论语》《春秋》《左传》《古文观止》等书，可以诵读《陈情表》《兰亭序》等文章，并进行了较好的书法训练。随后读小学5年，初中3年接受了新学教育，初中毕业后，考入中央日本语学院日语系学习日语4年，其间读青年会英文学校初、中、高级班一年半，掌握了日、英两门外语技能。在中医家庭的熏陶下，从初中起，方老就参加了父亲在家办的中医讲习班三期，学习了《医学三字经》、《药性赋》、《汤头歌诀》、《医学心悟》、《黄帝内经》(简称《内经》)、《伤寒论》、《金匮要略》等医学专著，从不理解的背诵起步，到渐渐理解其中医理的深奥，在反复的诵读学习中，从少年之时，就打下了坚实的中医理论基础。方老的父亲擅研明代周慎斋及薛立斋遗著，二人属温补学派，方老受其父的影响，日后临证所施处方偏重温补。在日语学校毕业之际，面临就业的选择，他自幼喜欢汽车，又学了两门外语，并未下定决心行医，在父亲的坚持下，随父行医。从打扫诊室卫生，为父亲做开诊的准备，到为病人倒茶、换药等点滴事情做起，随父抄方佐诊，边干边学。父亲除在家办学，还授徒于北京国医学院、华北国医学院，以讲授古典医籍著称，在京行医30年，方老耳濡目染，受影响很大。1948年方老父亲因肝硬化病故，曾遗嘱方老兄弟二人，"不谋其他职业，仍当业医工作"，方老与其兄，谨遵遗训，坚定行医志向，终生以中医为业。少年时期方老学医的动机，一是继承家学，二是行医济世，求职谋生。

方老的父亲严于治学，精于临床的精神，给了他很深的影响。其父再版并为其撰写序言的《医家秘奥》一书及学医笔记3本珍藏至今，成为传家之著。在随父临诊的过程中，使其开悟的事件有两个验案，一是姓白的老人，年逾六旬，糖尿病史。颈部患蜂窝织炎，面积大，坏死组织不脱落，局部红肿疼痛难耐，经西医多方治疗不效。先父用《备急灸方》（宋·闻人耆年）骑竹马灸法（骑竹杠，艾灸肺俞），灸十壮左右，坏死组织脱落。内服托里补中生肌加清热解毒汤剂（大剂量金银花、连翘、生黄芪之类），疮口结痂痊愈。二是方老的妹妹曾患功能失调性子宫出血，月经来潮，流血不止。血红蛋白仅为4～5g，去妇产医院治疗不效。其父用四物、八珍、胶艾汤治疗使其痊愈。当时仅有16岁的他，顿感中医治病的神奇，加深了学习中医的兴趣。在父亲严厉的家教中，方老广泛涉猎医学书籍，所读最解惑受益的专业书籍有《内经》《伤寒论》《金匮要略》《医学心悟》《证治汇补》《赤水玄珠》《医学汇海》《医钞类编》等，父亲的学医笔记是他宝贵的学习资料，较为受益的非专业书籍为《古文观止》。在每天随父临诊6小时后，坚持读书3小时，从小养成的诵读习惯，为今后行医打下了坚实的理论基础。

第二节　成熟阶段

一、独立行医，医学转折

1942年方老19岁，在随父学医数年后，其兄方鸣谦已取得正式行医资格，在兄长的启发下，方老报名参加了北京市卫生局中医考试。面试答辩时，主考官杨淑澄老师向他提问“中药为何能治病？”，此题听来颇有难度，方老略加思索，回答：“天食人以五气，地食人以五味”，“夫五味入胃各归所喜，故酸先入肝，苦先入心，甘先入脾，辛先入肺，咸先入肾，久而增气，物化之常也”。将《素问·六节藏象论》和《素问·至真要大论》的经文脱口背出，以此说明药物的性味各有所偏，药物之所以能够治病，就是取用药物性味的偏胜，以纠正与调和人体脏腑不协调的状态。对其简洁精辟的回答，老师给予了100分。笔试的题目是寒厥、热厥病的治疗，方老很快作出了附子汤治疗寒厥，白虎汤治疗热厥的答案，本次考试虽排名第27，但显现出他扎实的中医基础功底。考试后取得执业资格，获发行医执照，方老在“方和谦诊所”正式执业。

1949年新中国成立，国家获得新生。但中医药事业仍在禁锢之中，在废医存药，消灭中医错误路线的影响下，北京市举办中医学习西医学习班，方老是第九班学员。学习了西医生理、病理基础课及传染病、内科、妇科、儿科临床课程，当今国内名老中医干祖望、焦树德、路志正、柴松岩均与他同期或先后在此班学习。他认为此次学习西医，填补了学科空白，还有了西医执业资格，为他今后在综合医院工作和中西结合工作打下了基础。

1954年，方老调入北京市卫生局中医科工作，结束了个体行医的生涯，参加了革命工作，成为一名国家正式的医务工作者，这是他行医生涯的转折。1954～1958年，他在北京市卫生局中医科任科员，主管医务行政，包括中医师资格的审批、参与北京市中医医院的组建、北京市第七医院中医科及市级综合医院中医科的筹建等工作。

二、教学相长，理论提高

方老1958～1968年调到北京中医医院工作，并兼任北京中医进修学校伤寒教研组组长。在此期间，他在医院出诊并担任中医学校伤寒论及医案的教学任务。以往在个人的诊所行医，认为只要掌握四君子汤、银翘散、防风通圣散等常用方剂，即可应付常见疾病。而做教学工作，要引经据典，考据求源，他对《伤寒论》《金匮要略》的内容逐条研读，逐段逐句剖析，深入图书馆，凡有关《伤寒论》的百家注解如柯韵伯、尤在泾、程佼倩的著书均阅览过，《伤寒论》397节，篇篇有自己撰写的讲稿。讲内科医案学，他翻阅了《王旭高医案》《薛立斋医案》《名医类案》《续名医类案》等大量的医案，将有名的医案作深入分析讲解。他的讲课深入浅出，将经典著作有机结合，举一反三，纵横贯通，并结合临床，使深奥的理论在示例中得到解释和应用，让学生有茅塞顿开之感。方老自己对这段教书经历颇有感触，他认为教学相长，教学一定要实事求是，“知之为知之，不知为不知”，决不能强不知以为知。经过这一阶段的教学工作，他对经典著作的理论认识有了较大的提高。

三、明师指点，善于总结

1955年流行性乙型脑炎（简称乙脑）暴发，暑热当令，石家庄郭可明老中医提出此属阳明温病，用石膏白虎汤治疗，取得了很好的疗效，作为中医治疗乙脑的经验向全国推广。1956年夏季，乙脑肆虐北京，儿童医院和第一、二传染病医院，乙脑患者比比皆是。作为在卫生局中医科工作的方老，全程参与此病的防治工作。北京市卫生局倡导用石家庄经验采用清瘟败毒法治疗，结果病况未得控制，死亡率居高不降。后请中医研究院蒲辅周老先生偕同岳美中老先生会诊，乙脑患者病情很快好转，疗效达90%以上，挽救了很多患者的生命。为此，卫生局专门请蒲老进行学术讲座，蒲老长于运气学说，认为当年是暑瘟夹湿，湿盛重于暑热，清热太过必致邪气黏滞不解，并阐述了伤寒与温病的关系，给方老留下了深刻的印象。他体会到，中医诊病的疗效是靠正确的辨证论治。名医的点拨，促使他重温《温病条辨》《温热经纬》，由此加深了对六淫致病特点的认识，体会到湿温为病，应慎用石膏清热。暑必夹湿，湿热之邪如油入面，很难分离；《温热经纬》云：“湿热为病，当需两解之，湿热在里应化湿清热两解，湿热在表则芳化之。”故对发热的治疗，辨证准确是其关键，不能一见高热就投寒凉药，造成误治的后果。1957年方老主编《北京市1956年流行性乙型脑炎治疗总结手册》，书中收集了200多个验案，由卫生局印发到各医院。方老为晋升主任医师撰写的论文《参加流行性乙型脑炎工作的点滴体会》受到关幼波、赵炳南2位专家的充分肯定。论文评语为：“对乙脑的中医治疗，自1955年石家庄经验被介绍以后，各地应用较多，类似报道亦较多，惟本文在中医分型上，除偏湿偏热的不同以外，又提出表邪郁闭这一类型，在治疗上采用透表为主，而获得较好疗效。在辨证上，强调温病的卫、气、营、血，三焦辨证和伤寒的六经辨证密切结合，不能偏废。以上两点有独特见解。”方老在乙脑诊疗过程中所获的经验，对其以后治疗传染病是有益的借鉴，在2003年严重急性呼吸综合征（SARS）暴发流行时，方老积极参与诊治，对后学给予了及时正确的指导。

第三节　成才阶段

一、中西合作，取长补短

1965年7月，42岁的方老从北京中医医院调到北京朝阳医院任中医科主任。较之中医医院，综合医院中医科不分科，门诊内、外、妇、儿、五官各科疾病全有，方老很好地发挥其擅长治内科病，其他各科亦有所长的优势，有很高的门诊量，每半日能接待30人次以上。在医院他参与许多危重病会诊，如与翁心植院士会诊，见到了狼疮病的肺浸润、高热不退的类风湿病肝浸润、肝豆状核变性脑病等疑难病，相互切磋，救患者于危难之中。他不断汲取西医有益的经验，将中医理论与现代医学知识相结合，临证亦采用先进的诊疗手段明确诊断，许多疑难病在他诊治后病情转危为安，故在医院有很高的声望。如本院职工亲属因腹痛住院，请方老会诊，他诊其脉滑，认为滑脉反映有痰、有宿食、有实邪或为妊娠之脉，此患者是有实邪，请西医进一步检查有无占位病变，结果查出患膀胱癌，此案使西医认识到中医诊病治病的神奇。又如与西医同治一食用白胡椒面过量中毒患者，病人因关节炎疼痛，听信吃白胡椒面一两加葡萄汁，服后达眩晕方可有效的偏方，服后神昏，出气、出汗、排尿均有白胡椒味，正值三九寒天，全身起痱疹，西医进行抢救，方老会诊投以生石膏、金银花、连翘等清热解毒药，患者渐渐清醒。清醒后西医又给了"克脑迷"，患者再度昏迷死亡。方老认为"克脑迷"是中枢系统兴奋剂，属辛温大热之品，对此中毒患者不宜使用。多年来方老在综合医院工作，门诊和会诊诊治了许多疑难病例，他从不墨守成规，故步自封，不断汲取西医有益的经验，临证亦采用先进的诊疗手段明确诊断。他认为社会的发展和疾病谱的变化促进了学术学科的发展，在综合医院工作，耳濡目染，医疗实践要求自己知识不断更新，要活到老学到老。中医、西医要有同等的地位，中医医疗、科研、教学的思路都离不开现代医学的辅助佐证。因此与西医合作，要相辅相成，相互取长补短，业务水平才能不断提高。

二、医术精专，注重疗效

方老的成名主要是因为有很好的临床疗效，他认为医生成功的途径是临床实践，方法是"勤于临证，潜心钻研"。为不失信于患者，他出诊时间不轻易改动，即使在十一、春节长假也不停诊。方老80多岁时，每周仍出6个半天门诊，每次要接待30个左右患者，其精神为年轻人所不及。为减轻患者经济负担，他主动将特需门诊的200元挂号费降至100元。临证他注重中西医结合，乐于采用各种现代检测手段明确诊断，如结合现代检测手段从痞满脏证中诊断消化道肿瘤，从他人误诊的表证热证中发现肝炎、传染性单核细胞增多症、肺炎等病证，给予早期治疗而痊愈的病例屡见不鲜。方老处方用药，药少力专，绝无大处方，很少用犀、羚、麝等贵重药，力求简、便、廉解决问题。治疗从病情需要出发，辨证合理，君臣佐使配伍明确，而且特别注意顾护脾胃。他推崇方剂的灵活应用，认为中药汤剂最能反映中医辨证用药的特点，成药和汤剂不能完全替代，需根据病情合理用之。

方老精通伤寒，但从不自诩为经方派，临证他出于仲景学说之中，而泛其学术思想之外。他认为21世纪中医学术的发展不能墨守成规，要在仲景思想指导下开拓应用，不拘经方时方，以提高疗效为主继承和发展。他认为仲景之经方，用之得当，效如桴鼓，是历代医家共同验证的。而温病之时方，可以以方求证，辨证准确，用之灵验。但经方适应证有限，满足不了疾病谱发展的需要，要靠时方来补充。如张某，男，73岁，初秋突发高热伴腹泻，日泻10余次，服中西药罔效，病情危重，求诊于方老。见其精神恍惚，烦躁气促，身炽热有汗，泻下褐色水液而恶臭，腹痛不著，纳呆不吐，尿少色深，舌质红，苔黄腻，脉弦滑数。方老按太阳阳明合病，夹热下利之表里证论治，投以葛根芩连汤治之，1剂泻止热退，3剂而病瘥。又如高某，男，59岁，发热10天，用西药退热后，半月来不饮、不食、昏睡不语、时长出气，10天无大便，舌苔白厚腻，脉沉弱难寻，西医无良法，请方老会诊。方老辨证为邪热内陷，痰热郁结，气机闭塞，而投与小陷胸汤原方加元明粉6g，病人服后安睡不出长气。次日晨起，患者诉饥饿索食物，给予食之。服2剂得畅便，精神转好，再进2剂，神态自如，其病若失。方老临证，有是证用是方，辨证论治，随证治之，每获良效。通过临床，方老认为，囿于经方一隅，不能解决所有外感热病，必须与温病辨证同用才能取得明显疗效。以治乙脑为例，仅以六经辨证，就会受到阳明经证的局限，何况邪气有异，临床有暑热及湿热的不同证型。外感热病，表现复杂，其证候不是六经辨证所能涵盖，也不是单用经方所能解决。鉴于此，方老倡导六经、三焦、卫气营血辨证密切结合，根据具体病情，灵活掌握，经方时方统一运用的观点，这是临床取得较好疗效的基础。方老临证对方剂的应用提出一病一方的观点。他认为"不依规矩无以成方圆，不依六律无以正五音"，方剂学如音律学要遵循六律五音的规律，理法方药的应用也有其一定之规。而临证应用方剂的调整，如苏东坡所说"随手拈来，皆可成方"。即所谓谨守其法，随机调整用药，只要配伍适宜，即可获效。因此，提出"一病一方""一人一方"是说明方剂学汤剂应用中，灵活机动的用药方法。他对古方学以致用并有所创新，如从《金匮要略》"竹皮大丸"方中取竹茹、白薇二味，用于治阴虚烦躁失眠症而获良效。

方老不仅擅长于内科而且涉猎外妇儿五官各家之学。他出身中医世家，对外科疾病的诊治得到父辈的真传，故对许多外科病亦有丰富的经验，如他化裁运用阳和汤治疗淋巴结结核，用仙方活命饮治疗脉管炎而免截肢之苦，都很好地发挥了托补药的作用。此外，他对五官科、妇儿科等疾病也很有经验。如用《医学心悟》的益母圣金丹和傅青主的完带汤治疗妇科病，用《温病条辨》的五加减正气散治疗小儿泄泻，用《原机启微》的蝉花无比散治疗视网膜病变等方面，均有独到的见解，反映了方老博采众长的治学方法和丰富的临床经验。

三、学科建设，培养人才

方老任中医科的科主任20余年，为科室的建设倾注了全身心血。他作为科室带头人，一贯以身作则，为人师表。对待病人，不分尊卑贫富，均一视同仁，无论病情轻重，均认真对待。遇有情志疾病的患者时，不仅辨证处方，并且耐心开导；在收到寻医问药信件时，均能一一解答函复。他在81岁高龄患肺炎住院治疗之际，仍不顾病体未愈，坚持在病床上备课，带病为继承人讲大课。他熟记孙思邈《大医精诚》篇中之名言："若有疾厄来求救者，不得问其贵贱贫富，长幼妍蚩，怨亲善友，华夷愚智，普同一等，皆如至亲之想。亦不得瞻前顾后，自虑吉凶，护惜身命……勿避崄巇，昼夜寒暑，饥渴疲劳，一心赴救，勿作功夫形迹之心。如此可为苍生大医。"用以终生自勉。为提高科室业务水平培养人才，他多次向中医局及院领导呼吁申请建立中医病房，四处筹集资金，在医院床位紧张的情况下，1978年中医科率先在首都医科大学所属综合医院建立了中医病房，成立初期虽然仅有8张病床，但方老珍惜中医发展的基地，按时查房，遇有危重病人不分昼夜研究治疗方案。在他的领导下，中医病房发挥中医药的诊疗优势，初期在诊治风温、痹证及肾病方面积累了丰富的经验，为创三甲医院作出了贡献。在他的影响下，30多年来，医院几经变革，中医科病房克服重重困难不断发展，现已建成以中西医结合诊治脑血管病为特色的具有20张床位规模的病房。科室发展需要人才，方老积极引进中医院校毕业生，关心他们业务学习，送他们到西医科室及外院学习。为了提高全科中医基础理论的水平，他组织科室利用业余时间学习经典著作《内经》和《伤寒论》，他结合临床实际讲授伤寒论课程，带动全科医生学经典，用经典。在他的领导下，科室建设发展较快，当年成为年门诊量位居全院第一，拥有16台专家门诊、5台专病门诊，20张床位的病房，专业特色突出，科研成绩显著，人才梯队合理，团结和谐，不断进取的科室。2004年被评为北京市首批综合医院示范中医科，2007年由国家中医药管理局授予

"全国首批中医工作示范单位"称号，在北京市有较好的知名度。在北京中医界，提起北京朝阳医院，人们不约而同地提到方老的大名，他在患者的心中是老专家、好医生，在科室同志的心中是好领导、好前辈、好老师。他在全国及北京市的名望，来自他渊博的学识、高超的医技、谦和的人品，充分展现了一代医学家的大师风范。

方老于20世纪50年代初就从事中医药的教育事业，他培养的中专生、大学生、进修生和西学中医生，遍布京城内外，他们都已成为中医药事业的骨干和栋梁。方老从到北京朝阳医院工作起，就承担了首都医科大学的教学工作，西医院校的学生不重视中医理论的学习，他注重因材施教，讲课时条理清晰，重点突出，深入浅出，旁征博引，涉猎广泛，声音洪亮，听过他讲课的学生都交口称赞。20世纪60年代，北京朝阳医院举办了西医学习中医班，他作为主讲老师，对医院的西医医师进行了中医知识的培训，至今西医科室的老大夫用中药还念念不忘他的教诲。20世纪90年代，国家重视老中医的继承工作，方老被评为第一、二、三、四批全国老中医药专家学术经验继承工作指导老师，他的四批学术继承人已有10名，他们先后作为中医科和中药房的主任，成为科室建设的领导者，并有3名成长为北京市优秀名中医及首都国医名师。他对学生平易近人，和蔼可亲，耐心指导，循循善诱，有问必答，有求必应，对学生从学习、工作、生活、家庭等各方面都关怀备至。徒弟们都认为跟师学习，不仅学到了老师的学术思想、临证经验，更学到了老师高尚的医德和培育后学诲人不倦的情操。

四、学会任职，享誉京城

祖国医学源流久远，流派众多，学术见解各有千秋。方老为人谦和豁达，注重拜师访友，学术上常与现代医家交往，互相切磋，如与北京朝阳医院翁心植院士共同会诊，常与著名老中医路志正、焦树德、谢海洲、巫君玉、陈文伯等探讨中医学术，还与路老、巫老成了莫逆之交。他谦虚好学，深得诸家之益处，也赢得业界同仁及广大患者的赞誉。

在20世纪50年代方老就成为北京中医药学会的成员，这使他有机会在更高的层面接触中医界学术权威和学科的领军人物，他注重在同行里广交朋友，以进行学术交流。繁忙的社会工作，外出参会及讲学，使京内外至全国的专家了解自己的学术见解，扩大了自己的名望和影响。从1978年起他在各学术团体历任中华中医药学会理事、中华中医药学会内科专业委员会委员、北京红十字会理事、北京中医药学会会长、北京市科协常委、北京中医药大学顾问等学术职务。从1982年起一直任《北京中医》杂志常务编委28年。他曾任全国中医药学会中风专业组组长，对内风、外风论治，形成了自己的思想体系，1985年曾在《北京中医》发表了《中风浅议》一文，为中风病的诊治提出了重要见解。作为北京中医学会会长，他努力团结全市中医同道，发展各学科分会的建设，为北京市中医药事业的发展作出了不懈的努力和贡献。他德高望重，成就卓著，受到国家的嘉奖，1993年荣获国务院"有突出贡献专家"称号，享受国务院政府特殊津贴。2007年获首届"国医大师"和"首都国医名师"的称号。在北京朝阳医院和安贞医院成立了方和谦名家研究室，成为深入研究和传承方老学术思想和临床经验及培养后学的基地。

方老成为医学大家，经历了成长、成熟、成才三阶段的成功之路，从而形成了具有自己特色的学术思想。他总结自己成才的要素为"勤求古训，博采众方，熟读经典，注重临床"。经典是基础，应用是关键，真知卓识来源于临床实践，疗效是检验水平的唯一标准。他的治学格言是"学然后知不足，度然后知长短，学无止境，活到老，学到老"。

第二章　读书心要

前贤有谓："玉不琢，不成器，人不学，不知道。"而治学之道又必遵《礼记·中庸》所谓："博学之，审问之，慎思之，明辨之，笃行之。"《礼记》特别强调："果能此道矣，虽愚必明，虽柔必强。"由此我们可以感悟到读书学习对人生的重要性。开卷有益，中医成才离不开承接前人经验。方老出生于中医世家，幼承庭训，耳濡目染，深受前贤教诲，良好的读书习惯贯穿于其医学生涯的全过程，使他终身受益。在学医过程中，他深刻体会到"读书、跟师、临证"是医学生涯的三个重要环节，也是他医学知识积累的三个重要来源。而"为学之道，莫先于穷理，穷理之要，必在于读书"。读书成为方老医学入门成才并不断提高创新的首要环节。

第一节　读书门径

方老读书经历了入门—奠基—不断完善发展的不同阶段。他由背诵《医学三字经》开始入门，然后学习《内经》《伤寒论》等经典著作，奠定其医学基础；通过浏览各家和自我钻研总结，不断完善提高临床辨证论治的水平，终成医学大家。因此，读书贯穿于他医学生涯的始终。

一、启蒙读本

方老医学启蒙由诵读《医学三字经》开始。他幼年正值新旧制度变迁，私塾与新学并存之际。父亲十分注重对他的文化教育，让他学习《三字经》《四书五经》《古文观止》等古籍，为其学中医打下了深厚的古文基础。方老从小随父学医，他参加了父亲在家办的中医讲习班，初习入门，学习了《医学三字经》《汤头歌诀》《药性赋》《濒湖脉学》等中医普及读本。这些书籍在较短的时期内，让他对中医有了初步的认识、印象与感悟，使他掌握了中医的一般基础知识，激发了他学医的欲望，同时也养成了他学习中医书籍诵读的习惯和基本功。这些童子功使方老一生受益匪浅，为他进一步深入探索提供了良好的开端。

二、学习《内经》

学习《内经》奠定了方老治学的理论基础。《内经》是中医理论的经典之作，也是中医理论的源泉。方老从上父亲办的中医讲习班就开始了《内经》的学习。但《内经》卷帙浩繁，文字深奥，如何掌握其要领呢？他谨记前人“纪事者必提其要，纂言者必钩其玄”的要求，深刻领会《内经》“知其要者，一言而终，不知其要，流散无穷”的道理。采取选读的方法，即对其基本理论、学术要旨重点选读，从而掌握了《内经》的基本理论和要点，奠定了他医学实践的理论基础。《内经》为秦汉以前文字，阅读应辨音读，明古训，理解其内涵指导临床实践。其中182篇，每篇均有其命题的学术思想，领会各篇全貌，还要深入系统分类取其精华，充分掌握。如他认为《内经》已奠定了中医治疗学的理论基础，对基本治法进行了总结。随着医疗实践的发展遂有八法的形成，但八法只是一个总的原则，临证中具体治法应用需据证选择。方老体会到人体生理病理应以邪正斗争为中心，应着眼于扶正祛邪，恢复人体正常生理状态，故病有寒热虚实，治有温清补泻，脏腑有生克制化，治法有补母泻子，病有六淫七情，治疗要随其病因病机而转变。人以正气为本，尤其要重视脾肾作为先后天之本的重要性，肾为先天水火之脏，元阴元阳之所居，元气之根，是一身气化之源，其为封藏之本，能藏精生髓，主骨充脑，故为作强之官，主水液代谢，司生殖发育，为人体生命活动之动力，抗御外邪之源泉，肾的功能关系到其他脏腑，而其他脏腑病变后期也必然影响到肾，所谓久病及肾，动摇根本。但先天之本必赖后天之本脾的营养，故《内经》指出：“胃者水谷之海，六腑之大源也，五味入口藏于胃，以养五脏气。”李东垣进一步指出：“真气又名元气，乃先身生之精气也，非胃气不能滋之。”说明了后天脾胃对先天元气的作用，不仅在生长发育中赖后天水谷之荣养，而且在病理状况下依赖脾胃健运，方能祛除外邪，吸收输布药物，从而恢复脏腑功能。临证时应注意胃气的存亡，所谓“有胃气则生，无胃气则死”，治疗上应顾护胃气，“如浆粥入胃，泄注止，则虚者活”，乃其胃气来复。方老应用《内经》关于阴阳学说和治病扶正培本的理论指导临床实践，形成了自己独到的学术见解，其“天人合一阴阳平衡”的生理观和“扶正培本燮理阴阳”的治疗观，概由于此。他在治疗上提出的对和解法的独特见解，即“和为扶正，解为散邪”的观点，就是基于通过和解、调和，使表里寒热虚实的复杂证候，脏腑阴阳的偏盛偏衰归于平复，以达到祛除病邪恢复健康的目的。因此，他创制的和肝汤、滋补汤等经验方，就是在治疗原则上强调治病求本恢复阴阳平衡的思想，即追求《内经》“谨察阴阳所在而调之，以平为期”的具体体现。

三、熟读《伤寒》

熟读伤寒，成就了方老临证的基本学术思想。《伤寒论》是祖国医学继《内经》之后走向临床医学阶段的重要代表著作。由《伤寒论》开始确立了中医学辨证论治的体系，至今其仍有效地指导着中医的临床实践。方老自入医学之门，即钻研《伤寒》之学，把《伤寒论》《金匮要略》确立为熟读精读之书。他反对以选读的方式学习，认为选读很容易断章取义，而不能看到其本来面目。容易“崇饰其末，忽弃其本”，达不到学习效果。特别是方老承担过讲授《伤寒论》的教学工作，使他对从原著到各个注家的著作都有机会钻研，认真阅读。《伤寒论》是对方老学术发展影响最大的著作，也是形成他学术思想和见解的重要基础。可以说方老的学术思想奠基于《内经》而植成于仲景之学。他认为《内经》虽然奠定了中医的理论基础，但在汉以前，有法而无方，临床辨证不足；汉以后，《伤寒论》和《金匮要略》理法方药开始统为一体，创立了辨证论治的理论体系，故后世奉之为“经典”，视之为“医门之准绳，治病之宗本”。故方老不同意将《伤寒论》《金匮要略》仅作为各家学说的一家之言看待，而是学习中医的必修课、基础课，应终生研读。他对《伤寒论》397条、113方不仅熟读背诵，而且结合临床体会条分缕析，学以致用。他认为学习《伤寒论》应特别注意以下几点：

（一）以整体观的思想来认识六经辨证

方老认为，六经辨证是仲景对外感病发病规律的总结，反映了人体在外感病阶段生理病理的一系列变化特点，他推崇柯韵伯在《伤寒来苏集》中阐明的“六经中各有伤寒，非伤寒中独有六经”的观点，从而全面地理解六经的病证特点，以指导临床的辨治。从更高的层次和更广泛的方面来认识六经辨证。

（二）掌握精髓，抓住要点

《伤寒论》是中医学习辨证理论较有系统的书，它理论密切联系实际，将辨证论治的方法贯穿在理法方药之中，系统性条理化较强，是学习中医的必读书，其中许多精辟的认识，是临床经验的总结和理论的升华，也是仲景学说的精髓所在。方老认为要抓住其要点，深刻领会。如“病痰饮者，当以温药和之”言简意赅，揭示了痰饮的发病机理、治疗原则和用药特点，真是一语中的。它抓住水性本寒，非阳不化的特点，避免用药过凉伤正。又概括了“脾为生痰之源，肺为贮痰之器”的痰饮和脏腑间的关系，应视为痰饮辨证的纲要。

方老认为《金匮要略》是治疗杂病的专书，既有理论又有临床，最切合实际，前22篇400条每条都有辨证论治的实际内容，要深刻理解，应以各篇的病证为单位进行系统的分析，把原来散在前后参差的条文系统化了，才能把书中提出的每一个病的内容系统组织起来，这样对于某个病的原因、证候、辨证、治疗、预后等都有了纲领可循，从病因到治疗，有了全面的认识。

（三）师其法而不泥其方

方老认为学习仲景学说，应从学术方法上领会，灵活施治，融会贯通，而不可执于一方一药拘泥不变，切实做到师其法而不泥其方。仲景用方全在灵活变通，如桂枝汤之化裁，有加桂有去桂，有加芍有去芍等诸多变化，十分灵活。方老用方，必先深刻理解其方意义，再随症灵活加减变化，或取其方义或化裁其方，务求与病相符。如方老加减桂枝芍药知母汤治疗寒热错杂痹则是化裁其方而用之的例证。外感风寒湿邪流注肢体关节郁久化热，而又兼热象，寒热错杂，仲景有桂枝芍药知母汤为临床医生所常用。方老不拘泥此方不变，以其为基础方加减，取方中桂枝、知母一外一内，外散风寒湿邪，内清久郁之热，留附子，以助桂枝温经散寒之力，去芍药、甘草，而换生地黄、忍冬藤以增养阴通络之功，同佐知母发挥清热通络之效。减麻黄、防风，以防过伤易损阴血，加生黄芪、当归以温阳补虚，益气养血。加减之后，全方寒热辛苦并用，各有所宜，共奏清热散寒，除湿祛风，通络补虚之功，较之原方，经过化裁变通后，则更为切合疾病本质，临床用之屡获佳效，方老认为温病羽翼于伤寒，二者并非对立，而是相辅相成。他善于将“伤寒”“温病”熔为一炉，治外感宗仲景之法，取温病之治，创宣热透解之剂；治杂病宗仲景治肝实脾之旨，重在调和肝脾，取小柴胡之意，创和肝汤等方。真正做到“观其脉证，知犯何逆，随证治之”，法宗仲景而治则多变，灵活施治，深得仲景学说之精髓。

四、涉猎各家

方老读书，注重涉猎各家著作以丰富临证经验。方老虽精于伤寒，但并不自诩为“经方派”，而且也不囿于使用伤寒之方。其学术入于仲景学说之中，而出于《伤寒》《金匮》之外。他认为临床病情复杂，内外妇儿各有不同，随着时代的变迁，外在环境、致病因素、病人体质和病情表现均在变化，伤寒论提出了治疗原则，而具体到治疗方法，代有发展，应吸取各家之长，以应对错综复杂的临床变化，以丰富自己的临床经验。所以仲景之外，他博览诸家，吸取其诊疗经验。对各家的学习，他一般选择两类书籍，一是专著，二是医案。读各家学说，他选择其代表著作。如读李东垣的《脾胃论》，学习脾胃学说。读温病他学习《温热经纬》《温病条辨》。读内科他偏爱李用粹的《证治汇补》。读外科，他学习《外科大成》《外科正宗》及《医宗金鉴·外科心法要诀》。读本草，他选择《本草备要》《本草求真》。读医案，他选择《王旭高医案》《薛立斋医案》《名医类案》《续名医类案》《临证指南医案》等。他认为医案是前人临证实录，其中包含了宝贵的临证经验和辨证用药经验，应该选择学习。他认为要学古而不泥古，师众而能各取其长，例如，治疗热性病多接受刘完素的学术思想，治疗实证多吸取张子和的治法，治疗脾胃病多参考李东垣之说，治疗阴虚阳亢之证，多采纳朱丹溪的主张，总的来说，兼收并蓄，要不拘一格，着重辨证才是正确的治学方法。他读各家之书必有所获而后验之于临床，充实自己的经验。如方老喜欢读程钟龄《医学心悟》，对其中止嗽散的应用情有独钟，其成为他治疗咳嗽的主方。他读《通俗伤寒论》对蒿芩清胆汤的应用得心应手。他从《医林改错》中学习活血化瘀法和方药的应用，极大地丰富了自己的学识，提高了临床诊治水平。

第二节　读书方法

读书是成就方老医学大家的基本条件，但如何读书却是方老学有所成的重要原因。方老读书除了家庭熏陶、父辈教诲和自幼养成的习惯外，更重要的是讲究读书方法。

一、熟读背诵经典条文

熟读背诵是学习中医的基本功。方老能学有所成，许多方面得益于他幼年熟读背诵打下的基础。诵读是他常用的方法。诵读之意，一是加深理解，二是增强记忆。所谓“读书百遍，其义自见”，反复诵读，方能理解。反复诵读，自然水到渠成，记忆在心。方老认为，经典著作，文字古奥，寓意深刻，内涵丰富，故要学懂弄通，非一朝一夕之事，需要长期不懈熟读勤思，熟读才能理解，背熟才能勤思，进而才能经常应用，多用才能活法圆通。所以他对经典著作的重要论述，《内经》的重要段落，《伤寒论》《金匮要略》的有关条文，汤头歌诀等，都诵记在心。他熟读《伤寒论》，可以背诵原文，至耄耋之年，仍能脱口而出，汤头歌诀最少可记200个方剂，临证用方可“信手拈来”，对症选用。

方老认为熟读的重要，在于熟读与证治有关的重要条文，如《伤寒论》六经总纲，各经的提纲，有方有证的条文，重要的辨证条文等，这些条文必须读到烂熟于胸中，对其方剂的组成、主治、功用、禁忌以及重要方剂的剂量比例，特定的煎服法，也都应熟记。例如桂枝汤证的条文，应把前后桂枝汤的主症兼症辨证的条文都能列举出来，麻黄八证、结胸三证、柴胡四证的辨证特点也要读到对答如流的程度，这样才算真正读熟了，在临床应用才能得心应手。

二、精粗结合，分类阅读

中医书籍汗牛充栋，即使一本著作，有的卷帙浩繁亦难以悉记尽览，这就要求精粗结合，分类阅读。精粗结合，就是要精读粗读结合，对与指导临床密切相关的著作，更要精读，如《伤寒论》要条分缕析，反复阅读；对一般著作，则粗略读过，了解其概貌，掌握其精神便可。

分类阅读包括两个方面。一是根据需要和书籍的性质采取不同的方法阅读，如《内经》采取选读的方法，重要篇章、重要论述深刻学习，其他章节则一般了解。对《神农本草经》中方药，因为要临床应用，必须记忆理解。对临床各家，则学其所长或掌握其学术心得、临床经验。二是根据不同类别书籍选择不同代表著作。如《伤寒论》注家很多，方老学习《伤寒论》则选择柯韵伯之《伤寒来苏集》作为注家代表；《金匮要略》则选择尤在泾《金匮要略心典》。方老临证重视中西结合，选择中西汇通的代表著作学习，他认为此类医籍对现代临证颇多启迪，如唐容川《血证论》《医经精义》，张锡纯《医学衷中参西录》等，皆是临床重要的参考书籍。

三、学以致用，学用结合

读书的目的在于应用，主要是提高自己的临证能力和学术水平。所以一定要做到学用结合，学以致用。方老从跟师学习到1942年方和谦诊所挂牌独立行医，他不仅把学到的理论用于临床，更是反复印证，常常是“白天看病，晚上读书”。在诊所中遇到的实际问题，从书本上找答案，得到启发，做到学用结合。他读书也是根据临床需要从实际出发，着重提高临床水平。他学习《傅青主女科》，掌握用完带汤治疗带下病，尤对“脾气之虚，肝气之郁，湿气之侵，热气之逼，安得不成带下之病哉”印象深刻；运用《医学心悟》益母胜金丹治疗妇女病；受《温病条辨》五加减正气散的启发，用以治疗小儿泄泻；他读《原机启微》学习运用蝉花无比散治疗眼科视网膜病变等。这些反映了方老博采众长，学以致用的治学方法。

四、活读书、读书活、读活书

人们常说“书山有路勤为径”，学习要“勤”是十分必要的，但不仅要“勤”，而且要“活”，这是方老读书的“诀窍”。他常引用名医赵树屏的话，要做到“活读书、读书活、读活书”。

“活读书”是指读书不能死记硬背，要善于领会其精神实质，能够融会贯通，做到举一反三。“读书活”是指读书目的在于应用，要做到学以致用，不是为了背诵几句经典，而是要解决临床实际问题，这就要求做到根据临床需要来读书学习。“读活书”则是指要善于从实践中学习，不仅学习书本知识，而且要从实际学习，不仅要学习古人已有的知识，还要学习今人在实际中总结的知识。对方老影响很大的是1956年治疗乙脑的经验教训。起初北京盲目地搬用1955年石家庄用白虎汤治疗的经验，疾病未得控制。后请蒲辅周老、岳美中老会诊，认为温病之治当察运气，1956年暑湿当令，验之临床，乃是湿温为患，应用藿香正气散加减芳香化浊，透表散邪，使病情很快好转。方老由此深有感悟，结合实际重温《温病条辨》《温热经纬》，且认真向蒲老、岳老学习，对温病和湿温有了进一步认识。方老感到不能拘泥于一方一药或某些个别经验，要学习现代名医的经验。有鉴于此，方老在带徒教学中反复强调读书要做到“活读书、读书活、读活书”，可谓深得读书个中情趣，确为读书心要。

第三章　学术思想

医学大家的学术成就，是长期锲而不舍坚持读经典、做临床，在取得若干鲜活的诊疗经验基础上凝聚的学术闪光点与提炼的思想精华，其中蕴含着创新思维和创新成果。方和谦教授幼承家教，熟读经典，钻研《灵》《素》之学，潜心伤寒之论，奠定了深厚的理论基础，在其六十余载的行医生涯中，不仅积累了丰富的临床经验，而且形成了独到的学术见解和理论思维。他认为中医学为哲理医学，重视人和自然的统一，形成了“燮调阴阳，以平为期”的生理观；遵循治病求本的思想，强调正气为本，扶正以祛邪的治疗观；重视先后天之本的理论，长于运用补法，尤其善于调理脾胃；对“和解法”有独到见解，提出“和为扶正，解为散邪”的观点，深化了对“和解法”的认识，大大拓宽了和解法的应用范围；在长期的临床实践中，总结其丰富的临床经验，从而形成了他卓越的临证思辨能力，成就了他独特的学术思想。

第一节　学术思想渊源

一、家学传承，奠定基础

方老自幼随父学医，幼承庭训，其学习、业医和做人深受其父影响，方伯屏先生综合各家通过临证形成的学术观点及中医经典学习中受到的教育，他认为中医学属哲理医学，重视天人相应阴阳协调的思想。哲理医学的范畴，融合了人文科学、自然科学和社会科学的思想和内容。所谓“医者，易也”，是说医学和易学的关系密切，中医学的许多观点来源于《易经》，唐代医家孙思邈即有“不知易，不足以言太医”之说。“医易同源”的思想，其中对中医理论影响至深的莫过于“道”的思想，所谓“道生阴阳”，“一阴一阳之谓道”。中医学受古代哲学影响，其观点集中体现在“天人相应”和“阴阳协调”的思想认识上，这影响了方老并形成了方老医学思想的基础。

方老传承方家学术既得周慎斋学术流派的薪传，又受宫廷医学的启迪，而临证治疗，受宫廷医学的影响，擅长补法的应用，体现在扶正培本的治则中。方老认为，扶正就是扶助正气、补益气血阴阳；培本就是培补脾肾，恢复脏的功能，具有增强机体抗病能力，促进正常生理功能恢复的作用。张景岳曾经说过：“世未有正气复而邪不退者，亦未有正气竭而命不倾者。”许多疾病，特别是危重症及内伤杂病后期，均影响到脾肾，治疗必须从培补脾肾入手，方能得效。扶正培本法还内含“防微杜渐，事先提防，以防疾病进一步发展”的治未病思想。所谓“无虚不受邪”，“邪之所凑，其气必虚”，“先安未受邪之地”，助其正气，固其根本，防止疾病传变。方老常用的滋补汤是他治疗虚证的代表方剂，其组方的核心就是培补先后天之本，调和阴阳气血，以治五脏虚衰之候。

二、精研伤寒，学有所宗

《伤寒论》是继《内经》之后中医学走向临床医学的奠基之作。由《伤寒论》开始确立了中医学辨证论治体系，至今仍有效地指导着中医的临床实践。方老自入医学之门，即钻研“伤寒”之学，把《伤寒论》《金匮要略》确立为熟读精研之书，其理论也是形成他学术思想和临证诊疗的重要基础。特别是他曾承担过《伤寒论》的教学工作，使他从原著到各个注家都有机会认真钻研。他认为《内经》虽然奠定了中医学的理论基础，但在汉以前，有法而无方，临床辨证不足；汉以后，《伤寒论》和《金匮要略》理法方药开始统为一体，创立了辨证论治的理论体系，故后世奉之为“经典”，视之为“医门之准绳，治病之宗本”。故方老不同意将《伤寒论》《金匮要略》仅作为各家学说的一家之言看待，认为是学习中医的必修课、基础课，应终生研读。他对《伤寒论》397条、113方不仅熟读背诵，而且结合临床体会条分缕析，学以致用，在临床经验的基础上逐步形成了自己的学术观点。他认为学习《伤寒论》应特别注意以下几点：

（一）以整体观认识六经辨证

方老认为，六经辨证是仲景对外感病证治规律的总结，反映了人体在外感病阶段生理病理的一系列变化特点。他特别推崇柯韵伯在《伤寒来苏集》中阐明的“六经中各有伤寒，非伤寒中独有六经”的看法。认为要全面理解六经的证治特点，正确指导临床的辨治，从更高的层次和更广泛的方面来深入认识六经辨证。六经辨证虽然总结了外感伤寒的辨证规律，但“非伤寒中独有六经”，六经辨证用于其他外感病的辨治亦同样有指导意义。方老认为温病是在伤寒基础上发展了伤寒学说。在温病学说形成之前，多按六经辨证来治疗温病，而温病学说的形成，大大提高了中医对温病的认识和治疗水平。但其基础还在于仲景“六经”，只不过是六经之方药对温病来说局限性太大，而温病之治法方药则比伤寒更丰富，针对性更强。特别是北方外感病，风寒仍是重要致病因素，所以方老在治疗外感病时常师伤寒之法，而参合温病之方。即使是杂病，脏腑之病变，亦可以六经归类，只要出现六经证候，同样可以按六经辨治而取效。

（二）对少阳病的认识

《伤寒论》以六经辨证为纲，对少阳病的认识从“少阳为枢”的生理特点出发，论述少阳病、脉、证、治、方诸方面。方老对《伤寒论》的研究，在理解仲景学说基本原则的基础上，深刻挖掘其内涵，正确指导临床实践，不仅掌握其基本要领，而且有所发挥，可以说掌握了仲景学说的真谛。这集中反映在对少阳病的认识上。

一是对少阳病位的理解。他认为“少阳”含义甚广。就经脉而言，有手有足；就联系脏腑而言涉及胆及三焦，且胆附于肝；而三焦又可包括上焦心肺，中焦脾胃，下焦肝肾，故少阳三焦之病变可涉及五脏，故临床上少阳病可引起许多复杂的病证。二是少阳之病机变化。所谓“少阳为枢”，乃经气升降出入之所。而邪正交争，亦为邪气出入病机传变之所。少阳之邪，外可出于太阳，内可深入阳明，枢机不利不仅影响脾胃，而且上及心肺，下至肝肾。故少阳病可由里及表，亦可由表及里，或处于半表半里状态。故从病势而言，少阳病邪正交争具有升降出入转变之机，且有诸多合病、并病和兼证。方老重视少阳病证的临床观点，认为应抓住病在少阳有出入传变之机而正确施治以达到祛邪扶正的目的。三是少阳病之治疗原则，从“少阳为枢”这一特点出发，由于具有邪正交争，出入传变之机，而采用和解之法为其基本治则。方老提出了对“和解法”的全新认识。因邪在少阳故不必用汗、吐、下之法祛除外邪，因邪不在三阴之里，故不必尽用补法，但毕竟影响了邪正关系，而提出了“和为扶正，解为散邪”的精辟见解。因此，善用和解法形成了方老临证的一大学术特点。

（三）师其法而不泥其方

方老认为学习仲景学说，应重在从学术思想上领会，做到灵活施治，融会贯通，而不可执于一方一药拘泥不变，切实做到师其法而不泥其方。比如和解法是《伤寒论》的常用治法，伤寒论中有许多和解之方，如小柴胡汤、黄连汤、四逆散等。方老在总结《伤寒论》和解法的基础上，组方“和肝汤”广泛应用于肝脾不和、脾胃不和、气血不和等病证，治疗脾胃病、月经不调、脏躁、痤疮等许多疾病。虽然这些疾病的治疗，并非全用“经方”，但其治法则宗仲景之学，真正做到“观其脉证，知犯何逆，随证治之”，灵活施治可谓深得仲景学说之精髓。如《金匮要略》中治疗“虚劳虚烦不得眠”用酸枣仁汤，竹皮大丸用于妇人产后阴血不足虚热上冲之产后呕逆症，而虚劳虚烦之失眠亦是阴虚内热之证，方老在酸枣仁汤中加入竹茹、白薇，起到清热安神的作用而显效。可见方老对经方的学习得心应手，灵活多变，学以致用。

三、博采众长，择善而从

方老熟读经典，学宗《伤寒》，但他认为临床病情复杂，内外妇儿各有不同，随着时代的变迁，《伤寒论》提出了治疗原则，而具体到治疗方法，代有发展，应吸取各家之长，故对各家学说博采众长，择善而从，以应对错综复杂的临床变化，来丰富自己的临床经验。如对内伤杂病的认识，他推崇李东垣的《脾胃论》，他认为东垣十分重视脾胃的升降气化功能在人体的重要作用，清升浊降，唯以脾胃为枢；若升降异常之疾，从调理脾胃着手，就能执简驭繁。其治五脏之有余不足，或补或泻，唯益脾胃之药为切。东垣尤其重视脾胃之阳气，着重脾胃的生发，组方从升阳补气着手，创制了一套具有特色的升阳益气，健脾养胃的方剂，如补中益气汤、升阳益胃汤、调中益气汤等。故方老学《脾胃论》多有所获而验之临床，临证应用补中益气汤化裁治疗多种疾病疗效显著。他吸取李东垣用药力专而药量轻的特点，遣方用药补气不壅，升阳不燥，从调理气机升降入手，注意甘温与苦寒同用，甘温与甘寒互参，将东垣升阳益胃的思想应用于临证实践中。又如方老喜欢读程钟龄《医学心悟》，对其中止嗽散的应用情有独钟，其成为他治疗咳嗽的主方。他读《通俗伤寒论》对蒿芩清胆汤的应用得心应手。他从《医林改错》中学习活血化瘀法和方药的应用，提高了临床诊治血瘀证的水平。

第二节　学术思想内涵

一、“燮调阴阳，以平为期”的生理观

阴阳学说是祖国医学用以认识和概括说明人体一切生理现象和病理变化的基础理论，它

准确地反映出人体内部统一的整体观，人体生理活动的规律性以及疾病发生演变的机转，始终有效地指导临床实践。方老受哲理医学的影响，对阴阳学说有着深刻的理解和认识。“阴阳者，天地之道也”，方老认为阴阳既是天地变化的共同规律，也是人体内在的基本规律。《内经》所谓：“生之本，本于阴阳”“阴阳四时者，万物之终始也，死生之本也，逆之则灾害生，从之则苛疾不起，是谓得道。”说明生命和健康有赖于阴阳的协调平衡。“阴平阳秘，精神乃治”，“阴阳离决，精气乃绝”，疾病的本质在于阴阳失调，从而确立了中医的诊断和治疗学说。在诊断上，强调“善诊者，察色按脉，先别阴阳”，诚如《内经知要》所云：“人之疾病，虽非一端，然而或属虚，或属实，或属寒，或属热，或在气，或在血，或在脏，或在腑，皆不外于阴阳。故知病变无穷，而阴阳为之本。”在治疗上，提出“谨察阴阳所在而调之，以平为期”的原则，反映了“治病必求于本”的治疗思想。“本”为何也？乃“阴阳”而已。所谓“治之极于一”，张景岳注：“一，本也。”因此，方老认为治病的根本目的，主要是调整人体阴阳的偏盛偏衰，促成“阴平阳秘”，以恢复和保持阴阳的协调平衡。方老应用《内经》阴阳学说和“治病求本”的理论，总结历代医家的经验，在临证施治时，特别注重用“调和阴阳”“以平为期”为基本法则来指导临床实践，形成了自己的治疗思想。如他提出和解法，即“和为扶正，解为散邪”的观点，就是通过和解、调和，使表里寒热虚实的复杂证候，脏腑阴阳的偏盛偏衰归于平复，以达到祛除病邪恢复健康的目的。他所创制的和肝汤、滋补汤等经验方，均是在《内经》“谨察阴阳所在而调之，以平为期”的思想指导下，重在调整阴阳形成的有效方剂。

二、“正气为本，扶正以祛邪”的治疗观

方老认为邪正斗争是影响阴阳平衡的关键，故临床辨证立法，以邪正斗争为中心，着眼于扶正以祛邪，以恢复人体正常的生理状态，从而形成了正气为本，扶正以祛邪的治疗观。

《内经》提出的“治病求本”是中医最根本的治疗原则。“本”的含义，则认识不一，一以病因为本，如张景岳所说“所谓本者，唯一而无两也。……但察其因何而起，起病之因，便是病本”；一以正气为本，如阴阳、气血、胃、肾、先后天之本者，皆指人体的脏腑生理活动，是人体生命活动的物质基础，又是抗御外邪的能力，是关系到生长发育、防病治病、健康长寿的根本因素。其实二者并不排斥，所谓“邪之所凑，其气必虚”，若无正气之虚，又何来邪气之犯。在邪正斗争这两方面，方老更强调应以正气为本。而其中尤其重视脾肾在脏腑活动中作为先后天之本的重要作用。在长期的医疗实践中，他善于应用扶正培本法顾护人体正气，驱邪外出。他曾明确指出：“治病之关键在于扶正培本，扶正就是扶助正气、补益气血阴阳；培本就是培补脾肾，恢复脏腑正常的生理功能。”方老应用扶正培本法治疗，主要体现在三个方面。

（一）益气血重在补脾胃

脾主运化，胃主受纳，脾胃化生气血精微以营养周身，脏腑得养，从而维系着正常生理活动，保证机体充满生机和活力。正如《明医杂著》所说：“若人体脾胃充实，营血健壮，经隧流行而邪自无所客”，“若脾胃一虚，则其他四脏俱无生气”，“人之胃气受伤，则虚证蜂起”。所以脾胃虚弱，必影响他脏功能。基于以上认识，方老认为补益气血，必须从补脾和胃，培补后天之本入手，故临证总以“调补脾胃之气”为准则，达到补益气血，扶助正气的目的。

方老在临证施治时，特别注意顾护脾胃之气。他指出："胃这个脏器像个袋子，主腐熟消化，司新陈代谢。所消化之物出胃入肠。故胃气以下行为顺，脾气以上升为和。胃为十二经之长，为后天之本。人之生活存在，是以胃气为本。"所谓"有胃则生，无胃则死"，所以百病皆可以因脾胃虚而生。邪正交争，只要正气不败，就可以扭转病情，胃气败则为绝症。脾胃受损，则使百药难以施用，五脏六腑难以荣养，而诸病丛生。方老研究伤寒之治，其制方用药概括起来"保胃气，存津液"是其特点。因此方老治病用药极为重视"顾护胃气"。提出"大病体虚，重在培中""大病必顾脾胃"的观点。在他治病的方剂中经常见有炒谷芽、香稻芽、焦神曲、炒莱菔子、砂仁、鸡内金、百合、麦冬、玉竹、石斛、大枣、甘草等和中养阴益气之品。对于久病虚证及老年人感受外邪的治疗，方老更强调"虚人病表建其中"，顾护胃气即可扶正祛邪。但用药需循序渐进，药性平和，用量宜轻，不温不燥，不滞不腻，不攻不泻。他认为通过保胃气，可使脾胃健运，肺气调畅，肝气和解，肾气充盈，五脏安康。方老治热病，遵吴氏"存得一分津液，便有一分生机"的思想，视养阴保津为其重要原则。他提出"治伤寒注意存津，治温病重在养阴"，他在解表透热或清热解毒剂中，常加入天花粉、玉竹、麦冬、百合、石斛等药以顾护津液，皆是重视脾胃的具体体现。

（二）补阴阳应当益肾

阴阳虽有五脏六腑之别，但肾为元阴元阳之所居，是全身阴阳之本原。五脏阴阳之虚衰，皆要影响到肾之阴阳。故治疗阴阳虚衰之证，方老认为应当注意益肾。凡阳虚之证，无论卫阳心阳脾阳，均与肾阳有关，治疗均应适当温肾之阳；凡阴虚之证，无论心肺肝胃之阴，均易涉及肾阴，治疗中当据证滋肾之阴。且应注意阴阳互根的关系，所谓"善补阳者，必于阴中求阳，则阳得阴助而生化无穷；善补阴者，必于阳中求阴，则阴得阳升而泉源不竭"。故肾气右归之中，以六味补阴，桂附温阳，所谓水中补火；左归之中，熟地黄、山药、枸杞之养阴，又伍鹿胶、菟丝之温肾，以防阴凝不化，这样才能阳生阴长，生化无穷。方老对于五脏虚衰之证，自制滋补汤乃以四君、四物加肉桂等，是脾肾两补，而经过加减用于各种虚证治疗，反映了方老重视补益脾肾的学术观点。

（三）补脏腑注意五行相生

调补脏腑的基本原则，即《难经·十四难》所云："损其肺者益其气，损其心者和其营卫，损其脾者，调其饮食，适其寒温，损其肝者缓其中，损其肾者益其精。"根据各脏腑的特点及其虚损情况进行调治。其中尤应注意各脏腑间的相生关系，即所谓"虚则补其母"的间接补法。如培土生金、补火助土、滋水涵木等。但相互滋生中，方老认为最重要的莫过于先后天之本的作用，因为脏腑之生机在肾，补养在脾，故方老临证诊病，必先察脾胃是否健旺，继思气化是否正常，脾胃不和则先调脾胃，方能为进一步治疗创造条件，在后期则多考虑益肾，一般脏腑失调，脾肾俱虚时，方老先补脾以资化源，后益肾以固根本，如此周密的处置，何虑正气之不复。基于以上认识，方老遵扶正培本之大法，将脾肾阴阳气血融为一体，创制滋补汤，以益气养血，补益脾肾，顾护阴阳为宗旨，临证中将其作为补法之基本方剂，广泛应用于气血两虚，阴阳失调的病证，治疗各种疾患，屡见其效。

三、对和解法的深入认识及创新

人体失和，百病由生，方老认为"失和"是疾病的本质，"使之和"是中医治疗疾病的根本目的和基本原则，即“因而和之，是谓圣度”。而作为治疗原则和方法的“和法”实际上是中国传统哲学思想在中医学中的体现。

和法为八法之一，“和解”乃少阳病治疗大法，“和解”一法首先用于少阳病。方老对少阳证与和解法有深刻的认识，他认为少阳介乎表里之间，即在太阳阳明之间，临床上提出“半表半里证”的概念。方老认为“所谓半表半里，不单是指一种界限，也不仅是指病位，而主要是指辨证，即半表半里证。半表半里证有这样的特点：表证初解，表里交错，内无实邪，邪气未尽，正气不足，在治法上当扶正祛邪，表里兼顾，此法就叫作和解法”。正如金代成无己《伤寒明理论》中说：“伤寒邪气在表者，必渍形以为汗：邪气在里者，必荡涤以为利。其于不外不内，半表半里，既非发汗之所宜，又非吐下之所对，是当和解则可矣。”方老受少阳病用和解法的启发，认为“此法应扩展到脏腑之间，上下之间、气血之间、阴阳之间，凡是有邪气侵袭，正气不足，邪正交错的状态，均可运用和解法来治疗”。此观点不仅扩展了对和解法的认识，而且在临床应用上取得了良好的疗效。他认为：治有八法，以和为主，其他数法，可贯穿于该法之中，和解法集中反映了中医学阴阳以平为期、五行生克制化有度、少阳为枢调和为顺、五脏以和为用、营卫气血以和为贵等治疗法则，正所谓“一法之中八法备焉，八法之中百法备焉，八法皆归于和”。他师其法而不泥其方，自创了和肝汤，即是这方面的代表方剂。和肝汤有养血柔肝、益气健脾、疏肝解郁的功效，其特点一为柔肝疏肝于一体，二有两和肝脾之意，扶正祛邪，扶后天之正气，祛郁滞之邪气，成为和解法的又一张有效方剂，广泛应用于肝脾气血不和的病证，屡获良效。

（一）和解法之作用基础

和解法是方老临证应用的重要治疗方法。方老对疾病的治疗原则是“燮调阴阳”，所谓“谨察阴阳所在而调之”“以平为期”。方老认为无论脏腑气血失调，还是邪正相互影响，总是引起阴阳失调。故调和阴阳乃是治疗的基本出发点，而和解法则是调和阴阳的重要治疗方法。

脏腑阴阳失调的物质基础在于气血。《内经》指出：“人之所有者，血与气也。”人体一切生理功能的完成，皆赖气血之充盛，所以告诫人们：“血气者人之神，不可不谨养。”方老认为气血既是脏腑生理活动的物质基础，亦是病理变化的依据，故历来把调养气血作为摄生之首务，论治之中心。他还认为，脏腑功能之正常，不仅在于气血充盛，而且贵在气血通调。只有营卫气血之运行通畅，周流不息，才能保持人体脏腑之正常功能，所谓“血和则经脉流行，营复阴阳，筋骨劲强，关节清利矣”。而影响气血失和的因素在于邪正关系的失调。若外邪侵袭或脏腑失和，则使气血运行失调，发生病变；反过来气血失和又可进一步引起和加重各个脏腑功能之异常。所以《素问·调经论》指出：“五脏之道，皆出于经隧，以行血气，血气不和，百病乃变化而生。”朱丹溪亦指出：“气血冲和，百病不生，一有怫郁，百病生焉。”所以气血失和是疾病的基本病理变化，而协调邪正关系，使气血和调则是治疗的根本所在，这是和解法应用的重要根据。

（二）和解法的临床意义

和解法是指和解表里，疏通气血，协调上下，调整全身脏腑功能的一种治法。和法的作用不同于汗、吐、下法的专事攻邪，而是通过和解、调和，使表里寒热虚实的复杂证候，脏腑阴阳气血的偏盛偏衰归于平复，从而达到祛除病邪，恢复健康的目的。它常用于治疗寒热往来之少阳证，寒热相搏于中之肠胃失调证，土木不和之肝脾失和证，此类证候均以表里不和，寒热失调，升降失常为主要表现，并非单一的邪气实或正气虚，用补法或泻法所能奏效的。故应以和解法，一则使失调之脏腑功能得以恢复，二则使入侵的寒热之邪能够透达，逆乱的气机恢复正常之升降出入。古代医家对和法各有认识，如程钟龄说“伤寒在表者可汗，在里者可下，其在半表半里者，惟有和之一法焉，仲景用小柴胡汤加减是已”，这是指“和解”而言。戴北山曾提出“寒热并用之谓和，补泻合剂之谓和，表里双解之谓和，平其亢厉之谓和”，这是指“调和”而言。张景岳认为“和方之制，和其不和者也。凡病兼虚者补而和之，兼滞者行而和之，兼寒者温而和之，兼热者凉而和之，和之为义广矣。亦犹土兼四气，其于补泻温凉之用无所不及，务在调平元气，不失中和之为贵也”。强调“和法”以平调元气为目的；《伤寒论》中对某些经汗、吐、下后余邪未解的病证，用药以缓和病势，清除余邪，亦称为和。故和法的应用十分广泛，凡伤寒邪在少阳，瘟疫邪伏膜原，温热病邪留三焦以及肝胃不和、肝脾不和、气血不和等，都可以用之。因此，其用法很多，常用的如和解少阳、开达膜原、分消上下、调和寒热、两和肝脾、疏肝和胃等，皆属于和解法范畴。

（三）“和为扶正，解为散邪”的创新认识

方老对和解法之应用极为重视，亦十分广泛，经多年潜心研究和临床实践，提出“和为扶正，解为散邪”的精辟见解。扶正，即为调理脏腑功能之正气，散邪是针对外来寒热之邪和失调之气机而言，这一观点是方老对和解法的深入认识及创新，反映了方老重视扶正培本的治疗原则以及气机升降出入在病机变化中重要地位的学术思想。

方老认为邪正双方是一对不可调和的矛盾，不是正气战胜了邪气，就是邪气战胜了正气，即所谓“邪之所凑，其气必虚，正气存内，邪不可干”。对“和解”的理解，方老认为：“和，我个人的拙见如一加二等于三，三加二等于五，是大小二数之和。解，字典之意为解开、解放、解散。所以这个和解二字只能作为加加减减，改善人体的体质和疾病的不良状态，而不能够认为是正气与邪气和解了，二者是敌我矛盾，邪正之间不可能和解。”并认为“药无和解之药，方有和解之方”，因为“药具一性之偏，热者寒之，寒者热之，虚则补之，实则泻之，不虚不实，以经取之”。如人们常用的生姜草枣这是补药，可以调和营卫，而不是和解药。“而和解之方都是调其寒热，适其寒温，以达其所，通过和解调理，扶正以祛邪，达到一个共同的目的”。如和解剂之主方小柴胡汤，功为和解少阳，实可调理脏腑，方中柴胡透达少阳半表之邪，黄芩清泄少阳半里之热，合姜夏以和胃降逆，伍人参、甘草、大枣以扶正达邪，其严谨科学的配伍体现了小柴胡汤和解少阳，调理气机，扶正以祛邪的内涵。其他的和解剂，皆师其法而加减化裁得来，如调和肝脾的四逆散、逍遥散、痛泻要方，调和肠胃的半夏泻心汤、黄连汤，调和肝胆的蒿芩清胆汤等。故方老认为，和解之法其组方均属补泻兼施，苦辛分消，寒热并用以调理气机为宗旨，郁结者疏之，滞窒者调之，横恣者柔之，蕴热者清之，从而达到扶正散邪调和阴阳之目的。这也就是方老把和解法概括为“和为扶正，解为散邪”的真正含义。

1.“和为扶正”重在调和气血肝脾

方老提出“和为扶正”之“和”是通过其特有的和解、和缓、疏畅、调和、平衡等作用，达到整体调治，治愈疾病的目的。即和法之要在于“调平元气，不失中和”，扶助正气恢复。他认为和法实质上是温、清、消、补等多种治法的组合运用，目的在于使脏腑阴阳气血的失和，表里寒热虚实的错杂证候，归于平复。临床在和解法中所采用表里双解、寒热并用、补泻同施、升降两行、阴阳互调的方剂，使性质和作用迥然不同的药物恰当组合，融为一体，相反相成，不仅避免了此盛彼衰、举一废一，而且能各方并治，全面照顾，使矛盾错

杂的病理状态一归于“和”，此即和法之扶正。如代表方剂小柴胡汤，从其性味功效可以看出组方中的7味药物集寒热补泻于一方，且药性和缓，既各奏其功效又相辅相成，构成一个有机整体，从而达到寒温并用，攻补兼施，通利三焦，调达上下，宣通内外，和畅气机的目的。柴胡剂不仅适用于和解表里，凡人体阴阳不和、营卫不和、气血不和、脏腑不和等，均可根据适应证对其进行加减化裁应用。

“血气者人之神，不可不谨养”，而血气贵在疏通，所谓“血气不和，而病乃变化而生”。正如朱丹溪所说：“气血冲和，百病不生，一有怫郁，百病生焉。”故气血失和是疾病的基本病理变化。而其失和者，或为衰少，或为不畅，因其衰少又必致不畅，故凡病必有气血之失其调达畅通。其在表者，必是营卫之失和；其在里者，则是脏腑之阴阳气血不调。所以在疾病的治疗中，其大法应以疏通调达为要。在脏腑气血的调达中，方老特别强调肝脾二脏之调和通达。因为脾为气血生化之源，又主运化，而肝主疏泄，又主藏血。脾的运化赖肝之条达疏泄方能升清降浊，灌溉四旁，脏腑才能发挥其正常生理功能。若肝脾功能失和，则会产生气机逆乱，气血瘀滞，情志不遂，消化功能失常的病变。肝又为七情致病之首，“百病生于气也”，多同肝之疏泄失当有关。故肝脾之调和处于五脏协调之关键地位，是内伤发病的主要病机变化之一。所以方老提出调气血重在调理肝脾之法的观点，强调“调和肝脾，当以调畅气机为要”。肝体阴用阳，阴阳双方必协调平衡，才使肝气畅而不病。肝喜条达而恶抑郁，郁则经气逆，郁久则血瘀，是以气病可致血病，血病亦可致气病，故疏通气血的原则应贯彻治疗的始终。前人谓“郁不离肝”，方老亦抓住“疏气令调”的原则，用调达舒畅之品，复肝脏自然生化之态。凡影响肝气失和者，方老常用和肝汤治疗，或以郁金、苏梗、木香之理气药加入柔肝养血之和解剂中，这样辛香并用，刚柔共济，使肝脾气血平和，生气条达。如他创制的和肝汤，则在逍遥散的基础上，不仅加补气之党参，且加用行气之香附、苏梗；而其常用的滋补汤则在八珍汤基础上加用肉桂、木香、陈皮，亦是调理气机之用。

肝脾二者关系密切，生理上相互为用，病理上相互影响，“土得木而达，木得土而培”，肝旺则克伐脾土，土壅则肝气郁结，方老强调调和肝脾，注意气血先后虚实。《金匮要略》有谓“治肝之病，知肝传脾，当先实脾”，提出了治肝实脾的治未病原则，是治疗肝脾失和证中首先应该考虑的问题。凡肝之病，皆当顾护脾胃，以防病情传变发展，但具体治疗方药，则又当结合肝脾之虚实先后，遣方用药。有肝气旺而克脾土者，有脾气虚而肝气来乘者，亦有肝旺脾虚二者皆有者，均当分辨孰先孰后，孰轻孰重，必“先其所因而伏其所主”方能恰中病情，而得桴鼓之效。方老认为肝气盛而克伐脾土者，以肝实为急，当治以抑木扶土之剂，如痛泻要方之证；脾气虚而肝木来乘，则是脾虚在前，又见肝气横逆之证，重在补脾泻肝，所谓扶土抑木之治，六君子汤加减即可。而脾虚肝旺之证，则当辨在气在血，孰多孰少，疏肝健脾，扶土抑木并举，如逍遥散、和肝汤之类。

肝脾不和，又有气血之辨。有偏气分者，有偏血分者，气分有虚有郁，血分有瘀有虚，气血之中又有阴阳，且有在脾在胃的不同，故肝脾不和之证须具体分析。偏于血分者宜用逍遥散或和肝汤加减：偏于气分者，则多为肝胃不和，宜用柴胡疏肝散或和肝汤加陈皮、半夏、砂仁、豆蔻之属。肝火伤及胃阴，加用沙参、生地黄、麦冬等。方老认为内伤杂病多有肝脾气血失调之变，必须密切注意肝脾不和这个常见的病机变化。

2.“解为散邪”重在调和气机祛除邪气

和解法所对应的疾病，多为邪正相争之虚实夹杂之证，对于此证多采取扶正祛邪的和解法治疗。和解之解，有解除、解决之意。和解法是使用具有疏泄调和作用的药物，以和解表里，调和肝脾，调和肠胃，方老将其功效扩展到阴阳不和、营卫不和、气血不和、脏腑不和等证。而针对以上诸证中的邪气，多表现在风邪留驻半表半里，气血郁滞肝脾、寒热侵犯胃肠，血瘀停滞脏腑，瘟疫邪伏膜原，其治疗用和解法来解散祛除邪气。

疾病的发生是邪正相争的过程，由此使人体产生“失和”状态。而方老认为“失和”首先表现为气机升降出入失常。升降出入是人体气化功能的基本形式，也是脏腑经络，阴阳气血运动的基本过程，如肺的宣发与肃降，脾主升清与胃主降浊，心肾水火相济，肝木升发与疏泄，都是气机升降出入运动的具体体现。五脏六腑正常，出入有序才能维持“清阳出上窍，……浊阴归六腑”“水精四布，五经并行”的新陈代谢和正常的生命活动。在病理上，如果升降出入失调，则使五脏六腑、表里内外、四肢九窍发生各种病变。故《医学求是》指出“明乎脏腑阴阳升降之理，凡病皆得其要领”。临床上常见的脏腑病变，如肺气不降之咳喘，胃气上逆之呕吐，脾气下陷之泄泻、脱肛，肝阳暴亢之眩晕厥仆，心肾失交之耳鸣失眠等，皆为升降失常所致。方老应用和解法，以调畅气机为要，使之通畅顺遂，达到扶正祛邪平衡阴阳的目的。和为扶助正气，具有调补气血的作用，解为散邪，不仅解除外邪，且使郁滞之气血疏通调畅，亦起到祛邪的重要作用。

邪正交争，若邪气长期不除，则正气日损加重。和解法针对不同证候的邪气，在调和扶正的同时采取解表、清热、温阳、理气、化痰、利湿、活瘀诸法祛除病邪起到了“解为散邪”的作用。如小柴胡汤是和解剂的代表方剂，此方中柴胡可疏少阳之郁滞，黄芩苦寒可清胸腹之蕴热，两药合用可解半表半里之邪，生姜、半夏用以和胃降逆，党参、甘草、大枣可以益气和中。诸药合用，散半表半里之邪，胸腹寒热之邪并祛，有疏利三焦，调达上下，宣通内外，扶正祛邪之功。如《伤寒论》中治疗心下痞的五泻心汤，辛开苦降，寒温并用，是调和肠胃治疗痞证解其寒热之邪的和解剂。又如四逆散、逍遥散是解郁透邪，疏肝理气调和肝脾的和解剂。以上名方均有疏散入侵的湿热寒邪，疏通阻塞的气机，来达到扶正与祛邪并进的和解作用，体现了“和为扶正，解为散邪”的含义。方老自创经验方和肝汤，由《太平惠民和剂局方》逍遥散化裁而来。逍遥散为疏肝理脾的常用方剂，为肝郁血虚之证而设，方老在此方的基础上加用党参、香附、苏梗、大枣四味药，使其和中有补，补而不滞，既保留了逍遥散疏肝解郁、健脾和营之内涵，又加重了培补疏利之特色，从而拓宽了逍遥散的用途。方老临证根据辨证，用和肝汤加减化裁广泛应用于治疗各科疾病，如治疗肝炎常加茵陈、黄芩、栀子、虎杖、五味子等以清热疏肝；治疗胆结石、胆囊炎常加郁金、鸡内金、枳壳、川楝子等以理气消食化石；治疗慢性胃炎常加陈皮、半夏曲、砂仁、蔻仁、炒谷麦芽健脾和胃；治疗月经不调，常加泽兰、坤草、丹参、川芎活血通经；治疗更年期综合征常加郁金、百合、麦冬、浮小麦等以解郁宁神；治疗乳腺增生常加大瓜蒌、青橘叶、蒲公英以疏肝理气散结；治疗咳喘常加陈皮、半夏、前胡、桑白皮以化痰止咳；治疗淋证常加车前子、泽泻、乌药、怀牛膝清利下焦湿热，其加减用药均针对寒热、水湿、痰浊、瘀血之邪气而解之。

第二篇　方和谦解读《伤寒论》

引　言

方老幼承庭训，熟读经典，钻研《灵》《素》之学，潜心伤寒之论，对仲景学说体会尤深，奠定了深厚的理论基础；他勤于实践，善于思考，是《伤寒论》等经典著作的实践者与应用者，方老学经典、用经典，惠及百姓。方老在担任中医学校伤寒教研室主任及带徒期间，躬耕教学，扎根临床，奉献讲坛，逐字逐句讲解《伤寒论》，每次讲解均紧密结合临床实践，深入讲授运用经典的体会。在北京中医药薪火传承“3+3”工程建设过程中，不顾85岁高龄，主动请缨，在“名医大讲堂”第三次系统全面完整地讲解《伤寒论》十五讲，使中青年医师深受教诲。我们依据方老授课视频录像，遵照原意，配以伤寒论原文，整理出以下方老解读《伤寒论》讲稿。

序

（本讲涉及《伤寒论》条文第1、4、5、6、12、16、42、57、62、71、106、176、180、263、273、281、299、326、381条）

各位同学，大家好。

刚才听到院长、局长、屠处的发言，个人感觉非常荣幸有机会能够在这儿为一个学术的中心发言，但不是什么名讲，这不是谦虚，也听到今天这是中医大讲堂的第一讲，开始的时候以为是做个学术讨论，这样一来由于准备不一定充分，不当之处还请大家赐教指正。

今天我谈的题目就是“学习《伤寒论》”，包括仲景学说，因为仲景著有两部著作①。张仲景著书的时候谈到的是“为《伤寒杂病论》合十六卷”。我个人是初学先学习的《伤寒论》，再进一步读了《金匮要略》，所以我的题目是“浅谈学习《伤寒论》《金匮要略》后的个人体会”。刚才看到这个笔记上写的是浅谈，不但是浅谈，而且是漫谈，因为这个谈起来是无尽无休，可多可少。所以也可以说是学习《伤寒论》《金匮要略》的个人体会，就是漫谈。漫谈也好，浅谈也好，总之得谈。

我想初步谈三个问题。**第一个问题：我先说一说学习体会的轮廓，体会有哪些内容；第二个问题：我再说一说《伤寒论》的核心——六经辨证；第三个问题：我就说说伤寒学说和温病学说的关系**。讲这么三个问题，跟大家逐一地汇报。

第一个问题就是轮廓上（的内容），轮廓里再进一步分四到五个方面来表述。

《伤寒论》和《金匮要略》，以下简称《伤寒》《金匮》。

第一个小问题：《伤寒》和《金匮》是医学书籍，为什么被称作经典著作？

“经典”反映了什么意义？（这）就是说，它是我们每日日常生活离不开的。经、纬，经是直向，纵的，纬是横的，划面积划块的。经就是在生活、学习、临床工作当中离不开的，由此列为经。什么是典呢？典型，典范，可以示范的叫作典，可以提出作为模具的模典。《伤寒》《金匮》作为经典著作，与《内经》的《素问》《灵枢》并称，不光是前代留下的文化遗产，而且还行之有效，临床能应用。四部经典也好，五部经典也好，总之提高到经典范围来说，这两部书是作为重点为人们所公认的。想当初我们先师张仲景著书的时候，他没有看到把《伤寒》《金匮》提到经典上，是后世学术各家把这个著作认为是“须臾而不可

① 《伤寒论》为东汉·张机（仲景）所著。著成于公元200年左右。此书是一部理方法药兼具的医书，原名为《伤寒杂病论》。《伤寒论》为六经辨证的内容，《金匮要略》为杂病论的内容。

离也”，共识为经典。这是自己体会《伤寒》《金匮》作为经典来说，是有这样一个范畴，所以被大家所重视。

第二点，仲景学说《伤寒》《金匮》的出现，之所以能提到这样重视（的程度）是由于什么？

（是由于）理、法、方、药的关系。考据史书，仲景著作以前，我们叫作有法无方。当时有一些著作，仲景自己也称，学术上有法无方，仲景在《伤寒论》的序文上写着，“撰用《素问》《九卷》《八十一难》《阴阳大论》《胎胪药录》并《平脉辨证》，为《伤寒杂病论》合十六卷”。由此看来，仲景以前虽然有《内经》——《素问》《灵枢》、《八十一难》等，但是那时候的文献资料我们称作有法无方，随手拈来，皆可成方。药物学我也没有见过当时除去《神农本草经》以外的（著作）。它的原著叫作《胎胪药录》，虽说如此，可我们在文献上没见过《胎胪药录》。怎么个版本？有多少册、多少篇？仲景书以后，人们称之为经典著作的原因，是仲景著作以前有法无方，划时代的变化就是仲景著作是方法俱备，理、法、方、药（齐备）。譬如说张仲景写道：“伤寒表不解，心下有水气，干呕，发热而咳，或渴，或利，或噎，或小便不利等，小青龙汤主之”；“太阳病，头疼，发热，身疼，腰疼，骨节疼痛，恶风，无汗而喘者，麻黄汤主之”。那么用的是什么药，用的多少味，怎么煎煮法，全都罗列在一起了，这突出了张先师的特点：理法方药（齐备）。仲景以前，有法无方，仲景书以后，方法俱备。但应看到不等于说方法俱备就没有发展了，理法方药有这样的系统促进了我们医学的更进一步发展，所以（仲景学说《伤寒》《金匮》）作为划时代的著作，应该是被称为经典的，理法方药的结合是一个很重要的关键。这是我要谈的第二点。

第三点，这两本著作的出现，没有历史的原貌。

因为当时的印刷术、文化范畴的技能不如今天，现在可以有电脑，有板书、印刷，那个时候究竟是写在什么材质上，有的说写在纸张甚至绢上，还有（的）说写在羊皮上，文具纸张都不先进。不管是哪种文字的载体，总之是流传下来了。“撰用《素问》《九卷》《八十一难》《阴阳大论》《胎胪药录》并《平脉辨证》，为《伤寒杂病论》合十六卷”，这是个卒字，在著述上说卒是杂、杂病，我们在这文字上不去纠缠，“为《伤寒杂病论》合十六卷”，《伤寒论》和《金匮要略》并称，总称《伤寒杂病论》，当时全部原貌不丢。但是到了宋代，宋代的医官林亿，继王叔和晋朝之后，又发现一部分《伤寒论》，系统辨证，临证观察；再有一部分就命名为《金匮要略》，现在流传的版本也多，《金匮要略》叫作杂病，演变着两本著作出现了。

这两本著作的出现我体会出一个精神，在科研的体系上成为医学实践的联系的体系先河。比如说《伤寒论》是治什么的？它泛用六经辨证，治疗伤寒学的一部著作。杂病论是什么呢？它是在辨证体系上治疗内科、外科、妇科、儿科多种（疾病）方法的一部著作。当然我们今天看，张仲景是内科大夫？是妇科大夫？是儿科大夫？我们说在那时候，仲景是多学科（发展），不只是辨证、临床用药，而且是针药并用。他是多学科的学术发展，当然多科不等于说“博而不专”，进一步地系统地发展各科是分道扬镳了。

已经说了经典著作，说了理法方药，但是两书的结合给我个人一个体会，从《伤寒论》上说，它是六经为系统，进行伤寒病的辨证论治，从《金匮要略》上来说，更进一步的要求不但是辨证论治，同样还要辨病论治。有人说中医就是辨证，我说不然，您看一看仲景先师“为《伤寒杂病论》合十六卷”，其中既有对于从伤寒学扩展为六经辨证的施治方法，更有进一步的要求——辨证与辨病相结合的要求，所以《伤寒杂病论》是一个人写作一个人著书，它反映辨证与辨病两者之间的连贯观，已经有着很详细的要求了。因此我们说它是辨证论治、辨病论治，向前发展，我们是既要辨证又要辨病。

比如说他那时候是写了二十几个病，中风、历节病、肺痿、肺痈、咳逆上气病、痰饮咳嗽病、百合狐惑、阴阳毒病……我在这儿不逐一提了，就拿回来谈到辨病。他在《金匮要略》最后一方子还有一个“小儿疳虫蚀齿”、小儿“虫吃牙”、小儿疳疾。妇科更明显了，妇人杂病三篇——妇人妊娠病、妇人产后病、妇人杂病，（由此可见）是多科医生。

辨证论治在仲景《伤寒》《金匮》已经形成了一定的体系。在这里更广义地说一点，大家都知道，我们指的辨证论治的证，不是症状的症，是证明的证，这是中医学术的特点，也就是把多种症状更进一步地有机地把它分析起来，形成证，根据这个情况进行投治。而且张仲景不仅是辨证论治，我们在学术上又称辨证施治，施就是措施的施，还有什么呢，随证施治，随证治疗，跟随的随。共同的目标是投治好病，分头的解释从理论上辨证论治与辨证施治有所不同，随证治疗与辨证施治、辨证论治也有所不同，所以大家再看，在投治方面给我们提示了什么是辨证论治。论就是讨论，泛泛地说，这叫作辨证论治，根据不同症情，反映不同情况。什么叫作辨证施治，那就是定下来了，就这样不能改变了，叫辨证施治。随证治疗，我说你们中医就是辨证论治，我们不但是辨证论治，有主体有形式有处方，具体了叫作辨证施治，不但是辨证论治、辨证施治，我们还要进行具体问题具体分析，对于某一症状某一疾病的演变过程，要随着它的过程来进行不同的治疗，这个叫作随证治疗。

大家可以想到，辨太阳病脉证并治，辨阳明病脉证并治，辨中风历节病脉证并治，如果说提到一个问题，比如说今天发这个经典学习手册，提到“太阳中风，阳浮而阴弱。阳浮者，热自发；阴弱者，汗自出。啬啬恶寒，淅淅恶风，翕翕发热，鼻鸣干呕者，桂枝汤主之”，这是什么，我说这就是辨证施治，有这个具体的情况了，下边说“桂枝汤主之”，提到主之了，这就定下来了。下面还有，“太阳病，外证未解，脉浮弱者，当以汗解，宜桂枝汤”，这是什么，这是辨证论治，为什么呢，宜桂枝汤跟主之可不一样，它这有商量的余地，可与桂枝汤，“伤寒发汗已解，半日许复烦，脉浮数者，可与桂枝汤”。总之在学术论点上，在临床负责上，他提出来他的观点看法，投治治疗，既要论治，也有施治。“太阳病三日，已发汗，（若吐、若下、若温针，）仍不解者，此为坏病，桂枝不中与之也。观其脉证，知犯何逆，随证治之。”

当然今天我不是来讲《伤寒》的原文的，它说“知犯何逆，随证治之”，什么叫随证治之，对症疗法？对症疗法那就是对症治之。怎么写随证治之呢？对症疗法也得进行辨证，在辨证的基础上进行对症性的治疗，随证治之。所以读仲景书以后，理法方药俱备了，而且具体的临床措施既要论治也有施治，既有施治也有随证，那么从仲景书以后，这是一个划时代的创举，张仲景写书的时候，虽然是没有四六对句，但是还是一个字一句话都有着相应的需要，不可不读，也成为学医必读之书，经典著作。

最后提这个问题，一个是仲景以前，有法无方，仲景以后方法俱备，仲景的特点，既要辨证也要辨病。辨病在治疗体系上来说，需要讨论的讨论，需要措施的措施，需要对症的对症，这么一种读法，是我个人的粗浅的体会之一。

再说说背景。

张仲景（时期）相当于公元2世纪，后汉时期，他有动机了。他是怎么说的呢？“余每览越人入虢之诊，望齐侯之色，未尝不慨然叹其才秀”，他看到医学体系的需要，当时秦越人扁鹊，大家在《伤寒论》序都读过，到虢国，现在的山西省，看虢太子，不管是怎么样，虢太子（的病）还是一可治之证，他得的是现在的休克状态，他当时是假性休克了，还是尸厥证；望齐侯之色，望闻问切嘛，他看见齐桓侯面色不正，就提一些意见，然后离开齐国又到山西去了。望齐侯之色便知道致病的机制、机理，是当时的名医。而且他感觉到卫生上的需要，他说“当今居世之士，曾不留神医药，精究方术，上以疗君亲之疾，下以救贫贱之厄"，不注意健康，他对于医学技术有所目见之后，遇见了兵荒灾年。《伤寒论》序上写着："余宗族素多，向余二百，建安纪年以来，犹未十稔，其死亡者，三分有二。"大家也想一想，老张家人口还是众多的，在现在也是个旺姓，"余宗族素多，向余二百"，到建安不到10年的工夫，其死亡者三分之有二，那就走了140多人了，还剩70多人了，反映了什么？反映疫疠之卒害人太多，死亡率高，所以是伤寒者十居其七，"乃勤求古训，博采众方"，所以作者（给我们）现在（的提示一个是要）悲天悯人，作者对医德的重视还是值得给我们提出来的，所以（我们）不仅仅是读了《伤寒论》序，读了医古文，而且（要）学习仲景的为人、医学作风，这也是我的一个体会。

再一点，原著还提到："观今之医，不念思求经旨，以演其所知；（各承家技，）终始顺旧""相对斯须，便处汤药，按寸不及尺，握手不及足，人迎、趺阳，三部不参，动数发息，不满五十"。刚一摸脉，走，下一个再叫一号，再叫一号，再叫一号，这样怎么能"短期未知决诊，九候曾无仿佛，明堂阙庭，尽不见察，所谓窥管而已"。仲景在这儿也批判了医务人员的粗制滥造。还有一点，"委付凡医，恣其所措"。他批判了信巫不信医的问题，所以这几点给我现实性的指导：第一，破除迷信巫医；第二，提倡的是精细地为人民服务治病，也体现了我们视之为经典著作的模范作用。

再谈一谈《伤寒论》的六经辨证学说，以这个为提纲来提一提。

大家已经司空见惯这个问题，谈的不止一次了。比如说（20世纪）50年代的《中医学概论》，在辨证时候也提到：六经辨证、八纲辨证、气血津液辨证、脏腑辨证等。50年代以后中医研究院又出版有《中医学基础》，同样的模式，病因病机以下就讲中医辨证，辨证以下再讲理法方药，里头也有六经辨证。

六经辨证源自《内经·素问》，这是大家能够查到的，《内经》有个《热论》，《热论》上说："今夫热病者，皆伤寒之类[①]也"。以下有什么症状反应，人之伤于寒也，则为病热，伤寒一日，巨阳受之，这是太阳病，二日阳明受之，三日少阳（受之）等。张仲景先师在撰用了《素问》《九卷》《八十一难》（之后），他更进一步地探讨六经学说，理法方药的论治，演变的临床论治、施治、随证的结果突出了六经辨证论治学说。

六经辨证学说，个人体会它指导中医临床实践，它成为理论联系实际的理念、认识，行之有效的理法方药的临床指导。张仲景《伤寒论》六经辨证学说，它是指导中医临床实践的理论联系实际的理念认识，行之有效的理法方药的临床指导，这样形成的。

要提到六经辨证，我说还是得读《伤寒论》《金匮要略》，才能够反映出实际情况。如果说《中医学基础》也好，《中医学概论》也好，它那里是不是六经辨证？第一，承认是六经辨证；第二，我认为它只能说是选读部分，而不是妥帖、妥当的六经辨证，因为《伤寒论》学说的六经辨证，必须是得全面研读《伤寒论》（才能理解领悟）。大家看到这本经典学习手册，从它"太阳之为病"起，从开头"太阳之为病，脉浮，头项强痛而恶寒"，一直到"伤寒哕而腹满，视其前后，知何部不利，利之则愈"，我说《伤寒论》的六经辨证从太阳病开始到《伤寒论》的厥阴篇的最后一条（397）全是六经辨证学说。真正张仲景写了多少条我也没看过，张仲景写的397条够不够，反正他留下了这397条应该说是缺一不可，哪一条都是六经辨证学说。

如果问我："太阳之为病，脉浮，头项强痛而恶寒""阳明之为病，胃家实是也""少阳之为病，口苦，咽干，目眩也""太阴之为病，腹满而吐，食不下，自利益甚""少阴之为病，脉微细，但欲寐也""厥阴之为病，消渴，气上撞心，心中疼热，饥而不欲食，食则吐蛔，下之利不

① 广义伤寒，泛指一切流行性疾患（外感病、外感热性病）。狭义伤寒，则指寒邪伤人所致的太阳伤寒病证。

止"，这是六经辨证吗？是，这不是6条嘛，把它改成白话文，写在概论上，这是六经辨证。这个六经辨证是什么呢？要我解释这不完全，差多了，397条才写了6条，还差391条。张仲景的麻杏石甘汤是不是六经辨证，大青龙汤是不是六经辨证，三承气汤是不是六经辨证？

由此看来，我个人认为，仲景写书的时候的六经辨证只能说是六经分证，您把它提到辨证认识，还是有很多其他的内容，它是在辨证的基础上，而咱们写的是六经分证，6条提纲。没有这样的病人，"您得的是什么病？""我得的是太阳之为病。""我瞧瞧，您头疼吗？你脉浮吗？你恶寒不恶寒啊？"既然是提纲，就是在多种的现象当中，提到的具体提纲，那是六经辨证提纲，所以我说有着脉浮、头项强痛的叫作太阳之为病，太阳之为病之下还有太阳伤寒、太阳中风，以至于扩大到"太阳病，发热而渴，不恶寒者，为温病"，太阳篇的最后还谈到风湿病、桂枝附子汤、白术附子汤、甘草附子汤。要是如果这样的就叫作六经辨证，未免太单纯了，我认为这是六经辨证提纲，是六经分证，在分证底下，全面全部的学说才能够完备了六经辨证学说。

从第1条一直到第397条，这才是六经辨证，可惜写得太少，或者是断简残篇，写作得更多的我们没见着。因此我认为，六经辨证是全部的《伤寒论》，都是辨证内容。当然我也提到，你说全是辨证内容，给你问一条你给我解释解释，"伤寒，脉浮滑，此以表有热，里有寒，白虎汤主之"，你解释吧，都解释不着了，方有执先生及一些著家说这是错简，不是表有热里有寒，还有一家注解说是表有热里有痰，那只能说你注解说的，我说读《伤寒论》是必须全面读，字字读，句句读，但是我们也需要实事求是，认真地看，不可强读，是这样一个情况。所以397条、113方、87味药的演变，咱们某些书提到六经辨证，它提的是六经分证的纲领，它一条一条地罗列下来了。要是提到全面的六经辨证，我个人主张还是得看全貌、原文。整个的六经辨证和六经分证，加理法方药的指导，全面才成了六经辨证学说，才能指导临床实践，这是我谈的六经辨证学说。

第二个，谈谈什么是六经。

这个问题要复杂起来很麻烦，牵扯到很多哲学观点，要简单起来很好认识，与其复杂起来，我认为不如简单起来理解。什么是六经？六经①就是阴阳。从阴的方面看太阴、少阴、厥阴；从阳的方面呢，太阳、阳明、少阳。我们要说行话就说这四个字，叫作"太少厥明"。

什么是六经？咱们说"太少厥明"，"太"就是太阴、太阳，"少"就是少阴、少阳，这是四个方面，再加上厥阴、阳明，又称三阴三阳，这是行话。六经是什么，六经就是阴阳，阴的方面分三个方面，阳（的）方面分三个方面，就是六经。

什么是阴阳？你说六经就是阴阳，三阴三阳这叫六经，那么阴阳是什么呢？我还得以经解经，《素问·阴阳应象大论》开场白："阴阳者，天地之道也，万物之纲纪，变化之父母，生杀之本始，神明之府也。故治病必求于本。"本于阴阳。再具体的，阴阳具体化地谈到人了，人身之阴阳呢？身半以上属阳，身半以下属阴；脏腑之阴阳，则腑者为阳，脏者为阴；五脏六腑，心肺居上属阳，肝肾居下属阴。要照古人分，五脏者，藏精气而不泻，六腑者，传化物而不留，这是脏腑之阴阳。这阴阳必须得与具体情况相联系，那么六经就有着落了。

什么是六经？十二经就是六经，分手足，手足三阴三阳。十二经根据什么，根据脏腑，五脏皆属阴，六腑皆为阳，手太阳小肠，足太阳膀胱，手阳明大肠，足阳明胃。

这样你再看六经就不是虚设的，而是实体的脏腑经络，相互演变就是"饮入于胃，游溢

---

① 伤寒学说就是辨证论治的指导理论。其特点就是六经辨证。什么叫作六经？其概括性的含义，不宜下定义，为什么这样说？经字为常、界限等意。《伤寒论》的六经是指六类不同性质疾病的辨证论治，不是指六条经络。六经为三阴三阳，六经辨证实际亦即阴阳辨证。阴又分为太、少、厥，阳又分为太、少、阳明。什么是阴阳辨证？阴阳辨证是所有辨证的两大总纲。

精气，上输于脾，脾气散精，上归于肺，通调水道，下输膀胱”“上焦开发，宣五谷味，熏肤、充身、泽毛，若雾露之溉，是谓气。中焦受气取汁，变化为赤，是谓血”。把这些问题都综合在一起罗列：“清阳出上窍，浊阴出下窍；清阳发腠理，浊阴走五脏”；“凡此十二官者，不得相失也”。读书的时候，《素问·经脉别论》读完了“饮入于胃，游溢精气”，还得看到“十二经病变，揆度以为常也”。《素问·灵兰秘典论》十二官分工，“凡十一脏取决于胆也”，构成一个整体的观念。

对于疾病演变如何变化，不只是太阳之为病，脉浮，头项强痛而恶寒，太阳病里头还有表（有）里呢，还有太阳表证是伤寒、（是）中风，（是）麻黄（汤）、是桂枝（汤）。太阳的里证是什么，五苓散、桃核承气汤，“发汗后，大汗出，胃中干，烦躁不得眠，欲得饮水者，少少与饮之，令胃气和则愈；若脉浮，小便不利，微热消渴者，五苓散主之”“太阳病不解，热结膀胱，其人如狂，血自下，下者愈。其外不解者，尚未可攻，当先解其外。外解已，但少腹急结者，乃可攻之，宜桃核承气汤”，这是太阳血结的辅证，一个是蓄血证，一个是蓄水证。由此看来，伤寒的辨证学说要从广义的方面看，要从多方面看，来进行辨证论治。

昨天在门诊看了一个老病号，大约有10年的病史了，来我这儿看，他从洛杉矶来，此人姓姜，在花旗银行（洛杉矶），又飞来看病，我给开的理中汤，参术姜草，我还跟他说别嫌我这药便宜，我这药一顿早餐或者是吃一碗炒肝的钱，您这么长途跋涉，他每次来都来我这儿看一看，望闻问切，四诊八纲，辨证论治，我一看他有时候肚子不舒服，有时候大便不调，太阴之为病，腹满而吐，食不下，食欲不好，自利益甚，他也不能可着这条文来得病，但是在具体问题上看他是脾虚，他在国外诊断，要给他手术，说他是克隆氏病（克罗恩病），小肠病变，我终生到现在大概遇见了3例克隆氏病，尤其是在国外，还遇见一例丹麦人，他们都常吃冷食，也是理中汤证；还有一例是咱们海军大院军需处处长他的爱人，是个女同志，加上这位姜某，这个具体情况足以反映六经辨证学说的具体应用，不光是提纲，而且还把它具体应用。

六经是什么，六经就是阴阳，六经就是十二经，六经是表里阴阳都有的一个综合的体验体系。那么由此也反映出来，六经根源于脏腑，联系于八纲，所以六经太阳与少阴为表里，阳明与太阴为表里，少阳与三焦为表里。六经就是十二经，六经根于脏腑，五脏六腑加心包络，才是12个器官。经脉者，所以行血气，通阴阳，以荣于身者也。这是十二经。

《灵枢经》记载：行血气，通阴阳。什么血气、阴阳，就刚才说的，“上焦开发，宣五谷味，熏肤、充身、泽毛，若雾露之溉，是谓气。中焦受气取汁，变化为赤，是谓血”，就是人身上血气运行，如环无端，滚动着前进，促使生命不断地滋养生息。“十二经皆有动脉，独取寸口，以决死生；人一日一夜，凡一万三千五百息，脉行五十度，周于身。漏水下百刻，为一周也。”这是秦越人《八十一难经》第一难，我不是背书来了，我要说明人身的气血运行可以促进有机体的生命如环无端，这么样一个过程构成六经。

我个人在这儿又提一个意见，不知道正确与否，六经只有涵义，包括的意思，涵养的涵，没有定义。六经定义从哪儿出？六经的定义得具体的问题具体分析，所以从辨证出。有了病了，有了头疼项强，脉浮而恶寒，这个时候定了太阳病，有了汗出了，谓之中风；没有汗的，谓之伤寒。所以看问题要全面，397条书的演变，不只是桂枝汤、麻黄汤，是六经病。

仲景还写了几句，发汗后，脉沉迟者，桂枝加芍药生姜各一两，人参三两，叫新加汤，由此也反映出张仲景写《伤寒论》都是传统方子，就是有一条，就这个新加汤，人家态度明确不明确，这不是别人的，是他的，他写着呢，桂枝加芍药生姜各一两，人参三两，新加汤主之，发汗后，脉沉迟者，气虚血弱，他自己在桂枝汤上又新加汤。所以我们在医学上，哪些是学来的，哪些是自创的，自创的明确，仲景先师也是个典范，所以这一本经典著作我们在某些问题上，我个人认为是逐字逐句地分析、解释、认识，才能够说明这六经辨证学说。

下面第一，（一个）是六经辨证，不是六经分证，六经分证并不完全是六经、全部《伤寒论》，茯苓桂枝甘草大枣汤、旋覆代赭（石）汤、五泻心汤、白头翁汤都是六经辨证学说，由此提高到辨证论治的认识上，把这部著作又系统地、逐条地（学习），连我也不熟了，但是要在这儿说明一点，已故的陈慎吾老先生是（研究）《伤寒论》的老前辈，他跟我说过，他说怎么读好（这部著作），他给我一个学习经验，他说这397条书，你要读的时候你作为397个病人来分析、来认识，单一的；你再读的时候你作为一个病人来认识，一个病人怎么认识？由此及彼，由表及里，从太阳病始，到少阴厥阴为止，它的演变过程。

六经辨证伤寒学说以前没谈到的，和伤寒学说以后所谈到的有突出的认识，是什么呢？传经辨证。“伤寒一日，太阳受之，脉若静者为不传也；伤寒二三日，阳明少阳证不见者，为不传也，颇欲吐，若躁烦，脉数急者，为传也。”有这个条文，大家看到了，仲景的特点，他能看到开始的时候，从前驱期到中期，到预后，到恢复期，你治疗的得当，但是疾病的演变总有一定的过程。

到了少阴病还说：“少阴病，六七日，息高者，死。”那可不是嘛，陈施呼吸（又称潮式呼吸）了，去了您怎么治啊，我到了急诊室，（患者）都陈施呼吸了，我只有说请患者家属谅解，这病人预后不良。（家属）说：“你是大夫，你不是看病的？”我看病的我也无能为力了，病已入膏肓，膏之上，肓之下。所以你读这个本论，逐一逐条逐字地进行解释、分析。陈慎吾老先生说，你作为一个病人来看，由表及里、由此及彼，对于预后展望能有所认识，397条作为397个病人来看，老先生是有经验的。读书不可死于句下，过去老前辈是我父亲的师兄弟，他告诉我们说：“读书活、活读书、读活书；读书死，死读书，读死书。”因此，怎么学《伤寒论》？我说得活学，这是活学活用，里头也有历史的演变。总之，看它里头没有过深的词句，要善于学、善于辨、善于分析，这样来学这一部著作才可以。

六经学说暂时到这儿，一个六经没有定义，只有涵义，是基于阴阳学说而来的，人们说的六经辨证学说要全背，那就是全部的《伤寒论》，都是六经辨证学说，你差一条就是少一条的六经辨证学说，要想完整地读六经辨证学说，现在就有397条。不全背那就（是）六经分证，六经病的认识。

（第三个问题：）下面再提提伤寒与温病。

伤寒与温病谈什么，伤寒与温病是两种不同病性的病名，而治疗方法有所差异。在当时的时候，《难经·五十八难》言：“伤寒有五，有伤寒，有中风，有温病，有湿温，有热病。”这是原书上记载的，我背书不熟了，“伤寒有五，何谓也？”，那个叫作广义的伤寒。因为其解释甚多，到仲景时期就提出来了：“太阳病，发热而渴，不恶寒者，为温病。”（这是）学术的演变。麻黄汤和桂枝汤还远远满足不了流行病解表证的需要，而后世发展有其他一些辛温解表法、辛凉解表法。到了明清时代，中医学术逐步形成温病学派，这是流派的关系。而伤寒与温病是两种不同病性的病情，而对于伤寒学说来说，一个总的概念叫作伤寒，“今夫热病者，皆伤寒之类也”，叫作广义伤寒，要是头疼发热、体痛、呕逆的伤寒，这是狭义的伤寒。而广义的伤寒在温热学说逐渐发展到吴鞠通先生，他自己著述也说了，他作温病是羽翼仲景了，羽翼这俩字，羽毛的羽，飞机翅膀的翼。吴鞠通先生本人作温病学说，他不是反驳仲景。由此提示三焦辨证，从上焦传中焦，从中焦传下焦，其他的一些传经辨证还有“在卫汗之可也，到气才可清气，入营尤可透营转气，……入血就恐耗血动血，直须凉血散血”。

对于疾病的流行，归根结底是有是证则用是药，有是病则用是方。伤寒在表，寒温有别，化热入里，与温病治法无异。等到伤寒传到阳明病了，阳明经证叫白虎（汤证）；阳明腑证叫三承气（汤证）。“太阳阳明者，脾约是也；正阳阳明者，胃家实是也”“少阳阳明者，发汗、利小便”，总之是发热伤津而构成了寒温的不同，不同的施治。所以伤寒学说与温病学说只是学术流派的不同，学术的发展不同，而对于伤寒学说的辨证论治的应用，大家没有相互地背离，而是相互地促进。所以在这提到两种学说的客观（情况），至于说是时方派、经方派，我愿意大家共同努力，促进学术的发展。针对未来的疾病谱，（我们）如何进一步地广泛应用（这两种学说）？我们的学术发展，要正确地对待伤寒与温病两种学术关系，来运用于临床，这样（才能）促进我们中医的学术。

下面再说一点题外话。

《金匮要略》上工治未病可也，不只适用于上工，而且还适用于杂病各方面。“（夫治未病者，）见肝之病，知肝传脾，当先实脾，四季脾旺不受邪，即勿补之。中工不晓相传，见肝之病，不解实脾，惟治肝也。夫肝之病，补用酸，助用焦苦，益用甘味之药调之。”下边再解释治病要注意防范虚虚实实之戒，治病人是我们治疗得适当，所以治未病，当前提到养生治未病，那是保健的，我们的治未病对于某一器官的代偿功能，某一器官的相互影响，张仲景说“余脏准此”。这是一条。还有一条，第二条也是必须得反复思考，“夫人禀五常，因风气而生长，风气虽能生万物，亦能害万物”“若五脏元真通畅，人即安和”。《金匮要略·脏腑经络先后篇》第二条，“一者经络受邪入脏腑，为内所因也；二者四肢九窍，血脉相传（，壅塞不通，为外皮肤所中也）；三者房室、金刃、虫兽所伤。以此详之，病由都尽。”假使患者要是维持得好，“病则无由入其腠理”。“腠者，是三焦通会元真之处，为血气所注；理者，是皮肤脏腑之文理也。”

大家要注意，我们祖国医学脏腑学说的三焦学说是值得我们大家共同研究的，三焦有名有形，三焦无名无形争论了这么多年，争论了不同意见。我们如何实际应用？吴鞠通先生《温病条辨》里边出了三焦辨证，在张景岳医书，它已经有三焦腠理包络辨，所以我们谈的都是具体有形的物质运用在我们的临床上，具体指导，不是无物的，而是有实际的物质概念的，希望大家在读原书当中再做进一步的探讨。

《伤寒杂病论》原序①

论曰：余②每览越人入虢③之诊，望齐侯之色，未尝不慨然④叹其才秀⑤也。怪当今居世之士，曾不留神医药，精究方术⑥，上以疗君亲⑦之疾，下以救贫贱⑧之厄，中以保身长全，以养其生，但竞逐⑨荣势，企踵⑩权豪，孜孜汲汲⑪，惟名利

① 序：前言，开头语，本书简介，引言，绪言……古人有言：“未读古人书，先读古人序，略知梗概。”

② 余：我。

③ 虢：列国小国之一；地名。

④ 慨然：慨叹。

⑤ 才秀：高才。

⑥ 方术：医方医术。

⑦ 君亲：国君、父母亲。

⑧ 贫贱：贫苦百姓。

⑨ 竞逐：争着追逐。

⑩ 企踵：踮着脚看。

⑪ 孜孜汲汲：千方百计，迫不及待的样子。

是务，崇饰其末，忽弃其本[①]，华其外而悴其内，皮之不存，毛将安附焉？卒然[②]遭邪风之气，婴非常之疾，患及祸至，而方震栗，降志屈节，钦[③]望巫祝，告穷归天，束手受败。赍[④]百年之寿命[⑤]，持至贵之重器，委付凡医，恣其所措，咄嗟呜呼！厥[⑥]身已毙，神明消灭，变为异物，幽[⑦]潜重泉，徒为啼泣。痛夫！举世昏迷，莫能觉悟，不惜其命，若是轻生，彼何荣势之云哉？而进不能爱人知人，退不能爱身知己，遇灾值祸，身居厄地，蒙蒙昧昧[⑧]，蠢若游魂[⑨]。哀呼！趋世之士，驰竞浮华，不固根本，忘躯徇物，危若冰谷，至于是也[⑩]。

余宗族素多，向余二百，建安纪年以来，犹未十稔[⑪]，其死亡者，三分有二，伤寒十居其七。感往昔之沦[⑫]丧，伤横夭[⑬]之莫救，乃勤求古训，博采众方，撰用《素问》《九卷》[⑭]《八十一难》[⑮]《阴阳大论》《胎胪药录》，并《平脉辨证》，为《伤寒杂病论》合十六卷，虽未能尽愈诸病，庶可以见病知源，若能寻余所集，思过半矣[⑯]。

夫天布五行，以运万类；人禀五常[⑰]，以有五藏，经络府俞，阴阳会通；玄冥幽微，变化难极，自非才高识妙，岂能探其理致哉！上古有神农、黄帝、岐伯、伯高、雷公、少俞、少师、仲文，中有长桑、扁鹊，汉有公乘阳庆及仓公，下此以往，未之闻也。观今之医，不念思求经旨，以演其所知，各承家技，终始顺旧，省疾问病，务在口给[⑱]，相对斯须[⑲]，便处汤药，按寸不及尺，握手不及足；人迎[⑳]、趺阳[㉑]，三部不参，

① 忽弃其本：指注重枝节而不注重根本。

② 卒然：突然。

③ 钦：敬。

④ 赍：持。

⑤ 百年之寿命：上寿一百二十，中寿一百，下寿八十（《左传》）；上寿一百，中寿八十，下寿六十（《庄子列国》）。

⑥ 厥：他们的，第三人称代词。

⑦ 幽：深。

⑧ 蒙蒙昧昧：糊涂。

⑨ 游魂：有八尺之士而不知医事，此所谓游魂（皇甫谧《甲乙经》）。

⑩ 此段叙述人们不重视医药卫生，追逐名利，既可痛又可恨，直至生命威胁势难挽回。批判了信巫不信医的观点，违背了自然规律，造成不能弥补的损失。

⑪ 稔：年。

⑫ 沦：沦落，衰落。

⑬ 横夭：枉死，夭折。

⑭《九卷》：灵枢。

⑮《八十一难》：秦越人《难经》。

⑯ 作者记述著书原因、著书目的。通过本段落可看到汉代祖国医学的概观，阐述了辨证论治、理法方药相结合的精神，为其首创。

⑰ 五常：五行的常气。

⑱ 口给：口辨，这里指口头应付。

⑲ 斯须：少许时间。

⑳ 人迎：颈动脉。

㉑ 趺阳：足背动脉。

动数发息，不满五十[①]。短期未知决诊，九候曾无仿佛[②]，明堂[③]、阙庭[④]，尽不见察，所谓窥管[⑤]而已。夫欲视死别生，实为难矣！[⑥]

孔子云，生而知之者上，学则亚之，多闻博识，知之次也。余宿[⑦]尚方术，请事斯语。

第 一 讲

（本讲涉及《伤寒论》条文第1、2、3、4、5、6、7、8、9、10、11条）

下面进行第二课。从《伤寒论》原文上来说这是一个开始。因为《伤寒论》是六经辨证，一共分为6篇，下面的辨霍乱、辨阴阳易是附带着的。我们刚一接触，先了解一下：（三阳：）太阳、阳明、少阳；三阴：太阴、少阴、厥阴，6篇，一共398条原文。接触原文的时候，我们是一条一条的，逐字逐句地进行理解。

今天第一次接触原文，我先谈一谈六经辨证。

太阳病篇，一共170多条，分上、中、下三篇，我们逐条理解。

第1条，“太阳之为病，脉浮、头项强痛而恶寒”。

这一条可以具体理解为是一个提纲性的条文。那么，我就说这条太阳病提纲[⑧]。

在读法上，脉浮[⑨]，头项强（jiāng）痛[⑩]，恶（wù）寒[⑪]，这是一个行话，不能念恶（è）寒。头项强痛，不柔和的感觉。恶寒，畏寒怕冷的意思。所谓提纲是什么意思，纲举目张，如网在纲。它是从多种事物当中找出其共同点，成为一个原则，凡是具备这个共同点了，就叫作太阳病。如果不具备这个共同点，就不属于这个范围的事物，对这种具有独立性的原则，我们叫作纲。

那么，这一条原文就是太阳病的纲。以下凡是提到太阳病的时候，就是具有脉浮，头项强痛，而恶寒的证候，就是具有太阳病的证候。那么，如果有个别情况时，它在下边又进行解释，这个纲的话，我们随着下边的条文的理解，对于纲不断地丰富，从而加深对太阳病的认识。

首先来说什么是太阳，太阳主表。表，就是体表的一些情况。太阳主表，表证，表证的反映。表统荣卫，表，太阳是表证。我们知道在人身正常的情况下，体表是由荣卫来卫护营养的。荣卫，太阳主表，表统荣卫，正常的情况下，太阳病是表病，表证，也是荣卫病，是和外界直接接触的部位受病。比如说古人有一个卫外之藩篱，太阳主表，表统荣卫，卫外之

① 不满五十：脉跳不满五十下就停止切脉。

② 仿佛：似乎，指印象模糊。

③ 明堂：鼻子的别称。

④ 阙：两眉之间；庭：前额。

⑤ 窥管：以管窥天，以锥指地（（庄子典故），比喻观察病情不全面。

⑥ 阐述了作者的医学观点——“整体观念”，天人相应的思路，以及诊查疾病细致查问的精神，批判了不念思求经旨，以演其所知者，以及各承家技的保守思想。从庸医草菅人命之害的事实所由，也反映出作者对医学技术提高的迫切要求。

⑦ 宿：平常，作者自谦之意。不是生而知之，而是实践得来的。

⑧ 为太阳病提纲，太阳主表，表证，体表反应为疾病的早期，前驱期，是荣卫病。

⑨ 脉浮：浮为在表，正气抗邪，邪正交争于体表，体表血气充盈。

⑩ 表气闭郁，内热上壅。

⑪ 表气闭郁，阳气不能温煦体表，而不恶寒头痛脉浮则为温病。

藩篱。所以，表病就是荣卫病。

荣卫病如何出现了这些病情呢？由于肌表受邪，太阳的正气被伤，影响到太阳的经脉。太阳的经脉在人体上是起于目内眦，环形入络脑，上额交巅，所以出现了头疼，太阳的精气被郁遏住了，但是这头项强痛，著者直接说是太阳病，并不单纯是经络病，根据经络的部位影响到了头部的反映。三阳经都有头疼，太阳病的头疼在后头部，再连着颈项部。但不是颈项强直，而是颈项强痛。《伤寒论》是以风寒之邪侵袭身体，由于卫外的固护不够，为风寒之邪所伤，所以病人一开始得病，就有恶寒的现象。恶寒的症状出现，认为是藩篱受邪，体表荣卫之气，不能够固护体表了，病人出现恶寒反应。前贤说过“有一分恶寒便有一分表证”，一分恶寒未尽，表证一分不解，这是恶寒，头项强痛而恶寒。

从脉象上来看，它写的是脉浮。头项强痛而恶寒，为什么出现脉浮？因为正常的人，身体受到外邪的干扰，气血充盈了，气血充盈在体表，所以才出现气血壅盛。浮为在表，着手一按就得，这叫作脉浮。那么，“脉浮，头项强痛而恶寒”，成为太阳病的提纲证。

这里再理解一下“而恶寒”，没写太阳之为病，脉浮，头项强痛，恶寒，加一个“而”字，在文字意义上可以看到恶寒的症状必须伴有发热的存在，才能认为是表证。发热这一个证候在太阳病中也是不可少的，为什么在提纲中不说明发热恶寒，因为在受病的时候，随着恶寒的产生，随着积累的发热，逐步的热势增高，因此叫“而恶寒”。具体的发热的讨论，实际上放在第2条、第3条中进行联系了。所以，从字义上理解，第一条的太阳病提纲证，脉浮，头项强痛而恶寒，伴随着恶寒，必有发热的发生。如果始终不发热，就不是太阳病了，大家可以想到。例如第七条说，现在是参考第7条，不是讲解第7条，“病有发热恶寒者，发于阳也；无热恶寒者，发于阴也”。所以要是伴随着恶寒没有发热的存在，就不是发于阳经的症状了，发于阴也。由此可以理解太阳病的提纲虽然是脉浮、头项强痛、恶寒，加一个“而”字，实际上意味着伴随着恶寒，必有发热的存在，而且发热的高低、热势的情况，都会在下面具体的病证进行分析，这叫作提纲证。

下面我们把第2条、第3条一起读一下。第2条：“太阳病，发热，汗出，恶风，脉缓者，名为中风。”第3条：“太阳病，或已发热，或未发热，必恶寒，体痛，呕逆，脉阴阳俱紧者，名曰伤寒。”这两条在理解方面，一一跟大家分析。

第2条，太阳中风的主脉，主症，“太阳病，发热，汗出，恶风，脉缓者，名为中风[①]”。

在太阳病中，风寒之邪伤人，共有两种病名，一个叫中风，一个叫伤寒。同是外感受邪，同属太阳病的范畴，由于所表现的症状不同、病机、病理也各有异，从辨证到治法，有着决然的区别。因此，原则上更不能混为一谈，所以它立了名为中风，名为伤寒，提举它的主脉、主症。这里的中风[②]，不同于内科杂病的中风，内科杂病的中风是半身不遂，口眼㖞斜，这里的中风就是受了风寒之邪，而反映出不同的情况，不同的病情，提出来的中风，应该注意的。

中风如矢石之中，人受到了病以后，反映出病情，中的是什么风呢？这一天刮风不刮风呢，病人是不是在风寒之中呢？我们又该提出来名为中风，它是具有发热，汗出，恶风，脉缓，名为风寒之邪所受。因为有别于下边的伤寒的症状，要有所区别，有所区分，所以在这中风，名为中风，实际上反映的是一组带有汗出的证候。因为风性疏散，风为百病之首，所以病人受邪以后，体表反映一种虚象，人们管这个有汗者为中风，叫作表虚证。是卫气，卫外之气不能固护体表，卫外阳气受到外来致病因素的影响，出现了汗出[③]现象，卫阳外泄，

① 第2条、第3条是伤寒和中风的主症、主脉，也就是伤寒病证和中风病证的辨证。

② 中风：不同于内科半身不遂的病证，而是古代外感之称表虚证（风寒外感证型之一）。

③ 为表气不固，不能卫外，荣阴外泄（荣，指饮食所化生的精微物质）。

卫失固护。那么，这种现象叫作表虚证，与伤寒病证相对峙，病名为中风。所以它出现的证候反应，发热，伴随着恶寒逐渐发热，汗出，不能固护体表，恶风。这里恶风应该补述一下，您说这恶风就怕风，不怕冷？不是，也要恶风，风中无邪便是和风了。这里的恶风①是也有恶寒，但是以恶风为主，所以呈现为一种疏散外泄的现象。

中风时的脉象（是）脉缓。我们知道缓脉是缓和的意思，不大不小，不浮不紧，平和缓和。这里的脉象在举手按之脉缓，不同于正常的缓脉，缓而无力，不那么有力，因为什么呢，为风寒之邪干扰以后，体表阳气不固，这个汗出，不能固护，所以脉象不那么有力，脉缓②，是一种肌腠疏松，卫气不固，荣气外泄，所以出现浮缓的脉。太阳病提纲里头是脉浮，这里又加一个缓字，肯定是脉浮缓了，这一条中风证是卫外的功能失调，为风邪所伤，正气失于固密，所以他有汗出，恶风，脉缓，学术上又叫作表虚证。至于治法，以及临床上的演变过程，都在以下进行讨论。这里只提到汗出、脉缓是重点。一个太阳中风的表虚证的主脉主症，先说到这。

下面再介绍第3条，“太阳病，或已发热，或未发热，必恶寒，体痛，呕逆，脉阴阳俱紧者，名曰伤寒”。这一条提要，（是讲）太阳病的伤寒证，伤寒病的主症、主脉。

这里头也有几个字意需要注意的，一个是“或已发热，或未发热”，或然的现象，没有一定。下边“必恶寒”，“必”字，是肯定的意思，不管如何，必恶寒。所以它不同于中风的表虚证，而在这突出的表现，或已发热，或未发热，必有恶寒的现象。“体痛，呕逆，脉阴阳俱紧者，名曰伤寒。”寒邪伤人，寒邪的性质，收涩，收涩凝敛，收敛的敛。因为寒邪的性质是收涩凝敛，所以气血走行都受到干扰，不能那么通畅了，出现了恶寒的反应，伴随着恶寒，也是必有发热的现象，代表着阳气为寒邪郁闭住了，所以或已发热，或未发热。一开始就有恶寒，郁闭的时间越长，郁闭得越严重，发热逐渐地增温，这与和风性疏散，发热汗出，不一样了。所以或已发热③，或未发热，必恶寒④。恶寒，伤寒的恶寒它有这个“必”字来表现出来。

由于寒性收涩凝敛，气血不能很好地濡养筋骨，筋骨经络得不到荣血的滋养，所以在感寒以后，患者有体痛⑤的反应。在《内经》上就说过，是主筋所生病者，太阳主筋所生病，阳气者，柔则养筋，精则养神，阳气郁闭，里气得不到外达。因为病人不但是体痛，而且还有呕逆⑥现象出现。这呕逆不是胃气不降，是由于体表闭塞牵扯到胃所致，不是胃本身的病变。

脉阴阳俱紧⑦者，名为伤寒，这个脉象，阴阳俱紧。什么叫作紧脉？来去有力，状如牵绳索，就跟一根绳子似的，拉紧了，这种脉象反应。脉搏的力量呈现一种弦紧有力的现象，脉阴阳俱紧，什么叫阴阳俱紧？寸关尺三部可称是关前为阳，关后为阴，浮中沉，三候；也可为浮候是紧脉，重候，加力，到沉候，都可以见紧脉，所以在这不要拘泥于字句之下。总之，为寒邪所伤，寒性收涩凝敛，气血运行受到一定的阻滞，那么血流量，脉的动力出现紧象，张仲景说的紧要比弦还重，所以紧者急甚于弦。浮紧，太阳病，其脉浮，这里头加上紧，浮紧是证明表邪的存在，沉候也应当见紧，是里气不虚、抗邪有力的现象。如果沉候不

---

① 恶风（寒）：为风寒外感。

② 在此脉缓指缓和力弱，浮缓，弛缓而浮则为虚，是病脉。

③ 或已发热：抗邪于表（寒热之争）有的不是当即发热，而是逐渐地体温升高。

④ 恶寒：为寒邪在表。没有恶寒的不是表证，有一分恶寒即有一分表证。

⑤ 体痛：寒性收敛，气血凝滞（全身性痛觉）。

⑥ 呕逆：寒来于表，内热呕逆。

⑦ 脉阴阳俱紧：浮紧，寒象；正气为邪束，紧者急甚于弦，如转绳索。

见紧象，不只是与弦紧不符，恐怕症情也有变化。本证的紧脉是指寸关尺而言，还是指的三部九候而言，总之，在寒邪收涩凝敛的时候，势必气血壅盛，所以我们说它是脉阴阳俱紧，需要全面看。

这里有一个讨论“太阳病，发热，汗出，恶风，脉缓者，名为中风”“太阳病，或已发热，或未发热，必恶寒，体痛，呕逆，脉阴阳俱紧者，名曰伤寒”，那么这个时候还出汗不出汗呢？这个条文上没注意到，我们应该提示，名曰伤寒的，脉阴阳俱紧的，没有汗，汗不得出。所以，外邪、风寒之邪侵于体表，一个是有汗的，是中风病；一个是无汗的，是伤寒病。这里没提到有汗。要是脉紧伤寒病，见汗，病人烧退了，就向愈，好转。有汗与无汗，脉紧和脉缓，在太阳表证中（是）邪正虚实相对峙的关系。从病机到病理，中风、伤寒的辨证是主要的关键，临证应该特别注意。

这3条，一个是太阳病的主纲，一个是太阳病，向下有着表虚证、表实证的不同，而治法有着不同的两大体系。两大体系稍微接触一点，下面有桂枝汤证、麻黄汤证。

接着要提的是什么呢？还是一个伤寒与中风的问题。这个伤寒与中风，说到底是受风呢？还是受寒呢？病人怎么会（得病？）那天是刮的风还是受的寒？绝不可拘泥于风寒。因为太阳表证本论是以伤寒为主，实际上风寒不在于受风受寒的机遇，而在于体质的表现。每一个患者由于不同的体质，有人外感以后，就出现了毛窍开张，体表正气受伤以后，出现一种（腠理）疏松外泄，不能固密了，这个病人中风了。正气抗邪，邪气在表，出现了发热，恶寒，无汗，头疼，邪正交争，脉象，脉阴阳俱紧者，不得汗出，这个病人伤寒了。由于体质的变化，而决定伤风、伤寒不同的表现，而治法上就有两种分别对应表虚、表实的不可差错的治疗方法。

后人解释说中风是伤荣，伤寒是伤卫，大家对这怎么看？

我个人认为在内为气血，在表为荣卫。卫气者，温分肉肥腠理，司开合。这是《灵枢经》上说的：“卫气者，温分肉，肥腠理，司开合者也。”卫之所到，荣也到，荣者血也，卫者气也，血为荣，气为卫，荣行脉中，卫行脉外。外邪伤人，不能说只伤卫不伤荣，或只伤荣不伤卫，（而应是）外邪伤人，荣卫两伤。而当汗出脉缓的时候，卫外不能够固护了，荣气外泄，所以人们说是桂枝汤补荣。但是伤寒病，卫阳不能正常的发泄，荣阴的滞涩，又说是寒伤卫。关于寒伤卫、风伤荣、风伤卫、寒伤荣的看法观点，历代历来就有着不同的认识。实际上荣卫两伤，荣气虚的，叫作中风病，表虚证；卫气实的，叫作伤寒，表实证。这种观点要根据情况来理解，不可坚持一面，荣卫虚实的问题以下在条文中还有很多，这里头不继续讨论了。

请大家注意，刚才讲太阳提纲证，太阳伤寒主症主脉，太阳中风主症主脉，称为鼎足而三的3条。

下面继续研讲条文，为了便于分析，谈第6条：**“太阳病，发热而渴，不恶寒者，为温病。”**

这是个句点，前面是名曰伤寒，名为中风，这边说为温病[①]，这也是个重点，而且非常之重点。这也就是我们后世伤寒学说、温热学说两种学派的观点，促进了我们学术的发展。实际上在2世纪，张仲景先生著书立说的时候，已然提到“太阳病，发热而渴，不恶寒者，为温病”，那当然了，温病的治法和伤寒、中风的治法截然不同。温病就已经阐述了“发热而渴[②]，不恶寒者，为温病”，为什么下边又补述了一个病例，“若发汗已，身灼热者，名曰风温”，这个不但与伤寒、中风不同，这在温病里头又一个典型意义，它叫作风温[③]，是什么情

① 什么叫“温病”，“温者热之渐，热者温之极”（《温病条辨》之上焦篇）。寒邪伤表，宜辛温解表，温病宜寒凉。

② 发热而渴：热盛耗伤津液，这种渴喝多少水均不得解。此种病应银翘（散）、桑菊（饮）、白虎（汤）之类。

③ 此为温病辨证，此条并不单是为温病辨证，还涉及风温误治辨证。

况呢？是温病没按照温病的治法，治得不相宜，出现了病情更异常的现象了。所以说这是风温病[①]了。

风温病是什么现象呢？请大家继续往下读，“风温为病，脉阴阳俱浮，自汗出[②]，身重[③]，多眠睡，鼻息必鼾，语言难出”。到这儿，这是风温病，脉是阴阳俱浮，那就是说寸关尺三部全都是浮脉，它的次数能够不增快吗，阴阳俱浮。同时身上蒸发地出汗，自汗出，身沉重，还昏沉沉的，多眠睡[④]，喘息出气多打鼾，鼻息必鼾[⑤]，连说话都较难了。

在治法上说，它提示“若被下者，小便不利、直视失溲”；“若被火者”，那就是用这个火烤、火熏，或者是艾灸，“微发黄色”，皮肤都有变色，同时重的出现了“惊痫，精神不安，时瘛疭”，手指的抽紧，痉挛。“若火熏之”，这是火烤了，大错，“一逆尚引日”，错治了一次，还能够延长他的生活日程；要错两次，恐怕要（进）太平间，保不了险了，“再逆促命期”。看看仲景先师对于寒温不分的误治已经多么提高警惕了。可见两汉时期，虽然温病学术的治疗方法没有传到明清以来那么旺盛，但是对于寒热温凉治疗的警惕性，仲景先师也提高了警惕了。

这里是要说说这个灼热，“身灼热者”，这是高温了，起码得在39℃了。灼热，发热烤得跟烤勺似的，炒菜勺那么热了。发汗已，身灼热者叫风温，这个风温是什么病，治错了，坏病。坏病还不按照赶紧救逆的治法，“若被下者……若发汗已身灼热者……若被火者，微发黄色”。这样的错治误治，“一逆尚引日，再逆促命期”。这个一逆，您看看出现的惊痫、惊骇的症状，促人痫病，癫痫了，而且不知人事，两目上视，口歪吐沫子，抽搐，瘛疭，痉挛了。温邪伤人之病，自古已有，跟太阳风寒表证，需要完全鉴别。

对于伤寒病来说，有广义伤寒、狭义伤寒之说。“伤寒有五，何谓也？”，这是《难经》上说，有伤寒、有中风、有温病、有湿温、有热病。所以太阳病，发热而渴，不恶寒者为温病，看来太阳病也兼着脉浮，头疼，头项强痛。

温病的发热与伤寒中风的发热要比较，温病早期就有发热了。它所以不同的，大家可以划分一个界限，中风伤寒，发热恶风寒，不渴；温病发热不恶寒，口渴。温病易于化热伤津液，性质偏热，和寒邪伤人的性质属寒迥然不同，寒邪伤人，恶寒怕冷，必恶寒，恶风，脉缓，温病的口渴，所以吴鞠通先生补叙《伤寒论》，他说《温病条辨》羽翼伤寒。吴鞠通先生自己说，不是悖伤寒之旨，（而是为了）羽翼伤寒，所以他著书温病。寒温两大性质不同，恶寒和口渴就成为伤寒、温病的鉴别点了。所以，中风、伤寒，尽管表虚、表实不同，我们在应用处置、理法方药上，（伤寒）应该是辛温发散，温病应该是辛凉发散，伤寒和温病在辨证上有区别，在治法上有不同。

本书作者又举出一个坏病的例子，提请人们注意，提请医务人员注意。所以出现了下边（第6条）“若发汗已，身灼热者，名曰风温”，指的是误用风寒解表法以致温病的转变，这也是用辛温之剂，误治了病人，以热治热，造成了虚虚实实，给患者带来了不良后果。“脉阴阳俱浮”，指的是寸关尺三部，全都是浮而有力的；“自汗出”，阳热太重了，蒸迫津液外泄；“身重”，热伤气机，不能畅快了，热盛伤气，气机不能畅快，身重；“多眠睡”，热邪上扰，神明被扰；“鼻息必鼾”，呼吸都打鼾，热盛痰壅，肺气不利；“语言难出”，不是中风的舌强

① “风温”，不是瘟疫的风温，而是一种误治的坏病名称。

② 自汗出：里热。

③ 身重：不是湿重，是里热盛，正气虚。

④ 多眠睡：热扰心神。

⑤ 鼻息必鼾：呼吸粗，不愿说话，均为里热重。

不语，是热邪熏扰，神明为热邪所扰，而出现难以发言，这是风温致病。

由于用治伤寒病的方法治温病、风温病，是坏病，呈现出这样的证候。要是一逆尚引曰，再逆促命期。下边，若被下者，下后伤津，必伤耗了正气，损失了津液，所以小便不利；正气亏虚，里气不固，发生小便失禁；阴津不能上承，所以目失所养；五脏六腑之精气都上注于目，而能视，目得血而能视；现在津不上承，目失所养导致两目直视。请看形容得多么逼真，要是被火者，皮肤有熏黄之色，神志被扰，经络失养，有惊痫、瘛疭。可见寒温误用这种一误再误造成预后不良了。

晚晋曾经有人提出来外感病的治疗，认为伤寒病、中风病是风寒之邪；而温病的体系，需用凉解的方法，而温病的体系，进一步的发展，那么有《温热经纬》《温病条辨》，又把温病分为九种，（如）风温、温热、瘟疫、冬温（等），那么我们曾经读过，冬不藏精，春必病温，温病除去新感的实邪以外，还有伏气为病，有春温、冬温、湿温。

咱们再结合不断的新的疾病谱，比如前些年的SARS，可以理解中医的辨证施治、用药方法。治伤寒重在存津，治温病主在养阴，这是绝对不可忽视的，在仲景先师温病的辨证立法还不昌盛的时候，太阳温病已经提出相当警惕的内容了，这一节就解释到这。

下面我们再谈谈第7条和第11条这两条原文。第7条："病有发热恶寒者，发于阳也，无热恶寒者，发于阴也。发于阳七日愈；发于阴六日愈。以阳数七、阴数六故也[①]。"第11条："病人身大热，反欲得衣者，热在皮肤，寒在骨髓也；身大寒，反不欲近衣者，寒在皮肤，热在骨髓也。"

这两条原文，放在太阳篇讲也很有意义，不但是太阳篇，而且作为辨证来说，病有发热恶寒，无热恶寒，病人身大热，寒在骨髓，身大寒，热在骨髓。怎么样理解？

先说前一条，病发于阳，发于阴，阳就是阳经病，阴是阴经病。表里阴阳，寒热虚实，在八纲当中，不单纯阳经、阴经，就是阳经证和阴经证证候反应。六经当中，三阳属表，三阴属里，阳证概括的什么，请大家注意，阳证概括着表证、热证、实证；阴证概括着什么，阴证概括着里证、虚证、寒证。所以在诊断学当中的辨证总纲，可以说发热恶寒，无热恶寒可以诊断阴阳辨证一个明确的体系，这里头太阳病篇开场白就提示你"病有发热恶寒者，发于阳也，无热恶寒者，发于阴也[②]"。发热恶寒意味着阳气还能抗邪，还能抗争。要是受邪以后，始终不发热，这个时候，这个恶寒，患者的机体的机理、证候，就不单纯是一个受寒邪所伤了。机体的正气不能抗邪，寒邪直入三阴，正气无力抗邪，就形成了不是阳证，而是阴证。阴证能发热吗，不能发热。

所以阴阳辨证总纲，也可以理解到发热恶寒者，发于阳也，就是太阳发热恶寒，阳明但热不寒，少阳往来寒热。病到三阴了，发于阴了，没有发热。所以"病有发热恶寒者，发于阳也，无热恶寒者，发于阴也"，不单是太阳病如此，而且从阴阳辨证学说来说，它是一个具有总的辨证意义的一条主纲。所以这一条的提要应该说病发于阳与病发于阴。至于它的具体辨证情况，还要看望闻问切的结果而投以不同的治疗。我们在临床上也有轻的，也有重的。我那有一个病人，来了就说就怕冷，当然没给他用到四逆汤，因为他不是急证，始终是补气、回阳、升阳，助正方法。（仲景先师）给我们提示了发于阴、发于阳的一些具体措施，所以对我们问诊辨证提示的时候有很多启发，（这是）这一条"病有发热恶寒者，发于阳也，无热恶寒者，发于阴也"。

---

① 病情愈与否，应以正气来复为准，不应以日期来计算，不要机械地理解。阳数七，阴数六，应理解体内正气不断战胜外邪而病愈。

② 此条为阴阳辨证的总纲。发热恶寒：阳经病，表证。无热恶寒：阴经病，里证。

下面再一条（第11条），正好相反，“病人身大热，反欲得衣者，热在皮肤，寒在骨髓也；身大寒，反不欲近衣者，寒在皮肤，热在骨髓也”。

这条提要提示作为寒热的真假辨证。正常现象下，病有发热恶寒者，发于阳也，无热恶寒者，发于阴也。但是也提示你一个对立的现象，真假寒热，叫作真寒假热证，真热假寒证，从哪鉴别呢？身大热，反欲得近衣者，这是真寒假热；身大寒，反不欲近衣的，这是真热假寒。

这个提出来跟大家说一说，他热在皮肤，寒在骨髓，皮肤、骨髓是相对而言的，皮肤而言就是（病位）浅，骨髓而言病位深，它有着什么意思呢？有着表里内外、真假标本之分。不可能把它看成是局部的，局限性的位置。按道理来说，身热应该不喜欢穿衣服，身寒应该喜欢多穿衣服，这条举例子适得其反，皮肤、骨髓是一个非常情况，实际上是一个假象。真正的病情的寒热，要在反映的欲着衣、不欲着衣两方面，想穿衣服这是真寒假热，不想穿衣服是真热假寒，你在临床辨证的时候遇到这种现象没有？

我提示个例子，真热假寒，平常有的病人，我们碰见了病深的病人，热深厥深，病人到了厥阴、厥逆证了，热厥证，“凡厥者，阴阳气不相顺接便为厥”。热厥的时候，体温越高，手脚越凉。再看某些疾病到了晚期，晚期代偿的时候，可以（见）其面戴阳，两颧潮红，他的脉搏可以细数到最高的数脉，到了奔马律的时候了，这个病人还有热象吗？回光返照。所以在这里理解，作者的原意就是让你正确分析表面现象，发热恶寒者发于阳也，无热恶寒者发于阴也。从热的表现来辨阴证、阳证、阴经证、阳经证，从表里内外的情况看出来真寒假热、真热假寒，看出来疾病的本质问题。

所以真假寒热的出现多数是病情已经趋于极端的结果，患者在高热之余，热势亢极，出现了真热假寒；患者在衰竭的情况下，肌表只有点浮热，其热势起伏不定，有些还有时候虚热如妆，都是一种寒热反常了，临床上常见的一种真假现象，在临床特别要注意。

关于日数的问题，“发于阳者七日愈，发于阴者六日愈，以阳数七、阴数六故也”。日数在伤寒学说上是不可拘泥的，但是它意味着什么呢？恐怕仲景先师也已经探讨到，意味着什么呢，前驱期、中期、进行期，意味着一种证候的评定性的反应。并不意味着说一日太阳，二日阳明，六天就周流过来了。所谓七日，阳数七，阴数六，这也就是一个奇数和偶数的对比对待。希望大家在伤寒日程上，病情演变的时候，作为一个参考，对于日数的意义，如此了解。

因此，我再把前头的两条重复出来，**“伤寒一日，太阳受之”，第4条；“伤寒二三日，阳明、少阳证不见者”，第5条。谈一谈（第4条），“伤寒一日，太阳受之，脉若静者，为不传；颇欲吐，若躁烦，脉数急者，为传也”；（第5条）“伤寒二三日，阳明、少阳证不见者，为不传也”。**

这是探讨发病的转归、变化。传与不传是个术语，叫作传经[①]。疾病在演变过程当中，如果正气能够抗邪，能够促进他的好转机制，所以说“脉若静者，为不传也”。说明以后，经过相应的处理，经过相应的护理，而且逐渐的身体轻松了，这是向愈的现象，就是说不传了。“颇欲吐，若躁烦[②]，脉数急者，为传也”。虽然或已发热，或未发热，必恶寒，体痛呕逆，名曰伤寒；或者是汗出，恶风，脉缓，名为中风。但是这个疾病在演变过程当中，出现了欲吐，呕逆，或者是神志急躁，精神发烦，脉搏次数增快，都是在演变加重的现象，为传也。这个脉若静者，不是个术语，意思是情况，你如果写病案，写他脉静，没法理解了，就

① 传经：病情的演变。

② 躁：跺脚。烦：急。

是脉势平静，没有较大的变化，表证还是表脉，那么慢慢地可以向愈。“颇欲吐，若躁烦，脉数急者，为传也”，究竟是传在哪？“颇欲吐”，那就是伤寒呕逆之症未解，则邪入犯胃；躁烦多了，心烦急躁，这要由表入里了。伤寒六七日，无大热，其人躁烦，这是少阴篇再讲，若躁烦，此为阳去入阴了，脉数急，要化热入里呢，成为阳明病，也可以出现数急，要少阴热化证，也可以数急，为传也。所以颇欲吐，若躁烦，只是意味着病情演变，要进行性加重了。传不传，传，邪气不能够控制，要内传。正气始终抗邪于表，能渐渐向愈，为不传。传不传的机转在哪，邪之所凑，其气必虚，是传少阳、传阳明，（还是）传太阴，这个要看病人的素质情况、机体的转变、护理的结果、治疗的结果而言。所谓传经、传变，在临床过程当中，应该有所体会。传经与不传经是六经辨证的学术用语，是对疾病的转归发展演变的一种说法。疾病只在一经的叫不传经，如果病情有了转变就叫作传经。传经的次序不是固定的，还是一日太阳，二日阳明，三日少阳，它的机理要依据邪之所凑，其气必虚。一经虚就有传哪一经的可能，有机体是一个整体，不可割裂开它。伤寒二三日，阳明、少阳证不见者，这说明病虽在表，里气未伤，可以出现好转了，为不传也。

再往下一条，**“风家表解，而不了了者，十二日愈”，第10条。**

大意上是这病向好发展了。这个风家①，指的就是表证、表病，他的病情好转了，叫作表解。到底是吃药好的，还是没吃药就好的，还是自然疗能好的，这里没说，我看也不必拘泥。总之它是经过一段身体的周折，轻松了，有向愈的局面。而不了了者，就是还有些不舒适，不舒畅，还没有完全恢复。这个十二日愈，一般从我们的临证上看，七天为一个周期，如果还没好，再给他愈后说你回去再养几天，差不多两个周期，应该好了吧。就这么个意思，就看到机体的恢复期，有一定的需要日数。

下面还有一条，**第8条，“太阳病，头痛至七日以上自愈者，以行其经尽故也。若欲作再经者，针足阳明，使经不传则愈”。**

这一条的理解，可以看到仲景先师不单是用汤药治病，而且是丸散膏丹全用，而且针灸也用，所以此一个多科的意义。反映出来头疼，只是提示了什么呢，头疼至七日以上自愈者，就是表证。太阳之为病，脉浮，头项强痛，而恶寒，现在不兼具其他的病情，只有些头疼，到七天快好了。行其经尽故也，促进他的抵抗力，气机已经恢复的表现，战胜了邪气。太阳病的病邪已经消退了，这种自愈的现象，叫行其经尽故也。若是还有点不好，“若欲作再经者”，如果不好，病情还有继续发展。所以再传就传阳明，针足阳明，使经不传则愈，扎哪些穴位，用什么手法扎，后人有了补述，说足三里，足三里是不是就够了，可以不可以扎（厉兑穴），是泻热的手法，还是急进缓出的手法，仲景先师没有叙述，在这就给我们提示了疾病的针药并用的说法。我个人没有学好针灸，希望大家（是）全科、多科医生，在这里应该更好地注意辨经、辨证论治，多科采用也是很重要的。

再一条（第9条），“太阳病欲解时，从巳至未上”。

巳午未三个时辰，这和日数一样，日数不可拘泥，时辰也不勉强。巳午未正是阳气充足的时候，病在阳，阳气来复，生物钟的表现。六经都有欲解时，根据人与天地相应，季节变化的推移，时间的辗转。一天之中，昼夜阴阳的变化，但不能够机械地掌握子午流注，应该理解生物钟时间的体制有一定的相应影响。巳午未，上午九点以后，午后三点以前，得天之助，也是一个治病机理预后的机制、机转。从太阳之为病到这一条，我们今天进行了11条原文，其中以风寒立论，3条是中风伤寒，太阳主纲，这是3条。再加上风寒温，第6条，这样

① 风家：表证病人。

子可以理解，鼎足而三的表虚证、表实证、要除外的温病。温病的变化，给我们在伤寒学说的开场白中提示了表虚表实，温病的演变是很高的辨证认识。在虚实方面，表虚的为中风，表实的为伤寒，虽然都是风寒之邪伤人，但是要辨别虚实，不可错误。例如桂枝汤麻黄汤，要是误用了，仍然是达不到治疗的目的，所以有着伤寒中风的风寒之邪伤人，在病因学说方面的灵活的看法，体质的不同。

在伤荣伤卫的问题，太阳主表，表统荣卫，表病就是荣卫病，荣卫病就需要分别有汗无汗，虚实寒热，这样进行分析，构成了这一组原文的理解。同时对于真假寒热之辨，对于发热恶寒，发于阳，无热恶寒，发于阴，更有着全面辨证的理解。这样来了解风寒在表之邪的太阳病，构成了一定的辨证体系。今天没有药物、处方，作为《伤寒论》的第一次接触原文，谈到了这么些，欢迎大家课后复习，提出问题，进行讨论。今天的内容就到这，好不好。

第 二 讲

（本讲涉及《伤寒论》条文第4、5、7、8、10、12、13、15、17、19、24、44、45、53、54、56、57、95、269条）

今天咱们进行《伤寒论》条文讲课的第二讲，先复习一下上周的讲课。

咱们第一讲是太阳篇正文，第1条到第11条内容，主要是太阳之为病主文、提纲，太阳病提纲。下边分了3个，一个是太阳中风，表虚证（风寒外感，表虚证）；第二个是太阳伤寒，表实证；第三个要除外的，温病。所以太阳表证，伤荣伤卫，有中风表虚证、伤寒表实证两大类别。特别提出来风寒之邪外感与温邪不同。所以又说发热而渴，不恶寒者，为温病。加重了认识，提出来一个风温坏证，风温病。

这里头的风温和《温病条辨》里头的风温温热，名字虽同，而意不同。这个风温是由于表证，温病发热而渴了，误治而形成的风温坏证。除去这3组以外，再有一些目，比如说“病有发热恶寒者，发于阳也，无热恶寒者，发于阴也”。总的阴阳辨证，从寒热的角度上进行分析。还有提出来热在皮肤，寒在骨髓；寒在皮肤，热在骨髓，这是真假寒热。令人注意在辨证当中的一些思路、方法。

其次，又谈到传经变证，传经变证主要是谈到了疾病的演变过程，发生、发展、变化，以及预后规律看法。最主要一个问题，它提示了我们传经变证有什么规律，主要是邪正交争的结果，“邪之所凑，其气必虚”。所以，“伤寒一日，太阳受之，脉若静者，为不传；颇欲吐，若躁烦，（脉数急者，）为传也”；“伤寒二三日，阳明、少阳证不见者，为不传也”。大家熟读条文，进行思考，探讨这些内容，“风家表解，而不了了者，十二日愈”，“头疼（痛）至七日以上自愈者，以行其经尽故也”。关于本论对于日程方面的理解，要灵活看，主要是不可定拘，但是有一定的参考意义，上一课大体上是这个内容，不再重复了。

今天主讲的内容是桂枝汤证系列。今天我们讲的条文并不是顺序安排，根据具体情况来进行演述分析。因为这个《伤寒论》的次序当时在晋朝的时候叫作“王叔和撰次”，仲景原貌不容易看到了。当然究竟怎么样安排好，怎样次序好，它是条条分列，抓住哪一条都可以进行辨证分析。为了讲述方便起见，临床辨证、理法方药的应用，我想先把桂枝汤系列跟大家结合原文进行分析，大家看怎么样。

看原文，第12条、第13条，再往下，53条、54条、95条，这都是桂枝汤的正证。还补充两条，44条、45条，把它罗列在一起，给大家提一提。

比如说第12条，“太阳中风，阳浮而阴弱”，后边是桂枝汤主之；第13条，“太阳病，头痛，发热，汗出，恶风者，桂枝汤主之”。大家翻篇看第53条、54条，“病常自汗出者，此为荣气和，荣气和者，外不谐，以卫气不共荣气谐和故尔。以荣行脉中，卫行脉外，复发其汗，荣卫和则愈，宜桂枝汤”（第53条）；“病人，脏无他病，时发热，自汗出而不愈者，此卫气不和也，先其时发汗则愈，宜桂枝汤”（第54条）。最后一条，第95条，“太阳病，发热汗出者，此为荣弱卫强，故使汗出。欲救邪风者，宜桂枝汤”。补叙了两条，第44条、第45条，“太阳病，外证未解，不可下也，下之卫逆。欲解外者，宜桂枝汤”“太阳病，脉浮弱者，宜以汗解”。

这几条原文都是桂枝汤。桂枝汤方解，文里头没有，可能它录的时候没想到还要做方解。因为咱们是一个继续教育，大家都是临床的大夫，所以它没讲，但是要讲的时候，还脱离不开临床用药，所以我想从这个情况来说，先把桂枝汤说一说。

桂枝汤是仲景《伤寒论》的头一个方剂，理法方药具备的第一方，药物也很简单，是5味药组成，由桂枝、芍药、生姜、甘草、大枣5味药组成。在伤寒学说里头，治疗表证的，表虚证，这是主方。

它是由5味药组成，2味（主）药就是，大家一看桂枝、芍药，那3味药是生姜、甘草、大枣，也有说是配方的，叫药引子，我们这里头不谈药引，还拿它作为主药。桂枝是辛温解表药，可以通阳达表，补荣和卫，有汗散的作用，邪去正安，在汗散之中要达到正胜邪去的止汗目的，但不能看桂枝是所谓直接止汗药，它是治邪，邪去正安，这样（达到）止汗的目的。我们在临床上，桂枝的使用叫作通阳达表，解热发汗；桂枝还有其他作用，通阳，通心阳，心主荣，肺主卫；桂枝还有行水的作用，所以五苓散里头也用桂枝；还有活瘀的作用，桃仁承气汤里头用桂枝，不在话下。我今天谈的是桂枝汤的使用，是通阳达表，调和荣卫。

我问各位，大家每天都开芍药，您开的是什么芍药？是白芍，是赤芍。桂枝汤使的是什么芍药大家研究了没有？到讲课的时候就得研究了。您开炒白芍10g。这个赤白芍之分，仲景时候没有这么划分，是后世分的。好像是白芍为补，赤芍为活瘀，所以大家因此开桂枝汤的芍药用的时候多用白芍了，炒白芍。芍药，酸甘微寒，敛阴和肝，益脾，治五脏六腑寒热邪气，笼统的不再说了。在桂枝汤里头用芍药是起到了敛阴和荣的作用，为臣药，它是可以协同防止桂枝发汗太过，所以才选定了芍药敛阴和荣。再有生姜、甘草、大枣三味[①]，大家看着很简单，生姜、大枣这不是食品吗？在这里头它起到药物的作用，因为什么？它跟桂枝、芍药煎煮在一起了。生姜既可和胃，又有助桂枝解表的汗散作用。大枣益脾，书说大枣益脾，有补养作用，甚至说到大枣可以补血。在桂枝汤里应用，大枣起到和荣作用。在我们医学上平常凡是辅药，气血不和，脾胃不和的时候多用生姜、大枣，生姜和胃，大枣益脾。桂芍姜枣说完了，再说炙甘草。炙甘草有“国老”之称，可以调和诸药的，协同各药的功能，达到统一的目的，所以在这儿炙甘草调和诸药。

五味药的合成，桂枝汤还是个名方。不只是在伤寒学说，在方剂学中也是群方之冠[②]。桂枝汤的煎煮成汤剂来说，君臣佐使方剂和合之后，它就可以起到解肌发汗、滋阴和阳、调和荣卫的作用。（它是）辛甘微酸之剂[③]，辛甘发散为阳，酸苦咸涌泻为阴，这出自《素问·阴

① 本方不能忽略姜枣草的作用。

② 桂枝汤方是伤寒群方之冠，为解肌发汗法。肌、肤为表。肌深，肤浅。

③ 桂枝：辛温，解肌发汗，通阳达表（通心阳，补荣气）；芍药：酸微寒，和荣敛阴；生姜、甘草、大枣：补脾和胃。助表散之力，益生气之源。

阳应象大论》。煎煮成汤药以后，五味入胃，各归所喜。饮用之后，能起到调和荣卫、解表散邪的作用。所以大家一看，这个在中风表虚证中，成为有名的古方临床应用。在方剂学就解释到这儿。

下面我们再看，到底怎么应用呢？它的煎服法是值得我们熟读的，它的煎服法不只是谈到药物起效作用，而且还谈到护理方面，也成为一个具体的规则。大家要学原书，大家看一看，这个桂枝汤，桂芍生姜三两，大枣十二枚，擘，生姜三两，切。他说上五味，㕮咀三味，就是桂枝、芍药、甘草。㕮咀意思就是切碎。微火煮，它不是爆火，为什么微火？因为表虚证，桂枝汤本身有补充性，要是补药的话，在煎煮时候，应该是慢火、微火、小火。你要爆汆不行，这不是汆黄瓜汤，汆黄瓜汤您要微火煮，那拿出来怎么吃，人家全退货了，是吧。桂枝汤主要是微火，煮取三升，去滓，适寒温。热了不成，凉了不成，要可口，服一升。服下一会儿，啜热稀粥一升余，以助药力。温覆，那么盖上被子，当然不能捂大被子了，你给捂一身痱子也不行。温服助长他能得点儿轻汗，这个时候达到治愈的目的。遍身漐漐微似有汗者益佳，不能发得大汗淋漓。本来就是表虚，所以在汗之中也有讲究，有说法，要是大汗淋漓，病必不除。一服汗，停后服。这个汗解了，身体觉得轻松了，急性期过去了，就停后服，不必尽剂；要不汗，或者是邪气重，或者是病人抵抗力没发挥，抗病没发挥能力，更服，还要接着吃。它不是分三服吗，又不汗，还可以接着吃，只要你看证看得对，半日许令三服尽，若病重者，还可以一日一夜服，那就再煎一回，再买一服。二十四小时观之，服一剂尽，病证犹在者，更作服。不汗出，乃至二三剂。服药还有禁忌生冷、黏滑、肉面、五辛，这边吃着桂枝汤，那边还喝着酒，葱姜蒜还吃着，酒酪、鱿鱼也吃着，那就不是治病了，是吧。

桂枝汤方

桂枝三两（去皮）　芍药三两　甘草二两（炙）生姜三两（切）　大枣十二枚（擘）

上五味，㕮咀，以水七升，微火煮取三升，去滓，适寒温，服一升。服已，须臾，啜稀粥一升余，以助药力。温覆令一时许，遍身漐漐微似有汗者益佳，不可令如水流漓，病必不除。若一服汗出病瘥，停后服，不必尽剂。若不汗，更服依前法，又不汗，后服小促其间，半日许，令三服尽。若病重者，一日一夜服，周时观之，服一剂尽，病证犹在者，更作服。若汗不出者，乃服至二三剂。禁生冷、黏滑、肉面、五辛、酒酪、臭恶等物。

这个煎服法，在桂枝汤上有所讲究的目的是什么？在两汉时期，我们中医的用方配药多么细致，护理多么讲究，值得我们学习。我今天费了点时间，还是要把这个桂枝汤的煎服法跟大家读一遍，让大家有这么一个印象。

这个伤寒学理法方药临床，张仲景先师是给我们提示了很多思路方法。那么，在这最终我跟大家说，桂枝汤解表散寒，发汗退热，滋阴和阳，调和荣卫，这是它的主要目的。这个在解表药中是偏补的那种处方。读伤寒学，要把这个桂枝汤读透，所谓群方之冠是这么一个意义。

我再谈条文了，还得说，不要看轻了，这就是伤风感冒。太阳病，太阳主表，表统荣卫，“卫气者，所以温分肉，充肌肤，肥腠理，司开合者也”，这是《灵枢·本脏篇》上说的。在内为气血，在体表为荣卫，荣卫是体表的正常的功能防护，又叫作卫外之藩篱。太阳主表，表统荣卫，太阳为卫外之藩篱。太阳病就是开始发病，疾病前驱期，它以风寒象的表现出现了，分成为表虚表实。至于你说是什么病，就是伤风感冒吗？看它演变的过程，某些疾病在六经辨证中有表证，有表虚证就可以给桂枝汤。如果太阳受之，脉若静者为不传也，过两天它好了，那可能就是风寒外感。如果他不好，继续演变了，那可能还是某些疾病的前驱期的反应，各位说是不是。比如说过几天前驱期一过去，到进行期。他眼球也黄了，不能吃了，消化道反应多了，也可能是一个急性肝炎的早期反应。他要出现了咳嗽、喘、发憋，也可能是某些呼吸道疾病的前驱期反应。所以大家看病认识要辨证论治，在有这个证候的情况下，理法方药进行，既要辨证，还要辨病。

这个桂枝汤是治太阳表虚的一些症情。下面它有哪些症情呢？

我们读原文，第12条、第13条。“太阳中风，阳浮而阴弱[①]。阳浮者，热自发；阴弱者，汗自出[②]。啬啬恶寒，淅淅恶风，翕翕发热，鼻鸣干呕者，桂枝汤主之[③]”；再下一条，“太阳病，头痛，发热，汗出，恶风者，桂枝汤主之[④]”。这两条咱们一块说。第13条就是太阳中风的主治证。“头痛，发热，汗出，恶风，桂枝汤主之。”涉及辨证方面，既然说是太阳病，头痛，发热，汗出，恶风，里头自然有脉浮，头项强痛而恶寒。但是它得有一个固定点，汗出恶风，这才是表虚证；要是不汗出，不恶风寒，就不是了，不恶寒者为温病。要汗出恶风，桂枝汤主之，没提到脉，有太阳病已经提到脉了，当然是脉浮弱，脉浮缓，浮而无力，这样一个情况。

第13条是太阳中风证治，就是有是病则用是法，有是法则用是方。那么第12条干什么还要说“太阳中风，阳浮而阴弱，阳浮者，热自发；阴弱者，汗自出”？这是作者进一步提出桂枝汤的主治症。您应用桂枝汤，这个热型、这个汗型和表实证有所不同。您看用的是什么，啬啬恶寒[⑤]，您要说是伤寒表实证的恶寒，您盖多少被子也冷。它要表证不解，有一分恶寒，就有一分表证不解。桂枝汤的病，表虚证的恶寒，啬啬恶寒，盖点被子就好一点，他是有这寒意。若他不表虚，他不认这个气流的刺激反应。啬啬恶寒，淅淅恶风，像淅沥淅沥的小雨淋在身上这种，恶风的现象。翕翕发热，这个发热的形容，就如同鸟的羽毛下，要不咱们试体温为什么老试腋下体温，再不明确时候就试口表、试肛表。仲景先师说翕翕发热，你说他多少度，那就大概是38℃、38.5℃，他不是壮热，是吧，因为什么呢，他没有壮热，什么原因呢，他出着汗，表虚，“体若燔炭，汗出乃散”。所以桂枝汤证的发热要比麻黄证的发热要稳一点，翕翕发热。同时还补叙出来，有表证的人，表气不和，里气也不和，但他不是卫病。

“鼻鸣[⑥]干呕[⑦]者，桂枝汤主之。”肺开窍于鼻，外合皮毛，所以体表的受邪，肺先气机不畅，所以他鼻鸣。体表受邪，有发热，郁热在内，所以他胃中也不舒适，叫作干呕。干呕就是说有吐的这种情况，但是他并不是说把吃的东西都给吐出来，要都给吐出来那是呕吐了，现在是干呕，就是不舒服，这是热证、郁热的反应。

所以从第12条来说，一个是补叙了寒热的情况，一个是再把疾病的机理谈一谈。第12条哪谈机理了？阳浮而阴弱，荣行脉中，卫行脉外，荣卫行于体表。卫气温分肉，肥腠理；荣气者，营养体表的物质。因此阳浮而阴弱，既代表着病理的情况，也补叙了脉气的情况，

---

① 阳脉浮，阴脉弱，但不单从脉象看，此条是以脉象为代表，兼以阐明桂枝汤治太阳表虚证的机理。从脉上看，寸为阳，尺为阴，轻取为阳，重取为阴（此脉为浮缓脉）。

② 阳浮：卫阳浮于外。表气不固，风性疏泄，通俗解释为毛孔疏松。阴弱：荣阴随汗而泄，随卫阳之外泄而弱于内。表不固，荣阴弱，因此，桂枝汤既是发汗药又是补荣药就是这个道理。

③ 此条为桂枝汤方脉证机理。

④ 此条为太阳病表虚证治。

⑤ 恶寒：说明风寒在表。啬啬：如寒风刺体，形容怕冷的样子；淅淅：如微雨着体，形容怕风的样子；翕翕：如鸟羽欲张，形容发热的样子。

⑥ “天气通于鼻”，肺合皮毛。

⑦ “地气通于咽”，表里相应。

所以不要把阳浮而阴弱看成单纯的一个脉浮缓、脉浮弱，而且它还意味着表虚，卫阳浮越于外，平常叫作卫强荣弱。应该是荣卫协调，荣卫和谐。卫气者，温分肉，肥腠理，司开合。卫阳外泄了，所以阳浮。卫阳为什么外泄，因为外感致病的病因，干扰了卫气的正常，所以卫强，实者邪气实。荣弱，荣怎么弱，因为汗出，汗出就伤荣，汗为心之液，心主血脉。所以出汗多了，汗出伤荣，造成了荣卫不和，所以阳浮而阴弱。这一条是桂枝汤的适应证，桂枝汤的证治，从疾病的病理机理给我们提出来。让我们能理解桂枝汤，除去解表风寒，还有调和荣卫的作用①。所以，读《伤寒论》必须得逐字逐句分析理解。

因此，再把第54条和第53条也说一说。第53条，"病常自汗出者，此为荣气和，荣气和者，外不谐，以卫气不共荣气谐和故尔。以荣行脉中，卫行脉外，复发其汗，荣卫和则愈，宜桂枝汤"；第54条，"病人，脏无他病，时发热，自汗出而不愈者，此卫气不和也，先其时发汗则愈，宜桂枝汤主之"。

这两条是什么病呢？这两条推广桂枝汤的应用②，所以说它的病位是在荣卫，它具体的病情和阳浮者，热自发，阴弱者，汗自出的证候反应有所不同。第一个说常自汗出，那是病人常自汗，经常有自汗的反应。第54条又说，时发热，自汗出。这两条一个是常自汗出，一个是无时无刻，时发热，自汗出。推广桂枝汤的应用，没有头项强痛，它没写太阳病，他写病常自汗出，下边第54条还写病人脏无他病，没有脏腑病证，对不对。但是这病人时发热，自汗出，要我来说，我写什么呢，"发热待查"，病常自汗，那是官能症。所以推广桂枝汤的应用的时候，辨证论治，也看到常自汗出为什么呢，卫气不共荣气谐和故尔。卫外不固，荣阴外泄，汗出伤荣，所以不是（表虚证）。下面张仲景认为在病理上是卫气不共荣气谐和，在生理上他提示给你，以荣行脉中，卫行脉外，复发其汗，荣卫和则愈，也留有余地，这就是在会诊方面大家讨论讨论，说开个什么好，宜桂枝汤③，不是桂枝汤主之，是考虑给桂枝汤看一看。那个发热待查，但是有汗，看来不像表虚，是卫阳卫外不固，卫气不和也，吃药还有一个，先其时发汗则愈，他在没有发热汗出表现的时候，那么投个桂枝汤调和调和，先其时发汗则愈，宜桂枝汤。

我们再看下边第44条、45条了。"太阳病，外证未解，不可下也，下之为逆。欲解外者，宜桂枝汤"。外证是什么，外症当然是表证。外证还有发热汗出、恶风脉缓等。但是他不是头疼、发热、汗出这样的典型症状，那我们要见着病人，"你头疼吗？""我头疼。""你发热吗？""我发热。""你汗出吗？""我汗出。""你鼻鸣不鼻鸣？""没鼻鸣回去等着去吧，鼻鸣再找我。"他能可着这书本得病吗？（等病人）又回来了："我鼻鸣了。""你干呕没有？""没有。""你等着去吧。"所以他这写太阳病外证未解，你必须得（了解），只要你主诊看出来他这是外证、表虚，那你就按照章则给他投以桂枝汤调和荣卫，不一定都到"主之"的时候。而且还提示你有表证的，先治其表，表里同病的，先表后里。所以下边又加一条，"太阳病，外证未解，不可下也"。为什么呢？或者有点是肚子不好，便秘，或者有点里证的反应，但仍然病在表，先治表。治病的规则是先表后里，这一条给你提出来了，让你自己读《伤寒论》，"太阳病，外证未解，脉浮弱者，宜以汗解，太阳病，外证未解，不可下

① 桂枝汤治法为调和营卫。第12条谈脉，第13条谈了头疼，发热，恶风证。两条对斟，第12条为机理，卫阳外泄，汗出伤荣，抓住主症即可；第13条为辨证。桂枝汤的应用在《伤寒论》中有19条之多，不一定都是伤寒表虚证方可用之（参看第53条、第95条）。

② 桂枝汤方是伤寒学说表虚证的一个解表发汗散邪，调和荣卫的方剂。在发汗之中又有收敛，是调节汗腺的方剂。原方虽在外感热性病里介绍，实际推广在内科杂病里，广泛应用，对于某些病的善后处理也可应用。

③ 此为卫气不和也——卫外不固，开合失司，体表卫外功能失调。卫阳不固，荣卫失调，（53条）卫气不和，卫外失调（54条），宜桂枝汤。桂枝汤在此为：寓发汗于敛汗之中。

也，下之为逆”。你死读这句话，你不理解它的意思也不成。它的意思为什么说这样呢，不可下也，下之为逆，要是先表后里的病，有表证你给他从里一泻，这不是倒行逆施、误治失治吗？“下之为逆，欲解外者，宜桂枝汤”。所以，第44条、45条就是说，但有表证先解表证，但有里证的先攻里，表里兼病的，先表后里。治病时一定要掌握时机，这是桂枝汤主之，还是宜桂枝汤，在运用上有所不同。

刚才还选了一条，**下面第95条，“太阳病，发热汗出者，此为荣弱卫强，故使汗出，欲救邪风者，宜桂枝汤”**。从这95条以后，不再谈桂枝汤了。第95条意味着什么呢，意味着太阳病桂枝汤的应用，病因病理，辨证治疗的一个总结①。我给大家分析分析这条，这条总的叫作太阳表虚证，从病因上说，这条已经反映出来了，欲救邪风者，宜桂枝汤，这不就是病因吗？邪风，风寒之邪，是病因，荣弱卫强，这是病理。从证候来说，特别强调了发热汗出，病有发热恶寒者，发于阳也，无热恶寒者，发于阴也。必须得发热有汗，这是辨证的要点。治疗，理法方药，宜桂枝汤，桂枝汤起到祛风散邪、调和荣卫的作用。当然（讲了）一系列望闻问切、治疗、桂枝汤、理法方药。

那么，这里也要说一说，说您说了半天望闻问切，咱们天天早晨寸关尺三部，还要让人吐吐舌头，张仲景看舌诊不看呢，不是不看，它是广泛的机理。你说桂枝汤见什么舌苔，就得见苔白，见黄苔给不给，苔少给不给？没有舌苔，舌光无苔给不给？怎么给法，怎么吃法？要知道望闻问切四诊合参，仲景看舌不会忘的。但是他机动的机制，到小柴胡汤说了，舌上白苔者，小柴胡汤主之，所以在这我也补充一点，我们不是不看舌苔，还是得看舌苔。

上一段，桂枝汤的主治症，选了本论的第12条、第13条、第53条、第54条、第95条、第44条、第45条，共7条。下面这几条，也在桂枝汤系列里面，（是）所遇到的变化情况②，第15条、第24条、第45条、第57条、第56条。

这是在怎么情况下呢，也是在应用桂枝汤的中间遇到很多的变化过程，但是最终还是得使用桂枝汤调和荣卫，这种变化在临床上往往有时候我们在治疗过程当中，不只是用桂枝汤了。比如说风寒表证，曾经某些个措施，或者是治疗方面没有达到一定的目的，我们平常也说守方，还守原则，继续治疗，或者是哪些经过弯路，但是仍然还得守方治疗。

第15条，“太阳病，下之后，其气上冲者，可与桂枝汤，方用前法。若不上冲者，不得与之”。太阳病是表证，表证没按照表证治（而用下法），那么，这是庸医的事故了，当然不是说人命事故，没造成严重的后果。这个是下之后，其气上冲者，一个是太阳主表，表统荣卫，表证应该汗解，没有按照正常的规律给予治疗，用了泻下方法治疗。第二在失治误治之后出现一种气上冲，这个气上冲，不外是一个证候，正气因为失治误治以后，受了挫折了，但是有一种还有要焕发从表解的一种反应，这么一个气上冲，正气受挫以后，气机仍然有向外达表的反应，并不单纯是说里头打呃逆了，气上冲，是吧。或者是里头气上冲心，所以这个时候，表证还在，没有出现变证。其气上冲，用什么方法呢，还用桂枝汤那种将息法。是煮取三升，先服一升，服一升，得汗就病瘥，好了。要不得汗，继续还给，看到误用了，误下之后，正气被挫者，没有出现一些变化、传变、演变，其气上冲，仍然有欲外达，外解之势。这个时候还可以再给桂枝汤，用前法。这是这一条，就是提示我们坚持原则，守方治疗，保守的守，坚持原则，守方治疗。

---

① 太阳病：指表证。发热汗出：说明是表虚证。此为荣弱卫强：说明病机病理。邪风：是病因。“欲救邪风”是治则，“宜桂枝汤”是治法，用方。

② 桂枝汤虽有禁例，但该用者必用。以下几条可说明。

第56条，“伤寒不大便六七日，头痛有热者，与承气汤。其小便清者，知不在里，仍在表也，当须发汗。若头痛者，必衄，宜桂枝汤”。

这有个倒装句，“伤寒不大便六七日，头疼（痛）有热者，与承气汤。其小便清者，知不在里，仍在表也，当须发汗，宜桂枝汤”。倒装句补充了头痛者必衄，这一条又突出一个辨证要点[①]。根据小便清否，其小便清者，知不在里，仍在表也，根据尿的情况、尿的状态来辨表里汗下证治。小便清者，知不在里，仍在表也；小便不清，尿浑浊，尿黄尿赤，那就不是表证了。所以从这一条用桂枝汤的时候，得小便清，小便清者，知不在里，仍在表也，当须发汗。这个人必须素有便秘，不大便六七日，头疼有热，要不好好的怎么给承气汤了呢，是吧。风寒的表证，小便清，应给桂枝汤解表。伤寒不大便六七日，头疼有热，要是里实热证，就是里证，可以用承气汤。

所以辨别表里证的时候，都是头疼有热，而且在一个便秘的情况下，倒是给承气（汤），倒是给桂枝汤啊？要按照治疗原则，有表证就不能治里，现在表证有反映，头疼有热，那么要给桂枝汤不给呢，考虑到问一问尿液的情况，小便清者，知不在里，仍在表也，当须解外，宜桂枝汤。这条就是说从表，从里以小便清不清为要点。这里头还反映一个情况，伤寒不大便六七日，这个反映什么呢？这个表证治疗，应该及时治疗，它拖的时间一长，表证持续时间一长，胃津被伤，胃津就不足了，可以出现伤津耗液，大便不通。但是表证没好，不大便六七日，它伤寒外感，持续的时间六七日，来就诊的时候头疼有热，这是表证是里证，怎么办呢？问一问尿液情况，得知小便清，不浑浊，那么说明还有表象，还给以汗解，宜桂枝汤，这是一条。下后气上冲是一条，头疼有热是从小便上进行分辨一条。

下面第45条，“太阳病，先发汗不解，而复下之，脉浮者不愈。浮为在外，而反下之，故令不愈。今脉浮，故在外，当须解外则愈，宜桂枝汤”。

太阳病应该解表，但是先发汗不解，又用了泻下药，还没好，病情也没有大的演变、转变。可见太阳病先发汗不解，或者是病重药轻，或者是用药不当，造成的表证不解，表证不解又考虑先给点泻药，这种泻下的药物也是不当。而复下之，还没好，再来就诊，一看脉浮者不愈，浮为在外，还得当须解外则愈。这个时候，还可以考虑桂枝汤，浮为在外，考虑不考虑按表实证治呢？不考虑，为什么不考虑？先发汗不解，而复下之，这个时候的脉浮不会有表实证了，因为病情进展这么样挫折了，表实证不可能存在，所以只能够调和荣卫，运用桂枝汤，提出来这个桂枝汤[②]。

第57条，“伤寒发汗已解，半日许复烦，脉浮数者，可更发汗，宜桂枝汤”。

吃了桂枝汤，治得也对，吃得也对，吃了以后，急性期缓解了，但是过半天，又烦，这是怎么回事呢？可更发汗，遇到的情况是什么呢，病治法也对，治疗也合适相宜，就是一样，除恶务尽。他这个没好利落，东山再起，这个病情有的时候，就说不彻底，所以过了半天又烦，但是从脉象上一看，脉浮数者，要不是浮数也不能再给。浮为在表，数为有热，这个时候干脆再吃一服，您这没好利落，宜桂枝汤，也是桂枝汤应用的变局、变法。如果是伤寒发汗已解，半日许，复烦，不是脉浮数了，那可就是按照那一条了，“伤寒一日，太阳受之，脉若静者，为不传也，颇欲吐，若躁烦，脉数急者，为传也”。它不见浮数脉，不见表脉了，出现数急了，这个病就演变了。从前驱期，可能到了进行期，甚或到了衰退期。比如说“伤寒六七日，其人躁烦者，此为阳去入阴故也”。少阴病，后边脉细沉数，病为在里，不可发汗，也烦。病人这个烦的程度，也不一样，要从烦躁上再进行分辨。这个只是有点复

---

① 此条从尿色清与不清看有无里热证。

② 此为汗下后，脉浮，仍应解表（有是证则用是药，有是法则用是方，随证施治）。

烦，稍微有点，怎么还没好，再一看看脉，还有浮数，当然是浮弱而数了。这时候要不然这个病没完全除，再给个桂枝汤吧。“伤寒发汗已解，半日许复烦，脉浮数者，可更发汗，宜桂枝汤”。与前面那种弯曲，弯路的不一样，第一个叫作“下之后，其气上冲，可与桂枝汤，方用前方，若不上冲者，不可与之”。第二个先发汗，不解，而复下之，正好这个病人正气没有大伤，脉浮者不愈，还有桂枝汤证在，还可以给桂枝汤。头疼有热，与承气汤，从先表后里的原则，“其小便清者，知不在里，仍在表也，宜桂枝汤”。这个是吃了桂枝汤，对了，但是一样，除恶务尽，它没透，汗出不透，可再给一服桂枝汤，宜以汗解，宜桂枝汤，所以这个坚持守方，看证的目标都得拿准，都得看准。

第24条，“太阳病，初服桂枝汤，反烦不解者，先刺风池、风府，却与桂枝汤则愈”。

这个初服是什么意思？您先给1/3，没有尽剂，没有完全吃了，没有尽剂，“尽”就是全部的，没有完全把药剂都吃了。初服桂枝汤，对，但是病人吃下以后，有些发烦，有些急躁，为什么呢？邪正交争，病人的情绪有波动。那怎么办，说明什么问题呢？说明受病较重，邪正交争，形成了“欲汗不得”的情况，所以出现发烦。在治疗过程，病程当中，这个病人接受了治疗，接受药物以后，由于热重，产生了情绪反应，反烦不解者，郁热重，怎么办呢？仲景先师是针药并用，先刺风池、风府。我针灸不在行，但是大家知道督脉所至，先刺风池、风府泻热，当然得用泻针，从针法上来协助一下，以散热，然后再与桂枝汤，针药并用，这个热随汗解，却与桂枝汤则愈。所以仲景先师在应用桂枝汤时，曾经遇到一些曲折迂回。下之后，其气上冲的；汗下以后，先发汗不解，而复下之，而这病情还没有大挫伤，还可以考虑桂枝汤；就是没经过汗下，但是由于服用桂枝汤，余邪未尽，发汗解，半日许，复烦，可与桂枝汤，这个时候除恶务尽；再一个就是针药并用，出现了这么几个例子，提供大家参考，这是又一个宜桂枝汤的词条。

还有时间，咱们继续谈，再谈一谈。桂枝汤的应用谈到这了，还有应用桂枝汤的时候，毕竟桂枝汤是辛温除邪之剂，我们使用时候，临床要特别注意，所以仲景先师在桂枝汤的演变过程提出来有三条禁例[①]。

第16条[②]，它作两段解，“太阳病三日，已发汗，若吐、若下、若温针，仍不解者，此为坏病，桂枝不中与之也。观其脉证，知犯何逆，随证治之[③]”。下边这几句话，“桂枝本为解肌，若其人脉浮紧、发热、汗不出者，不可与之也。常须识此，勿令误也”。

咱们把这几句话提为重点，就是说，这一条，是伤寒表实证，禁用桂枝汤。表虚证，表实证，要错误了，就是虚虚实实之弊。当你看病的时候，一定要切记切记，常须识此，勿令误也。同是太阳病，但是要有汗者为表虚，无汗者为表实，脉紧的为伤寒，脉缓的为中风。在这样一个辨证情况下，千万不能差错。学习完了那么多，宜桂枝汤，桂枝汤主之，病常自汗出，都可与桂枝汤，你可千万注意。桂枝汤是叫作解肌之邪，什么叫作肌，桂枝本为解肌，麻黄汤是解浮表之邪。因为肌跟肤不一样，肤是皮肤，肌就深一层了。因为卫气者，温分肉，司开合者，已经被邪气打乱了，所以桂枝汤解的邪已经往深一点了，所以桂枝本为解肌。麻黄汤是根本没汗，有汗的不能用，所以他是表闭，因此麻黄汤是浮表之邪，桂枝汤是肌腠之邪。桂枝汤本为解肌，若其人脉浮紧，发热汗不出者，不可与也。这是提醒了我们伤寒表实证，禁服桂枝汤，误用了必发生严重的不良后果，所以又加重语气，常须识此，勿令

---

① 本方禁忌例主要是由于辛温之剂，容易补火助阳。凡有内热，如酒客和脾胃郁热，易热伤血络，均不适用。若里热证，又曰：“桂枝下咽，阳盛则毙，承气入胃，阴盛乃亡。”是温病误治。

② 此条为桂枝汤禁例之一（坏病证治）。

③ 辨证论治——辨证求因，审因论治；辨证施治——同病异治，异病同治；随证治疗——随着症情的演变，而采取相应的治疗方法。

误也。对于解肌与开表，两个相对的不同的意见提给我们，常须识此，勿令误也。

第17条，“若酒客病，不可与桂枝汤，得之则呕，以酒客不喜甘故也”。

有酒瘾的病人、嗜酒的病人，为什么不可与桂枝汤呢？也就是说湿热较重，湿热素盛，好饮酒的要患了中风表虚证，不当服用桂枝汤。跟酒客说了，您这不能吃桂枝汤，您回去吧，那不行，还得吃药。若酒客病，不可与桂枝汤，得汤则呕，因为桂枝汤本身是辛热之剂，辛热之剂投在湿热之体，不适宜。因此后人注解有的说给葛根芩连汤，有的说看看是不是加一些清热的（药物）等，都值得考虑；加一点解酒的，枳椇子。但是对于酒客，有了表虚证的时候，要注意不能辛温助热。

第19条，“凡服桂枝汤吐者，其后必吐脓血也”。

这一条反映里热盛的，禁用桂枝汤。要用了以后可以造成吐脓血的反应。因为桂枝汤是辛温、辛热助阳之剂，要用于内有素热的，胃络被伤，所以可以出现吐脓血。到底是吐脓还是吐血呢，还是有胃热的病人，不能接触辛热之剂？还得结合各方面的情况加以考虑。桂枝汤禁忌这么三条，反映了桂枝（汤是）辛热之剂，凡是里有郁热的、湿热并重的，投药的时候要谨慎、慎重。

总的看来，桂枝汤的应用一定要注意，辛温解表、调和荣卫、偏补之剂，适用面很广，可是在应用的禁忌上必须要结合具体情况具体分析。

第　三　讲

（本讲涉及《伤寒论》条文第1、3、12、13、15、17、18、19、23、24、25、27、34、35、36、37、38、39、40、41、43、44、45、46、47、49、50、51、52、53、54、55、56、57、63、71、72、73、74、83、84、85、86、87、88、89、95条）

今天我们进行第三讲，上一次谈论的太阳病、表病在进行的过程当中，表虚证治疗的系列。至于说谈到桂枝汤以外，还有其他一些桂枝加葛根（汤）、桂枝加厚朴杏仁（汤），这些类证，咱们把这些表证、表虚证、表实证讲完了之后，咱们再安排桂枝汤的加减法等。

今天要谈的是麻黄汤系列。麻黄汤所治的是伤寒表实证，这就是太阳表证的两大体系。

在条文上，有这么以下几条，我把它读一下，大家记一记。因为这个次序都是晋朝王叔和撰次的，当时（将）仲景原貌他主要是一条一条摆在这儿，涉及的问题都是一条条可以独立看也可以联合看。为了我们复习方便起见，就把麻黄汤系列归纳在一起了。有太阳篇的第35条、第36条、第37条，这个都能看到了，第35条是麻黄汤的主文，第36条、第37条都是宜麻黄汤、予麻黄汤；再往下，第46条，麻黄汤主之；第47条，“太阳病，脉浮紧，发热身无汗，自衄者愈”；第51条，“脉浮者，病在表，可发汗，宜麻黄汤”；第52条，“脉浮而数者，可发汗，宜麻黄汤”；第55条，“伤寒脉浮紧，不发汗，因致衄者，麻黄汤主之”。

咱们把这几条归纳在一起，有关联系方面逐一分析。

那么现在我先说第35条。第35条原文：“太阳病，头痛发热，身疼腰痛，骨节疼痛，恶风无汗而喘[①]者，麻黄汤主之。”

这一条也可以是太阳伤寒表实证的证治。证候的证，言字旁的证，太阳伤寒表实证的证治[②]。这一条要与太阳伤寒表实证的提纲证相互联系看，因为太阳伤寒表实证，提纲上已经

① 喘：为肺之症状，肺合皮毛，表气不通，肺气闭郁，产生呼吸急憋，是属于表实证（里虚证之喘为气短）。

② 此为伤寒证的主证及治法（指太阳伤寒），强调了一系列的疼痛问题，一系列的疼痛描述属伤寒表证。为第3条的补序。古人讲寒性收敛，荣卫凝滞，而致疼痛。

说到了："太阳病或已发热，或未发热，必恶寒，体痛，呕逆，脉阴阳俱紧者，名为伤寒。"（第3条）。它在辨证方面，它的提纲是"或已发热，或未发热，必恶寒，体痛，呕逆，脉阴阳紧者，名为伤寒"。那么伤寒怎么治？就是以麻黄汤为主治方，在麻黄汤条下，把它联系起来看。因为"太阳之为病"本身就有头疼，"太阳之为病，脉浮，头项强痛而恶寒"（第1条）。这是为什么呢？太阳主表，表统荣卫，表病就是荣卫病，荣卫不和，荣卫失调，表虚证是处以桂枝汤。在这里，表实证自然也有头疼，阳郁于上，出现头疼、发热，在提纲里已然反映出这个问题，在这里就把发热明确地写出来了。提纲里说"或已发热，或未发热"，因为在受病之后，郁热的程度是逐渐加重的，不是说一受病，当时就反应出发热。我们在实践中也可以看到，受病以后，体温逐渐升高，逐渐发热，郁热越重则郁（发）热越高，反应就逐渐明显了。"或已发热，或未发热"，咱们在实际的病程当中每每看到患者发热的机制不是一朝一夕地一下就热起来了，他还是逐渐地明显了。提纲中说到"必恶寒"，那就是说表实证当中、表证当中的证候反应，患者有恶寒现象的出现，是受邪的表现。所以太阳病"头疼""发热"，是太阳表证必有的[①]。

下面又提了关于疼痛的问题，"身疼，腰疼，骨节疼痛"，这个作为麻黄汤证来说，应该说是很突出、很重点的问题。伤寒疼，它在机制上来说是"血不荣筋"；它的疼痛来说，是"骨节疼痛"。这个身疼，不是表皮、皮肤疼，是全身都有疼痛反应。因为寒性收涩凝敛，所以气血的运行滞塞。骨节、筋骨、经络的功能受到障碍，所以全身疼，而且"诸筋皆属于节"，在《内经·五脏生成篇》中说，"诸筋者，皆属于节"，所以在伤寒病的疼痛是突出的，描述上提到"身疼，腰疼，骨节疼痛"。伤寒提纲上说的是"必恶寒"，这里又补出来"恶风"，可见是既怕风也怕寒了。再有呢，这个特点，"恶风寒[②]"，大家也要体会。这儿又补出来恶风，前面说必恶寒。恶风寒都可以理解，风寒并不是截然划分的，说您是受风得来的，是受寒得的；而是由于患者的体征反应，既怕风也怕寒。但你在表实证的"恶寒"，"有一分表证就有一分恶寒"。不同于表虚证的恶风寒，表虚证的恶风寒说到"淅淅恶风"，"翕翕发热"，"啬啬恶寒"；而表实证的"恶寒"呢，你盖上几层被子也是怕冷感觉。重衣厚被没感觉热，也是怕冷，必须等到汗出表解，"恶寒"就可以缓解了。所以在证治，问主诉，了解虚实之风，恶风寒也有不同的探讨。

跟着就说，"无汗而喘者，麻黄汤主之"——表实证。表皮闭塞，肺合皮毛，那么呼吸气促。什么叫"喘"，气急、气促都是喘，呼吸不畅快，气喘。肺气不利，麻黄汤主之。大体上形容就是，寒性收涩凝敛，表皮闭郁，卫阳不能外泄，邪正交争于体表，构成一系列的证候反应。这一系列证候反应，应该提示大家注意，在我们行当上来说，这叫作"麻黄八证"。说您谈谈麻黄汤都主治哪些证候反应，在这儿来说，一提到麻黄汤证，首先就想到了"头疼、发热、身疼、腰疼、骨节疼痛、恶风、无汗而喘"。这叫作麻黄八证，足以反映了伤寒表实证的特征。这就是广义的伤寒，太阳伤寒病的证治——麻黄汤证。

下面我们进一步探讨麻黄汤的方治，我读一读，麻黄、桂枝、甘草、杏仁，4味药。原书上是"麻黄三两，桂枝二两，甘草一两，杏仁七十个"。按照汉代的度量衡，已经经过了几个朝代的变迁，汉代的两后来折合十六两为一斤，汉代的一两折合是一钱，一钱折合3g，所以"麻黄三两"就是现在的10g，"桂枝二两"就是6克多，"甘草一两"是炙甘草三四克，"杏仁七十个"去皮、尖，三四克，有大有小了，这么个处方。这四味药构成的麻黄汤是有汗散的作用，《内经》上说"体若燔炭，汗出乃散"，所以这四味药组成辛温解表散寒，为发

① 头痛发热：表证，客观上有恶寒现象。

② 恶风寒：不宜截然分开。风中要是无邪便是和风。

汗的峻剂。

麻黄汤方

麻黄三两（去节） 桂枝二两（去皮） 甘草一两（炙） 杏仁七十个（去皮、尖）

上四味，以水九升，先煮麻黄，减二升，去上沫，内诸药，煮取二升半，去滓温服八合，覆取微似汗，不须啜粥，余如桂枝法将息。

麻黄是主药，麻黄这味药，辛温走窜。李时珍的《本草纲目》说，麻黄是辛温发散重剂，也是发散肺家火郁之药。麻黄加桂枝其汗散的作用更高，所以麻黄解表发汗，桂枝促荣和卫，以助麻黄之力。甘草在这里是调和诸药。杏仁可以利肺气、止喘。在煎服法里头，和桂枝（汤）有所不同，煎服法说“先煮麻黄，去上沫①”，然后煮取二升半，再加上杏仁、甘草、桂枝，继续煎煮，去渣温服。还是分三次，“煮取二升半，去滓，温服八合”，大约一茶杯，我说是多少呢？为100～150ml。桂枝汤喝了以后，还需要啜粥以助药力。麻黄汤开表峻剂，不需要啜粥，麻黄汗散的作用强，所以在调护方面稍微盖上一点，微使有汗就行。要大汗也和桂枝汤一样，“大汗阳虚，病必不除”。所以，“覆取微似汗，余如桂枝汤将息法”，不可大汗淋漓。看来，用了麻黄汤以后，其解表散寒的作用即可达到目的了，“体若燔炭，汗出乃散”，恶寒好了，就是这么一个应用。可见，麻黄汤证是寒邪闭表，卫阳闭郁，荣阴滞塞，邪正交争于体表，这么个机制，构成的“发热、恶寒、头疼、身疼、骨节疼痛，腰疼，无汗而喘”，这是“麻黄八证”和太阳伤寒提纲证结合起来的实际症情。那么麻黄汤②是解表散寒、发汗峻剂。桂枝汤以后，可以“伤寒发汗（已）解，半日许复烦”（第57条），或者是荣卫失调，可以继续服用桂枝汤。而麻黄汤应该是一汗而解，然后调息，不能再用峻猛之剂了。

再下面就是一些辅助条文，我们来理解一下。咱们说说第36条，“太阳与阳明合病，喘而胸满者，不可下，宜麻黄汤”。这个问题叫作两阳合病③，有太阳病，又有阳明病。要是先有太阳病，后有阳明病的，我们叫作二阳并病；同时发病的叫作合病。总而言之，合病也好，并病也好，患者有这个证型的时候，要本着“先表后里”的原则。这个病，二阳合病，“喘而胸满者④，不可下”。因为表证没有结束，没有过渡，病情还有表证，有一分表证不可以治里⑤，所以表证仍在，“喘而胸满”。正如麻黄汤证的肺气不利、肺气失调，气机不畅。表实证仍在，还得先给麻黄汤，宜麻黄汤。给了麻黄汤以后，阳明病还治不治呢，我想是这样的体会，如果服用麻黄汤，开表峻剂，那么体温平下来了，表证恶寒要解了，也可能里热随着表热的缓解，里热也散了，气机痛快了，那么就不再去治阳明了。如果给麻黄汤以后，表解以后，又有阳明反应，那就按阳明治疗了。这是先表后里的规矩提出来，而且提到了仍然是表实证的时候，太阳与阳明合病，同时发病了，那么宜麻黄汤。

再往下一条（第37条），“太阳病，十日以去，脉浮细而嗜卧者，外已解也；设胸满胁痛者，与小柴胡汤；脉但浮者，与麻黄汤⑥”。

---

① 煎服法：强调去上沫，乃去其燥烈之性。

② 麻黄汤：开表散寒，解表达邪，汗散之剂（以后多采用荆防败毒、九味羌活、葱豉汤等均有上述作用），如推广麻黄汤的应用，素疾咳喘，关节疼之疾患，浮肿病（如风水之越婢汤，关节疼痛之麻黄人参芍药汤，咳喘之麻杏石甘汤）有停水之现象，为水寒之邪，积于体表，表邪闭郁可用此方。

③ 此为二阳合病，不可下，有表证又有里热证的表现。合病：指伤寒病二经或三经同时受邪，起病即同时出现各经主证。

④ 喘而胸满：阳气欲外达之势。

⑤ 证有定型，脉无定体。在此条应看到仍有以表寒未解为主，里热不甚，有一分表证，先表后里，解表达邪之后亦可热随汗解。

⑥ 此条为表病日期较长的三种转归。a. 外已解也：具体问题具体分析，恢复期，或气血两亏。b. 胸满胁痛：病机趋向少阳。c. 脉但浮者，与麻黄汤：表证仍在。

这一条的意义也是提示了，因为伤寒的日程，一日太阳，二日阳明，它在演变过程当中，并不是机械性地掌握，而病人的发病与病人的身体素质有关系，与治疗、护理几方面的原因（有关）。太阳表证过了10天了，“脉浮细而嗜卧者，外已解也”。过了10天，不是脉浮紧了，也不是那么身疼紧张了，是否是经过治疗了，或者是没经过治疗，患者自己的感觉有些疲倦，表证渐渐缓和下来了，这是“外已解也”。我认为这是一种向愈之兆，这是一种经过邪正交争，或者经过治疗，或者没经过治疗，病情有所缓解，浮紧脉变成了浮细脉，身体疼痛变成了嗜卧。可能这是由于邪正交争，没有达到其他的转变，也有一些好转的现象。

不只这样的，又说，“设胸满胁痛者，与小柴胡汤”，这是太阳传少阳的表现。“太阳病，十日已去”，看看病人的疾患，有“胸满胁痛”，那再兼看其他证候，有太阳传少阳的表现，那就运用少阳病的治疗方法，给小柴胡汤。关于小柴胡汤的应用，少阳病的体征反应，如何进行诊断，我们在少阳病篇讲解时再说。

下面还谈到麻黄汤，话归本题。“脉但浮者，与麻黄汤”。看来日程不可拘泥，10天过去了，疾病有所波动婉转，但是还是浮脉，浮为在表，只要看出它来，无汗用麻黄，有汗用桂枝。仍然存在着麻黄汤证，病势有时轻又有时重，过了10天，邪正交争的结果，还是浮脉现象。这个时候仍给首方，麻黄汤治疗。这是疾病的好转，疾病的传变，疾病的维持现状，对于疾病的转归，举例“太阳病，十日已去，脉浮细而嗜卧者，外已解也”；“太阳病，十日已去”，“设胸满胁痛者，与小柴胡汤”；“太阳病，十日已去”，“脉但浮者”，没有传变，还表现在原来证治的基础上，与麻黄汤。但是前边的叫“麻黄汤主之”，后边的叫“宜麻黄汤”，这条叫“与麻黄汤”。“宜”和“与”都有斟酌考虑的意思。

再下面，第46条、第47条了。第46条，也是“麻黄汤主之”：“太阳病，脉浮紧，无汗，发热，身疼痛，八九日不解，表证仍在，此当发其汗。服药已，微除，其人发烦，目瞑，剧者必衄。衄乃解，所以然者，阳气重故也，麻黄汤主之。”这一条，突出一个不同于寻常的证候反应“脉浮紧，无汗发热，身疼痛”，一看就是伤寒表实证。时间过得很长了，八九天了，这还应该发汗治疗。应该使什么药？表实证，麻黄汤，麻黄汤主之。在下面3条中突出了一个问题，第46条、第47条、第55条“伤寒脉浮紧，不发汗，因致衄者，麻黄汤主之①”，突出来一个“衄证”“衄血”，这里的“衄”，我认为它指的是“鼻衄”，鼻出血。我们在表证当中“鼻出血”，行话里头叫“红汗”。谈到“鼻出血”的问题，实际上道理也很简单，表皮闭塞，内热壅盛，造成了热重，出现了“鼻出血”，咱们在临床上也不断碰到有一些外感病病人，发热发烧体温增高，还出现鼻流血。这是不是好事呢？从这个症状反应，热有去处，热有出路，所以这个出血可以构成疾病的缓解，因此叫作“红汗”。

所以，第47条说：“太阳病，脉浮紧，发热身无汗，自衄者愈。”一经鼻出血，热有去路，热随衄解，这是好的现象。在麻黄证里头，他还说呢，一个是，应该给麻黄汤的时机不恰合，也可以耽误的时间长一点，虽然有了热随衄解，还不透彻，还当给麻黄汤。给了麻黄汤以后，“衄乃解”。再一个就是，没给麻黄汤之前，有鼻衄，里热盛，还得给麻黄汤。“太阳病，脉浮紧，无汗发热，身疼痛，八九日不解，表证仍在，此当发其汗”，下面的治疗就是“麻黄汤主之”。吃了麻黄汤以后，病人感觉（症状）轻微了一些，“服药已，微除”，是服麻黄汤以后稍微轻松一点，但是由于里热盛，病人还有“发烦目瞑，剧者必衄，衄乃解”。吃了麻黄汤以后，病情有所缓解，但是由于里热盛，还是会出现鼻衄现象。这个时候的鼻衄也衄后缓解了。

① 此条表实证仍在，未得汗源，郁热较重，热迫血妄，而致衄。衄：鼻衄，红汗。

第55条，“伤寒脉浮紧，不发汗，因致衄者，麻黄汤主之”，因为该用麻黄汤，用的时机不到，所以里热盛，鼻出血，就是出血以后，仍然表证在，还得给麻黄汤。（这是）衄后的麻黄汤，前一条是衄前的麻黄汤，中间是自衄者愈，没用麻黄汤。所以看来，自衄、红汗，是一种热随衄解的现象。如果该用麻黄汤不发汗，因致衄，也得再用麻黄汤；用了麻黄汤以后有所衄，还是“发烦目瞑”，眼睛有点发黑，看不着，但不是眼病，由于里热盛的关系，“阳气重故也”。一个是衄前，一个是衄后，麻黄汤的使用，依然应用[①]。

下面，第51条、第52条，“脉浮者，病在表，可发汗，宜麻黄汤”（第51条）；“脉浮而数者，可发汗，宜麻黄汤”（第52条）。说这两条没什么意义了，已经提到了“太阳病，其脉浮”，提纲里有了，麻黄证是伤寒表实证，有脉浮紧，在这儿为什么又提出来？“脉浮者，病在表，可发汗，宜麻黄汤”；“脉浮而数者，可发汗，宜麻黄汤”。

这里要提出一个问题，“证有定型，脉无定体”。这辨证论治，这证候必须得是一个表实证，累积起来各种不同的证候、反应，能构成了表实证，用表实证的治法来主治。“脉无定体”是怎么样呢？你要说是麻黄汤“脉浮紧”，没有一个尺度，紧多少，紧多少公分，在量度上不能反映具体。有一点紧，现在说“脉浮者，病在表”，那么紧到什么程度？脉浮而数者，体温增高一度，脉搏增加10次，这是现代医学的解释。那么体温到底多少度？现在，脉“数”，数则为热，数为有热，可以理解，说快到多少呢？“脉浮而数者，可发汗，宜麻黄汤”。看来，这个脉反映证型，是脉象、脉候，不叫脉形。形与象不同，象总有灵活性，形就不是，三角形、正方形、立体，有很多形；角度，360°为一周；脉象只是反映脉象有所出入。“脉浮者，病在表，可发汗，宜麻黄汤”；“脉浮而数者，可发汗，宜麻黄汤”。有紧没有？紧一点点，您候着脉，脉紧。我们中医大夫候脉，也有人说它不紧，弦，可以不可以？稍微有力，脉浮有力，可以不可以？所以大家在这个伸缩性上，具体说，紧多少度，没有法子形容。所以说，“脉无定体”，但是诊脉，脉学，是四诊之一，望闻问切，脉为根本，应该注意。并不是说推翻了脉象的认识，而是对于脉学的灵活运用，所以仲景学说，证候的定型不能差，有汗为表虚，无汗为表实。看出来，罗列的证型，证候的归纳是统一的认识。至于脉候，三部九候，候脉，平时说“号号”脉，不是说您给“号号”，是候脉，候脉有个尺度，但是它是机动灵活。

“脉浮数者，病在表。脉浮而数者，可发汗”。为什么在这儿说了呢，因为看他的排列，上边两条叫作不可发汗的，请看第49条、第50条，“脉浮数者，法当汗出而愈，若下之，身重心悸者，不可发汗，当自汗出乃解。所以然者，尺中脉微，此里虚，须表里实，津液自和，便自汗出愈”（第49条）；下面再一条，“脉浮紧者，法当身疼痛，宜以汗解之。假令尺中迟者，不可发汗。何以知其然，以荣气不足，血少故也”（第50条）。因为前面说了不可发汗的，在这儿，提醒“脉浮者，病在表，可发汗”（第51条）；“脉浮而数者，可发汗”（第52条）。提示你不要牵强认识，不要单纯认识，平常我们比如说“舍脉从证，舍证从脉”，你要（有）整体观念，整体观看，“脉浮者，病在表，可发汗，宜麻黄汤”；“脉浮而数者，可发汗，与麻黄汤”。你在整体观察之下，不要强调，非等着紧脉来了，才给麻黄汤。

话说到此，麻黄汤系列，它的几条原文是有意义的，一个是提示了麻黄八证，一个是伤寒的日数不可拘，十日已去，八九日不解，表证仍在，要具体问题具体分析。此外在麻黄证

① 以上三条为表证发汗与鼻衄的关系。

a. 第一种关系：衄前有表实证，服麻黄汤。

b. 第二种关系：是未服麻黄汤，自衄者愈，热随衄解。

c. 第三种关系：是服麻黄汤后有所衄，但还是发烦，目瞑，是由于里热盛的原因，需继续服麻黄汤。

当中，提出一个鼻衄的问题，叫作出“红汗”。综合起来，大家要与伤寒表实的提纲证、太阳病的提纲证，和麻黄八证进行综合分析，来认识表实证的处理。

刚才把麻黄汤系列条文已经做了初步的分析，请大家再看一看第35条，麻黄汤主证的主文，麻黄八证；第36条、第37条，这个是麻黄汤与伤寒表实证、麻黄证的日期问题，两阳合病的问题，先表后里的问题；第46条、第47条、第55条，“红汗”的问题；第51条、第52条，守方治疗的问题都谈完了。

下面我们再继续进行麻黄汤的研究，就是麻黄汤的禁忌证。麻黄汤的禁忌证一共有9条。第49条、第50条，再有第83条，自此条往下连起来是7条。“咽喉干燥者，不可发汗”（第83条）；“淋家，不可发汗，汗出必便血”（第84条）；“疮家虽身疼痛，不可发汗，汗出则痓”（第85条）；“衄家不可发汗，汗出必额上陷，脉急紧，直视不能眴，不得眠”（第86条）；“亡血家，不可发汗，发汗则寒栗而振”（第87条）；“汗家重发汗，必恍惚心乱，小便已，阴疼，与禹余粮丸（方本缺）”（第88条）；“病人有寒，复发汗，胃中冷，必吐蚘”（第89条）；等等。这是第83条到第89条，一共是7条，加前边第49条、第50条2条，一共是9条。今天把它讲解分析。

第49条、第50条[①]，对于一个需要应用发汗解表的疾患，应该提示注意的就是体质问题、脉象问题。请看，“脉浮数者，法当汗出而愈。若下之，身重心悸者，不可发汗，当自汗出乃解。所以然者，尺中脉微，此里虚，须表里实，津液自和便自汗出愈”（第49条）。那么大面上的讲解呢，就是一个有表证的病人应该用解表药。“脉浮数者，法当汗出而愈。若下之，身重心悸者，不可发汗”，他经过了一系列的治疗，吃了泻下药，有泻降作用（的药物），出现了“身重心悸者，不可发汗”，需要一段恢复，“当自汗出乃解”。因为什么呢？“尺中脉微，此里虚，须表里实，津液自和，便自汗出愈”。这是一条，下面这个呢，“脉浮紧，法当身疼痛，宜以汗解之”（第50条）。这时可以知道了，“脉浮紧”是寒，伤寒。“法当身疼痛”，“身疼，腰疼，骨节疼痛”，寒气滞塞凝敛，荣阴滞塞，血不荣筋，身疼痛，“当以汗解之”；“假令尺中迟者，不可发汗”。何以知然？自己提问，自作答复来反映这个问题，“荣气不足，血少故也”。那么这两条的机制告诉我们，表证要是见了尺中微的，或者微弱的，测知这是荣气不足，血少里虚，这个要禁用峻汗药。不是不治，也要治。“脉浮数者，法当汗出而愈。下之，身重心悸者，不可发汗。当自汗出乃解”。因为什么呢？“尺中脉微，此里虚，须表里实，便自汗出愈”；“脉浮紧者，法当身疼痛，宜以汗解之”；“尺中迟者，不可发汗”。何以知然呢？荣气不足，血少，尺中脉迟。寸、关、尺三部九候，寸、关、尺，浮、中、沉，这叫三部九候。这个尺中，《难经》十四难说：“人之有尺，譬如树之有根。”脉有根本，这是诊断人的元气足否所设置的[②]。诊脉呢，尺中脉微的，尺中脉迟的，当然说，就是尺中脉，关脉微不微呢？寸脉微不微呢？尺中脉迟，寸脉不迟？这血管就是一条血管，人们候这血流量，指的是动力。主要的是，“人之有尺，譬如树之有根”。它反映在物理动态上，反映上，寸关偏于上中焦，尺脉偏于下焦。所以，候尺中脉可以知道人的根本元气表现。“人之有尺，譬如树之有根”。《难经》十四难说的，上部有脉，下部无脉，其人当吐，不吐者预后不良。谈到的这个尺脉候脉，候尺脉。所以这个汗散的呢，在表证当中如果出现了尺脉微弱，虚数，这个时候，元气不足，汗源不充，汗为心液，荣虚血少，里虚津液不足，津液不和，所

① 此两条为重点。见有尺中脉微，尺中脉迟的病人，汗法禁用。

②“上部有脉，下部无脉，其人当吐，不吐者死。上部无脉，下部有脉，虽困无能为害。所以然者，人之有尺譬如树之有根，枝叶虽枯槁，根本将自生。脉有根本，人有元气，固知不死。”（文自《难经》十四难）尺为肾脉，肾为元气之根，又称命门，此为抽象之解释，意味着人体的功能活动。中医很注意先天肾的元气，若尺脉弱为人体的机能衰减。

以禁汗。作者本人就已经给著述了，“以荣气不足，血少故也”。再前头呢，“此里虚，须表里实，津液自和，便自汗出愈”。必须得自己在体征的恢复上有条件了，才能够用汗散剂。所以这个发汗解表虽然是治疗，但也一定得需要有正气的作用。津液自和便自汗出愈，什么是津液？《灵枢·决气》曰：“腠理发泄，汗出溱溱，是谓津。”气血不足，汗为心液，血汗同源，夺血者无汗，夺汗者无血。大家在基础上都可以理解。气血津液，精气津液血，正如《灵枢·决气》曰：“上焦开发，宣五谷味，熏肤、充身、泽毛，若雾露之溉，是谓气。中焦受气，取汁，变化而赤，是谓血。”精气津液血不足的人要注意汗散的时候，峻汗不但得不到相应的效果，反而导致一些变故。所以在诊脉的时候，脉为根本，必须注意的。所以第49条说：“所以然者，尺中脉微，此里虚，须表里实，津液自和，便自汗出愈。”第50条上说“以荣气不足，血少故也”，出现荣气不足，血少的疾患，不能给发汗的治疗方法。那么不能给发汗不能说不治，怎么治？像我们后世的麻黄人参芍药汤、黄芪桂枝五物汤，在解表当中，补气和荣，用药用量加减临床来应用[①]。“脉浮数者，法当汗出而愈”，有这个表证的病人，遇见“尺中脉微”，津液不足，不可发汗，“脉浮紧者，法当身疼痛。尺中迟者，荣气不足，血少故也”。同样，不能按正常的峻泄发汗。可见仲景学说在全面观察辨证论治的情况下，保胃气、存津液，从这儿就体现出来了。不但是麻黄汤之禁，在临床上，遇有“尺中脉微”“尺中脉迟”的疾患，首先要固本，扶助正气。我这有一个例子，有一位患者，70多岁了，她还没有到恶寒的表实证呢。请我就诊的时候，她只有微热、微恶寒，这是位女性，老太太，她就是身体瘦弱，脉是缓弱一点，曾经给她开过一个辛温解表的荆防败毒散一类的，用药以后表证缓解了，但是马上冷汗出，家属又找我去了。我一看，脉微细，自觉畏寒，手足热度不够，上不来，马上投以独参汤治疗。急着忙着帮着病人去买药，帮着病人煎药，扭转这个误散之疾。可见在辨证论治当中没有考虑到治邪不伤正这个问题，所以需要各位在临证当中要体会治邪不伤正、扶正以治邪的必要。这两条希望大家熟读，记住，“尺中脉微”“尺中脉迟”“津液自和，便自汗出愈”“荣气不足，血少故也”。血汗同源，肾主五液，入心为汗，汗为心之液，在内为气血，在表为荣卫。需要解表散寒发汗的时候，注意看他津液够不够，正气足不足，这一条很重要的。

再往下第83条、第84条、第85条、第86条、第87条、第88条、第89条，这几条也分别表现着不同的证型，在汗法当中需要注意的。那么怎么样记呢？人家说，“咽喉干燥者不可发汗”；就这么几句话，“淋家不可发汗”，而且发汗的后果“必便血”；“疮家不可发汗，汗出则痉”；“衄家，汗出则直视不得眴，不得眠”；“亡血家不可发汗，汗出必寒栗而振”；“汗家，重发汗，必恍惚心乱”；“病人有寒，复发汗胃中冷，必吐蚘”[②]。这几条，分别不同的反应。先说“咽喉干燥”，咽喉是水谷津液、呼吸的道路。喉主天气，咽主地气。咽喉是水谷之道路，呼吸之道路，很重要的地方，这个咽喉干燥不是喝点水就润过来的。他的津液不上升，津液不足，所以经常咽喉干燥，这样的病人。汗出于阳，实为津液所化，病人由于津液不足，阴液不够，你给用汗法的时候应该注意警惕，所以咽喉干燥者津液不足，要注意，那么怎么处置呢？是不是应该养阴液，增加一些补充津液的，比如说增液汤，生地、麦冬、元参、石斛可以考虑。下边，“淋家不可发汗，汗出必便血”。这个淋证，就是小便不利，量少、尿短，肾阴不足，下焦阴虚，膀胱气化不利。这样的患者，如有外感，也不能用辛温峻剂以发其汗。那么如果过用了辛温，伤津损液，可以导致热伤血络，出现便血的现象。“疮家，虽身疼痛，不可发汗，发汗则痉”。这个疮家，不是说有神经性皮炎，这个疮家

① 麻黄人参芍药汤，桂枝五味麦冬草，归芪甘草汗兼补，虚人外感服之康。

② 第83～第89条：禁汗例（方老认为不仅为麻黄汤的禁汗例，也是汗法的禁汗例）。

正是痈疽大患，久患痈疽溃疡，比如说慢性疮疡，长期不愈，不能愈合。或者是，早前有瘰疬，淋巴结核，破溃了，这种情况如果有了外感表证，也是禁汗的。如果误发疮家之汗，伤了气血，可以导致全身痉挛，发汗则痉。那么今天一看，从外科表证可以看到长疮、溃疡、痈疽；那么如果是胃溃疡，如果胃有疾患，也可以出现应激性的问题。所以我们读书还要有现实性的认识，不单纯保守、古典。“衄家”，这不是衄乃解了，这是“衄家”，到底是素有衄血证的病人，阴液不足，发汗则重伤津液，筋脉失于濡养。失血过多，所以“衄家，不可发汗”，汗出多了伤阴，汗出伤荣，出现“额上陷，脉急紧，直视不能眴，不得眠”。目得血而能视，失血多，出汗多，可以造成视力方面直视、不能左右的回顾、睡不好，一系列（症状）等。这里有一个额上陷的问题。什么是额上陷？注家也纷纷有不同的意见。让我看呢，额骨是不会陷下的，只能说是额上阳气陷下，阳气不足。额上陷，额上阳气不足，冒点虚汗呀等；直视不能眴，只能说是眼睛视力周转不灵活。“衄家，不可发汗”，就今天来看呢，单纯是鼻衄呢，还是某些失血家呢？也可以考虑，比如说《内经》所谓大衄是什么意思？皮下出血，皮下紫癜，是不是也是属于出血，这些问题在我们临证当中可以考虑。再往下一条，“亡血家不可发汗，发汗则寒栗而振”。失血的病人血源不足，血色素（血红蛋白）13g（130g/L），现在掉到10g（100g/L）以下了；要是面色惨白，血色素血红蛋白掉到6g（60g/L）了，这时候还用麻黄汤峻剂，不能不考虑是错误了。“亡血家，不可发汗，发汗则寒栗而振”。比如说大出血、大吐血、产后崩中漏下、出血过多、创伤，都是属于亡血家的。还是那句话，汗为血之所化，血为汗源。所以《灵枢经》说“夺血者无汗，夺汗者无血”。血源不足，这个时候不能耗伤正气。再往下，“汗家，重发汗，必恍惚心乱，小便已，阴疼，与禹余粮丸”。这个“汗家”指什么呢？自汗、盗汗都是“汗家”。有自汗、盗汗的病患，本就是表虚，这种卫阳不固、荣血不足，再给以峻汗，也是不相宜的。所以出现了恍惚、心乱，因汗为心液；尿后可以阴痛，伤阴，尿疼。至于禹余粮丸的方子，没见。这原书上是不是就用点儿禹余粮，固涩药止汗，这个缺以待考。

那么现在就是把麻黄汤证下的禁汗例提到了这几条。这几条记忆的方法呢，也容易记，每一条我们就记一个字“咽、淋、疮、衄、血、汗、寒”。“咽喉干燥者不可发汗”；“淋家不可发汗”；“疮家不可发汗”；“衄家不可发汗”；“亡血家不可发汗”；“汗家不可发汗”；还有一个胃寒的不可发汗——“咽、淋、疮、衄、血、汗、寒”。这些呢，不是失血就是伤荣，不是伤荣就是阴液不足。

上面这两条呢，“尺中脉微”“尺中脉迟”；“人之有尺，譬如树之有根”。脉有元气，人的气血可以正常运行，继续他的生存。假如我尺脉微、尺脉迟，一个是津液不够，一个是荣气不足造成的，这些现象是麻黄禁汗之例。今天把麻黄证系列谈到这儿。我们再归纳一下解表药。说你讲了半天，实际你在临床上遇到了麻黄证没有？你怎么治法呢？到底是施其法而不泥其方呢？还是怎么运用？我谈一谈个人体会。

在桂枝汤①里头，桂枝汤证，表虚证啊，在某些疾病的前驱期，早期反应是不少见的。桂枝汤毕竟是调和荣卫、偏补之剂，是寓有汗而发汗，达到止汗的目的。所以桂枝汤调和荣卫。直至历代对于补益的表药不少是从桂枝应用的，比如说桂枝汤、桂枝新加汤、小建中汤、炙甘草汤都用桂（枝），所以桂枝汤的应用是不断的。但是不一定都是文人学孔圣，我们还走的是四方步，我们不能开步走吗？我们不能推进我们的前进吗？辨证方面，表里、虚实、寒热、阴阳，要认真地理解体会；用药方面，张仲景的时候桂枝汤的加减法也很多了，

① 桂枝汤补荣。

桂枝新加汤、黄芪桂枝五物汤。所以桂枝汤的应用率是比较高的，他的前驱期出现表虚的问题是值得注意的。就是值得注意，也需要注意桂枝汤的汗散作用，还需要临证加减，桂枝汤本身就有桂枝、芍药以敛阴，生姜、大枣、炙甘草以和胃、和荣。要如果说就去保守着，不能前进，维持桂芍生姜三两同，枣十二枚，甘草二两，一味药不多，一个枣，是大小，怎么称。不要拘泥于这个，这是我个人的经验。

下面再说说麻黄汤[①]，历代解表散风寒，已经有很多的发展了，例如“肘后单煎葱白豉，用代麻黄功不惭”。麻黄是开表峻剂，说麻黄到底是用多少节？不能开，这样恐惧开麻黄也没有意义。但是麻黄之应用呢，后世又有蜜炙麻黄，用量大小，在张仲景学说里头，已经对于解表峻剂，制轻其职，把它用量减少，在调和荣卫的基础上进行小发汗的方法。我下一次就要谈谈小发汗，在这里提一个例子，例如第23条，就是表证的轻剂。第23条大家看，“太阳病，得之八九日，如疟状，发热恶寒，热多寒少，其人不呕，清便欲自可，一日二三度发”。一天就两三回，但不是发疟疾，他说如疟状。“脉微缓者，为欲愈也；脉微而恶寒者，此阴阳俱虚，不可更发汗、更下、更吐也；面色反有热色者，未欲解也”，下面说的这是重点，“以其不能得小汗出，身必痒”。这样的轻型表证，不用兴师动众，“宜桂枝麻黄各半汤”[②]。

桂枝麻黄各半汤

桂枝一两十六铢（去皮） 芍药 生姜（切） 甘草（炙） 麻黄（去节）各一两 大枣四枚（擘） 杏仁二十四枚（汤浸去皮尖及两仁者）

上七味，以水五升，先煮麻黄一二沸，去上沫，内诸药，煮取一升八合，去滓，温服六合。本云桂枝汤三合、麻黄汤三合，并为六合，顿服，将息如上法。

所以张仲景在这个上头呢指出了轻剂中的轻剂。这个各半，各取其三分之一的药进行处置。下面还有第25条，“服桂枝汤，大汗出，脉洪大者，与桂枝汤，如前法。若形似疟，一日再发者，汗出必解，宜桂枝二麻黄一汤[③]”；还有一条，就是“桂枝二越婢一汤[④]”了，这些都是制小其服。对于一些病轻症轻的病人，已经有着桂枝麻黄的机动灵活，那么我们后世呢，在临床上出现的，九味羌活汤、人参败毒散、麻黄人参芍药汤、桂枝五味麦冬汤，虚人还有发汗中加补剂、神术散，都是对于表虚表实的基础上代替了麻黄汤，制小其服的麻黄剂的应用[⑤]。所以我这样说呢，对于某些疾病的应用，是需要灵活掌握的。现今我们的感冒冲剂也发展到三十七八种，还有感冒软胶囊、银翘散颗粒剂，不但治感冒，对于某些疾病的前驱期，早期、前驱期反应，肺炎有没有，气管炎发作有没有？还有其他某些表证的寒热型治疗必须得具体地分析。

学习麻黄（汤）桂枝（汤），知道表虚表实，还在于认证。这样来理解麻黄（汤）桂枝（汤）的应用。那么我经常爱使的（有）荆防败毒散，在表证当中，（应用）荆芥、防风。所以后世的张元素（张洁古）、李东垣关于解表药的发展要从历史的角度来看问题，我们对于某些疾病的前驱期的辨证应用。读古书千万要活读，不要死读书，读活书，读书活。在这些问题上就希望大家对于麻黄桂枝证，读起来就不枯燥了，就有意义了，如果是一成不变，桂芍生姜三两同，一两八都不给，二两九都不行，三两一也不行，我认为不能拘泥，在经方的实践上如何改进，开阔我们的工作，来辨证论治。今天就谈到这儿，请各位多提宝贵意见。

---

① 麻黄汤泄卫。

② 小发汗：病轻邪微，制小其服。量为原方各 1/3。

③ 量为桂枝汤 5/12+ 麻黄汤 2/9。

④ 量为桂枝汤 1/4+ 越婢汤 1/8。

⑤ 施其法而不泥其方（如荆防败毒散、葱豉汤等）。

第四讲

（本讲涉及《伤寒论》条文第12、23、25、27、38、39、40、41、72、156条）

我们讲解《伤寒论》的原文到现在为止已经讲过三次了，主要讲的是太阳病。太阳病的这三次，一次是太阳病提纲证，中风伤寒的提纲证；再一次我们谈了桂枝汤系列；上次是麻黄汤系列。到这为止呢，太阳病我们讲解就告一个段落。那么至于说太阳病从寒伤太阳开始论述的，《伤寒论》体系来说，太阳伤寒就两种病，一种是中风表虚证，一种是伤寒表实证。处置方面呢，中风表虚证调和荣卫来立法处方，就是桂枝汤；那么伤寒表实证，开表散寒、发汗退热，就是麻黄汤。大家一看说，太阳篇这么多条文，177条，都是哪些内容呢？它是在麻黄汤、桂枝汤体系下，在治疗方面遇到了很多不同的情况，因此叫作麻黄汤类变证、桂枝汤类变证。类，一类二类的类，类证变法，就是说桂枝加葛根汤、桂枝加厚朴杏仁汤等，那么接触上说叫临床演变，在我们行当上说呢，这个类证变法有时候叫作设法御变。因为什么呢？很多患者都不一定都是根据书本来、根据条文来得病。因此在处置方面就有不同的类型、不同的变化，这叫设法御变；在麻桂体系里面，周围出现了很多情况，因此，张仲景就在条文上组织了太阳病篇，分上、中、下三篇，写了177条。这177条的原貌经过了晋代王叔和撰次，至于原本哪条有先有后也不清楚。总之就说麻黄汤、桂枝汤这是太阳（病）两大方类，表虚、表实治法，以下等等都是类证变法、设法御变。在这个体系下，就出现了比如说太阳蓄水证、太阳蓄血证，汗吐下的基本的、不同情况的辨证，包括葛根芩连证、协热下利、桂枝人参汤证、炙甘草汤证这些内容，多得很。我们对于麻桂体系有了理解了，逐渐地对于设法御变的条文就可以（灵）活（机）动地看一看了。

今天我想着重分析几方面。一方面，头一个我提一提小发汗问题。小发汗这就是张仲景他对于太阳表证一些机动灵活的方法。平常叫作小发汗，就有三条，一个叫桂麻各半（汤），一个叫桂二麻一（汤）或桂枝二麻黄一汤，一个叫桂枝二越婢一汤。这三条把它分析分析。

请看原文，在讲义上第23条、第25条、第27条这三条，在学术上我们给他一个归纳的概念叫小发汗三条，咱们就用一点时间把它说一说。先读原文（第23条）："太阳病，得之八九日，如疟状，发热恶寒，热多寒少，其人不呕，清便欲自可，一日二三度发。脉微缓者，为欲愈也；脉微而恶寒者，此阴阳俱虚，不可更发汗更下更吐也；面色反有热色者，未欲解也，以其不能得小汗出，身必痒，宜桂枝麻黄各半汤。"这是一条，因为是小发汗，他实际上是病缓势轻，不需要桂麻那样的剂量、方法，采取了小发汗，是这样一个目标。

往下一条再读一读，太阳病，先读桂二麻一，第25条："服桂枝汤，大汗出，脉洪大者，与桂枝汤，如前法。若形如疟，一日再发者，汗出必解，宜桂枝二麻黄一汤。"再下一条，第27条："太阳病，发热恶寒，热多寒少，脉微弱者，此无阳也，不可发汗，宜桂枝二越婢一汤。"这三条文字上的解释我先说一说，比如第23条这一大段，实际上是四个段落，一个头三个尾。从"太阳病，得之八九日，如疟状，发热恶寒，热多寒少，其人不呕，清便欲自可，一日二三度发"，这是总头，下边您看呢"脉微缓者，为欲愈也"，这标点实际上仲景原文全是句圈，古时都是句圈，现在才加上分句号，"为欲愈也"（前有）一个逗号。"脉微而恶寒者，此阴阳俱虚，不可更发汗更下更吐也"，又一个句点，又一个分号，一个逗号。"面色反有热色者，未欲解也，以其不能得小汗出，身必痒，宜桂枝麻黄各半汤"，这是句号。所以这一条谈小发汗的是面色反有热色者，并没好，未欲解也，以其不能得小汗出，身必痒，宜桂枝麻黄各半汤。

这是小发汗的路子，前两个就是在辨证分析方面让你遇见这个情况要仔细分辨。都是在八九日、如疟状这种情况下，“脉微缓者，为欲愈也”还治不治呢，不治他也要向愈了。因为什么呢？脉象稍微有点缓和了，这时疾病走下坡路了，正气渐渐来复。那么这是治也可，不治也会自然调理好。“脉微而恶寒者”这种现象出现，那是病情还要进一步地辨证，进一步地看。“此阴阳俱虚，不可更发汗、更下、更吐也”。脉微而恶寒，这个是正气虚了，不是阴虚也不是单纯的阳虚，正气虚了，所以他说“此阴阳俱虚”。到底是阴虚还是阳虚呢？这需要进一步辨证。但是有一样，汗、吐、下三法都不合宜了。那这个时候，他脸上形容说反有热色，热色是什么色？烧盘，有点儿潮热，这种现象。面色病容少了，反有热色者，但是这个病还没清解，为什么呢，下面说“以其不能得小汗出，身必痒，宜桂枝麻黄各半汤”，就不是需要再去汗出祛邪，那么需要的剂量，桂枝麻黄各半汤，并不是桂枝汤一半麻黄汤一半。这种用法提示我们，在医学理论上叫作制小其服，病情要轻了。但是从桂枝麻黄各半汤的处方用量上看，是用的桂枝汤的二分之一，麻黄汤的二分之一，两个方子的各二分之一，制小其服，病轻药缓，这发汗药得到解表作用就可以了。

桂枝二麻黄一汤方

桂枝一两十七铢（去皮） 芍药一两六铢 麻黄十六铢（去节） 生姜一两六铢（切） 杏仁十六个（去皮尖） 甘草一两二铢（炙） 大枣五枚（擘）

上七味，以水五升，先煮麻黄一二沸，去上沫，内诸药，煮取二升，去滓，温服一升，日再服。本云：桂枝汤二份，麻黄汤一份，合为二升，分再服，今合为一方，将息如前法。

开头说“太阳病得之八九日，如疟状”，这如疟状，不是像现在说的得了疟疾了。但是疾病演变的时间长了，病期、病程已经到了八九天了，持续但没有逐渐加重，而且“发热恶寒，热多寒少”，风寒之邪渐少，是如疟状，有时候发作，有时候不发作，同时有全身性的反应，“其人不呕，清便欲自可”。那就是说，从机体本身上病情稳定，没有发展。“其人不呕”，没有向里发展，向阳明、向少阳没有（发展）。“清便欲自可”，这个清字原来是一个大四框的圊，就是二便正常，没有便秘、腹泻有改变，说明他接受营养、吸收功能都还是很稳定的，叫作“清便欲自可”。而且这个寒热的发作一日二三度发，不是说一天到晚老有烧、老有冷，有个一回两回的、两回三回的这种局面下，要是“脉微缓，为欲愈也”，就断定预后好，快好了。要不是这样，“脉微而恶寒者”就不是热多寒少了，他有怕冷恶寒的现象。脉微而恶寒者，此阴阳俱虚，正气不支，不可再用汗吐下了，不可再用攻邪的方法了。那么这样呢，就需要及时处理了，也不是“为欲愈也”，也不是阴阳俱虚，脸上还有点向愈的面色，“面色反有热色者”，这个时候还有表证，但是很轻微，“以其不能得小汗出”，体表郁的，身上有时候感觉上发痒，这个时候就不用给大发汗，给点小发汗的方法，宜桂枝麻黄各半汤，弄点桂枝汤，弄点麻黄汤，两者制小其服，病情要理清了，用桂枝麻黄各半汤，这叫小发汗。

再下面一节，第25条又说：“服桂枝汤，大汗出，脉洪大者，与桂枝汤，如前法。”这是怎么回事，这个桂枝汤的煎服法，应该遵照制度，桂枝汤在煎服以后，在服药的过程中要预备点米粥以助药力，但是又提出来煎服法上说，不可令如水流漓，不能出大汗，出大汗不但不能解，毛孔开张，反而使得病情还能持续。所以桂枝汤虽然发汗，希望注意，“但漐漐微似有汗出解也”，这在桂枝汤的煎服法中提到的。他给桂枝汤的时候，服桂枝汤大汗出，没按桂枝汤的煎服法那么执行，然后呢，他这个脉势的壅盛应该是中风脉缓，他（却）出现了脉洪大，但这里的脉洪大绝不是汗出、口渴、脉洪大，就是这病没有转变，有机（体）的能力还在抗邪，这样一个脉洪大。那怎么办呢？服桂枝汤汗不如法，再发汗吧。桂枝汤以后可以继续还用桂枝汤，而且给标出来了“与桂枝汤”，告诉你说不能不按桂枝汤的护理法服药监护去执行，你还得按照取得微似有汗，帮助点稀粥、烂饭，以助桂枝汤的药力。所以“服桂枝汤，大汗出，脉洪大者，与桂枝汤，如前法”，这如前法就是重点了，说你没按桂枝汤护理法，你如前法，这是可以啦。但是，如果不是这样，病情有所好转，若形如疟，这也不是疟疾，而且前面的第23条说“一日二三度发”，第25条说“日再发者”，这说明就发两回，一日再发嘛。这种寒热，每天有点微烧，烧了两回就不烧啦，是短暂型的寒热。这个看来是病轻了，怎么用呢？用桂二麻一汤吧。用了桂二麻一汤，桂枝汤多用一点，调和荣卫；麻黄汤少用一点开表散寒。所以从数学上看，桂二麻一汤也是制小其服，它的比例数是，请大家记一记，桂枝汤的十二分之五，麻黄汤的九分之二，我是这样统计了一下，这是桂二麻一汤。这也属于小发汗。桂枝麻黄各半汤是桂枝汤的三分之一、麻黄汤的三分之一合方；桂二麻一汤是桂枝汤的十二分之五、麻黄汤的九分之二合方。

第27条，“太阳病，发热恶寒，热多寒少……宜桂枝二越婢一汤”，这种文法的句子说“脉微弱者，此无阳也，不可发汗”。是一个括弧型的，平常叫作倒装句。从文学上来说，是太阳病发热恶寒，热多寒少，宜桂枝二越婢一汤。如果不是这样，要是脉微弱者，此无阳也，可就不要给他了，不可发汗。他这是把桂枝二越婢一汤方放在后头，叫作宜桂枝二越婢一汤。宜，就是说可以商量商量给个桂枝二越婢一汤。桂枝二越婢一汤是怎么回事？是加点里面清热的生石膏，我们都知道越婢汤的处方是麻黄、石膏、生姜、甘草、大枣。桂枝二越婢一汤，桂枝、芍药、麻黄、甘草、大枣、生姜、石膏。那么其用量呢，桂枝、芍药、麻黄、甘草各18铢，石膏用24铢，打碎了。

桂枝二越婢一汤方

桂枝（去皮） 芍药 麻黄 甘草（炙）各十八铢 大枣四枚（擘） 生姜一两二铢（切） 石膏二十四铢（碎，绵裹）

上七味，以水五升，煮麻黄一二沸，去上沫；内诸药，煮取二升，去滓，温服一升。本云：当裁为越婢汤、桂枝汤，合之饮一升。今合为一方，桂枝汤二份，越婢汤一份。

这就是说，在外去表寒，在里清里热。他没写一日二三度发，也没写日再发。发热恶寒，热多寒少，看这个样子呢用桂枝二越婢一汤调理①。

这叫桂麻合方的三个处方，叫作小发汗。病势轻、药用缓、制小其服。所以在仲景学说上，我们就不是说一定是经方一味药不多，一味药不差，一点分量都不能更改。人家张仲景已经给我们介绍了都是桂麻合方，从这里面看这个桂麻合方制小其服，如果今天来看，依我说，我在习惯上的个人应用，学习到了热多寒少，日再发、日二三度发的制小其服的应用，如果说《肘后备急方》的葱白豆豉汤可以不可以，那么生姜豆豉行不行？开点轻微的荆防败毒散可以不可以？在学术上进展，施其法而不泥其方，这就是一个轻感时邪。我认为小发汗制小其服呢，这个病不是重病了，这个病应该说是个轻感冒证，似乎这一点值得考虑，我们学习以后遇到了临床表证轻浅的制小其服，学到这个方法就可以了。小发汗就说到这儿。

下面说个大发汗的处方，大发汗呢，就把这两三条并着说了。说这个第38条、第39条，大青龙汤方。大青龙汤方说“太阳中风，脉浮紧，发热恶寒，身疼痛”；第38条原文“不汗出而烦躁者，大青龙汤主之；若脉微弱，汗出恶风者，不可服之。服之则厥逆、筋惕

① 桂枝麻黄各半汤、桂枝二麻黄一汤、桂枝二越婢一汤三方，都是治疗桂枝证经日不愈，邪郁不解的方剂，都有微汗的作用，但桂枝二越婢一汤除表邪未解外，里热也较盛，这是表里双解的方法。

肉瞤，此为逆也”；第39条说“伤寒脉浮缓，身不疼，但重，乍有轻时，无少阴证者，大青龙汤发之”。

大青龙汤方

麻黄六两（去节） 桂枝二两（去皮） 甘草二两（炙） 杏仁四十枚（去皮尖） 生姜三两（切） 大枣十枚（擘） 石膏如鸡子大（碎）

上七味，以水九升，先煮麻黄，减二升，去上沫，内诸药，煮取三升，去滓，温服一升，取微似汗。汗出多者，温粉扑之。一服汗者，停后服。若复服，汗多亡阳，遂虚，恶风，烦躁不得眠也。

“大青龙汤发之”，前面一条叫“大青龙汤主[①]之”，后面一条叫发之。文字的形容可见前一条是正式的大青龙汤的应用证。实际上是什么病（用）大青龙汤，外有表寒，内有郁热，重症，表寒里热[②]。您看看“脉浮紧，发热恶寒，身疼痛”，这就是表实证，是吧！或已发热，或未发热，必恶寒、体痛、呕逆、脉阴阳俱紧者，名曰伤寒。伤寒的身疼呢，头疼、腰疼、身疼、骨节疼痛、恶风、无汗而喘、麻黄汤主之，典型的表实证。夹里热，夹到什么程度呢？无汗出而烦躁者，热到火烧头那么急，这个跺着脚地着急，所以叫作烦躁。那烦（煩）字像一个头目的头（頭）字，如火烧头，那个躁字呢，一个足字加三口字底下一个木字，就如同麻雀在树上叽叽喳喳、叽叽喳喳，所以象形字、会意字在学问里面也值得考虑这个文字的使用。这个躁不是火字旁的燥，是足字旁，跺脚着急，郁热之重可想而知啊。“不汗出而烦躁者[③]，大青龙汤主之”，外发表寒，内清里热。一看这个病，不汗出而烦躁，用大青龙汤治疗。麻黄用到六两，鸡子呢，生石膏用如鸡子大，那么应该多重啊，那这里可想而知。石膏如鸡子大，先煮麻黄，恐怕石膏30g、60g不止了，鸡子还有大小呢，你是来亨鸡还是家畜鸡，所以从这来看这个石膏如鸡子大总之得重用。从这里来看这个问题，我提个人意见来，大青龙汤证是什么病？大青龙汤证是重证，不是个轻的，来势重。再一个是急证，慢性病里没有。“不汗出而烦躁（者）”，来势很急。但也有一个好处，这个病的预后较好，因为他在自己这个煎服法上说了，“温服一升，取微似汗，汗出多者，温粉扑之，一服汗者，停后服”。可见的是得汗即止，汗出热退，脉静身安。但是有一样，应该提示，认证要准，护理得当。要是认证不准，就拿起来开大青龙汤，势必导致意外。所以原文作者也说太阳中风，脉浮紧、发热、恶寒、身疼痛、不汗出而烦躁者，大青龙汤主之。提示一下，就是提高警惕，不要造成不良的后果。怎么提示的呢，在大青龙汤主之下面谈了几句：“若脉微弱，汗出恶风者，不可服之。服之则厥逆、筋惕肉瞤，此为逆也。”如果不是大青龙汤病情，你错给了大青龙汤，要是体虚的若脉微弱，汗出恶风，是一个表虚证，服则“厥逆”。那就是过汗阳虚啊，“筋惕肉瞤”，血不养筋，造成不良后果了。“若脉微弱，汗出恶风者，不可服之。服之则厥逆、筋惕肉瞤，此为逆也”。所以读伤寒书必须得字句清楚，认真了解它的背景。大青龙汤是一个急证，是一个重证，如果遇到了（这样的）病情，急证、重证，好治，汗出热退身安。但是要看准，看不准的时候要慎重。所以，在句后提出“若脉微弱，汗出恶风者，不可服之。服之则厥逆、筋惕肉瞤，此为逆也”。所以作者张仲景先师在提示青龙汤使用的时候一慎再慎，写下：“脉微弱，汗出恶风者，不可服之。服之则厥逆、筋惕肉瞤，此为逆也[④]。”

下面一条（第39条）还是大青龙汤，“伤寒，脉浮缓，身不疼，但重，乍有轻时，无少

① 指非这样不可。

② 较重症的麻黄汤证，强发汗剂，大清里热。

③ 受邪较重，没有得到汗散，表气不通，郁热较重，阳郁胸中阳气不得发泄，既烦且躁。

④ 举例说明：第3条、第51条，有少阴里虚寒者，不宜给之，为禁忌。少阴主证：“脉微细，但欲寐”。

阴证者，大青龙汤发之”。大青龙汤是不是都是脉浮紧，这个问题，这一条原文，有的人注解说是错解，有的注解他不解释，说是王叔和给加的等。我提提个人的看法，“伤寒，脉浮缓，身不疼，但重”，有没有这个现象，可以不可以？我参考了几家（说法），我认为还是可以的。这是什么现象？恐怕这个是夹湿的表寒里热证。因为病情一夹湿，这个紧脉就少了，湿性让人脉濡缓；病情一夹湿，身疼缓了，身不疼，但重。有表寒里热夹湿可以出现这个。但是也提出了一个警惕性，你要是外发表寒，内清里热，什么症状得排除了？第一你得除外里寒证。所以提出来“无少阴证者，大青龙汤发之”，而且还不是主之，因发汗可以祛湿，我们知道治湿之法，治湿不利小便，非其治也。再有一个湿的出路就是发汗，发汗可以蒸发散湿，利小便可以分利排湿；还有一个祛湿就是燥能胜湿。那么治湿，这里头用大青龙汤证，要是除去解表、内清里热，还有兼有除湿的意义，这时候可用大青龙汤发之①。

所以综合大青龙汤这两条，我个人认为，这种现象多出现于体质强壮的人，多出现于重感冒。重用麻黄，取其峻力开表散寒，重用石膏，内清里热。所以大青龙汤方这两条读后感呢，头一个是重证急证，第二个呢就是预后较好，得汗即止。第三个呢认证要准，要护理得当。因为大青龙汤在煎服法后面也提到说，“诸药煮取三升，去滓，温服一升，取微似汗，汗出多者，温粉扑之”。要扑点粉，出汗太多。“一服汗者，停后服”，而且要是一服汗者，药不停后服再接着吃，还可以汗多亡阳。所以他在这个药嘱上也提高了警惕性了，这是大青龙汤。

刚才有的同学问到风寒的学说，风寒的学说我记得以前在中风伤寒的提纲证的时候说过。张仲景在运用风寒学说时，只是说中风表虚、伤寒表实，但是不可尽拘。例如说风寒伤营卫，风伤营，寒伤卫，到底是中风，还是伤寒？这个问题是以提纲来说风性疏散，所以放的是表虚里面；以提纲来说，寒性收涩凝敛，所以放在表实证里面。因为寒性收涩凝敛，它不能出汗；风性疏散毛孔开张，但是在具体的应用上你要问病人“您是受风得的，还是受寒得的呢”，这个病人也不好说。实际上这个寒伤太阳啊，风中无邪便是和风，是不是。一有风就有寒，所以桂枝汤证“啬啬恶寒，翕翕发热，淅淅恶风，鼻鸣干呕”。让人怎么来对待这个问题，应用上再辨证，所以大青龙汤它写的是“太阳中风，脉浮紧、发热、恶寒、身疼痛”。在这意思就是说，你不要强调它受的是风邪，（还是）受的是寒邪；受的是风邪，风中也有寒，受的是寒邪也未必没有风。但是逐渐地分析投药应该根据辨证实质，所以“太阳中风，脉浮紧，发热恶寒，身疼痛”。实际在下面条里，“若脉微弱，汗出恶风者”这还是虚证。这个究竟是中风表虚，还是还有其他的环节，都是应该客观（看待）的，也不一定这就是中风表虚证，但是有一样，起码不是大青龙汤的适应证。“不可服之，服之则厥逆、筋惕肉瞤，此为逆也”。最强调的风寒不可拘，但是着重点还是在症状、证候的反应。

大青龙汤说完了，所以我看就把小青龙汤也说了。大青龙汤下面第40条、第41条，小青龙汤和大青龙汤主要是因为方名的关系，那个叫大青龙，这个叫小青龙。这个青龙是主东方，白虎主西方。这小青龙汤的条文在《伤寒论》里面也有两条。大青龙汤是外有表寒，内有郁热；小青龙汤外有表寒，里有停饮。

小青龙汤方

麻黄（去节） 芍药 细辛 干姜 甘草（炙） 桂枝（去皮）各三两 五味子半升 半夏（洗）半升

上八味，以水一升，先煮麻黄，减二升，去上沫；内诸药，取三升，去滓，温

① 湿性重滞，“风寒湿为一体，燥火热同源”，无寒没湿，湿可化寒，有湿时，只要是表寒里热，用大青龙汤不碍。

服一升。若渴，去半夏，加栝蒌根三两；若微利者，去麻黄，加荛花如一鸡子，熬令赤色；若噎者，去麻黄，加附子一枚（炮）；若小便不利、少腹满者，去麻黄加茯苓四两；若喘者，去麻黄，加杏仁半升（去皮尖）。且荛花不治利，麻黄主喘。今此语反之，疑非仲景意。

这两条咱们读一下原文："伤寒表不解，心下有水气，干呕发热而咳，或渴，或利，或噎，或小便不利，小腹满，或喘者，小青龙汤主之。""表不解，心下有水气"，这是机制，下面的证候反应"干呕、发热而咳"，还有一些或然症，就是有这个没那个，有那个没这个，"或渴，或利，或噎，或小便不利、少腹满，或喘者，小青龙汤主之"。下面一条，"伤寒，心下有水气，咳而微喘、发热不渴。服汤已，渴者，此寒去欲解也，小青龙汤主之"。大青龙汤和小青龙汤对照，大青龙汤是外有表寒，内有郁热，小青龙汤外有表寒，里有停饮①。

小青龙汤这两条有什么差别呢？就是，一个是"伤寒表不解，心下有水气"；第二条是"伤寒，心下有水气"，没写表不解。所以从这两条来看，第一条可能是发病急、新发病，第二条没有写"表不解"，就直接写"心下有水气"，是慢性发作，那么慢性发作性地出现。小青龙汤的机理那我们说是表寒里饮、痰饮射肺，出现了一系列的证候，出现什么证候呢？喘、咳、呕、噎、口渴或者不渴，还有甚至于稀软便、"或利"，还有气逆，打呃逆。往下到少腹满，小便不利，尿路上也有不畅快了，往上除去咳嗽呢，还可以出现喘，一系列（症状）用小青龙汤主之。

小青龙汤的药味，八味药。我记小青龙汤的时候，就直接记这个药味的名称叫"姜桂麻黄芍药甘，细辛半夏兼五味"这八味药组成。那么麻黄、桂枝解表散风寒，麻黄通阳、发汗、解表散寒；辛温，麻黄还有止喘、通利、利水、退热（的作用）。桂枝通心阳、和荣卫，解表发汗，桂枝也有通阳利水的作用②。干姜温胃散寒除饮，除水饮。白芍、甘草，白芍敛阴，恐怕桂麻发汗太多，它是佐药。细辛长的一条梗，直挺着往上，所以叫一茎直上，有散饮的作用、除痰的作用，还有通阳的作用③。半夏，降逆止呕、祛痰逐饮、燥湿。五味子有止咳作用，有收敛作用。所以这几味药合成以后，解表散寒，温阳除饮，那么对于外有表寒、内有水饮的疾患能起到相关的作用。这个小青龙汤证应用面很广泛，在伤寒太阳病篇有两条，在《金匮要略·肺痿肺痈咳逆上气篇》，有小青龙加石膏汤，治疗肺胀。当然这个肺胀不能解释成为肺气肿。因为当时也没有X光，那么他所谓肺胀是咳逆上气。在《金匮要略·痰饮咳嗽病篇》也有小青龙汤的应用。"病溢饮者大青龙汤主之，小青龙汤亦主之"；"咳逆倚息不得卧，小青龙汤主之"。所以从痰饮咳嗽病，从肺痿肺痈咳逆上气病，都见有小青龙汤的配方。所以推广小青龙汤的应用是相当广泛的，这里所谓"伤寒表不解"，"伤寒心下有水气"，有表证的，一方面可以除饮解表；表证不太明显，但不见得没有体表反映，因为什么呢，肺合皮毛，肺气通天，凡是机体上影响呼吸，肺主呼吸，肺司呼吸，通调水道，下输膀胱，因此遇到了痰饮射肺、停痰留饮，都可以采用本方散寒蠲饮。所以小青龙汤的应

① 小青龙汤证：风寒外束引动内饮。

病因（诱因）："伤寒"。

病理："表不解，心下有水气"。寒邪束表，水饮内停，出现的症状。因肺气以清肃为顺，胃气以下降为顺，水饮射肺故出现咳、喘、呕、噎等肺胃气逆的症状，"或渴，或利，或小便不利"。

渴：因三焦水气不化。此种口渴为渴不欲饮，为津不上承所致。

利：便溏为脾虚所致。

小便不利：因肺为水之上源，水停不化，故小便不利（不是尿潴留）。

② 桂枝助麻黄之力。呃逆病人不忌桂，可起到下气引火归原的目的。

③ 热药，引少阴阳气直达于外，散寒除饮。

用面是外解表寒，内除痰饮，停痰留饮、支饮、寒饮都可以应用。它证候反应也比较多，因此说“干呕发热而咳，或渴，或利，或噎，或小便不利”，总之对于水液的代谢出现了障碍情况。那么人身上的水液代谢，我们知道肺为水之上源，“饮入于胃，上输于脾，脾气散精，上归于肺，通调水道，下输膀胱”。所以从三焦决渎水道，由于停饮留滞可以反应，自上中下三焦的水道不利、决渎无力而出现了往上的喘、咳、呕、噎，往下焦或利，或小便不利，出现了各种各样的症状。所以在张仲景原文用的是“或渴，或利，或小便不利，或噎”，都不见得具体的都有，但是不同情况的不同证候反应，只要认为他是水饮内停，影响到肺的主气，司呼吸失调，那么就可以采用了本方医治。所以小青龙汤适用外有表寒，内有停饮，痰饮射肺造成的气上逆致喘。这个喘，有不同的种类，我们平常说，这个喘你说，查查字典，字典上对喘也没作过多的解释，他就说是呼吸加快叫喘。这个有痰喘，有哮喘。（有）哮鸣音，（叫）哮喘；带有吐出来的黏稠物叫痰喘。有咳喘，有气逆作喘，呼吸加快。所以在这个问题上，大家还需要对于喘证作一个分析比较。我们知道就是这两条书，这个大青龙汤、小青龙汤一个是外寒内热，一个是外寒内饮，而且在反应上，这个外寒内饮的多种证候反应是由于肺合皮毛，肺主通调水道，三焦决渎失职，不同的部位不同的反应，所以“或渴，或利，或噎，或小便不利、少腹满”，在原方底下有很多加减法大家可以参考，我这不再一一念了。比如说还有加什么减什么，甚至于他说若噎者，去麻黄，加附子一枚；小便不利，去麻黄，加茯苓四两等，不同的药物应用临床上都是可以考虑的。“伤寒表不解，心下有水气，咳而微喘、发热不渴。服汤已，渴者，此寒去欲解也，小青龙汤主之”。这一条也是一倒装句，“服汤已，渴者”，服什么汤啊，他是服小青龙汤已，“渴者，此寒去欲解也”。要是按正常的读法是“伤寒，心下有水气，咳而微喘、发热不渴，小青龙汤主之。服汤已，渴者”，这是得之有效了，“此寒去欲解也”。可见口渴、不渴的问题也是有它的双重性。停水的病人可以不渴，因为水停于内，机制上他不喜欢喝水；停水的病人也可以口渴，喜欢喝水，那是水津不能上承。解渴的不是水，解渴的是津液。喝水以后，经过了体液循环出现了这口渴、不渴的反应。所以至于停痰留饮，是渴还是不渴呢？看机制症状的变化而定。因此他说“咳而微喘、发热不渴”，因为内有停饮，他不渴，吃了小青龙汤以后，停饮得以发散，那么他服汤已渴者，这时候是寒去欲解也，小青龙汤主之。这两条原文还希望熟记一下，可以活动性地掌握。

（讲了）大青龙汤、小青龙汤，现在再把喘的机制说一说。从桂枝汤条下以后，有几个考证的发现。请看第18条，“喘家①作，桂枝汤加厚朴杏子佳”，这个是一条；后面还有一条第43条，“太阳病下之，微喘者②，表未解故也，桂枝加厚朴杏子汤主之”。杏子汤也好杏仁汤也好，这也是桂枝汤的类证变法。前头喘家的这是一个，素有喘的病人叫喘家，那么得了太阳表虚证了，在桂枝汤的基础上加两味药，厚朴、杏仁，治喘。再一条，第43条是太阳病，应该解表，他没有按照解表的方法治，下后，吃了泻下药了，微喘，说明气机还有上逆，还有往上的，从表走的趋向，“表未解故也，桂枝加厚朴杏子汤主之”，那么桂枝汤有加杏仁、厚朴的例子。那么厚朴、杏仁起什么作用呢？这和小青龙汤治喘不一样，厚朴、杏仁这叫辨证性地对症治疗，以厚朴能够下气、散满、除湿、平胃、调中，这是厚朴的应用。厚朴能降气，所以小承气（汤）也有厚朴；三承气（汤）里头，大承气（汤）也有厚朴，下气、散满，还有厚朴三物汤呢；厚朴还能除湿，所以平胃散里头也有厚朴；厚朴气味苦辛，后边那

① 宿喘之病人，宿喘有表虚证者。

② 误下表未解，里气上逆。如下后大喘（气短）说明里气大虚。

还有厚姜半甘参汤用厚朴，去胀、除满。杏仁呢，辛甘苦温能够宣肺。杏仁能宣肺，能降气，能润燥，所以麻仁丸里面也有杏仁；还能祛痰，在走表药里头，在表证里头也常用，除风散寒、利膈、气逆都可以。所以“喘家作，桂枝汤加厚朴杏子佳”（第18条）。这个下后表证仍在的时候，要有喘的，可以用桂枝汤加厚朴杏仁止喘[①]。

我们再看，第63条，“发汗后，不可更行桂枝汤。汗出而喘，无大热者，可与麻黄杏仁甘草石膏汤主之”，这就是很有名的方剂叫麻杏石甘汤。这个喘和小青龙汤不一样，小青龙汤外有表寒、内有痰饮；麻杏石甘汤的喘，是汗后，热不退，热邪迫肺、火郁于肺造成的喘证。麻杏石甘汤是热邪迫肺致喘，小青龙汤是水饮射肺致喘，桂枝厚朴杏仁汤是里气上逆致喘。所以同一个喘的发生，有不同的情况、机制。但不只是以上（原因）致喘，就连麻黄汤本身也有喘的发生，麻黄八证中头痛发热、身疼腰痛、骨节疼痛、恶风无汗而喘。

此外，第34条也有一个喘证，“太阳病，桂枝证，医反下之，利遂不止，脉促者，表未解也。喘而汗出者，葛根黄芩黄连汤主之”。这个叫什么喘，叫协热下利致喘。所以同是呼吸道疾病，就在《伤寒论》太阳病中对于喘就有这些类型，这叫设法御变，类证变法。所以麻杏石甘汤的喘，是热邪迫肺。麻黄、杏仁、甘草方解都说过，加上石膏就不是麻黄汤了。麻黄桂枝杏仁甘草是麻黄汤；麻黄石膏杏仁甘草叫作麻杏石甘汤。（治）热邪迫肺之喘，这个是很急的急喘。

麻黄杏仁甘草石膏汤方

麻黄（去节）四两　杏仁（去皮尖）五十个　甘草（炙）二两　石膏（碎，绵裹）半斤

上四味，以水七升，煮麻黄，减二升，去上沫，内诸药，煮取二升，去滓，温服一升。

那么在本院的小儿科，在20世纪70年代左右我会过诊。有一个急性肺炎，热邪迫肺，致喘，他用了很多抗生素还没取得很好疗效，说你去瞧瞧去，我去一看是热邪迫肺之喘，这个孩子六七岁，我用了麻杏石甘汤，送的是安宫牛黄，给药以后，很快小孩转危为安。这个有例子，麻杏石甘汤治热邪迫肺喘。临床上麻杏石甘汤使用率是相当高的，多在于急性发作。所以李时珍先生在麻黄条下，说麻黄虽是发汗峻剂，麻黄实际上是发散肺家火郁之药。我们通常说有汗用桂枝，无汗用麻黄。到底是有汗用麻黄，（还是）无汗用麻黄呢？到底是怎么用呢？有汗用桂枝，无汗用麻黄。有汗用桂枝不用，无汗用桂枝不用？你要说无汗不用桂枝，麻黄汤本身就是麻黄桂枝杏仁甘草；你要说有汗不用麻黄，这里汗出而喘，热邪迫肺，照样用麻黄。所以我们说有汗用桂枝、无汗用麻黄指的是桂枝汤和麻黄汤，不是指的桂枝、麻黄具体药味。至于有汗无汗麻黄桂枝的应用，要在方剂的组合，要在应用面的对证。这里热邪迫肺、汗出而喘，麻杏石甘汤主之。这个关于喘药呢，再一个就是葛根芩连汤了，葛根芩连汤叫协热下利，第34条，“太阳病，桂枝证，医反下之，利遂不止[②]，脉促[③]者，表未解也。喘而汗出者[④]，葛根芩连汤主之”。这个病是说明了太阳病，桂枝证没给桂枝汤，桂

---

① 喘家兼表：亦用此方。

平素即有喘病之人为喘家，宜调和荣卫，解表祛邪。

喘而汗出兼下利：热邪内郁，为葛根芩连汤证（热迫下利）。表寒证：寒邪束表，肺气失宜，为麻黄汤证。

客寒包火：热邪迫肺，为麻杏石甘汤证。

② 热利（肛门灼热，里急后重）。

③ 为阳盛，正气向外的表现。

④ 喘、汗出：是里热证。热壅于肺而喘，热盛于内则蒸汗。

枝证经过误下，“医反下之”，反就是错误了。那么用了泻下药以后，热邪内陷，导致了利遂不止，导致腹泻了。这是热邪热利，协热下利。“脉促者，表未解也。喘而汗出”，往下热邪伤其代谢的机制，出现了利遂不止，往上逆而于上出现喘而汗出。这种情况用葛根芩连汤，急清内热。葛根可以升清阳、止渴、止泻，利经腧。现在运用愈风宁心片，它这个里头也采用了葛根。所以葛根的出处，药物使用时间相当远。黄芩、黄连苦燥、清内热；黄连泄心火，泄小肠火，黄芩泄少阳火，肝胆火，清肠热，组成一方叫葛根芩连汤，常治热泻、热利有效，伴有喘而汗出，可以热退身安。这是葛根芩连汤的治喘。麻杏石甘汤的喘，桂枝加厚朴、杏仁汤的喘，小青龙汤的喘，麻黄汤的喘，请大家在辨证中仔细分析。对于呼吸道疾患，在伤寒学中还有这么多喘的分析辨证，这个就说到这儿。

葛根黄芩黄连汤方

葛根半斤　甘草二两（炙）　黄芩三两　黄连二两

上四味，以水八升，先煮葛根，减二升，内诸药，煮取二升，去滓，分温再服。

今天谈了一个小发汗，谈了一个大小青龙汤，谈了一个关于喘证的分析，下面再提一个五苓散证。请看第71条：“太阳病，发汗后，大汗出，胃中干，烦躁不得眠，欲得饮水者，少少与饮之，令胃气和则愈；若脉浮，小便不利，微热消渴者，五苓散主之。”第72条：“发汗已，脉浮数、烦渴者[①]，五苓散主之。”第74条：“中风发热，六七日不解而烦，有表里证，渴欲饮水，水入则吐者，名曰水逆，五苓散主之。”后边第141条：“病在阳，应以汗解之；反以冷水潠之，若灌之，其热被劫不得去，弥更益烦，肉上粟起，意欲饮水，反不渴者，服文蛤散；若不瘥者，与五苓散。”还有一个五苓散，第156条：“本以下之，故心下痞，与泻心汤，痞不解。其人渴而口燥烦，小便不利者，五苓散主之。”我找的大概就是这几条都是五苓散。第71条、第72条、第73条、第74条、第141条、第156条。这个五苓散是散末剂[②]，不要把它看得很重。

五苓散方

猪苓[③]十八铢（去皮）　泽泻[④]一两六铢　白术[⑤]十八铢　茯苓[⑥]十八铢　桂枝[⑦]半两（去皮）

上五味，捣为散，以白饮和服方寸匕，日三服。多饮暖水，汗出愈。如法将息。

五苓散病是什么病，叫太阳蓄水证，储蓄的蓄。五苓散的药味是五味药，原来它是共为细末，药店药房都给配成合剂，是猪苓、茯苓、泽泻、白术、桂枝五味药组成，捣为散。看第71条说：“太阳病，发汗后，大汗出，胃中干，烦躁不得眠，欲得饮水者，少少与饮之，令胃气和则愈；若脉浮，小便不利，微热[⑧]消渴[⑨]者，五苓散主之。”（讲的是）五苓散的机制、机转[⑩]。脉浮、小便不利、微热、消渴，膀胱气化不利，因为膀胱是太阳腑，病机是水与

---

① 与里热炽盛，热盛耗津，造成的口干舌燥、热汗蒸上不同，燥热伤津必须用清里热之药。

② 关于药物剂型：丸，缓；膏，调养；散，散；丹，珍贵。

③ 甘淡微苦，淡渗，性平无毒，泻水渗湿，方中首位。

④ 甘淡微寒，除湿。

⑤ 苦甘温略燥，促水液代谢。

⑥ 甘淡平，健脾益胃，渗湿安神。

⑦ 通阳，行水，辛温走表。

⑧ 凡是带有湿的疾患，一般是其热不扬，无大热之象，午后热甚，病难速已。

⑨指膀胱气化失司引起消渴，喝了水还觉口渴，不是糖尿病之消渴。解决口渴的是津液，不是单纯水液即可解渴，必须经过机体的一段生化过程。

⑩膀胱气化功能不好，有表证，为五苓散病机。

热都不散，叫作水热互结[①]。膀胱气化不利、水热互结，这两个表证不能缓解，而且出现了蓄水、水饮不散。这不是水停心下，水停心下是小青龙汤；这是膀胱气化不利。你也不能把这膀胱气化不利看成是尿潴留，因为我们中医说的这膀胱它指的是什么呢，"膀胱者，州都之官，津液藏焉，气化则能出矣[②]"。

我们在机制上说肾合三焦、肾合膀胱。《灵枢・本脏篇》说肾合三焦、膀胱，三焦是决渎水道。由于膀胱气化不利，而导致了水液代谢的失常，出现了微热、小便不利、消渴，渴了喝，喝了也还渴，这不是消渴病，这是由于表不解，膀胱气化不利，那么利用五苓散淡渗利湿，淡渗利水，通阳、化气、行水，那么投以五苓散治疗。"太阳病，发汗后，大汗出、胃中干、烦躁不得眠，欲得饮水者，少少与饮之，令胃气和则愈"。这个也是借助发汗以后津液受损，再去喝点水，胃中干，少少与饮之，这是不需要治疗的，补充点水分就好了。要是出现了什么状态呢，要是出现了膀胱气化不利，这个时候津液不能上承，而小便不利，微热消渴者，五苓散主之。那么这也见过一个，这不要看成是泌尿系感染（尿路感染），尿潴留。咱们朝阳医院见过一个朝阳体育馆的体育教练员，因为他年轻的时候曾经得过肾炎，入院到内科，出现没有尿，诊断是肾衰竭，那么我去治了。就是根据这个考虑他是膀胱气化不利，运用五苓散的原方。

这两天遇见了一个贲门失弛缓（病人），他不能喝水，喝水就噎，也启用了猪苓、茯苓、泽泻，这个病人再来诊的时候他感觉有效。至于他贲门失弛缓能缓解不能缓解，他表述用药以后胃里头得舒服。所以也启发我们对于水饮代谢失常、膀胱气化不利的用五苓散。五苓散也有解表的作用，也有淡渗利湿的作用，（能）通阳化水[③]。

小青龙汤蠲饮大部分药物如干姜、细辛治在中焦；五苓散通阳化水治在下焦。第72条："发汗已，脉浮数、烦渴者，五苓散主之。"这是补续前条的症状，脉浮、小便不利、微热、消渴，渴得发烦，喝了也不解渴，因为气化不利，不能津液上承。所以发汗已，脉浮数、烦渴者，必是他还有小便不利。五苓散的主症[④]应该以小便不利为主，五苓散的表证是微热、脉浮。

伤寒汗出而渴者，五苓散主之；不渴[⑤]者，茯苓甘草汤主之。汗出而渴的用五苓散，汗出不渴的用茯苓甘草汤。茯苓甘草汤治什么病，茯苓、桂枝、生姜[⑥]、甘草是治胃中停水，用茯苓甘草汤[⑦]，所以用生姜散饮、去水；五苓散是膀胱气化不利蓄水，那么蓄到什么程度呢，"中风发热，六七日不解而烦，有表里证，渴欲饮水，水入则吐者，则曰水逆，五苓散主之"。直到五苓散反映到第156条："本以下之，故心下痞，与泻心汤，痞不解。其人渴而口燥烦，小便不利者，五苓散主之。"我们知道这个痞证，伤寒学说的这个痞证，是气痞，没有实体的东西。这个老觉着心下饱满，心下痞，这个痞证有泻心汤痞，其实气血痰火都可以致痞，现在五苓散叫水痞。所以第74条叫水逆。水逆证，因为它水液代谢失常，不能运化，出现了水逆，五苓散主之。对五苓散的应用，原来药店都配好了，现在就是看我们具体问题随着时代的演进吧。知道五苓散蓄水证、太阳随经、太阳传本。太阳随经，至于是不是它的

---

① 水热互结：指太阳膀胱气化失司，表证兼水液代谢失常，化气伤津失和。

② 膀胱：化气藏津，不光是储尿器官。

③ 方老认为五苓散证包括：外感口渴喜饮，苔白腻；慢性尿路疾患兼表证，加瓜皮、车前子；肾性疾患；中焦溃疡性疾患；浮肿；急性吐泻，胃肠功能紊乱；慢性胃肠疾病。

④ 五苓散证：a. 表证：脉浮数，微热，汗出（偏于表虚证）。b. 里证：渴饮消渴，水逆，不多饮，小便不利（吐泻、心下痞）。

⑤ 不渴必有小便不利，中焦气化不利，茯苓甘草汤主之。说明膀胱上承津液的能力尚存。

⑥ 生姜：解表；散水饮。

⑦ 茯苓甘草汤证：表证兼小便不利，不渴（中焦蓄水所致）。

水液代谢的功能失常，又赶上有表邪侵入，随经传本，膀胱是太阳之腑，一经受邪以后，那么气化不利，出现了既有蓄水而且表热不散，五苓散证。膀胱气化不利，可以出现水逆证，可以出现水痞证，可以出现消渴，渴而小便不利为主证的一系列证候，把这几条有功夫大家再看一看。今天的条文说的太多了。说了小发汗3方，说了大小青龙汤，说了关于喘病的设法御变，说了五苓散蓄水证各条。蓄（水）证比较缠绵一点，因为这设法御变了嘛。仲景在麻黄桂枝汤以后应用了170多条呢，咱们还得继续说下去，今天就暂时到这。

第　五　讲

（本讲涉及《伤寒论》条文第16、58、59、62、64、65、66、67、72、76、77、80、81、106、124、125、126条）

好，现在开始。各位同志，下午好！现在我们继续经典学习，《伤寒论》讲课。已经安排了第五讲了，从内容方面，太阳篇、寒伤太阳、表虚证、表实证、辨证治疗、两大系统都已经讲述完了。所以荣卫不和的、失调的，桂枝汤证系；开表散寒的，麻黄汤证系；以及小发汗，桂麻合方都已经介绍完了。还有太阳传本，随经入腑，蓄水证、五苓散证也介绍完了。

今天再介绍，就是太阳蓄血①，太阳传本，随经入腑。因为是膀胱，（属）足太阳，太阳腑证，膀胱气化不行，水气、水停不化，（用）五苓散。今天特殊一点是什么呢？也是随经入腑，但不是水热互结，是热与血结，气血的血，所以叫作太阳蓄血证②：太阳蓄血证以后，就是杂疗方了，就是表证期过去的一些所谓设法御变，就是不止于表证期的一些，仍在太阳篇叙述的，比如苓桂术甘、苓桂姜枣，厚朴、生姜、甘草、半夏、人参这些所谓变化的变，变证。今天把太阳蓄血证，一共4条经文再说一说。

这4条似乎是传统介绍临床经验的不多，但是我认为还可以讲述，所以还要谈一谈。那么，从理论上，从治疗上，也可能提供一些线索，有所发展。关于进一步的学术研究，会有所探讨。太阳病蓄血证③，大家都知道太阳病蓄血证是什么呢，从药处方上来看，太阳蓄血就两个方剂，一个是桃核承气汤，一个是抵当汤，但是书上作者提了4条条文，我说说这4条条文。头一条，第106条，“太阳病不解，热结膀胱，其人如狂，血自下，下者愈。其外不解者，尚未可攻，当先解其外，外解已，但少腹急结者，乃可攻之，宜桃核承气汤”④。这是一段，这个是轻的太阳蓄血证。

桃核承气汤方

桃仁五十个（去皮尖）　大黄四两　桂枝二两（去皮）　甘草二两（炙）　芒硝二两

① 太阳病有太阳经证有表虚证，表实证，经腧不利，表寒里热，表寒内饮。太阳腑证：蓄水证，气化不利，五苓散；蓄血证，桃核承气、抵当汤类（手太阳小肠，足太阳膀胱，在此均指膀胱部位，小肠是受承部位）。

② 太阳蓄水证：水热互结，膀胱疾患，五苓散。太阳蓄血证：热与血结，膀胱疾患，桃核承气汤。

③ 太阳病蓄血证：

病机：热结膀胱（太阳之腑）。

症状：其人如狂，少腹急结。

转归：血自下，下者愈。

治疗：桃核承气汤。

注意：其外不解者，尚未可攻。

④ 提要：蓄血证的病因症状、治疗步骤和方法。

上五味，以水七升，煮取二升半，去滓，内芒硝，更上火微沸，下火。先食温服五合，日三服。当微利。

再往下，写在第124条、第125条、第126条，我读一下，“太阳病，六七日，表证仍在，脉微而沉，反不结胸，其人发狂者，以热在下焦，少腹当硬满，小便自利者，下血乃愈。所以然者，以太阳随经，瘀热在里故也。抵当汤主之”。这是第124条。再往下，“太阳病，身黄，脉沉结，少腹硬，小便不利者，为无血也；小便自利，其人如狂者，血证谛也，抵当汤主之”（第125条）。再往下一条，“伤寒有热，少腹满，应小便不利，今反利者，为有血也，当下之，不可余药，宜抵当丸”（第126条）。

抵当汤方

水蛭三十个（熬） 虻虫三十个（熬，去翅足） 桃仁二十个（去皮尖） 大黄三两（酒洗）

上四味，以水五升，煮取三升，去滓，温服一升，不下，更服。

抵当丸方

水蛭二十个（熬） 虻虫二十个（去翅足，熬） 桃仁二十个（去皮尖） 大黄三两

上四味捣，分为四丸，以水一升，煮一丸，取七合，服之，晬时当下血，若不下者，更服。

这么3条，桃核承气汤和抵当汤，这两个处方都治太阳蓄血证。看这立方呢，桃核承气汤是调胃承气汤加桃仁、桂枝。抵当汤方[①]（组成）是水蛭、虻虫、桃仁、大黄，原书上有。对比之下，两个方子都有活血逐瘀的作用，在口服药里来说，桃核承气汤所用药物草药居多；抵当汤所用的就是昆虫药多，水蛭、虻虫、桃仁、大黄。那么，在蓄血证里头，两个处方从第一可需要研究的随经入腑，在治疗上都叫攻逐瘀血，“血自下，下者愈”。所以探讨瘀血在哪，从哪下，那么，如果得以见血了，病机可以好转。随经入腑，膀胱是太阳之腑，但这里需要研究讨论的，“血自下，下者愈”，不是尿血，水热互结是小便不利，热瘀血结，叫“血自下”，而且在辨证上来说，请看小便自利者，下血乃愈。第125条，说“小便不利者，为无血也”，那么，第124条，“小便自利者，下血乃愈”，说明不是水热互结，尿路上应该是很正常的局面。那么，尿路上是很正常局面，蓄血在什么部位呢，我个人体会，它的“血自下，下者愈”，应该是从这个，要是从治疗上，应该是谷道、消化道——便血，或者是妇科出血。除此以外，下窍的出血再没有别的出路。所以从研究上，下血乃愈，得血是好转的局面，可是因为原著上不同于我们今天的认识，所以第一我表态，说你见过没有，热瘀血结，照原文这样列举的，临床上我也没见过，说你没见过你怎么还讲这个，因为在实践中我们值得研究的桃核承气汤，桃仁、大黄同用，活血化瘀，在临床上不少见。比如说妇科的月经不调，妇科的闭经证；在下焦的，小腹部的实邪方面，需要攻人的，这个我们临床上是可以应用的。当前最时髦的血府逐瘀，是吧，不只是下焦，而且广泛地应用，王清任先生的活血化瘀，配成丸剂，治多种病情的瘀血症状。所以这一条，热瘀血结，我们只能考虑到仲景先师传述给我们活血化瘀的方法，治疾愈病这可以理解的。但是他提到的血自下，下者愈，热瘀血结，热蓄下焦，太阳传本，随经入腑，那么我们在临证上有所考虑的。血自下，下者愈，到底下了多少？在肉眼观察下，是出血持续，是出血10cc（ml），是出血少量，还是造成了

① 抵当汤方解：作用于下腹部的活血行瘀法（机制待考）。大黄：苦寒降火，攻逐瘀滞，推陈出新。桃仁：苦辛润肠，活血行瘀。水蛭：咸苦气辛有毒，熬（炒）用通利水道，行血坠胎。虻虫：咸苦气寒有毒，治一切血结诸病。

出血很多，这个问题我们结合现代认识论，还应该有所见地，不可冒失地认为说，血自下，下者愈，（而）造成大出血，恐怕（在）与扶正祛邪、保证安全方面，在我们读书运用古方（时），不得不加以注意。

再从证候上咱们来分析，热蓄下焦，血分，病人是出现了什么症状，他提示热结膀胱，其人如狂，少腹急结，那么病重的时候，热在下焦，不是如狂了，而是说其人发狂，发狂比如狂要重得多。大家知道重阳者狂，重阴者癫，那么狂躁不安，由于邪热扰心，心主血脉，心主藏神，所以热瘀血结之后，在神志方面出现了如狂、发狂，具体病灶、具体病位谈到了少腹急结者，那么就有症状反应了，而且还有实性的反应了。小腹、下腹部有急结，那是突发的结聚，那么是包块还是囊肿呢，在抵当汤里说的少腹当硬满，而且与尿路没有牵扯，所以在临床辨证上，我们今天还需要细致地推敲。是肿块，是肿物，是良性的，是恶性的，是旧有的蓄积，还是新得的发作？所以在太阳表证内传，就说在疾病的前驱期出现了一些头疼、发热、身疼、恶寒，而且在抵当汤里头提到表证急性期，桃仁承气汤，太阳病不解，热结膀胱，在治疗上还要先表后里，外解已，但少腹急结者，乃可攻之。到抵当汤提到了表证仍在，脉微而沉，反不结胸，就是上腹部没有反应，表证还没完，已经出现其人发狂了，这种里急证说明表证仍在，脉微而沉，说明病势向里了，不等着先表后里了，直接您就从里治吧。“脉微而沉，（反不结胸）其人发狂（者），（以）热在下焦，小腹当硬满，小便自利，下血乃愈，所以然者，太阳随经，瘀热在里故也。”抵当汤，桃仁承气汤，从理论上它解释为在表证期过去，随经入腑，热瘀血结，出现了小腹部、下腹部的实体病已经反映出来了，有硬满了，除外了尿路，小便自利，血证也，那么这个时候要用攻瘀除血的方法，给桃核承气汤合适，给抵当汤合适，值得我们医务人员考虑了。那么，这个病究竟是宿疾，还是新得？这里还有一个线索，“太阳病，身黄脉沉结”，还有一个黄，发黄。所以在仲景时期，对于这个出现身黄的问题，不如今天我们知道有比如说梗阻性黄疸，有肝胆疾病——肝细胞性黄疸，有血液病的——溶血性黄疸，这里就谈到“身黄脉沉结”，但临床望诊见症，已经身黄了，不难考虑，不是梗阻性黄疸，也不是肝细胞性黄疸，可能与溶血有关，这是一人之见。当然我们说肝硬变（化）也有黄疸，可是肝硬变是大腹鼓胀，它不是单纯的少腹硬。“小便自利”，肝硬变可以小便不利，不但瘀血，而且还瘀水。因此在这些问题上，作为科研课题，作为我们观察病人，水蛭、虻虫、桃仁、大黄，有很广阔的科研前途，所以还把它作为理论，太阳蓄血证，跟大家交谈一下。但是在临证上，还要提一下我个人的经验。水蛭、虻虫、桃仁、大黄，我见过用水蛭的，我也亲自煎煮过水蛭。水蛭就是马鳖，就是南方河床里头，种稻（子时在稻）田（里）要是钻到血管里头，它往上，造成很痛苦的感觉，得拿鞋底子去拍，那水蛭还能退回去，我没有这个经验。但是对于水蛭要是煎药的时候，我体会非常的不好闻，跟那个熬胶一样的那味道。在临床上我见到我们宽街（北京）中医医院王大经王师兄他搞对于肝硬变活血逐瘀，他在临床上不少应用，这是我曾经抄过他的处方，用水蛭的。虻虫没体会，有什么体会，有错误的体会。什么叫错误的体会？虻虫又叫斑蝥，某病人他因为是，人家中秋节吃酥皮的月饼叫翻毛月饼，广东月饼是厚馅薄皮。翻毛月饼是酥皮，大团（馅），他听说翻毛，他误用了斑蝥了，（翻毛）他听成是斑蝥，他就上中药店去买了几颗斑蝥就着月饼吃了。吃了以后，到我们家去看门诊，大量的血尿出现，有这个反应，所以自此我也不用这个虻虫了。关于水蛭、虻虫，临床没有过多的经验，看见过市中医医院王大经王师兄用水蛭活血逐瘀的方子给患者，肝硬变活瘀治疗，但是没见临床有什么不好的反应。虻虫就是遇到这么一例，过多地出现血尿，而且还少腹拘急，有这个反应。桃仁、大黄临床常用，常规用药，一般都得到活血化瘀的好的结果。

综合起来，太阳蓄血证，桃核承气汤与抵当汤对比，桃核承气汤（证）是轻型的蓄血证，抵当汤（证）是重症的蓄血证，有待于将来各位临床上再做补充。桃核承气汤，虽不见于临床病例，见的蓄血证不多，但是在活血化瘀体系上的应用是很广泛的，它是调胃承气汤加桃仁、桂枝，可以活血逐瘀。那么，似乎下血乃愈，是脓血便，或者是直肠病变，或者是下腹部位的前列腺疾患等，请大家考虑在哪一个时机，在疾病的演变过程当中还有没有什么增补，有待于大家参考，这一段就说这些。

那么，太阳病，太阳经腑，麻黄，桂枝，太阳蓄血谈完了。下面，再给大家谈一谈栀子豉汤证，在谈这个之前，就说其他麻黄桂枝体系，蓄水、蓄血，以后我们最需要复习的有几条，请大家考虑。

第一个就是前面第16条，“太阳病三日，已发汗，若吐、若下、若温针，仍不解者，此为坏病，桂枝不中与之也。观其脉证，知犯何逆，随证治之”。就是这一小段，这条是两个段落，从“三日已发汗，若吐，若下，若温针，仍不解者，此为坏病，桂枝不中与之也。观其脉证，知犯何逆，随证治之”。下边已经说过了，桂枝发汗是解肌发汗，调和荣卫。下边那一段（16条）已经说过了，“若其人脉浮紧，发热，汗不出者，不可与之也”，就是表虚证、表实证的界限，如果弄错了，就是误治、失治，“常需识此，勿令误也”。现在我们说这个前半段，是更广泛地应用了，这个《伤寒论》之六经中，皆有伤寒，非伤寒中独有六经。“太阳病，三日已发汗，若吐、若下、若温针，仍不解者，此为坏病，桂枝不中与之也。观其脉证，知犯何逆，随证治之。”那么我说我们每天在做什么工作，每天在做“观其脉证，知犯何逆，随证治之”。好，方主任，您刚回来，您干什么去了，我观其脉证，知犯何逆，随证治之。您看什么病来着，我看已发汗，若吐、若下、若温针，仍不解者，此为坏病，观其脉证，知犯何逆，随证治之，是不是都是坏病，也不一定，是吧。但是，它表证期过去了，再有临床反应，都反映在下边这些条文。

张仲景也不是不能自圆其说，请看第58条，“凡病，若发汗，若吐，若下，若亡血，亡津液，阴阳自和者，必自愈①”。所以我们中医的匾额上，有时候人表扬我们“今日岐黄，医术精良”，还有人写“燮调阴阳”，这意思“凡病，若发汗，若吐，若下，若亡血，亡津液，阴阳自和者，必自愈”。您当医生，每天“阴阳者天地之道也，万物之父母，生杀之本始，神明之府也，故治病必求于本，本于阴阳”。那么我们在医疗上，观其脉证，知犯何逆，随证治之，我们不是无原则的，我们的原则就是调和阴阳，所以仲景先师在一系列的荣卫不和下，中间第58条插进这么一条，“凡病若发汗，若吐，若下，若亡血，亡津液，阴阳自和者，必自愈”。这些既适合个别的原则，也适用于广泛的普遍诊病。

在自然疗能上，最表浅的他提了一条，第59条，“大下之后，复发汗，小便不利者，亡津液故也，勿治之，得小便利，必自愈②”。这个大下之后，究竟治疗对症不对症呢，又发汗，下后，伤津损液，发汗，伤正气。那么病人出现了，经过了汗、下驱除病邪之后，小便不利者，亡津液故也。他要是小便不利，那么，脉浮，发热，渴欲饮水，就是热与水结了，水热互结了，那就得开五苓散了。他现在只提到小便不利，这个时候是什么呢，津液损失，那么体质的消耗有待恢复，那怎么样呢，他就稀粥烂饭，您就给点营养，慢慢地补充，经过自然疗能，得小便利，必自愈。所以整个的《伤寒论》治疗，治温病注重在养阴，治伤寒重在存津，就是由这一条得出来的结论的。伤寒重在存津，温病重在养阴，它的根源就是所谓扶正祛邪，还要能

① 此条为辨证大法，病自愈的情况。“伤寒重在存津”，“温病重在养阴”。《伤寒论》一书所讲为保胃气，存津液。治疗原则：燮调阴阳。

② 汗下伤津液导致小便不利。此条为自愈例。

够知道这个疾病，身体只要正气有回转的，（就）有自愈之机。那么以后，下边诸如各条，都是设法御变，我先说一段，栀子豉汤证。咱们现在蓄血病谈完了。治病的原则，"三日已发汗，若吐、若下、若温针，仍不解者，此为坏病……知犯何逆，随证治之"。但是掌握要注意保气存津，不要伤正，给它一个向愈的机转，这是我们医生治疗的最合理的手段。

我再说说栀子豉汤，有什么感想。很简单，栀子豉汤就两味药，栀子豉汤，第76条，第77条，到第81条[①]，这是在本文上的最主要的几条的栀子豉汤证。请读第76条，"发汗后，水药不得入口为逆，若更发汗，必吐下不止"。这是一个倒插笔，和栀子豉汤没有直接关系。栀子豉汤证，因为有的书上就把它再起一条了，"发汗吐下后，虚烦不得眠，若剧者，必反复颠倒，心中懊憹，栀子豉汤主之；若少气者，栀子甘草豉汤主之；若呕者，栀子生姜豉汤主之"（第76条）；"发汗若下之，而烦热胸中窒者，栀子豉汤主之"（第77条）；"伤寒五六日，大下之后，身热不去，心中结痛者，未欲解也，栀子豉汤主之"（第78条）。

栀子豉汤方

栀子十四个（擘） 香豉四合（绵裹）

上二味，以水四升，先煮栀子，得二升半，内豉，煮取一升半，去滓，分为二服，温进一服，得吐者，止后服。

到这是栀子豉[②]汤，下边又两条，栀子豉汤的变法，一个是栀子厚朴汤，一个是栀子干姜汤。"（伤寒）下后，心烦，腹满，卧起不安者，栀子厚朴汤主之"（第79条）。栀子厚朴汤是栀子、厚朴、枳实，就是小承气汤去大黄，换成栀子。栀子干姜汤，就两味药，栀子十四枚，干姜二两。从这里来说，我觉得要先从药证的解释方面，以方测证。栀子这味药，我们平常多用炒过的，叫炒山栀。炒栀子，是苦寒药。栀子是灌木，不是高大的树，药用其果实，果实里头含有很多的小粒，小籽粒，南北都有。气味是苦寒，能清热、解毒，入肝胆三焦经，散胸中的热、肝胆热[③]，在配方中，我们看到的，张仲景栀子豉汤治表证后的余热，那么这个叫作栀子豉汤，热扰胸膈，膈热，那么，用栀子、豆豉[④]，栀子豉汤治伤寒，汗吐下后，热扰胸膈[⑤]，证治可用栀子豉汤。那么这么简单的配方，为什么还把它提到议事日程上来说呢，各位同志要注意，栀子豉汤的配方给我们历史上形成了银翘散的发明的前人，知道张刘朱李四大家，河间先生，凉膈散，"凉膈硝黄栀子翘，黄芩甘草薄荷饶"，是吧。这个栀子清膈热，清上焦郁热，成为凉膈散的应用。河间先生继栀子豉汤出现了凉膈散，后世温热学派继承了凉膈散，膈热内容，出现了辛凉宣解的银翘散，所以这样一提，大家就注意到重视用栀子的问题了。

栀子甘草豉汤方

栀子十四个（擘） 香豉四合（绵裹） 甘草二两（炙）

上三味，以水四升，先煮栀子、甘草，取二升半，内豉，煮取一升半，去滓，分二服，温进一服，得吐者止后服。

---

① 从第76至第81条，为栀子豉汤方证讨论（症情逐条渐重）。

② 二味同煎，泻热除烦，化浊宣郁，轻透之剂（辛苦寒合化）。此方多用于外感热病，亦有用于内科杂病，为凉膈散与银翘散的前身。

③ 栀子：木本，苦寒（苦能降，寒能泻热）。泻心肺火（膈间疾患有证候时多用，现推广其他部位均用，栀子柏皮汤、栀子金花丸、龙胆泻肝汤），泻三焦火，泻膀胱肾热（凉膈散、茵陈蒿汤、小蓟饮子）。药效，清热泻火，利尿除烦解毒，并治吐衄、淋血。

④ 豆豉：黑豆蒸发发酵而成，有味辛温，有味辛凉，个人意见不必争议，因其制法不同所得性味不同，用桑叶味辛凉，用麻黄、苏叶味辛温。豆豉发酵后，气清芳香，有升散的作用，走上焦，清宣邪热。

⑤ 胸膈为热邪所扰（清浊相干）；胸膈，为心肺之所居，属上焦之里不到中焦；心主血，肺主气，为宗气之所在。

栀子生姜豉汤方

栀子十四个（擘） 香豉四合（绵裹） 生姜五两（切）

上三味，以水四升，先煮栀子、生姜，取二升半，内豉，煮取一升半，去滓，分为二服，温进一服，得吐者止后服。

但是，栀子的应用，我们提一提，例如这里是清膈间郁热，栀子还有仲景先师在治疗肝胆病，身黄，有栀子柏皮汤。茵陈、栀子、大黄，著名的对于在急性发作的，接近于甲肝，利胆，茵陈蒿汤。我们历代（用）在妇科疾患（的方剂）最出名的是逍遥散丸加上炒山栀、粉丹皮，叫加味逍遥丸、加味逍遥散。所以清心泻火，清少阳三焦热，栀子的药效很好。那么栀子豉汤，它的煎服法，后边说，得吐者止后服，在临床验证上，我没看见吃栀子豉汤造成吐的，不像瓜蒂散似的。又有人说，注解伤寒论的人说这是误笔，或者是传抄的误差，我们也不必有什么关于更改的建议。但是栀子豉汤没有吐，每用银翘散加栀子，也常用。豆豉是辛凉解表药，汗散药，发汗。在银翘散中，淡豆豉是透表的主要药物。豆豉是加过工的粮食，有时候是黄，有时候是黑，在药界的老师（讲的）是很详细的了。除去这个解毒发汗退热以外，还有人解释说豆豉像肾，取类比象，能引肾中阳气上升，所以栀子豉汤加上豆豉，又能安神，和调心肾，这个学说估以待考，总之，栀子豆豉成（作）为辛凉宣解，解其胸中郁热（的药物）是很理想的。

那回来再看条文，“发汗、吐下后，虚烦不得眠”，所以这个病情，并不是疏泄攻下太过，虚烦不得眠都可以应用。要说剧者，心中懊憹，也有说句俗话，叫窝囊，但就是怎么也不合适，反复颠倒，坐着也不合适，躺着也不合适。郁火扰人，郁热扰人，睡不好，失眠，那么都可以用栀子豉来进行处理。“若呕者，栀子生姜豉汤主之；少气者，栀子甘草豉汤主之”，这个不再多描述了。生姜，和胃降逆；甘草补中、培中，调和诸药。下边，“发汗若下之，而烦热，胸中窒者，栀子豉汤主之”。这个比心中窝囊稍微厉害点，这个病情，下边是反复颠倒，虚烦不得眠，现在是烦热，胸中闷窒，一层比一层的重。下边再说，大下之后，身热不去，有体温了，心中结痛，甚至于到底是胃脘疼，到底是绞痛感，总之，胸中郁热扰胸构成的问题，栀子豉汤可以治。所以这三条，应该说第76条、第77条、第78条，虽然证候反应不同，一条比一条的症状轻重而已，机理是一样的，栀子豉汤主之。

再往下两条（第79条），“伤寒下后，心烦，腹满，卧起不安者，栀子厚朴汤主之”。（病变部位）就更（往）下了，上边是热扰胸膈，现在下后，里气不畅，出现了腹满了，卧起不安，都是一些观其脉证，知犯何逆，调理、调节，它要（是）构成了痞满燥实，就是小承气汤了，现在热扰胸膈，腹满，卧起不安，用的是栀子、厚朴、枳实。厚朴，宽中去滞；枳实，行气散结，叫栀子厚朴汤。

栀子厚朴汤方

栀子十四个（擘） 厚朴四两（姜炙，去皮） 枳实四枚（水浸，炙令黄）

上三味，以水三升半，煮取一升半，去滓，分二服，温进一服，得吐者，止后服。

再下一条（第80条），“伤寒，医以丸药大下之，身热不去，微烦者，栀子干姜汤主之”。这个泻下他提出了一个特点，丸药本是缓和病的药物治疗，仲景先师，那个时期，丸宜缓之，饮片，汤药是荡涤，这个水药。但是在治疗上，这个大夫也突出，他以丸药泻下，他丸药用的是巴豆，还是用的是那一种峻下的量，以丸药荡下之。身热不去，微烦者，所以考虑到丸药攻下，必之于有点苦寒伤正，在栀子豉汤的基础上，又加上二两干姜，栀子干姜汤主之。

栀子干姜汤方

栀子十四个（擘） 干姜二两

上二味，以水三升半，煮取一升半，去滓，分二服，温进一服，得吐者，止后服。

（第81条）“凡用栀子汤，病患旧微溏[①]者，不可与服之。”要有长期腹泻的，那当然可能是脾虚，胃肠功能不行，这个时候不用栀子以防苦寒伤正。

仲景先师在这里头给介绍了一个热扰胸膈的清解药，清解膈热，给我们后世治疗辛凉宣解提出了线索，所以把栀子豉汤今天归纳在一起跟大家谈一谈。栀子的应用，我常使炒山栀，常规用，那么，一般五六克，都是可以的，最高10g，也不见得有什么反应。栀子豉汤没有引吐的作用，提供各位参考。

再有，刚才还有一个蓄血证，还有一点没提，补充一下，谈到丸药了，抵当汤与抵当丸，抵当汤这个药重，易伤正。所以张仲景也谈到了一个问题，第126条，“伤寒有热，少腹满，应小便不利，今反利者，为有血也”，强调不是水热互结，是热与血结。“当下之，不可余药，宜抵当丸”，那就是把抵当汤撮面子，成为抵当丸，再去煮，煎煮，再补充一下，知道这个丸散膏丹，仲景先师还是都用。

刚才这一学时，谈到一个是太阳蓄血证，一个是栀子豉汤证，一个桃核承气汤，一个抵当丸，不同的内容，请大家参考。

下面我们继续，设法御变，这是“太阳病（三日），已发汗，若吐、若下、若温针，仍不解者，此为坏病，桂枝不中与之也。观其脉证，知犯何逆，随证治之”“凡病若发汗，若吐，若下，若亡血，亡津液，阴阳自和者，必自愈”。那么，我们现在处理这个表证预后、阴阳失调的案例相当多了。

我们再继续，刚才谈了蓄血、蓄水证以后，栀子豉汤。再往下谈，我想先谈第62条，“发汗后，身疼痛，脉沉迟者[②]，桂枝加芍药生姜各一两、人参三两新加汤主之[③]”。这一条在调和荣卫的基础上，对于正气虚弱，血不荣筋的那么一种治疗，仲景先师的配方，都也是博采众方而来，尤其是这一条，他把桂枝汤加芍药生姜各一两、人参三两新加汤，他明确了这一条不是别人立题，是他本人立方，所以他说叫新加汤方。方剂应用很广泛，身疼痛，脉沉迟，说明汗出伤阴，汗出伤正，气阴两伤，所以加人参，大补元气。那么，人参这个怎么选择品种，是临床上目前很值得商榷的问题。在汉代的时候，恐怕在仲景书本上没有高丽人参，也没有提这个是野山参，更没有谈西洋参，他也没有写党参，我们今天是党参、别直参、红人参、白人参，还有干晒参、西洋参、华旗参、太子参，参的品种，关于参的应用恐怕得随着每一地方中药的规格，个人掌握。

桂枝加芍药生姜各一两、人参三两新加汤方

桂枝三两（去皮） 芍药四两 甘草二两（炙） 人参三两 大枣十二枚（擘） 生姜四两

上六味，以水一斗二升，煮取三升，去滓，温服一升。

本云桂枝汤，今加芍药、生姜、人参。

要说是现代作为保健来说，到底是怎么样取择，作为急症的应用和慢性病的调理，每个人、每个医师、每个单位都有不同的经验，希望大家互相交流。因为不好统一规格，在药效学方面值得考虑。人参以外，生姜、芍药还可以，我认为，生姜和胃降逆，芍药可能还是炒白芍，是赤芍的时候不多，加芍药、生姜、人参，扶正祛邪，敛阴和胃，对于解决身疼痛的

① 此条为栀子豉汤的禁忌证。旧微溏：中阳素虚，脾胃虚弱，久泻之患的病人不宜苦寒。

② 身疼痛，脉沉迟：沉为在里（荣虚），迟为气虚（不足）——（仲景《脉经》）。

③ 此条为桂枝新加汤证治。汗后气阴虚（亏）营血少证。生姜：助胃气；芍药：敛阴气；人参：大补元气，生津液。应用：此方治疗心动过缓，可有疗效。

问题是很有好处的。当然你如果推敲的话，你说身疼痛，它是关节疼，还是强直性脊柱炎，还是风湿性疼痛，还是类风湿疼痛，有待我们在学术上的发展。总之，在外感急性病过后的身疼痛，出现在脉沉迟的证候上，应该说是扶正祛邪。如果不用桂枝新加汤，开个十全大补汤可以不可以，开个八珍汤可以不可以，我认为在学术发展上都不可以孤注一掷，但是对于临床的气血两补，仲景已经开辟了先河，有待于我们继续发展。

下面，第64条，"发汗过多，其人叉手自冒心，心下悸，欲得按者，桂枝甘草汤主之[①]。这就更简单了，叉手，交叉着两手，捂着心口，感觉是心下在波动，这个心下悸，只有是主诉的感觉，问诊的结果，那到底是心室早（搏），是（心）房早（搏），还是心律不整，按着不舒服，拒按为实，喜按为虚。

桂枝甘草汤方

桂枝四两（去皮）　甘草二两（炙）

上二味，以水三升，煮取一升，去滓，顿服。

所以仲景先师在这条上，心下悸，欲得按者，用桂枝甘草汤，就两味药，桂枝通心阳，炙甘草培中。我认为这是单方简单的，易得，我们是不是还需要"大包围"，再加上通心络，再加上救心丹，要看具体情况。这个是从学术上来说，你现在就开两味药，病人有没有什么反应，有待于我们医务工作者更好地以提高疗效为主进行探索。

再往下，先说第66条，"发汗后腹胀满者，厚朴生姜半夏甘草人参汤主之"。我看这个腹胀满是肠积气，这个时候可能消化功能由于发汗以后气机不畅[②]。关于汗的问题，肾主五液，入心为汗，汗为心之液。发汗可以伤心阳，发汗也可以伤阴，汗多了可以化燥，发汗还可以伤正气，因此胃肠积滞不畅快，腹胀满，脾虚，脾胃虚弱，厚朴生姜甘草半夏人参汤。我个人建议，腹胀满的，厚朴生姜甘草半夏人参（汤）[③]。这还是偏于又有虚又有胀，在临证上推敲，胃肠积滞，厚朴生姜甘草半夏人参汤，也给我们今后的二陈汤、加味保和丸、平胃散开辟了广阔的应用道路；藿香正气都可以考虑在消化道、消化功能上的调整，有很广阔的道路；当前的新药，气滞胃痛冲剂。《通俗伤寒论》有七味药，就是陈皮、半夏、茯苓、炙甘草、鸡内金，焦神曲压成药面子，缝在布袋里头，治小儿消化不良很好。所以从这里看，我们在两汉时期，治疗胃肠功能胁腹胀满已经开辟了先河，厚姜半甘参汤是很有意义的。

厚朴生姜半夏甘草人参汤方

厚朴半斤（炙，去皮）　生姜半斤（切）　半夏半斤（洗）　人参一两　甘草二两（炙）

上五味，以水一斗，煮取三升，去滓，温服一升，日三服。

再往下一段，我们再谈，一个是第67条，"伤寒，若吐、若下后，心下逆满，气上冲胸，起则头眩，脉沉紧，发汗则动经，身为振振摇者，茯苓桂枝白术甘草汤主之"。这一条也是4味药，简单说叫苓桂术甘证。这个经过了恐怕是坏病，这是治疗失当，若吐，若下后，恐怕

① 此条为汗多伤心阳证治。心阳虚，投桂枝甘草汤。

② 汗伤脾气：脾胃为水谷之海，生化之源。汗后腹胀，为虚胀，虚气留滞。正常条件下，清气上升，浊气下降。如病态则清浊相干。

③ 厚朴生姜甘草半夏人参汤（厚姜半甘参汤）：为和法，和解之方（扶正祛邪并用为和法）。其代表方剂为小柴胡汤。和为加法，不能解释为矛盾调和论。

方中厚朴苦辛温，破滞除满，苦辛者都能行气，辛开苦降。随补药中为厚姜半甘参汤，随泻药中为大小承气汤。又有厚朴三物汤、厚朴七物汤。

生姜：暖胃通阳。

半夏：开结，降逆止呕。

人参、甘草：培中补脾胃。

它治法没有治得很满意，但是它的表证期已经过渡了，也没有病传阳明，出现了什么病呢，我个人斟酌先后，这是一个水饮上犯（证）。

茯苓桂枝白术甘草汤方

茯苓四两　桂枝三两（去皮）　白术二两　甘草二两（炙）

上四味，以水六升，煮取三升，去滓，分温三服。

因为什么我说它是水饮呢，因为我看到《金匮要略·痰饮咳嗽病篇》，仲景先师他写着："心下有痰饮，胸胁支满，目眩，苓桂术甘汤主之。"在《金匮要略》里头："心下有痰饮，胸胁支满，目眩，苓桂术甘汤主之。"他还写了一条原文："夫短气有微饮，当从小便去之，苓桂术甘汤主之。肾气丸亦主之。"所以从这两条和这条验证上，就是没有吐下，患者有胸胁支满，目眩，短气，气上冲胸，这里写着是心下逆满，这个水不化气，痰饮内停，病人反映心下逆满了，水寒上犯，气上冲胸。有水的头眩，清阳不升，脾主清阳之气，清阳不升，患者起则头眩，而且脉沉紧，沉为在里，紧则为寒。更且说这种痰饮的时候，还不可发汗了，发汗则动经，身为振振摇，就要虚其正气，伤其经气，这个病看似比较轻，但是在处置上要很好地进行推敲，用苓桂术甘汤主之。桂枝通阳，助水，解表，活瘀；茯苓、白术，健脾益胃，淡渗利湿；炙甘草调和诸药，补中。因此，苓桂术甘汤作为脾虚水寒，水饮内停，我们大家都知道，你要是把水单纯以为说就是喝的水，H_2O，是不正确的，因为这里提的是"饮入于胃，游溢精气，上输于脾，脾气散精，上归于肺，肺朝百脉，通调水道，下输膀胱"，你得从这样"肺脾肾三焦者，水谷之道路，气之所终始"来理解。你要单纯理解这就是喝的水，这是曲解了精气津液血的认识。所以"伤寒，若吐、若下后，心下逆满，气上冲胸，起则头眩，脉沉紧，发汗则动经，身为振振摇者，茯苓桂枝白术甘草汤主之"。苓桂术甘汤不只在《伤寒论》中有，在杂病中也有。杂病中心下有痰饮，胸胁支满，目眩，短气，有微饮，苓桂术甘汤主之，这是水饮内泛。

下边再说说前头这一条。这叫苓桂术甘汤，前头还有一条，第65条："发汗后，其人脐下悸者，欲作奔豚，茯苓桂枝甘草大枣汤主之①。"这叫苓桂草枣，那叫苓桂术甘，那个是起则头眩，脉沉紧，心下逆满，这一条是脐下悸，说病位低一些，所以这条苓桂草枣，脐下悸，这是水停于下，用茯苓桂枝甘草大枣汤主之。

茯苓桂枝甘草大枣汤方

茯苓半斤　桂枝四两（去皮）　甘草二两（炙）　大枣十五枚（擘）

上四味，以甘澜水一斗，先煮茯苓，减二升，内诸药，煮取三升，去滓，温服一升，日三服。作甘澜水法，取水二斗，置大盆内，以杓扬之，水上有珠子五六千颗相逐，取用之。

仍然是桂枝通阳，茯苓利水，再加上甘草、大枣和中。脐下悸，欲作奔豚，奔豚，叫奔豚，这不是奔豚病，欲作奔豚，像要得奔豚病似的。奔豚是什么病？气从少腹上冲胸，就一种感觉，我们中医学说叫作奔豚气，这种是由于下焦寒、肝经郁结出现的。他是欲作奔豚，气从少腹上冲胸，欲作奔豚，欲作奔豚的病这是一个；还有一个，仲景后边有桂枝加桂；还有一个就是《金匮要略》有个奔豚汤，我们这里不出话外，还是说这条。这条很简单，要与苓桂术甘汤对比，苓桂术甘汤，水饮停于中焦，苓桂草枣汤寒水在下，就这么点不同。因此，在处置上，凡有脐下悸的，以苓桂草枣汤为主。特别是在这提出一下，苓桂草枣汤的煎服，由于引水下行，可以促进水液的代谢，当前在实际应用上，我们并不提倡太多，在具体

① 此条为汗后心阳虚，肾水欲动证治。加茯苓、大枣，培土利水。心肾阳虚，苓桂甘枣汤。桂枝可通心阳，引火归原，以助肾阳。

仲景先师的煎服法，苓桂术甘汤是普通水，苓桂草枣汤是用特制的水，叫甘澜水，大家知道甘澜水是什么，似乎是那个软水。咱们平时用这个水，长流水；它用那个，用一个大盆，用这个木棍子去搅这水，就是这样，没有增加什么内容，搅得这个水上头有许多的泡引起来，没有杂质，搅了以后再拿这水煎药，以促水液的代谢，能够加快水液代谢，张仲景先生叫甘澜水，甘澜水见于《神农本草经》已经有了。

咱们再重复一下刚才提到的设法御变，“身疼痛，脉沉迟，桂枝加芍药，生姜各一两，人参三两新加汤”，这是侧重于补元气，培补气机，调和荣卫以治身疼。发汗过多，“其人叉手自冒心，心下悸，欲得按者”，这是桂枝甘草汤，是通心阳，以治心悸。脐下悸，欲作奔豚，苓桂枣甘汤，淡渗利水，除饮，治脐下悸。起则头眩，脉沉紧，发汗则动经，身为振振摇，这是健脾，淡渗利湿，以治痰饮，心下逆满，气上冲胸，这是苓桂术甘汤。总之，在健脾化湿，利水方面，有着这样的见解。此外，在调和胃肠气机、腹胀满，厚姜半甘参汤，以和胃、和中，给我们在临床治疗设法御变提出来这些不同的方治。

下边再谈2条正治的处理。今天谈了“凡病若发汗、若吐、若下、若亡血、亡津液，阴阳自和者，必自愈”“大下之后，复发汗，小便不利者，亡津液故也，勿治之，得小便利，必自愈”。

下面还有总则的指导，比如说第90条：“本发汗，而复下之，此为逆也。若先发汗，治不为逆。本先下之，而反汗之，为逆。若先下之，治不为逆[①]。”所以病有标本，治有先后，汗吐下三法都是扶正祛邪，所以由表急于里，就得发汗，然后再治里；里急于表的，就得先治里。“本先下之，而反汗之，为逆。若先下之，治不为逆”，这也是一个汗下的大法，也成为一个治疗的总则。大家在这个总则条文上，虽然不出处方，但是在指导原则上应该争取综合、统一、全面看问题，来进行处置。

第　六　讲

（本讲涉及《伤寒论》条文第37、96、97、98、99、100、101、102、148、263、264、265、266、267、269、270、271、272条）

学习现在开始。（先回顾一下）我们已经（学过的内容），太阳篇进行了几个回合，从解表，麻黄（汤证）、桂枝（汤证）辨证论，到设法御变；中间有小发汗，（有）麻黄桂枝（汤证制小其服案例），表虚表实证；还有太阳蓄水，随经入腑，太阳传本，热热互结，热与血结，抵当汤证；还有栀子豉汤（系列），设法御变都已经复习过了。

今天再继续下一个内容，我想先把柴胡剂说一说。柴胡剂的条文很多，那么，怎么解释好呢？先把柴胡汤的情况说一说，然后再说，有的讲义它按照条文说小柴胡汤证之一，小柴胡汤证之二,一直到小柴胡汤证之八、之九。

那么，从我自己看来，柴胡汤证范围比较广泛，有些情况又相互联系，虽然柴胡汤设在太阳病篇，但是柴胡证来说，已经转变了，形成少阳[②]病了。既然是少阳病，为什么放在太

① 此条为汗下缓急辨。

表里同病治疗原则：先表后里为常例；先里后表为变例。如果里急于表，里证已实（痞、满、燥、实、坚），微汗表证，用下法（邪随下解）。

有“伤寒汗不宜迟，下不宜早”（指伤寒病，有表证时）之说，亦即伤寒汗不厌早。温病下不宜迟，不宜过汗。

② 什么叫少阳：阴阳学说里的一个抽象定义，意思是阳之始生，部位在半表半里；脏腑为三焦、胆；经络在身两侧。

阳篇讲呢，因为太阳与少阳、少阳与各经都有复杂的联系，不只太阳病可以传少阳，其他各经也互有传变。根据它设法御变的宽泛广度应用面，所以在撰次的时候写在太阳病篇了。在太阳病篇提到有一些重点条文，可以先读一读，我想先读3个条文。第96条、第97条，还有第148条。第96条叫作柴胡汤主治证，柴胡汤正文，平常我们说是柴胡四主症，就是从这来的。原文说："伤寒五六日，中风，往来寒热，胸胁苦满，嘿嘿不欲饮食，心烦喜呕，或胸中烦而不呕，或渴，或腹中痛，或胁下痞硬，或心下悸，小便不利，或不渴，身有微热，或咳者，小柴胡汤主之。"这是第96条①。

第97条："血弱气尽，腠理开，邪气因入，与正气相搏，结于胁下。正邪分争，往来寒热，休作有时，嘿嘿不欲饮食，脏腑相连，其痛必下，邪高痛下，故使呕也，小柴胡汤主之。服柴胡汤已，渴者，属阳明也，以法治之②。"这是第96条、第97条。第96条叫柴胡四主症。第97条这么一些症状，这里头谈到了病理机转、病理机制，所以说第97条既可以说是第96条的病理、病机解释，也可以说是进一步的对小柴胡汤的应用、辨证分析。

下面第148条："伤寒五六日，头汗出，微恶寒，手足冷，心下满，口不欲食，大便硬，脉细者，此为阳微结，必有表，复有里也。脉沉，亦在里也，汗出为阳微，假令纯阴结，不得复有外证，悉入在里，此为半在里半在外也。脉虽沉紧，不得为少阴病，所以然者，阴不得有汗，今头汗出，故知非少阴也，可与小柴胡汤。设不了了者，得屎而解。"第148③条，

① 此条为小柴胡汤的主证。表实表虚均可导致小柴胡汤证。

a. 往来寒热：冷的时候不热，热的时候不冷，寒热交替而作（太阳表证，寒热齐作；阳明热证，但热不寒）。机制：邪正交争，互为胜负（邪气盛时则寒，正气抗邪有力之时则热）。

b. 胸胁苦满：自觉胸胁满闷，不舒适，为少阳经气阻滞。

c. 嘿嘿不欲饮食：不想吃，疏导不利所致。

d. 心烦喜呕：想吐，总以一吐为快。原因为肝胆火郁，火气上逆犯胃作呕。

e. 小柴胡汤：和解：解，为增加了抗邪的力量。和，为增加扶正的力量。

表里，升清降浊，通调经腑，枢转少阳。

柴胡：苦辛微寒，解表散热发汗，舒展少阳气机，疏解肝郁。

黄芩：苦寒，泻三焦火，泻肝胆火，泻肺火，走肠道治痢。

半夏：苦辛，降逆止呕。

参、姜、草、苓：补气和中。

② 此条为补述小柴胡汤的病理机制及转属阳明的治法。

病因：血弱气尽（腠理开，邪气因入，气指元气，血指营养精华物质）。腠理指皮肤肌肉和脏腑的纹理。腠者，是三焦通会元真之处，为血气所注；理者，是皮肤脏腑之文理也。（《金匮要略·脏腑经络先后病脉证篇》）

病理：与正气相搏，正邪分争，休作有时；脏腑相连，其痛必下，邪高痛下。

病位：半表半里不能全面反映病位，阴阳、气血、表里、寒热、虚实证候处于交错之间。

少阳既是阳经病的半表半里，又是六经病的半表半里。

对于小柴胡证有3点意见：

a. 此证是短暂的局面，小柴胡汤只是一个代表方剂，应用时都可加减。

b. 表证初解，表里交错，内无实邪，柴胡汤为疏达三焦腠理之剂，有一定的禁忌。

c. "服柴胡汤已，渴者，属阳明也"：正常的局面演变，里热已盛，转属阳明。

③ 提要：脉阳微结与纯阴结的辨证（推广小柴胡汤的脉证应用）。

此文可分三段：第一段："伤寒五六日，头汗出，……必有表，复有里也。"

第二段："脉沉，亦在里也，……悉入在里。"

第三段："此为半在里半在外也，……设不了了者，得屎而解。"

提示纯阴结补述前一段，脉不仅细兼有沉紧之象，提出纯阴结的脉证，因这两种疾患的反应有相似之处，严格阴证、阳证的划分。

治法：推广小柴胡汤可用于阳微结证。

大便秘结：阳微结，内热初郁少阳，气机阻滞。纯阴结，少阴，阴寒便结。纯阳结属阳明腑实，用大承气汤。

太阳篇自第148条以后，就没有再提到小柴胡汤的应用了。有的注家说这是阳微结的辨证，阳微结与纯阴结的辨证，有的注家说是少阳与少阴的辨证，合理不合理，我认为是合理的。但更应该有所了解，这一条作为太阳篇，放置了小柴胡汤的辨证论证，我个人认为这一条以后不再见柴胡剂，说明这条除去阳微结[①]、纯阴结、少阳少阴的辨证，这一条也总结了小柴胡汤的应用总结。不只是阴结、阳结的辨证，而且（是）对于柴胡剂的使用、应用面的总结，反映了柴胡剂的全面问题，虽然文字比较简短，但是具有较深的意义。

下面分头说一说，先谈一谈小柴胡汤，小柴胡汤是仲景时期的著名方剂。我认为这个（小柴胡剂）是具有开发性的、开拓性的著名方剂。既可以说是少阳病柴胡证的代表方剂，也可以是具体的应用方剂。逐一地分析，小柴胡汤由七味药组成，柴胡、黄芩、半夏、生姜、甘草、人参、大枣，平常可以说柴、芩、半夏、人参、生姜、甘草、大枣，这样的七味药。

为什么说它是代表方剂呢，它代表了少阳病的一种少阳证的治法，所以我说它是代表方剂，随着柴胡剂的加减，具有很多类别，比如说柴胡桂枝汤、柴桂干姜汤、柴胡加龙骨牡蛎汤等，所以它在本书上具有代表性的意义，反映出病在少阳的机制机转、病理变化。

为什么又说它是应用方剂呢，实际上小柴胡汤的具体应用不只是应用在少阳病，寒伤少阳，风寒之邪，转入少阳，而且在它的推广使用方面，大家都知道，少阳病是三焦病所致，手少阳三焦经，足少阳胆经，三焦与胆相表里，因此，《难经》说："三焦者，水谷之道路，气之所终始也。"关于三焦的名形问题，《难经》谓："有原气之别焉，主持诸气，有名而无形，其经属手少阳。"我们可以明白五脏六腑，历史上辩论很多，但终有一事，脏腑有相合，三焦曰孤府。《灵枢·本输》上提到三焦，"少阳属肾，肾上连肺，故将两藏。"三焦者，（中渎之府也，水道出焉，属膀胱，）是孤之府也。（是六府之所与合者，）所以三焦最大。张仲景自叙说，"腠者，是三焦通会元真之处，（为血气所注；）理者，是皮肤脏腑之文理也"，这在《金匮要略》第二节，"脏腑经络先后病脉证篇"谈到三焦的表里出入，内部器官相互联系，所以关于三焦的名形问题不难而喻。既有它的病理现象，又有它的物质基础，所以在疾病的广泛性上说，是非常广泛的，小柴胡汤的应用面不只在伤寒学上，比如在妇科，"妇人伤寒，经水适断"也有小柴胡汤的主治。而且给今后医学的发展，补正气、升清阳都有所开拓，像后世的补中益气汤、逍遥散等，都有所开发。大家本着这个原理来看柴胡汤是有很重要意义的。

小柴胡汤，七味药，它的煎服法也与其他方剂有所不同。现在我们临床用药，对于小柴胡剂的应用要求不高，但是在原书上，仲景先师提醒我们，小柴胡汤方，我读一下，大家以原书为准，"上七味，以水一斗二升，煮取六升，去滓，再煎取三升。温服一升，日三服"。看来，小柴胡汤不但是正常的饮片煎药，而且煎服上，以水一斗二升，取六升，煮取以后还要去滓再煎。

小柴胡汤方

柴胡半斤　黄芩三两　人参三两　半夏半升（洗）　甘草（炙）　生姜（切）各三两　大枣十二枚（擘）

上七味，以水一斗二升，煮取六升，去滓，再煎取三升。温服一升，日三服。

我们今天的解释，对于小柴胡汤的煎服法，去渣再煎这个常识应该知道，我们没有要求患者自己家庭煎药去渣再煎，再煎就是第二煎了。根据小柴胡汤的去渣再煎，它的道理应该知道。它的去渣再煎不仅是为了浓缩，而且为了药性和合，所以去渣再煎。那么，小柴胡汤的应用，其面（面）俱到之广泛，绝不就是说就这七味药开上柴胡八两，黄芩三两，人参三

① 阳微结与少阳病的区别在于"头汗出"，有头汗，则非少阴病，这病不重，是常见的郁证，大部属气有不足，属气郁证。

两，而且是有不同的加减法。比如说煎服法后头："若胸中烦而不呕，去半夏、人参，加栝蒌根（栝蒌实一枚）；若渴去半夏，加人参合前成四两半，栝蒌根四两；若腹中痛者，去黄芩，加芍药三两；若胁下痞硬，去大枣，加牡蛎四两；若心下悸，小便不利者，去黄芩，加茯苓四两；若不渴，外有微热者，去人参，加桂枝三两，温覆微汗愈；若咳者，去人参、大枣、生姜，加五味子半升，干姜二两。"可见，小柴胡汤的应用，张师仲景老先生在小柴胡汤的应用上有这么多加减法在内，所以我们后世对于柴胡剂的应用有不同的开辟、学术见解，对于学术发展很有意义。

那么，在这里头，拉回来，谈谈四主症。"伤寒五六日，中风"，意思是说不只表虚证，而且表实证，要没经过一定的治疗，病情的转变都可以演变成少阳柴胡证，根据日（病）程，伤寒已经到了五六天了，也是由表入里，所以有着一定的传变过程，所以才写的是"伤寒五六日，中风，往来寒热，胸胁苦满，嘿嘿不欲饮食，心烦喜呕"，通常叫作柴胡四主症。疾病介于表里之间，寒热之间，正气与邪气交争的时候，病人就可以（有）反应，即发热的存在；如果正气微弱，邪气正盛，病人可有恶寒的反应，所以这个叫"往来寒热"，是冷的时候不热，热的时候不冷，但不是疟疾。它可以不同时间的反应发作，所以叫往来寒热。"胸胁苦满"，胸胁为两少阳经所过，从内部器官讲为肝胆所居，少阳气机不畅，所以病人有胸胁苦满。"嘿嘿不欲饮食"，所谓不欲饮食，不是不能吃，（是）吃着不舒服，没有食欲，反应胃肠气机不畅。"心烦喜呕"，少阳郁热，少阳郁火内蕴，患者有发烦的感觉；少阳气机不畅，导致胃气上逆，出现呕逆的反应，喜呕。所以这个症状的形成，寒热是往来，胸胁是苦满，饮食是不欲饮食，嘿嘿不欲饮食，心是烦，喜呕不一定都是吐。下边更是或然证了，或者有这个病状、有那个兼夹症状，"或胸中烦而不呕，或渴，或腹中痛，或胁下痞硬，或心下悸、小便不利，或不渴、身有微热，或咳者，以小柴胡汤（主之）"。这是少阳柴胡四主症的原文，这样理解的辨证分析，大家在这里应该注意到一点，这四主症原文是柴胡证，但是四主症跟柴胡证是少阳表里不合、少阳气机不畅导致的。它与少阳病的关系还应该有更进一步的认识。"少阳之为病，口苦，咽干，目眩也。"（第263条）六经各有提纲。太阳之为病，脉浮、头项强痛而恶寒；阳明篇我们还没介绍，阳明之为病，胃家实是也；少阳之为病，口苦，咽干，目眩也。少阳没有谈到往来寒热，胸胁苦满，不欲饮食，心烦喜呕。大家知道太阳主表，表统荣卫，所以发热恶寒、头痛，同时伴随着恶寒必有发热，它叫"而恶寒"。阳明之为病是里热燥实证，所以它叫胃家实是也。少阳之为病，口苦，咽干，目眩，说明少阳属火，少阳三焦，相火发源于命门，寄于肝胆，游行于三焦。这是少阳火的来源，是我们中医学术在对于火的功用的认识，少阳主相火为患，当中，少阳受邪，相火未愈，所以出现了口苦、咽干、目眩，有人说把"口苦，咽干，目眩"，放在柴胡证的四主症里面，是不是一个症，我认为这是不妥的。"少阳之为病，口苦，咽干，目眩也"，这是少阳相火为患，可以在胸胁苦满、往来寒热证候出现。但是小柴胡汤主治证是风寒之邪，少阳被郁，这个时候可以用小柴胡汤，不见得少阳病都是柴胡证，应该体会到仲景原书的意思。所以我说"少阳之为病，口苦，咽干，目眩也"，是少阳的提纲证。有没有单纯这样的病人，正如我们说太阳病头痛发热，恶寒脉浮。进一步分析，有太阳伤寒，太阳中风，表虚表实，甚至还有小发汗，还有葛根汤证一样，"少阳之为病，口苦，咽干，目眩"只是意味着少阳三焦火郁。少阳病，三焦火郁为患。如果有着胸胁苦满，不欲饮食，心烦喜呕，或胸中烦而不呕，或渴，或腹中痛，可以应用小柴胡汤，要是单纯的口苦，咽干，目眩，或者具有别的临床证候，就需要仔细辨证。那么，少阳三焦火郁，有内火所伤，其他病种，像后世的凉膈散，用栀子清肝，是不是也都是少阳柴胡证呢，要是单纯的口苦咽干目眩，参姜草枣能否应用呢？恐怕还要注意到"桂枝下咽，阳盛则毙，承气入胃，阴盛乃亡"。那么，小柴胡汤证的应用是既有三焦的表证，还有元气抗邪无力，所以才用参姜草枣，因此要给大家提示注意，少阳病是少阳病，小柴胡汤证是少阳病，少阳病不都是柴胡证。少阳三焦火郁，其他的治法只有是风寒之邪，侵入少阳引起来的柴胡四主症，可以应用小柴胡汤。否则的话，少阳三焦火郁，你还得用治少阳火郁的治法，进行辨证施治，所以"少阳之为病，口苦，咽干，目眩也"，放在少阳篇作为提纲证。而小柴胡汤的应用是风寒之邪侵犯少阳，出现了柴胡证，才可以应用小柴胡汤。所以柴胡、黄芩、半夏是治邪的，参、姜、草、枣是扶正的，既要扶正又要治邪，共同达到治疗的一个目的，这叫作柴胡剂。所以小柴胡汤是扶正祛邪并用，因此叫作和解剂，和解少阳。

大家要查查本草学，柴胡叫和解药吗，柴胡放在解表剂里头，苦辛、微寒，可以汗散，所以现在用柴胡比以前更广泛了。新药学中甚至有柴胡注射剂。黄芩不但不是解表药，而且是苦寒清热药、泻火药，黄芩清三焦火、泻相火、清肺热、泻肠火、清少阳火、泻胆火。所以，既用柴胡苦辛微寒，走表，汗散；再用黄芩清泻三焦里热；用半夏降逆，和中；参姜草枣补正除邪。所以小柴胡汤是和解表里扶正祛邪，清解三焦郁热，治风寒伤于少阳，这个样的叫作和解表里。所以在和解剂里头，方有和解之方，称为和解剂，药物本身并不叫作（和解药），药物本身没有和解（作用），邪正之间，正邪纷争，往来寒热，所以药物本身不是和解药。在这一点提给大家，在用药时候要注意，柴胡苦辛，走表，可以引少阳之经，直接汗散，可以疏肝达表；黄芩清肝胆火，泻相火；半夏和中降逆止呕；加上参姜草枣，既扶正又驱邪，所以叫和解剂。小柴胡汤方是少阳和解表里，扶正祛邪的方剂，小柴胡汤方不是"少阳之为病，口苦，咽干，目眩"的直接配方。如果少阳病，口苦咽干目眩，没有往来寒热、胸胁苦满，你还得另行设法进行调治。所以小柴胡汤的本方一个是第96条柴胡四主症；另外少阳病篇，关于小柴胡汤方，它已经写到了第266条，"本太阳病不解，转入少阳者，胁下硬满，干呕不能食，往来寒热，尚未吐下，脉沉紧者，与小柴胡汤"。这是小柴胡汤的主治证，"本太阳病不解，转入少阳者，胁下硬满，干呕不能食，往来寒热，尚未吐下，脉沉紧者，与小柴胡汤①"（第266条②）。

大家要是前后一结合，（就会发现）小柴胡汤在太阳病篇是设法御变的一个主治方剂、一个代表方剂、一个应用方剂。小柴胡汤在少阳病篇，"本太阳病不解，转入少阳者，胁下硬满，干呕不能食，往来寒热，尚未吐下，脉沉紧者，与小柴胡汤"。大家联系起来看，辨证论治、广泛地理解柴胡剂，什么是和解剂，什么是少阳病，少阳病是少阳病，少阳病里面有小柴胡汤症，小柴胡剂是和解表里、扶正祛邪，谓之和解剂。

下面，比如少阳篇里，第264条，"少阳中风，两耳无所闻，目赤，胸中满而烦者，不可吐下，吐下则悸而惊③"。像这种情况，绝不是说单纯小柴胡汤，恐怕参姜草枣，在"胸满而

---

① 胁下硬满：两胁少阳所司，少阳火郁，气机阻滞。

干呕不能食：少阳郁火犯胃，胃气逆则干呕不能食。

往来寒热：邪正交争，邪气盛则寒，正气抗邪则热。

脉沉紧：阳郁于内则脉沉，邪正交争则脉紧（郁证）。

② 第266条可与第95、第96条互相对照。

脉无定形，少阳病脉不离弦、细、沉、紧四字。

③ 少阳中风：风火内盛。

两耳无所闻：少阳经络从耳后落耳中，少阳邪热上扰空窍，引起两耳无所闻。

目赤：少阳火上攻。

胸满而烦：少阳经络贯膈下胁中，属胆。少阳火郁，误用吐下可致津少热炽，出现惊悸（里热一盛，心神无主）。胃不和，烦而悸：汗后邪盛，风火交煽。

烦，两耳无所闻，目赤”这种情况下，还需要我们博采众方，辨证论治。

下面（第97条），“血弱气尽，腠理开，邪气因入，与正气相搏，结于胁下。正邪分争，往来寒热，休作有时，嘿嘿不欲饮食。脏腑相连，其痛必下，邪高痛下，故使呕也，小柴胡汤主之。服柴胡汤已，渴者，属阳明（也），（以法治之）”。这从机制上你就可以理解，是少阳三焦所致。三焦腠理，脏腑相连，后者是三焦通会元真之处，元真就是汗毛孔，腠在中医学里叫油膜，理是皮肤脏腑之纹理。“腠者，是三焦通会元真之处。理者是皮肤脏腑之文理，内外出入，表里上下。”“上焦开发，宣五谷味”；“中焦受气取汁，变化而赤，是谓血”；“下焦如渎，出二窍”。所以这个柴胡剂的应用面这么广泛，它在这里说到气血腠理，都已经明确了就是从除去脏腑之外，其他一些组织器官相互联系，叫作“脏腑相连，其痛必下，邪高痛下，故使呕也，小柴胡汤主之，服柴胡汤已，渴者，属阳明也，以法治之”。这里头脏腑相连，邪高痛下，结于胁下，腠理开，是突出来三焦少阳具体的部位呢。

大家可以理解，仲景先师运用条文的方法来解释三焦腠理病理机制，那么小柴胡汤的应用是如何广泛，如何运用，如何加减，都是很重要的。希望大家在这方面多提宝贵意见，我个人认为少阳病是少阳病，柴胡剂是柴胡剂，柴胡证是少阳病，少阳病不都是用柴胡剂治疗。此外，和解表里不等于是邪正之间相互和解，“邪高痛下，故使呕也”，正邪相争，邪气与正气相搏，结于胁下，这样一个邪正交争，不只是用柴芩半夏以治邪，而且用参姜草枣以扶正，扶正祛邪共同达到一个统一目的，叫和解剂。这样的和解表里认识以供参考。

咱们接着介绍，“血弱气尽，腠理开，邪气因入，与正气相搏，结于胁下。正邪分争，往来寒热，休作有时，嘿嘿不欲饮食。脏腑相连，其痛必下，邪高痛下，故使呕也”。所以，从上中下三焦，气机不畅，凡是符合于表里共同进行治疗的，那么这是和解剂，小柴胡汤之剂。

我现在把第98条也读下来，“得病六七日，脉迟浮弱，恶风寒，手足温，医二三下之，不能食，而胁下满痛，面目及身黄，颈项强，小便难者，与柴胡汤，后必下重。本渴饮水而呕者，柴胡汤不中与也，食谷者哕[①]”。这一条是什么内容呢？从设法御变来说，“脉迟浮弱，恶风寒，手足温，医二三下之，不能食”，误用泻下了，连饮食都不能了，“而胁下满痛，面目及身黄”，不管如何我认为他本来是不应该给柴胡汤的，他因为什么给了柴胡汤了，可能是“而胁下满痛”，他就给了柴胡汤了，“面目及身黄，颈项强，小便难者，与柴胡汤，后必下重”，柴胡汤不但没起到参姜草枣的扶正作用，柴胡、黄芩、半夏还伤及了正气，消耗了元气，伤津损液。这个病患起码是肝区不适，“胁下满痛，面目及身黄”，这是黄疸病，“颈项强，小便难者，与柴胡汤，后必下重”。大家一看中焦肝胆气机不畅，颈项强，小便难，连水道都不利，还给柴胡汤，疏达三焦，这个时候气虚不固，后必下重。“本渴饮水而呕者，柴胡汤不中与也。”所以你读这一条原文，它的含义告诉我们“本渴饮水而呕者，柴胡汤不中与也”，夹湿的病人不是柴胡汤所能治的，所以柴胡汤可以泻相火、扶正气、补元气、解表疏风散寒。但是风寒之邪伤于少阳才能治，火郁则发之、火郁则达之，少阳病“口苦、咽

弦细：相火内郁，可见细脉，细为阴脉，弦为少阳之脉，郁较重时脉可摸不到。

太阳在表，风寒之邪有表实表虚；阳明在里，风寒之邪有中寒中热；少阳风寒之邪同归一治。

① 此条为病人素虚，误下致变的柴胡疑似证。

有两个意思：a. 柴胡汤疑似证之辨证。b. 柴胡汤之禁忌。

柴胡疑似证：a. 未下前证：发病6～7天。脉迟为寒，浮为在表，弱为虚；恶风寒为表，手足温为脾虚。b. 下后变证：中阳被伤，湿阻浮热。不能食为中阳虚；胁下满痛为虚气留滞；面目及身黄是湿滞；渴而饮水呕是饮停湿阻；颈项强为表证；小便难是脾不转输。与柴胡汤的后果：前证未愈，下重是脾气下陷，食谷者哕是气滞胃败。

柴胡汤禁忌：a. 中阳虚之人。b. 内有停饮（湿邪中阻）。c. 脉迟脉弱（虚象）。

干、目眩”，都不是单纯的柴胡汤证，何况“本渴饮水而呕者”，他是“恶风寒，脉迟浮弱”，身体抵抗力，抗病能力不强，脉迟浮弱，而且还渴而饮水都呕，这个病人食谷者哕，柴胡汤不中与也，夹湿的病人，内郁发黄，不是单纯柴胡之剂所能治，所以这一条不只是告诉你望闻问切，而且告诉你夹湿的病人柴胡汤不治。

下面，“伤寒四五日，身热，恶风，颈项强，胁下满，手足温而渴者，小柴胡汤主之”（第99条）[①]，反映的是三阳都有受病，身热恶风是表证，颈项强是表证，手足温而渴者是里热证，但是重点它这火郁是“胁下满”“身热，恶风，颈项强，胁下满，手足温而渴者，小柴胡汤主之”。夹湿的病人“本渴饮水而呕者，柴胡汤不中与也”，“食谷者哕”已经伤了胃气了，但是三阳经有病，他要是病趋于少阳，你还得用小柴胡汤，在你的临床经验，应用问诊（基础上），如何体会这个胁下满、往来寒热、恶风寒、手足温而渴，是火是湿？看了，必须得明确了，你才能够运用小柴胡汤。

下面第101条，“伤寒中风，有柴胡证，但见一证便是，不必悉具。凡柴胡汤病证而下之，若柴胡证不罢者，复与柴胡汤，必蒸蒸而振，却复发热汗出而解[②]”。他告诉你说，伤寒中风有柴胡证，但见一证便是，不必悉具。那你要是这样说，我说伤寒中风有桂枝证，但见一证便是，不必悉具，谁说的，跟张仲景学来的，他有柴胡证，但见一证便是，那我有桂枝证，也但见一证便是，不必悉具。所以，关于辨证的问题，是证候的证，不是症情的症，症状的反应，而且这辨证是望闻问切、四诊合参，要抓住重点。少阳气机不畅，表里气机不和，是不是？内火郁盛，需用解表风寒，用小柴胡汤。不是说，一问你这个两胁不舒服，肝胆有点不和，有柴胡症，一症便是，不必悉具，你吃去吧，柴胡汤；那个又来了，你口苦、咽干、嗓子干点、一吐舌头，舌苔厚腻，或者舌头无苔，少津，这不是柴胡汤证。所以这一条的活用是让我们注意到辨证论治的中心重点，伤寒有中风，有柴胡证，“但见一证便是，不必悉具”。不必悉具，必须得内外、表里、寒热、虚实看明白了，才可以给柴胡汤。“凡柴胡汤病证而下之，若柴胡证不罢者，复与柴胡汤”，如同桂枝证似的，桂枝证，那么服后，复烦，半日后复烦，是要好没好，这个时候，你要看着对证，可以复与桂枝汤则愈，这个“蒸蒸而振，却复发热汗出而解”，叫作战汗。他经过了服药，正气、邪正交争，正气有胜邪之力，所以它“蒸蒸而振，却（复）发热汗出而解”，这是在急性病的问题上反映出来这个疾病的应用。

下面第100条再说一下，“伤寒，阳脉涩，阴脉弦，法当腹中急痛，先与小建中汤；不瘥者，小柴胡汤主之”。回顾仲景用药，有是药则用之，有是病则用是药，有是药则有是方。这条治疗是“先与小建中汤，不瘥者，小柴胡汤主之”，并不是说先给个小建中汤，不好的时候再吃小柴胡汤。这个病“伤寒，阳脉涩，阴脉弦，法当腹中急痛者”，这个本来是有少阳经少阳病，但是正气不足、中虚，所以出现了阳脉涩、阴脉弦，服之后没有什么力量。还有弦，弦则为痛，弦则属阴，令人腹中急痛，这个时候少阳里虚，不能先解表，先与小建中汤，桂枝汤，加饴糖、倍芍药，叫小建中汤。那么这样中气得补，然后还有什么不舒服，中气得补以后，肚子不痛了，缓解了，还有表里不和，再给小柴胡汤主之。

所以从第96条到第101条，并不是孤立的一个小柴胡汤，一个病情，而是意味着三焦表里不合，症情虽有不同，但是属于风寒之邪，干预少阳，少阳气机不畅造成的柴胡证，有一系列的认识。所以“伤寒五六日，往来寒热”（第96条），柴胡四主症；以及气血虚弱（“血弱气尽”第97条），是论述柴胡汤的发病原理；夹湿的病人（第98条）不能误用柴胡汤；有

① 此条为柴胡汤变证（三阳证见，治从少阳）。机制：三阳证见，里气不虚，阳明未致热盛，表证又未尽解，可以权变少阳柴胡证，疏转气机而解。

② 此条补叙柴胡汤的应用。

着三阳表证（第99条），而重点是胁下满，因势利导，可以应用小柴胡汤；也有少阳中虚（第100条），先与小建中汤，后与柴胡汤；甚至于柴胡证（第101条），看得对，柴胡证，可以“却发热，汗出而解”。

下面，我们再说第148条，为什么在这么远谈到第148条呢，“伤寒五六日，头汗出，微恶寒，手足冷，心下满，口不欲食，大便硬，脉细者，此为阳微结，必有表，复有里也。脉沉，亦在里也。汗出为阳微，假令纯阴结，不得复有外证，悉入在里，此为半在里半在外也。脉虽沉紧，不得为少阴病。所以然者，阴不得有汗，今头汗出，故知非少阴也，可与小柴胡汤。设不了了者，得屎而解。”读书不可泥于迹象，这么看就一个“头汗出、微恶寒、手足冷、心下满、口不欲食、大便硬、脉细者”，就这么个病情，像是什么病情呢？我解释就是阳郁，大家曾经了解过四逆散阳郁，这个病情像是阳郁。阳气不得外达，叫阳微结，结在哪？怎么结法？“阳微结，必有表，复有里也”，这也是三焦气郁，胃肠道便秘，便不畅出现的一些气机不畅的证候，所以叫作阳微结。要是阳结就不是柴胡汤的应用了。要是阴结呢，它在原文里头已经谈到了，“假令纯阴结，不得复有外证，悉入在里，此为半在里半在外也”。我们知道这个结证，有气结、血结、痰结、湿结、阴结、阳结，这个是阳微结带来的一些身体不利的反应。这个时候，需要辨证了。怎么辨证？一个是辨别是阳结还是阴结，“假令纯阴结，不得复有外证，悉入在里，此为半在里，半在外也”。不是纯阴结，是阳结吗？是阳微结，不是重症。所谓阳微结，要是纯阳结恐怕是汗出，蒸汗，腹痛，大便不通，这是阳结。其他血结，就是其人如狂，血自下，下者愈，血结，等等。出现了“手足冷，心下满，口不欲食，大便硬，脉细者，此为阳微结，必有表，复有里也”。在这一条才反映出来，他在第148条看似简单，本条是总结了小柴胡汤的应用，后人提示了叫作半表半里证，邪正交争，正邪纷争。张仲景本身没提，他只是提到“半在里，半在外也”，“必有表，复有里也”，在这反映出来这么一个情况，这个半表半里，在里在外，脉候上来说从这里也反映一定情况，你说小柴胡汤见什么脉？这个小柴胡汤的这个脉，它是半在里半在外，它这个脉象是少阳三焦，单纯的少阳之为病那条，大家已经谈到了。

第35页，请看第265条，“伤寒，脉弦细，头痛发热者，属少阳。少阳不可发汗，发汗则谵语”。那当然了，少阳三焦郁火只能清透，你要是发汗伤津，那就入里了，“此属胃，胃和则愈；胃不和，烦而悸”。这一条足以看到少阳病可以出现脉弦，可以出现脉细。

第266条说什么呢，“往来寒热，尚未吐下，脉沉紧者，与小柴胡汤”。所以大家一看这个诊脉，沉脉、紧脉、弦脉、细脉，再加上这里的，“口不欲食，大便硬，脉细者，此为阳微结，必有表，复有里也”。弦、细、沉、紧，还有一个脉，在前面，太阳病，第37条，“太阳病，十日以去，脉浮细而嗜卧者，外已解也。设胸满胁痛者，与小柴胡汤；脉但浮者，与麻黄汤”。可见，小柴胡汤，脉弦、细、沉、紧，脉浮也可以见，脉浮细，胸满胁痛，也可以与小柴胡汤。

所以诸位在读学本论的时候，看到诊脉看病，脉无定体，证有定形，您看准了，辨证论治，这个证肯定是柴胡证，你再给柴胡证（汤）；这个病是麻黄证，你再给麻黄证（汤）。这个脉象是因人而异，“邪之所凑，其气必虚”，有的时候从另外一个方面、另外一个角度（表现出来），那么，出现不同的脉象，不要认为说“你给我诊诊脉吧，您看看我是什么病”，有的时候是脉证相应，有的时候脉证不相应，有的时候舍证从脉，有的时候舍脉从证。脉证的取舍，医药的选用都在你运用得精准恰如其分，则药到病除；即“观其脉证，知犯何逆，随证治之”。是这样理解。所以在这一条，第148条，不要看似简单，它就是一个纯阴结问题，是一个纯阳结问题，纯阴结、纯阳结的辨证，小柴胡汤是一条治郁证的辨证。

下边还有一句值得提出来的，“可与小柴胡汤，设不了了者，得屎而解”，这个疾病到底是不是小柴胡汤证，我知道，和解表里，汗散为主，但是在疾病的治疗预后的过程当中，人们的五官七窍都得通利，“所以出精明者，气之华也”，在这儿“设不了了者，得屎而解”，所以在阳微结病，在病患有大便不畅快的，同样也有柴胡汤证。人家说了，“可与小柴胡汤，设不了了者，得屎而解”。所以大家看柴胡怎么用法，黄芩怎么用法，参、姜、草、枣怎么用法，法半夏怎么用法，既要看各味药的应用，组方剂的组成，（还有）加减法的应用，要有灵活机动才可以。

关于少阳半表半里的问题，所以还在争论，无所大争论，是半表半里、是脏腑相连，其痛必下，邪高痛下，故使呕也，……但《素问·灵兰秘典论》（说）：“闻此十二经者，心者，君主之官也……肺者，相傅之官……”还说：“凡此十二官者，不得相失也。”“凡十一脏取决于胆也。”所以胆为甲乙木，少阳主肾，肾上连肺，故将两脏，在《内经》上来说，对各器官的职能所司，是一个整体观念，所以在少阳篇虽然只有九条十条书，但是我们理解到，请看少阳之为病，“口苦、咽干、目眩也”（第263条）。“少阳中风，两耳无所闻”（第264条），少阳“脉弦细”（第265条），要是误治，可以“胃不和则烦而悸”，可以“属胃，传阳明”。

太阳病，不解转入少阳的，小柴胡汤。少阳病，“若已吐、下、发汗、温针，谵语，柴胡汤证罢，此为坏病。知犯何逆，以法治之”（第267条）[①]，并不是单纯少阳病，少阳病好治，覆盖面广，证候反应可以理解，但是少阳病在处置上转变的机制是特别重要的，是一个转变的重点。所以第269条说：“伤寒六七日，无大热，其人躁烦者，此为阳去入阴故也。”少阳病不治，不都是转为阳明病，要是正气不支，少阳病可以传化为三阴里证，那么不同的转变，还根据不同的随证治之。所以“伤寒六七日，无大热，其人躁烦者，此为阳去入阴故也”（第269条）。因为少阳属肾的，肾上连肺，少阳病的机转既可以入阳化热，也可以转寒为阴。

下边，“伤寒三日，三阳为尽，三阴当受邪。其人反能食而不呕，此为三阴不受邪也”（第270条）。少阳病要知得已，没有较大的施转，少阳病可以治愈[②]。

所以不是说太阳、少阳、阳明，或者是太阳、阳明、少阳、太阴、少阴、厥阴，机械性地对待日程问题，机械性地看到中医经络问题，中医的经络，中医的机制在《素问·经脉别论》已经谈到了：“饮入于胃，游溢精气，上输于脾”，“食气入胃，浊气归心，淫精于脉……”。最后一句话，说不要说读书就知道“饮入于胃，游溢精气”，不行，一定要“水精四布，五经并行，合于四时五脏阴阳，揆度以为常也”。所以，这个少阳病可以传三阳，少阳病也可以传少阴，少阳病也可以传厥阴，厥阴病要是好的时候，也可以回传三阳。所以在这里来理解整体观念，对于六经辨证的组合才能理解，有病的人有六经，没病的人有没有六经？没病的人也有六经，就是“水精四布，五经并行，合于四时五脏阴阳，揆度以为常也”。

所以在这说，“伤寒三日，少阳脉小者，欲已也”（第271条）[③]。伤寒到了第三天，假如正气抗邪有力，病人的自然疗能也可以好病，所以我们也不能贪天之功，要看这个病理的机制、机转，我们给药治病于未危之先，预防为主。

下面最后一节，“少阳病，欲解时，从寅至辰上”（第272条）[④]。这叫得天之助，子丑寅卯，

---

① 误治伤正，伤津损液，导致坏病。

② 能食不呕，病机未深入演变，是少阳病不传三阴的证候。

③ 脉小：喻脉来缓和之意［脉“大则邪至，小则平”（《素问·离合真邪论》），“大则病进”（《素问·脉要精微论》）］。本节的脉小不是微弱细小，是脉来缓和之意，邪退正复之候。

④ 本条推测少阳病欲解的时候。

寅、卯、辰：寅至辰上（上午3～9点）。

寅、卯、辰是少阳初生的阳气，得天之助，正气可以恢复。

辰巳午未。在生物钟方面，我们还有很多的空间可以研究。少阳篇，一共是第263条到第272条，（论述少阳病的）是9条，前面柴胡证我把它综合一下解释就是少阳病与和解剂，和解剂与半表半里关系，与柴胡汤的应用，伤寒有“柴胡证，但见一证便是，不必悉具”的哲学看法，希望有一个认识①。

第 七 讲

（本讲涉及《伤寒论》条文第16、58、59、62、64、65、66、67、72、76、77、80、81、106、124、125、126条）

同学们，咱们现在开始第七讲的课了。伤寒论的学习，我们上一次讲过小柴胡汤，少阳篇10条都介绍完了，有关的条文都不再重复了，就知道小柴胡汤所治的是少阳病，少阳病不都应用小柴胡汤（治疗）。少阳，风寒伤少阳，半表半里证构成了柴胡四主症，这是柴胡汤证。那么，柴胡汤证而且还提示出来，并不是说四主症全在、全齐，有一症便是，不必悉具；从病理上能够看到是半表半里证，就可以认成是需要祛邪扶正并用，构成总的治疗，这叫和解表里，扶正祛邪。（这是）柴胡证的应用。那么，这一方面，有关条文，以及还有附属的，像三阳证在，治从少阳的叫柴胡证，我们也讲述完了。

今天我们将进行下一段，接着谈谈大柴胡证②。柴胡证是和解表里，扶正祛邪。大柴胡证在本论上太阳篇一共有3条。它的原文先读一下。头一条是（第103条）：“太阳病，过经十余日，反二三下之。后四五日，柴胡证仍在者，复（先）与（小）柴胡汤。”这是借着小柴胡汤，再提到大柴胡汤，所以是柴胡证仍在，还给小柴胡汤，有是证则用是药，日期是不可拘的③。那么，谈到太阳病过经十余日，已经经过了一定的周期了，七天。但是经过不适当的治疗，柴胡证仍在，复与柴胡汤，有是证则用是药。但是病情有所演变了，就不是柴胡证在了，胸胁苦满，往来寒热，而出现的是什么呢？“呕不止、心下急，郁郁微烦者，为未解也”，“为未解”是病没解，病情转变，“心下急，郁郁微烦者，为未解也，与大柴胡汤下之则愈④”。这就看出来，改用大柴胡汤的方法进行治疗了，病变药也变。而且在治疗上，提示了我们一个处置，与大柴胡汤，下之则愈，不但是超过主之，而且还服药以后，还有什么药效反应呢，以大柴胡汤⑤下之，要起到泻下的作用了，那么这个时候可以缓解了。

---

① 柴胡汤的使用面：

a. 有柴胡四主症之一者可用。往来寒热，胸胁苦满，嘿嘿不欲饮食，心烦喜呕（第96条）。

b. 三阳证见，治从少阳的可用（第99条）。

c. 有柴胡证但见一证便是，只要没有柴胡汤的禁忌证（第98条禁忌证），可用柴胡汤。

d. 妇科热入血室，证有寒热如疟的可用（第144条）。

e. 少阳见有里虚（不是阴寒），建中用后，少阳不解的（第100条），可用小柴胡汤。

f. 在杂病中主治范围也很广，如疟疾、尿路感染等。后世有以小柴胡汤加减的逍遥散、补中益气汤等的应用。

② 大柴胡汤治少阳兼阳明里实证。

③ 本条为少阳兼里实证。

过经：本经病已除，传为它经证。

太阳 — 少阳（未解）— 少阳兼阳明里实证（趋向阳明证）。

少阳（未解）先与小柴胡汤。

④ 呕不止：（喜呕增重）邪火上逆，少阳兼里实证。

心下急：（胸胁满增重）气机阻滞，少阳兼里实证。

郁郁微烦：（少阳郁热增重）。

治法：与大柴胡汤下之则愈。

⑤ 是治心下痞硬的又一适应证。

大柴胡汤方

柴胡半斤　黄芩三两　芍药三两　半夏半升（洗）　生姜五两（切）　枳实四枚（炙）　大枣十二枚（擘）（大黄二两）

上七味，以水一斗二升，煮取六升，去滓，再煎，温服一升，日三服。一方，加大黄二两，若不加，恐不为大柴胡汤①。

下面再有一条，在第136条："伤寒十余日，热结在里，复往来寒热者，与大柴胡汤。"重复了一下，本来柴胡证就有往来寒热，可是在前一条心下急，郁郁微烦的时候，没提完备，柴胡证是有往来寒热，胸胁苦满，不欲饮食，心烦喜呕，它强调了腹腔部的反应，心下急，郁郁微烦，这一条又强调了复往来寒热者，与大柴胡汤。

还有一条条文，第165条，往后面一点。说到"伤寒，发热、汗出不解，心下痞硬，呕吐而下利者，大柴胡汤主之②"。一共罗列了3条原文，要顾此不要失彼，它是心下急可以，从精神方面有个郁郁微烦。什么叫心下急？平常看里急后重，总之里头是不舒适，而且还很具有紧急、紧张感。心下急，这个位置可能在胃部、心下、胃脘部，而且还引起来了发烦。那么，下边复往来寒热者，没提症状，但是提出来一个病理机制，对不对，热结在里。小柴胡汤是表里不和，半表半里，大柴胡汤可有所进展，不是半表半里的，（是）热结在里，看来是表邪有向里的趋向了，因为什么呢，心下急了，郁郁微烦。到第165条，就给您明确了"伤寒，发热，汗出不解"，看来表证似乎有所进展。前者是心下急，此者心下痞硬。痞，有气不舒，而且在胃脘部还有点不柔软。心下痞硬，反映出胃气不和。呕吐而下利者，大柴胡汤主之。出了这么3条原文，这3条原文可以反映出来病患的半表半里证有向里的趋向，不但是向里的趋向，而且是个热结证。那么，所反映的程度是反映到胃肠的机制，升降失调。由此看来，呕不止，心下急，到心下痞硬，而且呕吐，但这一条突出又增加一个，与大柴胡汤下之则愈，说明前一条还没有发生胃肠排泄机转，这条就突出提出来了呕吐而下利者。大家一看，大柴胡汤，前面叫下之则愈，这边它有下利了，仍然还给大柴胡汤，这是有文章可做。因为什么呢？这种下利，不管是里急后重也好，不管是水泻也好，总是热病下利，因为什么呢，它提到的热结在里，复往来寒热，那么大柴胡汤所用的不是温里的药，而且是泻下作用的药，以大柴胡汤下之则愈，从轻重等级上来说，应该说大柴胡汤的本文的第165条偏重。从过经十余日这一条似乎偏于略轻，所以心下急、郁郁微烦，到呕吐而下利、心下痞硬其用方可想而知，虽同是大柴胡剂，所反映的证候，在具体掌握上、辨证上、分析上是有所不同。

在这里我就读一下关于大柴胡汤方（的条文），大柴胡汤方有所争议，不是处方有争议的，请大家笔记上注上点就行。我念念大柴胡汤方：柴胡、黄芩、芍药、半夏、生姜、枳实、大枣七味药。根据在哪呢？"上七味，以水一斗二升，煮取六升，去滓，再煎，温服一升，日三服。"底下写："一方加大黄二两，若不加，恐不为大柴胡汤。"恐怕也没有这样做书的人，哪有做书这么写的，"一方加大黄二两，若不加恐不为大柴胡汤"。这必是后人在处

① 大柴胡汤为两解少阳阳明表里之剂。

柴芩：和解少阳。

半夏、生姜：和中降逆。

枳实：破滞开结。

芍药：缓痛敛阴。

大黄：清热降火，推陈出新（气滞、血滞、便秘、肿块）。

大枣：甘缓，培中（反佐药）。

② 本条机制：少阳病不解，邪热壅于阳明（或口苦，咽干，目眩），部位偏于上焦，气滞则心下痞硬，或兼有心下急，郁郁微烦，胸胁苦满等。应与胃寒气滞的心下痞相鉴别，没有里寒证，才能确诊。投以大柴胡汤治之以和解少阳，攻下热结。

方学上文字传写之误。文字传写之误，你得找一个正当的局面，应该是哪样呢？我的意见：根本就应该加，要不加不是大柴胡汤，是不是，那不是小柴胡汤加减法吗？下之则愈已经说到了，哪有大柴胡汤不加大黄的呢？所以我自己个人看法，这一条从传写上应该是有大黄的，加二两也好。当时还是加不同的分量，由此看法这是大柴胡汤。

在这样一个情况下，那就是说小柴胡汤去人参，加大黄，也可以说是小柴胡汤去人参，加上大黄、枳实。加大黄、枳实，在合方上是小承气汤；大黄、芒硝、甘草是调胃承气汤；大黄、厚朴、枳实是小承气汤，要再加上芒硝就成了大承气汤了。所以这个大柴胡汤也可以说是小柴胡汤加减和小承气（汤）合方，由此在方剂学角度上，和解剂是小柴胡汤，大柴胡汤可就分类叫表里（双解）之剂，它不是扶正祛邪了，它是从祛邪这一面，不但祛在表少阳之邪，而且还下在里的阳明之邪，所以它是表里之剂大柴胡汤，是少阳与阳明热结聚起来而出现的，在理论上是这样讲，从临床上看，大柴胡汤的应用率还是不低。从哪反映呢？就从“伤寒十余日，热结在里，复往来寒热者，与大柴胡汤”，第136条，它和谁对比呢，“但结胸，无大热者，此为水结在胸胁也；但头微汗出者，大陷胸汤主之①”。

大陷胸汤方

大黄六两（去皮） 芒硝一升 甘遂一钱匕

上三味，以水六升，先煮大黄，取二升，去滓，内芒硝，煮一两沸，内甘遂末。温服一升，得快利，止后服。

同学们，大柴胡汤我没少用，大陷胸汤一次也没用过，实事求是地跟各位讲，大陷胸汤是大黄、甘遂、芒硝。甘遂也是个峻泻药，泻血泻热。从这几条对比来说，大柴胡汤和下边的结胸病有所区别。大柴胡汤，心下急，心下痞硬，我们在急性发作的胃肠道疾患，比如说现在医学诊断多是肝胆、脾胃方面消化道反应。至于结胸病的问题，我们下边到结胸专题讨论的时候进一步分析。因为结胸有很多争议，在具体问题上，它说是结胸，可是在证候反应上，“从心下至少腹，硬满而痛”，而且还“不可近”。我们说一个流行病学的急性传染（病）发作，恐怕是不会发展那么快。是不是还有别的机制？咱们到结胸再讨论。这样大柴胡汤应该说是表里之剂，少阳、阳明合邪，热结在里，所构成的胃肠道反应，出现了需要用和解攻下的时候，我们开大柴胡汤。我个人在这条应用的时候，大部分意见都是胆胃不和这块，往往还处置有效。我曾经遇见过这种病人，也没有强调过大柴胡汤，总之是柴胡、枳实都用上了，加点泻下剂，在临床上疗效也比较满意。今天对于大柴胡汤，各位，是表里之剂。少阳阳明，热结在里，出现的一系列证候。最重的是“心下痞硬”，最轻的是“心下急”。精神方面“郁郁微烦”，复“往来寒热”。

再提到就是下利问题。所谓下利的问题，也就是肠道不适，要是出现不大便，这可以知道，津液倍伤，燥热内结，大便不通，肠道不适。要是出现下利的话，一般应该是在热证上来说，是里急后重，热泄，热利。属寒的话是洞泄，手足厥逆了，那是寒泄，所以大家在大柴胡汤的应用的时候，关于病人要有下部的消化问题反应，是里急后重，热泄热利才构成的大柴胡汤证，表里不和。大柴胡汤就交代到这儿。

---

① 此为大柴胡汤与大陷胸汤的辨证。

大柴胡汤证：热结在里，往来寒热，少阳兼里实。

大陷胸汤证（水热互结证）：（结胸）心下硬痛，不可近者，但头微汗出。注：水饮痰是病理性产物，流动性物质，属湿。

头汗：（头为诸阳之首）因有3条：

a. 热不得越，湿热郁蒸，（例如夏季伏暑 - 大脑炎）半表半里，寒湿在表。

b. 虚阳上越，关格证。

c. 大陷胸汤的头汗是水热互结的实证。

下面柴胡剂发展方面，在学术上是非常广泛。张仲景本身也不是原方原量地应用，由此看来，我把这太阳篇柴胡剂的加减法稍微罗列（分析）一下，还有4个处方：一个叫柴胡加芒硝汤，一个叫柴胡桂枝汤，还一个是柴胡加龙骨牡蛎汤，再有一个通常用的叫柴桂干姜汤，这么4个方子，都是柴胡剂的加减法推广应用。咱们现在柴胡剂的加减法不只是中医中药，单纯的柴胡安瓿剂人家使用了多久、多长了，我们中医中药和解表里，除少阳柴胡剂之外，逍遥散、柴胡疏肝散、柴胡枳实应用，柴胡香附、柴芩汤、柴胡汤跟平胃散一起用，很多很多了。所以在这我选了几个柴胡剂的加减方，跟各位分析分析。先说哪一个呢？先说近的，刚才说大柴胡汤是第103条，第165条在后边，请大家分条地记忆对比，欢迎大家互相切磋。

下边有第104条，说一个叫柴胡加芒硝汤，这个很简单。第104条："伤寒十三日不解，胸胁满而呕，日晡所发潮热，已而微利。此本柴胡证，下之而不得利；今反利者，知医以丸药下之，此非其治也。潮热者实也，先宜服小柴胡汤以解外，后以柴胡加芒硝汤主之。"这是柴胡加芒硝汤[①]。那么，柴胡加芒硝汤是一个步骤疗法，分步疗法，先宜服小柴胡汤以解外，后以柴胡加芒硝汤主之。为什么加了芒硝？就因为潮热者实也，因为有潮热。芒硝又称元明粉，元明粉是咸寒，润下，通便。他大便觉得不好，不只是有往来寒热，热型出现了午后潮热，这个时候午后潮热，手足濈然汗出，是阳明里实，有便结现象，他改变剂型，先宜小柴胡汤以解外，然后加点芒硝，所以加芒硝的时候，小柴胡汤用量也少了。大家注意，小柴胡汤用柴胡八两，柴胡加芒硝汤的时候，因为只是小柴胡汤以解外，少阳的这个半表半里证，缓解很多，所以它在柴胡加芒硝汤的时候，用量也减了。我念一念，大家知道就行，名字自己再查《伤寒论》原书。它的柴胡加芒硝汤，柴胡才用二两十六铢；黄芩用了一两，一两真正合咱们市称三钱，人参一两，炙甘草一两，生姜一两，半夏二十铢，大枣四个，芒硝使了二两，而且是冲化内服，这是一个小柴胡汤的加减法，柴胡加芒硝汤，大家要学了大柴胡汤，学了柴胡加芒硝汤，都治阳明内结。大柴胡汤是心下急，郁郁微烦，此之柴胡加芒硝汤，仅仅一个午后低热，所以给点儿元明粉，通通大便，柴胡加芒硝汤。这是推广小柴胡汤的应用，柴胡加芒硝汤一个。

柴胡加芒硝汤方

柴胡二两十六铢　黄芩一两　人参一两　半夏二十铢（洗）　甘草（炙）　生姜（切）各一两　大枣四枚（擘）　芒硝二两

上八味，以水四升，煮取二升，去滓，内芒硝，更煎微沸，分温再服，不解更作。

再有一个，也很简单，是什么呢，在第146条："伤寒六七日，发热微恶寒，肢节烦疼，微呕，心下支结，外证未去者，柴胡桂枝汤主之[②]。"（应为）柴胡桂枝汤，这个是又有桂枝汤的表证，又偏于少阳的。那么治从少阳，用柴胡桂枝汤。人家原书上，"伤寒六七日，发热微恶寒，肢节烦疼，微呕，心下支结，外证未去者，柴胡桂枝汤主之"。这个就是柴胡、黄芩、人参、草、枣、半夏，再加上桂枝、芍药，属于什么呢？太少合病，既有太阳桂枝证，又兼少阳半表半里证。这个太少合病，它给用了柴胡桂枝汤方，表里兼治，这是一个极小的方剂。柴胡四两，生姜一两半，大枣六枚，芍药一两半，半夏二合半，甘草一两，人参一两半，黄芩一两半，桂枝去皮，所以从这来说，太少合病，既调和荣卫，又扶正祛邪，解决半表半里，从用量来说，轻型的解表、和解并用的一个外感表证，叫柴胡桂枝汤。

柴胡桂枝汤方

桂枝（去皮）　黄芩　人参各一两半　甘草一两（炙）　半夏二合半（洗）　芍

---

① 少阳兼热结在肠的证治。和解少阳，兼通腑实。轻型轻剂，和解少阳兼缓泻的作用。

② 伤寒六七日：日数不可拘，借助日期的长短，来反映病情的演变，亦有病情、病机里传之意。发热微寒，肢节烦痛：病情不是很重，是表证，气血积滞。微呕，心下支结：恶心，胃脘膜胀不舒，皆为半表半里证，少阳气机不畅引起的。

药一两半　大枣六枚（擘）　生姜一两半（切）　柴胡四两

上九味，以水七升，煮取三升，去滓，温服一升。本云：人参汤作如桂枝法，加半夏、柴胡、黄芩，复加柴胡法，今用人参作半剂（即作一半剂量）。

当然这个病人得病，未必都根据这个条文。总之病人得病有表证，又有柴胡证，而且病不重，我们就开柴胡桂枝汤剂，进行调和荣卫，再扶正祛邪，采用了柴胡桂枝汤证，便可以了。

下面两张处方，小柴胡汤的。我读一读，第107条，说什么呢？"伤寒八九日，下之，胸满烦惊，小便不利，谵语，一身尽重，不可转侧者，柴胡加龙骨牡蛎汤（主之）"。这条只能看成是什么呢，和解表里加镇惊安神。叫作设法御变，物质辨证，它们本来伤寒八九日，总之它应该是表证期过了，和解期，他一下子给用了泻下药了，这是不是误治呢？泻下以后，这个半表半里证转化为胸满烦惊，小便不利，谵语，一身尽重，不可转侧。误下伤正，半表半里不合，心神不安，采用了柴胡龙骨牡蛎汤。

柴胡加龙骨牡蛎汤方

柴胡四两　龙骨　黄芩　生姜（切）　铅丹　人参　桂枝（去皮）　茯苓各一两半　半夏二合半（洗）　大黄二两　牡蛎一两半（熬）　大枣六枚（擘）

上十二味，以水八升，煮取四升，内大黄，切如棋子，更煮一二沸，去滓，温服一升。

那么，柴胡加龙骨牡蛎汤，需要跟大家也提醒一下，就是说你有这个经验吗？你就讲，柴胡加龙骨牡蛎汤是可以的。这里头有它的用量，柴胡四两，减半了，龙骨、黄芩、生姜、人参、桂枝、茯苓各一两半，里边有一味药叫铅丹，这里我提示一下，没有用过。因为这个铅丹确实能镇惊安神，疗效也有一定的好处。但是这个铅丹在临床上我用的时候就是治小儿羊癫痫，镇静安神。那个时候还不大管制，自从关于中草药的中毒问题，在铅丹上，羊痫风丸是明令停止使用了。当然我也确实遇到了，遇到过吃小儿羊痫风丸的集体中毒，出现了肝炎。至于张仲景所用的铅丹，药肯定是有，但是铅丹的毒副作用也确实成问题，我们在临床上就不能推广铅丹的应用了。其他铅丹的使用，在外科里头，比如说外科配膏药，用香油炸铅丹，中国式的老膏药都是铅丹做的，你们知道，你们没配过，我自己都亲自摊过膏药，熬膏药，用香油炸了草药，然后用的铅丹浓度高，是外用药。口服药的铅丹是有镇惊作用，经验就不多了。

关于龙骨①。生龙骨，生牡蛎，咸涩、微寒，安神镇惊，作用很好。这里头也加了点大黄。柴胡加龙骨牡蛎汤，成为和解少阳、镇惊安神之剂，（这是）小柴胡汤的加减法。张仲景个人对于柴胡汤加减的应用，用了柴胡加龙骨牡蛎汤，用的是什么呢？也是用的弯路的治疗，"伤寒八九日，下之，胸满烦惊，小便不利，谵语，一身尽重，不可转侧者，柴胡加龙骨牡蛎汤主之"，至于遇到了误治伤正，构成了一系列的不同的症情，精神不安了，正气被伤了，用柴胡加龙骨牡蛎汤医治。

除了一个柴胡加芒硝汤，一个柴胡桂枝汤，还提一个，叫柴桂干姜汤，这个（方剂）临床疗效也比较满意，所以也向大家推荐一下。请看第147条："伤寒五六日，已发汗而复下之，胸胁满微结，小便不利，渴而不呕，但头汗出，往来寒热，心烦者，此为未解也，柴胡桂枝干姜汤主之。"这么一组药，叫作柴桂干姜汤②。

柴桂干姜汤方

柴胡半斤　桂枝三两（去皮）　干姜二两　栝蒌根四两　黄芩三两　牡蛎二两（熬）　甘草二两（炙）

上七味，以水一斗二升，煮取六升，去滓，再煎取三升。温服一升，日三服。初服微烦，复服汗出，便愈。

① 多年的兽骨形成骨化石，甘平无毒，质地重镇，固涩，健脾，涩肠胃，益胃气，镇惊安神。

② 是误治后少阳未解、水饮内结之证治（是误治的举例）。

咱们分析分析，也经过了一段弯路治疗。“已发汗，而复下之”，看来他这个治疗也可能不是到了某医院，某医生给治，他就自已有一点半表半里证，没有经过正式医生，他到了黑诊所了，或者是经过了不正当的途径，再吃点发汗药，再吃点防风通圣（丸），不合适了，而且造成了这么一种情况，出现了胸胁满，微结，这就比胸胁苦满明显了。那是胸胁苦满，这是不苦满，就是满；微结，那还有点是气结，还是机能上的；小便不利，渴而不呕，水液的运化，“三焦者，决渎之官，水道出焉”，水液的运化，也不正常，小便不利，渴而不呕，但头汗出，这么一种情况。汗出都不能够透彻，往来寒热心烦者，此为未解也。他一看这种情况，是又有停饮，又有热结，又是半表半里证，又有气化不利，病人还是虚阳浮越，所以但头汗出，所以他出（现）这个处方，把它列成正式处方了。我再说一遍，他的少阳往来寒热半表半里证，经过了已发汗，而复下之，构成他的全身气机紊乱，水饮内结，气化不利，伤耗津液，虚阳上扰，症情并不是太重，但是出现了三焦气机紊乱，张仲景设计了一个处方，叫柴桂干姜汤。这个解表药里头有柴胡、桂枝，又有温中的，干姜温中，又有甘寒养阴的栝蒌根，又有清热的黄芩，又有利水的牡蛎软坚。这样就组成了一个柴桂干姜（汤)。栝蒌根、黄芩、牡蛎、炙甘草，虽然方剂看着比较乱一点，但是从它的适应证上来说，病情也比较杂乱，所以从主诉来说，“胸胁满微结，小便不利，渴而不呕，但头汗出、往来寒热心烦者，此为未解也，柴桂干姜汤主之”。所以这个处方我给它归纳的定义是：和解表里，温中，散饮，又能生津。和解表里，温中散饮，生津之剂。也在调理三焦气机，叫柴桂干姜汤。给我们提示一个例子就是大家在因证施治、随证用药时，只要它的药物不相反对，机制统一，药物就不会互相干扰药效。所以它既有柴胡桂枝汤，又有柴桂干姜汤，就可以柴胡、桂枝并用；既用了黄芩清火，又用了干姜温中，因为它经过了发汗误下，因此它在使用上出现柴桂干姜汤，小的灵活性的处方，在这里有一定的意义。所以在为本论太阳篇，那个设法御变，不只是桂枝汤后那么多变证，这个柴胡汤后也有这么多变证，所以大家在柴胡剂的应用非常广泛，那么，我们把它作为一些案例，是相当有意义的。

我们以上谈的是大柴胡汤3条，柴胡汤的加减法4条。那么，柴胡剂暂时搁到这，就可以说柴胡汤是：小柴胡汤和解表里，是少阳，和解表里。柴胡证是柴胡证，少阳病是少阳病，少阳病里头有柴胡证，柴胡证不都是单纯少阳病，柴胡证只是少阳病之一，而不是少阳病的一个唯一方证。少阳病兼有阳明里结的，是大柴胡汤；兼阳明的，虽有里结，大便不爽，发潮热的，柴胡加芒硝汤；那么至于柴胡汤的推广应用有柴胡桂枝汤，有柴桂干姜汤，柴胡加龙骨牡蛎汤，柴胡加芒硝汤，刚才分别介绍了这几个①。是自表入里，设法御变，那么

① 少阳篇小结：

a. 少阳原文 10 条，其中提纲 1 条，禁法 2 条，主方 1 条，坏证 1 条，三阳合病 1 条，传经 2 条，欲已欲解各 1 条。

b. 少阳介乎半表半里之间，不单指病位，而主要是辨证（在临床上讲半表半里证）。少阳范围面积广泛（用三焦来表示），本篇条文独少，主要由于邪在半表半里，邪正相持的局面，有化寒化热的病机，兼表兼里的病位。单纯绝对少阳病较少，因此本经的治法多分散于其他各篇中。例如，太阳篇第 96 条柴胡剂的段落；阳明篇第 229 条、第 230 条；少阴篇四逆散证第 318 条；厥阴小柴胡汤。太阴：脾为孤脏，三焦为孤府，没有具体的小柴胡剂，看中气能否存在，参阅第 100 条；由此可见少阳篇独少，与各篇联系密切。

c. 少阳介乎太阳、阳明之间，但少阳又介乎三阴三阳之间，因此将少阳篇排在第 5 篇。

d. 少阳属胆与三焦，司相火，以火郁为主。火郁之病传变最速，受邪多由于正虚，所以当扶正祛邪，表里兼顾，因名叫作和解法。

e. 基于少阳的生理，本经病无随经入腑，无经腑之分，风寒之邪传入少阳，必虚实兼顾，所以用柴胡汤和解少阳，主方参阅柴胡汤的方解，表里寒热升降浮沉药味均有。黄芩汤为清泻少阳郁火的主要方剂，后世柴胡清肝散、龙胆泻肝汤、蒿芩清胆汤，俱从柴胡汤、黄芩汤化裁而来，丰富了少阳病的治疗方法。

f. 少阳不可汗吐下，但兼证又不在此外。兼表柴胡桂枝汤（第 146 条）、兼里大柴胡汤（第 103 条）、桂枝加芒硝（第 104 条），兼水饮柴胡桂枝干姜汤（第 147 条），兼惊谵柴胡加龙牡汤（第 107 条），都属柴胡剂的权变治法。此外还有柴胡剂的类方变法，黄连汤（第 173 条），半夏泻心汤，但治疗的不是少阳病（此为设法御变，治杂病）。

g. 少阳居于半表半里，小建中汤（兼里虚）以助其正，再用小柴胡汤发其表，绝无阳虚之患，邪气可由少阳内陷三阴成为里虚寒证。此外少阳误治，亦可发生痞证、结胸，妇科热入血室，治法随证施治。

少阳刺法。例如：刺期门（热入血室）；太少合病（第 171 条）刺法。

在柴胡剂以后，渐渐地疾病的病情就往胸腹腔部位演变，其实太阳内冲往里，一个是随经入腑，一个是蓄水，一个是蓄血，其他方面都是从设法御变转变出来的。由于太阳与少阳的关系密切，所以柴胡汤放在太阳篇还是放在少阳篇，在此就遵照王叔和的撰次，在小柴胡汤内的都在太阳篇，先把它分析了。

下面我再讲一个题目，今天也把它归纳一下，换一换内容，这部分内容看来似乎是平常，但是也很引人深思，我想利用一部分时间跟大家交换交换（意见）。可以写两个字，这部分很简单，但是条文里罗列了不少，不过也有研究的意义。大家请读一读，咱们一共是大约10条，咱们先读几条看看，第110条到第119条。“太阳病二日，反躁，反熨其背而大汗出，大热入胃，胃中水竭，躁烦，必发谵语。十余日，振栗、自下利者，此为欲解也。故其汗从腰已下不得汗，欲小便不得，反呕欲失溲，足下恶风，大便硬，小便当数而反不数及不多，大便已，头卓然而痛，其人足心必热，谷气下流故也。”这症状还真不少，燥火伤津，出现了这么一个病情，“太阳病二日，反躁，反熨其背而大汗出”。这是一个病[①]。再下面（第111条），“太阳病中风，以火劫发汗。邪风被火热，血气流溢，失其常度。两阳相熏灼，其身发黄。阳盛则欲衄，阴虚小便难，阴阳俱虚竭，身体则枯燥，但头汗出，剂颈而还，腹满微喘，口干咽烂；或不大便，久则谵语；甚者至哕，手足躁扰，捻衣摸床。小便利者，其人可治。”这是一条，用火劫发汗[②]。

再往下（第112条）：“伤寒，脉浮，医以火迫劫之，亡阳，必惊狂，卧起不安者，桂枝去芍药加蜀漆牡蛎龙骨救逆汤主之。”这也是烤火，是熏，是蒸，要想让他出汗，结果造成的惊狂，卧起不安，桂枝去芍药加蜀漆牡蛎龙骨救逆汤[③]。

桂枝去芍药加蜀漆龙骨牡蛎救逆汤方

桂枝三两（去皮） 甘草二两（炙） 生姜三两（切） 牡蛎五两（熬） 龙骨四两 大枣十二枚（擘） 蜀漆三两（洗去腥）

上七味，以水一斗二升，先煮蜀漆，减二升，内诸药，煮取三升，去滓，温服一升。本云：桂枝汤，今去芍药加蜀漆、牡蛎、龙骨。

再往下（第113条）：“形作伤寒（这还不是伤寒病），其脉不弦紧而弱。弱者必渴，被火必谵语；弱者发热，脉浮，解之当汗出愈。”幸好这个病人可能有抗病的能力，还有条件恢复，解之当汗出愈，当然不能再作火烤了[④]。

再往下（第114条）：“太阳病，以火熏之，不得汗，其人必躁，到经不解，必清血，名为火邪。”当时还有一种病叫火邪病，就是熏烤的疗法，倒不是桑拿浴造成的后果“到经不解，必清血”，他那个大便有便血。

再往下（第115条），“脉浮，热甚，而反灸之”，这也是火灸，不是反对针灸疗法，但是这个脉不（是）热证，不能灸。“此为实”，是实热证，“实以虚治，因火而动，必咽燥吐血”。这也是一条[⑤]。

再往下（第116条），不要着急，我就连续跟大家笼统地从思想、感想来提提这10条。“微数之脉，慎不可灸，因火为邪，则为烦逆”。有人说这不是仲景原文，是不是别人从哪抄进来的，姑不管其如何，纳入设法御变里头还是有意义的。你看他编成诗了：“微数之脉，

① 是太阳病误火坏证，及正复欲解的证候。

② 火逆血气流溢及其预后，实热闭阻，津气已竭。可用白虎汤、竹叶石膏汤、增液汤。

③ 是伤寒火竭亡心阳的证治（病重）。

④ 阴虚口渴，热证禁火（里虚证亦同）。

⑤ 以上两条是表证误火，迫血上行或下行的辨证。

慎不可灸，因火为邪，则为烦逆，追虚逐实，血散脉中，火气虽微，内攻有力，焦骨伤筋，血难复也。”也是谈到火证。“脉浮，宜以汗解，用火灸之，邪无从出，因火而盛，病从腰以下必重而痹，名火逆也。欲自解者，必当先烦，烦乃有汗而解。何以知之？脉浮，故知汗出解。”还有条件，有恢复[①]。

再往下（第117条），“烧针令其汗，针处被寒，核起而赤者，必发奔豚，气从少腹上冲心者，灸其核上各一壮，与桂枝加桂汤，更加桂二两也”。因为烧针、发汗，要想解决外感风寒，结果导致了奔豚病发生[②]。气从少腹上冲心，用桂枝加桂汤，更加桂二两。

桂枝加桂汤方

桂枝五两（去皮） 芍药三两 生姜三两（切） 甘草二两（炙） 大枣十二枚（擘）

上五味，以水七升，煮取三升，去滓，温服一升。本云：桂枝汤，今加桂满五两，所以加桂者，以能泄奔豚气也。

（第118条）“火逆下之，因烧针烦躁者（这个也是用火治），桂枝甘草龙骨牡蛎汤主之[③]。”

桂枝甘草龙骨牡蛎汤方

桂枝一两（去皮） 甘草二两（炙） 牡蛎二两（熬） 龙骨二两

上四味，以水五升，煮取二升半，去滓，温服八合，日三服。

最后一条（第119条）：“太阳伤寒者，加温针必惊也。”伤寒病应该用表虚表实，要是发热而渴不恶寒者为温病，没有辨证论治，来了就给温针，把这针烧热了，先给来一针，您出汗就好了，造成了惊狂，“太阳伤寒者，加温针必惊也[④]”。

从第110条到第119条，条文这么多。我们可见，不管风、寒、暑、湿、燥、火伤人，当急性期发作表证期的时候，就在两汉时期，也是你一言我一语，它就是出点汗就好了，烤一烤，您做个桑拿，那时候没有桑拿，您烤个热被子，火热；或者灸两壮，艾灸；或者是烧热针，倒不去迷信了。张仲景是破除迷信的，“钦望巫祝，告穷归天，束手受败。赍百年之寿命，持至贵之重器，委付凡医”，这种处治方法，在两汉时期，我们仲景先师早已经就批判了。所以张仲景的《伤寒论》罗列出来这么10条，我认为有意义，是火逆证。火逆证你见不着了，在这儿讲啥呀，还谈火逆证干什么。咱们谁看见火逆了，您说您没看见我也同意，可是咱们坐这也好，咱碰见火烫伤，这是一个，我要谈的例子就是咱们自己在本院说也好，跟大讲堂这说也好，这个火逆证的确是不少。

我碰见的，在本院的急诊室碰见了一个产妇，急诊室约我会诊，大三九天的，生小孩产后，起一身痱子，这是真没认识过，这是什么病，怎么这位女同志刚产后，说您怎么产后又痒，又刺（痒），体温又增高，这还真是咱们本区的，妇科，她的家属是认为生小孩是产月是不能见风，不能见寒，家属爱护到产妇是捂了又盖，盖了又捂，捂得是出汗不已，最后出汗发烧，告诉我说是感冒。这个我碰见过，是痱毒。结果还是开的银花、连翘、白虎、石膏之类，以挽救（病情），西医大夫，西医药也说这没什么可治的，这怎么了，发高烧，可见火逆证值得提示人们警惕。

---

① 本条说明两点：a. 火气虽微，内攻有力，邪无从出，因火而盛，微数之脉，禁用灸法（血虚有热者禁灸）。b. 脉浮火逆，火痹证及其自解证。

② 肾阳虚，心阳被伤，肾水上泛。

③ 本条是火逆复用下法，因烧针而烦躁证治。

④ 此为太阳伤寒误用温针的变证（热病忌火）。

还有一例，在这跟同志们交换看法，我碰见过一个什么病例呢，碰见一个青壮年，这个人没救过来。他是吃胡椒面，白胡椒中毒，在咱们抢救组，咱们查了查药学大辞典，白胡椒都说没毒，除去辛热辣、散寒之外，白胡椒是入药，而且治关节疼。那么，他（用了）二三两白胡椒，买的是圆粒的白胡椒，在家里自己磨面子，磨完了，拧了又挤，挤了又紧，去渣再煎，他连渣都不去，浓煎。传他处方的时候，（说）“药不瞑眩，厥疾不瘳”，（意思是）说（如果）吃这药不晕倒了，这病好不了。（病人）到神路街上找他哥哥，上他哥哥这来看他哥哥来了，说他有风湿性关节疼痛，很严重，哥哥传出这么一张药方，就给他用上了，直到急诊车去抢救了，他说，这人说了，传方的人，他要不晕倒了，这药达不到目的，您先在外头先稍候一候。候到他晕倒了，醒不过来了，送朝阳医院抢救组，请中医会诊，因为吃的是中药。我说他吃的是哪门中药，吃的白胡椒，去查查白胡椒无毒，随后他出汗也是胡椒面味，尿尿也是胡椒面味，咱们翁心植老也看见过这个病人，一查血尿便常规，你也不能定白胡椒中毒，因为历来没有这名词。这个人一查，肾衰竭。碰见过这么样一个病例，但是（病情）也辗转缠绵了半个多月，没抢救过来，这不是也火逆嘛。此外就不提至于在社会上流传的火逆证。

我们看看，第110条：“太阳病二日，反躁，反熨其背（烫脊梁背，这是拔火罐，是铁烙铁）而大汗出。”下面第111条：“太阳病中风，（太阳病中风表皮证，）以火劫发汗。”用的是火劫，出现了“二日，反躁，反熨其背”，出现什么问题？大家一看就可以知道，“火热入胃，胃中水竭”，对不对，您就注意到这个病情，每一个病人，“邪之所凑，其气必虚”，不要认为火劫就伤阴，火劫它也有伤阳的，阴阳气血全伤。这一条是“火热入胃，胃中水竭”，伤到什么程度，出现一系列的症状了。第111条您再看看，“邪风被火热，血气流溢，失其常度”，打乱他的气血运行的紊乱，造成血气流溢，失其常度，两阳相熏灼，其后出现一系列的症状。

到第112条说什么呢，火迫劫之，迫劫发汗，出现了亡阳，惊狂、卧起不安。

到第113条，并不见得是伤寒病，“形作伤寒，其脉不弦紧而弱。弱者必渴，被火者必谵语”。就是可能是有点流行性，普通的轻度的外感，也出现一个被火，出现都到什么程度呢，谵语，发热，出现这个程度，怎么处治，这还不是桂甘龙牡汤了，也不是桂枝加桂汤了，这个我看只能清热养阴，然后才能解毒，出现脉浮，解之当汗出愈。

再往下，第114条。人家说了，这不是桑拿，也轻不了。以火熏之，那就是关上门，没有通风的地方，不但越熏还越不得汗，熏得汗液都耗干了，“其人必躁；到经不解，必清血，名为火邪”。出现这种情况了，不亚于吃白胡椒面，所以必清血，这个“清”字是什么意思，这个清是口字框，古写这个圊，意思是什么，厕所。必清血，出现了血尿便了，要是出现尿潜血，还不知道，直接是肉眼观察下，到经不解，必清血，名为火邪，所以在这种情况，也是我们值得重视的。

（第115条）“脉浮，热甚，而反灸之，此为实。实以虚治，因火而动，必咽燥、吐血。”所以这个灸法是正式针灸了，灸法的应用（范围）确实是针对外感风寒，寒性疾患。寒者热之可以灸法。脉浮，热甚的病，反灸之，此为实，实以虚治，因火而动，必咽燥，吐血，造成一种火逆证。

下面（第116条）：“微数之脉，慎不可灸。因火为邪，则为烦逆。”由此看来，这个灸法的应用，在微脉、数脉这种情况下，运用灸法就值得考虑了，“追虚逐实，血散脉中；火气虽微，内攻有力，焦骨伤筋，血难复也”，而且造成的后果甚至于成为终身性的疾患。

下面：“脉浮，宜以汗解之，用火灸之，邪无从出，因火而盛，病从腰以下，必重而痹。”这种痹证，风、寒、湿三气杂至，合而为痹，这种火逆症状的痹证，造成了他的麻木不仁，所以也出现一种痹证的现象，这是由于火逆形成的。“欲自解者，必当先烦，乃有汗而解”。这也是他想用他的周身，要想恢复都很困难的一种抗病力出现了，脉浮，故知汗出解。

下面再一条（第117条）："烧针令其汗（这是火针发汗），针处被寒，核起而赤者，必发奔豚。"从这个原理上看，当然一个消毒完备不完备，扎了多少针，扎在全身什么部位，而且针处怎么样被寒。我自己看来，还是卫生设备不好，导致了针眼处出现核起而赤。病患是伤阴伤阳，出现了什么呢，奔豚证。奔豚是一种病名，气从少腹上冲心。它在处置上，正当的处治是灸其核上各一壮，在针处的地方再用艾灸，这个处置和那个烧针不一样了，用艾灸我看可能是消毒的性质。

我举个例子，我先父在世曾经治过一个糖尿病患者，项痈，周围的组织不下来，全都坏死，恶气难闻。这个时候里头吃养阴药、清热药、解毒药，外面的局部就采用了"旧社会"方法，给用灸法，叫骑竹马灸法，是（出自）宋代《备急千金要方》，用烧得很大的艾壮，对这个创伤部位，那个坏死组织，就是下了艾灸，灸得冒烟，艾绒味，可能灸了两三次，后来他那坏死组织全都脱掉，肉芽增生、长成，最后愈合了，这个病号是咱们本区六里屯的一位白姓老者，现在当然已经过世了。就是完全是艾绒、艾灸，不是灸其核上各一壮，灸其创伤，坏死组织脱落是很有疗效，至于他的内服药和这个必发奔豚是不一样的。

下面（第118条），"火逆，下之"，火逆已经形成了，还用了泻下药，"因烧针烦躁者，桂甘龙牡汤主之"。一个是桂枝甘草汤加龙骨、牡蛎，什么是桂枝甘草汤？发汗后、心下悸，桂枝甘草汤，可以通心阳、安神。龙骨、牡蛎刚才已经解释了，镇惊安神。"火逆，下之，因烧针烦躁者，桂枝甘草龙骨牡蛎汤"。

最后一句（第119条），"太阳伤寒者，加温针，必惊也"。这是很简单的几句话，大家在火逆证上，这一句话不要小看。"太阳伤寒者，加温针，必惊也"，这是仲景先师总结了火逆证，给我们提到了火逆的方法，火法、烤法、熏法、燎法，各因其职，桑拿浴也可以，都是因人而异、因地而异、因病而异，并不是千篇一律来烤烤、熏熏。所以在这几句话，是总结语，您读《伤寒论》在无字处求字，就在这个地方，最后太阳终篇最后一句，"太阳伤寒者，加温针，必惊也"。这篇王叔和编序的时候，这一篇是最后一句，所以这一条就是告诉你前边10条的例子，对于烧伤火逆证总结，可不能够火上加油。"桂枝下咽，阳盛则毙"，所以你对于这个外感病，风寒暑湿燥火之邪，那么在看病例的过程当中，关键看你怎么样认识，是病寒，是病热，是病温，是需要某一番治疗，必须得注意。这是这10条小结。"太阳病二日，反躁，反熨其背"，到"太阳伤寒，加温针，必惊也"。我给它归纳归纳，头一条是"火热入胃，胃中水竭"；第二条是什么呢，"血气流溢，失其常度"；再下面一条，"火迫亡阳"，你看看；再往下一条，"形作伤寒，其脉不弦紧而弱，弱者必渴"，这一条的后果，"被火谵语"；再往下，第114条，是什么例子呢，血尿便，"被火清血"。

再往下一条，第115条，它是一个热性病，用了灸法，最后结论，"实以虚治，因火而动，必咽燥、吐血"，这一条是特点，虚实错治，实以虚治。再往下一条，"微数之脉，慎不可灸。因火为邪"，最后说这两句特别的悲壮，"焦骨伤筋，血难复也"，成为长期病痨，所以这个也值得我们考虑。

再往下，烧针造成"核起而赤，灸其核上各一壮"。第117条，烧针的坏病，全身的坏病，不止一处。再往下，"火逆，下之，因烧针烦躁"，烧针不止一处了，再往下就是火逆后又误下，最后一条，"太阳伤寒者，加温针，必惊也"，总结了火逆证，火上加油，以火治火造成的后果，势必不治。所以从这里头看，有熨脊梁的，有火劫的，有火迫的，有火熏的，有艾灸的，有烧针的，加温针必惊也。所以仲景先师虽然是他善用桂枝，他是偏于补阳，但是在阴阳虚实的问题上，曾经出过这样长的结句。太阳篇给我们提示了什么呢，要注意伤阴动血；养阴，治伤寒重在存津，治温病注重在养阴，精气、津液、血的调治也是有一定的尺度的[①]。

这个问题关于温针的治法已经说了10条，关于柴胡汤的方面有4个加减方，大柴胡汤说了3条，请大家熟记。下面再要讲，就谈结胸了，要占时间更多，下次请大家看看结胸病治疗。

第 八 讲

（本讲涉及《伤寒论》条文第7、34、37、49、90～94、96、128～140、148～151、154～158、163、164、167条）

各位同志，中午好。咱们的《伤寒论》学习现在开始，我们这个课程太阳篇进入大部分了，初步从表证麻桂以后，蓄血、蓄水，误治辨证，火逆，小柴胡（汤），条文的解释可以说过半了。今天再进行，可以说由表及里，从整体上来说是设法御变，渐渐地就进入内部器官的一些临床辨证。在没进入今天讲解以前，我们再把汗下表里先后，复习一下，请大家看看汗下表里先后的原则，从第90条说，可以说叫汗下先后、缓急表里的措施治疗。

第90条到第94条，我们读一读，大意上就可以了解了，对于太阳表病的演变，原则上是这样写的："本发汗，而复下之，此为逆也；若先发汗，治不为逆。本先下之，而反汗之，为逆，若先下之，治不为逆。"（第90条）这是一个汗下的正常原则，就是对于疾病的措施应该汗的就应该先汗后下，应该下的同样也是就应该先下后汗。如果层次不对，措施不当，都是对病情不利的，所以他说："本发汗，而复下之，此为逆也。若先发汗，治不为逆；本先下之，而反汗之，为逆；若先下之，治不为逆。"它基本上是病有先后，治有缓急，里急于表的先治里，表急于里的先治表，治有标本先后层次，得按照这个规律。一般是应该先汗后下，但是在某种病情演变的过程当中，也有先下后汗的；也有下之不汗，他好了；也有汗之不下，疾病痊愈了。那么就是汗下在于医务人员辨证认识，采取措施。

下面一段，"伤寒，医下之，续得下利清谷不止，身疼痛者，急当救里；后身疼痛，清

---

① 火逆小结：

虽然讲了火逆，有关火法治疗的意见；火法治疗还是民族医学治疗宝贵经验，不可忽视。例如，艾灸，属于理疗学的开端，灸足三里温胃，急灸关元治虚汗亡阳证。"骑竹马灸法"（《备急千金要方》），第325条推广灸法的治疗。

热证忌灸：中医理论寒能治热，热能治寒，参阅第114条、第116条。

火法的运用：火法确有发汗的作用，有散寒回阳之效（阳虚寒盛，阴寒闭涩）。

火法的内容（从略）。

误火之病名——火逆，火邪，火迫［第110条，火劫（事故）］。

火逆11条的分析：

a. 提示治疗意见3则。

第118条：桂甘龙牡汤（阳虚烦躁，病情较轻）。桂甘通阳；龙牡，重可镇怯，咸涩之品，收敛潜阳，镇惊，有调节神经的作用。

第112条：桂枝去芍加蜀漆龙牡救逆汤（稍重，火逆亡阳）。桂甘姜枣通阳助胃气；蜀漆，散浮热；龙牡，重镇。

第117条：桂枝加桂汤（重症）（心肾阳虚，肾水上泛）。胃肠功能失调，肠痉挛，膈肌痉挛——阳虚奔豚。

以上均突出了火逆证，阳气外越的证候。注意清解药的运用，例如：治烫伤用三黄粉（香油调敷大黄、黄连、黄柏、白矾等量）。

b. 火逆的后果。

衄血伤络：第114条、第115条。

耗散真阴：第113条，用三黄、生地黄、麦冬、知母。

热极动风：第119条，安宫三宝。

气阴两耗，胃中水竭：第110条、第111条，增液汤、白虎汤养胃之剂。

痹证：第116条（下）通络的治疗，桑枝、桑寄生、三痹汤。

便自调者，急当救表。救里宜四逆汤，救表宜桂枝汤”（第91条）。这个情况就是说下得不合适造成的后果，“伤寒，医下之”，应该采取先汗后下的办法，但是他没有按照正常的施治，用了攻下的方法，“续得下利清谷不止”，到了下后伤正，脾胃不能正常运转了，因此出现“下利清谷”，什么叫“下利清谷”，吃什么泻什么，都没有消化的能力了。“续得下利”，而且吃什么泻什么，这种情况是脾肾阳虚、下后伤正出现的问题。“身疼痛者”，虽然有身疼痛，有表证的反应，但是一样，里急于表，“急当救里”。“后身疼痛”，救里以后再身疼痛，（里）急于表恢复了，“清便自调者”再去治表。举出个例子，“救里宜四逆汤，救表宜桂枝汤”，这是汗下先后缓急。那么，“续得下利清谷不止”，虽有表证的身疼痛，也应该先里后表，里证得复，然后再去救表，那么用桂枝汤调和荣卫，来缓解病情[①]。

再往下一条，“病发热头痛，脉反沉，若不差，身体疼痛，当救其里，四逆汤方”[②]（第92条）。这个情况一看就知道了，“发热头痛”，这是表证的反应，但是一样，表证应该见表脉，他这脉象，“脉反沉”，就不同于脉证相应，现在发热头疼，脉反沉，表证见里脉，为什么脉反沉，少阴阳虚。这个时候“当救其里”，先来扶正，“宜四逆汤”。那么，这个时候，扶正以后，再看病机、病情、病程，那么经过四逆汤的投治，正气能抗邪，要缓解了，身也就不疼了，如果还有身疼，那个脉证相应的时候，再随证治疗。

下面：“太阳病，先下之而不愈，因复发汗，以此表里俱虚，其人因致冒，冒家汗出自愈，所以然者，汗出表和故也；里未和，然后复下之。”（第93条）这句话，这一条文就是说也是治疗措施，总之应该是汗出表和，然后再用泻下法，对表证应该解表，不去解表，给人用泻下药，“太阳病，先下之而不愈”。表证应该先解表，给人用治里的药，所以病情不好，病情不好，再来措施，“因复发汗”，这就是倒行逆施了。“先下而不愈”，我再给发汗，下之伤里，发汗伤表，因此，病人没得到正常的治疗措施，反而受到治疗的贻误，以此表里俱虚，汗下失当，正气被伤，伤到什么程度？还好，只是伤到正气虚不能够升清，清阳不能上升，“其人因致冒”，头上如同戴个大帽子似的。“冒家汗出自愈”，那么这个时候，表证不解，汗下措施不当，造成了正气虚，出现了清阳不升，头上晃晃悠悠的，“其人因致冒，冒家汗出自愈”，重新再用汗法，用什么汗法，采取相应的适当的措施，“汗出表和故也”，这个时候给予小发汗，给予适应病情的发汗方法，可以缓解病情。那么，这个时候以后，要是里气不和的时候，再去治里，里未和，然后复下之，再去给一点轻泻下的缓剂，这也是治疗失当之后，采用的一些措施。

再下边一条，（第94条）“太阳病，未解”，表证没好，从脉象上来看，他说了这么几句，这文字的字意需要我们理解一下，哪几个文字呢？“脉阴阳俱停，必先振栗，汗出而解；但阳脉微者，先汗出而解；但阴脉微者，下之而解。若欲下之，宜调胃承气汤[③]”。怎么样理解？“太阳病，未解”就是表证没解，“脉阴阳俱停”，这个“停”字，作何解释，“必先振栗，汗出而解”，这个“停”字，在我理解方面，并不是说停止的停，脉是不能停止的，那么怎么样来理解它呢？就是说这个病是向愈的现象，还是预后不好的现象呢？这个病趋向稳定，可是邪正交争，处于气机紧张的局面，这个脉阴阳俱停，不是阴阳停止，虽然病情处于那个邪正交争的局面，但是这个正气有抗邪的能力、能量，需要一定的邪正斗争，处于一个正气抗邪的局面，要出现一个紧凑的局面，这个时候才能得汗而解，这个时候的局面我们叫战汗。请同

① 此条为下后里急于表，先救其里，再议救表。

里急于表，急当救里：下利清谷不止为里证（中阳不振，胃肠虚极），身疼痛为表证。表重于里，急当救表：清便自调为里证已和，身疼痛为表证仍在。

② 此条为舍证从脉的治法。

③ 此条为从脉诊测之，可战汗而解的举例。汗有战汗、蒸汗、头汗、手足汗、虚脱汗等。

志们注意，这个时候先发冷，发烧，要出汗没出汗的这个紧凑紧张的局面，我们管它叫作战汗。战汗以后汗出，病情缓解了，这个局面，所以从脉象上看，有转机，有好转。我认为这个“脉阴阳俱停”，从脉象，虽然病情反应较明显，但是脉情处于稳定状态，因此“脉阴阳俱停”这个“停”字意思是什么呢，平静、平和，处于这种局面的时候，它写了个“脉阴阳俱停”。有的文字注家没作什么解释，有人说是错简，我就不太支持这个意见。但是从局面上说，我们见着的病人要出汗没出汗，趋向要好转，脉象稳定这个局面的时候，脉情处于平稳，他是这种局面，“脉阴阳俱停”，不要做停止讲。再往下的解释，他自己也有，“但阳脉微者，先汗出而解；但阴脉微者，先下之而解”。这个疾病的缓解是出汗好，还是里气得通好，所以脉势平稳了，但是诊脉这个微字也不能作微弱细小、沉涩若弦微的微，这个微字反映着邪正交争的局面，要是其病向表，这个脉象叫“阳脉微”，其病向里，叫“阴脉微”，这样一种灵活机动的征象。从脉象来体会，“阳脉微”就是邪正向表的局面，“阴脉微”并不是微细弱小，能看出他的脉证相应，这个时候需要通通便，里气得和，则表气得解，这样来理解，这个汗下一致，标本相应。

这几条就说病有标本，治有缓急，病有缓急，治有先后，根据这个原则来理解，“本发汗，而复下之”“本先下之，而反汗之”，这个顺逆的措施一定要斟酌病情，具体情况，具体投治，汗下缓急，进行施治，“知犯何逆，随证治之”，是这么一个措施。

现在把这一段，先从字面上进行分析理解，特别是“脉阴阳俱停”“阳脉微”“阴脉微”，不是诊脉的具体脉象，“阴阳俱停”这是脉比较平和、匀和。“阳脉微”“阴脉微”就是说从这个症情诊脉的局面上，这个可能要得汗而解，这个可能要得下而解，使得正气阴阳平和，这样进行理解。这是一个本论的汗下先后缓急的辨证倒插笔，在这说一说。

下面再讲讲今天的主题，今天的主题在太阳篇的下半部，我想反映一下，这个病到太阳下篇的随证治疗，设法御变，就是说从我们机体的病位，机体的反应来说，渐渐地就到了内部器官一些病变反应了。那么，这种反应我们称为内部器官病情的机制、机转，今天所要谈的就是如结胸、脏结、痞证等的一些病变治疗。

请大家看第128条“病有结胸，有脏结，其状何如”，到以下有一些治疗，大陷胸汤，小陷胸汤，还有痞证，这个字念痞（pǐ），痞块，这些方面的治疗措施。“病有结胸，有脏结，其状何如”，它采用问答的方式来反映病、反映意见。

第128条以后，大约20多条，今天我想我们都把它分析解释。“病有结胸，有脏结”，这个结胸、脏结，我们在认识上，就是古代的病名结胸，病名脏结，当今来理解是哪些病呢，咱们下边进行分析。除去这个还有一个就是痞证，比如结胸和脏结，开场白都说了“病有结胸，有脏结”。痞证在文章里头也提到，比如第151条，“脉浮而紧，而复下之，紧反入里，则作痞，按之自濡，但气痞耳”。在结胸、脏结以后，他提到了一个，“病发于阳，而反下之，热入因作结胸；病发于阴，而反下之，因作痞也；所以成结胸者，以下之太早故也[①]”（第131条）。这是今天的讨论，结胸、脏结、痞证，分别有不同的治疗，来分析一下。

比如说结胸，这个是下边有几条，头一个有大陷胸丸（第131条）。再往下，第134条，有大陷胸汤以及下边很多条，谈到陷胸的治疗方法。我们先来谈谈结胸、脏结、痞证，这三个都是前人所用的病名，有不同的证候反应，来进行分析治疗。关于陷胸汤，应用率和证候比较复

---

① 此为论结胸病和痞证的成因。

痞证：是心下痞塞，自我感觉。间有痞硬，但无疼痛症候（是气聚）。（凡谈到结证，多有疼痛）。参阅第151条。

结胸：病发于阴，邪盛正实之体，下之太早故也。下之变证之一端。实邪急患，治以攻逐之剂。

痞证：病发于阳，胃虚内无实邪，下之太早故也。下之变证之一端。气聚，机能反应，治以调节和解。

脏结：沉寒痼疾，痼疾之患（肿物，肿块，癥瘕），阴寒虚实夹杂之患（痛者为实）。

杂，有讨论的余地；脏结证虽然没有谈到治疗，但是认识方面很紧张，预后是不好，从我们整个太阳篇来说，在疾病的演变过程还没提到预后不良，只有结胸、脏结反映出有死证。

大陷胸丸方

大黄半斤　葶苈半升（熬）　芒硝半升　杏仁半升（去皮尖，熬黑）

上四味，捣筛二味，内杏仁、芒硝，合研如脂，和散，取如弹丸一枚，别捣甘遂末一钱匕，白蜜二合，水二升，煮取一升，温顿服下，一宿乃下；如不下，更服，取下为效，禁如药法。

大陷胸汤方

大黄六两（去皮）　芒硝一升　甘遂一钱

上三味，以水六升，先煮大黄取二升，去滓，内芒硝，煮一两沸，内甘遂末，温服一升，得快利，止后服。

比如说下边第132条，大家看看，“结胸证，其脉浮大者，不可下，下之则死”。这是一条，不好治，不可下，结胸本来大陷胸汤也好，大陷胸丸也好，都是泻下，峻下剂，但是“其脉浮大者，不可下，下之则死”；“结胸证悉具，烦躁者亦死”（第133条）。就是结胸病这么重，出现了预后不良的症情，出现烦躁者，也断定这人预后不好。

比如在第167条，谈到是什么呢，后边能够找到吗？“病胁下素有痞，连在脐旁，痛引少腹，入阴筋者，此名脏结，死。”这也断定了预后不好了，“胁下素有痞，连在脐旁，痛引少腹，入阴筋者，此名脏结。死。”所以结胸和脏结都有预后不良的症情，我们要注意了①。

至于痞证，一般都是容易缓解的，所以他说是叫气痞。结胸、脏结和痞对比来说，结胸、脏结有实体、实质的病变，而痞证“脉浮而紧，而复下之，紧反入里，则作痞。按之自

① 结胸治法：

a. 大陷胸丸

大黄：苦寒降火，推陈出新。

葶苈子：苦寒降火，祛肺家饮邪。

芒硝：咸寒软坚，泄下滑肠，润肠。

杏仁：苦辛开肺气，滑润肠道。

甘遂末：毒草，气寒有毒，其性纯阴，能除隧道阻塞，攻饮峻药，治癥瘕腹痛，水肿蛊毒（单腹胀）。

本方攻逐实饮热结，峻下之中的缓剂（大剂小用，峻药缓佐——此方法可供临床参考）。

歌诀：小陷胸汤连夏蒌，宽胸开结涤痰优。邪深大陷胸汤治，甘遂硝黄一泻柔。大陷胸丸加杏苈，项强柔痉病能休。

b. 大陷胸汤

大黄：六两。

芒硝：半升。

甘遂：一钱匕，苦寒泄降破水，通隧道。

此汤为峻下水热痰结之结胸的主要方剂。

c. 小陷胸汤

黄连：苦寒降火，健胃。

半夏：苦辛开降，除痰破结，降逆止呕，燥湿健脾。

栝蒌实：甘寒润燥，宽胸化痰（适用胸乳部疾患）。

此方苦辛甘寒合化，破结开痰，降逆泻火。

d. 白散（别称：三物白散）：参阅第142条。

桔梗：苦辛宣解，开提肺气（利气）。

贝母：苦辛清利，除痰破结。

巴豆：辛苦大热（木本植物），生猛熟缓，能行能止，可升可降。为温热性的降下药（用于寒性的里实证）。

e. 三物小陷胸汤（方缺）。

濡，但气痞耳”（第151条），我们注意分析，什么治痞，我们临床上叫泻心汤治痞，治痞用泻心汤。在《伤寒论》上有五个泻心汤，例如后边大黄黄连泻心汤、半夏泻心汤、生姜泻心汤、甘草泻心汤、附子泻心汤，这是五个泻心汤，（是）今天要向大家介绍的。

在没介绍痞证以前，咱们逐一地按照条文分析分析结胸、脏结，然后再谈痞证。“病有结胸，有脏结，其状何如？答曰：按之痛，寸脉浮，关脉沉，名曰结胸也。”（第128条）“何谓脏结？答曰：如结胸状，饮食如故，时时下利，寸脉浮，关脉小细沉紧，名曰脏结。舌上白苔滑者难治。”（第129条）下面继续解释，原文“脏结无阳证，不往来寒热（一云寒而不热）”都可以，“其人反静，舌上苔滑者，不可攻也”（第130条）。这是谈到结胸和脏结的辨证，结胸“按之痛，寸脉浮，关脉沉，名曰结胸”。这个是个实证，如喜按，病轻；痛则为实，要是拒按，这是实证定了，不拒按，还有研究的余地。这个是“按之痛”，拒按，结聚不散，“寸脉浮、关脉沉，名曰结胸也”，这个怎么来理解。血管就是一条，反映脉象寸关尺三部，寸脉浮、关脉沉，绝不能有一个具体的，切记一条血管就是寸关尺，三个手指头触下来，说寸脉浮，关脉沉，不可能。但是可以反映到说寸脉有力，关脉力量就弱下来了，直至弱到寸关上部有脉，下部力弱，要说寸浮关沉，浮沉那么确切的痕迹，是不可能的，大家想是不是。这是一条血道的通路，这个就是说它反映在机理方面的认识。反映在病上，他有气机，病在中间，没有气机了，被阻滞了，寸浮关沉。“寸脉浮，关脉小细沉紧”，上部的脉看着有浮象，到中下部脉就小细沉紧，下面按之这个脉力弱了。虽然有力，见有紧象，所以仲景先师在这就反映到下部有实质的病变，身体的不利状态，所以寸脉浮，关脉小细沉紧，比结胸反应还明显，叫脏结证。

大家看那结胸，“按之痛，寸脉浮，关脉沉”。脏结，“寸脉浮，关脉小细沉紧”，而且在解释方面，关于脏结证出现什么了呢，脏结证是阴证，结胸证是阳证，所以底下又补充了，“脏结无阳证”，是阴寒结聚，不但没有热，连往来寒热都没有。而且这个病人“其人反静，舌上苔滑者，不可攻也”，舌上苔滑，这个舌苔没有燥苔，“舌上白苔滑者，难治”。这个脏结是一个内有实体，再这么一看，这个脏结病是胸腹部器官有病，脏结，胸腹部的器官有病。“舌上白苔滑”，那么最明显的显著特点，“脏结无阳证，不往来寒热”，那么，真到发病的过程，第167条说，“病胁下素有痞，连在脐旁，痛引少腹，入阴筋者，此名脏结”，而且预后不良，“此名脏结，死”。所以出现这个问题，在古代叫脏结，我们今天一看是某种器官器质性病变，那么是占位的，是有实体的，一种难治的病证。但是没有，当然不如今天现代医学谈到，是不是肝癌，还是胃肠道，胸腹腔一些占位的病变，不易治疗，那么采用一些手术治疗方法。学术是在不断进步，大家考虑，认识这个脏结，中国医药学也在发展，脏结病是一种实体的难治的，不只是用药，或者某些方法都不好治了，这应该谈到认识论了。

脏结病就谈到这，总而言之是癥瘕、积聚，实体的病变。下面我们再谈结胸，结胸这个问题，有两方面，一方面它叫结胸，但是没说是叫大结胸，但是有一种轻病叫小结胸，请看第138条：“小结胸病，正在心下，按之则痛，脉浮滑者，小陷胸汤主之。”这个小陷胸汤，给大家念念，就三味药，黄连、半夏、栝蒌实。黄连一两，半夏半升，栝蒌实大者一枚，这个方没有毒药，没有毒品，而且这个药物也是比较常用的药。

小陷胸汤方

黄连一两　半夏半升（洗）　栝蒌实大者一枚

上三味，以水六升，先煮栝蒌，取三升，去滓，内诸药，煮取二升，去滓，分温三服。

在煎服法上说得也很简单，上三味以水六升，先煮栝蒌，取三升。大栝蒌，植物药，它的根叫天花粉。还先煮，去滓以后再纳诸药，再煮半夏、黄连，煮取二升，去渣，这么样吃法。

小结胸病和结胸病轻重相差很多了，小结胸病证在心下，不按它不疼，按之则疼，因此小结胸和大结胸，这个结胸病，不是小大之分，是轻重之分。这个小结胸病，用一些利痰清热的方法，就可能缓解；而且部位正在心下，看来这个是胃不和，胃热，出现的一种疾患。病势是相当的缓，而且从脉情来说，"脉浮滑者，小陷胸汤主之"，浮为有热，滑为有痰，痰热结聚于胃间，实体上来说，病变很轻微，"按之则痛"，不按不痛，一种痰热结聚，小陷胸汤主之。临床上是一种常见病，多见于胃机能症，按一按，心口窝痛，病人反应，素体也很稳定，这个时候用黄连泻心火，黄连泻胃火，苦能化湿；法半夏降逆止呕，燥湿除痰，和胃健胃；再加上大栝蒌，祛痰，利膈，而不伤正。这么一种药，对于心口窝，正在心下，按之则痛，给开一个小陷胸汤主之，这也是一种所谓的结胸病，比较具体的实证的结胸病轻微得多了，因此说小陷胸汤主之[①]。实体的结胸病刚才说了，"按之痛，寸脉浮，关脉沉，名曰结胸也"（第128条），它的结胸出现了，是用大陷胸汤主之，大家一看，请看看大陷胸汤主治的结胸，第134条，"太阳病，脉浮而动数，浮则为风，数则为热，动则为痛，数则为虚，头痛发热，微盗汗出而反恶寒者，表未解也"。当然有表证不可以治里，现在他在反应方面，也有一些，医生用了泻下剂，病情有所变化，但是不好，出现什么了呢？"医反下之，动数变迟，膈内拒痛"，不但疼，而且还拒按疼痛，"胃中空虚，客气动膈，短气躁烦，心中懊侬，阳气内陷，心下因硬"，不但拒按，而且疼痛，而且"心下因硬，则为结胸，大陷胸汤主之"。再看看下边的，"伤寒六七日，结胸热实，脉沉而紧，心下痛"，不但是拒按，"按之石硬者，大陷胸汤主之"（第135条）。大家一看那个腹部的触诊，相当重了，"心下痛，按之石硬者"，这一比较，更明显了。

再往下，"伤寒十余日，热结在里，复往来寒热者，与大柴胡汤。但结胸，无大热者，此为水结在胸胁也"（第136条）。前面是结胸热实，这边是此为水结胸也，热证、实证、水证。"但头微汗出者，大陷胸汤主之"，这就又热证、实证、水证。再往下看一条，"太阳病，重发汗而复下之，不大便五六日，舌上燥而渴，日晡所小有潮热"，到午后的时候，身上还有潮热。这个疼痛从心下至少腹，硬、满、痛，这个病位更拉长了，更广泛了，直到"不可近者，大陷胸汤主之"。所以从病位来说，从心下至少腹硬满而痛，看着反跳疼，不可近者，拒按的疼，那么这个时候用的是大陷胸汤。这个大陷胸汤是什么药呢？大黄、芒硝、甘遂。现在说一说甘遂这个草药，是个剧毒药，可以利便祛痰，通肠，它用重了还可以呕逆、泻利，所以在大陷胸汤方上说，（用）这个药以后，得快利，还得止后服，看来仲景先师运用这个药的时候也很重视了[②]。

---

① 小结胸：热与饮结，证候较轻的一种疾患。正在心下，按之则痛（不按不疼）。从心下至少腹硬满而痛——大陷胸汤。小陷胸汤——除烦涤痰，开结宽胸之剂。痞证——喜按，按之自濡。

加减法：发热，客热加柴胡三钱。热甚加黄芩。口渴加天花粉、干葛，去半夏。干呕加陈皮。胸闷加枳实、桔梗。心下痛加枳实。小便少加茯苓。有痰加杏仁。胸中烦热加栀子。

② 结胸小结：

结证：积聚不散谓之结（有形之物，如肿块、包块、硬结、压痛、肌紧张、反跳痛、拒按等）。

结胸：部位在胸部（心下），剑突下，可延展到腹部。

结胸的分类：大结胸；小结胸；寒实结胸——无热证；脏结。

结胸病的成因与病机：风、寒、热、燥、火：误下成结胸；伤寒热实，直接成患；均为热与饮结，属实证（邪乘虚入）。

结胸病的主症：心下痛，按之石硬，从心下至少腹，硬满而痛。

结胸病的兼症：发热，头汗出，燥渴，潮热，气短，烦躁，心中懊侬，项强（如柔痉状）等。

脉舌：脉沉紧迟（小结胸脉浮滑），舌苔燥、滑。

治法：攻逐痰结，荡涤邪热。

处方：大陷胸汤（丸），小陷胸汤。

我没有具体用到过，因为类似这种病情，我说应该是急腹症了，那么这个急腹症是在我们中医门诊就很不易见，即便见着，要用药的时候，也需要考虑到病人的安危，所以我个人在这说，大柴胡汤证，我在肝胆胰方面投过，那么有验证病例，大陷胸汤中没有验证病例。但是应该说结胸这个病，这个大陷胸汤你怎么样来实际应用，只有依靠我们经过了科研、实验以后，甘遂的应用前途是很广泛的。如何投治，如果投用，适用于内部器官某些疾患来进行投用，那么也是我们中医研究的一个课题。在这提一提，谈到结胸病的大陷胸汤，为我们今后科研开辟思路，如何应用这种毒药攻毒，这个是不要遗忘，所以大陷胸汤是这么样一个认识。

现在再说这个结胸病，结胸病在这里头认识，它是这样谈的病因，请看131条，“病发于阳，而反下之，热入因作结胸；病发于阴，而反下之，因作痞也；所以成结胸者，以下之太早故也”。这是作为我们读《伤寒论》来说，我们还是应该理解一下，“病发于阳，而反下之，热入因作结胸，病发于阴，而反下之”，没写热入，说“因作痞也，所以成结胸者，以下之太早故也”，它转弯了，“结胸者，项亦强，如柔痉状，下之则和，宜大陷胸丸”。那么，这里来作探讨，这个病机谈到“病发于阳，而反下之，热入因作结胸”，只能说表证，没按照解表方法治疗，用了泻降药，出了结胸的反应，这里“病发于阳”和“病发于阴，而反下之，因作痞也”，这个阴阳怎么解释，绝不能说“病有发热恶寒者，发于阳也。无热恶寒者，发于阴也。发于阳七日愈，发于阴六日愈，以阳数七，阴数六故也”（第7条）。前面阴阳辨证，就是关于恶寒证的有热没热，发于阳发于阴。发热恶寒这是阳性病，这是表证，三阳表证；发于阴的是阴性病变，虚寒的。里虚寒为阴，表热实为阳。那么这边这个痞证就是三阴病变？不是。五个泻心汤，头一个大黄黄连泻心汤，直到最后一个泻心汤，甘草泻心汤也是寒热结聚，所以在这来解释了，在文字上的字面字义，我认为“病发于阳”是有实体的病变，这是“病发于阳”；没有实体的病变，因为痞证是气痞，所以这个“病发于阴”。就是有实体的可以出现结胸病，那么不是实体的，它写着病发于阴，出现痞证，因为痞证没有实体，就是气，“按之自濡，但气痞耳”。刚才不说这个气痞，第151条：“脉浮而紧，而复下之，紧反入里，则作痞，按之自濡，但气痞耳。”所以这个痞证一般预后没谈到死亡症，而结胸证就有了预后不良了，所以现在谈到结胸。第131条，“病发于阳”，“病发于阴”，可以理解这个“病发于阳”，“病发于阴”，在文字上解释就是有实体病变的结胸，没有实体病变的痞证。

那么结胸就不是“按之自濡”了，所以“结胸证，其脉浮大者，不可下，下之则死”（第132条）。有实体的病，这么严重的反应，膈内拒痛，客气动膈，这个时候，他的脉候，见有浮大，证实脉虚，那么在这个时候要去攻下，也可以造成预后不良。“结胸证悉具，烦躁者亦死”，第133条，这个也预后不良，邪实正虚出现的烦躁，所以遇到这种情况，这个烦躁，出现正气不能抗邪了，实体证到了危重的气机了，就不是一般的烦躁了，所以说结胸证，“烦躁者亦死”。

下面再说说大陷胸丸，还有一条，在第131条，谈到有一个“结胸者，项亦强，如柔痉状，下之则和，宜大陷胸丸”，这也不是单纯的“和”，大陷胸汤是重的，轻的是大陷胸丸，大陷胸丸所用的处方给大家读一读，是大黄、芒硝、葶苈子、杏仁，这四味药组成。大黄、芒硝、葶苈子、杏仁，这是具体的四味药，这具体的四味药碾成丸剂，也配点甘遂面，内服。那么，这个从病位来说，更偏上一些，出现项强，而且如柔痉状，如同颈项部有不利的、不舒适的感觉，而且泻下以后，可以说明比大陷胸汤证要缓得多，病位又偏上一些，这个采用的大陷胸丸。那么泻下，轻下一下，可以缓解，这个是大陷胸丸。大陷胸丸，可能证情比大陷胸汤的从心下至少腹硬满而痛，“心下痛，按之石硬”，热、实、水，要轻得多。大陷胸汤与小陷胸汤并不是轻重；大陷胸汤（和）大陷胸丸，病候和病位，可能大陷胸丸又偏上一些，它的实体在我们认识上说，是痰、热、湿、水饮，一种结聚。那么，反映在器官上多半是胸腹腔中的一些病变，有待于今后伤寒学者做具体的科研，再来明确它是哪些器官，这个病后出现急症的讨论。至于脏结证是由于实体实质，在当时也不是不治之症，脏结无阳证，不往来寒热，舌上苔滑，为难治。要是痛引少腹，此名脏结，这是预后不良的死证。所以结胸、脏结、大陷胸汤、大陷胸丸，以及痞证的“病发于阳”“病发于阴”的具体文字解释，就解释到这。

谈完结胸、脏结，下边再谈谈痞证的处置和辨证。痞证，头一个刚才说到了“病发于阳，而反下之，热入因作结胸；病发于阴，而反下之，因作痞也”（第131条），总之是某些措施治疗不当，出现了一些证候反应，随证治疗，设法御变。那也有的，你要说是治疗不当，像结胸这个心下痛，按之石硬的，绝非以前早生的病变，恐怕原有的体质素质也已经构成了病变的出入，一经出现表证，你就是不误下，它也要呈现结胸，所以它在第134条，“而反恶寒者，表未解也”，“医反下之”。到第135条就不提了，就直接是“伤寒六七日，结胸热实”，没有经过误下，“脉沉而紧，心下痛，按之石硬者，大陷胸汤主之”，没有经过误下。到第136条，“热结在里，复往来寒热者，与大柴胡汤”；大陷胸汤和大柴胡汤也有所辨证了，所以您读伤寒书，要无字处求字，要条条对比，就是在这。“热结在里”，都是热结在里，大陷胸汤，此为水结在胸胁也；大柴胡汤，“复往来寒热者，与大柴胡汤”，可见大柴胡汤就不是“心下痛，按之石硬”，大柴胡汤是什么病，大家回忆，“心下急，郁郁微烦，大柴胡汤”。那么，大陷胸汤，“心下痛，按之石硬”，大柴胡汤与大陷胸汤，在这一条上就有所辨证了。那么，“伤寒六七日，结胸热实”，和微恶寒，反用了泻下药，这就说一个是误下了，一个不误下，它也出现了大陷胸汤证。可是，在治疗上虽然都是大陷胸汤，病人的来路不同。

下面他还补续了一两条，比如说第139条，“太阳病二三日”，大家看第139条，“太阳病二三日，不能卧，但欲起，心下必结，脉微弱者，此本有寒分也。反下之，若利止，必作结胸。未止者，四日复下之，此作协热利也”。这就说协热利与陷胸证的辨证。那么，误下后，可以出现了结胸病，误下后，还可以出现协热下利。协热下利以前我们讲过，大概是第34条，葛根芩连汤证。协热下利一共是2条，一个是葛根芩连汤，一个是桂枝人参汤，桂枝人参汤在下面。就说一说同叫协热利，热泻热利是葛根芩连汤，虚寒的协热利是桂枝人参汤，例如第163条，葛根芩连汤是第34条，大家一对比就知道。

葛根黄芩黄连汤方

葛根半斤　甘草二两（炙）　黄芩三两　黄连二两

上四味，以水八升，先煮葛根，减二升，内诸药，煮取二升，去滓，分温再服。

第34条：“太阳病，桂枝证，医反下之，利遂不止。脉促者，表未解也；喘而汗出者，葛根黄芩黄连汤主之。”这个也是误下以后，热邪内陷，造成了协热下利，当然葛根芩连汤用的是葛根、黄芩、黄连，这个是热泻热利。第163条，太阳病，“遂协热而利，利下不止，心下痞硬，表里不解者，桂枝人参汤主之”。这就是理中汤加桂枝，这个是里虚寒，外热内陷，虚寒泻利，这个病例也偶有见之，而且还是急性发作，协热下利。

现在拉入本题，我还回来讲痞，讲结胸、痞证，刚才结胸病补充了这个，在结胸证中间还插进一条，虽然没有辨证，但是就是说读《伤寒论》是以脉测证，比如第140条，就是阳病，误治辨证以脉测证。第140条，说“太阳病下之”，都是经过表证，经过泻下剂，“其脉促不结胸者，此为欲解也”。这是好事情，虽然下后，伤正问题不大，这个脉促是什么，这个脉不被（伤），正气没怎么大伤，他还有趋向，里气未伤，还可以从表而解，或者是自然疗能，或者是小发汗，或者是随着时间的推移，他自己缓解了。“不结胸者，此为欲解也；脉浮者，必结胸”；那就是其脉关上浮，结胸病，按之疼，寸脉浮，关脉沉，此为结胸。“脉紧者，必咽痛；脉弦者，必两胁拘急”，这走少阳了。“脉细数者，头痛未止；脉沉紧者，必欲呕；脉沉滑者，协热利；脉浮滑者，必下血。”不是以脉定证，而是以脉测证，推测的测，它有这个脉象，它证候反应还得具体问题具体分析。提到脉象的灵活机动，比如说脉浮，桂枝汤，脉浮缓，汗出。后边也有脉浮弱者，可汗而解，宜桂枝汤。麻黄汤，脉浮紧，最后的条文说，脉浮者，可发汗，宜麻黄汤。那么怎么样来理解呢？以脉测证，脉证相应，我个人结论就是脉证相应，证有定型，脉无定体，要看证脉相应，在临证的时候，你就需要机动灵活。比如说小柴胡汤，往来寒热，胸胁苦满，嘿嘿不欲饮食，心烦喜呕，加上它的或然证，说“小柴胡汤主之”。小柴胡汤，张仲景把脉落下了吗，没有，小柴胡汤见什么脉呢，前面有“脉浮细而嗜卧者，外已解也。胸满胁痛者，与小柴胡汤”。那么，小柴胡汤见浮细脉。少阳篇的“脉沉紧，小柴胡汤”。浮细脉可见小柴胡汤的脉象，脉沉紧可见小柴胡汤，脉弦也可见小柴胡汤，所以证有定型，脉无定体，随人随机而异，这个辨证用脉，要机动灵活。例如说刚才这一条，第134条，大家再看看，“脉浮而动数”，仲景先师都解释了，浮则为风、数则为热，动则为痛、数则为虚；所以他的具体定论，前面浮、动、数；数则为热，这又提一个数则为虚，所以我们诊脉，诊一样的数脉，不但数则为虚，数还可以为热，它得结合症状，脉证相应。比如我们临床辨证也是，在表证期、急性期，这个数脉就是数则为热。那么（疾病）晚期的人，他心脏心率都处于奔马律了，这个数是夕阳西下了，此时即数则为虚了。数则时有一止者名曰结，所以我们诊脉的时候，关于脉证相应，如何理解这个脉情都是很机动的。

可见读本论的条文，如何解释，关于这个例子相当的多，下面：“脉浮数者，法当汗出而愈。若下之，身重心悸者，不可发汗，当自汗出乃解。脉浮紧者，法当身疼痛，宜以汗解之，假令尺中迟者，不可发汗，何以知然？荣气不足，血少故也。”见第50条，所以你把《伤寒论》的条文，要具体地前后加以联系来理解它的望闻问切，就能够更好地灵活掌握。

下面谈谈痞证的治疗，叫五个泻心汤。这五个泻心汤，先说说，有大黄黄连泻心汤、附子泻心汤、半夏泻心（汤）、生姜泻心（汤）、甘草泻心（汤）。我们看第154条：“心下痞，按之濡，其脉关上浮者，大黄黄连泻心汤主之。”又往下一条：“心下痞，而复恶寒，汗出（者），附子泻心汤主之。”（第155条）上这一条是大黄黄连泻心汤，它的处方有的就是大黄、黄连，有的是大黄、黄连、黄芩，叫三黄泻心（汤），总之是一个清热泻痞（的方剂），我们平常叫火痞、热痞，胃中有热。究竟有没有前局的“病发于阴，而反下之”，这条没有提，可见有的下后出现伤胃气，出现痞证的，有的未经误下也可以出现，总之是胃热、气结构成了大黄黄连泻心汤证。

大黄黄连泻心汤方

大黄二两　黄连一两

上二味，以麻沸汤二升渍之，须臾绞去滓，分温再服。

这一条就叫热痞的证治，自觉得胃有点不舒适，心下痞，但是按之濡，其脉关上浮，这个时候比如说胃火，舌苔垢腻，认为他是关上浮，心下痞滞，按着按着就舒服了，有点上火的症状，采用的（治疗）方法是大黄黄连泻心汤。这个大黄黄连泻心汤，你看看张仲景先师的用药，大黄二两，黄连一两。别看大黄通便，大黄能泻血分之热；别看黄连泻火，黄连这味药还燥湿，所以肠道出现疾患常用。而大黄黄连泻心汤的煎服法不是上火煮，大家不知道，读这本书，大黄、黄连，注意过没有，大黄黄连泻心汤的煎服法，张仲景的原文是以麻沸汤二升，渍之，须臾绞去滓，分温再服。他用麻沸汤就是滚开的水冲这个药，不让它泻下，要取其寒凉之性，泻胃火。麻沸汤就是过去滚开的水，好像用那些柴火烧热，滚开的水冲下，用其苦寒之性，清热破结就可以了，所以大黄黄连特点是麻沸汤渍之，一冲就喝这个药水，不用上火大煮。这个病没有实邪，是热结、热痞，（治疗）热结于胃出现的这么一个轻剂，这个轻剂，但是说用在心下痞而不恶寒，汗出者。碰见了阳虚的病人，有心下痞，有热结证，而碰见了素质阳虚，出现有恶寒，汗出的，阳虚生外寒，表气不固，那就是附子泻心汤主之。

附子泻心汤方

大黄二两　黄连　黄芩各一两　附子一两（炮去皮，别煮取汁）

上四味，前三味，以麻沸汤二升渍之，须臾绞去滓，纳附子汁，分温再服。

阳虚不能卫外，卫外不固，“卫气者，所以温分肉，肥腠理”。既有痞满又有汗出恶寒，不应该单纯给大黄黄连清热泻痞，而要照顾到阳虚，那这也叫寒热并用了。附子是辛温大热，通行十二经，走而不守的药。跟大黄黄连合在一块，它不是寒热错用，它是寒温并用，一者照顾阳虚，一者体现清热，出现的叫作附子泻心汤。立意虽简，但是看到医者用药的机动灵活，汗出卫外不固，用附子泻心汤主之。这个煎服法，把大黄、黄连、黄芩先煎成汤，然后再把附子煎汁兑入，然后再吃。附子可以回阳，大黄、黄芩、黄连可以清热泻痞。大黄黄连泻心汤是胃热的痞证，加附子回阳是热痞兼阳虚的治疗。然后我们再说说那个三泻心汤，请看第149条，“伤寒五六日，呕而发热者，柴胡汤证具，而以他药下之，柴胡证仍在者，复与柴胡汤。此虽已下之，不为逆，必蒸蒸而振，却发热汗出而解”。这是一段，下面又一段，“若心下满而硬痛者，此为结胸也，大陷胸汤主之”，这是一段。再往下，“但满而不痛者，此为痞，柴胡不中与之，宜半夏泻心汤”。第149条，可以作3段解释，但是最主要的大陷胸汤前面已经叙述多了，就谈到误下，可以出现大陷胸汤证，但是你怎么理解，大陷胸汤不是表证误下，可以出现陷胸汤证，从这一条看到，柴胡证若是治疗失当，也可以出现泻心汤证，这是这一条的意义。少阳，表里不和，要是误下，也可以出现陷胸汤证。第一段它就是柴胡证，“伤寒五六日，呕而发热（者），柴胡汤证具”，有一证便是，何况“呕而发热，柴胡证具”。但是治疗不合适，“而以他药下之，柴胡证仍在者，可与柴胡汤，必蒸蒸而振，却发热汗出而解”，治疗失当，有伤正气，柴胡汤证没变，还可以给柴胡汤，但是有一样，就容易出现蒸蒸而振却发热，汗出而解，是什么现象？战汗。因为正气受挫了，那么在解的时候，就出现了邪正交争的战汗现象。这个战汗现象碰到好多，不再重复了。战汗的时候，心烦，桂枝证，错用其他药，桂枝证仍在，仍可桂枝汤；柴胡证错用其他药，柴胡证仍在，还可以用柴胡汤，都可以出现这个战汗的现象。“若心下满而硬痛者，此为结胸也”，这个心下满硬痛，必是心下痛，按之石硬，拒按等，这是出现结胸。“但满而不痛者，此为痞”，就是柴胡汤用泻下剂，那么伤正以后出现了痞证，“柴胡不中与之，宜半夏泻心汤”，误下伤胃，误下以后伤了胃气，胃中出现满而不痛，不是表里不和了，是寒热结聚，升降失调了，宜半夏泻心汤。

那么，整个这一条是3段，3段解释的是辨结胸、柴胡证、半夏泻心汤证的证治。在讲稿中反映的就是半夏泻心汤了。那么，半夏泻心汤，大家一看和柴胡汤有相仿之处，但是去了君药柴胡，这也是仲景先师用药的灵活机动。小柴胡汤是柴、芩、半夏、参、姜、草、枣，半夏泻心是芩、连、半夏、参、姜、草、枣。去柴胡加黄连，柴胡走表里，黄连走胃，泻胃火，所以它是调节上下，因此半夏泻心汤，以半夏为君。大家一看这个半夏泻心汤就给我们在用药思路上要提出一个学术上的提示，什么样学术上的提示，大家知道我们平常治病叫

“辛开苦降”，这个辛开苦降之法在仲景先师的半夏泻心（汤），“苦辛开降”，应用在胃肠道疾患的机制上，给我们提供了思路。当然苦辛开降，比如说我们用的芳香化浊，藿香正气，这不都是辛开苦降？仲景先师没有用藿香正气，他采用了半夏泻心汤，对于寒热结滞；半夏泻心汤治疗寒热结聚，阻滞升降，胃虚致痞。

半夏泻心汤方

半夏半升（洗） 黄芩、干姜、人参、甘草（炙）各三两 黄连一两 大枣十二枚（擘）

上七味，以水一斗，煮取六升，去滓，再煎取三升，温服一升，日三服。

用半夏泻心汤，清热、泻痞，温中和胃，燮调阴阳，辛开苦降。可见半夏泻心汤，它就是胸中总有苦闷，闷气、憋气。甚至于据脉测证，据药测症，呕吐、呕逆，都可以理解，因为柴胡汤本身就有呕而发热，呕逆，胸胁苦满，都可以出现，但就是一样，它不是往来寒热的柴胡证，它是胃不和，有痞气结聚，所以用柴胡改为黄连，出现的半夏泻心汤，也是寒热并用，辛开苦降，温中泻热，燮调阴阳，这就是半夏泻心汤的处置。“（呕而）发热者，柴胡汤证具，而以他药下之，柴胡证仍在者，复与柴胡汤。此虽已下之，不为逆，必蒸蒸而振，却发热，汗出而解……。但满而不痛者，此为痞，宜半夏泻心汤。”接着，第157条：“伤寒汗出解之后，胃中不和，心下痞硬，干噫食臭，胁下有水气，腹中雷鸣下利者，生姜泻心汤主之。”这个比半夏泻心汤又加味，加上了什么呢，生姜，那么就是生姜、甘草、人参、干姜、黄芩、黄连、半夏、大枣，既用干姜又用生姜，煎服而且还是去渣再煎。那么加生姜的目的意思是什么？不但干姜温中，黄连泄热，而且加生姜和胃降逆。这个病人的病情是胃气失和，寒热皆具，胃中不和致痞，他这个说的是伤寒汗出解之后遂致病人胃弱，病后伤正气至痞，他必有什么宿食不消、停食，所以他出现的是干噫食臭，胁下有水气，腹中雷鸣下利，生姜泻心汤继半夏泻心汤之后，还有胁下有水气，肠鸣，腹泻，胃肠不和，上下不和，升降失调。所以仲景先师给用生姜泻心汤主之，和胃降逆，和胃散满，清热泻脾出现一个生姜泻心汤。

生姜泻心汤方

生姜四两（切） 甘草三两（炙） 人参三两 黄芩三两 半夏半升 黄连一两 干姜一两 大枣十二枚（擘）

上八味，以水一斗，煮取六升，去滓再煎，取三升，温服一升，日三服。

再往下一个呢，（第158条）“伤寒中风，医反下之，其人下利，日数十行，谷不化，腹中雷鸣”，这比生姜泻心（汤）又加一层，中虚了，“心下痞硬而满，干呕，心烦不得安。医见心下痞，谓病不尽，复下之，其痞益甚，此非结热，但以胃中虚，客气上逆，故使硬也，甘草泻心汤主之”。所以这个医生是误下误治，误治误下越治越伤，越伤胃气，伤得胃气失和出现一天下利日数十行，谷不化，吃什么泻什么，腹中雷鸣，那么这个时候在解决心下痞的时候用甘草泻心汤了。甘草泻心汤是两次误下胃虚致痞，脾胃（运化）无权，饮食谷物不能消化，因此出现伤胃。伤胃到什么程度呢？谷不化，下利一天好几遍。胃中常虚，在证候反应上见干呕、心烦不得安，得用甘草泻心汤主之。所以甘草、大枣培中补虚；干姜、半夏降逆开结；黄连、黄芩清热泻痞，这叫甘草泻心汤。甘草泻心汤、生姜泻心汤、半夏泻心汤这三个泻心（汤）呢，是寒热并用。三黄泻心（汤）呢，是热邪致痞。这个附子泻心（汤）寒热并用，是由于正虚恶寒，阳虚生外寒。半夏泻心（汤）、甘草泻心（汤）、生姜泻心（汤）是由于胃气虚，寒热皆具。痞证在临床上给我们开辟了辛开苦降的用药思路，在治疗上是补虚寒热皆治。所谓清气不升，则生飧泄；浊气不降，则生䐜胀。升降失调用泻心（汤）来治；表里不和，用柴胡（汤）来治，因为柴胡汤的变法叫痞证，跟脏腑脏结，跟结胸的实邪有所不同。

那么今天咱们说了脏结、结胸、痞证、大陷胸汤、小陷胸汤、五泻心汤的汤方，那么关于治痞，先后再有谈到对以脉测证、汗下先后缓急以及大陷胸（汤）的理解。再补叙一点儿就是关于治痞第164条："(伤寒）大下后，复发（汗），心下痞，恶寒者，表未解也，不可攻痞，当先解表，表解乃可攻痞。"同样治疗痞证，要有表证的时候要先解表，后治痞，解表乃可攻痞。"解表宜桂枝汤，攻痞宜大黄黄连泻心汤。"先表后里，在治疗的方法上，表解乃可攻痞。大家注意，第164条解表攻下，先表后里的原则不可差误①。

第九讲

（本讲涉及《伤寒论》条文第20、26、29、61、92、96、98、100、102、151、161、167～170、173～178条）

各位大夫，中午好。我们《伤寒论》的讲课，太阳篇是最大一个段落，快接近尾声了，现在我们开始谈内容。经过了太阳表证、蓄水、蓄血，栀子豉汤，以及到误治变证以后，柴胡剂，太阳转少阳，结胸，脏结，痞证，我们都谈得接近尾声了。

今天再谈两个题目，一个题目就是，也是有设法御变的误治过程，也有自然过程，就是太阳病传为热化，太阳传阳明的一个白虎汤的应用。这里头一共4条书，请看，第168条、第169条、第170条，提出3个条文，白虎加人参汤。前面服桂枝汤以后，也有一条白虎加人参汤，前面在第26条②，怎么说的呢，"服桂枝汤，大汗出后，大烦渴不解，脉洪大者，白虎加人参汤主之"。那么，从这里来看，这个白虎汤的应用有几个情况，当然这里说服桂枝汤后，大汗出后，又是汗法不当，造成了热盛津伤，出现了阳明经证，叫白虎加人参汤证。最

---

① 五泻心汤证议：

五泻心汤方有甘草泻心汤、半夏泻心汤、生姜泻心汤、附子泻心汤、大黄黄连泻心汤。

方为泻心，实为治胃，以心下为胃脘之分。脘，管道，通路，非实为治心也。

痞证由误下而得，但也有不经误下致病，需辨证论治，实事求是。

泻心汤治痞证，清热药俱为芩连，而不以芩连名方，实以其兼证的不同。

重视兼证，就兼证为君药的突出例子。

分析五泻心汤：

大黄黄连泻心汤：单纯热痞，泻热，大黄为攻下之剂，为什么只说解，不说攻，其原因可看煎服法。

附子汤心汤：恶寒汗出，阳虚于外，阳虚外寒，寒热并用，煎汁与浸剂同服（复方）。

生姜泻心汤、半夏泻心汤、甘草泻心汤：同为寒热结聚的痞证（胃热肠寒，机体的阴阳升降失调，清浊相干）。

《素问》："清气在下，则生飧泄；浊气在上，则生䐜胀。"

半夏泻心汤又为小柴胡汤的变方：半夏泻心汤为和调升降之半；小柴胡汤为和解表里之半；生姜泻心汤以降逆和胃为主，胃中不和，心下有水气；甘草泻心汤以培中为重，"但以胃中虚，客气上逆"。

此外第149～168条，论痞条文甚多，主要由于五泻心汤为邪气内陷所致的痞证，其他条文所致痞证或引为兼证，或者非是热陷作痞，由于辨证的需要，所以列在一起讨论。

② 此为汗后伤津，胃热炽盛。

洪大脉（热盛）：服桂枝汤不如法（药力鼓荡）。

桂枝汤后出现烦渴不解，白虎加人参汤主之。

知母：苦寒清胃热，养胃阴，泻肺胃两经的火，治心烦口渴，肺热咳嗽。

生石膏：辛甘寒，大清里热，肺、胃、三焦热皆能用，尤其是胃热效果好。

人参：甘微温，大补元气，生津，补五脏，安精神。

后读了第168条、第169条、第170条，为什么又反映这样的问题呢，提示人们在风寒表证以后，可以出现病情的演变，传变性。那么，前面服桂枝汤，大汗出后，这是提示人们解表、散风寒、调和荣卫，治疗还是对症的，但是护理不得法，所以这个汗出伤津，汗出以后，伤津液，造成了胃热。那么这个时候出现了烦、渴，内热盛，所谓汗出、口渴、脉洪大；大汗，大渴，（身大热），再加上脉洪大，这叫白虎汤四大证，意思就是伤津、化热、入里，病机演变，那么需要吃退热的白虎汤了。

那么，后边（第168条[①]）“伤寒若吐若下后，七八日不解”，已经明明指出病机了。“热结在里”，而且“表里俱热”，热盛津伤，“舌上干燥而烦，欲饮水数升者”，说明伤津化燥[②]，表里俱热，口干舌燥，渴，“欲饮水数升者”都不能解渴，用白虎加参汤了，这说明是人之伤于寒也，则为病热，寒郁生热，化燥伤津而出现的表里俱热现象。

白虎汤方

知母六两　石膏一斤（碎）　甘草二两（炙）　粳米六合

上四味，以水一斗，煮米熟，汤成去滓，温服一升，日三服。

下一条（第169条），可以说补述白虎汤的临床辨证，“伤寒，无大热[③]”，是表无大热，里头有热了，“口燥渴、心烦、背微恶寒者，白虎加人参汤主之”。补叙什么呢，一个表里俱热、热结在里的病人，他的高温现象与环境都有差距了，所以他自觉得有“背微恶寒”现象，实际是由于热高热盛，并不是有表证在。有表证在，“有一分恶寒便有一分表证”，这个不是。“背微恶寒者”，看准了这个恶寒是由于热盛与外界温度的差距，造成患者的（这种）感觉。

白虎加人参汤方

知母六两　石膏一斤（碎，绵裹）　甘草二两（炙）　粳米六合　人参三两

上五味，以水一斗，煮米熟，汤成去滓，温服一升，日三服。

再下一条（第170条）：“伤寒脉浮，发热无汗，其表不解者[④]，不可与白虎汤。”这就是白虎汤的禁忌证。有表证的，发热无汗，那就不可清里热，要是清里热就是误治了。这边是“渴欲饮水，无表证者[⑤]，白虎加人参汤主之”，提示我们对于白虎汤的应用，是渴欲饮水，无表证，还是四大证，白虎加人参汤主之。这个方剂的名称，白虎是一个典故，白虎是当时的神话，叫西方之神，东西南北四方，北方之神叫真武，也有真武汤，那是热药，那是治阳虚的。东方之神叫青龙，我们已经讲过，大青龙汤、小青龙汤。西方之神称为白虎。将白虎、真武、青龙引为处方的名称。白虎就是西方，则为寒凉的意思，东方青龙是治水的意思，北方真武是扶阳的意思，南方在方剂学里头没有明确的名称，南方叫朱雀，南方之神。总之这是个神话，反映在这儿，主要就是反映了白虎汤能够清内热。白虎加参，人参大补元气，气味甘微寒，无毒，补五脏，安精神，定魂魄，它是热盛伤元气，所以加人参，白虎加人参汤来处理这个问题。在这里头思考性上，给我提一个可以说，提一个思考，反映问题，一个是太阳篇，本来是寒伤太阳，表虚表实，而在太阳（篇）的最后补充了治里热盛的意思，给我提一个什么意见呢，给我们在思考性上，在流行病学中，提示了人们伤寒在表，当分风、寒、温。所谓表虚表实，“发热而渴，不恶寒者为温病”，三纲鼎立，化热入里，太阳病化热

---

① 伤寒吐下后，里热达表的证治。

② 胃津大亏（苔黄燥或白燥），火热内炽。

③ 指表无热，实热之邪自内蒸来（非无热之患）。

④ 伤寒表证，不可用凉药，宜辛温解表。

⑤ “渴”为白虎汤的主证（小便自利，如小便可）。白虎汤证是太阳病热化初起，阳明病的早期。

入里，给我们一个印象就是与温病治法无异，没有差异。伤寒在表，寒温当分，伤寒要是化热入里，它跟热病治法没有差异。再看病机的演变，所以太阳篇的尾声的时候，提出来白虎加参汤，一方面有一分表证便有一分恶寒，“发热无汗，其表不解者，不可与白虎汤”。另外一方面，桂枝汤大汗后也可以化热伤津，津伤化燥，那么，按照自然的局面，吐下后，治疗不得法，也可以出现热结在里，表里俱热，白虎加参汤主之。

在这儿提一个临证经验，这种热一定是温度很高了，高温了，不是说低烧。在临床上，这个发热门诊是偶有发现，那么使用率最高的时候，应该是它的流行病。我是在1955年，当时咱们全国出现了疫情，就是乙脑（流行性乙型脑炎）。对于乙脑病毒出现的热、渴、惊厥；河北省石家庄在运用中药退热上很得力，就是郭可明老大夫的经验。流行性乙型脑炎，提出运用这个甘寒清热，白虎汤为主方，那么，在流行病学上取得很好的效果。在1956年的时候，情况就有了转变了，辨证施治。1956年，乙型脑炎出现了季节性的差异，1956年多雨，偏湿，如果继续按照白虎汤的治疗，湿温热病就大部分化寒，不能清解。所以1955年，流行病学乙脑是运用了白虎汤剂，取得很好的疗效。1956年开头也有部分医药工作人员没能及时发现患者是湿温，当用利湿清热的方法，因此治疗一段没有好的效果，才改弦易辙。我们北京地区经过广安门医院蒲辅周蒲老先生会诊指教，他一看但头汗出，齐颈而还，舌苔白滑腻，没有燥苔，他说这个是湿温热病，应该取芳化的方法，那么，抛掉了白虎汤的治疗，扭转了病机。从那以后，白虎加人参汤的应用在流行病学里头，反映出来，伤寒热病，热化以后，肯定是不能再用辛温解表了。吴鞠通先生在《温病条辨》里头，把白虎汤列为辛凉重剂。辛凉平剂，银翘散；辛凉轻剂，桑菊饮；辛凉重剂，白虎汤。我个人意见，辛凉重剂，白虎汤究竟还是阳明里热，当然生石膏这味药，有没有宣表的作用，解表热的作用，可以理解，白虎汤四味药，知母、石膏、粳米、甘草。粳米、甘草是保胃气，免得石膏矿物质辛凉伤胃，所以加上粳米、甘草。石膏是大清里热，这味药在临床经验上，煎煮并不过多地溶解。但是石膏清热泻火作用还是甘寒，非常有疗效。那么，在临床医学当中，很有（必要）进一步钻研它的生化作用。知母苦寒，清肺热，清胃热，化痰，止咳，比如说二母宁嗽（丸）。所以《伤寒论》的方子很简单，就这四味药，热结在里，表里俱热，口渴大烦，运用白虎汤加人参，以补气生津，成为一个传统的正当的清解处方。就是反映我们伤寒在表，当辨寒温；寒邪伤人，辛温解表；寒邪化热入里，与温病治法无异，所以由太阳篇的尾声，在这儿先把白虎加人参汤也作为设法御变，病情传变，发汗过多造成的热盛的局面，白虎汤（主之）。这3条第168条、第169条、第170条，和前边第26条，可以互相参照理解，从这个处方学上来说，我们在流行病中有一定的治疗机遇，使用率最高的时候是在1955年，1956年部分使用，可以提供临床经验。

那么，我个人有一个病例，我是在冬季开的白虎汤，一个孕妇产后，家属人为造成的受暑，孕妇产后是应该保温，但是不要封闭得太严，老太太还是非常疼儿媳妇，产后她把屋子的温度烧到正常人都受不了，再给产妇盖上大棉被，这不亚于服桂枝汤，大汗出了，所以到急诊看的时候，一身的痱子，大冬天上这儿来看急诊，高热，还不昏迷，这种现象我们一看，这个是人为中暑，冬季，曾经用过白虎加人参汤。再有散发的，在儿科方面的热病也有一定的使用率，经验就介绍这些。

同时，从白虎汤的应用以后，进一步温热学（也）就发展到伤寒重在存津，温病重在养阴。对于热盛耗津，给我们提供了很多的思路，这是白虎加人参汤，在太阳篇的尾声有白虎三方（白虎加人参汤3条），加上前头桂枝汤过汗，这就是4（条）用白虎加人参汤这个方剂的条文，先介绍到这儿。

下面再提一个问题，就是风湿病。这也不是治太阳表证，风寒方，我们叫它“风湿三方”，第174条、第175条。174条说“伤寒八九日，风湿相搏[①]（，身体疼烦），不能自转侧[②]，不呕不渴[③]，脉浮虚而涩者[④]，桂枝附子汤主之；若其人大便硬，小便自利者，去桂加白术汤主之”。去桂枝加白术叫白术附子汤[⑤]。

桂枝附子汤方

桂枝四两（去皮） 附子三枚（炮，去皮，破） 生姜三两（切） 大枣十二枚（擘） 甘草二两（炙）

上五味，以水六升，煮取二升，去滓，分温三服。

去桂枝加白术汤方

附子三枚（炮，去皮，破） 白术四两 生姜三两（切） 大枣十二枚（擘） 甘草二两（炙）

上五味，以水六升，煮取二升，去滓，分温三服。初一服，其人身如痹，半日许复服之；三服都尽，其人如冒状，勿怪。

甘草附子汤方

甘草二两（炙） 附子二枚（炮，去皮，破） 白术二两 桂枝四两（去皮）

上四味，以水六升，煮取三升，去滓，温服一升，日三服。初服得微汗则解。能食汗止，复烦者，将服五合，恐一升多者，宜服六七合为始。

再往下一条（第175条）：“风湿相搏，骨节疼烦，掣痛不得屈伸，近之则痛剧，汗出短气，小便不利，恶风不欲去衣，或身微肿者，甘草附子汤主之。”这个在局面上称为风湿三方，（风湿三方）《伤寒论》为什么在太阳篇见，同样这个风湿病[⑥]，不只是光太阳篇，在内科学叫“风寒湿三气杂至，合而为痹”。各位同学都能理解，这个痹是一个专门的证候，《内经》中有痹论，风、痹、痿、厥四论，那么，“风寒湿三气杂至，合而为痹”，多种类型的治疗，仲景先师在（治）痹证都出在《金匮要略》，《金匮要略》有痉湿暍篇，痉就是痉挛的痉；湿，湿气的湿；暍就是中暑，“太阳中暍者，热是也”。所以在他研讨六淫之邪伤人，风、寒、暑、湿、燥、火皆可伤人之表，以辨别，“今夫热病者，皆伤寒之类也”。六淫伤人，与寒伤表里应有不同，所以他把“风湿三方”排在太阳篇。这风湿在表，提了这3个处方，其实治痹证，相当的广泛的治疗。那么今天我们学习来看，痹证的治疗，不但风湿三方，是风寒湿三气杂至，合而为痹，我们临床上也不少热痹，也不少关节变形的，骨痹。那么，在仲景医学里头，有中风历节病，病历节不可屈伸，究竟他是风湿性关节炎，还是类风湿（性关节炎），还是痛风症等，中西两套医学我们还可以参考应用。

这个风湿三方只是谈到风湿在表，在太阳篇中，在太阳表证，荣卫不调的时候有风湿病需要和风寒表证进行辨证，因此他的思想把风湿三方在太阳篇的尾声提出来。至于风湿病的广阔

---

① 风寒湿俱受，病程未久，急痹证。

② 因疼而烦，举身困难（风性善扬，湿性重滞，寒则令人痛）。

③ 不呕：无少阳证。

不渴：无阳明病。

④ 脉浮：在表（亦有虚象）。

脉虚（无力）：正气虚。

脉涩：涩为痹候。

⑤ 第174条论述风湿病的主症及治法。

⑥ 风湿病属杂病范围，湿为六淫之一。《金匮要略》所述较多，太阳篇列入风湿，因早期风湿也有表证，因此称为太阳类病，本病的特点湿为黏滞之邪，很少传变。

治疗要在杂病中再去进一步追究。那么，这里我再说说这3个处方，一个叫桂枝附子汤[①]，一个叫白术附子汤[②]，一个叫甘草附子汤[③]——“风湿三方”。从桂枝附子汤看，就是桂枝汤加附子，那么，为什么不是叫桂枝加附子汤呢？我们拉回来再看前边。第20条，有桂枝加附子汤。第20条“太阳病，发汗，遂漏不止，其人恶风，小便难，四肢微急，难以屈伸者，桂枝加附子汤主之”。刚才说过桂枝汤发汗不当，可以伤阴化燥，白虎加人参（汤主之）。那这个桂枝汤也发汗了，当然也可能是，总之因为太阳表证发汗不当，造成汗出过多，遂漏不止，（这个）病人的素质，阳虚，已经发了汗了，成为漏汗不止了，虚汗了。这种出现了什么现象，阳虚有化寒之机，“其人恶风，小便难”，四肢因为阳虚要拘挛起来了，“四肢微急，难以屈伸”，这么一看，当然了，需要调和荣卫，解表，但是得扶助人身机体的阳气，桂枝加附子汤。本条（第20条）的桂枝附子汤，用桂枝四（三）两，只加一枚附子，桂枝加附子汤。本条（第174条）附子三枚，要炮附子三枚，（桂枝四两），生姜三两，大枣十二枚，甘草二两，而且还去了芍药。芍药不是敛阴吗，叫桂枝附子汤。强调附子三枚，附子这味药，辛温大热，通行十二经，走而不守，在阳虚之证里头，用附子回阳救逆，所以肌肉瞤动，使骨头难以屈伸，四肢微急，四逆，都用。需要说明的一点，附子有大毒，它（是）整个植物的根，根瘤叫乌头，那么附在乌头边缘出的根瘤叫附子，附子的边缘还有叫侧子，辛温大热。一般的中毒量我查过，乌头碱0.08g就达到中毒量。为什么我查这个，中药方剂里头开附子，一枚炮，那人就去皮破八片，在用量上到底给多少好，现在都是克，有人就是有夸大的，也有胆量大的，是说10g、8g，15g的也有用的。所以给我一个印象，附子的使用，当时我处理一个医疗案件，咱们宣武区大栅栏，王皮胡同有一个义和药局，义和药局的坐堂大夫是大学生，学医，也很有名，叫余某，他向跟他学医的徒弟叫张某，说吃附子治关节疼，可能用量按旧的市秤达到一两以上了，张某，因为过用附子，在家里出现了早初期（中毒症状），出现了恶心，吐，眩冒，这个时候家属找老师来了。老师说不要紧，药不瞑眩，厥疾不瘳。说吃这个药，要是不达到瞑眩，这个效果达不到，您再等一等。那么，家属着急，就把急救车找来了，急救的医师要往车上抬，家属说刚跟老师问了说您先别抬，老师说了药不瞑眩，厥疾不瘳。就是不到瞑眩这病好不了，急救车不耐烦了，说这人都这样了，快衰竭了，怎么还不让抬。说老师说了，还没晕到家呢，晕到家这个病就去了，由此，张某一命呜呼。告到北京市法院，当时判处，我是承办员，是余某过失杀人，他不是有意害徒弟，但是有过失。药不瞑眩，厥疾不瘳，都那样了，还让急救车等着。直至张某一命呜呼，告状，毒药杀人，出现这么一案，所以他的判决说余某过失杀人，应该负一定的法律责任，余某为这个事人了班房。那么最后一句还说，虽然余某过失伤人，张某是学医的，跟他老师学医的，误服毒药，也难怪其自负其责，所以余某量刑轻减，死者（家属）也无法追究了。有这么一案，北京市卫生局医疗纠纷处理就告到法院，就这么判决的。余老大夫到看守所以后，竟然还由于他长于中医中药，当了看守所的

---

① 桂枝附子汤方解：散风祛湿，助阳实卫。

桂枝：辛温散风；附子：辛温助阳，桂附合用逐寒祛湿，为主药。辅以生姜草枣为引。

药引：有的增加药效，有的减少药效；延长时为引伸引展，减少时为引退。

生姜和胃，大枣助卫，甘草培中，助荣卫之化源。

不呕、不渴没有里热证，方可用此方。

② 白术附子汤方解：温阳通络，祛风除湿。白术：甘温，健脾化湿，和中燥湿，补脾补气，无汗能发，有汗能止，定痛安胎，利小便，生津液，止腹泻；与补血药同用，可起到气能生血之效；化胃经的痰水，止呕吐；祛湿痹（治腰痛的肾着汤中也用白术。出自《本草从新》：白术、茯苓、干姜等）。炮附子：温阳通络。生姜：散寒除湿。炙甘草、大枣：调和营卫。

③ 甘草附子汤证：表里湿气俱盛之患，在表有恶风不去之卫气不固现象，在里有短气、小便不利湿邪内阻现象，身微肿，骨关节疼痛，用甘草附子汤缓祛风湿。

保健医了，一边服刑一边当保健医，事后刑满了，留职应用了，有这么一案。

所以大家对于这个附子的应用，怎么给量，怎么投量，桂枝附子汤，桂枝汤去白芍，用附子三枚，这量也不在少数了。那么，“伤寒八九日，风湿相搏，身体疼烦，不能自转侧”。这个反应是风湿在表，风湿活动，“脉浮虚而涩者，桂枝附子汤主之。若其人大便硬，小便自利者，去桂加白术汤主之”（第174条）。说是大便硬，还加白术吗？这个大便硬，应该提示大家，有阳虚的便秘，有湿的病人不（一定）是湿胜则濡泻，病机上说，湿胜则濡泻，但是湿胜也可以泥实，当然湿胜的时候也可以出现大便不通，这叫湿结。气虚可以便秘，血虚也可以便秘，热胜可以便秘，津伤也可以便秘，便秘还有湿胜的。所以“若其人大便硬，小便自利”，这是湿气太重，改用了白术附子汤。请看白术附子汤是附子三枚，白术四两，生姜甘草大枣，生姜三两，甘草二两，大枣十二枚。仲景先师对于附子也提到“瞑眩”的问题，他说用附子以后，其人如痹，半日许再服，三服都进，其人如冒状，勿怪，所以附子的药性并走皮内，逐水气未得除，故使之耳，有人说这几句话在处方底下，是后人添的。到底是添不添，总之附子的功能作用、药效、副作用的反应，应该引起医务人员适当的（注意），适量地来掌握。

下面一条（第175条），甘草附子汤，病情虽重，但是病机缓慢，他说“风湿相搏，骨节疼烦，掣痛不得屈伸，近之则痛剧，汗出短气，小便不利，恶风不欲去衣，或身微肿者，甘草附子汤主之”。说明这个甘草附子汤就四味药了。生姜大枣也不用了，把甘草二两，附子，炮附子两枚，白术二两，桂枝四两，说明这甘草附子汤是以甘草为君，甘以缓之，病情似乎较表证深一点，但是症情似乎比较又深又重，您对比一下它这条文，前边叫“骨节疼烦，掣疼不得屈伸”，再往上叫“身体疼烦，不能自转侧”，这个掣疼不得屈伸，比那不得自转侧局面要重了。另外，桂枝附子汤、白术附子汤，没提到“身微肿”，这一条说明抗病力不行“恶风不欲去（衣）”有发冷的现象。还有“身微肿”，所以甘草附子汤的病情要比桂枝、白术附子汤偏重。那么，桂枝、白术附子汤，“风湿相搏，不能自转侧”，偏表。甘草附子汤，到了骨头，“骨节疼烦”，是个重点，这句话，风湿在表，到了“骨节疼烦”，可能从皮表往下的肌肉反应比较深了，因此，他在处置上，甘草、附子、白术、桂枝都用了，提到叫甘草附子汤。说明这个六淫之邪在太阳病区，太阳主表，表统荣卫，（六淫）都可以伤人。六淫的表证，麻黄（汤）桂枝（汤）分别是治的风寒表实，中风表虚。而这个湿气重的，出现风寒湿三气杂至，就不是麻黄（汤）桂枝（汤）主之，而是用抗风湿调治，就用了附子之类，通行十二经，走而不守，回阳救逆，止痹除疼。至于附子的应用，具体掌握要临证注意。再补充一点，《伤寒论》全部用附子的方子，大约21个方到23个方，其中有炮附子的是8个方剂，大概是13个方剂用生附子，附子不用炮；说明这个炮制的附子，也是为了减轻毒量，生附子要促进疗效。那么，炮附子的应用多见于配伍桂枝、麻黄，麻黄附子细辛汤、桂枝加附子汤，以及风湿三方，这是炮附子的应用。这个生附子的应用多与干姜同用，因为附子是通行十二经，走而不守，干姜辛温大热是守而不走。所以，生附子、干姜同用，也值得提出来，大家如何运用药味。

第61条①：“下之后，复发汗，昼日烦躁，不得眠，夜而安静，不呕，不渴，无表证，脉

① 此条为下后复汗，导致阳虚证。

昼日烦躁，夜而安静：阳虚。

白昼属阳，入夜阴气盛。

不呕不渴：无表证。呕，少阳；渴，阳明，所以无表证。脉沉，在里；脉微，阳虚；里阳不振，正气虚于里。身无大热：如有热为阴盛格阳之假热象。

烦躁：阳气盛则烦，里热盛能导致；阴虚则烦。

阳虚，阳不盛阴。第61条干姜附子汤证。

阳盛，表证不解，里热则盛，如第38条大青龙汤证。

干姜附子汤：为单捷小剂。干姜、附子：回阳。干姜：辛热回阳，回脾阳，守而不走，促进全身阳运能力。

沉微，身无大热者，干姜附子汤主之。”这一条用的就是生附子，干姜附子汤，就这两味药。

干姜附子汤方

干姜一两　附子一枚（生用，去皮，切八片）

上二味，以水三升，煮取一升，去滓，顿服。

再有前面比如说第29条，最后一句话“若重发汗，复加烧针者，四逆汤（主之）”，以及少阴篇的四逆汤，就三味药，甘草、干姜、附子；四逆汤、通脉四逆汤、白通汤，这个都用的是生附子，可见一斑，生附子与炮附子，生附子的应用都是直截了当，回阳救逆，都与干姜同用。而炮附子应用大部分都是配合应用。比如说麻黄附子细辛汤，桂枝加附子汤。凡有四逆证出现的时候，仲师多用姜附同用，多用生的。大约是二十一二个方剂用附子，有生用、炮用。熟用的原因，我查了查，他的金匮肾气（丸）用的是炮附子。这一条先交代到这儿。上边还有一条，可能是个错文，但是它意思是可以理解的，第176条：“伤寒，脉浮滑，此以表有热里有寒，白虎汤主之。”有人说里有寒是里有痰，咱也不能擅改经文，总之是白虎汤是表里俱热证，没有寒证存在，这是肯定的，所以到底这条怎么解释，不再强解了，好不好。

咱们再进一步开始，谈了白虎汤，白虎三方（白虎加人参汤三条），这是辛凉解表，辛凉重剂，我们在伤寒上说这是阳明经证治疗方法。在太阳篇过渡的时候提示了伤寒要是热化以后，在表的时候当寒温当分，入里化热，与温病治法无异，所以在这提醒了白虎汤是用桂枝汤汗大出后，化热伤津，都可有此例子。

下面我再提就是“伤寒，脉结代，心动悸，炙甘草汤主之[①]”，第177条。太阳病的特点，是桂枝汤开头，炙甘草汤结尾，给我提示一个什么呢，得病的人，邪之所凑，其气必虚。所以始于表虚，终于里虚，要到里虚证的时候，“实人病表发其汗，虚人病表建其中”，是不是。所以到了里虚的时候，里急于表，当先顾里，得照顾里，所以他说“伤寒，脉结代，心动悸，炙甘草汤主之”。这叫太阳里虚证。不但是太阳里虚证，太阳篇对于里虚证的治疗有2个方子，主要的是炙甘草汤，治太阳里虚。

炙甘草汤方[②]

甘草四两（炙）　生姜三两（切）　人参二两　生地黄一斤　桂枝三两（去皮）　阿胶二两　麦门冬半升（去心）　麻仁半升　大枣三十枚（擘）

上九味，以清酒七升，水八升，先煮八味，取三升，去滓，内胶烊消尽。温服一升，日三服。一名复脉汤。

还有一个方子，我相信大家也不会忘记，小建中汤，太阳里虚一共有2个方剂[③]，一个是

---

① 心血不足，心阳不振的证治（伤寒里虚证）。

结代脉并见：气血大虚，精气不足之候（脉为血脉，气血之先 —— 李东垣）（脉为血府，心之合脉也 ——《内经》）。

心动悸：心脏搏动逐逐然，跳动得很厉害。

治法：扶正为急，里急于表之候。

（太阳里虚证，不是少阴里虚寒证）

② 本方有生血复脉，通调营卫，宁悸动，行血脉，通经隧之用。

补阳：参、草补中补元气；参、枣补脾气；姜、枣调脾胃；姜、桂通阳（辛甘化阳）通营卫。

补阴：生地黄、麦冬育阴增液；生地黄、阿胶滋阴补血；麻仁缓润（润燥之效）；清酒通血络。

全方气血两补，益气和荣，滋血脉，通经隧之剂。

③ 小建中汤与炙甘草汤同是虚人病表建其中，其两方之不同如下。

小建中汤：其病在脾，脾虚呆滞，脾气虚寒，血不养心之患（阳虚）。

炙甘草汤：其病在心，气液两伤，心气大亏，阴虚血少，（偏于元气不足）阴阳两补之剂。

小建中（汤），小建中在前面说了一点，在小柴胡汤的时候做过解释（第100条），“伤寒阳脉涩，阴脉弦，法当腹中急痛，先与小建中汤，不瘥者，小柴胡汤主之”。这个是反映在少阳表里不和、半表半里证的时候，出现了中焦虚、脾虚，不能去用小柴胡汤和解，先得顾虚。所以“阳脉涩，阴脉弦”，浮着取，不流利，阳脉。阴脉是沉重着候，咱们中医是浮中沉三候，浮候见涩脉，重候见弦脉，这也是一个中虚的现象。伤寒有柴胡证，但见一证便是，有什么柴胡证，见一证便是？“往来寒热，胸胁苦满，嘿嘿不欲饮食，心烦喜呕”，这叫四主症，柴胡证四主症有一症便是，但是若是兼着有中气虚，“阳脉涩，阴脉弦”这种现象的时候，“腹中急痛”，先与小建中汤，这也可以说是分步骤治疗，先吃小建中汤，吃小建中汤以后，如果病情全都缓解了，就不去投治了。病情中焦中气得建，但是仍有半表半里证，那么这个时候与小柴胡汤。

下面还有一条，第102条，“伤寒二三日，心中悸而烦者，小建中汤主之”。小建中是桂枝汤倍芍药加饴糖，称为小建中汤。咱们传到后世，用建中汤的机会很多，例如有当归建中汤、黄芪建中汤。所以这个里虚证在伤寒论里头，张仲景先师留下来小建中汤，一个是分步骤治疗，“阳脉涩，阴脉弦”“腹中急痛”，这是脾气不运，脾虚不运，脾气不转。“伤寒二三日”，第102条反映“心中悸而烦”，这个反应是气虚、血虚，气虚则悸，血虚则烦，气血虚弱，宜当建中，桂枝汤倍芍药，饴糖补益中气，甘缓守中，性温，温性的药物。这病是伤寒病，但是带有“心中悸而烦”，里虚证，脾虚。中焦化源不充，气血两虚，荣卫失守，所以出现伤寒病。缓中补虚，调和荣卫，小建中汤的力量。小建中汤能使脾气健运，中焦化源充实，心脾气盛，这个心悸而烦，可以好了。那么，小建中汤是以脾虚，脾气不运，“四肢皆禀气于胃，必因于脾”，脾气在运转，才能够得到禀受。但是这第177条情况跟小建中汤有所不同，第177条，“伤寒，脉结代，心动悸，炙甘草汤主之”。炙甘草汤所治，心血不足，心阳不振。《内经》上说脉为血府，心之合脉，心主血脉。心气不足，气血大虚，所以出现了脉结代，而且证候反应上，不是心悸，（是）心动悸，心动（处）在机体上我们说这叫虚里穴，在穴位上是虚里，虚里穴。心动悸，自觉有波动的感觉了，这是真气虚羸了，神不守心、脏神不守的一种表现，不是水饮上犯的心悸，是心阳不足的心悸，所以用炙甘草汤。炙甘草汤是张仲景的原方，到了《千金方》的时候，把炙甘草汤的名称又补充了一句，叫复脉汤，后世的生脉散也由炙甘草汤演化出来。《温病条辨》到了下焦少阴阴虚的时候，吴鞠通先生也有复脉汤，温病的治法。这个炙甘草汤养脾胃，补中气，滋化源，所以是气血两补，这是“实人病表发其汗，虚人病表建其中”。炙甘草汤，甘温，气血两补，滋生化之源，补中益气，补脾益气，养阴增液，滋阴补血，气血两补，益气和荣，滋血脉，通经络之剂。

下面再说一说这个脉结代，本来在心功能不全、心功能代偿的过程当中，期外（前）收缩并不是一个好像迫不及待的症状，而张仲景这个脉结代的是心气大虚。由此看来他是为什么呢？我记得《汤头歌诀》就说了，炙甘草汤参姜桂，麦冬，生地，火麻仁，大枣，阿胶，加什么药了呢，在我们开方的时候，都开的是复脉汤、生脉饮，以至于加上气血两补的阿胶。炙甘草汤最主要是通经络、利血脉、尖锐的补性，但别忘了炙甘草汤是清酒煎服。我们知道（以前）急救站、急救车上头带着白兰地以便急救病人，当然他有他的强心药，仲景先师炙甘草汤方是用绍兴黄酒煎药。清酒是从谷物来，谷物的精华之酒，有彪悍之气，有这么一样峻通经络，通心阳，通血脉。如此看来，来不及说，还兼见有什么症状，比如说怕冷，自汗，盗汗，身上疼，疲倦，都为常见的病症，但是心气大虚，这个脉搏出现了促、结、代、散。脉结代，结代之脉是不用再赘述了。这是作为伤寒里虚，仲景先师提供了“实人病表发其汗，虚人病表建其中”，脉结代，心动悸的治疗是一个。得病始于表虚的桂枝汤，终于里虚的炙甘草汤，大家要在这个时候，他要出现荣卫不调，你也得先治里。

再谈谈脉的经验，下面第178条，里虚脉法的预后，他提到“脉按之来缓，时一止复来者，名曰结[①]”，就是有间歇，“又脉来动而中止，更来小数”，有不齐。而且还继续着出现脉的动力，“中有还者，反动，名曰结”，解释了，“阴也”。当然那个某些体育家，身体强壮的人也有结脉，和这个不是同日而论，这个是“动而中止”，“中止”，不齐，“更来小数，中有还者，反动”，可见这个脉律不整，那么“名曰结”，这属阴脉。“脉来动而中止，不能自还”，就好像微微弱弱了。然后又起，“因而复动者，名曰代”，代就是代替的代，代偿性，阴也。“得此脉者，必难治”。是不是，难治不等于不治，代脉一来，不是数脉，三五不齐，那么，较之结脉又重一等，他说等此脉者必难治。“脉结代，心动悸，炙甘草汤。”炙甘草汤的发展后世是气血两补，生脉饮、复脉汤临床加减。总之就是“实人病表发其汗，虚人病表建其中”。一个是脾气虚，一个是心气虚。要不病伤寒的时候，心脾两虚，我们金元四家已经发展到人参归脾汤，思虑伤心脾之治疗，所以炙甘草汤的补法作为太阳篇的最后终端。

下面还补充一点，请看第92条，也是里虚，这是什么呢？有表证，“病发热头痛，脉反沉，若不瘥，身体疼痛，当救其里，宜四逆汤”。这个是太阳与少阴相表里，实则太阳，虚则少阴，出现了头疼、发热、身体疼痛，这是表证，表证见了里脉，脉反沉。里急于表，这个人阳气大虚，所以尽管有表证，但是阳虚为主，直补下焦元阳，当救其里，宜四逆汤。这是太阳表病见少阴里脉，所以在这些情况下，大家在辨证当中是最关键的问题，应该注意了。

下边再有太阳病篇，差不多都做了分析，还有一点谈到结胸、脏结、误治辨证、设法御变以后。太阳篇结胸、脏结，就是由于病机到了胸腹腔了，到了胸腹腔，实证可能都有一些器质性病变，按着疼；脏结，病胁下素有痞，痛引其中，此名脏结。这还是难治的病。那么，容易治的呢，功能病较多，我们就叫作痞证，“脉浮而紧，而复下之，紧反入里”，第151条，“按之自濡，但气痞耳”。第151条，这是一个气的问题，以手揉一揉它软，在第167条，“病胁下素有痞，连在脐旁，痛引少腹，入阴筋者，此名脏结”，定为不治之症，那么这就是器质性病变，那是某些器质性病变，某些器官。我在这给大家提示一下，大部分是胃、大小肠、三焦、膀胱，这是此六者传化物而不藏，胃、大小肠、三焦、膀胱，这在六腑当中，在这腹腔里边，就是今天说的肝、胆、脾、胰、胃，再加上尿路，某些实体的病变出现，大部分都是脏结证。而某些内部器官功能不好，大部分都是出现痞证，甚至于痞硬，比如大柴胡汤当见于胰腺炎、胆囊炎。

那么，下边还有要介绍的就是，第161条，都是补充了，我们今天是风湿三方，白虎三方（条），再加上炙甘草汤，我们再把一些功能性（疾病）的问题再补充一下。也是个人的临床上怎么应用的，比如说第161条，“伤寒发汗，若吐若下，解后，心下痞硬，噫气不除者，旋覆代赭汤主之”。反映这个，就是升降失调，除了泻心汤以外，提个旋覆代赭汤，旋覆花、赭石来调节阴阳，调和升降之气。

---

① 论结代脉的特征及其预后。

a. 结脉：脉按之来缓，时一止复来者。缓脉：一息四五至，来则徐缓。缓而中止为结脉，其主病：气滞积聚（邪气阻遏）；气血虚弱（正气不足）。

b. 结阴脉：脉来动而中止，更来小数。

注：结阴脉，节奏不匀（由暂而渐）。主病：里虚气血不足之候。

c. 代阴脉：脉来动而中止，不能自还，因而复动者。

注：代脉，代脉一止，良久方至，续至的脉候不见数象，直至下一至脉候才可扪及。代，代偿功能，代表、代替、代偿之意。主病：气血虚惫，难以自支。

结代脉皆为阴，故谓之结阴代阴也。

旋覆代赭汤方

旋覆花三两　人参二两　生姜五两　代赭一两　甘草三两（炙）　半夏半升（洗）大枣十二枚（擘）

上七味，以水一斗，煮取六升，去滓，再煎取三升，温服一升，日三服。

这个我在临床上使用旋覆花代赭汤，药效反应并不太满意，这个多见于膈肌痉挛、胃痉挛、打呃逆。我在这儿常采用的还是吴鞠通先生的处方，不是说仲师的处方无效，在药效反应上，吴鞠通的香附旋覆花汤每每得用。香附旋覆花汤见于《温病条辨·下焦篇》。湿温病后，其中香附和旋覆花一块并用，要比较疗效，充实一些。它还有加陈皮，这里实际上开阔了辛开苦降的应用，在这也补充一点。

再有就是关于升降失调的，它排在第173条，“伤寒，胸中有热，胃中有邪气，腹中痛，欲呕吐者，黄连汤主之”。“伤寒，胸中有热，胃中有邪气”，这已经告诉我们了，这是胃，病在胃，上热下寒，升降失调，肚子疼，觉恶心，究竟是胃功能症，还是胃（体）实体上的一些问题。胃气以下降为顺，六腑者传化物而不留，他把柴胡汤去了柴胡加上黄连，柴胡是表里而治，黄连是升降，泻胃中热，用黄连汤主之。包括这个旋覆代赭汤、黄连汤在六腑为病一些功能反应上，是提供大家在临床上能够灵活使用，我个人在旋覆代赭汤证上常用的就是《温病条辨》香附旋覆花汤。

黄连汤方

黄连三两　甘草三两（炙）　干姜三两　桂枝三两（去皮）　人参二两　半夏半升（洗）　大枣十二枚（擘）

上七味，以水一斗，煮取六升，去滓，温服，昼三夜二。

第　十　讲

（本讲涉及《伤寒论》条文第1、14、21～23、25、27、29～32、48、62、68、69、82、142～145、172、179、181～187、189、190、208、247、260～262条）

各位同学，大讲堂伤寒论课继续开始。那么，今天的内容，可以说是将要结束了太阳篇这个收尾工程[①]。我们已经从风寒解表散邪，太阳随经入腑，到设法御变的辨证，大部分逐条地分析了，还有几个余条没有解释，我们把它逐一补齐。以前我们讲过，比如说设法御变，太阳病随经入腑，蓄血，蓄水，汗吐下后，病情的演变，以及小柴胡汤介入少阳的部分内容，都已经作了解释，如柴胡加芒硝汤、柴胡桂枝汤、柴桂干姜汤。此外，由表及里，由于表证期的汗吐下后出现的某些内部器官的病变情况，比如结胸、脏结、心下痞等。再以后就是风湿三方，太阳进阳明一段过程中提到的阳明初热，白虎加人参汤、栀子豉汤证等。

① 太阳篇小结：

太阳的生理、病理机制：

什么是太阳？太阳，又称巨阳，《内经·热论》：巨阳主表，主外。

太阳病为表病，什么是表病？营卫病（荣卫不和）。

太阳经：足太阳膀胱经，手太阳小肠经。

太阳腑：足太阳膀胱、手太阳小肠。

“膀胱者，州都之官，津液藏焉，气化则能出矣”“小肠者，受盛之官，化物出焉”（《素问·灵兰秘典论》）。

病在太阳有表虚表实的区别，表虚表实又称太阳经证为表证。太阳经证不愈，随经内传，可成为太阳腑证。

太阳腑证：蓄血证，桃核承气汤；蓄水证，五苓散。

大家在回忆当中可以看到整体观察，整体观念。病变是复杂的，医生治病要抓住体系，重点在辨证立法。得病的原因是按照表里、寒热、虚实、阴阳，疾病的演变过程，以及病患的素质条件形成的。

现在再补充一些内容，比如桂枝加葛根汤，没有作过分析，桂枝加葛根汤和葛根汤类在第14条、第31条、第32条。

第14条说"项背强几几"，这两个"几"字读音是"shū"，"几几"，意思是好像小鸟飞不起来，肌张力不够，出现这种现象，在人体表现就是抬不起膀子，肩周不适，项背运转困难的这么一个情况，所以叫"项背强几几"。"强"字在本条文中读"jiāng"，关节不利叫强直，头项强痛是太阳表证提纲中的一个主证，在这来说，它是一个表虚证，附带着有经腧不利，所以桂枝加葛根汤主之。

桂枝加葛根汤方

葛根四两[①] 麻黄三两（去节） 芍药二两 生姜三两（切） 甘草二两 大枣十二枚（擘） 桂枝二两（去皮）

上七味，以水一斗，先煮麻黄、葛根减二升，去上沫，内诸药，煮取三升，去滓，温服一升，复取微似汗，不需啜粥，余如桂枝法将息及禁忌。

这一条的意思，就是表虚证兼经腧不利，五脏六腑之腧皆在于背，所以就是后背的肌肉有对于活动运动的不适应，叫作几几。为什么叫作反汗出恶风者？表虚证本身就是汗出恶风，因为这个桂枝加葛根汤是从葛根汤证来，就是第31、32条，葛根汤是治表实证，所以第31条："太阳病，项背强几几，无汗恶风，葛根汤主之。"表证无汗用麻黄汤，有汗用桂枝汤，一个是表实、一个表虚；因此本条在葛根汤立方的基础上，提出来桂枝加葛根汤，它说反汗出恶风者，具体的证候还是太阳表证，风寒在表，处于一个表虚证的局面，需要调和荣卫治疗，但是又兼有肩周不适，项背不舒，故采用了桂枝加葛根汤。第31条，"太阳病，项背强几几，无汗恶风"用葛根汤，葛根汤的配方是桂枝汤加麻黄三两，葛根四两，叫作葛根汤，是治疗表实证兼经腧不利[②]。

葛根汤方

葛根四两 麻黄三两（去节） 桂枝二两（去皮） 芍药二两 生姜三两（切） 甘草二两（炙） 大枣十二枚（擘）

上七味，以水一斗，先煮麻黄、葛根，减二升，去白沫，内诸药，煮取三升，去滓，温服一升，复取微似汗，余如桂枝法将息及禁忌，诸汤皆仿此。

紧跟着第32条，"太阳与阳明合病者，必自下利，葛根汤主之"。两经或两经以上同时发病叫合病；要是一经病不解，又一经病附带着发生，叫并病。六经辨证，两经同时发病叫合病；两经一经病先发，一经病继发的叫并病。所以太阳与阳明合病，必自下利，葛根汤主之。这个不同于经腧不利，也用的是葛根，因此在这里跟大家研究一下葛根汤的经腧不利的应用。大家在临床上早已有了用葛根的实践，葛根是藤类，爬蔓的植物药，葛根这味药是安全药，不像用大黄、芒硝、桂枝，讲究很多。葛根辛甘性平，走表，它的气轻，有生发能力，升阳，升胃气，还入脾经，生津止渴，能走经络、通经腧。所以这味药辛甘性平，生津止渴，通利经腧，入脾升阳。后世对于葛根的应用有很多典范，例如李东垣先生，有清阳汤、葛花解酲汤；钱仲阳先生，在小儿科有升麻葛根汤等。所以说葛根在临床上的使用有很大的范

① 葛根：辛平，阳明经的引经药，发汗解表，入地最深，起阴气上达，能生津液止渴，升清阳，止腹泻，通利经腧。

② 此为葛根汤方证，和第14条对比。

伤寒表实证候兼经腧不利，麻黄汤合桂枝汤合葛根汤。

畴。通利经腧用葛根是走表，在泻利方面用葛根是升阳、升提胃气。比如说太阳与阳明合病，必下利，葛根汤主之。这种合病不是正常的正式的阳明病，而是表证兼有胃肠功能失常；胃气以下行为顺，脾气以上行为顺，脾气升胃气降；太阳与阳明合病就是说胃肠功能出现紊乱的局面，表证带有胃肠功能失常的证候反应，所以除去解表以外，再加上葛根升提胃气，那么以治泻下作用，用的是葛根汤，这是第14条、第31条、第32条的不同点。如果是有升无降，下边接着还有一条，"太阳与阳明合病，不下利，但呕者，葛根加半夏汤主之"。因此，就看到不下利，有呕逆的，在辨证论治的随证处方当中，又加上法半夏降逆止呕，这是随证施治的例证。

葛根加半夏汤方

葛根四两　麻黄三两（去节）　甘草二两（炙）　芍药二两　桂枝二两（去皮）　生姜三两（切）　半夏半斤（洗）　大枣十二枚（擘）

上八味，以水一斗，先煮麻黄、葛根减二升，去白沫，内诸药，煮取三升，去滓，温服一升，复取微似汗。

因此，在葛根汤的应用上，给我们提出来葛根的升阳作用。我个人在临床上也提示一下，经腧不利，运用葛根的这个效用，我认为力量还不够。关于荣卫虚实的辨证，那么典型的表虚（证）表实（证）当然是桂枝（汤）麻黄（汤）的使用了，如普通感冒，如我们平常所称五十肩，亦即肩周炎，受风寒落枕，这个时候出现项背强几几不利，我认为单纯的葛根还不够，还得加上荆芥、防风。我提示大家个人经验，荆防败毒散，"荆防败毒茯苓草，枳桔柴前羌独芎，薄荷少许姜三片，时行感冒有奇功"。

荆防败毒散方

荆芥　防风　茯苓　川芎　前胡　羌活　独活　柴胡　枳壳　桔梗　甘草

功效：发汗解表、散风祛湿。

荆芥、防风之类，附带着还加一味药，除去葛根以外，鸡血藤也可以考虑，请大家临床试用，不是说葛根汤不对，而是说补充药效，结合临床应用有这样的体会，所以加入荆防败毒散，加上葛根，加点鸡血藤，通利经腧，也可以考虑。一般都是得汗而解。此外，葛根是个辛凉甘平的药，通利经腧，走阳明，解表。葛根这个药在临证上历代的处方还有一个"升麻葛根汤"，钱仲阳先生应用在小儿科，升麻、葛根，发这个麻疹，闷疹不出的时候，我们现在麻疹很少见到了，但是它的升清阳，加上升麻一块用，对于解表升清阳有一定的意义，就是升麻、葛根、芍药、甘草，叫升麻葛根汤，大家临床也可以参考酌用。

好了，补充了4条，一条是太阳病，项背强几几，反汗出的表虚证，桂枝加葛根汤；如果是正常的太阳病，项背强几几，是表实证的时候，用葛根汤；葛根汤不但治经腧不利，葛根还有升清阳、升提胃气的作用，所以太阳与阳明合病，这时不是阳明胃家燥实证，是胃肠功能失常，手阳明大肠，足阳明胃，胃肠功能不调和，所以升降失调下利的，葛根汤在解表剂里头也可以应用。不下利但呕者，葛根加半夏汤主之，有呕逆的加半夏降逆止呕，就结束到这了。

下面再补充2条，太阳病，第21条、第22条，再研究一味药的应用，"太阳病，下之后，脉促胸满者，（桂枝去芍药汤）主之[①]"，"若微恶寒者，桂枝去芍药加附子汤主之"。

桂枝去芍药方汤

桂枝三两（去皮）　甘草二两（炙）　生姜三两（切）　大枣十二枚（擘）

上四味，以水七升，煮取三升，去滓，温服一升。本云桂枝汤，今去芍药，将

---

① 此条为表证误下、胸阳被遏证治。

脉促：促有短意（还有数之意）有时一止（暂停间歇脉，脉数而时一止，名曰促）。

桂枝去芍药汤：因芍药味酸苦寒，益阴而去之，此药还有助阴抑阳的一面，凡阳气虚者，可免去。

息如前法。

桂枝去芍药加附子汤方

桂枝三两（去皮） 甘草二两（炙） 生姜三两（切） 大枣十二枚（擘） 附子一枚（炮，去皮，破八片）

上五味，以水七升，煮取三升，去滓，温服一升。本云桂枝汤，今去芍药加附子，将息如前法。

这是很简单，一个是表虚证，没有按照常规的治法，给了泻下药，给的什么药也没有明确，但是下后，这个解表的作用不但没起到，而且下后伤阳气了，（伤）胸中大气，胸阳收缩。“阳气者，若天与日，失其所，则折寿而不彰”“阳气者，精则养神，柔则养筋”（《素问·生气通天论》）。人身的阳气在上焦来说，心主荣，肺主卫，气机不利，阳气被损，所以有胸满的反应了。“促脉，来去数，时一止复来”（《脉经》）。促为数并且，有间歇，这里提到的脉促胸满，不意味着病邪再现，而意味着有没有出现很严重的气机紊乱。这个脉促怎么体会呢？就是在这个表脉病象当中，只有胸满的反应，说明下后伤正，胸膈不利，出现胸满现象，所以在桂枝汤的基础上，把芍药给免掉了。

下一条（第22条）接着是，“若微寒者”，这有点阳虚，在去芍药的方中，再加上附子，振奋阳气。附子这味药的作用曾经说过了，通行十二经，走而不守；干姜是守而不走，都是属于温热回阳的药物。说一说芍药这一味药，芍药也是很安全的药，经常应用，没有那么严格的要求，对于阳气受挫的病证，应去掉芍药。芍药是什么性质呢，苦酸微寒，敛阴，也走肝经，和肝；也走脾经，益脾，还有活瘀的药效。因为下后正气被伤，桂枝汤去芍药，那么本来芍药是佐桂枝，唯恐桂枝发汗太过，桂枝汤一共五味药，桂枝生姜辛甘发散，再加上芍药大枣，敛阴和荣，同时振奋荣卫之气，解表药。因为受下后的作用，脉促胸满，把芍药免了，这是可以的。我们研究研究这个芍药的应用，这个芍药是苦酸微寒，立方很多，比如说在血分药中，四物汤——当归、芍药、川芎、熟地，这叫补血和血药；下边还有一个处方叫黄芩汤，比如说第172条，“太阳与少阳合病，自下利者，与黄芩汤；若呕者，黄芩加半夏生姜汤主之①”。什么是黄芩汤？黄芩汤就是黄芩、芍药、甘草，“黄芩汤中芍药多，二阳合利枣加烹”。跟葛根汤治痢疾不一样，这个痢疾可能有脓血便，黄芩汤治疗的这个下利，不是单纯的下利，而是热泻热利。

黄芩汤方②

黄芩三两 甘草二两（炙） 芍药二两 大枣十二枚（擘）

---

① 太少合病，下利或呕的治法：

太少合病：证候反应，有表证和半表半里证同时出现。

太少合病下利证：不是风寒泄泻，是太阳与少阳同时发病，热邪迫于肠胃，而发生的下利证。症情可伴头痛、发热、口苦、咽干、眩晕、心烦、胁痛或往来寒热等情况，此为急性热泄证。

② 黄芩汤方解：

黄芩汤：芩苦，芍酸，甘草味甘，甘苦合化，清热育阴（芍药甘草汤缓痉治腹痛）缓中益脾之剂。

黄芩：苦寒泄肺、胃热，苦能坚阴，寒能胜热，肠澼下利者宜之。

芍药：苦酸微寒，泄肝益脾，清热敛阴，通血脉，止腹痛。本方可赤白芍并用（白芍和血，赤芍活瘀）。

甘草、大苓：缓中益脾，甘以调中。

祖国医学对下利的解释：“诸病水液，澄澈清冷，皆属于寒”（病机十九条之一，寒泄）；“暴注下迫，皆属于热”（《素问·至真要大论》热泻）；外邪干扰肠胃（秽浊之气犯肠胃）。

歌诀：黄芩汤中芍药多，二阳合利枣加烹，此方虽为治痢祖，后人加味或更名。

一见赤白痢，除白头翁汤外，用芍药汤（本方加木香、槟榔、大黄、黄连、当归、肉桂），“和血则便脓自愈，理气则后重自除”。

若呕者，黄芩加生姜半夏汤主之（生姜、半夏，和胃降逆上呕）。

上四味，以水一斗，煮取三升，去滓，温服一升，日再夜一服。

黄芩加半夏生姜汤方

黄芩三两　芍药二两　甘草二两（炙）　大枣十二枚（擘）　半夏半升（洗）　生姜一两半（一方三两，切）

上六味，以水一斗，煮取三升，去滓，温服一升，日再夜一服。

所以这表证期又合并胃肠（功能）紊乱，到了黄芩汤的使用，应该是治痢疾，在理论上，《汤头歌诀》都是这样认识的，黄芩、黄连是治热泻热利，如我们前面讲的葛根黄芩黄连汤。后面“太阳与少阳合病，自下利者，与黄芩汤；若呕者，黄芩加半夏生姜汤主之”。所以这个芍药，四物汤中有芍药，能和血敛阴；芍药还有行瘀、舒筋、柔筋的作用，比如说芍药甘草汤；芍药益脾，止腹痛，腹中绞痛，用芍药，小建中汤，“小建中汤芍药多，桂姜甘草大枣和，更用饴糖补中脏，虚劳腹冷服之瘥”。小建中汤是桂枝汤倍芍药，加饴糖，叫作建中，扶脾阳。

张仲景在芍药的应用方面是很广泛的，不但在内科病中，在妇科病方面，用芍药概率也很多，比如说当归芍药散，当归、芍药、白术这3味药，用于妇人妊娠养胎，所以这芍药应用面也相当大。那么，四肢拘挛，可以养血柔筋，腹中痛有瘀滞的可以活血化瘀，又益脾气，敛阴。这个芍药的使用大家知道了，以及我们当前用的逍遥散也用芍药为主药。但是在具体的下后胸阳被挫的局面下，桂枝去芍药汤主之；若微恶寒者，桂枝去芍药加附子汤主之。借这个去芍药的机遇，我把芍药的问题给大家在这重复一下，请大家注意如何使用芍药，大家在提笔开处方时，需要注意病人阳气虚不虚，用芍药是能够起到主攻作用，还是起到副作用。四物汤中当归、白芍、地黄、川芎，那个时候给芍药的时候您怎么给？黄芩汤治泻利的时候给芍药您怎么给？还有一个处方痛泻要方，“痛泻要方陈皮芍，防风白术煎丸酌”。疼一阵，泻一阵，肠道病，这个时候芍药的使用。大家在去芍药方中更增加了对芍药的理解。仲景时期，还不像今天，有赤白芍的分别，或有炒白芍，今天有京赤芍，血府逐瘀（汤）里头也离不开芍药。那么在补药当中的小建中（汤）有芍药，仲景的桂枝新加汤有芍药，“发汗后，身疼痛，桂枝加芍药生姜各一两人参三两新加汤主之”。所以读伤寒学，您得把知识综合起来体会。桂枝新加汤成了气血两调、设法御变的处方。

大家注意了，我再补充下边还有2条。这2条也很简单，看着文字挺多，第29条，看看如何精确地、细致地辨证，不要粗枝大叶，这是把一个气阴两虚的阳气式微的病人看成了是桂枝汤的表证，所以给桂枝汤不适合。请看原文说“伤寒脉浮，自汗出，小便数，心烦，微恶寒，脚挛急”，就是这么个病情。病情是脉浮，自汗，这是桂枝汤表虚证吧，他小便数，心烦，微恶寒也是表证；但是他脚挛急，所以这么一组症状很容易被看成是表证。其实人家条文上也说了，这个脉浮，浮则为虚，并不意味着是表证，证有定型，脉无定体，您要单纯就以脉测证，一看见脉浮都给解表，他是有表证情的脉浮可以脉证相应。但这个脉浮，自汗出，这个汗出不是表虚嘛。您看这底下，小便数，心烦，微恶寒，脚挛急。脉浮没有浮紧也没有浮缓，所以不能定为表虚、表实证。虽然有汗，但是他尿频，而且心烦，心烦是里证了，有烦躁，有烦急，烦的问题也有虚也有实。微恶寒是风寒在表可以有恶寒的反应，但是他没有，表证的恶寒必须得有发热，对不对？伴随着恶寒就得有发热的发生，有发热恶寒者发于阳也，要是无热恶寒，这是阴经病，无热恶寒者发于阴也，所以它这个恶寒没提到发热。那么，自汗，淅淅恶风，翕翕发热，啬啬恶寒，鼻鸣干呕，这是桂枝证。有一分恶寒就有一分表证；而恶寒，“太阳之为病，脉浮，头项强痛而恶寒”，意思就是说伴随着恶寒得有发热的存在。这个病人脉浮，自汗出，小便数，心烦，微恶寒，脚挛急，可见他脚底下抽筋，拘挛、拘急，这是血不荣筋、气血两虚，伴随着恶寒没有发热，而且还有阳虚于上，心烦。所以这一组症状搁在一块，不是桂枝证，那么这个不是桂枝证，这个症情应该看作是阴阳两虚、气阴不足。这是一个素质虚弱的病情，有着急性期的反应，反与桂枝汤欲攻其表，此误也；是桂枝汤调和荣卫，桂枝汤要是加饴糖，倍芍药叫小建中。桂枝汤本身也具有一定的扶阳作用，但是在这个时候，它的副作用超过了主攻的作用。桂枝汤一下去以后，出汗不止，出现什么现象呢，“得之便厥”，阳气不达于四肢，“凡厥者阴阳气不相顺接，便为厥，厥者手足逆冷是也”，手脚都冰凉了。桂枝汤给了以后，他这一出汗，起到汗散的作用了，不但伤阳也伤阴。肾主五液，汗为心液，汗亦为五液之一。咽中干，烦躁吐逆，赶紧挽回救逆，做甘草干姜汤与之。那么，这时候赶紧回阳，以复其阳。若厥愈足温者，甘草干姜汤给了以后，阳气得反，厥愈足温，四肢暖和了，阳气可以达于四末了，更做芍药甘草汤。其脚则伸，这是芍药甘草汤，（治）脚挛急，养血柔筋，其脚即伸，就好了。

甘草干姜汤方

甘草四两（炙） 干姜二两

上二味，以水三升，煮取一升五合，去滓，分温再服。

芍药甘草汤方

芍药 甘草各四两（炙）

上二味，以水三升，煮取一升五合，去滓，分温再服。

如果阴阳得到恢复，一个是芍药甘草汤，一个是甘草干姜汤，往往在这个急性期过去以后，胃气不和，谵语者，少与调胃承气汤，不是用调胃承气汤攻下，而是说，甘草干姜汤、芍药甘草汤用了以后，如果他要有点胃火、胃热，给点大黄、芒硝、甘草，点滴地给投入，叫少与调胃承气汤；不是出现了阳明病；那么，来处理这个误服桂枝汤，攻表的后果。要没有胃气不和也就罢了，甘草干姜汤、芍药甘草汤就罢了。

调胃承气汤方[①]

大黄四两（去皮，清酒洗） 甘草二两（炙） 芒硝半升

上三味，以水三升，煮取一升，去滓，内芒硝，更上火，微煮令沸，少少温服之。

下边，“若重发汗，附加烧针者，四逆汤主之”，这可是不对了。给了桂枝汤还不好，再加上烧针助阳，起不了助阳作用，更加消耗体质，那么，阳气大虚，这就得甘草、干姜、附子，直补元阳了，所以这都是随证治疗的一个例子。没有别的讨论了，就是随证治疗。一个是甘草干姜汤，甘草干姜汤在这里头是扶阳培中，缓和着治疗，治厥逆回阳；芍药甘草汤在这里头是敛阴、养血、舒筋、柔筋、和肝；有谵语的，也是很轻微的胃不和，那么给点调胃

---

① 第 29 条重点是汗后虚实辨证。

虚，正气虚；实，邪气实。

恶寒：阳虚则寒。

不恶寒，但热者：阳盛。

上为虚实辨证之两大法。

调胃承气汤：有泻下作用的清热泻火剂；为缓和性的泻下剂。大黄：苦寒降火，推陈出新，攻积导滞，活血行瘀。

芒硝：咸寒软坚，帮助大黄推陈出新之作用。

甘草：在此为佐药。

承气：取自“亢则害承乃制”。

害：逆。

制：顺。

此条之恶寒不是表证，而是阳虚生外寒之恶寒。

承气，少与调胃承气汤；若重发汗，附加烧针，这个时候阳气大虚的时候四逆汤主之，这是第29条。

四逆汤方

甘草二两（炙） 干姜一两半 附子一枚（生用，去皮，破八片）

上三味，以水三升，煮取一升二合，去滓，分温再服。强人可大附子一枚，干姜三两。

第30条，我也没再正式讲解，这节都是在善后补缺的，第30条就是第29条的注解。“师曰言夜半手足当温，两脚当伸。后如师言，何以知此？”阳旦如何解释？这个桂枝附子汤，桂枝汤加上附子，别名叫阳旦汤，旦就是早晨的太阳底下加一横，旦，明日古旦我找你去，就是明早我找你去。太阳刚出来，正像阳旦。阳旦汤就是桂枝汤，还有的加附子，叫作阳旦汤。就是他这个误攻其表，误用桂枝汤，没有起到补益气血的作用，“师言夜半手足当温”，老师说夜半就好了，我给他调理调理了。“寸口脉浮而大，浮为风，大为虚，风则生微热，虚则两胫挛，病形象桂枝，因加附子参其间。增桂令汗出，附子温经，亡阳故也。”结果是倒出现了亡阳证了。“厥逆，咽中干，烦躁，阳明内结，谵语烦乱，更饮甘草干姜汤。夜半阳气还，两足当热；胫尚微拘急，重与芍药甘草汤，尔乃胫伸；以承气汤微溏，则止其谵语，故知病可愈。”这个病人近疾都了了，第30条是注解第29条的举措提到的，没有别的深意。

下面再补充一条没有说到的，第48条：“二阳并病，太阳初得病时，发其汗，汗先出不彻，因转属阳明，续自微汗出，不恶寒。若太阳病证不罢者，不可下，下之为逆，如此可小发汗。设面色缘缘正赤者，阳气怫郁在表，当解之，熏之。若发汗不彻，不足言阳气怫郁不得越，当汗不汗，其人躁烦，不知痛处，乍在腹中，乍在四肢，按之不可得，其人短气，但坐，以汗出不彻故也，更发汗则愈。何以知汗出不彻，以脉涩故知也。”这个坐，不是座位的座，这个坐就是把这责任归咎他这了，就是由于汗出不彻带来的一些症状，它这个倒装句使得太多，其实是一个什么情况呢？表证又有里热，二阳并病，就是先有的太阳病，继发的阳明病，而且是轻型的，表病还没有完全结束，二阳并病，轻型的，那么发汗不够，不够透彻，还有表证在，不可下，下之为逆，如此可小发汗。小发汗的问题已经讨论过了，什么是小发汗，请大家一回忆就知道，大家请看第23条：“太阳病，得之八九日，如疟状，发热恶寒，热多寒少，其人不呕，清便欲自可，一日二三度发。脉微缓者，为欲愈也；脉微而恶寒者，此阴阳俱虚，不可更发汗、更下、更吐也；面色反有热色者，未欲解也，以其不能得小汗出，身必痒，宜桂枝麻黄各半汤。”就是开点轻微的轻量的少量的桂枝麻黄各半汤，其实小发汗下边接着说：“服桂枝汤，大汗出，脉洪大者，与桂枝汤，如前法。若形似疟，一日再发者，汗出必解，宜桂枝二麻黄一汤。”

还有（第27条）“太阳病，发热恶寒，热多寒少，脉微弱者，此无阳也，不可发汗，宜桂枝二越婢一汤”。我们就记着桂麻各半，桂二麻一，桂二越婢一，都属于小发汗范畴，我们今天不开桂二麻一行不行？我们开点葱豉汤，是不是也是小发汗？大家要灵活机动，施其法而不泥其方！比如说我老方讲《伤寒论》，但是不是背叛了《伤寒论》，要从《伤寒论》里头继续学习前人，我们的中医学术也是在逐渐地往上创造，是不是。那么，这样来看，二阳并病，太阳初得病时，发其汗，汗先出不彻，（面）色缘缘正赤者，那就再给点小发汗药，你是开桂二麻一，你是开葱豉汤，还是开感冒冲剂。各位，随证施治，随证治疗，根据情况，但是不能像误发虚人之表，第29条那样来处理，这个谈到这。

下面再说说回阳，回阳我们还有3条。第68条、第69条，和下边第82条，这3条，通读一下，“发汗，病不解，反恶寒者，虚故也，芍药甘草附子汤主之”；“发汗若下之，病仍不解，烦躁者，茯苓四逆汤主之”。

芍药甘草附子汤方

芍药　甘草各三两（炙）　附子一枚（炮，去皮，破八片）

上三味，以水五升，煮取一升五合，去滓，分温三服。

茯苓四逆汤方

茯苓四两　人参一两　附子一枚（生用，去皮，破八片）　甘草二两（炙）　干姜一两半

上五味，以水五升，煮取三升，去滓，温服七合，日二服。

第82条：“太阳病，发汗，汗出不解，其人仍发热，心下悸，头眩，身瞤动，振振欲擗地者，真武汤主之[①]”。这3条为什么联系，都说是病不解。发汗，病不解。发汗，若下之，病仍不解；太阳病，发汗，汗出不解。

真武汤方[②]

茯苓　芍药各三两　生姜三两（切）　白术二两　附子一枚（炮，去皮，破八片）

上五味，以水八升，煮取三升，去滓，温服七合，日三服。

这个不解就是没好，病没好，不是说原来的病还存在，是由于发汗的措施，没有对照病人（的证）的对证处理，不合适，造成的后果。发汗后，“发汗，病不解，反恶寒者，虚故也”，出现了发汗伤津。但是因为他有恶寒的现象，阳虚，身外寒，加附子一枚，炮附子，不是生附子。“发汗若下之，病仍不解”。又增加了烦躁，茯苓四逆汤主之，这个阳虚就重了，而且这是虚烦、虚躁。所以这个烦躁，您看这个烦如火烧头谓之烦；这个躁用足字旁的躁，不是干燥的燥，这个是脚都站不住。所以这种现象说明心阳也不足了，这时候不能再给桂枝了，因为什么，桂枝是有通心阳的作用，但是桂枝也有汗散的作用，所以用茯苓四逆汤，四逆汤的基础上加上人参一两、茯苓四两、炮附子一枚、甘草二两、干姜一两半，叫作茯苓四逆汤。人参气温甘微苦，无毒，主补五脏，安精神，定魂魄，久服益气，轻身延年。再加上茯苓四两，益心气，益胃气；茯苓，淡渗，利湿，所以叫茯苓四逆汤，这也是一个随证治疗的临证处理。

下面第82条也是汗出不解，但是最主要的症情是心下悸，水气凌心；阳虚，头眩；虚阳

① 此条为汗后肾阳虚衰水停证。

汗为心液，汗为阳气所化。

病机：发汗，肾阳外泄，阳虚水停，真武汤证。

真武：俗称北方镇水之神。

苓、姜、术、附、芍：辛温回阳利水，此为设法御变之文，正文见少阴篇第316条。

汗出未解：病未解。

仍发热：虚阳外浮。

心下悸，头眩：肾水上泛，清阳阻遏。

（一切头晕病，均属清阳不升；可见于实证、血虚、痰阻、气虚等。）

身瞤动：肌肉不自觉地小跳动。

振振欲擗地：阳虚精气虚，经络失养。

（肾为先天之本，肾阳虚，导致全身阳气虚，气虚。）

② 真武汤：温肾回阳，行水之剂（里虚寒证）。

面浮，色淡，脉沉迟，年高体弱等证均可出现。

真武汤方，详见少阴篇第376条。

临床多见心肾疾患，慢性肾炎、肾衰竭、风湿性心脏病、冠状动脉粥样硬化性心脏病。

外越，其人仍发热；而且站立都不稳了，说明阳虚至极，“振振欲擗地者”，就是站不住，要倒，需人扶持了，虚到这种程度，就不是茯苓四逆汤证了，而用真武汤主之。真武汤，五个字就可以记住，苓姜术附芍，茯苓、生姜、白术、附子、芍药，真武汤壮肾中阳。真武在意思上是一个神话，北方水神叫真武。出现了汗后真阳外越，水气内停，真武汤，那么这个时候，他的机制机转可能素日就阳虚，素日运水的能力不够。那么至于他是平常就有冠心病，还是平常就有某些疾患。我介绍一下我治的一个病人，这个病人也不保密，是苏同学给我介绍的病人，这个人彭某，现在还健在，但是他少量腹水，脚肿，周身有点紫绀现象，他有糖尿病史20余年，这个人经常吃我开的真武汤方。头几天还找我去了，他在阜外医院（的）诊断是冠心病，心（力）衰（竭），他没有心（肌）梗（死），糖尿病诱发的。糖尿（病）、冠心（病）、心（力）衰（竭），出现的就是手脚都是凉的，什么时候摸也温度低；他肚子腹水征很明显，腹水不到平脐，脚肿，头晕，周身肌肉跳动，脉是沉细缓。其人今年59岁，经常吃我的真武汤、附子汤、四逆汤。吃一段我就给他停一段，停一段吃一段，维持，只能说带病延年。

大家注意，真武汤不是特急性的治疗，但是出现了心下悸，头眩，身瞤动，振振欲擗地者，真武汤主之，是好用的方子，要加也加上点金匮肾气之类、牛膝、车前、肉苁蓉等。

下面继续补课，我要谈什么问题呢，就是谈谈设法御变里头，也涉及一些妇科问题。由于生理的特点，古代没有某些解剖部位的生理图形，所以张仲景先师在妇科方面，除了《金匮要略》妇人三篇，有妇人妊娠、妇人产后、产乳期间的病，这个《伤寒论》学谈到妇科有热入血室3条①。在阳明篇里也有热入血室，我们先说说太阳篇的，第143、144、145条这3条。“妇人中风，发热恶寒，经水适来，得之七八日，热除而脉迟身凉，胸胁下满，如结胸状，谵语者，此为热入血室也，当刺期门，随其实而取之”；“妇人中风，七八日续得寒热，发作有时，经水适断者，此为热入血室，其血必结，故使如疟状，发作有时，小柴胡汤主之”，半表半里证。“妇人伤寒，发热，经水适来，昼日明了，暮则谵语，如见鬼状者，此为热入血室。无犯胃气及上二焦，必自愈。”这3条，一条用针法刺期门（期门穴，肝之募穴），乳下三寸，刺法是随其实而取之，可能这针法是先进慢出针，随其实而取之，用泻法。

第2条的治法，往来寒热，故使如疟状，发作有时，还有时间性，小柴胡汤主之。第3条，无犯胃气，及上二焦，自然痊愈好了。来看第1条，热入血室，那就是说在发病当中刚才来了月经了，经水适来，过几天出现了胸胁下满；有时候，这个谵语并不是热扰心神，这是由于热入血室，心主血脉，这样构成的心神不安，这是个实证，所以用刺期门的方法，

---

① 妇人尤必问经期。3条皆为热入血室证，即月经期间的热性病反应。

a. 血室：《内经》无此名词，首见于《伤寒论》，根据原文症状，以及各家意见，似与妇科月经有关，因此拟为“胞宫”为当。

血室：中医学术用名。历代有很多争论，有人认为是冲脉，冲为血海，肝为藏血之脏。有人指为胞宫（生育器官——明清以来如《景岳全书》）。有人认为与冲脉、肝经、胞宫联系密切，不必截然分明。

b. 上3条对比了解：原文的热入血室证3条，从病理生理方面论述了患中风病和患伤寒病继发月经不调的情况针对不同的症情而拟出治疗法则，反映出同病异治，为伤寒热入血室证的论治。

c. 妇人中风，妇人伤寒，反映表虚、表实证皆可传入内，热邪入里，至热入血室，遇经期导致经血紊乱，或兼见妇科症时，在病理上为风寒化热。此条“经水适来”“经水适断”，在此均为病理状态，与发病有关，而不是月经的正常过程，也与上次月经无明显牵连。

经水适来：可解释为“热迫血溢”（或迫血先行）。

经水适断：为血与热结而断。

在此可参考“出红汗”，参阅第47、55、56、57条。

为何出现三种不同的症情，病体有强弱，邪陷有深浅，症状不同，治法亦异。第143条证重，第145条证轻。

我没有使用过，但是据理力追，这个可能是有效的穴位，有效的方法，因为个人没有操作过。这个小柴胡汤，半表半里证，疏肝利胆。血室这个名词，在《内经》上“二阳之病发心脾，有不得隐曲，女子不月”。那么，再有奇经八脉，这个妇科的生理特点，女子胞归冲任两经，冲任两经是厥阴所司，肝经，肝主藏血，但是利于阳明，阳明是胃经。冲任，这是奇经八脉，任主胞胎，冲为血海。所以谈到血室，并没有按照现代医学诊断，是属于生理特点的，还是炎性疾患，还是月经紊乱，带来一些证候反应，无非是冲脉利于阳明，起于气冲自胸中而散，任脉行身之前调和气血。小柴胡汤开辟了逍遥散的先河，半表半里，所以对于血室的名词，我们大可广义地来理解，我就谈这一点，这是热入血室。至于治法来说，无犯胃气，及上二焦，必自愈。第145条，如同前边在自愈证中的热随衄解，自衄者愈，这个它正好月经也是热随血解。经水适来，昼日明了，暮则谵语，有些精神不安的局面，她月经期过去了，也可以自然疗能好了。那么，如果用药的话，在柴胡证的基础上，对于妇科有冲任失常的局面，肝脾两治，柴胡汤的应用可以考虑。对于刺期门是针灸专科很熟练的，我们《伤寒论》作者先师是针药并用，所以补充了妇人中风、妇科这一方面。对于急性病的前驱期，必须得提到的，所以在十问歌当中，“一问寒热二问汗，三问头身四问便，五问饮食六问胸，七聋八渴俱当辨，妇人尤必问经期”。所以大家不要忽视了妇科学，我们“半边天”在这方面，对于某些临床症状，甚至于生育病史，已婚、未婚，在看病当中不要认为说普通病来了就看，要千万注意生理的特点。太阳篇我想先结论到这，还有一些条，下一课再讲。

现在我再往下讲，就是阳明篇①阳明病。阳明篇是半长不短的篇，它的条文比太阳篇少多了，因为设法御变是无经脉、经界的区分。所以太阳篇，麻黄桂枝、大小青龙之后，你说真武汤是哪经病？芍药甘草附子汤是哪经病？它的经界都比较牵连，阳明篇算是外感病的一期，高热期。

一共是84条原文，它的原文也很分散，就是反映什么呢，手阳明大肠经，足阳明是胃经，手足阳明叫作多气多血之乡。所以病到阳明，一般来说治愈率还是高的，个别的情况就是除外了。因为病到急期，热性病到阳明之后，只要津液恢复，正气有复，预后还是较好的。所以阳明这两个字解释，是阳气最旺的意思。《黄帝内经·素问·至真要大论》说过，两阳合明谓之阳明，所以病传到阳明，就不再传了，要是治不好的话，预后不好的话，得经过很多波折。不像是病到三阴那么严重。两阳合明谓之阳明，什么叫两阳合明，太阳少阳都与阳明界限相连，由太阳可以传阳明，由少阳也可以传阳明。有病的时候，太阳少阳传阳明，要是正常的局面，阳明为十二经之长，水谷之海，阳气最旺。分足阳明胃，手阳明大肠，五脏六腑生化之源。因此阳明经是阳旺阳盛器官。它的发病成因，脉证，共成了八十几条的记录，记录也很分散，需要咱们按照条文讨论，也有的是不能讲的，就缺以待考，以待继续发现、发明。

我们读几条，第179条：“问曰：病有太阳阳明，有正阳阳明，有少阳阳明，何谓也？答曰：太阳阳明者，脾约是也；正阳阳明者，胃家实是也；少阳阳明者，发汗利小便已，胃中

---

①阳明：阳气旺盛（俗称两阳合明，指太少合明），运用到医学上阳明分属于足阳明胃经、手阳明大肠经。六气的禀性分属主燥，外合肌肉。

阳明经，行身之前；阳明病，里、热、实证。

胃：为水谷之海，十二经之长（与脾共称为“后天之本”）。

大肠：传导糟粕。

自第179条至第262条，共84条，19个方。

第179～188条，可构成一个段落，包括阳明病的性质、成因以及阳明病的外候、脉象。

燥烦实，大便难是也。”这就是了解一下阳明病的成因[①]，这一条是探讨怎么就得了阳明病，由于太阳阳明脾约是也，正阳阳明胃家实是也，少阳阳明利小便，发汗，胃中燥烦实。阳明病按成因不同，分为3类，总归一句还是里证、热证、实证，阳明病里热实证。

那么几个名词解释，脾约怎么讲？脾约，请大家翻第247条：“趺阳脉浮而涩，浮则胃气强，涩则小便数；浮涩相搏，大便则硬，其脾为约，麻子仁丸主之。”平常麻仁丸在药业里面叫脾约丸，见于过去的说明书；脾主太阴，脾主运化水湿。约，约在数学里头就是缩小的意思，大公约，小公倍，叫作脾约，脾气为约。脾主太阴，意思就是阳明热盛，津液内结，津液被耗；胃燥和脾湿应该是中和，这是正常的生理功能，脾主为胃行其津液者也，脾不能为胃行其津液了，胃是喜湿恶燥，脾是喜燥恶湿，燥湿能够中和正常的生理状态。现在胃热过燥伤津液造成了阳明病，叫作脾约证。一个很普通的名词，脾湿不运，脾气，脾湿不足了，津液不够了，这边有一个麻仁丸，咱们现在（叫）麻仁润肠（丸），就是从这个方子转化来的。这条，第247条就是说趺阳脉浮而涩，这是三部九候，不但是候脉，候寸口，而且还候趺阳，趺阳是足背动脉。浮则胃气强，涩则小便数；津液都被热能消耗，浮涩相搏，大便则硬，其脾为约，麻子仁丸，润肠通便。小承气加上麻仁、杏仁。

麻子仁丸方

麻子仁二升　芍药半斤　枳实半斤（炙）　大黄一斤（去皮）　厚朴一尺（炙，去皮）　杏仁一升（去皮尖，熬，别作脂）

上六味，蜜和丸，如梧桐子大，饮服十丸，日三服，渐加，以知为度。

病有太阳阳明，有正阳阳明，有少阳阳明，实际上就是来路成因不同。那么太阳阳明就是有表证，如不是误治失治，消耗津液，也可以出现脾约证。正阳阳明胃家实是也，条文中没说症状。那么胃家实怎么理解，实者邪气实，虚者正气虚，胃家实就是胃燥，胃热重了。所以在六经辨证学说里头，表里之间，太阴与阳明相表里，太阳与少阴相表里。在表里的失衡状态下，常有实则阳明，虚则太阴。病理状态下，要是里证热证实证归于阳明病，里证虚证寒证就归于阴经病，与胃肠相关的就是太阴，实则阳明，虚则太阴，正阳阳明者，胃家实是也，没写出来多少的阳明症状，无非是里热，燥结，发热，谵语，谵妄，津液不足，舌苔厚、黄、腻，脉搏速度增快等，用一个胃家实三字简洁了当，提到里热实证解释就可以了。什么是胃家实[②]，里热实；胃家实，里证，热证，实证。

少阳阳明者，发汗利小便，少阳阳明病是半表半里，应该用和解表里，那么它用发汗药，利小便，这是伤津损液造成胃燥，烦实，大便难是也，这一条很简单，我们理解按成因不同，分为3类。下面接着一句，“阳明之为病，胃家实是也”，这样我们就举出来阳明病的提纲证是什么，阳明病的提纲就是胃家实。在伤寒学里头外感热性病，构成阳明病的成因，胃家实，实则阳明，虚则太阴。下边又说何缘得阳明病，前面已经说出来了，“太阳病，若

---

① 提要：谈阳明病按不同成因分为3种。

太阳阳明：太阳表证内传，化热入里，胃家热盛，脾阴不布，不能为胃行其津液，成为脾约证（脾约丸——麻仁润肠丸）。胃主燥、脾主湿，燥化太过，消耗了津液，致脾阴不足，而为脾约证。

约：增加为倍，减少为约，此处为脾阴减少，干燥，大便秘结。

治法：滋阴润燥，清里热（参阅第247条，麻仁润肠丸）。

正阳阳明：胃家实是也（燥热内盛的素质，伤津化燥）。邪起本经，一经化热，病情程度较脾约证为重。

少阳阳明：少阳是半表半里证，治宜和解，因为误治伤津（发汗利小便）化燥，导致少阳阳明，津液枯涸，邪热入胃，燥火合邪。

个人意见：阳明病成因有三，虽病情有轻重终归要辨证论治。

② 胃家实病机：里、热、实的症情；里热已经增盛。“精气夺则虚”“邪气盛则实”（《素问·通评虚实论》）。胃家实证：胃家，概括着胃和肠并论。阳明经证：汗出、口渴、身热、脉洪大。阳明腑证：痞、满、燥、实、坚。

发汗、若下、若利小便，此亡津液，胃中干燥，因转属阳明[①]”。厕所都不去了，内实，不更衣，更衣就是如厕，古人是不是去一趟厕所就换一身衣服（不得而知），但是（可以）看到清洁卫生还是很重要的。“不更衣，内实大便难者，此名阳明也。”亡津液，胃中干燥是这条的重点。说明一个什么问题，何缘得阳明病，太阳病误治，转属阳明，如果做医生的话，要早期，前驱期得以相应的治疗，不会出现胃中干燥，转属阳明。那么，太阳病误治，转属阳明，机理就是伤津损液。

下面又说，“问曰：阳明病外证云何？答曰：身热汗自出，不恶寒，反恶热也”。没有表证，这身热是里热，蒸蒸出汗，里热，这个时候需要（将）阳明分经证、腑证；要是在经之邪就是栀子豉汤、白虎汤等。那么要是入腑了，什么叫腑证，大便秘结了，谵言妄语，里热炽盛。所以有诸内必行诸外，阳明病的外证，我们在机理上解释，有诸内必行诸外，外证云何，“身热汗自出，不恶寒，反恶热也[②]”，叫作阳明外候，阳明外证的表现。里热炽盛，阳明外候。

下面又说，“问曰：病有得之一日，不发热而恶寒者，何也？答曰：虽得之一日，恶寒将自罢，即自汗出而恶热也[③]”。开始的时候还会有恶寒，但是很快这寒也要化热了，恶寒将自罢。阳明初感外邪，有发生阳明病的机转，但是刚开始的时候，它热还没有积累起来，热还没积蓄起来，那么还有恶寒反应，里面内热一积蓄盛，渐渐地增多了，恶寒也就没有了，“即自汗出而恶热也”。下面还要说说机理。“阳明居中主土也，万物所归，无所复传”，病到阳明，万物所归。要热极，就得用清里热、攻下、泻热来治。如果不治便可以发生其他的恶变。所以阳明就是热到极点了，阳明热极的时候就是出现了亡阴证。所以“阳明居中主土也，万物所归，无所复传，始虽恶寒，二日自止，此为阳明病也”（第184条）。

接着说，“本太阳，初得病时，发其汗，汗先出不彻，因转属阳明也”。（第185条上）要是发汗的体若燔炭，汗出乃散，这是正常现象，随着发汗，症状好了，热也解了，这是正常的规律，体若燔炭，汗出乃散。汗先出不彻，余热不退，更加重了，所以本太阳病初得病时，发其汗，汗先出不彻，因转属阳明。下面又补充了点，“伤寒，发热、无汗、呕不能食，而反汗出濈濈然者，是转属阳明也”。（第185条下）开始时没汗，这是表证；呕不能食，已经积累着热，少阳火都上来了，少阳四主症有呕症，心烦喜呕，呕不能食。现在由太阳病，汗先出不彻，由少阳，渐至内热积盛，渐渐地而反汗出，濈濈然，什么意思，也是文词的应用，出了一阵又一阵，就这个意思，而反汗出，濈濈然者是转属阳明了，所以就是发汗不

① 太阳病误治亡津液转属阳明，本条承接第179条太阳表证内传阳明的原理。本条亦叙述了燥邪为患由轻转重的不同的程度。

内实：必有腹满，腹痛，拒按，大便秘，发烦急躁等实象。

② 阳明病的外候。

身热：热从里发，蒸蒸发热。

汗自出：津液蒸发于外。

不恶寒，反恶热：喜寒怕热。

太阳表证之发热为寒郁发热；阳明之发热为里热蒸盛；少阳的往来寒热为邪正交争。

胃家实既反映了病机，又反映了病情。

“善治者治皮毛，其次治肌肤，其次治筋脉，其次治六腑，其次治五脏。治五脏者，半生半死也”（《素问·阴阳应象大论》）。阳明之为病，胃家实是也，表现出性质。

正阳阳明者，胃家实是也，表现出病人的素质。

③ 发病机理：阳明自感外邪之患（正阳阳明），素质里热盛，感邪后仅有短暂的恶寒过程，很快呈现出热证之候。

阳明恶寒的特点：时间短暂，不药自罢，本经感寒与太阳表证不同。

阳明居中焦主土，水谷之海，多气多血之经（本经意味着抗病力强，邪盛而正不衰——热盛期）。

热盛已达到极点，不再传也（阳明病）。如得不到及时适当的治疗，可出现阴竭、亡阴的不良预后。阴竭热盛可出现热闭。

彻，发汗过多，是伤津损液，胃热燥，胃家实，是阳明证，阳明病。

下面再补充一个辨脉（第186条），“伤寒三日，阳明脉大[①]”。这是大则为实，这个是阳明脉大，大而有力，成为阳明的主脉，你说伤寒三日，阳明脉大，但是要到了内热阻截的时候也不见得都大。第208条，就不是大脉了，跟大家一起读一下，“阳明病，脉迟，虽汗出不恶寒者，其身必重，短气，腹满而喘，有潮热者，此外欲解，可攻里也。手足濈然汗出者，此大便已硬也，大承气汤主之[②]。看见了没有，伤寒三日，阳明脉大，还不到极期，到了极期，内热结滞，大便燥结，需要攻里的时候，出现了迟脉。

大承气汤方

大黄四两（酒洗） 厚朴半斤（炙，去皮） 枳实五枚（炙） 芒硝三合

上四味，以水一斗，先煮二物，取五升，去滓，内大黄，更煮取二升，去滓，内芒硝，更上微火一、二沸，分温再服，得下，余勿服。

不是脉数为热，脉实为寒，这都是相对的真理。要是大承气证，它内热壅滞，气血运行不能通畅了，可以出现迟脉；所谓数则为热，要是病人到了心率一分钟140次，再要快到了奔马律了，还数则为热呢，代偿都不够了，所以中医诊脉是灵活掌握，灵活机动，要具体问题具体分析。伤寒三日，阳明脉大，张仲景能自己给自己说的又推翻了吗？不是，是实际情况，具体问题具体分析，阳明病，脉迟，有潮热者，此外欲解，可攻里也。手足濈然汗出者，一阵汗接着一阵汗，这时候大便也燥结，里窍不通。下边再往下，前边把里热实证，阳明病的本质问题谈完了，下面再补充，它是下边一条，第187条。“伤寒，脉浮而缓，手足自温者，是为系在太阴”。这不是单纯的阳明病了，这个病关系到实则阳明，虚则太阴。这是太阴湿热郁结，“太阴者，身当发黄。若小便自利者，不能发黄，至七八日，大便硬者，为阳明病也”。所以在阳明篇里头[③]，阳明变证可以出现发黄，黄疸病。所以我们祖国医学对于黄疸病的治疗，认识到消化道湿热为患，在急性期的时候也可以有阳明证的反应。但是他的脉浮而缓，手足自温，这个时候要知道容易有黄疸病的发生，阳明病的黄疸都是阳黄证，那么它放在最后，给我们提示了，阳明篇谈到阳黄病的治疗，张仲景在黄疸病有专门的集注，《金匮要略》有黄疸病篇，不但有阳黄病，有阴黄病，有女痨疸，有谷疸等。请看，（第260条）“伤寒七八日，身黄如橘子色，小便不利，腹微满者，茵陈蒿汤主之”；（第261条）“伤寒身黄发热，栀子柏皮汤主之”；（第262条）“伤寒，瘀热在里，身必黄，麻黄连翘赤小豆汤主之”。

我们常用茵陈蒿、栀子、大黄，对于急黄病的发作很有验证。在我们祖国医学里头，对

---

① 阳明病的主脉。

什么叫作大脉？大脉，应指满溢，倍于寻常（阳明热盛之候）。

“六脉俱大，阴不足也，阳有余也。大而数盛有力，为实热也”（张石顽《张氏医通》）。

② 辨阳明病可攻与不可攻的证治。

进一步阐述阳明腑实证的证治（大、小承气汤的应用）。

脉迟：机理为里气壅滞，脉道不利。脉候至数虽迟，按之有力。

里实证：外候，汗出不恶寒，潮热，手足汗。里证，短气，腹满而喘，其身必重。

师曰：“吸而微数，其病在中焦实也，当下之，即愈。”（《金匮要略·脏腑经络先后病脉证篇》）

③ 太阴转属阳明证。

太阴与阳明相表里，脾胃以膜相连，实则阳明，虚则太阴。

外感之邪（伤寒）—— 素质脾虚，内停湿气 —— 乘虚侵脾。

其转归：寒湿积滞，郁久发黄（小便不利）（参阅第259条）（脾色必黄，虚寒阴黄）；胃气可复，湿得燥化，病传阳明（小便自利，至七八日大便硬，湿有去路）。

寒湿、湿热、瘀血、虚劳均可致黄。

于消化道，阳明病的变局不是正局，正局是里热实，变局湿热为患，湿热结滞，构成的急黄证是有理论解释的。"伤寒，脉浮而缓，手足自温者，是为系在太阴。太阴者，身当发黄。若小便自利者，不能发黄。至七八日，大便硬者，为阳明病也"。就是这个里热实证，在里热实证里头也有时候出现了变局的问题，就是湿热郁结。那么湿热发黄这个局面，大家是注意到了。下面伤寒转系阳明者，其人濈然微汗出也，构成了阳明证。有没有构成阳明病，还得要看郁热的结滞重不重，条件充实没有，构成阳明病的必需的一个条件，就是身热汗自出，不但是汗自出，而且蒸笼子似的，一阵一阵地出汗。

再往下一条（第189条）："阳明中风，口苦咽干，腹满微喘，发热恶寒，脉浮而紧，若下之，则腹满小便难也。"这只能理解的是什么呢[①]，阳明表邪未解，禁用下法，这条不能说明太多的问题。发热恶寒，脉浮紧，有了里热燥湿，腹满，咽干，内热盛，但是还不成熟，阳明表邪未解，禁用下法，只能提出这个问题。再接着，"阳明病，若能食，名中风：不能食，名中寒[②]"（第190条），这个中风、中寒也不是看成是表证的中风、伤寒，就是说食欲问题，一般的里热盛的，他能吃，食欲好；里热要不盛的，他食欲不振，所以阳明病一般是有食欲，有食欲但也需要补充，到了大承气汤还有食欲（吗）？没食欲了，是不是。他这个就是反映在辨证当中，您怎么样问病人食欲，食欲还可以，这个不是里寒。能食不能食，辨胃气的强弱而已，若能食，名中风，不能食，名中寒，只能体会关于食欲问题，辨别胃气的强弱。

好，今天（由于）时间的关系，先把阳明病的开头提一提，大家有个初步印象。阳明之为病[③]，提纲证就是胃家实。至于阳明病的成因，三阳都可以伤津损液，化燥成实，成为阳明病。阳明病正常的局面是里热实证，阳明病的异常也有实则阳明，虚则太阴，比如湿热发黄，蓄水蓄血，咱们再往下逐步分析，今天到这。

---

① 阳明表邪未解，慎用下法。

举出阳明表证未解，未至化燥成实，慎用下法，误下可引邪内陷，引起变证。

各家解释"阳明中风"，意见分歧，有解释为风为阳邪，有解释为阳明自感外邪，不可机械对待。

各家有补叙治法，如有人主张用小柴胡汤、桂麻各半汤、葛根芩连汤、桂枝加大黄汤等。个人意见，本条叙证不全完备，只反映风寒之邪尚未化燥成实，不能用攻下之法，腹满微喘有阳明的趋势。

② 阳明病能食不能食与胃气强弱有一定关系，以能食与否辨"中风""中寒"，余以为不明，可存疑待考，不宜强解（参阅第215条、第226条）。

伤寒下不厌迟，温病下不厌早。

辨证：具体看一看是不是里热实证。

变证：如阳明病的脾胃虚寒。

"热能杀谷"，俗言道："火化食。"不能食者多为虚寒。

③ 阳明病：

性质：里热实（第180条）。

成因：津液素亏（太阳阳明），脾约不大便（第179条）。

阳气素盛，汗下失宜（第181条）。

治疗失宜，少阳阳明（汗下伤津化燥）（第179条）。

汗出不彻，邪从内传（第185条）。

阴证转阳，太阴转属阳明（第187条）。

外证：

身热汗自出，不恶寒反恶热（第182条）。

里热蒸盛，津液外泄（第188条）。

（居中主土，万物所归）。始虽恶寒，二日自止（第184条），无所复传。脉候：大而有力（第186条）。

第十一讲

（本讲涉及《伤寒论》条文第179、180、184、187～220、233、236、238～242、247、248～255、260～262条）

各位同学，经典学习《伤寒论》讲课现在开始。没开始以前再谈一点弦外语，还不是课本内容，弦外语，叫作什么呢，六经辨证学说，是（讲一讲）阳明所居的位置。从本论上讲是先讲太阳篇，后来阳明篇，再讲少阳篇，然后是太阴篇，少阴篇、厥阴篇、这是六经的次序。

阳明的位置也有说太阳病未解，病传阳明，少阳病不解，也病传阳明。所以阳明位置又居于三阳之里，居于少阳之后，怎么样来解释对呢？有这么一个意见，从阳经来说，三阳，阳明是最里，太阳主表，阳明主里，少阳半表半里。从阳经病的局面上看，病传阳明以后，“万物所归”，阳明“主土”，“无所复传”，此“虽恶寒，二日自止”（第184条），继以发热，而“濈然汗出”（第188条）了，由表入里，病到阳明就无所复传了。从阳经排层次来说，太阳、少阳、阳明，太阳可以传少阳，少阳可以传阳明。要是六经辨证来说，这个少阳不仅是阳经的半表半里，又是阴阳之间的半表半里，所以说太阳、阳明、少阳、太阴、少阴、厥阴。那么，因此本书的排目，排为太阳、阳明、少阳、太阴、少阴、厥阴。从六经体系来说，少阳既可以传阳明，少阳也可以传三阴，因为它是半表半里，所以从六经排次，少阳排在阳明之后。从阳经的角度来说，阳明排在阳经之里，就证明一个问题，这是一个哲学分析的问题，不涉及我们临床看病，大家知道这个意义。

我上一次讲课是阳明篇的纲要内容，我们讲了十几条，没有提到治法处方。这十几条都是谈的“阳明之为病，胃家实是也”（第180条），阳明病的成因，“病有太阳阳明，有正阳阳明，有少阳阳明”（第179条）。但是成因虽然来路都是从表证演化而成的，所以最后还把阳明证的病理机制提到了“胃家实”，“阳明之为病，胃家实是也”，第180条。第179条，叫作阳明病的成因不同，分为3类。第180条最后“胃家实”，“胃家实”不是个病情，是个病理。实者，邪气实，虚者，正气虚，那么成为阳明病，在主题上来说是“胃家实”了，就是说里热正盛，处于一个进行性的热化阶段来进行治疗。

再往下分析，阳明病有诸内而行诸外，阳明病的外候叫作“身热，汗自出，不恶寒，反恶热”（第182条），这是热性病的热化阶段。那么，纲要很有意义，但是没提处方，因为这个处方治疗还是不同情况，不同的处理，按照阳明病治疗，分两方面，一方面清热退热叫作阳明经证，例如白虎汤类、白虎加（人）参（汤）、栀子豉汤。另外一方面的治疗就是阳明腑证，就是需要用攻下热结的方案进行治疗。那么以承气汤为代表的攻下里热，这方面的治疗，就是说在六经辨证学说以来的最高手段。因为仲景先师是灵活辨证论治，以六经为基础，演述《伤寒论》、伤寒学说，探讨热性病的发生、发展、变化、预后，这个规律。在当时的时候，没有温热学说，在《伤寒论》著书的时候没有卫气营血辨证。他那时候就是一个六经辨证，也没有上焦、中焦、下焦和吴鞠通的《温病条辨》，所以他在热性病的治疗，病传阳明，到了三承气以下，最高手段了。

所以要从学术发展来说，那么，我们的辨证学说也是逐步地创新，逐步增添辨证的内容，直到清朝吴鞠通、叶天士、王孟英，才有了三焦辨证、卫气营血辨证，所以我们说伤寒在表，当分辛温、辛凉，表虚、表实，与温病不同的治疗，当辨寒温。伤寒化热入里，与温病治法没有差别。所以今天提阳明病，大家最好在学术上、在实践上要参考温热学说的辨证，机动灵活来应用阳明病的治疗方法。

我们上篇提到了，已经谈到第188条，第188条以后还没有处方。一直到第207（条）才谈到阳明病的治疗方法。那么这以后是怎么着呢，第188条以前，（是讲）阳明病的外候，阳明病的机理，阳明病的脉候；还有实则阳明，虚则太阴，阳明与太阴的关系，就是第187条："伤寒脉浮而缓，手足自温者，是为系在太阴。太阴者，身当发黄；若小便自利者，不能发黄。至七八日大便硬者，为阳明病也。"所以阳明病不但提到"胃家实"，阳明也有虚候，因为什么呢，病人素质不同，也有的他出现了（根据体质问题）演变了，不能成"胃家实"的时候，也可以出现虚寒证，所以自从第188条以后，还谈了好多纲要性的内容，涉及辨证分析。

我现在再往下读一读，跟大家说一说，下边请看第189条："阳明中风，口苦咽干，腹满微喘，发热恶寒，脉浮而紧，若下之，则腹满小便难也。"这个就是说阳明病表邪未解，禁用下法。

下面第190条："阳明病，若能食，名中风；不能食，名中寒。"这条怎么理解，这一条的理解方式，应该说用能食不能食来辨别胃气的强弱。下面接着说，（第191条[①]）"阳明病，若中寒者"，这个"中寒"，就是中焦虚寒，"不能食，小便不利，手足濈然汗出，此欲作固瘕，必大便初硬后溏。所以然者，以胃中冷，水谷不别故也"。这很清楚了，消化功能差，他排出的排泄物，初硬后溏。这样一个情况，叫作阳明病的有这么一个病名"固瘕证"，所谓固瘕就是里虚的便结，所以排泄物水谷不别，还有不消化的食物出来了。"阳明病，若中寒者，不能食，小便不利"，有点"手足濈然汗出"，但是这是一个假象，是一个"胃中冷"，"水谷不别"，阳明中寒的固瘕证，不能把它看成是阳明病"胃家实"，采用清热攻下，这也与素质有关系。

还有一条，下边第192条[②]，"阳明病，初欲食，小便反不利，大便自调，其人骨节疼，翕翕如有热状，奄然发狂，濈然汗出而解者，此水不胜谷气，与汗共并，脉紧则愈"。大家要在这一条读的时候，他自己也注释了，"水不胜谷气"，这是一条机理，他自己好了，"水不胜谷气"，他正气逐渐地自然疗愈，有恢复的可能。水是邪气，谷气是正气，我们对这一条的综合解释，"初欲食，小便反不利，大便自调，其人骨节疼，翕翕如有热状，奄然发狂，濈然汗出而解者"，这就是正气胜邪，自愈证。他的肌体自然疗能有恢复的可能，所以邪气不胜谷气，他也是汗出而解。这个脉紧意味着什么，邪正交争，最后的结局是正气胜，出现脉紧。正气胜邪，"此水不胜谷气，与汗共并，脉紧则愈"，汗出热退，身安，露出一点阳明病来。但是"小便反不利"，他的津液哪去了呢，"大便自调"，津液滋润肠道。"其人骨节

---

① 本条为阳明中寒，欲作固瘕证。

聚而可移为瘕，癥瘕积聚。（《难经》）

固瘕：可能为便初硬后溏或兼腹满、腹痛等症。

不能食：燥实，燥热结实，里气壅滞；虚寒，消谷乏力，阳微失运。

手足濈然汗出：燥实，土主四末，热迫蒸腾，汗液外泄；中阳虚微，仅达四末。

小便不利：燥实，水津涸竭，可见尿少（早期少见）；虚寒，阳虚气运乏力。

燥实证的尿少无水舟停，指燥热伤津（冬地三黄汤是治疗一例尿毒证患者，属此证，出于《温病条辨》）。大便初硬后溏（经常性）：胃中冷，水谷不别，（参看脉舌）本条可与第238条对照。

② 阳明水湿从表自愈证。

本条3个重点：a. 本条是水湿之邪充斥表里，阳明胃气不衰，可以抗邪，从表而散。b. 本条所据的病因或由外受寒湿或由素质，一经感邪，水湿之气弥漫表里，不能宣化，以致翕翕发热，小便不利，骨节疼痛，大便自调（湿留关节，湿的病人多处于低热状态，湿停不化则小便不利）。c. 由于胃气不衰，所以发病后，初欲食，小便不利，大便自调及至正气未复，抗邪有力，战汗而解。

阳明病，初欲食，大便自调：胃气不衰。

翕翕如有热状，骨节疼，小便不利：水湿之气，郁于表里。

补证：可兼见脉大，苔黄腻，不恶寒等（汗源：湿邪病人可有汗，可无汗）。

胃气旺盛，水不胜谷气，从战汗而解，有濈然汗出，脉紧。

脉紧：在战汗的过程中，三部俱紧。

疼”，但是他病疾逐渐有缓，他“奄然发狂，濈然汗出而解”，就像是我们平常说的战汗之类。经过一段邪正交争，“与汗共并，脉紧则愈”，但是正气胜邪，自愈证。

再往下，“阳明病，欲解时，从申至戌上①”（第193条）。原先没有钟表，大概是下午3点到9点，子、丑、寅、卯、辰、巳、午、未、申、酉、戌、亥。记时间，阳明病它也有生物钟，正气旺的时候，至于如何细致的，还要看身体的情况。

再往下，“阳明病，不能食，攻其热必哕②”（第194条）。有阳明病，但是他食欲太差，给清热药的时候要谨慎小心。要不然胃中虚冷的病人“不能食”，不可以轻投清热攻下药，“所以然者，胃中虚冷故也。以其人本虚，故攻其热必哕”。这一条的主笔内容，就是“胃中虚冷”，“不能食”“不可攻下”。

再往下一条，“阳明病，脉迟，食难用饱，饱则微烦，头眩，必小便难，此欲作谷疸。虽下之，腹满如故，所以然者，脉迟故也③”（第195条）。我们中医学说对于黄疸病也纳入阳明、太阴两经。那么在张仲景《金匮要略》有黄疸病专篇，那么在流行病学上，看来张仲景先师对于急性黄疸性的疾病，他虽然没提这个诱因，但是认为有从消化道发病的。所以这个时候，古代叫作谷疸，谷疸是怎么得的呢？根据下边治疗分析，是湿热郁于中焦，湿热交争。六气之中，湿热病、湿温病，湿温、湿热交争而出现发黄，称为谷疸病，所以在阳明篇里头，关于发黄问题，最后请大家看一看，一会儿咱们接着说，治疗黄疸病的有治黄三方，就是阳明篇的最后3条。

第260条、261条、262条，至今应验爽快，我们对于急性黄疸性肝炎的投治，这几味草药都在常用的处方之中，例如说茵陈蒿汤、栀子柏皮汤、麻黄连翘赤小豆汤。怎么用，下面再说，话分两头。谈到黄疸病，皮肤发黄，黄疸病，张仲景先师已经提示出来，属于胃肠、消化，所谓“脾者为胃行其津液者也”，是由于湿热郁于中焦，导致了黄疸病的出现。咱们先搁到这儿，一会儿专题再提一提。

下面，第196条④：“阳明病，法多汗，反无汗，其身如虫行皮中状者，此以久虚故

① 申酉戌为阳明旺时（指下午3～9点）。

② 胃中虚冷，不能食，不可攻下。

胃中虚冷：是阳明病的变证，兼证不渴不欲饮，无高热或大便先硬后溏。

呕：有声无物谓之呕；吐：有物无声谓之吐；声物俱有，谓之呕吐。

哕：呃逆之症的机制反映——气逆。

胃气以下行为顺，胃气虚寒可致消谷乏力，浊邪上逆，出现哕的反应（大病见哕，为恶化之兆——胃气衰败）。可参阅第381条。

③ 提要：阳明脉迟，欲作谷疸证。

疸：有脾气不运，饮食消化不良的一种黄疸病。病理上是中焦积湿，因湿郁而发黄。此病有寒热之分，因于热的多为湿热，应清热利湿（阳黄）；因于寒的病属湿寒，属茵陈五苓散、茵陈四逆汤证，温中祛湿（寒湿发黄）；要从辨证上分析。因谷疸病为中焦脾胃之患，故在本段讨论。

辨证重点：脉迟，食难用饱，不能食，腹满，微烦头眩。为胃寒脾湿不运之证，不可攻下（脾气不运，谷气不化）。本条可为寒湿发黄的前驱期症状。

脉迟：阳气虚弱，迟而无力，柔软。

微烦头眩：烦为虚烦之象，头眩为清阳不升。

小便难：为脾不健运，湿停不化。

食难用饱，饱则微烦：脾气不运，谷气不化。

腹满：不是里实证，是脾气不运所致。

④ 举出久虚之人，患阳明病无汗的一种病理。

法：规律。

身如虫行皮中状：腠理枯涩，津液不足，表气不充，不能化汗（痛则为实，痒则为虚），应养阴清热生津，如增液汤之类。汗：汗为心液，血为汗源，汗为荣卫之气所化，汗生于谷。（益胃汤）

也。”“阳明病，胃家实”，阳明外候是“身热汗自出，不恶寒，反恶热”，要“手足濈然汗出”，此为阳明病也。所以他说“法多汗，反无汗，其身如虫行皮中状者”，这是久病的虚弱人，虽然有阳明的外候，（但）和正常局面就不同了。“阳明病，法多汗，反无汗，其身如虫行皮中状者，此以久虚故也”。这一条的总则，久虚之人，阳明外候，正常之人，“身上汗自出，不恶寒，反恶热也”；久虚之人，“法多汗，反无汗”，而且自己还觉得“其身如虫行皮中状者”，这是气血运行得不好，体表反应虚证。不知道各位同志怎么来体会体会，如虫行皮中状，是麻木，不是，不像是瘙痒，一种感觉，体表的自觉反应，气血不足的现象。

第197条、第198条，很多注解家都认为这个可能有错简，缺以待考，我在这也读一读，说一说，总之在反映什么呢？第197条：“阳明病，反无汗，而小便利，二三日，呕而咳、手足厥者，必苦头痛，若不咳不呕，手足不厥者，头不痛。”在这个问题上，我认为涉及什么呢？风热犯肺。阳明病之中，是阳明里热实，它有时候在机理上、病情上出现咳嗽，咳嗽风热犯肺。咳，“五脏六腑皆令人咳，非独肺也”，但是肺之令人咳是清肃不利，出现的这些反应，至于是“但头眩，不恶寒，故能食而咳，其人咽必痛；若不咳者，咽不疼”（第198条），还有哪一些，或者是错文错简，人说缺以待考，我在这就补续一下，在解释方面，有阳明的风热犯肺证。这样对于这两条再缺以待考，好不好。

再继续，第199条、第200条。第199条还是谈到发黄，“阳明病无汗，小便不利，心中懊憹者，身必发黄[①]”。这就是湿郁热证、湿困阳郁。湿与热是构成发黄的条件，湿热交争可以出现黄疸的本色，是湿热交争，是黄疸的机理，这是急黄热证。要是虚寒，是寒湿阻滞，也可以出现黄的局面，那个机理一会儿再说。第199条、第200条，我解释上就是湿困阳郁，湿不退，里热盛，湿热交争，出现了，“阳明病，被火，额上微汗出，而小便不利者，必发黄[②]”（第200条）。但是都是出现小便不利，但对于湿阻湿停，对于黄疸的机制都分别有解释，所以用茵陈蒿汤、栀子柏皮汤，都有清热利湿的作用。

下边第201条，这条也是很多注解家认为这是错简，“阳明病，脉浮而紧者，必潮热，发作有时；但浮者，必盗汗出”。究竟还是兼具其他的，我自己个人表示也是缺以待考，不去强解了。

再往下，第202条[③]，“阳明病，口燥，但欲漱水不欲咽者，此必衄”。想喝水，口燥，但是不想咽，漱漱口就吐出来了，这说明什么，热在血分，不是里热蒸盛。里热蒸盛，胃津被

---

① 阳明病湿热郁遏发黄证。

伤寒学说中的发黄：

太阴发黄：正气不足，运湿不够的表现（实则阳明的第187条；寒湿发黄的第259条；虚则太阴的第278条可相互对比。）

阳明发黄：湿热发黄（第199条、200条、231条、260条、236条、261条、262条、134条）。

火逆发黄：伤寒坏病，错治误治，湿热郁蒸（第200条、111条）。

蓄血发黄：气滞血瘀，瘀血发黄（第125条）。

本条主证：

湿热郁结中焦：无汗，小便不利，心中懊憹，发黄（湿和热是阳明发黄的因素，郁而蒸是阳明发黄的条件）。

叶天士在《临证指南医案》上谈到：阳黄之证湿从火化，郁热在里，胆热液泄。阴黄之证湿从寒化，脾阳不能化热，胆液为湿所阻，浸淫发黄。可参阅《温病条辨·中焦篇》第69条。

② 阳明病被火发黄证。本条示意：a. 阳明被火，湿热交困于中，蒸于上则见头汗，郁于中则小便不利。b. 阳明禁火疗。

③ 有代表意义，就在于其病理机制上：

提要：阳明热在血分必衄的见证。

衄：皮下出血为肌衄，周身出血为大衄，鼻出血为鼻衄。为热伤血分开辟了道路。

太阳篇的红汗为衄，例如第55条，太阳表证见衄为红汗，阳明里证见衄者为热在血分。

口燥，但欲漱水不欲咽者：热在血分。

“太阳温病法当渴，今反不渴者，此为热在营中也，清营汤主之”（吴鞠通《温病条辨·上焦篇》所载）。

（气为阳，血为阴，气主煦之，血主濡之）。

伤，就是口渴，口大渴，但欲漱水，不欲咽，说明热在血分，不在气。

第203条[①]，"阳明病，本自汗出，医更重发汗，病已差，尚微烦不了了者，此必大便硬故也。以亡津液，胃中干燥，故令大便硬。当问其小便日几行"，"若本小便日三四行"，今日再行。若本就是一天三四次小便，今天小便少，故"知大便不久出"，"今为小便数少，以津液当还入胃中，故知不久必大便也"。这个没有什么可解释的了，水分去滋润肠道，所以尿次数少了，是什么原因呢，（因为）"津液当还入胃中"，自己也重视了，不再说了。热病的局面，伤津损液，需要补充液体，这是必然现象。"伤寒呕多，虽有阳明证，不可攻之"（第204条），说明什么呢（说明），三阳病都有呕逆，少阳心烦喜呕，太阳桂枝汤有呕证、表证，这个阳气上逆，这个时候绝不要用攻下药，所以"伤寒呕多，虽有阳明证，不可攻之"。

再往下，第205条[②]："阳明病，心下硬满者，不可攻之。攻之利遂不止者死；利止者愈。"也是"心下硬满"，不够腹大满，腹胀满，那说明病情还没有到需要用攻下热结的局面，要是攻下伤正，可以导致预后不良。

第206条[③]："阳明病，面合色赤，不可攻之，必发热；色黄者，小便不利也。""面合赤色"，还是在表，热在表，只能清，不能攻下，什么叫"面合赤色"，咱们平常有一句话叫"烧盘"，（即）脸红，比如说有腼腆的事有烧盘，"不可攻之"。所以从第189条到第204条、第205条，到第206条，这些个都是阳明病的变证的反应，必有变化的，有的是体质虚，有的是胃中寒，有的是固瘕证，有的是发黄，湿热交争，发黄的问题，有的是伤津损液的恢复等，没有提出具体处方，但是作为纲要性的材料，可以大家探讨了。

再往下，就是具体处理了。具体处理，虽然条文多，但是容易解释，下面我先说说三承气汤的应用，大承气（汤），小承气（汤），调胃承气（汤）。阳明腑证需要用攻下的方药处置的时候，这在两汉时期治疗最高的手段了，就是三承气（汤）。

大承气汤方

大黄四两（酒洗） 厚朴半斤（炙，去皮） 枳实五枚（炙） 芒硝三合

上四味，以水一斗，先煮二物，取五升，去滓，内大黄，更煮取二升，去滓，内芒硝，更上微火一两沸，分温再服，得下，余勿服。

---

① 阳明病根据尿次多少，以推测大便硬的程度。本条主旨：饮后小便次数减少，说明津液待复，可不攻下。

微烦不了了，大便硬：腑气未通，津液待复。

阳明病……重发汗：此为治疗中的错误。

② 心下硬满者不可攻之，误攻致变例。

心下：剑突下（胃脘，肝胆，半表半里证）（阳明邪在经）。腹部：肠（实证，邪在腑），脾（虚证，邪在脏）。

本条可参阅第239条。

硬满：邪未成实（气痞）。

硬痛：邪已成实（实邪阻，痰结、水结、食滞、瘀血……），参阅第135条、第137条。

遂："进"字解（泻不止）。

本条重点：

病属阳明，指有心下硬满，因为邪未成实。

腹满而痛为邪已成实，可用下法。

攻之利止者愈，是正气回复，但非正式治法。

③ 阳明病，面合色赤不可攻，误攻可致变。

可参阅《灵枢·经脉篇》"阳明经经气盛于面"。

面合赤色：合面颜色潮红。

阳明在经之邪，面合赤色故不可攻。

小承气汤方

大黄四两（酒洗） 厚朴二两（炙，去皮） 枳实三枚（大者，炙）

上三味，以水四升，煮取一升二合，去滓，分温二服；初服汤，当更衣，不尔者，尽饮之；若更衣者，勿服之。

可是我们今天卫气营血辨证、上中下三焦辨证，创新了热性病的治疗方法，已经较之两汉时期增加了多少内容了。大承气（汤）四味药，大黄、厚朴、枳实、芒硝，我们现在开的元明粉，芒硝是海硝不是火硝，是盐硝。小承气（汤），大黄、厚朴、枳实，没有芒硝。调胃承气（汤），大黄、甘草、芒硝，叫调胃承气（汤）。

三承气（汤）在阳明热化中是攻下热结的，在两汉时期的最高手段，所以有三急下，阳明篇里头有大承气（汤）的三急下证，少阴篇里还有三急下证，所以在急下证中已经看到仲景先师的三急下，是势必得攻坚破结，急下存阴了，所以叫三急下证。那么，三承气（汤）怎么来分析①，不用分析，大承气（汤）、小承气（汤）、调胃承气（汤）治的都是一个病，一个机制。那到底给大承气（汤）对，给小承气（汤）对，他也试着来，三承气（汤）就是攻下热结，清火泻热，那么随便开吗，不是，大承气（汤）叫作峻下剂，小承气（汤）叫缓下剂，调胃承气（汤）叫和下剂。所以三承气（汤）的作用只是通下、降火、退热程度的不同。最高手段叫大承气（汤），能够缓一缓的就用小承气（汤），再缓一缓，常用的缓下剂叫调胃承气（汤）。结合这个，自从调胃承气（汤），第207条②，"阳明病，不吐不下，心烦者，可与调胃承气汤"，以下是承气的条文，我归纳一下，包括大承气（汤）。大承气（汤）有16条之多，阳明篇，小承气（汤）有4条，调胃承气（汤）有3条。我归纳归纳它的适应证，都是统一的承气汤适应证，不过就是发病有浅深、证候有轻重，而采取不同的方药去处治，大承气（汤）、小承气（汤）、调胃承气③（汤）。您看它这个条文里头，它的全身情况是什么，请大家注意，全身情况，"身重，短气，眩晕"，它叫头上如同帽加，能吃的，不能食的，心中恼怒，还有喘的，所以三承气的应用，全身情况，身重，短气，眩冒，能食，不能食，心中懊侬，喘，都可以出现，但不一定都出现，这是全身情况。从热型上来说，潮热，发热，

---

① 三承气汤方解：

"承气"汤的得名："亢则害，承乃制"，亢盛之阳，无所约制，承者顺也。

药物功效：

大黄：泻实；芒硝：润燥软坚；厚朴：破滞除满；枳实：泻痞。

大承气汤：峻下剂，味多性猛，攻下力强。

小承气汤：缓下剂，破坚除满，攻下力缓。

调胃承气汤：和下剂，软坚润燥，微和胃气。

三承气汤治疗病证均为阳明腑实证，攻积行气通腑，使秽浊之气下降。

临床应用可参阅《温病条辨》。

② 着重点，胃实热郁心烦的治法（阳明热结初俱）。

心烦：阳热扰神所致。有虚烦、烦实之分。虚烦，阳虚、阴虚；烦实，阳结、阴结。

烦渴：白虎加人参汤证。

烦实：调胃承气汤证（第29条、70条、94条、105条、123条、207条、248条、249条）。里热：胃之大络上通于心（胃热扰心）。

③ 调胃承气汤方解：

成分：大黄、芒硝、炙甘草。

成无己（宋代）：热淫于内治以咸寒（咸能软坚，寒能清热）。

大黄：苦寒以荡实。

芒硝：咸寒以除热。

甘草：甘平助二味推陈以缓中。

"日晡（所发）潮热"，就是午后潮热，也有所不同。从出汗来说，汗出，"濈濈然汗出"，"汗出不解"。从排便情况来看，这里的条文有"胃中（必）有燥屎五六枚"（第215条），那就是燥便、硬便、结便不通。从肚疼来说，腹痛，腹胀满，这些具体证候，三承气（汤）都适应。再有一个就是神志问题了，最高的里热最盛，要影响神志。诸位知道吗，神志就是谵语，在热性病的最高，谵语到什么程度和有什么临床症状，"循衣摸床"，摸床角，大家看垂危的病人往往有时候神志不清，摸床边，摸床角，看着很让人惊吓，"循衣摸床，如见鬼状"。烦，烦热，因热而烦。这就是三承气（汤）的主要适应证。具体的治法，出现在不同情况下，综合大承气（汤）16条，小承气（汤）4条，调胃承气（汤）3条。所以出现有全身情况，有发热情况，出汗的情况，以及燥结的情况，就是摸一摸能摸出肠形来，还有就是神志情况，所以三承气的应用只是大承气（汤）、小承气（汤）在程度上的不同。后人总结了三承气（汤），只是可供参考，不一定绝对叫"痞满燥实坚"。痞是按之好像有硬块；满，腹胀；燥，急躁，大便干燥；实，大便不通，大便难通，"痞满燥实坚"。所以三承气（汤）主治就是阳明的里实证，阳明内实，在运用上就是轻中重的不同，在两汉时期的最高手段。现在最高手段到什么程度，现在温热学说有增液承气汤，加上生地、麦冬、元参，增液承气汤，加上杏仁叫宣白承气汤，以及加上人参、当归、甘草、大枣、生姜等，病人是邪盛正虚的时候，不任承气的功效，叫黄龙汤。所以我们学习一方面能认识到张仲景先师用到承气汤已经是最高手段了，而且我们这个学术进步对于阳明温病的治法已经增加很多了，生地、麦冬、元参、石斛，养阴、增液，来挽转危机，更高了。在上焦篇，温邪上受，首先犯肺，逆传心包，有牛黄承气汤，干脆我说紫雪散、牛黄丸、局方至宝（丹）可以不可以用，也可以应用。所以要讲伤寒学，一定别把温病和伤寒学说对立起来，不要对立起来，要看到历史的发展。现在清开灵可用不可用，也可以考虑，在于临床医师自己的体会来掌握，所以伤寒化热入里与温病治法无异，这句话是应之不爽，在这儿就提到这儿。所以"痞满燥实坚"，说小承气就是"痞满燥实"，不"坚"，也不见得；说调胃承气（汤），就是痞满，也不见得。但是调胃承气（汤）的服法和大承气（汤）不一样。大承气（汤）是（服）下去以后，得泻下，止后服，就不要再吃了；小承气（汤）是，勿令大泻下，给吃一吃；调胃承气（汤）的用法，少少与微和之，可以给几口。所以在某些个太阳病设法御变的时候，也用调胃承气（汤），有5条之多。

下面咱们共同读读条文，验证验证。第207条："阳明病，不吐不下，心烦者，可与调胃承气汤[①]。"这个就是胃实热郁，心烦的证治。在外感流行热性病，出现了胃实热郁，心烦，不用大承气（汤）、小承气（汤），给点调胃承气（汤），泻泻火，通通便，就可以了。没提调胃承气汤主之，提的是可与调胃承气汤，大家你看是不是，胃实热郁，心烦，清热降火，少少与调胃承气汤就得了。

下面，第208条："阳明病，脉迟，虽汗出不恶寒者，其身必重，短气，腹满而喘。有潮热者，此外欲解，可攻里也。手足濈然汗出者，此大便已硬也，大承气汤主之；若汗多，微发热恶寒者，外未解也，其热不潮，未可与承气汤。"多么慎重！"若腹大满不通者，可与小承气汤，微和胃气，勿令至大泄下。"所以仲景先师在使用大承气汤的时候，也有这样的试探性的治法。所以这一条，第208条，头一个是辨阳明病可攻不可攻。第208条这条的意义，辨阳明病可攻不可攻，可攻的与大承气汤，"汗多微发热恶寒者，外未解也，未可与

① 调胃承气汤的使用面：外感化热，无表证，舌苔黄燥或白厚，便秘或不大便，口渴，持续发热，心烦，面赤，每与增液汤与白虎汤合用，用大黄。一般胃火，喉闭，咽痛，热毒（腮腺炎），口疮，较重的习惯性便秘，实火牙疼，均可与清热解毒药并用，如仙方活命饮中可加大黄。

承气汤”。此外，“欲解可攻里也，手足濈然汗出，此大便已硬也”，阳明病可攻不可攻。再有一个，阳明病，大承气汤的应用和小承气汤的应用，都反映出来了。腹大满可与小承气（汤），这个大便不通，腹胀满，“可与小承气汤，微和胃气，勿令大泄下”。

下面还是，请看第209条：“阳明病潮热，大便微硬者，可与大承气汤，不硬者不可与之。若不大便六七日，恐有燥屎，欲知之法，少与小承气汤[①]。”汤入腹中，排气不排气，就一句话，放屁不？排气，有放屁，说明里气还通，乃可攻之。“若不转矢气者，此但初头硬，后必溏，不可攻之。”没有排气，可能一个是体质不行，禁不住大承气汤，“攻之必胀满不能食也。欲饮水者，与水则哕。其后发热者，必大便复硬而少也，以小承气汤和之。不转矢气者，慎不可攻也”。吃了小承气汤以后，连气机都没有的话，不用说别的了。所以我们外科术后都得见排气，才能给病人进食，要不见排气，您多等一会儿，先别吃，见了排气才能吃东西，大家注意这个，关于转矢气与排便的功能。所以这1条和前2条，辨大小承气（汤）的使用法，好不好。

下面还有一条（第210条）：“夫实则谵语，虚则郑声，郑声者重语也。直视谵语，喘满者死，下利者亦死。”这是神志问题，谵语和郑声，死候，到阳明病热极，或者是失治、误治，可以出现死候，要注意，实证叫谵语，虚证叫郑声。（谵语）神气昏乱，说起来没完，反复唠叨，乱说乱骂；（郑声）呢喃，语言重复，声细低微，颠三倒四；这个时候要辨出来病人的体态如何，好不好。“郑声者重语也”，总的看来，心神被扰，热扰心神，出现了神志状态是很严重的。下面第211条，“发汗多，若重发汗者，亡其阳，谵语，脉短者死；脉自和者不死”。谵语郑声的虚实，死候，这一条，第211条[②]，就是凭脉气的虚实判断辨谵语的症情，脉短者死，脉自和者不死。当然，我们一看“有胃气则生，无胃气则死”。查脉也是有没有缓和，有没有脉力，胃、神、根，查脉讲究脉贵有神，脉贵有根，脉有根本是（提示）人的预后好。要是出现了促脉，出现了细微，细小，或者浮大中空，至数不整等，预后很差。再往下一段是大承气（汤）证，请大家看，（第212条）“伤寒若吐若下后不解，不大便五六日，上至十余日，日晡所发潮热，不恶寒，独语如见鬼状。若剧者，发则不识人，循衣摸床，惕而不安，微喘直视。脉弦者生，涩者死。微者，但发热谵语者，大承气汤主之。若一服利，则止后服”。这个是什么呢，阳明腑证，正虚邪实，危重证，阳明腑实证，正虚邪实的危重证。一看他的形容，病程已经很长了，不大便五六日，上至十余日，这个证候，“独语如见鬼状”，这是热性病的极期，及其“循衣摸床，惕而不安”，这一条自可

---

① 辨大小承气汤的使用法。

阳明病：

潮热：大便微硬，宜用大承气汤；大便不硬，不可与大承气汤。

燥屎测知法可与小承气汤：转矢气，有燥结可与大承气汤。

误治变证：腹满不能食，欲饮水者，与水则哕（胃气虚）。

攻下之后，邪复成实：发热，可与小承气汤。

俗语讲：温病下不厌早；伤寒下不厌迟。

② 谵语郑声：邪气盛则实，精气夺则虚。

谵语：乱语无次第，数数更端（《医学纲目》）。

郑声：郑重频繁，语虽谬，而谆谆重复不完（《证治要诀》）。

阳明谵妄：阳明胃之大络上冲于心，热扰心神。

直视：两目不能动转（精气内夺表现）。

喘满：肺气脱。

下利：脾气败（腹泻）。

此证属邪实正虚的阶段，机体处于一个绝对的状态，“阴阳离决，精气乃绝”。

以理解。

再往下，第213条[①]，小承气（汤）证，“阳明病，其人多汗，以津液外出，胃中燥，大便必硬，硬则谵语，小承气汤主之。若一服谵语止者，更莫复服”。就别再吃了，多汗伤心，小承气（汤）的适用证，小承气的主治证，有点谵语，汗为心液，阳明病，其人多汗，津液外出，汗为心液，多汗伤心，出现谵语了。

阳明再下一条：“阳明病，谵语，发潮热、脉滑而疾者，小承气汤主之。”给了“（因与）承气汤一升，腹中转气者，更服一升；若不转气者，（勿更与之）”，别给了。“明日又不大便，脉反微涩者，里虚也，为难治，不可更与承气汤也”（第214条[②]）。这些都属于小承气汤的主治适应证。（这是）第213条、第214条。

第215条[③]：“阳明病，谵语、有潮热、反不能食者，胃中必有燥屎五六枚也；若能食者，但硬尔，大承气汤下之。”这不是主之了，说的是大承气汤下之，攻下。那么，这就是腑实，阳明腑实气滞，胃中有燥屎，胃里能有燥屎吗，燥屎能跑胃里去吗。这个就是肠胃，还是肠道有结滞，那么他这个胃肠统一的说法，绝不会说在胃这里头结成燥屎了。

下面，第217条，阳明病，“（汗出）谵语者[④]，（以）有燥屎在胃中，此为风也。须下者，过经乃可下之。下之若早，语言必乱，以表虚里实故也。下之愈，宜大承气汤”。“下之愈”，表虚里实，久则谵语，“语言必乱”，必须得等着实证已成了，表虚里实证了，不可下，必须得表里俱实才可下。

第218条，同样道理，“（伤寒四五日），脉沉而喘满，沉为在里，而反发其汗，津液越出，大便为难，表虚里实，久则谵语”。表虚里实，要是误汗，而反发其汗，不是错了吗？津液越出，大便为难，需要挽救了。

再往下，第220条，第219条先搁下。“二阳并病，太阳证罢，但发潮热，手足漐漐汗出、大便难而谵语者，下之则愈，宜大承气汤。”这就是说由表证转为里证，由里证转为里实，由里实出现了手足漐漐汗出，大便难而谵语，下之则愈，宜大承气汤。

所以我的临床经验也说一说，往年遇到一个午后潮热（病例），老太太，入夜说胡话，多方面求治，好久没好，后来我开了小承气（汤），好了。结果诊断是不全的幽门梗阻，不全肠梗阻，承气汤的使用是很有验证的。再有就是在流行病，多发病，那年（治疗）乙脑，

---

① 提要：阳明汗多，伤津便硬的治法。阳明初结，亦可用清下之法（本节提示无大实大满之患）。阳明热盛，浊气上干亦可出现谵语。

阳明热盛 — 汗多 — 胃燥 — 便结 — 谵语（热势初结，可用小承气汤缓下）。

② 脉滑、疾：热甚躁扰不宁之象，脉见滑疾便虑其正虚。谵语，潮热：腑实之候。滑：实候；疾：来势较速，热甚之候（《内经·热论》“汗出而脉尚燥盛者死”）。

脉反微涩者：微为气虚，涩为血少，因热盛耗津。

“高热之余，津液消耗，外越之热虽衰，仅存之液将绝”，应育阴增液，可用生脉散、沙参益胃汤，增液汤之类。

承气汤正脉：迟、沉、紧、实脉。

③ 能食，热能消谷；不能食，有寒，消谷乏力。本条情况里热结实。

不能食：胃中必有燥屎（五六枚）（大肠、小肠皆属胃——《灵枢》）。

若能食，但硬尔：一般结热。

本节病机，热伤津液，气化不能下解，燥屎逆攻之候。

④ 汗出谵语之辨证：

表虚证未解，虽有谵语，亦不可早用攻下。

热邪蒸迫的汗出谵语为里热成实，可用下法。

下之若早，语言必乱。

表虚里实的汗出应有寒象。

流行性乙型脑炎的过程当中，不少是结为里实的，也采用小承气汤的机遇多。

再往下，请看第238条，关于承气汤的使用。“阳明病，下之，心中懊侬而烦，胃中有燥屎者，可攻。腹微满，初头硬，后必溏，不可攻之。若有燥屎者，宜大承气汤①。”所以，从临床诸诊验证，有没有大便燥结的情况，摸一摸肠型，这是中医到一定阶段，不要尽去寸口脉一摸，而且必要的时候要脱了裤带，要按一按肚子，是虚是实。

下边第239条：“病人不大便五六日，绕脐痛，烦躁（发作有时者②）。”这更说明了燥屎已经围绕着肚脐周围，结肠都有结燥，“此有燥屎，故使不大便也”。

再有第240条：“日晡所发热者，属阳明也。脉实者，宜下之；脉浮虚者，宜发汗。下之与大承气汤。”再往下，第241条：“腹满痛者，此有燥屎也，宜大承气汤。”第242条，“时有微热”，大承气汤可以导致呼吸作喘，所以不要忽略了里热壅滞犯肺。“六七日不大便，烦不解，腹满痛者”。第241条：“此有燥屎也，宜大承气汤。”“病人小便不利，大便乍难乍易，时有微热，喘冒不能卧者，有燥屎也，宜大承气汤”（第242条）。我综合了16条，大承气汤证。再有下边第248条：“太阳病三日，发汗不解，蒸蒸发热者，属胃也，调胃承气汤主之。”这就是轻型的承气证。伤寒吐后，腹胀满者，以调胃承气（汤）。根据这个情况，对于三承气（汤）的应用，提示了我们许多的方案治疗，不外开头我介绍的承气汤证。

下边第250条，是小承气汤的适应证。“太阳病，若吐、若下、若发汗后，微烦，小便数，大便因硬者，与小承气汤和之愈。”第251条：“烦躁、心下硬，至四五日，虽能食，以小承气汤，少少与微和之，令小安。至六日，与承气汤一升。”总之用攻下之剂，要慎重，小承气汤比大承气汤力量缓和，调胃承气汤更缓和。

下面再说说这3条，叫作阳明三急下证，这个病情叫“急下存阴”。要不这样治，就出现了不是亡阴亡阳，（就是）竭阴竭阳，“急下存阴”，所以必须得及时处理了，病在垂死危急之秋，所以是急下证。急下证阳明篇一共3条，主证是明显，兼证不在话下，你看很简单，阳明三急下，“阳明病，发热汗多者，急下之，宜大承气汤③”，第253条。

第254条：“发汗不解，腹满痛者，急下之，宜大承气汤④。”“腹满不减，减不足言，当下之，宜大承气汤⑤”（第255条）。

① 下后转归：阳明病的进行期。下后热扰胸膈，心中懊侬而烦。有燥屎者可攻（腹胀满），邪热内阻，浊气上攻。

② 胃中有燥屎缘由：烦躁发作有时，燥结阻滞之候。绕脐痛：燥屎壅塞，燥结阻滞之候。

③ 提要：阳明里实，津液外泄，急下存阴的证治。

阳明外证：身热汗自出，不恶寒，反恶热。

本条发热汗多：津液外泄，热盛于里，真阴将耗之证（热如炭火，大汗不止，热、汗、谵、渴饮、便秘，成为一个高峰的状态）。

抓主症，抓重点，抓时机。

④ 提要：发汗不解，腹满痛，急下证治。

此为里气闭实之患，痞，满，燥，实，坚之极——（汗出伤阴，胃液将竭，里气闭实）顽土之候。

急下三条：

邪火燔灼，伤其精血，脑热髓消。

里热（胃热）焚灼，势急必与釜底抽薪之治。

里气闭实，若不急通，则顽土难攻（因闭而脱）。

阳明三急下的应用：师其法而不泥其方。

邪热闭实，营血将竭之候（在温病学说之里所属）。

例：牛黄承气汤（《温病条辨》）、增液承气汤、安宫牛黄丸、紫血散、周氏回生丹等类，应用于流脑、乙脑、急性炎症。

⑤ 腹部：中州脾胃之候。

同一腹满当辨虚实，虚则补之，实则泄之。大承气汤的腹满为实邪为患，实邪腹满没有减轻之候，虚邪腹满可有缓解。减不足言：减轻亦微不足道。

急性热性病发展到亢极期。

“伤寒六七日，目中不了了，睛不和，无表里证，大便难，身微热者，此为实也，急下之，大承气汤[①]”（第252条）。第252、253、254（条），阳明三急下，是三急下证，怎么认识？三急下证主证明显，兼证要补续考虑，自己考虑。这样来理解，这是治法上的急下存阴。当时热病的最高手段就到承气汤证。

此外，关于承气汤以外还有一点要补充的，就是润肠，在阳明病篇里头给提出来了，一个是第247条：“趺阳脉浮而涩，浮则胃气强，涩则小便数，浮涩相搏，大便则硬，其脾为约，麻子仁丸主之。”

在我年轻的时候，药店挂着（的）叫麻仁滋脾丸，现在给的是麻仁润肠丸，处方稍有增减。麻子仁丸就是麻仁、杏仁，再加上小承气，大黄、厚朴、枳实，再加上芍药，炼蜜为丸。这个应该理解，这是最轻微的阳明润肠剂。所以，除去润肠以外，张仲景先师也吸取了一些外治的方法，比如说第233条：“阳明病，自汗出，若发汗，小便自利者，此为津液内竭，虽硬不可攻之。”也使用一些导大便的方法，他用的是蜜煎导，用的是蜂蜜，炼蜜送到大便（直肠）里头。做土瓜根及猪苦胆都可以灌肠导大便，现在我们灌肠的方法也有所改变了，阳明润燥通便法。

下面还有一点时间，阳明经证今天不谈了，谈谈发黄。大家看一看，治黄有3个方剂，从第260条到第262条，叫作治黄三方，一个是茵陈蒿汤，一个是栀子柏皮汤，一个是麻黄连翘赤小豆汤。阳明病的发黄都是阳黄证，提出来3个方剂。（茵陈蒿汤）茵陈蒿芳香，苦，微寒，利尿，利胆。就三味药，茵陈、栀子、大黄。

茵陈蒿汤方

茵陈蒿六两　栀子十四枚（擘）　大黄二两（去皮）

上三味，以水一斗二升，先煮茵陈，减六升，内二味，煮取三升，去滓，分三服，小便当利，尿如皂角汁状，色正赤，一宿腹减，黄从小便去也。

栀子柏皮汤方

肥栀子十五个（擘）　甘草一两（炙）　大黄柏二两

上三味，以水四升，煮取一升半，去滓，分温再服。

麻黄连翘赤小豆汤方

麻黄二两（去节）　连翘二两（连翘根是）　杏仁四十个（去皮尖）　赤小豆一升　大枣十二枚（擘）　生梓白皮一升（切）　生姜二两（切）　甘草二两（炙）

上八味，以潦水一斗，先煮麻黄，再沸，去上沫，内诸药，煮取三升，去滓，分温三服，半日服尽。

栀子柏皮汤就两味药，栀子，柏皮就是黄柏。麻黄连翘赤小豆汤里面，是有梓白皮，清

---

① 提要：阳明腑实证，目中不了了，睛不和，当急下存阴证治。

目中不了了：学术名词，意思为视物不清。

睛不和：目睛转动不灵活。

此条病情急，为重症（里热生风，要动风之象）。

中医关于目的解释：

《灵枢·大惑论》：“五脏六腑之精气皆上注于目，而谓之精，……目者，五脏六腑之精也，营卫魂魄之所常营也。”

病机：伤寒热邪，腑气已实，内热炽盛水耗火盛，上连空窍，燔灼目系。五脏之真阴将竭（神昏之渐）。

无表里证：出现神智方面的现象；目中不了了，睛不和。

身微热：热深厥深。

热火燔灼：应急下存阴，用大承气汤（清热降火之峻剂）。

热解毒，利黄利胆。在这里头我提出一个什么问题呢？我补充一点，仲景先师是湿与热构成发黄的条件，湿热相蒸构成发黄的机转。但是仲景先师在肝胆情况，在这里头没有补充出来。可见当时在学术论点论坛上，没有后世逐渐地提高。我们知道黄疸病的发生，现代医学里头叫作一个是肝细胞性黄疸，一个是阻塞性黄疸，一个是溶血性黄疸。那么，可是检查，诸家都没有提到胆的问题，唯有一家，叶天士《临证指南医案》，黄疸篇后，华岫云，清朝的，提出来了，他在注解叶天士医案的时候，提到胆热液泄，发黄，不是我们中医没有学说，华岫云先生在叶天士医案里面，要不我说还怎么讲，急性肝炎，华岫云先生说胆热液泄。不但有热性的黄疸，还有寒湿的黄疸，他说寒湿阻滞也出现胆气横逆，这个时候就属于不是茵陈蒿汤，(是）茵陈四逆散。所以我们茵陈的用药不但有茵陈蒿汤，还有茵陈四逆汤，还有茵陈五苓散。

黄疸病里头有由消化道的叫谷疸，其他还有某些治疗，例如瘀血发黄，还有寒湿发黄，所以这一点我给大家建议，读完阳明篇的时候，您要看一看《温病条辨》，中焦篇第69条，吴鞠通先生论黄疸已经就开明多了，他说“湿热不解，久酿成疸”。这个《金匮要略》里头治黄有12个方剂，30多条，不是单纯的小便利与小便不利，喝水不喝水，渴与不渴，阳黄是胆热液泄，寒湿发黄是湿阻胆郁，所以大家在讲课当中要看到历史时代的首创内容，华岫云，叶天士医案，在黄疸篇的华岫云的注解已经提到了。

关于更进一步的探讨，治黄的问题，包括现代医学当中的肝硬化、肝恶变、肝占位。所以在《金匮要略》黄疸篇再去研究，《金匮要略》对于酒黄疸我们临床上也没少见，酒精性黄疸。所以，大家在处置上，学习阳明篇，学习了治黄三方①，此外我们应该历史地看问题，来进一步地学习黄疸病的治疗。那么，阳明篇是第187条、195条、200条、206条、251条、262条、236条，都谈到阳明湿热发黄问题。我再说一遍。第187条，“伤寒脉浮而缓，手足自温者，是为系在太阴。太阴者，身当发黄；若小便自利者，不能发黄；至七八日，大便硬者，为阳明病也”，阳明发黄的机制是湿热交蒸发黄。

第195条：“阳明病，脉迟，食难用饱。饱则微烦，头眩，必小便难，此欲作谷疸。”提到消化道，消化系统（的问题)，可以导致黄病的发生。“虽下之，腹满如故。所以然者，脉迟故也。”谷疸的病名已经建立了，湿热郁于中焦。

第200条：“阳明病，被火，额上微汗出，而小便不利者，必发黄。”“阳明病无汗，小便不利，心中懊侬者，身必发黄。”（第199条）可见影响了消化道，湿困阳郁。

第236条，“阳明病，发热汗出者，此为热越，不能发黄也；但头汗出，身无汗，剂颈而还”，这是湿证的特点，湿温病、湿热病的特点，“小便不利，渴引水浆者，此为瘀热在里，身必发黄，茵陈蒿汤主之”。

再以后就是最后这3条，第260条，第261条，第262条②，形成了一个治黄三方。因此，

---

① 茵陈蒿汤证：参第236条、第260条，合勘即可。

栀子柏皮汤证：据方测证，热重于湿，其证可以身黄发热，不恶寒，腹不满，热郁有清透之机者。

麻黄连翘赤小豆汤证：梓白皮，利湿清热利胆，性味苦寒。在里的邪热未深，在表的邪遏尚重，其病证可有寒热，咳憋，身体疼重，湿阻气分，使湿热之邪从表而散（宣表化湿法）。

② 急黄：身黄如橘子色（阳黄证）。

《医宗金鉴》曰：“伤寒身黄发热者，若有无汗之表，宜用麻黄连翘赤小豆汤，汗之可也；若有成实之里，宜用茵陈蒿汤下之亦可也；外无可汗之表证，内无可下之里证，唯以栀子柏皮汤清之可也。”

小便利，腹满：湿热蕴结中焦。

身发黄：瘀热较重。

唐容川曰：在里指在肌肉中，对皮毛而言，在表之邪未尽，水火蒸于肌肉中，显出土之本色（《伤寒论补正》）。

表邪不解，化热入里，湿热交蒸，不得外泄，所以用解表散热除湿之剂——麻黄连翘赤小豆汤。

在理解黄疸病的内容上，一方面从阳明治黄三方来理解，补充上应该看到《温病条辨》，吴鞠通先生，中焦湿温，第69条，“湿热不解，久酿成疸，古有成法，不及备载”。大家可以参考他的注解，更进一步再解释问题，大胆地充实解释，华岫云先生给我们提出来胆热液泄，全身发黄，不必单纯的就是湿与热，湿热交争，而且补充上胆热液泄的解释，可以提出来，谨供大家参考。今天就是谈到三承气汤（表1-2-1）和黄疸病，阳明篇的纲要，提了这么些，暂时到这，下次再谈阳明经证。

表1-2-1　三承气组方表

方名	药物	功效	主症
大承气汤	大黄、芒硝、厚朴、枳实	峻下剂	痞满燥实坚
小承气汤	大黄、厚朴、枳实	缓下剂	痞实而满
调胃承气汤	大黄、芒硝、甘草	和下剂	燥实而坚

来自《伤寒论译释》。

第十二讲

（本讲涉及《伤寒论》条文第32、34、76、81、113、163、172、219～225、228、230、233、235、243～247、256、259、268、272、274～325、382、386条）

现在我们已经进行的是（将）阳明腑实证三承气的运用介绍完了。下面我们打算介绍给大家，阳明病分经证和腑证两类。邪传阳明的结局呢以阳明腑证为重点，实际上都是阳明病。阳明腑证就是已经到了阳明热极、腑气结实，必须得用通下解热的方法进行治疗，这就叫作阳明腑证。所以最高点是承气汤的应用，大承气汤、小承气汤、调味承气汤，关于三承气汤的应用和分析，我们上一次都介绍过了。

所谓阳明经证①，是用的经络的经字，并不是病在经络，它是为了有别于腑证②，因为阳明病的治疗呢，热性病以攻下结热为最后的手段，以清热来解决问题的时候，就叫作经证。经证和腑证，经证是热在气分，宣透清热为主，以别于攻下结实为区别点，所以叫作阳明经证。那么伤寒病，伤寒在表，寒温当分，化热入里呢，与温病治法无异，所以病到阳明，已经化热入里了，所以它的治疗就以清热当先了，所以把经证区别于腑证。

本论有六七条谈到经证的治疗。经证的治疗，阳明较轻的初热阶段，治疗用法大部分是栀子豉汤，例如第221条、第228条。第221条：“胃中空虚，客气动膈，心中懊侬，舌上胎者，栀子豉汤主之。”第228条：“手足温，不结胸，心中懊侬③，饥不能食，但头汗出者，栀子豉汤④主之。”这是在阳明篇运用清解郁热的方法，叫初热阶段。到了热邪热盛阶段，就是白虎汤证。白虎汤证，例如第219条“若自汗出者，白虎汤主之”；第222条“渴欲饮水，口干舌燥者，白虎加人参汤⑤主之”。这是阳明热盛阶段，还没有到燥结。到燥结阶段的是承气汤了。这叫作阳明经证。此外，初热阶段，热盛阶段还有一个变证的情况就是第223条，叫作热伤气机，水停，水热互结，猪苓汤主之。第223条，请看原文：“若脉浮发热，渴欲饮

① 阳明经证：此“经”不代表经络，而代表阳明热盛，为区别于阳明燥结（里热结实之阳明腑证），用清热法。

② 腑证：阳明燥结（里热结实），用通下法。

③ 懊侬：指烦闷不安。

④ 栀子豉汤：治余热扰于胸膈，懊侬，烦闷之患。清解膈热的轻剂。栀子苦寒清热，香豉轻宣透热。

⑤ 甘寒清热，升津益胃。

水，小便不利者，猪苓汤主之。”本来是热盛，热盛于内，但是，正如五苓散[①]一样，五苓散是太阳蓄水证。“三焦者，水火之道路，气之所终始也”，热盛而表现出来热伤气机，气化不利了，不但伤阴耗液，而且水液代谢失常，出现了水道不利。“三焦者，决渎之官，水道出焉。”由于阳明热盛，热伤气机，水停不化，气化不利，所以出现了“脉浮，发热，渴欲饮水”。虽然口渴欲饮水，但是小便不利。我们采取又要清热又要利水，仲景先师提示一个方案，就用猪苓汤主之。五苓散主治太阳蓄水，解表行水；猪苓汤[②]清热化湿利水。猪苓汤由猪苓、茯苓、泽泻、滑石、阿胶几味药组成。一方面用的猪茯苓淡渗利湿，本身就是热证，但利湿不能不注意养阴，不能不注意清热。所以在这里猪苓、茯苓、泽泻加上滑石、阿胶，淡渗利湿，这样使湿热顿解，叫作猪苓汤证，热伤气机，育阴清热，利水渗湿。阳明也有水热互结证。在这里头介绍一个个人经验。这个病人是个尿毒症病人，他是突然间肾衰竭，这个病人是我亲自经治的，他是朝阳区体育场的体育运动员，身体很好，他年轻的时候，曾经得过急性肾炎、肾小球肾炎，但是预后很好，始终没有发病，成年了大约20岁，在一场篮球比赛之后，高度疲倦，出现了高烧、尿少，在本院住院了，以突然间的肾衰竭收治病房，请过中医会诊，这位病人预后还很好。除去西医西药，纠正酸中毒，利尿，请中医会诊，我一看呀，这是热化证，气化不利。高热、小便不利、肾功能障碍，他的化验是已经出现血肌酐、尿素氮（升高），已经处于一个尿毒症形势，这个时候运用过猪苓汤。但他并不是经过了太阳表证，并传阳明。他是一次篮球比赛之后突然间肾衰竭，预后良好，没有进行追访过，像是阳明热化证。

猪苓汤方

猪苓（去皮） 茯苓 阿胶 滑石（碎） 泽泻各一两

上五味，以水四升，先煮四味，取二升，去滓，内阿胶烊消，温服七合，日三服。

阳明经证在本论上就提到了栀子豉汤、白虎汤、猪苓汤。那么后世从发展形势上，仲景先师治疗经证的方案之后，温病学说就发展了增液汤，养阴生津，生地、麦冬、元参；冬地三黄汤，麦冬、生地再加上清热降火。此外，利湿清热方案方法用药广泛，用药多端。大家注意湿热的经证，还要分湿盛、热盛，热盛于湿、湿盛于热，湿热平等的，两解之。所以在阳明经证的方案以后呢，有着更多的方药进行投治，可以参考。

下面我们再读读原文，关于原文方面，第一个，先说一说白虎汤证。白虎汤证第219条：“三阳合病[③]，腹满身重，难以转侧，口不仁，面垢，谵语遗尿。发汗则谵语；下之则额上生汗，手足逆冷；若自汗出者，白虎汤主之。”这条原文，它以三阳合病，就是说三阳都有热化证来了，叫作三阳合病[④]。出现的证型呢，热伤气机。阳明热，腹满、身重；少阳热，有难以转侧。口不仁怎么讲？争议多端。说谵语，口不仁，还有的说味觉差，口不仁；面垢这是热盛的人；谵语、遗尿，遗尿是太阳膀胱经（表现），所以小便不利，谵语，遗尿。遇到了这种热象呢，他判为三阳合病，那么白虎汤主之，这一节在系统的提纲上，我们就可以理解到，三阳合病，治从阳明，所以用白虎汤，这是阳明经证的一个代表方剂。“腹满、身重、难以转侧、口不仁[⑤]、

① 五苓散证针对表邪未尽，通阳利水解表。猪苓汤证针对阴虚内热，滋阴利水。

② 猪苓汤之剂，育阴清热，利水渗湿，疏浊热，润真阴，而不苦其枯燥也。分利湿热之先驱。

③ 合病：指伤寒病两经或三经同时受邪，起病就同时出现各经主证。

④ 三阳合病：指太阳与少阳之邪热同入阳明经，以致出现阳明邪热独盛的证候，即三阳的热邪最终是要以阳明为盛。三阳合病，热盛阳明。

⑤ 胃热炽盛，津液被灼而致。

面垢[①]、谵语、遗尿[②]”，但是不到腑实证，还没有到“痞、满、燥、实、坚”。阳明病在早期的热证不能用攻下的方法，成为白虎汤证。实际上白虎汤证已经在前面太阳篇说过，“大汗出、口渴、脉洪大、身大热”叫作四大。在四大的基础上，它的具体的情况，热极，热扰心神则谵语，热伤气机（则）遗尿、腹满、身重，这个时候不能再发汗了，发汗伤津损液，不成。泻下呢，还不到（这种程度）。只是阳明热盛，但是不到“痞、满、燥、实、坚”，所以“下之则额上生汗，手足逆冷”。身大热、口大渴、汗大出、脉浮数、脉洪大、若自汗出者，白虎汤主之。采用了白虎汤。那么在这种情况下呢，我们注意要养阴，除去阳明燥热之邪，清解三阳热邪，还要注意伤寒，要注意养阴生津，宣透清热。白虎汤方解，知母、石膏、粳米、甘草，就不再深解了，已经解过多少次了。

下面呢，关于阳明经证，还有一条第222条，张仲景先师也谈到养阴生津的问题，当时，邪在气分，温热学说还没有发展，他也注意到养阴生津，所以当时说第222条“若渴欲饮水，口干舌燥者[③]，白虎加人参汤主之”。这个白虎加人参汤，人参气味是甘、微苦，无毒，（功效是）补元气，生津液。他那时候也不是使的长白山野山参，他使的是关内的，无非是党参、太子参这一类。所以他提示白虎加人参汤主之，要是真正渴欲饮水，口干舌燥，创立性的，温热学说（提出的）增液汤似乎是有必要，也可以对于热性病的生津养阴可以应用。“若渴欲饮水，口干舌燥者，白虎加人参汤主之”。这样呢，三阳合病，治从阳明，渴欲饮水，口干，白虎加参汤的应用，注意温病重在养阴，伤寒重在存津。对于保胃气、存津液的治疗，再一次应该引起医生们的重视。

阳明初热，栀子豉汤，我们也应该把它复习一下。栀子豉汤在太阳病篇，放在设法御变，是在发汗以后出现的栀子豉汤证。大家看第76条、第81条，有一组证型，这一段是汗不得法造成的。“发汗后，水药不得入口为逆，若更发汗，必吐下不止”；“发汗吐下后，虚烦不得眠；若剧者，必反复颠倒，心中懊侬，栀子[④]豉[⑤]汤主之”。不但有栀子豉汤，还有栀子豉汤的几个加减法。例如，若少气者，栀子甘草豉汤主之；若呕者，栀子生姜豉汤主之。下面还有栀子豉汤的运用，“发汗、若下之而烦热，胸中窒者，栀子豉汤主之”，及至“身热不去，心中结痛”，栀子豉汤主之。“伤寒下后，心烦，腹满，卧起不安者，栀子厚朴汤主之。”可见栀子豉汤在处理急性热性病的过程当中，只要是热扰心胸，胸中郁热，烦、满、窒都可以采用栀子豉汤。

那么在阳明初热阶段，从郁热较轻的，大家再看一看栀子豉汤的症状。阳明病第221条：“阳明病，脉浮而紧，咽燥口苦，腹满而喘，发热汗出，不恶寒，反恶热，身重。”下面就谈到：“若发汗则躁，心愦愦，反谵语。若加温针，必怵惕烦躁不得眠；若下之，则胃中空虚，客气动膈，心中懊侬，舌上胎者，栀子豉汤主之。”舌上什么苔？应该是白苔，白厚苔，黄苔。这是阳明初热治法，这一条反映栀子豉汤是阳明病，阳明经证里头的初热治法，可以采用栀子豉汤。例如我们现在的学术发展是不是可以增加一些甘寒养阴、辛凉宣解方案，那么比之两汉时期更增益了，应该从发展上看问题。所以阳明初热，用栀子豉汤。

---

① 邪热熏蒸，荣气消耗，不能荣于面而致。

② 热邪下迫所致。

③ 阳明经热已盛，证候偏于热耗津伤。

④ 栀子：木本，苦寒（苦能降，寒能泻热）。泻心肺火（膈间疾患有证候时多用），现推广其他部位均用，栀子柏皮汤、栀子金花丸、龙胆泻肝汤，泻三焦火，泻膀胱、肾热（凉膈散、茵陈蒿汤、小蓟饮子）。功效：清热泻火，利尿除烦解毒，并治吐衄、血淋。

⑤ 豆豉：黑豆蒸熟发酵而成，有味辛温的，有味辛凉的。个人意见不必争议，因其制法不同所得性味不同，用桑叶味辛凉，用麻黄、苏叶味辛温。豆豉发酵后，气清芳香，有升散的作用，走上焦，清宣邪热。

第228条，大家再看。“阳明病，下之，其外有热，手足温，不结胸，心中懊侬，饥不能食，但头汗出者，栀子豉汤主之。”这是阳明下后，余热未尽，它还经过了一些攻下的方法，但是余热不尽，手足温，不结胸，心中懊侬[①]，但头汗出[②]，栀子豉汤主之。可见栀子豉汤应用面不止在太阳误治，导致热扰胸膈。阳明初热也可以采用栀子清心泻火，豆豉宣发胸中郁热，组合起来。仲景先师谈到，阳明经证，初热阶段（用）栀子豉汤，到了热盛阶段就是白虎汤。这里呢，三阳合病，治从阳明。那么阳明初热出现了“心中懊侬，舌上胎，栀子豉汤主之”。第222条就发展了，阳明热盛了，口干舌燥，白虎加人参汤。再要有热伤气机，小便不利，渴欲饮水，猪苓汤。那么是不是舌苔黏腻呀、舌苔厚腻呀这种现象。刚才我介绍，个人曾经治愈了一个热化证，热伤气机的肾功能不全的患者，利用了猪苓汤，取得了一定的效果。猪苓汤是猪苓、茯苓、泽泻、阿胶、滑石。以至于现在在滑石的使用不难看出来，各位在临床上从滑石的清热利湿，大家能否注意到导赤散的发明。导赤（散）生地、木通、草梢、竹叶，清热利尿泻火。那么导赤散的发明，天水六一散、天水散的应用，六一滑石同甘草，那么加点黛蛤散、碧玉散进行利尿，所以往往在小儿科进行应用。当然在这里我也说，我对于导赤散，以前是敞开了在儿科运用，可是自从发现关木通的问题，木通怎么样应用，大家在今后还是要慎重。也曾经遇到过用关木通导致肾功能不全。对于生地黄，我认为没有多少副作用，甘草没有多少副作用，竹叶清热利湿。也可以从猪苓汤的角度上，广泛发展阳明气机的治疗。那么阳明病篇的经证，白虎汤；腑证，承气汤；利湿养阴清热，猪苓汤；进一步的发展应用就在于各位在临床上可以创新发展。这是经证以三阳合病，治从阳明，以阳明经证的误治变证出现的“若脉浮发热，渴欲饮水，小便不利者，猪苓汤主之”，他都是用这个若然证，“若渴欲饮水，口干舌燥”，“若脉浮发热，渴欲饮水”，“若自汗出者”，白虎汤主之。可见治疗过程当中有一定的弯转，弯路。那么接诊的时候要注意，在急性期是这样，在一些不是急性期发作（的情况），大家在临床辨证上可以看到，这个辨证论治的一些方法。所以下面他说，对于猪苓汤，“阳明病，汗出多而渴者，不可与猪苓汤[③]”，“以汗多胃中燥，猪苓汤复利其小便故也”。（第224条是）关于猪苓汤的禁忌证。可见猪苓汤的使用虽然是阳明病，猪苓汤是不出汗的，“汗出多而渴者，不可与猪苓汤”；“汗多，胃中燥，猪苓汤复利其小便故也”。“汗出多而渴者，不可与猪苓汤”。要注意养阴生津的作用，要注意存津液的作用。

猪苓汤这一段，阳明经证暂时就搁在这儿，再换一个题目。下面我再谈谈关于合病。关于合病问题，在承气汤的应用。请看承气汤以上，大承气汤16条，小承气汤4条，调胃承气汤3条。我们上次都介绍过了，时间关系不再重复。下面请大家看一看关于承气汤的攻下作用。第256条说：“阳明、少阳合病[④]，必下利，其脉不负者为顺也。负者失也，互相克贼，名为负也。脉滑而数者，有宿食也，当下之，宜大承气汤。”承气汤是治便结的，在这儿说呢，阳明少阳合病必下利，那么承气汤怎么能治下利呢？这是什么下利证呢？“其脉不负者为顺也[⑤]。负者失也，互相克贼，名为负也”。这是脉证不相应的时候可以出现预后问题。那么比如说，有热，数脉，浮脉，有利。那么现在要是少阳、阳明合病，出现了缓脉、虚脉，邪正不相当了，“其脉不负者为顺也。负者失也，互相克贼，名为负也”。这就是看具体情况了。

① 膈热所致。

② 胸中郁热上蒸。

③ 汗出多：津液从汗外泄，不可再用渗利之剂。本条不仅鉴别猪苓汤证与白虎汤证口渴、小便不利，同时提出湿热蕴结者汗出不多，如有汗也是但头汗出。

④ 阳明（燥）少阳（火）（宿食停滞）热迫下利，大承气汤通因通用。阳明少阳合病为燥火合邪。

⑤ 指脉证相应。

下面紧跟着，“脉滑而数者，有宿食也，当下之，宜大承气汤”。这样的阳明、少阳合病，必下利。是什么情况？关于这个三阳合病呀，下利证，大家不妨再回顾一下。请看第32条，“太阳篇也有太阳病，太阳与阳明合病，必自下利，葛根汤主之”。请再看第172条：“太阳与少阳合病，自下利者与黄芩汤。若呕者，黄芩加半夏生姜汤主之。”这都是阳明经证，胃肠功能（失常），出现下利的一些反应，所以说“太阳与阳明合病，必下利，葛根汤主之”。这个提示我们治疗患者，提示升阳止泻的方法。所以在李东垣升清阳以治脾虚下陷，升清的方法，升提法之始。“太阳与阳明合病，必下利。”我们今天呢，一直有胃肠型的感冒，所以在《活人书》上他治痢疾，曾经提示过人参败毒散。“人参败毒茯苓草，枳桔柴前羌独芎”，不用葛根，用升清阳的羌活、独活，也有止泻的作用。大家在这个问题上应该进行思考。张仲景用葛根，“太阳与阳明合病，必下利”，那么在第172条他又说“太阳与少阳合病，必下利”。那么与少阳合病，这是三焦郁火构成了胃肠功能失调，那么清热，清退中焦的积热用黄芩汤[①]。那么黄芩汤在清热方法曾经用黄芩、芍药。“黄芩汤中芍药多，二阳合力枣加烹”。黄芩、芍药、大枣，后世采用的芍药甘草汤，更加点槟榔、厚朴。那么这个“太阳与少阳合病，必下利”，大家一看可以理解了，这是清肠中积热所致的下利，这个下利呢有没有脓血便，有没有化验结果要查一查，所以这个黄芩汤的使用从这来看像是一个热利。那么现在阳明少阳合病，提到脉滑而数者有宿屎也，当下之，宜大承气汤。大承气汤以上谈到燥结，“痞、满、燥、实、坚”，现在在一个阳明少阳合病的情况下，“必下利”提出来，这个方法也给我们提示了，葛根汤是升提法止腹泻，大承气汤治腹泻，指的是通因通用，我们中医不是有热因寒用，寒因热用，大承气汤的治腹泻，他还提出来有宿屎也，可见他是邪至阳明，通掉了，通因通用，袪其宿屎，那么病人反而倒止了腹泻了。所以在合病的问题，太少合病，太阳、阳明合病，阳明、少阳合病，三个必下利，三个不同的方案。一个是升提止泻，太少合病的是清热降火止泻，到了大承气汤的止腹泻是通因通用。所以痢无止法，古人在病泻的痢疾提到没有止法。所以对于肠道病的疾患是采用固涩好啊，是采用通因通用好啊，是采用清热降火好啊，我们从经文中应该有所醒悟。

比如说一个例子，葛根芩连汤。第34条，读《伤寒论》最重要的就是这些问题上，您得反复地对照，反复思考。第34条：“太阳病，桂枝证，医反下之，利遂不止，脉促[②]者，表未解也。喘而汗出[③]者，葛根黄连黄芩汤主之。”这也是在急性期的时候呈现，他用了泻下作用，造成了利遂不止。这条我们叫作协热下利。运用了葛根芩连汤，葛根升提，黄芩、黄连降火止痢，治腹泻。第34条看完了您再看看第163条：“太阳病，外证未除而数下之[④]，遂协热而利，利下不止，心下痞硬，表里不解者，桂枝人参汤[⑤]主之。”这个处方就是理中汤加桂枝，参、术、姜、草再加桂枝叫作桂枝人参汤。由这一看，仲景自己也管他叫遂协热而利，可见葛根芩连汤的下利证是不是有里急后重啊。那么桂枝人参汤的下利呢？是不是虚寒下利啊。这就引起我们对于六经辨证，在太阳病篇叫作误治防病御变出现的协热下利。在阳明病篇，通因通用的下利证，对于急性肠道疾患腹泻病的辨证分析就不是一个单纯的黄连素问题了。大家在临证应用上，那么桂枝人参汤证，这一定是虚寒了，但是也叫协热下利，它是表

---

① 黄芩汤为清泻少阳郁火的主要方剂，后世柴胡清肝散、龙胆泻肝汤、蒿芩清胆汤，俱从柴胡汤、黄芩汤化裁而来，丰富了少阳病的治疗方法。

② 为阳盛，正气向外。

③ 里热证。热壅于肺而喘，热盛于内则蒸汗。

④ 屡用攻下。

⑤ 主治里虚夹表热，表里不解的协热利证。

热误陷，而证型已经出现利下不止，是不是脱水了，又伤津，又伤阴，理中汤加桂枝。

理中丸方

人参　甘草（炙）　白术　干姜各三两

上四味，捣筛为末，蜜和为丸，如鸡子黄许大，以沸汤数合，和一丸，研碎，温服之。日三四服，夜二服，腹中未热，益至三四丸，然不及汤。汤法以四物依两数切，用水八升，煮取三升，去滓，温服一升，日三服。

加减法：若脐上筑者，肾气动也，去术加桂四两；吐多者，去术，加生姜三两；下多者，还用术；悸者，加茯苓二两；渴欲得水者，加术足前成四两半；腹中痛者，加人参足前成四两半；寒者，加干姜足前成四两半；腹满者，去术加附子一枚。服汤后，如食顷，饮热粥一升许，微自温，勿发揭衣被。

这个例子也有纪念意义，我年轻的时候，山东胶州海防司令的老伴得了下利不止，来北京请医生，（我父亲）回来的时候特别满意高兴，那儿还是按照肠道病进行输液抢救，他这一去看了，他说这是协热下利，虚寒性的，开了理中汤加桂枝，用了以后很快病人缓解了，为什么我印象深呢？给司令老伴治好了，送我家一个九桃瓶，大瓷瓶子，上面画的是五彩九桃，所以我的印象很深，桂枝人参汤证。至于黄芩汤您在临床上见的病很多，这是在通因通用的基础上，大家要太阳、阳明合病，太阳、少阳合病，阳明、少阳合病，不同的处置，协热下利，不同的案情，不同的治法。大家在这个上头，临床的思考。阳明经证之白虎（汤），（阳明）腑证三承气汤的使用，阳明经证的初热阶段、热盛阶段，热伤气机，水热互结。一边读经文，可以分析理解具体的条文，综合对比来进行临床掌握，这是很重要的。

发黄问题我已经在上次介绍过了。治黄三方，仲景先师认为湿热结滞可以郁而蒸，出现黄疸。那么，今天咱们分析解释的时候呢，华岫云在《临证指南医案》就直接提出来，要是胆热瘀滞，是茵陈蒿汤、栀子柏皮汤、麻黄连翘赤小豆汤；要是寒湿瘀滞，比如说，仲景先师也提到第259条："伤寒，发汗已，身目为黄，所以然者，以寒湿在里，不解故也。以为不可下也，于寒湿中求之[①]。"寒湿发黄，那就不是茵陈蒿（汤）、栀子柏皮（汤）了。所以现在我们进一步的发展，仲景先师没设处方，现在谈到茵陈四逆散、茵陈五苓散，利湿、清热、祛湿、芳化、温中。那么关于黄疸出现的问题呢，不仅是对于湿热解释，而且谈到黄疸的原因，也可以在医学的发展中，必要的时候是不是也要查查胆红素，黄疸指数增高到什么程度，是阻塞性黄疸呢。是肝细胞性黄疸呢。所以我们今天要读伤寒学，有必要参阅现代医学，更好地发挥中医中药的疗效，更好地发挥我们中医中药辨证论治的作用，大大地提高我们的临床（疗效）。

下面还有一点，还要提提阳明病，这个虚寒证，"实则阳明，虚则太阴"。虚寒证，阳明病也有两个好用的临床验方。一个是第243条"食谷欲呕者，属阳明也[②]"，这就是谈到胃，胃属阳明，"吴茱萸汤主之。得汤反剧者，属上焦也"。吴茱萸（汤）就四味药，好记的话就是"吴姜大人"——吴茱萸、生姜、大枣、人参。我们初学的时候，"吴姜大人"这是吴茱萸汤。吴茱萸汤治什么病？吴茱萸汤温胃散寒、降逆止呕、补中泻浊、补中焦。吴茱萸是芳化的温热药，量不要多，我个人对于吴茱萸最多的使到七八克，这口感已经很明显了。不知道各位要到中药房，您要检查的时候，或者说要学习的时候，拉开药斗子，抓一点吴茱萸，比花椒还辣。五味入胃，各归所喜，您尝一尝，不亚于荜茇，非常的辣。所以给患者应用，要是急性期的时候，按照经方，吴茱萸您开上10g，要是一般的温胃散寒、止呕逆，吴茱萸是

① 辨寒湿在里的发黄证，与阳黄证的不同。

② 阳明胃气虚寒不得受纳，上逆欲呕之证。

足阳明胃经药、足厥阴肝经药，它还温肝。所以在这时候提到降逆止呕，补中泻浊，“吴姜大人”，吴茱萸汤主之。下面这个，“得汤反剧者，属上焦也”。有的注家说它是后人给补的，有的说是错简，在这儿不能解释，“得汤反剧”，那就不能给，给的不对了。“属上焦也”，那么还是其他的病啊，但是对于“食谷欲呕”，吃粮食老想恶心，这是阳明虚寒，用吴茱萸汤温胃散寒还可以。

吴茱萸汤方

吴茱萸一升（洗） 人参三两 生姜六两（切） 大枣十二枚（擘）

上四味，以水七升，煮取二升，去滓，温服七合，日三服。

再有第225条：“脉浮而迟，表热里寒，下利清谷者，四逆汤主之。”这些里真寒而外假热[①]，看着像是有阳明的思路，但是他下利清谷，吃什么拉什么，都是不消化食物，所以叫作下利清谷，这是内中寒而外假热，要注意这个假热的现象。所以在阳明病篇谈到清热宣解，攻下湿热，还要注意到有假象的时候，也有“脉浮而迟，表热里寒，下利清谷，四逆汤主之”。提出两条虚寒证的辨证，请大家注意。

关于阳明病篇，有一节很好的文章，说明人身的气机，气化机理是很有意义的。第230条：“阳明病，胁下硬满，不大便[②]而呕[③]，舌上白苔者，可与小柴胡汤。”这是少阳阳明，没有问题。而且先表后里，他还有胁下硬满，还有呕逆，没有黄苔，舌上白苔者，先治其表，再清其里，所以还是给小柴胡汤吧，先治少阳。下面这几句话，“上焦得通，津液得下，胃气因和[④]，身濈然汗出而解”。这几句话说明了人身的机理就是三焦通则上下左右全通，三焦有哪一气机不通，就出现病态。所以，我们的治疗，三焦辨证已经在这里就给开辟了先河，所以这几句话作为阳明病篇，您读着是《伤寒论》，您治的是阳明病，但是对于三焦气机的通畅，还应该“上焦如雾，中焦如沤，下焦如渎”。那么对于阳明病的治疗要有具体分析。至于《伤寒论》，它是偏温，而遗漏了对于温热学说的发展，当时还不够，所以也有一些阳明病谈到治表的问题，是解表的问题，辛温与辛凉的应用的问题有许多误议，是值得考虑的。

像这里提到的第232条：“脉但浮，无余证者，与麻黄汤；若不尿，腹满加哕者，不治。”阳明病第235条：“阳明病，脉浮，无汗而喘者，发汗则愈，宜麻黄汤。”这个机遇本来就不多，而且辛温、辛凉在掌握上，要如果是麻黄证，应该是辛温解表，毕竟是脉浮紧，总有恶寒的现象。阳明外证，是不应该“身热汗自出，不恶寒，反恶热”，那是不能用的。

下面再补述一点阳明的润下剂，仲景先师也遇到了。例如，第233条：“阳明病，自汗出，若发汗，小便自利者，此为津液内竭，虽硬不可攻之，当须自欲大便。”这个伤津液较重，不见得就得需要攻下，因为攻下也一样伤津，“虽硬不可攻之，当须自欲大便，宜蜜煎导而通之。若土瓜根，及大猪胆汁，皆可为导”，这是外治的治法。古代外治的治法现在只可能作为常识了。我个人曾经熬过蜜，炼蜜，做成一个枣核形，给它从肛门捅进去，然后进去以后，蜜化了，因为人身体的温度蜜化了，它有变异了。那么现在呢，连我本人也采用了开塞露，开塞露有大有小，润便通燥，蜜煎导而通之，知道一下就可以了。

蜜煎导方

食蜜七合一味，内铜器中微火煎之，稍凝似饴状，搅之勿令焦着，欲可丸，并

---

① 表热里寒证治。不要把真寒假热看成是白虎汤证。本条之脉浮为阳越于外，迟则为寒（格阳证）。

② 阳明郁热伤津。

③ 少阳之邪犯胃。

④ 整体观念。

手捻作挺，令头锐，大如指，长二寸许，当热时急作，冷则硬。以内谷道中，以手急抱，欲大便时乃去之。

第247条关于润肠润燥的方法。第245条："脉阳微而汗出少者，为自和也[①]；汗出多者，为太过。阳脉实，因发其汗出多者，亦为太过。太过为阳绝于里。亡津液，大便因硬也。""阳绝于里"这四个字怎么解释？阳绝于里就是津液不够了，津液不足了，阳绝指的是阳气独盛，亡津液叫作阳绝。请看下面这一句（第246条）："脉浮而芤，浮为阳，芤为阴，浮芤相搏，胃气生热，其阳则绝。""其阳则绝"指的也是亡津液，阳明胃热，津亡，出现了"浮而芤"，芤为中空，浮为有热，芤为阴虚，所以"胃气生热，其阳则绝"。这就是亡津液，是什么病呢？脾约证。下边接着第247条"趺阳脉浮而涩"，不但是寸口脉，而且诊足背动脉，"浮则胃气强，涩则小便数，浮涩相搏，大便则难，其脾为约[②]，麻子仁丸主之"。现在改成麻仁润肠（丸）、麻仁滋脾（丸），仲景先师呢用小承气汤加上杏仁、麻仁，蜜丸，梧桐子大，润肠通便。这是在三承气以后缓和下的润肠剂，蜜煎导，麻仁丸。在阳明病篇结束之前，在这儿先提示一下。我们谈了阳明经证，我们谈了合病、并病、下利证，我们谈了润肠通便的使用，我们谈了胃寒、吴茱萸汤的使用，四逆汤的变证，应该提在阳明病篇特别注意的。阳明病篇暂时结束到这儿，少阳篇已经讲过了，不再重复了。少阳篇一共是9条，请看小柴胡汤的笔记大家就看到了。

麻仁丸方

麻子仁二升　芍药半斤　枳实半斤（炙）　大黄一斤（去皮）　厚朴一斤（炙，去皮）　杏仁一斤（去皮尖，熬，别作脂）

上六味，为末，炼蜜为丸，桐子大，饮服十丸，日二服，渐加，以知为度。

下面我们进行下一段，从阳经到阴经了，这是"病有发热恶寒者发于阳也，无热恶寒者发于阴也"。病到阴经，太阴、少阴、厥阴，都是向里传了，病情抗病的能力比较差了，而且化寒病，寒性病出现多了。所以，太阴一经就是里虚寒证的开始。太阴病更短，一共才8条。下面就到少阴、厥阴，太阴经病是足太阴脾、手太阴肺，肺主气，肺气通天，肺合皮毛，所以肺的辨证多在太阳表证里头谈到了，像太阳篇的小青龙汤、麻杏石甘汤，（都是）肺的辨证。

太阴病篇只叙述了8条，多是谈到的脾虚的症状。那么我们初步了解一下脾这个器官。脾主运化，后天之本。脾、胃合称叫"仓廪之官"。那么脾胃在机体上也是一个很重要的器官。伤寒到病传太阴的时候是里虚寒证，治法大量用温法。

请看太阴病篇第277条："自利不渴者，属太阴，以其脏有寒故也。当温之[③]，宜服四逆辈。"这在本条太阴病篇已经阐明了，属太阴，是脏有寒故也。那么是直中三阴呢？还是治疗不当呢？都可以，但是治疗上也没处方。宜服四逆辈，那么就是甘草、干姜、附子，或者是参、术、姜、枣，理中、四逆都可以。关于太阴病的机理、机制，在提纲中也说明了："太阴之为病，腹满而吐，食不下，自利益甚[④]，时腹自痛。若下之，必胸下结硬。"脾虚了，脾不能运转了，脾不转输了。腹胀满[⑤]，这是虚胀、虚满。因为什么说他是虚胀、虚满呢？他

---

①脉阳微：表邪不甚；汗出少者：邪去而正不伤为自和自愈之机。

②胃家热盛，脾阴亏损，以致胃津不足，不能滋润肠道，大便秘结，这叫作脾约证。

③太阴病主要病因和治疗原则。

④本病是寒伤太阴，里气虚弱，脾阳不振所致。

⑤脾虚不运所致，为虚满。《素问·至真要大论》"诸湿肿满，皆属于脾"。脾阳不振，寒湿凝滞，脾气不能施展运化，布散水谷精微所致，表现为时满时不满，满而喜温喜按。

有缓解。下面谈到“时腹自痛，自利益甚”，饮食不能转输，食不下。脾居中州，脾胃为仓廪之本。这个脾病没有下法，第274条。但是太阴病也有缓解的，“太阴中风，四肢烦疼[①]，阳微阴涩而长者[②]，为欲愈”。这一条反映的是什么呢？没有经过表证期，他一发病就这样，所以叫作太阴中风，也没有经过治疗，但是他在发病过程中也有自然疗能，那么可以缓解，就是以脉定病。脉阳微阴涩，但是里头有胃气。四时皆以胃气为本，诊脉看病要注意胃气，要注意神气，要注意根本。诊脉的原理是“胃、神、根”。脉有胃气，脉有神气，脉有根本，这个预后较好。所以他阳微阴涩都是病脉，浮着取，沉着取，但是他这脉有力量，有缓解，所以这个预后良好。但是这一条说明什么？说明是直中三阴，脾主四肢，直中三阴。一开始得的就是脾虚，脾不运转。但是一诊脉呢，可以诊脉定诊，这条就是很简单。

再往下一条：“太阴病欲解时，从亥至丑上[③]。”亥、子、丑，这三个时辰是太阴的旺时，生物的二十四小时的一个周期，太阴旺于亥、子、丑，可参考。（第276条）“太阴病脉浮者，可发汗，宜桂枝汤。”他还是有表证，但是出现腹满，自利益甚。表证未除，可以给发汗治疗，给桂枝汤调和荣卫，这是一个太阴病的变法，不是太阴病的正治。太阴病的正治治法是“自利不渴者，属太阴，以其脏有寒故也。当温之，宜服四逆辈”（第277条）。在急性发作的时候，我们在两汉时期管它叫中焦不和的霍乱证，请看第382条。霍，就是忽然；乱，就是不正常了。这么个霍乱，不是霍乱疫苗的霍乱。“问曰：病有霍乱者何？答曰：呕吐而利，此名霍乱。”就是上吐下泻，出现了一种紊乱的局面，紊乱的状态。在第386条也提到了：“霍乱[④]，头痛发热，身疼痛，热多，欲饮水者，五苓散主之；寒多不用水者，理中丸主之。”在这儿提出来“寒多不用水”，太阴脾虚，急性腹泻用理中汤，所以理中汤救逆治疗脾气运化不及，后天之本用理中汤，理中者理中焦。再兼阳虚呢，就四逆汤了。太阴篇就出了这一条治法，温法，四逆汤。

再往下（第278条）：“伤寒脉浮而缓，手足自温者，系在太阴，太阴当发身黄；若小便自利者，不能发黄。至七八日，虽暴烦下利日十余行[⑤]，必自止，以脾家实，腐秽去故也。”这还是一个自然疗能，那么太阴当发身黄的时候呢，这时需要利小便为治，但是这个病情延展到七八天以后，这个已经过了一个周期的正气恢复，突然间，泻到很重，日十余行，他把它（腐秽）排尽了，“脾家实，腐秽当去故也”。看来还是饮食失节造成了脾虚，脾不能运转了，所以必然是腐秽当去，在胃肠道有积滞，有残渣造成的脾虚泄，推陈出新，自然疗能，也可以自然恢复。

再往下一条（第279条）：“本太阳病，医反下之，因而腹满时痛[⑥]者，属太阴也[⑦]，桂枝加芍药汤主之。”前面叫“系在太阴”，这条叫“属太阴”，桂枝加芍药汤主之。“大实痛者，桂枝加大黄汤主之。”从这2条看呢还是表证，有表证而且带有腹满时痛，要是腹满时痛用桂枝加芍药（汤）。芍药活瘀、缓中、止痛，所以桂枝加芍药汤既解表又和中益脾。到“大实痛”，病归阳明了，桂枝加大黄汤主之。用桂枝解表，这是表里双解的意思。

---

① “风中无寒便是和风。”
“风中挟寒，方可致人于病。”
四肢烦疼为风寒伤太阴之经所致。

② 脉候渐次有力之兆（正气来复）。

③ 六经的欲解时应理解为得自然之气相助，疾病渐愈，正气有力。

④ 霍乱病证，有表里寒热之异，需分别论治，本条是正治霍乱病的证候及主之。

⑤ 是依靠自身逐渐恢复的脾的运化功能，将存在于肠中腐秽的东西排出去的疾病逐渐恢复的表现。

⑥ 属脾虚气滞，治以解表和脾益阴。

⑦ 太阳误下转属太阴的证治。表证误下，阳邪内陷，脾气被伤。

桂枝加芍药汤方

桂枝三两（去皮） 芍药六两 甘草二两（炙） 大枣十二枚（擘） 生姜三两（切）

上五味，以水七升，煮取三升，去滓，温分三服。本云桂枝汤，今加芍药。

桂枝加大黄汤方

桂枝三两（去皮） 大黄二两 芍药六两 生姜三两（切） 甘草二两（炙） 大枣十二枚（擘）

上六味，以水七升，煮取三升，去滓，温服一升，日三服。

下面又一条（第280条）总结说："太阴为病，脉弱[①]，其人续自便利，设当行大黄芍药者，宜减之，以其人胃气弱[②]，易动故也。"总的看来，太阴病是脉浮、脉弱、脉缓，太阴没有热证，都是虚寒。太阴病的治法呢，用温法。太阴无热证，太阴是自利益甚，脏有寒，治温法。这8条就反映这么一个问题。记住就是：脾气虚寒，太阴没有热证，太阴病（脉象）是浮、弱、缓，要运用的时候，正常的局面呢，太阴病是自利而渴，"自利不渴者属太阴，脏有寒，当温之"。太阴病变化的变证呢，有解表的，桂枝加芍药汤；有偏实的，桂枝加大黄汤，都是类证变法，不是正治之法。脾虚作泻，脾主四肢。再有一个，在理论上叫"脾为孤脏"，孤单的孤。这个"孤"字是最大的意思，在《内经》上说过"三焦为孤府，脾为孤脏""孤脏以灌四旁，脾主四肢"。实际的意义就是说，不要把脾的运化机制看得很普遍，脾的运化机制为后天之本、仓廪之本，脾主运化，所以后世有《脾胃论》。（脾）是很重要的器官，在诸多病的医治上，对于脾的解释是很广泛的。肝藏血，脾统血，脾主运化；脾为仓廪之本，脾主四肢，脾主肌肉；脾属土，脾胃合称，同为生化之源。仲景先师所以采用了很短的8条文字，说明了脾的转化作用。脾的治法是里虚寒证，这个就谈这些了。我们遇到临床健脾与扶正，扶正祛邪，补脾，益脾胃这些个方法。

紧跟着我们就要谈一谈关于下一个篇章少阴篇了。少阴篇也是《伤寒论》的一个重点。太阳与少阴相表里，少阴是手少阴心、足少阴肾，所以病到少阴是邪实正虚，以正虚为主了。少阴篇一共45条，谈到心、肾两个器官。少阴是虚证多，实证少。实证的出现是在虚证的基础上而出现的少阴三急下证，就是竭阴竭阳，衰竭的竭，病到少阴是竭阴竭阳，少阴的三急下并不是三急下就恢复了，少阴的三急下是竭阴竭阳，阴虚到了热化证了，到了极端出现的一些证型，所以用三急下的方法来救急缓治，以后还得需要慢慢地调理。少阴以虚为主，我们平常说少阴无实证，病以虚为主，少阴是心、肾两脏。

原文第45条，从第281条到第325条，谈论病情辨证，少阴还有预后不好的区分。少阴心肾叫水火之脏，心主火，肾主水。在哲学上叫水火既济，心肾相交。少阴心肾怎么水火既济？怎么心肾相交？意思是说，气血运行，循环无端。联系到生理状态出现的一种学说，它并不是循环论，而是不断前进论。心火下降，肾水上升叫水火既济。如果心火不能下降，肾水不能上升在哲学上叫火水未济。那么水怎么样上升？肾中有真阴真阳，通过中焦脾胃的媒介，达到心肾水火相交，这就是一个正常的生理状态。所以说少阴心肾为先天之本，脾为后天，肾主先天，心为君主，是生命之本。病至少阴呢，出现预后不良的多。少阴有8条死证，少阴的预后不良，今天来说呢，抢救抢治也不见得都是预后不良，但是需要很好的恢复，很好的处理了。少阴心肾相交是先天之本和后天之本相联系[③]。我们明代《慎斋遗书》说过："先天之气赖后天之气以助之，后天之气赖先天之气以资之。"这样推动循环，循环不已，先

---

① 正气虚弱。

② 脾胃为后天之本，水谷生化之源。

③ 互为资助之关系。先后天不断前进论，而不是循环论。在临床上太阴为少阴受病之使。

后天，意思就是说“饮入于胃，游溢精气，上输于脾”，从那段《素问·经脉别论》就可以看到“脾气散精，上归于肺，通调水道，下输膀胱”。中医学说看到人体有机体的活动，全赖先后天的不断进行，不断前进，推动生命的继续。所以病到少阴就以虚为本。一共是45条，前20条是纲要，后面大部分都是治疗。有热证，有寒证，都是要注意。热证也好，寒证也好，上面必须加上“虚”，以虚为本，虚寒、虚热，所以虚热是热扰心神，虚寒就是下利清谷，全身的机能下降以至于脏腑经络失调，这是关于少阴病的联系。少阴是心、肾两脏的变化，以虚为本，少阴是先天之本。今天咱们谈的太阴是后天之本，少阴是先天之本，病到三阴，里虚寒为多。关于具体条文，我们下一次再进行条文的具体分析。

第十三讲

（本讲涉及《伤寒论》条文第153、160、282、283、287～309、314～324条）

时间已到，各位同志，《伤寒论》讲课现在开始。今天要提的是少阴篇了，我们已经讲过了太阳篇、阳明篇、少阳篇、太阴篇。病到三阴，多数是里虚寒证，病到少阴以虚为主，所以有人说少阴无实证。少阴是心肾水火两脏，心为君主之官，肾主藏精，所以病到少阴都是正气内虚。

本论以伤寒为主，寒伤少阴较多，但是也有化热的，是从阳化热，不管是寒伤少阴也好，从阳化热也好，都是虚寒、虚热。那么，少阴中，有三急下证，还有一些咽喉肿痛，这些都是少阴的变证，不属于少阴寒化热化主题，那么附在少阴篇，以供参考。

少阴篇一共45条，它的纲要性的资料约20条，没有处方，包括少阴变证、预后、禁忌，以及少阴不治，呈现的危机转（折）具体表现，以供医者参考。少阴篇的治法多在纲要以后的条文里，我想今天着重点先把少阴篇的医药治法提供参考。第一个就提少阴寒化证，就是寒伤少阴所出现的变化、治法。它的治法一共归纳起来是8个方剂，俗称寒化八方。热化证一共2个处方，少阴热化，因为仲景时期，温热学说还没有长足的发展，但是已经开辟了先河。虚热证跟少阴寒化证是应该区别开来的，所以，少阴虚热，它举出来一个是黄连阿胶汤，一个是猪苓汤，两方。寒化证的8个方子，逐一地解释，先具体说一说寒化证的8个方子，实际上是9个，但是归类的话，麻黄附子细辛汤、麻黄附子甘草汤归为一组症状。寒化八方，麻黄附子细辛汤、麻黄附子甘草汤是一体的，（加上）附子汤、桃花汤、吴茱萸汤、白通汤、真武汤、通脉四逆汤、四逆汤，这8个。重复一遍，麻黄附子细辛汤、附子汤、桃花汤、吴茱萸汤、白通汤、真武汤、通脉四逆汤、四逆汤，8个方剂。热化证，黄连阿胶汤，猪苓汤。把条文捋一捋，麻黄附子细辛汤、麻黄附子甘草汤作为寒化方的第1个方剂，在第301条、第302条；桃花汤在第306条、第307条；附子汤，第304条、第305条；吴茱萸汤，第309条；白通汤，第314条、第315条；真武汤，第316条。真武汤在太阳病，设法御变中有第82条，在本书两节。通脉四逆汤，第317条；四逆汤，第323条、第324条。在太阳设法御变还有很多方剂，不在话下，话不重复。

再谈一谈少阴病的提纲证，“少阴之为病，脉微细，但欲寐也”。这个提纲证很显然，颇具阳虚化寒特点。脉微细，微为气虚，细为血少。所以一个气虚血少的病人，但欲寐，无精打采，精神恍惚。所以他在具体上反映出正气不足，抗邪无力，脉是微细，气虚血少的脉象，精气神全处于衰退状态，当然在寒化当中是很显著的，脉微细，但欲寐也。

在热化当中，也不是实热状态，比如说脉微细数，体征反应，阴虚，有热，心中烦，不得卧，也可以出现微细的脉象，就代表着正气抗邪无力，元气不足。少阴提纲证，至于分寒分热，还要作具体的分析。

下面介绍两条纲要性的材料，第282条、第283条，都是（讲）少阴虚寒，阳气不足。第282条："少阴病，欲吐不吐，心烦，但欲寐[①]。五六日自利而渴者，属少阴也。虚故引水自救。"它这自利而渴[②]，并不是有热，因为阳虚，水津不化，"若小便色白者[③]，少阴病形悉具"。小便白，为什么，就是小便没有颜色，"以下焦虚，有寒，不能制水，故令色白也"。我们平常说下焦虚有寒，脾肾的阳气不足，肾虚，以至于脾阳不振，仓廪不固，所以自利，下利清谷。自利不渴者属太阴也；自利而渴者，水津不能上承，属少阴也。小便色白，清长，下焦虚有寒，不能制水，下焦没热，小便没有颜色，故令色白。小便自利，是水泉不止、膀胱不藏所导致的脾肾虚寒，因此可以定为少阴病，当然治法上是扶阳、助阳。那么，怎么进行治疗，要看具体问题，是白通汤，是通脉四逆汤，是四逆汤？这里只是纲要性地告诉我们，自利不渴属太阴；自利而渴属少阴。小便颜色清长，有一个少阴的具体病情。

再下边第283条："病人脉阴阳俱紧，反汗出者，亡阳也。"脉紧为寒，脉阴阳俱紧，要是浮紧呢，是太阳伤寒表实证。没有提到浮紧，就提到脉阴阳俱紧。而且提出反汗出，脉紧无汗为表证，反汗出，阳气，虚阳外越，"此属少阴，法当咽痛，而复吐利"。这3条作为少阴病纲要来理解，至于病情是出现寒化证的哪些病情反应，下边（在讲）处方时再去分析。所以这3条，第1条脉微细，但欲寐，是少阴病纲要。（第）2、3条是少阴寒化证的纲要，这样来理解，比较顺利。总之少阴阳虚，所以第3条他自已解释，文字写上亡阳也。第2条，282条，自已解释，属少阴也，少阴病形悉具。第1条说"少阴之为病，脉微细，但欲寐也"。微为气虚，细为血少，紧则为寒，脉阴阳俱紧，反见汗出，此属少阴。法当咽痛，而复吐利[④]，给我们在辨证之中提出重要的线索来辨病是在阴，"病有发热恶寒者，发于阳也，无热恶寒者，发于阴也"。发到少阴，一个病反汗出者，亡阳也。各位同志，在读《伤寒论》古书的时候，对于它的解释，要具体辨证、具体分析。

下面我先谈谈寒化八方。第301条、302条，大家看第301条，"少阴病，始得之，反发热，脉沉者，麻黄细辛附子汤主之[⑤]"；（302条）"少阴病，得之二三日，麻黄附子甘草汤微发汗。以二三日无里证，故微发汗也"。这叫寒化证第1条（301条），这是轻浅的寒化证，并不太重，俗称太少两感，它有太阳表证，又有少阴里寒。这个是常用的方剂，不但解表散寒、温阳、温化肾阳，而且在很多杂病方面，延伸了麻黄细辛附子汤的使用，譬如风湿性关节疼、关节炎，每不少采用麻黄细辛附子汤处置。但是在辨证上要知道，这个病不是说从太阳传阳明，从阳明传少阳，从少阳传少阴，传经之邪，在一开始叫太少两感。俗称太少两感是怎么个原因，病人必有素质肾阳不足，所以称它为太少两感，既要解表又要温经，这句话叫"麻黄细辛附子汤，太少两感发表温经（两法章）"。麻黄细辛附子汤，而且得之很浅的时候，"少阴病始得之"。"少阴病，得之二三日，麻黄附子甘草汤微发汗。以二三日无里证，故微发汗也"。麻黄附子甘草汤，就用麻黄一两，附子一枚。炮附子，不用细辛，而用炙甘草，它在原方上是麻黄二两，甘草二两，附子（炮）一枚，是汉代的度量衡制。那么就是麻黄甘草附子，发表温经。虽然属少阴病，因为什么属少阴病呢，他脉反沉，要是太阳病，脉

① 虚火逆，阴虚格阳。

② 水津不能上承故渴。

③ 少阴阴盛格阳，根据小便"色白"，测之为虚寒证。

④ 阴寒盛于内（上吐下泻），虚阳脱于外之候。

⑤ 少阴兼太阳表证治法，典型的太少两感证。

必然是浮紧，而少阴病始得之，少阴没有热证，反发热，脉沉，知其为表证阳虚，要温化肾阳，所以用麻黄细辛附子汤。那么，再轻浅的，用麻黄附子甘草汤微发汗，以二三日无里证，故微发汗也。所以这一条的重点，一个是脉沉，一个是有发热，发热在文字形容，用的是反字，发表温经，轻的用麻黄附子甘草（汤），重的（用）麻黄细辛附子（汤），完了，（这是）寒化证的一个方剂。

麻黄细辛附子汤方

麻黄二两（去节）　细辛二两　附子一枚（炮去皮，破八片）

上三味，以水一斗，先煮麻黄，减二升，去上沫，内诸药，煮取三升，去滓，温服一升，日三服。

麻黄附子甘草汤方

麻黄二两（去节）　甘草二两（炙）　附子一枚（炮去皮，破八片）

上三味，以水七升，先煮麻黄一两沸，去上沫，内诸药，煮取三升，去滓，温服一升，日三服。

下面寒化证的第二个方剂，附子汤。在第304条、第305条。“少阴病，得之一二日，口中和，其背恶寒①者，当灸之，附子汤主之②。”这也是常用的方剂。第305条：“少阴病，身体痛，手足寒，骨节痛，脉沉者，附子汤主之。”第304条、第305条两条，它的具体用药，参苓术附芍，参苓术，再加上炮附子、白芍，叫作附子汤，也是治疗少阴病的本方。大家怎么记呢，这一条应该看成是少阴病的治疗主方。大家都学了四逆汤了，甘草、干姜、附子，那不是治厥阴的吗，也是治少阴的。少阴病的四逆汤是回阳救逆，证是偏急，而少阴阳虚，主治少阴的本方，应该看成是附子汤，那么怎么给它提一个词句好呢，在我们学习上，少阴固本御邪，少阴病正治少阴阳虚的主方，叫附子汤。附子汤的应用是参苓术附芍，我们知道参苓术就是四君子汤了，加上附子、白芍。少阴固本御邪，正治少阴之主方。所以少阴病，得之一二日，口中和，没有什么口感异常的状态；就是背微恶寒，人身的脊背，联系人身之阴阳，则背为阳，腹为阴。督脉总统诸阳，循身之背。所以在临床上，病人经常背恶寒的时候，你要注意，背为阳，总统诸阳，多数属于阳气不足。所以其背恶寒者，当灸之，附子汤主之，多见于肾阳虚。据说是灸法在第七椎两旁相距三寸，这叫作膈关穴，至于是不是光灸膈关穴，灸不灸百会穴，灸不灸长强（穴）还有其他的穴位，都可临时参考。少阴病，其背恶寒，当然这个脉可见微细，但欲寐，微为气虚，细为血少，我们给一些附子汤进行固本御邪处置。看看（这里）也用的是炮附子，用了多少？用两枚，茯苓三两，白术四两，芍药三两，人参二两，所以又要扶阳，又要注意别伤正气，又要保胃气，又要生津液，存阴。所以，参苓术芍，加上附子，称为少阴固本御邪的主方，强化少阴阳气，用附子汤，少阴固本御邪之方。太少两感用麻黄细辛附子汤。少阴固本御邪用附子汤，以回少阴的阳气。

附子汤方

附子二枚（炮去皮，破八片）　茯苓三两　人参二两　白术四两　芍药三两

上五味，以水八升，煮取三升，去滓，温服一升，日三服。

再往下一个，寒化证的处方，叫桃花汤。第306条、第307条，“少阴病，二三日至四五日，腹痛，小便不利，下利不止，便脓血者，桃花汤主之”。第307条，“少阴病，下利便脓血者，桃花汤③主之”，这是寒证的脓血便。平常说是桃花粥，它这处方是赤石脂、干姜、粳

① 为少阴里阳不振，阳虚生外寒。

② 主治：少阴里阳不振，阴寒外盛之证。

③ 少阴下焦虚寒滑脱，便脓血证治。

米，这3味药。大家一看粳米可以熬粥，赤石脂是石粉，矿物质，它是用一半调入处方煎服，一半要冲入，恐怕赤石脂的用量不好推验，加上干姜一两，这样回阳救逆。这个方剂使用不多，我们多数是治疗少阴下利便脓血。我们平常关于桃花汤解释，只用四个字解释，少阴滑脱，少阴里寒滑脱证。我们平常遇到的脓血便，急性菌痢（急性细菌性痢疾），多见于协热下利，多见于葛根芩连（汤）、白头翁汤，热迫血溢。说这虚寒证怎么能下利呢，因此看虚寒证也可以导致肠内膜出血，因此它的出血是滑脱了。虚寒下利，也可以有脉微细、但欲寐、手足凉，阳虚，但是以少阴病下利便脓血的时候，可以用赤石脂、干姜，禹余粮个人建议虚寒滑脱用，还有，像干姜是不是可以用，要止血，炮姜也可以考虑，当然人家经方是出现桃花汤。少阴病下利便脓血者，可刺，作者没有出方。针法用什么方，请参考针法的资料，我也没有经验，在这就说到这。至于桃花汤的应用，对于虚寒滑脱，要注意和葛根芩连汤（汤）、白头翁汤、黄芩汤治热利不一样，虚寒滑脱治利是要用温法的。

桃花汤方

赤石脂一斤（一半全用，一半筛末）　干姜一两　粳米一升

上三味，以水七升，煮米令熟，去滓，温服七合，内赤石脂末方寸匕，日三服。若一服愈，余勿服。

再下一个方剂，吴茱萸汤。请看第309条，这一条看似很重，“少阴病，吐利，手足厥冷①，烦躁欲死者，吴茱萸汤主之”。吐利，手足厥冷，烦躁欲死，这个病情采用吴茱萸汤。吴茱萸②这味药不是只补肾阳，它还是治疗夹肝寒、夹肾寒犯胃。吴茱萸温肝，肝寒夹肾寒犯胃，以吐为主。水停于胃，吴茱萸汤主之。吴茱萸汤③在仲景书中有3见，第1见是阳明篇，“食谷欲呕属阳明也，吴茱萸汤主之”；第2见，“少阴病，吐利，手足逆冷烦躁欲死者，吴茱萸汤（主之）”；第3见在厥阴篇，“干呕吐涎沫，头疼者，吴茱萸汤主之”。看来吴茱萸的应用大家要很好地掌握，吴茱萸是可以立竿见影的药。它能（降逆），凡是温胃的药多属升阳，而吴茱萸降逆。但用量我认为最多不得超过10g，吴茱萸温热降逆，其味道、口感有似川椒，所以用吴茱萸汤，它是吴茱萸没计分量，张仲景写吴茱萸一升，人参三两，生姜六两，大枣十二枚。吴姜大人，吴茱萸一升，人参三两，生姜二两，大枣十二枚。药效反应较好。吴茱萸能治虚阳上越，偏头疼；吴茱萸可以温中散寒，妇科痛经；吴茱萸能止吐和中健胃，散胃中的停饮，不失为常用之剂，还有止疼的作用。这里我们可以看一看吴茱萸汤，厥阴，吐涎沫，头疼，吴茱萸；阳明，胃虚寒，食谷欲呕，吴茱萸；少阴病下利，烦躁欲死，吴茱萸汤主之。所以吴茱萸汤以吐为主，四逆汤以利为主，它是有所不同的。

再下一个方剂，请看第314条、第315条。第314条，“少阴病，下利，白通汤④主之”，这简单，没有多少症状，实际上症状在其中，这病很急了，比四逆汤要急。白通汤⑤是什么药，白通汤（用）葱白、干姜、附子。葱白四根，连须葱，干姜一两，生附子一枚。大家再看下一条，“少阴病，下利，脉微者，与白通汤；利不止，厥逆无脉，干呕烦者，白通加猪胆汁汤主之；服汤脉暴出者死，微续者生”。这个急诊（病）我们见得不多了，因为现在都到急诊室，但是在古代，白通汤的应用说明是一个危急重症，如果不治就有生命之虞。它在四逆汤的基础上，去了甘草，加了葱白，大葱这个应用，葱能通阳。而且第二条说明，这个

① 少阴阳衰，中虚肝逆证治。

② 苦辛大热，疏肝燥脾，温中降逆，除湿解郁。

③ 东垣曰：浊阴不降，厥气上逆，膈寒胀满，非吴茱萸不可治也。

④ 少阴阴盛至极，下利证治。

⑤ 白通汤为四逆汤的变法，即在四逆汤中去甘草之缓，略减干姜火燥，加葱白以通行阳气，故名白通汤。

病是少阴阳虚之极了，手足厥逆，在循环问题上脉搏是微细，已经几乎摸不到，看来气血津液全都缓慢了。

白通汤方

葱白四茎　干姜一两　附子一枚（生去皮，破八片）

上三味，以水三升，煮取一升，去滓，分温再服。

少阴病，二三日不已，至四五日，干呕，烦者，白通加猪胆汁汤[①]，这个烦是虚烦，虚火上越，干呕，白通加猪胆汁汤主之。这叫热因寒用，他已经格拒不受，你因为他寒证，给他热药，寒格不受，你得加上猪胆汁，苦寒。而且用药以后，要是能够接受了，脉搏又慢慢地回转，脉微续者生；如果不能接受，服汤脉暴出者，这是什么现象，我们平常所谓“灯火回颜”，回光返照，在物理学上是一种极其恶化的现象。脉暴出者无根了，就这一点药的作用，顷刻而尽。所以少阴病下利，白通汤主之，白通加猪胆汁汤，它在这个处方上，不但用猪胆汁，而且还用童子尿，以回阳。那么现在我们没有怎么用过了，是否将来在科研方面再进行研究。

再往下一条，第316条：“少阴病，二三日不已，至四五日，腹痛，小便不利[②]，四肢沉重疼痛[③]，自下利者，此为有水气。其人或咳，或小便利，或下利，或呕者[④]，真武汤主之[⑤]。”或然证特多，主证是腹疼，小便不利，四肢沉重疼痛，病理是此为有水气，用真武汤来治。真武汤，我们在太阳篇第82条作过解释，太阳篇，第82条：“发汗，汗出不解，其人仍发热，心下悸，头眩，身瞤动，振振欲擗地者，真武汤主之。”这人站都站不住了，心下悸，头眩，身瞤动，这可见阳虚之极。其人仍发热，这不是表证，这是虚阳外越，真武汤主之。真武汤此为有水气，是一种里虚寒证，水饮内停，气不化水。附子汤用药参苓术附芍，真武汤用药姜苓术附芍，一味药之差。附子汤，注意到补元气生津液；真武汤注意到化水气，所以真武汤叫姜苓术附芍，附子汤叫参苓术附芍。真武汤是化水气，附子汤是固本御邪。水气之为病，在真武汤说，请大家看，腹痛，小便不利，四肢沉重疼痛，和手足疼，身体疼，骨节疼的附子汤不一样。所以我们解释真武汤的时候，化水气，和小青龙汤不一样。小青龙汤有水气，水寒射肺，小青龙汤中外皆寒，实之为病也，它解表，是表实证。真武汤有水气，中外皆寒，虚之为病。小青龙汤，中外皆寒，干姜、细辛都有，但是它有麻黄，是实之为病，它有喘；真武汤中外皆寒，虚之为病；五苓散也有水气。生姜、附子，回阳救逆。小青龙麻桂细辛，蠲饮散邪，所以，我们学习真武汤，还要回顾如何与青龙汤、五苓散治水气对比。真武汤中外皆寒，虚之为病；小青龙汤，中外皆寒，实之为病；五苓散，水热互结，表病位移。

真武汤方

茯苓三两　芍药三两　白术二两　生姜三两（切）　附子一枚（炮去皮，破八片）

上五味，以水八升，煮取三升，去滓，温服七合，日三服。

而四逆汤就有所不同了，四逆汤是倍干姜。四逆汤，甘草二两，干姜一两半，用生附子一枚。所以请看下面，第317条：“少阴病，下利清谷，里寒外热，手足厥逆，脉微欲绝，身反不恶寒，其人面色赤，或腹痛，或干呕，或咽痛，或利止脉不出者，通脉四逆汤主

---

① 阴寒格拒，通行阳气，“从治”之法，以热因寒用反佐之道处之。

② 寒水之气盛于内。

③ 寒水之气盛于表。

④ 胃寒水饮上逆。

⑤ 少阴阳虚水停证治。

之。”“少阴病，四逆，其人或咳，或悸，或小便不利，或腹中痛，或泄利下重者，四逆散主之”（第318条）。下一个，“少阴病，脉沉者，急温之，宜四逆汤”（第323条）。所以这个通脉四逆，第317条，用炙甘草二两，生附子一枚，干姜三两，这个病是急了。通脉四逆，少阴病，下利清谷，吃什么泻什么，不消化食物，里寒外热，这叫里真寒而外假热，包括其面戴阳，虚阳外越，手足厥逆，脉几乎摸不到，脉微欲绝，身反不恶寒，但不是不恶寒，他是虚阳外越，真寒假热证，要注意。通脉四逆汤，里真寒而外假热，是虚阳外越，格阳于外，或腹痛，或干呕，或咽痛，或利止脉不出者，通脉四逆汤主之。比四逆汤又加一等，后人说通脉四逆汤是加葱以通阳，叫作通脉四逆汤。所以通脉四逆比四逆汤更重一等，格阳于外，里寒外热，用的是通脉四逆汤。这叫作阴盛于内，格阳于外，必有加葱之治。而四逆汤之用，甘草、干姜、附子，回阳救逆，少阴急救之方。救里宜四逆汤，解表宜桂枝汤，续证颇多。若重发汗，附加烧针者，四逆汤主之。急当救里，急当救表，标本兼治（见第91条）。四逆汤主之，脉浮而迟，表热里寒，四逆汤主之。

四逆散方

甘草（炙） 枳实（破，水渍，炙干） 柴胡 白芍

上四味，各十分，捣筛，白饮和，服方寸匕，日三服。

四逆汤方

甘草二两（炙） 干姜一两半 附子一枚（生用，去皮，破八片）

上三味，以水三升，煮取一升二合，去滓，分温再服。强人可大附子一枚，干姜三两

各经论治，以四逆汤回阳救逆之证甚多，所以在少阴病的最后一条，“少阴病，脉沉者，急温之，宜四逆汤”，有什么症状，手足厥逆，脉微细，但欲寐，脉沉，下利清谷，以四逆汤为主之。到此为寒化八方。

通脉四逆汤方

甘草二两（炙） 附子大者一枚（生用，去皮，破八片） 干姜三两（强人可四两）

上三味，以水三升，煮取一升二合，去滓，分温再服。

下面这条（第324条）：“少阴病，饮食入口则吐；心中温温欲吐，复不能吐[①]。始得之，手足寒，脉弦迟者，此胸中实，不可下也，当吐之；若膈上有寒饮[②]，干呕者，不可吐也，当温之，宜四逆汤。”少阴寒化八方各有不同，麻黄附子细辛汤、附子汤、桃花汤、吴茱萸汤、白通汤、真武汤、通脉四逆、四逆汤。大家逐一地按条分析，先说到这，就谈以上这些，供临床应用。

没谈热化证之前，咱们先看看有两句，在太阳篇，复习一下，第160条，病至少阴，是病情演化时间较长，病人身体已经处于衰退的状态，实际上在设法御变，伤寒不解，误治成的事情。不只是少阴病，我们曾经提过，第160条说：“伤寒吐下后，发汗，虚烦，脉甚微，八九日心下痞硬、胁下痛、气上冲咽喉、眩冒、经脉动惕者，久而成痿[③]。”在这里已经看到，在流行病学，在邪正交争以后，正气被伤，津液被损，留下许多阴阳虚实、升降失调的状态。所以，“伤寒吐下后，发汗，虚烦，脉甚微，八九日心下痞硬、胁下痛、气上冲咽喉、眩冒”，这也就是一个升降失调，气机紊乱，气不养津，久而成为痿。那这是少阴病？是阳明病？是太阳病？它误治辨证以后，经脉紊乱出现了，那么在这处治方法上，张仲景先师也

① 心阳不宣。

② 膈居胸下，膈有寒饮。

③ 伤寒误吐下，发汗致虚及失治成痿。

提到这个问题，所以在治疗于未瘘之先，我们医生治病，要注意到这个病情的后果问题，伤寒不解，误治成痨，这条就这么解释。

有的人，有的环境条件，生活那么稳定，也可以化危为安，比如说再前边一条，第153条[①]："太阳病，医发汗，遂发热、恶寒；因复下之，心下痞。表里俱虚，阴阳气并竭，无阳则阴独。复加烧针，因胸烦、面色青黄、肤瞤者，难治；今色微黄，手足温者，易愈。"他在他的生活过程当中，邪正交争之后，有一段恢复得好，生活好转了，所以今色微黄，手足温者，易愈。没有出药证的处方，在太阳篇的设法御变，就是经过了不正当的治疗，失治误治，所以发热恶寒，心下痞，表里俱虚，阴阳气并竭，无阳则阴独，复加烧针，因胸烦、面色青黄、肤瞤者，难治；肤瞤是肌肉跳动了，经络失养，今色微黄，手足温者，易愈。所以从望诊来看，这个病机的演变，是不是还是久而成瘘，还是手足温者易愈呢？要反映到伤寒流行，外感风寒暑湿燥火之邪，侵犯人体，它有一段治疗过程，有一段调养的过程。所以这个汗吐下三法导致的疾病，究竟是化阳化热还是其他，它是根据一个生活条件来演变的。

那么，寒化八方也是病在少阴，由于体质情况，这热化2方，我认为本论《伤寒论》详于寒，而略于温，只举了2条，第一条，叫作黄连阿胶汤，"少阴病，得之二三日以上，心中烦，不得卧[②]，黄连阿胶汤[③]主之"。这我给它就提了五个字，少阴热化证，那么少阴热化证，就是延展了少阴病、阳明病，消耗体质，呈现了一个心中烦，不得卧，黄连、黄芩、阿胶、鸡子黄、芍药，出了这么一个处方。

黄连阿胶汤方

黄连四两　黄芩二两　芍药二两　鸡子黄二枚　阿胶三两

上五味，以水五升，先煮三物，取二升，去滓，内胶烊尽，小冷，内鸡子黄，搅令相得，温服七合，日三服。

吴鞠通先生在温热学说，在温病，病入下焦，分了三大处置，一个是黄连阿胶汤证，一个是青蒿鳖甲汤证，一个是镇肝潜阳之大、小定风珠证。所以从这里来看，伤寒温热的学说应该成一个完整的体系，而今后对于寒化八方的应用，以及少阴热化证之后，到经脉动惕者，久而成瘘，到面色青黄、肤瞤者，难治。今色微黄，手足温者，易愈。因此，要通盘看到如何稳定恢复这个状态。这个在我们临证治疗上，在机制机转上，还要多发挥创造性来学习《伤寒论》，不可能就止于黄连阿胶汤和猪苓汤方。它这一段，"得之二三日，心中烦，不得卧，黄连阿胶汤主之"，黄连阿胶汤是清心泻火、补阳和阴，但是我们在后世治疗用黄连阿胶汤，后世对于黄连阿胶汤的评定，你说要是少阴热化证，也是脉微细，但欲寐，虚寒，虚热，潮热，有着身体虚损的状态，而出现了一种养胃气、存津液，不仅是黄连阿胶汤，而且黄连阿胶汤在临床应用中，这个口服液体真是难以下咽，您说这阿胶，生阿胶，烊化，在这种虚寒虚热的病人，这不是一服（药）两服（药）能够恢复的，尚不能给黄连阿胶汤。阴虚骨蒸还得考虑一甲复脉，二甲复脉，三甲复脉。在这里，我在伤寒学说之后，一定要动员我们在座的各位同志继续学习温热学说"在卫汗之可也，到气才可清气，入营犹可透热转气，……入血就恐耗血动血，直须凉血散血"，这是治邪；要扶正的话，温热学说的一甲复脉汤，二甲复脉汤，三甲复脉汤，温热学说的青蒿鳖甲汤，温热学说的对于黄连阿胶汤的解释，应该进一步深化研究热化证的进一步治疗。

---

① 汗下后，心下痞，烧针改变的预后及辨证。

② 少阴热化证，心中烦，不得卧的治法。

③ 黄连阿胶汤证，热耗荣阴，热在血分，久患耗阴等证。

下面第319条："少阴病，下利六七日，咳而呕渴，心烦不得眠者，猪苓汤[①]主之。"只是反映了少阴变证，这是少阴变证阴虚，在阴虚的基础上，出现了水热互结，那么猪苓、茯苓、泽泻、阿胶、滑石，如果遇到阴虚水热互结的阿胶滑石，渗利下焦湿热。其他伤津损液的情况下，温热学说的冬地三黄汤，还得保胃气、存津液，也是应该考虑的。我们不能够仅从少阴篇热化证看到维持现在的局面，而要进一步向前发展少阴病热化证的治疗。现在热化证两方黄连阿胶汤[②]、猪苓汤说到这。

下边再说说少阴三急下证，（第320条）"少阴病，得之二三日，口燥咽干者，急下之，宜大承气汤。"（第321条）"少阴病，自利清水，色纯青，心下必痛，口干燥者，可下之，宜大承气汤。"（第322条）"少阴病，六七日，腹胀不大便者，急下之，宜大承气汤。"从这来说，我已经在阳明篇跟大家说过，伤寒学说，治热，里热实证，最高手段就大承气汤，当时没有局方至宝、紫雪散、安宫牛黄丸。那么，少阴病，用大承气汤是不是给药就依药而解，得下者止后服呢，这也是救急于未危之先，出现了这个问题，叫作少阴病，实际上阳明的急转，耗阴损液，到了急的时候，现在可用养阴之剂，来不及才急下之，宜大承气汤，这个口燥咽干，是在阴虚的热化的积极的需要解决临时的问题，口燥咽干，要把这个问题看成是一个慢性消耗疾患，而出现了急需的问题，才用大黄、厚朴、枳实、元明粉。自利清水，色唇青，心下必疼，口干燥者，这个用了以后，然后还得养阴、生津，恢复元气，我们给（把）它叫作热结旁流。它必是有时候大便燥结，它虽然是自利清水，色纯青，内有燥结，不治不足以挽回危机了。腹胀不大便者，急下之，宜大承气汤，是在一个脉微细、但欲寐，津气双竭的情况下，又出现了急下证，这样一个反应，并不是说少阴三急下，是一个拿手的好戏，而是一个未危之先，无可奈何，才动用了急下证，大承气汤。实际上病在少阴，是气血消耗的，以致正气抗邪无力的基础上，出现了这种情况，叫少阴三急下。少阴出现急下证，与阳明出现急下证不同，阳明出现急下证，可以依药得下而愈，而少阴三急下，得下而愈，还得继续恢复气血、津液、精气。

下面我们再谈一谈少阴病的纲要，有几条应该重视的。这6条应该重视，我认为，第287条、第288条、第289条、第290条、第292条、第293条，这几条应该重视，要说解释也没什么解释。"少阴病，脉紧，至七八日自下利，脉暴微，手足反温，脉紧反去者，为欲解也。虽烦、下利，必自愈[③]"，这就是由阴转阳，病情的局面有好转。"少阴病，下利，若利自止，恶寒而蜷卧，手足温者，可治"，阴虚之急，还有一线生机，手足温者可治。那你赶紧该（用）四逆的（用）四逆，将回阳的回阳，该（用）真武的（用）真武。"少阴病，恶寒而蜷，时自烦，欲去衣被者，可治"；"少阴中风，脉阳微阴浮者，为欲愈"；"少阴病，吐利，手足不逆冷，反发热者，不死；脉不至者，灸少阴七壮"；"少阴病，八九日，一身手足尽热者，以热在膀胱，必便血也"。所以少阴病预后这些条，以及预后又出现了便血、尿血，是否留有某些热性病、某些慢性疾患，还得具体分析、具体治疗。

再往下这几条也应该在提纲中给大家说明，第295条到第300条，请看，"少阴病，恶寒，身蜷而利，手足逆冷者[④]，不治"；"少阴病，吐利，躁烦，四逆者，死"；"少阴病，下利止而头眩，时时自冒者，死"；"少阴病，四逆，恶寒而身蜷，脉不至，不烦而躁者，死"；"少阴病，六七日，息高者死"；"少阴病，脉微细沉，但欲卧，汗出不烦，自欲吐，至五六

① 阴虚火盛，水热互结。

② 阴虚阳亢，心火内焚。

③ 少阴病阳回自愈的脉证。

④ 寒、冷、逆（寒过肘膝），真阳衰败不治之症。

日，自利，复烦躁不得卧寐者，死”。各位同志应该注意，我们医者关于生死机制，不同于《论语》说的话，《论语》中子路问死，孔子说过“未知生，焉知死”，说人怎么死，孔子说了，说人的活我还研究不到家呢，我哪知道死的事。但是作为吴鞠通，在《温病条辨》中说了：“医者不知死，焉能救生。”所以这人怎么死法，吴鞠通先生在犀角地黄汤下，请有工夫大家看一看那一节，温病的死法。温病说过心神内闭，内闭外脱者死；脾郁发黄，黄极则诸窍为闭，秽浊塞窍者死；肝肾阴虚，体力消耗、不可恢复者死。这是吴鞠通先生说一定要养阴，主张存津液。那么我们治伤寒，在这里您看看“恶寒，身蜷而利，手足逆冷者，不治”，这是怎么死法，阳气从下而脱，恶寒，身蜷而利，手足逆冷者不知，他的阳气从下脱了，是无可奈何花落去。“少阴病，吐、利、躁烦、四逆者，死”。这是怎么？脾主四肢，吐、利、躁烦、四逆，这是脾胃中阳虚脱而死。“恶寒、身蜷而利、手足逆冷者”，是阳气从下而脱。“少阴病，下利止而头眩，时时自冒者，死”。这是下焦阴尽，虚阳上脱而死。所以这个死的形状，要注意，时时自冒者死，这是虚阳上脱。“少阴病，四逆、恶寒而身蜷、脉不至，不烦而躁者，死”。这是什么呢，下焦先绝，心气已绝，没有脉了，你再好也不能够挽回了，这是气先亡，心气后绝，气已先亡，心气后绝，出现的此证。“少阴病，六七日，息高者[①]，死”。还不是潮式呼吸，他这个时候是息高，已经下气不接，这是肺肾两脱，《难经》云“呼出心与肺，吸入肾与肝”，这是肺肾两脱，断为死证。再往下一条，“少阴病，脉微细沉、但欲卧、汗出不烦、自欲吐，至五六日自利，复烦躁，不得卧寐者，死[②]”。这个的死形，内外阴阳表里全脱，寒化证的死证，内外表里你看脉微细沉，但欲卧，汗出不烦，自欲吐，至五六日自利，复烦躁，不得卧寐，没法睡了，内外表里全都脱，导致死亡。

所以这6条一个是阳气从下而脱，一个是脾胃中阳而脱，一个是下焦阴尽，虚阳上脱，时时自冒。再一个是气已先绝，心气后绝，脉不至，血压也量不起来了，这个时候也死掉了。再一个是呼吸衰竭，肺肾两脱，死掉了。最后一个叫作脉微细沉，但欲卧，内外表里，阴阳全脱，寒化死证。所以研究这个死证，不是望而却走，但是作为医者应该身负其责，请求谅解了，是吧。俗语有这么一句话：“升降息则气立孤危，出入废则神机化灭。”我们在每天的工作当中，是出入升降，表里内外，是不，研究这个人生的机制，不知死，焉能救生，是不是？孔子曰，未知生，焉知死；而医者说，不知死，焉能救生。人有两死，而无一生，到死的时候，是阴阳俱脱，伤阴的人要死的时候，阳也亡了，不会（只有）一个存在的，人有两死而无一生，这是《内经》的话，但我没有细查。大家要注意，阴脱了，最后阳也绝了；阳脱了，最后阴也竭了。所以病在少阴，不怕虚阳外越，不怕阴虚，就怕阴竭、阳竭，衰竭的竭，阴阳衰竭之后（就死了）。这个少阴篇多死证，这几条不要把它简单地看，大家回去以后，要深深理解少阴病，谈死的原因，这6条，有上脱的，有下脱的，有中虚的，有时时自冒的，还有呼吸衰竭的、肺肾两脱的，还有表里内外同时俱脱的，6条死证，好好把它研究研究。

至于少阴病的禁忌，对应284和285条。第284条是“咳而下利、谵语者，被火气劫故也。小便必难，以强责少阴汗也[③]”，这是少阴病禁火，被火气劫故也。第285条是“少阴病，脉细沉数，病为在里，不可发汗”，这是少阴病禁汗。你治少阴病，哪能出汗呢？其在表者，汗而发之，体若燔炭，汗出乃散。脉细沉数，已经虚到这点，数则为热，是不能解释了，这

① 呼吸短浅，肺之化源绝。肾不纳气（要用整体观念来认识），肾气先绝，肾虚不能纳气，邪胜正亡（肺肾不相生，气机绝脱死候）。参阅：《难经·十四难》：“呼出心与肺，吸入肾与肝，呼吸之间，脾受谷味。”

② 虚阳外浮，真阴内竭，君火亡于上，命火竭于下，阴阳离决，其气乃绝。

③ 谵语，心神浮越之候；小便难，（排尿艰涩）肾气虚微之因。

叫数则为虚，脉细沉数，所以仲景用脉，在这脉细沉数，病为在里，不可发汗。（第286条）"少阴病，脉微，不可发汗，亡阳故也。阳已虚，尺脉弱涩者，复不可下之"。少阴病，禁下，所以禁火，禁汗，禁下，到底怎么治好呢？就在保胃气，存津液。寒化证，热化证，辨证虚实寒热，应掌握预后和病死的局面，才能救治于未生，这样来谈寒化证、热化证的治法。至于热化证，更进一步通过《伤寒》的学习，要巩固中医治疗流行（病）机制。热化证的治疗还要在温热学说的内容上完善热化证的治法。今天的学习到此结束，少阴篇一天就说完了，供大家参考。

第十四讲

（本讲涉及《伤寒论》条目第310～313、318、326～348、353、354、368～370、377条）

各位同志，下午好。我们的《伤寒论》讲课已经接近尾声了，大约下一次是最后一次课。我们现在已经讲到少阴篇，少阴篇全书45条，已经把少阴病的治疗、纲要都解释过了。少阴病的治疗，寒化证八方，热化证两方，不再一一重复了。再补充一下，寒化八方是麻黄附子细辛汤、麻黄附子甘草汤、附子汤、桃花汤、吴茱萸汤、真武汤、白通汤、通脉四逆汤等。热化证是黄连阿胶汤、猪苓汤，都是根据少阴正气不足，伤阴伤阳的不同提出来的，所以病到少阴以虚为主。少阴病，提纲说脉微细，但欲寐，微为气虚，细为血少。从外感热性病到病至少阴，已经是迁延日久，或者是直中少阴，分虚分热，虚寒的有寒化八方的处置，虚热的有黄连阿胶汤、猪苓汤的处置。但是应该看到本论详于寒而略于温，因此后世的温热学说的发展，对于少阴热化证很有参考意义。

那么，也说明了既要学习中医的伤寒学说，伤寒有五之谓也，有伤寒，有中风，有温病，有湿温，有热病；所以温热学说是补充伤寒之不足，也看到后世对于外感热性病的医疗发展。所以，温热学说在流行病到了后期就有着温病在下焦的气阴两伤（说）。不同的症情，比如说有热从阴分来的青蒿鳖甲汤；阴虚，虚火郁滞的黄连阿胶汤；还有复脉汤、定风珠，久病耗阴，病势缠绵。所以大家知道黄连阿胶汤在仲景学说当中给提示了少阴热化证的治疗，而温病学说当中说壮火上盛的不能用定风珠；阴虚、邪火郁滞的不能用黄连阿胶汤。但是，定风珠大量的是滋阴育阴的药。邪少虚多的不能用黄连阿胶汤，黄连阿胶汤毕竟是黄连、黄芩、阿胶、鸡子黄、白芍，还是以泻火为主，所以要是火不太盛的就得考虑滋阴以和阳。那么，阴虚火旺的不能用青蒿鳖甲汤，这是温热学说补充了仲景之不足，给大家提示一下。

此外，热化证的三急下证，是在热化少阴，素质阴虚的基础上，当时的清热降火的最高手段就是承气汤了，当时没有安宫、紫雪"三宝"之类，所以出现了在热化证当中的少阴阴虚的基础上，出现了口燥咽干，急下之，宜大承气汤；自利清水，心下必痛，口干燥，急下之，宜大承气汤；腹胀不大便，急下之，宜大承气汤。就是说急则治标，缓则治本，在有阴虚症状时的急则治标。承气泻热以后，还得继续养阴，不同于阳明三急下，这一点我想大家都是可以考虑的了。

下面我再谈一个问题就是四逆散证，请看第318条："少阴病，四逆，其人或咳，或悸，或小便不利，或腹中痛，或泄利下重者，四逆散主之[①]。"四逆散的配方是柴胡、枳实、芍药、甘草。从这四味药的定义上的四逆散，能叫少阴病吗？那不叫少阴病怎么会说少阴病四逆，四逆散主之？这叫少阴变证，为什么叫少阴变证，这是在少阴，（少阴）是阴之始生，

① 少阴阳郁四逆证。

心肾水火之脏，在人身上是真阴真阳之所在。但是，不是少阴阴虚，也不是少阴阳虚，是少阴正气被郁，所以平常管四逆散（证）叫作郁证。因此在少阴病，您见着四逆散的四逆证，是阳气郁于内，不得外达，而不是少阴真阴真阳虚衰虚竭。由此他提出来用四逆散，以伸阳郁。这是少阴中的变化情况，叫作四逆散，实际上大家看柴胡、枳实、芍药、甘草，这是舒解气机，疏通表里，所以叫作四逆散。从它的或然证当中也是或咳，或悸，或小便不利，或腹中痛，或泄利下重，这是少阴变证的处理，不同于少阴病阳虚四逆，不同于少阴病内火炽盛，心烦不得卧。此有四逆，是少阴阳郁不伸，因此叫作四逆散证，也可称这是少阴的和解剂，而不是真正的阴虚阳虚所在，这是四逆散证，就说到这。那么后人说是不是厥阴呢？整个的整体气机，厥阴也有郁证，全身都有郁证，四逆散最主要的在少阴当中要进行辨证论治，要进行认识人身的阳郁不达出现四逆散证。四逆散就解释到这了。

四逆散方

甘草（炙） 枳实（破，水渍，炙干） 柴胡 芍药

上四味，各十分，捣筛，白饮和，服方寸匕，日三服。咳者加五味子、干姜各五分，并主下利；悸者加桂枝五分；小便不利者，加茯苓五分；腹中痛者，加附子一枚炮令坼；泄利下重者，先以水五升，煮薤白三升，去滓，以散三方寸匕内汤中，煮取一升半，分温再服。

下面我再谈谈咽喉病，闹嗓子。请看第310条、第311条、第312条、第313条，叫作少阴咽痛证4条。“少阴病，下利，咽痛，胸满，心烦，猪肤汤主之[①]”；“少阴病，二三日，咽痛者，可与甘草汤；不瘥，与桔梗汤”；“少阴病，咽中伤，生疮，不能语言，声不出者，苦酒汤主之”；“少阴病，咽中痛，半夏散及汤主之”。

猪肤汤方

猪肤一斤

上一味，以水一斗，煮取五升，去滓，加白蜜一升，白粉五合，熬香，和令相得，温分六服。

甘草汤方

甘草二两

上一味，以水三升，煮取一升半，去滓，温服七合，日二服。

桔梗汤方

桔梗一两 甘草二两

上二味，以水三升，煮取一升，去滓，温分再服。

苦酒汤方

半夏（洗，破如枣核十四枚） 鸡子一枚（去黄） 内上苦酒，着鸡子壳中

上二味，内半夏苦酒中，以鸡子壳置刀环中，安火上，令三沸，去滓，少少含咽之。不差，更作三剂。

半夏散及汤方

半夏（洗） 桂枝（去皮） 甘草（炙）

上三味，等分，各别捣筛已，合治之，白饮和，服方寸匕，日三服，若不能散服者，以水一升，煎七沸，内散两寸匕，更煮三沸，下火令小冷，少少咽之。半夏有毒，不当散服。

① 少阴咽痛兼胸满心烦下利证治。

文字是很简单了，大家一看就是一个嗓子疼。但是大家知道疾病的分科是很重要的，这里对于疾病的分科，这个咽喉病，给开辟了很多的研究方法。大家知道我们中医学说，耳鼻喉对于咽喉病的处置，通过这4条应该有所体会。如果仅限于甘草（汤）、桔梗汤、苦酒汤、半夏散及汤、猪肤汤，这个认识没有多少可讲的。可讲的在什么地方呢？给大家提提，您看少阴病二三日咽疼者，可与甘草汤[①]，不瘥，与桔梗汤。甘草汤就是甘草二两，熬水；桔梗汤是再加桔梗二两，熬水，这很单纯。但应该看到甘草汤用甘草，仲景先师所用的甘草都是炙甘草，唯有治嗓子疼这味药，他用的是生甘草，所以这个甘草（汤）、桔梗汤就给我们提示了，少阴病二三日，咽痛者，可与甘草汤；不瘥，与桔梗汤。这给我们提示为什么呢，热邪耗阴，咽主地气，喉主天气，所以咽喉会厌这个部位也是少阴经络之所至，病人一闹咽疼嗓子疼，您说这是什么病呢？这是咽颊炎？是扁桃体炎？还是慢性咽炎？所以我们今天看来这个学术的发展，所以从这来看，这是个急性期，上焦郁火，邪在少阴，少阴阴虚热盛体质。我们在处置上，对于咽痛病有很多不同的见解。这是清热解毒，清上焦邪热。那么，“少阴病，下利，咽痛，胸满，心烦，猪肤汤主之”。这个猪肤在后世的争论也挺多，到底是用的是动物的肉皮，还是脂肪，不同的见解在这里不作争论，只能看到它是滋阴润燥。但是少阴邪火上至咽喉，还是少阴病的寒证那？少阴病的热证？总之在上焦邪火入咽，这就不是甘桔汤证，这就要滋阴润燥了，我的看法，猪肤汤虽然不用了，（可以用）生地、麦冬、元参、沙参、板蓝根、大青叶。所以从时方派的角度要研究仲景学说的时候，您读这一条书，应该看到张仲景时期，还没有发展到养阴增液的情况，但是他对于滋润咽喉已经开辟了先河。他提出来猪肤汤主之，所以“少阴病，下利，咽痛，胸满，心烦，猪肤汤主之”。那么还是咽炎，还是喉炎呢？可能还是一个邪火上至，是扁桃体肥大呢？还是一个普通的慢性咽炎呢？不妨在这里说，我们斟酌用药，沙参麦冬汤、益胃汤、增液汤，开阔了流行病的新的治疗学说，提示了猪肤汤的病理机制伸展应用。

下面，少阴病，咽中伤，生疮，化脓了没有？化脓性扁桃体炎，或者出现了咽中会厌左右有黏膜损伤；或者说更深，声不出者，声带，咽喉白斑，苦酒汤[②]主之。这苦酒汤，苦酒是米醋。它的制法是用鸡蛋打出鸡蛋黄来，用鸡蛋皮做成小药锅，搁上米醋配制。鸡蛋米醋可以敛疮收敛，所以咽中疼，生疮，不能语言，声不出者，用酸敛的方法来收敛咽喉生疮。“少阴病，咽中疼，半夏散及汤主之”，半夏散是什么药组成？半夏、桂枝、甘草，压成面，或者是配成汤剂，断断续续地含化，半夏散及汤主之。半夏是可以开闭，半夏有滑利之功，还有桂枝、甘草，甘草可以解毒，桂枝可以宣表，这个咽痛有表证。那么，在少阴阴虚热化的基础上，又有表证的来临，换句话说，“邪之所凑，其气必虚”，在少阴病当中容易感染客邪，用半夏散及汤主之。

在这4个处方之中，我们看到治咽喉疼病，我自己在临床经验上就要跟大家借此机会说说。有一本书，叫作《白喉忌表抉微》，清代的，我没有记姓名，白喉忌表，他说这个白喉不能用发表药，只能用养阴药。他说的是咽白喉，真正的白喉，法定传染病。我们知道现在虽然没有这个病的发作，大家也应该警惕，现在是H1N1，这个流行病学当中，恐怕真白喉，在民国初年我们有许多老前辈曾经参加过白喉病的防治。当时是大量的养阴增液，曾经做过中西对比。到底是哪年再发作，如何发挥中药的长处。说是嗓子疼，咽喉病，不能用解表药，您说不能用解表药，人参败毒散、荆防败毒散治不治嗓子疼？我说也治；银翘散，项肿咽痛者加板蓝根，治不治嗓子疼？普济消毒饮治不治嗓子疼？所以我看到的至于白喉忌表

① 少阴客热上逆咽痛证治。

② 少阴热郁咽伤生疮证治。

不忌表，还应该辨证论治。不是说白喉忌表，所以后人又有一本书，叫曹新仪大夫写了一本书叫《喉科正的》，正常的正，我的你的的的，他说白喉忌表是不对的，应该有解表药。我看这是百花齐放，百家争鸣。白喉忌表不忌表，在医者的掌握，在遇到的病情，白喉不忌表是有表证的不忌表，白喉是辛温解表，是辛凉解表，咽喉病是辛温解表，辛凉解表，要看具体的病情病证来探讨，所以要百花齐放，百家争鸣。曹新仪的《喉科正的》和《白喉忌表抉微》这两部书不能光纸上谈兵，在具体治疗中会遇到急性咽炎、慢性咽炎、扁桃体炎、扁桃体化脓、急性喉炎、慢性喉炎和声带白斑等。

那么，再往下还有没有咽喉病？梅核气是不是咽喉病？梅核气用开郁之法。喉中水鸡声，用张仲景射干麻黄汤。所以在这4条咽喉病的少阴篇里读到咽中疼，胸满心烦的猪肤汤；甘草桔梗的甘桔汤；咽中伤，生疮，不能语言的苦酒汤；咽中痛的半夏散及汤，可以说半夏散及汤有辛温宣解的意思，滑利驱痰的意思，苦酒汤有敛疮的意思，甘桔汤有解毒的意思，猪肤汤有润喉的意思。至于用药，一代比一代强，后来居上。大家来分析本论对于咽喉病的认识与理解，以及后世的发展，颇多心思。各位同志在每天临床之中，对于咽喉病要分诊处理，辨证论治。通过这4条，看似简单，但是提供人的用药思路，《伤寒论》学说还是很重要的。

综合到这，少阴篇有这么些结论。少阴篇的45条，提出来寒化八方，热化两方。还有一个变证的四逆散，这叫类少阴病，和少阴病有类似的意思，实非少阴本身的病。少阴病的经络学说，阴虚火旺，邪热上乘，可以出现咽痛病的变证。以至于少阴病的三急下，都可以引人深思，作为少阴病的结论，就说到这儿。

我们接着往下谈，因为时间的关系。下面就开展《伤寒论》最后一篇，厥阴病篇。大家来看厥阴病篇，厥阴病篇在《伤寒论》认为是，好像说是分散，不容易懂。厥阴病篇实际上不要把它深化了，这是你要深入理解了，还是可以理解的。一共56条；第326条到第381条，一共56条原文，厥阴病篇。其中处方19个，方治19条，死亡证7条，纲要性的5条，包括厥阴提纲证。还谈到厥热胜复5条，预后1条。其他就是下利呕哕辨证，数条，一共56条。

咱们分头分析，先说什么是厥阴。厥阴也是个哲理名词，我们现在不谈哲理，我们还是根据病情谈。厥阴俩字，厥就是厥者，阙也，您到过天安门吗，天安门两边到筒子河那两边门，一个叫左阙（阙左）门，一个叫右阙（阙右）门，阙是不足的意思，犄角的意思，叫作厥。厥者阙也，所以我们称厥阴是六经中的最后，叫作厥阴，再没有所传了。少阴、太阴、厥阴，所以厥阴叫两阴绝尽，又称叫两阴交尽。太少二阴再往下又传厥阴了，两阴交尽，两阴交尽谓之厥阴。阴之绝阳，从阴经来说，到再返阳，这是六经循环，太阳、少阳、阳明、太阴、少阴、厥阴，然后再循环起来，阴之绝阳。阴之绝就没有了，到头了，又回阳，阴之绝阳。所谓厥阴俩字，两阴交尽，阴之绝阳，都称之为厥阴。这个意思是什么意思呢？病到厥阴是晚期最后阶段，厥阴再不好，那就“升降息则气立孤危，出入废则神机化灭”，这是《内经·六微旨大论》上的话。就是一个人没有上升，没有下降，也没有出，也没有入，完成他的历史使命，这叫厥阴，完了。

所以厥阴病仍有7条死亡证，请大家看第343条：“伤寒六七日，脉微，手足厥冷，烦躁，灸厥阴，厥不还者，死[①]。”第344条：“伤寒，发热下利，厥逆，躁不得卧者[②]，死。”第345条：“伤寒，发热，下利至甚，厥不止者，死。”第346条：“伤寒，六七日，不利，便发热而利，其人汗出不止者，死，有阴无阳故也[③]。”第347条：“伤寒，五六日，不结胸，腹

① 寒盛于内，生阳已绝。

② 虚阳上扰（外越）—— 格阳。

③ 有阴无阳，阴随阳泄。

濡，脉虚，复厥者，不可下，此亡血，下之，死。”这都是死亡证。第368条：“下利后，脉绝，手足厥冷，晬时脉还，手足温者生，脉不还者，死。”第369条：“伤寒下利，日十余行，脉反实者，死。”就是病到厥阴，不可回还，不可扭转，就完了，这叫两阴交尽谓之厥阴。为什么又出现阴之绝阳，就是到了两阴交尽，如果有缓冲的余地，病疾到了极点了，没有出现升降息的气立孤危，它又物极必反，它又能够恢复下来，这就叫阴之绝阳。明白这个意思吗？所谓阴之绝阳，到了阴经的极点传化到，还有一线生机，所以出现叫作厥热胜复。比如说发热而厥，第348条，“发热而厥，七日下利者，为难治”。然后他又有恢复，病机向愈，因此叫作厥热胜复，这是厥阴两个字的意思。厥阴篇，什么叫厥阴，两阴交尽，不可恢复了，阴之绝阳，有一线生机，物极必反，这个病的转化发展到了极点，但是没有衰竭，他又好转了，那么逐渐恢复，这叫阴之绝阳，都是厥阴病。

厥阴病中，谈厥阴纲要，一共是5条，第326条：“厥阴之为病，消渴，气上撞心，心中疼热，饥而不欲食，食则吐蛔，下之利不止[①]。”第327条：“厥阴中风，脉微浮，为欲愈，不浮为未愈。”第328条：“厥阴病，欲解时，从丑至卯上[②]。”第329条：“厥阴病，渴欲饮水者，少少与之，愈。”第330条：“诸四逆厥者，不可下之，虚家亦然。”这5条，反映了：第一条是上热下寒证，厥阴之为病，消渴，气上撞心，心中疼热，饥而不欲食，下之利不止；因为厥阴，手厥阴，心包络；足厥阴，肝；肝肾乙癸同源；心包络：心不主令，代心用事。心火下降，肾水上升，就是人身的循环机理都要通过厥阴的气机来维持运转，所以肝主疏泄，心包宣心火为用。如果心肾相交，水火既济，就不出现上热下寒证了。厥阴气机不畅，就出现了上热下寒证。下面一条：“厥阴中风，脉微浮为欲愈；不浮为未愈。”这一条，我认为前一条是厥阴提纲证，后一条是厥阴纲要。意思很简单，脉微浮为欲愈；不浮，阳气不能升转了，就没好。在客观生物时上，说生物钟，生物时。厥阴从丑至卯上，这也是从阴转阳，子丑寅卯，由阴转阳。“厥阴病，欲解时，从丑至卯上。”“厥阴病，渴欲饮水者，少少与之，愈。”这不同于五苓散的少少与之愈，这是厥阴反阳以后，病人希望喝点水，这个是厥阴由阴反阳，可以缓冲，是喝葡萄糖水，是喝碗藕粉。总之，由阴返阳，这是病机向愈。再下面为什么还叫纲要一条，“诸四逆厥者，不可下之；虚家亦然”，这很简单，寒厥证，不能再用泻下法了，虚家亦然，邪气胜则实，正气虚再用下法是不可以的。所以我认为这5条作为纲要性的文件，而厥阴病出现就是疏泄不利，宣降机能处于垂危，因此出现了上热下寒证。机理这么4条。

再往下一条，我们说说厥阴病的厥证病理。请看厥证病理第337条：“凡厥者，阴阳气[③]不相顺接便为厥。厥者，手足逆冷者是也。”厥证机理，凡厥者，阴阳气不相顺接，便为厥。厥者，手足逆冷者是也。大家一看这条原文，比较原则，有人说这是厥阴病提纲，这不是，这是厥证的机理，什么叫厥，自己都说好了这文章，手足逆冷者是也。厥者，手足逆冷者是也。为什么出现厥，阴阳气不相顺接，出现的厥，我在这就给大家比较一下文字。凡厥者，阴阳气不相顺接，便为厥；厥者，手足逆冷者是也。那么，凡不厥者呢？凡不厥者，阴阳气相顺接，对不对，他就不厥呀。你说在座的大夫厥吗，不厥，阴阳气相顺接；凡不厥者，阴阳气相顺接，便为不厥；不厥者，手足不逆冷是也。那下面又要一问了，阴阳气怎么顺接呢，先说阴阳气接着的。凡厥者，阴阳气不相顺接，不相顺接，接着没有，接着呢。要不接

① 厥阴本经的气机失调引起上热下寒证。

② 厥阴欲解时，得天之助，（1～7点）意为由阴转阳。

③ 阴阳之气包括全身上下、内外、脏腑、经络气机的活动情况。比如说：五脏属阴，六腑属阳；内为阴，表为阳；身半以上属阳，以下属阴；气为阳，血为阴；三阳经属阳，三阴经属阴等。

怎么办，不接，阴阳脱离，不是厥者了，凡死者，阴阳气不接，不接者，不但是手足逆冷，全身都逆冷了，是不是？所以“凡厥者，阴阳气不相顺接，便为厥。厥者，手足逆冷者是也”。凡不厥者，阴阳气相顺接，便为不厥，不厥者手足不逆冷是也。那么，阴阳气不相顺接是什么，大家在这里可以了解，阴阳气相顺接呀，地气上为云，天气下为雨，这是天地之气。咱们人身有说阴阳气（相接）在手足，在指尖上，手足的里外这儿相顺接，我说全身都得接。言五脏之阴阳，心肺为阳，肝肾为阴，对不对？言人身之阴阳，上半身为阳，下半身属阴；言脏腑之阴阳，脏为阴，腑为阳；言十二经络阴阳，三阴三阳，加上手足十二经，加上冲任二脉，督脉，这十四经都得相顺接，哪儿不相顺接都不行。所以阴阳气不相顺接，哪儿不相顺接都可以导致厥证的发生。厥者手足逆冷是也，厥者有轻有重，轻者手足冷，重者手足逆。所以四肢冷，指头寒，这是肢冷，那么重过肘膝，就到厥深者热亦深。厥者手足逆冷是也，就是厥证是气机不通，气机不畅，阴阳气不相顺接，便为厥，厥者手足逆冷是也。都什么证可以出现厥证呢，大家知道因为寒极出现寒厥，因为热极出现热厥。在厥论篇，有六经之厥、气血之厥，对不对？在人身上，那个厥证之多，不止一端。所以厥阴篇所提的比如乌梅丸叫什么厥？蛔厥，蛔虫证。那么四逆汤是什么厥？寒厥。白虎汤是什么厥？热厥。四逆散是什么厥？少阴生机不利，阳郁而厥。吴茱萸汤什么厥？肝胃不和的厥。所以这个厥还有一厥，血之与气，并走于上，则为大厥。气复返则生，不返那则死矣。是不是？脑出血，脑血栓，是不是？《内经·调经论》之厥。所以一看凡厥者，阴阳气不相顺接，便为厥。厥者，手足逆冷者是也。张仲景的机理说得多么简单，多么省事，是不是。谈这厥是六经之厥，气血之厥，吃饱了撑的也厥，饿了五天没吃饭也厥，是不是？所以，这个厥证的机理是阴阳气不相顺接便为厥也。

请看第335条，是什么厥：“伤寒一二日至四五日，厥者必发热；前热者后必厥①，厥深者热亦深，厥微者热亦微。厥应下之，而反发汗者，必口伤烂赤。”你们说这是什么厥，一看就知道这是热厥，这不是寒厥。厥微者热亦微，厥深者热亦深。所以手足厥逆在热厥证中出现的厥证，他越厥得重，他热越重。这个我们在流行性乙型脑炎，在发热而厥的热证当中也提到阴阳气不相顺接，厥越深热亦深；厥微者热亦微。不但厥微者热亦微，厥深者热亦深；而且厥重者寒也重，厥微者寒也微。所以大家读仲景书，反复一推理就可以理解了厥证的机理是阴阳气不相顺接。热证，热厥证的机理，厥微者热亦微，厥深者热亦深。“厥应下之，而反发汗者，必口伤烂赤”。不但口伤烂赤，厥应下之，而反发汗者，那不是倒行逆施了吗？倒行逆施出现了什么症状，应激性的反应，并不是他有口疮，是热厥证误发其汗，伤津损液，他出现了应激性的反应，是不是？他要有口腔溃疡，他不但口腔溃疡，内热盛也可以口伤烂赤，也可以出现内出血，是不是？所以在伤寒学说，那个时候没有透视，没有胃肠造影。因此在一些厥阴病中，病情到了激化阶段，如果病情到了激化阶段要误治失治，每每出现应激性的一些反应，这种应激性的反应，我们仲景学说不能做更深的描述，但是在症状上它是不饶人的。

下面再说说厥热胜复证。例如第331条，“伤寒，先厥后发热而利者，必自止，见厥复利②”，这是寒厥证。寒厥证先厥，后发热而利者。后来发热，发热没告诉你39℃，他就是有点回阳。这个发热，手脚不那么厥了，就可以。他是发热38℃、37℃，伤寒先厥，厥是有了，后发热而利者，必自止，他有时候胃肠功能紊乱，必然就要好了。见厥复利，他要再厥还是可

---

① 指出在厥之前，必有发热之患，是热郁而厥的证候。

② 先人谓，厥热与利，如影随形，厥显于外，利发于内。主要是指寒厥而言。由于寒邪再起，没根本好，厥利复起。本条说明寒厥证，真正的阳气来复，才是向愈之兆。

以再病，就是这么个意思。那么至于厥几天，热几天，下面他提出来，第332条，“伤寒始发热六日，厥反九日而利，凡厥利者，当不能食，今反能食者，恐为除中，食以索饼[①]，不发热者，知胃气尚在，必愈。恐暴热来出而复去也，后三日脉之，其热续在者，期之旦日夜半愈”。他又转温了，这是可以说要好。因为厥六天，热几天，热三天又有点要寒，后三日脉之，其热续在，期之旦日夜半愈。“所以然者，本发热六日，厥反九日，复发热三日，并前六日，亦为九日，与厥相应，故期之旦日夜半愈。后三日脉之而脉数，其热不罢者，此为热气有余，必发痈脓也。”这就是看看他厥的时间长，返热的时间短，或者返热的时间又见好，还是可以，那么要是继续发热，热气有余，必发痈脓也，这是应激性的变化。这样一个情况，并不能够说来回地反复，厥三天热三天，厥三天热三天，这样的病人是没有的，但是看厥热的机制，病人的好转的余地有没有，好转的程度有没有，我们叫作厥热胜复证。在厥阴病篇里头，厥热胜复证一共5条，这里厥热胜复证，第332条“伤寒始发热六日，厥反九日而利。凡厥利者，当不能食。今反能食者，恐为除中。食以索饼，不发热者，知胃气尚在，必愈。恐暴热来出而复去也，后三日脉之，其热续在者，期之旦日夜半愈。所以然者，本发热六日，厥反九日，复发热三日，并前六日，亦为九日，与厥相应。故期之旦日夜半愈。后三日脉之而脉数，其热不罢者，此为热气有余，必发痈脓也[②]。”第334条：“伤寒先厥后发热，下利必自止，而反汗出，咽中痛者，其喉为痹；发热无汗，而利必自止，若不止，必便脓血，便脓血者，其喉不痹。”第336条：“伤寒病，厥五日热亦五日，设六日当复厥，不厥者，自愈。厥终不过五日，以热五日，故知自愈。”大家在这热上不要看成是39℃、38℃、37℃，他有把厥证转变为正常的反应，这是好转，叫作厥热胜复，所以厥热胜复证看得是很难，并不难，就是看他厥的程度，以及返阳的机制有没有，这是厥证的返阳的机理，叫作厥热胜复。

譬如说第341条：“伤寒发热四日，厥反三日，复热四日，厥少热多者，其病当愈。四日至七日热不除者，必便脓血[③]。”他没有痢疾，他可能应激性的变化，出现了肠道病证，有这个机制。

下面第342条：“伤寒，厥四日，热反三日，复厥五日，其病为进，寒多热少，阳气退，故为进也[④]。”越来越厥，越来越不返热，返热一会儿他又厥了。这个是病在发展，我们应该及时处置，这是厥热胜复。

所以厥热胜复的条文从第332条、第334条、第342条、第341条，第336条：“伤寒病，厥五日，热亦五日，设六日当复厥；不厥者自愈。厥终不过五日，以热五日，故知自愈。”这些都是比较，厥的时间长，返热的时间短；厥的时间短，返热的时间长。一个机理，一个机制，给医生的判断，虽没有提出处方，但是从判断病人的阴阳气不相顺接的机制，病情的过程，而谈到厥热的机理，叫作厥热胜复证，大家这么一看，可能我说比较明显的来理解这个厥热胜复证了。

厥阴病里头有上热下寒证，有厥热胜复证，有寒厥证，有热厥证，有其他的如蛔厥、血虚、寒厥等，还有某些疾病的实体的病变。譬如说第340条：“病者手足厥冷，言我不结胸，小腹满，按之痛者，此冷结在膀胱关元也[⑤]。”这个是什么厥，里头有没有实体，还是脏厥

---

① 辨厥利能食，疑似“除中”证。

② 本条节，通过用辨别除中病的诊断方法，阐明伤寒厥阴病厥利证和发热证发生的关系；以及厥阴寒证阳复太过可发痈脓证。

③ 辨厥少热多当愈，与热复太过便脓血证。

④ 本条指出厥的日数多于发热的日数，判断为阴盛阳衰，故为病进。

⑤ 冷结膀胱关元的厥逆证。

证，还是膀胱少腹有着实体的病变，小腹满，按之疼，这个时候也出现了手足厥冷，阴阳气不相顺接。膀胱、关元是啥样的实体造成的。在我们今天的物质科学的整理下，必可能够查一查，甚至做个透视，查个CT，看看是什么病出现的问题。这样来理解这个仲景学说在两汉时期的物质性的发展虽然不多，但是对于机理的探讨已经可以的了。

下面还有一点时间，谈谈蛔厥证。厥热胜复谈到这，厥证机理谈到了，厥阴之为病的提纲是上热下寒，基本上是足厥阴肝、手厥阴心包络，气机不畅带来的机制，也可以说机制失灵，蛔厥证。第338条："伤寒脉微而厥，至七八日肤冷，其人躁无暂安时者，此为脏厥[①]，非蛔厥也。蛔厥[②]者，其人当吐蛔，今病者静，而复时烦者，此为脏寒，蛔上入其膈，故烦，须臾复止，得食而呕，又烦者，蛔闻食臭出，其人当自吐蛔。蛔厥者，乌梅丸主之。又主久利。"伤寒脉微而厥，至七八日肤冷，其人躁，无暂安时者，此为脏厥，非蛔厥也。脏厥阳证，不往来寒热，是不是，也是很有关系的重证，仲景学说在太阳篇，辨结胸病篇已经提过了。蛔厥者，其人当吐蛔。今病者静，而复时烦者，此为脏寒，蛔上入膈，故烦。是胆道蛔虫，还是十二指肠胃肠里头有蛔虫，所以带来的蛔厥证的反应。我们看到吐蛔的不多，看到的便蛔比比皆是，而今蛔虫少了，饮食卫生注意了。"须臾复止，得食而呕，又烦者，蛔闻食臭出，其人当自吐蛔。蛔厥者，乌梅丸主之。"可见蛔虫证也可以出现手足厥逆，我们在儿科当中以前看得很多，乌梅丸的应用，细辛肉桂，我自己记得是"乌梅丸用细辛桂，人参附子椒姜继，黄连黄柏及当归，温脏安蛔寒厥剂"。上热下寒，手指尖凉，出现的因蛔而阴阳气不相顺接所致的蛔厥证。蛔厥证乌梅丸有效，当前的驱蛔药大家用得也不多，我用得也不多了，因为在临床证中见之甚少，所以蛔厥证见证不多了。

乌梅丸方

乌梅[③]三百枚　细辛六两　干姜十两　黄连十六两　当归四两　附子六两（炮去皮）　蜀椒[④]四两（出汗）　桂枝六两（去皮）　人参六两　黄柏六两

上十味，异捣筛，合治之，以苦酒渍乌梅一宿，去核，蒸之五斗米下，饭熟，捣成泥，和药令相得，内臼中，与蜜杵二千下，丸如梧桐子大，先食，饮服十丸，日三服，稍加至二十丸，禁生冷、滑物、臭食等。

下面再说说寒厥证，寒厥证这里头，厥阴篇，第353条，"大汗出，热不去，内拘急，四肢疼，又下利、厥逆而恶寒者，四逆汤主之"；第354条，"大汗，若大下利而厥冷者，四逆汤主之"；和第370条，"下利清谷，里寒外热，汗出而厥者，通脉四逆汤主之"。请同志们分析读一读。第353条，寒厥证，"大汗出，热不去，内拘急，四肢疼，又下利，厥逆而恶寒者，四逆汤主之"，这是病重的寒厥证，再往下一条，"大汗，若大下利，而厥冷者，四逆汤主之"。这2条，好像第353条比第354条还重，所以是四逆汤证。第370条，"下利清谷，里寒外热，汗出而厥者，通脉四逆汤[⑤]主之"，这是汗出而厥的危重症，用的是通脉四逆汤，四逆加人参、加葱，葱能通阳，叫通脉四逆汤。可见这个寒厥证，在厥阴篇就是较少阴尤重，病情激化，激化到阳气已经垂危，生机很危险了。所以用了是甘草、干姜、附子、人参、大葱，通阳，出现寒厥证。寒厥证不但出现下利清谷，里寒外热，而且胃肠功能机制紊乱，肝

---

① 脉微弱无力，四肢厥逆，躁扰乱动，不能休止。通体皮肤发冷（五脏阳气衰竭，纯阴无阳之候，当用急温法以治之，急救回阳）。

② 寄生虫病，其人当吐蛔（吐蛔虫）。

③ 乌梅：归肺、肝、大肠经。酸涩微温，主治久泻久利，气逆，烦满反胃，安蛔。

④ 归肺、脾、肾三经。辛热纯阳，发汗散寒，暖胃，燥湿，消食补火，治火失寒固，主治溲数，精泄，齿动，目暗，经滞，癥瘕，蛔虫，鬼疰，血毒。

⑤ 阴盛于内，阳格于外，真寒假热的下利证治。

主疏泄，疏泄不利，上面还可以出现呕逆证。请看第377条，“呕而脉弱，小便复利，身有微热见厥者，难治，四逆汤主之。”所以寒厥到了极点，不但是下为下利，上为呕逆，您看这种病情多遇见大病晚期，或者是电解质紊乱，胃肠功能处于一个极度不单纯的胃肠功能紊乱，处于一个极度的病变之中。上呕下利，吐泻呕逆，这个时候出现了中医叫作阴脱阳脱。阳脱阴也脱，那么在这个治疗上，出现了寒厥的吐逆证。在这里，在我们的急症的处理，急症相应的应该注意到的，寒厥证的处置。

咱们今天谈到对于厥阴病的机理，两阴交尽谓之厥阴，阴之绝阳谓之厥阴，就是病情激化，发展到了极点了。如果可以还有回转余地的时候，叫作阴之绝阳；如果没有回转的余地，两阴交尽，那么病情危重了。

关于厥热胜复，这个不要把它深化了，但是主要就是看他有没有厥证的反转，而出现症情的反应，叫作厥热胜复证。厥证，本证的机制就是凡厥者，阴阳气不相顺接便为厥，凡不厥者，阴阳气相顺接，便为不厥，厥者手足逆冷者是也，不厥者手足不逆冷是也。

寒厥证的治疗呢，依然是四逆汤、通脉四逆汤，打乱的机制就是上吐下泻而出现的汗出、阴脱、阳脱的机理。今天的内容就谈到这，下一次是《伤寒论》的最后一课，再把这个厥阴其他的机理共同再研究。

第十五讲

（本讲涉及《伤寒论》条目第243、309、326、331～338、341～343、347、350～359、370、372、374、375、377、378、381、382、386条）

各位同学，下午好。我们的中医大讲堂，《伤寒论》讲课今天讲最后一课。

我们已经进行到六经辨证，厥阴病篇。厥阴病篇上次提了一些系统（理论），比如说厥阴病提纲，厥阴病纲要，上热下寒证、寒厥证、热厥证，以及厥热胜复，一共全文65条内容。再说一下大概的意义，这65条原文有辨证、有治疗，还有一些分析。

都以为厥阴病的条文年代久远，比较疏散。实际上观看，读起来不是那么太困难、太疏散。集中起来这65条，是纲要5条，治方处置19条。机理方面呢，除去谈到厥逆的原理，“凡厥者，阴阳气不相顺接便为厥。厥者，手足逆冷者是也”。（第337条）那么读这条的时候已经跟大家作过分析。这个“厥”是“厥阴病”中的一个证候，一个症状的证候表现，不是全部“厥阴病”的症情。所以在厥阴病中，在厥证的论断方面，“凡厥者，阴阳气不相顺接便为厥。厥者，手足逆冷者是也”。我把它对应一下说呢，凡不厥者，阴阳气相顺接便为不厥；不厥者，手足不逆冷是也。大家就容易体会它一句话的原理，那么凡不厥者阴阳气相顺接，不厥者手足不逆冷，怎么样的阴阳气相顺接也可以对应一下，在哪接，怎么接，那么正常人接着没有。我们说人之阴阳，外为阳，内为阴；人脏腑之阴阳，腑为阳，脏为阴；人体的阴阳，心肺之上属阳，肝肾之下属阴；那么气血阴阳，气为阳则血为阴。所以这个阴阳的系统我们不再细说大家就能理解。五脏六腑十二经络，构成人的整体生命活动，都得阴阳、表里、上下协调相接，完成一个人的人体生理功能作用。这就是“此皆阴阳表里内外雌雄相输应也，故以应天之阴阳也”。我想这句话大家还能回顾吧，这是《素问·金匮真言论》。

那么就是说，“水精四布，五经并行，合于四时五脏阴阳，揆度以为常也”这句话，各位同志也可以理解到，这是《素问·经脉别论》（里的），合于四时五脏，不但是人体的机理内部相应，人体的机理还得天人相应。比如说现在，风寒暑湿燥火，明天就是大暑节（气）。

暑必夹湿，湿热交争，人在气交之中，能够呼吸生存，人的机体有这个本能相适应，揆度以为常也，所以阴阳气相顺接，那么就不会发生厥证。某一部分的不相顺接就导致某一部分的厥证。所以《伤寒论》学说，在这提出这个相顺接不相顺接，我们亦可以理解在厥之中，有寒厥证、有热厥证。在机体病理演变过程当中，不但有寒厥证、有热厥证，还有其他不相顺接的，比如说气虚厥、血虚厥。血之与气，并走于上则为什么厥？大厥是不是？这是超越了伤寒学的理论，“血之与气并走于上，则为大厥，厥则暴死”，这是在《素问·调经论》上说，给大家复习一下。“气复返则生，不返则死”，这是我们平常所说的晕厥证。血之与气，并走于上是高血压晕厥呀？是肝阳上逆呀？是血栓呀？是出血呀？还是一过性的呢？气复返则生，不返则死，不返就不接了，所以厥者是阴阳气不相顺接，要是死者呢？凡死者，阴阳气不接了，不接则手足逆冷，长期逆冷了，连身上都凉了，就不接了。所以这厥阴病是两阴交尽，阴之绝阳。从伤寒学上说，病到极端了，到了将要激化的过程，病情危重，病到极端，病到后期，病到激化。如果不能支持了，这个机体就停止了活动，叫作两阴交尽，那就演变中断。其实厥阴病，是病入三阴的最后。少阴病已经是亡阴，亡阳，大家知道少阴病有寒化证，有热化证，已经就是“脉微细，但欲寐”，不是亡阴就是亡阳，那么亡阴病情的结果呢，也是恶化了。所以少阴就有8条死证，而厥阴病呢，在死证上有9条之多，65条占9条死证。今天来看死证是不是都不能治了呢？在挽救未危之先呢，也可能是有一定的人能胜天，挽回危机。所以少阴病叫作亡阴亡阳，到厥阴病就叫下厥上竭。那么就不是亡阴亡阳了，就是竭阴竭阳。我说的竭阴竭阳的竭字是怎么样写呢，少阴是亡阴亡阳，厥阴病叫竭阴竭阳，这个竭是衰竭的竭。大家都知道在临床病理学中有心力衰竭、呼吸衰竭、肝功能衰竭，所以器官当中的，一到衰竭，也就是病候的晚期了。到厥阴是竭阴竭阳，在《内经》上曾有一句话“人有两死而无一生”，说这个人亡阴、亡阳，最后的结果是阴阳两亡，绝不能说亡阴，阳还存在吗？“阴在内阳之守也，阳在外阴之使也。”所以人亡阴也好，亡阳也好，竭阴也好，竭阳也好，最后是阴阳两亡，形去神去，形神都不在了。所以在厥阴病篇，在这个阴阳交争之间，出了一个厥热胜复证。意思是厥热胜复证不是提治疗，一直就是让你能够明白人的病理之机制。从阴阳气不相顺接，而后它演变过程，写了这么2条。

比如说第341条：“伤寒发热四日，厥反三日，复热四日，厥少热多者，其病当愈。”这是不相顺接的时间少，而相顺接的时间长，渐渐地病情可以恢复。当然你说厥少热多，是手足冷啊，是手足逆冷啊。从手至腕叫作手足逆冷，那么（手）指（足趾）头寒呢，也是手足逆是吧，这就看程度。他这时候，也没有体温计，厥少热多是热到多少度呢？是常温，是36.5℃，要是36℃算是有热没热呢。那么要是高烧呢，热倒多了。所以这个不再对比之下去纠缠。假如我阴寒气逆之厥过去，他阳热过剩，热不除者，必便脓血。“四日至七日，热不除”，那么怎么会反阳以后又热不除呢？大家一看病理机制机转，人体对于阴阳失调，寒热失调，究竟趋向是哪一方面？有一个激化过程。这种激化过程，我认为现代医学叫作应激性的演变。那么病人在某种病理机制下，你说肾衰竭，最后他溃疡病出血了，但是他没有胃溃疡的病史，溃疡病出血了，应激性的转变，所以在仲景学说当中有的说必便脓血，有的说必成痈脓。大家可以看到这种热性的激化病，寒性的激化病到了晚期极期，可以出现不同程度的应激性证候反应。这个（是）在厥热胜复，第341条。比如说下面这一条，第342条：“伤寒，厥四日，热反三日，复厥五日，其病为进。”那就是说，不容易恢复的过程当中，有点恢复，厥四日，热反三日，复厥五日，又出现厥证，寒多热少，阳气退，故为进也，这是厥热胜复证，将要预后不良了吧。寒热胜复，寒多热少，其病为进，阳气退，阴气盛，最后是阴阳双亡。

比如说关于厥证的反应，第335条，请大家再读这一条，“伤寒一二日至四五日，厥者，必发热。前热者，后必厥，厥深者热亦深，厥微者热亦微，厥应下之，而反发汗者，必口伤烂赤[①]”。这一条原文反映什么呢？这反映厥阴伤阴的热厥证。厥微者热亦微，厥深者热亦深。所以我们看有寒厥证、有热厥证，厥得深浅与病理的寒热反应也有不同程度轻重。所以厥微者热亦微，厥深者热亦深。那么应该说厥深的重，厥微的轻。调过来对应性的要是寒厥呢？寒厥要是厥得时间长，手足逆冷至膝肘，当然是重。那么单指手指尖寒，是什么情况，阴阳气不相顺接，这个就是末梢循环，是吧，末梢循环不好。提个例子，雷诺病不也末梢循环不好吗，癔病的厥逆不也末梢循环不好吗。所以在辨证当中，热厥要注意是厥微热微，厥深热深。我们一看大脑炎的厥证，高烧39.8℃，手脚冰凉，甚至神志昏迷，这急需适当、谨慎地处置了。因此在这个厥热胜复上，第331条，大家看一看，“伤寒，先厥，后发热而利者，必自止。见厥复利”。这是个寒厥证，先厥后发热而利。这个利容易止，反阳，要是再见厥逆出现，还要肠功能紊乱、腹泻，“见厥复利”。

因此下面呢，第333条说：“伤寒脉迟，六七日，而反以黄芩汤彻其热。脉迟为寒，今与黄芩汤复除其热，腹中应冷，当不能食，今反能食，此名除中，必死[②]。”这当然是个医疗事故了，脉迟为寒，而且还给黄芩汤。大家都认为黄芩清热降火，本来是一个常用的药，但是给一个脉迟为寒的病人，这不是（犯）虚虚实实（之戒）吗？造成他的中阳衰败，到了给他吃点（食物）的（时候）反而好像有食欲，这是一个激化后的过程，回光返照。往往你看各项功能衰竭之下，突然间，某一器官组织功能恢复，病人在垂危的时候，肝功能的表现反而不那么损坏（明显）了，这是他的表现也表现不出来了，回光返照，这是个寒厥误治。比如说，第334条：“伤寒，先厥后发热，下利必自止。而反汗出，咽中痛者，其喉为痹；发热无汗，而利必自止。若不止，必便脓血，便脓血者，其喉不痹。”这个厥与热的演变，就是由阴转阳，寒厥证由阴转阳，而且还（在）恢复过程当中热盛了，所以便脓血，喉痹都出现了。因此大家这么看，我刚才读的这些条，第331条、第332条、第334条、第335条。再看第336条，“伤寒病，厥五日热亦五日，设六日当复厥，不厥者自愈[③]。厥终不过五日，以热五日，故知自愈”。这没留后遗症，这是寒厥证的自愈证。当然经过了治疗，没经过治疗，我说肯定得经过治疗了，不过医者推论啊，这个病预后将好，因为什么呢？厥逆了五天，后来呢，体温监测恢复，不再发厥了。

在这一组，大家看看厥阴篇，厥热胜复，病理机制的演变推断，通过厥热胜复情况可以推断病人厥深热深，厥微热微。厥多热少病进，厥少热多病轻，要是厥热相等，病机不再重复，是好转自愈。所以大家一看，先师张仲景留下这几条原文，在文理的推荐上，阴阳气不相顺接，便为厥，厥者，手足逆冷是也。再加上厥多热少，厥少热多，厥热平等，向愈（或）预后不良，看机体的阴阳变化有机演变，对于厥证的观察处置有着这么样的细致的含义。厥热胜复这一段落暂时先交代这儿。至于寒厥证，当时治疗手段就是四逆汤。

请大家看看条文第353条：“大汗出，热不去[④]，内拘急[⑤]，四肢疼，又下利，厥逆而恶寒者，四逆汤主之。”这个病啊，四逆汤就是三味药，甘草、干姜、附子。一个是病人三阴，病机演化成为阴寒内盛、阳气外脱。亡阳证，到了厥阴也没有更新的治法，大汗出，热不

① 热厥证的病理机转与病势轻重的推断（所有厥热胜复条，均为寒厥证，只此一条为热厥证）。

② 误治转为除中，死证（寒邪胜而正不复，厥胜热不复，故主死）。

③ 厥热日数相应，为向愈的证候。

④ 阳虚厥逆，真寒假热证。汗出如珠，阳虚汗脱，为真寒假热，格阳于外。

⑤ 寒盛于内，收引之象，其证可有腹痛，拘挛蜷卧不舒。

去，内拘急，又下利，厥逆而恶寒者，四逆汤主之。病重的寒厥证，要是急性发作，往往出现在心脏病、冠心病，素质虚弱，身体羸弱，抗病不力，一种虚衰状态。邪盛正虚也可以出现这种急性问题，那么寒厥证，四逆汤（第353条）。第354条："大汗，若大下利而厥冷者，四逆汤主之。"第353条，病重；第354条似乎是四逆汤的适应证。到第370条，请大家再看一看："下利清谷，里寒外热，汗出而厥者，通脉四逆汤主之。"

这个寒厥证，是四逆汤加人参、葱白，通阳就更重了。下利清谷，格阳于外，里寒外热，汗出而厥。真寒假热，这在厥阴病中给反映出来，寒厥证的更重一等。不但下利清谷，第377条，请大家往下看。"呕而脉弱[①]，小便复利，身有微热，见厥者"，又加上两个字，大家看见那两个字了吗？（难治）"呕而脉弱，小便复利，身有微热，见厥者，难治，四逆汤主之"。只是轻重程度的不同，到了难治之证，还是四逆汤。返回来，表里、太阳厥阴对比提出，第372条："下利，腹胀满，身体疼痛者，先温其里，乃攻其表。温里宜四逆汤，攻表宜桂枝汤[②]。"病的治法是先表后里，在这种情况下，他掉转了先表后里的治疗。腹胀满，身体疼痛了，是表证，但是呢，伴随着下利，病情演变，到里寒之极。表里先后的层次，先温其里，乃攻其表。温里宜四逆汤，先吃四逆汤，不能用桂枝汤调和荣卫了。

所以大家在学习伤寒学，先表后里呢，是先里后表呢？是怎么样回阳救逆呢？是通脉四逆汤呢？是四逆汤呢？在寒厥证给我们提示，在厥阴病篇虽然文字简单，用药简单，但是说明问题是有含义的。大家在读伤寒学的时候一定要耐心细致地体会本论的特点。但热厥证，掉一个头，现在寒厥搁在这儿，再说热厥。热厥，第350条："伤寒，脉滑而厥者，里有热，白虎汤主之。"所以本论详于寒，而略于温。在热厥证的治法，不只是白虎汤。今天来看，高热昏迷，谵妄，手足厥逆。我们学习了温病学以后，就可以"温邪上受，首先犯肺，逆传心包"，这是厥阴，手厥阴心包络。我们说这是脑症状的出现。在两汉时期，治温热病的用药还比较简单，经过了晋、隋、唐、元、明、清，我们有着"三宝"，安宫牛黄（丸）、紫雪散、局方至宝（丹）（神犀丹等）。

所以我们今天再向前发展，也有一些灵活性的引用现代的方法，清开灵，当然是不是清开灵和安宫牛黄画等号？我说不好说，也不一定是等号。在热厥证方面，对疾病的认识，是由于寒邪化热，流行病。一开始的时候就热入心包呢，还是现在演变的热入心包，出现热厥。在我们的临床治疗上，不能不加深理解，从伤寒学到温热学的发展阶段，卫气营血的辨证、三焦辨证。所以吴鞠通先生只能羽翼仲景，并不是说仲景学说不对。热厥证他处方不多了，下面还有2个处方，是不是带有厥逆？值得考虑。因为肝主疏泄，病候到了后期，往往导致体液紊乱，胃肠功能紊乱，出现的症状是下利呕哕，所以从厥阴病篇的时候，给大家提醒，别忘了读《金匮要略》。大家必是继承发扬，整体提高，《金匮要略·呕吐哕下利篇》，张仲景《伤寒论》是用六经辨证，张仲景《金匮要略》是辨病施治。我们现在是辨证施治，辨病之中有辨证，辨证之中也有辨病，病证结合是一个完整的中医体系。

所以在热厥里头厥阴病篇还有2条原文，一条是第374条，"下利谵语[③]者有燥屎也，宜小承气汤"；第375条"下利后更烦，按之心下濡者，为虚烦也，宜栀子豉汤"。你说这2条

① 胃虚气逆，胃气虚寒所致。

② 虚寒下利兼有表邪的证治。

下利腹胀满：脾肾阳气衰微，里虚寒。

身体疼痛：外有表邪。

表里同病，里虚当先治里。

③ 谵语，实证；郑声，虚证。

放在厥阴病篇，应该说是病不重，没有死证。但是它干扰了胃肠功能，下利呕哕，所以出现了下利谵语，有燥屎也，有燥屎应该大便干燥啊，这叫有燥屎，这是什么意思？在温热学说，这叫热结旁流，邪热没下来，但是出现下利清水，干燥的粪便不下。旁流，在肠道里头，有一些糟粕，燥便不下，又下来好多的稀水便，宜小承气汤。栀子豉（汤），热扰胸膈，也导致宗气不相顺接。胸为清阳宗气之所在。心肺之气合化为上焦，清阳出上窍。真气者所受于天，与谷气并，合而充身。在上焦叫宗气，在体表叫荣卫之气，在人身叫元气，在脾胃叫谷气。大家读了李东垣，李东垣先生曾经在《脾胃论》上说过，"夫元气谷气脾胃之气，升发诸阳上升之气，皆胃气之异名，其实一也"。元气、谷气、荣气、卫气，升发诸阳上升之气，这个都是人体的清气。在胸膈被扰，中气不能合化，也可以出现厥阴气机不畅。所以你看这厥证的出现，气逆而厥，就不只是热厥这一面。所以见着手足厥逆，你是给附子汤呢，你是给白虎汤，你还是给当归四逆汤呢？那么回顾少阴病四逆，治的是什么呢？四逆散是吧，柴胡、枳实、芍药、甘草。那是少阴病吗？少阴阳郁是吧，阴阳气不相顺接。所以热厥证这里面，谈到白虎汤是最高手段。而今天发展了很多，犀、羚、脑、麝，羚羊粉、麝香的使用。那么对热厥证来说不无小补，也确实治好了很多人。但再开创未来的新药还很有必要。因为我们国家人口众多，要是大量地推荐，紫雪散、安宫（牛黄丸），没有新的发展，能满足了要求吗？所以进一步地在医学创造性的发展，继承发扬才是重要的。

下面再谈一谈这厥证的出现。厥阴篇的厥证在很多问题都有相应的辨证。例如说，第351条，这个就比较轻，没有提手足厥逆，它写的是"手足厥寒，脉细欲绝者，当归四逆汤主之[①]"。

当归四逆汤方

当归三两　桂枝三两（去皮）　芍药三两　细辛三两　甘草二两（炙）　通草二两　大枣二十五枚（擘，一法十二枚）

上七味，以水八升，煮取三升，去滓。温服一升，日三服。

我们标题前给它标出来内容提要叫血虚寒厥，还是阴阳气不相顺接，但是手足厥寒，脉细欲绝这指血分寒，我们实际在临床上，这血虚寒厥有好多人在这个下肢静脉炎、静脉曲张，或者是静脉血栓，还有脉管炎，经常应用当归四逆汤。

当归四逆加吴茱萸生姜汤方

当归三两　桂枝三两（去皮）　芍药三两　细辛三两　甘草二两（炙）　通草二两　大枣二十五枚（擘）　生姜半斤（切）　吴茱萸二升

上九味，以水六升，清酒六升和，煮取五升，去滓。温分五服。

紧接着下面写着（第352条）："若其人内有久寒者，（宜）当归四逆加吴萸生姜汤[②]。"

所以还看看素质的关系问题，这是一个血少寒厥，也是厥证。还有第378条"干呕，吐涎沫，头痛者，吴茱萸汤主之"，这是肝胃气逆出现的厥证。这上没写厥，在哪写着呢，在少阴篇的吴茱萸汤，"烦躁欲死手足厥逆，吴茱萸汤主之"。在阳明病篇强调了呕逆（第243条），"食谷欲呕（者），属阳明也，吴茱萸汤主之"。在厥阴病篇，强调了厥阴肝经，疏泄不利，肝胃不合，阴寒气逆，上焦可以头疼吐涎沫，吴茱萸汤主之。

---

① 血虚寒的厥逆证治。

血虚寒厥：手足厥寒，脉细欲绝。血虚感寒，血寒凝滞之候。无下利清谷、里寒外热，是整体衰脱之候。

血随气行，气为血帅，血非气不行，气非血不附，证由阴血不充，感寒而致，导致血虚寒厥，血为寒郁，阳气不伸，手足厥寒。

② 内有久寒，当归四逆加吴萸生姜以治之。久寒所指，不是肺寒，亦不是肾寒，不外肝胃的寒邪宿疾。如胃寒呕逆，厥阴头疼，癥瘕痼冷之患。

吴茱萸汤方

吴茱萸一升（洗） 人参三两　生姜六两（切） 大枣十二枚（擘）

上四味，以水七升，煮取二升，去滓，温服七合，日三服。

所以大家一看气、血、痰、火、寒厥、热厥，这里还有一个，第356条：“（伤寒）厥而心下[①]悸，宜先治水，当服茯苓甘草汤，却治其厥。不尔，水渍入胃，必作利也[②]。”这是什么厥，水蓄中焦，水饮，阴阳气不相顺接，用茯苓甘草汤治厥逆。由此大家在厥阴病的厥逆证上来说会有所发挥的。那么我们也可以见到，我在临床上曾经也见过，神经内科诊断癔症性的瘫痪，这个预后都好。所以这个假性休克的厥逆，摸一摸人中，掐一掐手指头，十宣放血，后世也有很多处置的治疗。所以大家在读厥阴病篇到厥逆证的时候，辨证论治，（正好呢，）促进发挥，很有意义。

第65条，并不是不系统，厥阴病篇的厥证是很有探讨的意义，寒厥证，热厥证，吴茱萸汤证，肝胃不和证，血虚寒厥证，气逆，气郁。少阳厥阴相表里，由于肝肾乙癸同源，疾病的演变到厥阴是两阴交尽，阴之绝阳，出现了厥热胜复，都谈过了。厥阴篇也有3个处方，是厥阴的特点，这3个处方再占点时间说一说。

一个是上热下寒，乌梅丸；一个是干姜芩连人参汤，误治错治导致的；还有一个叫麻黄升麻汤，也是争论纷纷。所以我在这说一说，我认为这3个处方绝不可厚非，都属于上热下寒证，乌梅丸、麻黄升麻汤、干姜芩连人参汤。乌梅丸的这证候反应，请大家读一读第338条：“伤寒脉微而厥，至七八日，肤冷，其人躁无暂安时者，此为脏厥，非蛔厥也。”记住，这是脏厥，不是蛔厥，脉微而厥，肤冷，其人躁，一点休息都没有，着急，此为脏厥，非为蛔厥也。蛔厥者，其人当吐蛔。这是肯定，不吐蛔的不能证明有蛔虫。“今病者静，而复时烦，此为脏寒。”脏寒，脏厥。蛔厥，蛔厥当吐蛔，脏寒可以出现蛔厥证。脏寒不同于脏厥，脏厥是寒厥的重证，其人躁，无暂安时，顷刻就有垂危之虞。脏寒引起来蛔虫证，有蛔虫证的可以得蛔厥，没有蛔虫证的病人，只能说是脏寒，脏寒它是阴阳失交，上下失和，上热下寒，那么用乌梅丸。

乌梅丸治厥阴病，上热下寒证，脏寒之证。那么，有蛔虫者，可以安蛔，蛔不安于室，至于蛔闻食嗅出，蛔虫有嗅觉吗？它怎么闻，闻见这食物好吃。他重的可以吐蛔，看来蛔虫内肠的寄生，时间长，蛔虫闹得很重，他的病蛔大部分是在十二指肠，要是反倒，反流进了胆囊就胆蛔证了，还有穿孔之虞。那么，现在我们的饮食卫生，这蛔虫不多了，在（20世纪）50年代，还看见有治蛔虫的，现在治蛔的少了。但是这个上热下寒，脏寒证，那么，脏寒证出现的厥阴病提纲，看看，“厥阴之为病，消渴”，第326条，厥阴篇的头一条：“气上撞心，心中疼热，饥而不欲食，食则吐蛔，下之利不止。”这是上热下寒，上边可以呕逆，心中疼热，饥而不欲食，没有蛔就食则吐，要是给他泻下药，他就要稀水便了，上热下寒证。这个不同于寒厥证，四逆汤不能用，不同于热厥证，白虎汤不能用。这是脏寒，脾胃虚寒，上焦郁火。那么，用的是乌梅丸，细辛、肉桂、干姜、附子、黄连、黄柏，寒热药并用。乌梅酸敛，配成丸剂。这个请大家回去再读汤头歌得了。这药物这么多，您读个歌好记，“乌梅丸用细辛桂，人参附子椒姜剂，黄连黄柏及当归，温脏安蛔寒厥剂”，这是《汤头歌诀》。细辛、肉桂、人参、附子、川椒、干姜、黄连、黄柏，寒热并用，清上温下，和中，这么个处方。治厥阴气机不畅，上热下寒。那么，（20世纪）三四十年代，还都有现成的丸药，到药房买两丸吃，回来可以（用于）出现的消化不良，上吐下泻；脏气得温，脾胃得复，是个

① 水气凌心，阳虚不化。

② 水饮中阻厥逆证的辨证治疗。

好药，是个传统方剂。大家知道，这个以后附篇，大家看一看，这是急性发作一种病。“病有霍乱者何？答曰：呕吐而利，此名霍乱。”（第382条）这不是霍乱弧菌的那个霍乱，这就是急性胃肠功能紊乱，这个霍字当什么叫，加草字头叫藿香，这个霍乱，霍然，忽然间，忽然间乱了，怎么了呢，他又吐又拉，肚子疼，它的治法这里头说过。第386条说：“霍乱，头痛，发热，身疼痛，热多，欲饮水者，五苓散主之；寒多不用水者，理中丸主之。”这是一个脾阳不升，脾胃失和，热多欲饮水者，用五苓散，二苓术泽桂，茯苓、猪苓、泽泻、肉桂、白术；理中丸，参、术、姜、枣；桂枝人参汤，那再加上有个乌梅丸，上热下寒，调整消化功能，消化道机制，可以温胃散寒，这是乌梅丸的应用，还存在是厥阴气机不畅导致的。

再下一条，麻黄升麻汤[①]，第357条，大家读一读这原文，历代很多注解都不说这是仲景原文。我看不能过早地说，还是有实用价值，麻黄升麻汤：“伤寒六七日，大下后[②]，寸脉沉而迟[③]，手足厥逆，下部脉不至，咽喉不利，唾脓血[④]，泄利不止者[⑤]，为难治。麻黄升麻汤主之。”不好治，这个病，作者也说了，就是有碍于预后。这个病有些弯路，因为他这个病，他说大下后，经过一段不适当的治疗，所反应的证候，寸脉，寸口脉沉而迟，手足厥逆，下部脉不至。下部脉是什么，脚面上。寸脉，量血压都量不出了，那么再摸摸脚面还怎么样，也很微了，趺阳脉，下部脉，是吧。那么要少阴脉是脚腕子后边，太溪穴，下部脉也摸不到。在上焦是咽喉不利，唾脓血，在下焦是泻利不止，四肢不温，手足厥逆，这个病情只能看看他开的是麻黄升麻汤主之。

麻黄升麻汤方

麻黄二两半（去节） 升麻一两一分 当归一两一分 知母十八铢 黄芩十八铢 葳蕤十八铢（一作菖蒲） 芍药六铢 天门冬六铢（去心） 桂枝六铢（去皮） 茯苓六铢 甘草六铢（炙） 石膏六铢（碎，绵裹） 白术六铢 干姜六铢

上十四味，以水一斗，先煮麻黄一、两沸，去上沫，内诸药，煮取三升，去滓，分温三服，相去如炊三斗米顷，令尽，汗出愈。

因此结论麻黄升麻汤所治的病证，有寒有热，寒热夹杂，麻黄升麻汤的病机，上焦是咽喉不利唾脓血，下焦是泻利不止。上下升降、表里失调，这么个机制。因为从麻黄升麻汤的药味，读一读给大家，麻黄、升麻、当归、知母、黄芩、葳蕤（就是玉竹的别称）、芍药、天冬、桂枝、炙甘草、生石膏、白术、干姜。您看这方颇像时方，不像仲景苓桂术甘汤、桂枝汤，是吧，芍药甘草汤。这个汤，这个药，麻黄升麻汤，寒药是葳蕤、天冬，（治）气阴两伤，知母、石膏，这是白虎汤；黄芩、芍药，芍药汤，治痢疾；再加上干姜、白术，桂枝，这个温中，所以也是寒热夹杂。寒热夹杂，上下升降、表里失调，这一个误治错后的变证，出现了这么一个症情。所以，当证变药也变，药变则方也变。这个药方好用，麻黄升麻升清阳，知母石膏清里热，玉竹天冬养气阴，当归白芍和血，干姜白术温中散寒，这正是张仲景发挥了阴阳气血，表里升降，合成的处方。柯韵伯先生的《伤寒来苏集》解释这一句，这个处方叫下厥上竭。下厥，下焦厥，厥阴的厥，上竭，上焦竭。柯韵伯先生解释说下厥上竭，阴阳离绝，处方，难治的病。下厥，厥逆的厥，上竭，衰竭的竭，阴阳离绝，这个绝是绝对化的绝。阴阳离绝之候，柯韵伯先生解释，他引了《金匮要略》两句话，“六腑气绝于

① 寒热错杂，表里混淆，厥利并作，难治之候。

② 病程稍长，有误治史。

③ 阳虚下陷。

④ 虚火上扰，热伤血络。

⑤ 阳陷下脱。

外，手足寒，五脏气绝于内，利不禁”，利不止。接着他说咽喉不利，嗓子都吃不了东西，吐脓血，水谷之道已绝；水谷，吃饭，水谷不进，水谷之道已经绝了，这是下厥上竭的病。“六腑气绝于外，手足寒，五脏气绝于内，利不禁”，这是《金匮要略》的两句话，咽喉不利，水谷之道已绝，后天之本也绝，柯氏说下厥上竭，阴阳离绝之候，这个处方非同小可，我们不要认为这是好像不系统的方子，我们要看到仲景先师对于难治的病出这么一个复杂的处方，也是上热下寒，表里失和，中气下陷，调节这个处方，一旦有需要，还是应该给予，虽然难治，也给予挽回之机，麻黄升麻汤。

下面还有一条，第359条怎么说，“伤寒，本自寒下，医复吐下之”，您看看怎么样，本来就经过治疗的弯路，还给吐下。汗吐下三法，驱邪，造成的现象，寒格①，格阳于外，格阳于上。真寒假热，更逆吐下，若食入口即吐，连饮食都调理不了了，这是病寒格证。寒盛格阳，这是格阳于外的，干姜芩连人参汤主之。这方子简单，干姜黄芩黄连人参汤，这也是上热下寒，调节气机的治疗，不亚于后面霍乱。那么，出现呕吐而利，这个比那个要重得多了。所以用干姜芩连人参汤。

干姜黄芩黄连人参汤方

干姜　黄芩　黄连　人参各三两

上四味，以水六升，煮取二升，去滓，分温再服。

这一个厥阴篇，只是厥阴气机不畅，出现的上热下寒证，所以厥阴篇里头有寒厥证，四逆汤类；有热厥证，白虎汤类；有血虚寒厥，当归四逆汤类；有水饮厥逆，茯苓甘草汤类；厥阴气机升降失调，上火下寒证，有乌梅丸、麻黄升麻汤、干姜芩连人参汤以调治。

这样厥阴篇第65条不就好理解了吗。至于厥阴死证我不再重复，比如说第343条到第347条，请参考少阴篇的死证。竭阴竭阳，阴阳脱离，人有两死而无一生，我要在最后，要提示大家读学《伤寒论》，逐字逐句进行研究。

厥阴篇的最后一条，第381条：“伤寒，哕而腹满②，视其前后，知何部不利，利之即愈。”可以看到仲景先师对于后天之本，胃肠功能的重视哕而腹满，一个是气逆、恶心，一个是肚子胀，气逆哕而腹满，这是辨别五虚证、五实证。在这个腹满状态下，大家看那个肝硬化晚期，腹水、腹满、不能吃，消化道（有病变）。所以作为一个统一的阴阳六经辨证，它用这几句话给总结了《伤寒论》，哕而腹满，视其前后，您是利大便、利小便，知何部不利，您自己看吧。那么开头以表虚证，桂枝汤领衔，最后以“哕而腹满，视其前后，知何部不利，利之即愈”，只能作为思考性的辨证认识。

在这里，我最后一句结语，《内经·六微旨大论》，“出入废则神机化灭”，出入要废掉了，则神机化灭，这是我们中医学基础，病理学的根源，“升降息则气立孤危”。所以中医学基础、病理，出入升降，表里上下，则为纲。说中医的病理，哕而腹满，视其前后，知何部不利，利之即愈，升降失调；桂枝汤调和荣卫，表里失调。“出入废则神机化灭，升降息则气立孤危”，所以《内经》上说，“（神回不转）神转不回，回则不转”，这就是不断前进论。

人们永远要向前看，神回不转，不是循环论，只有不断前进，才能促使我们的学术发展，神转不回，我们中医解释，金木水火土，不是循环论，社会科学与自然科学是不同的，但是科学的发展观是永远前进的。所以在这，在六经辨证延续的今天，就此欢迎大家多提宝贵意见。最后的结语，就是表里出入，升降上下，燮调阴阳，是我们的用药原理，厥阴篇也就此作为结束，告一段落，谢谢大家！

① 吐下以后，病机更逆，寒热格拒。升降失调，阴阳失交，上热下寒。

② 哕逆腹满属实的辨证治疗。

第二辑 名医篇

第三篇　应诊辨证特点及经验方

第一章　应诊及辨证特点

第一节　应诊特点

一、全　局　性

方老应诊首先总揽全局，四诊合参。方老常说：人体是一个有机的整体，局部的病变可以影响及全身；内脏的病变，可以从五官四肢、体表神态、舌脉等各个方面反映出来。《丹溪心法》曰："欲知其内者，当以观乎外；诊于外者，斯以知其内。盖有诸内者，形诸外。"因此只有通过四诊等手段，诊察疾病显现在各个方面的症状和体征，才能全面了解疾病的病因、病机，为辨证论治提供依据。方老说：望、闻、问、切是了解疾病的四种方法，各有其独特的作用。《难经》曰："望而知之谓之神，闻而知之谓之圣，问而知之者谓之工，切脉而知之谓之巧。"此四诊，乃诊病之要道，应有机结合，不可偏废。方老临诊非常重视四诊合参，从患者一进诊室开始，仔细观察其外在表现，详尽询问病史、症状、细可及居住环境、所做工种、个人喜好，使患者心情放松，畅所欲言，亲切详细的问诊，使患者体会到医生看病的认真负责，既缩短了医生与患者的距离，又获得了真实的临床资料，做到辨证时心中有数。

于舌而言，《笔花医镜》曰："舌者心之窍，凡病俱观于舌，能辨其色，症自显然。舌尖主心，舌中主脾胃，舌边主肝胆，舌根主肾。"在临床上舌诊可辨别疾病的性质，病邪的深浅和病情的轻重，故有"辨舌质可辨五脏之虚实，视舌苔可察六淫之深浅"之说，方老临证亦重视舌诊。对于正常舌象，方老概言之："舌洁"，洁，清洁之意，即为不病之舌。方老认为"有者求之，无者有之"，也有疾病征象未反映到舌上或有些舌象是患者本身体质使然，非疾病的反映，所谓"人病舌未病"，需结合其他症状综合诊断。故方老的医案里常有"舌洁"之称。

于脉而言，方老认为，脉诊是用于支持诊断的依据，但不可玄化。凭脉辨证有一脉候多病，一病有多脉的情况，切脉断病，要结合全身情况。27部脉临证各有取舍，或舍脉从证状，或舍证从脉。对于无病之脉，方老概之为"脉平"或"脉平缓"。脉平，谓之人病脉不病，脉缓，非缓脉，而指脉来从容和缓，是有胃气的表现。说明患者正气不虚，受邪表浅，预后良好。方老诊脉，首要识别脉之"有神无神"与脉之"有力无力"，所谓识得神之有无，能辨人之生死，识得力之有无，可辨病之虚实。方老很重视脉的胃、神、根，诊脉先辨明患者之脉有无胃、神、根，以确定治病之大法是扶正还是祛邪；以确定疾病之预后，是顺证还是逆证。

方老对不病之舌，不病之脉提出“舌洁”“脉平”的概念，是认为目前对正常舌脉没有量度指标，用“洁”与“平”对正常舌脉的概括，为一家之言。

二、预　测　性

方老初诊，对于患者是顺证还是逆证及其预后，都能成竹在胸，一语中的。原因是其具有详察明辨的诊病功底，结合丰富的临床经验，熟悉常见病的发病规律，对疑难重症，能根据病情症状及舌象脉象作出正确推论。方老对一年二十四个节气变化的致病因素了如指掌，强调因时令而治时病，对传染病的发生及预后有明确的预测。如在2003年SARS暴发流行时，他明确指出此瘟疫在北京发于冬末春初，必在小暑节气后结束，果然在当年6月末疾病很少有新发，得到了有效的控制。

三、试　探　性

经过全局性的思考，有了初步的判断，方老往往试探性的用药，急症一般投药3剂，慢症一般投药5～7剂，看看病人用药后的反应，谓之“探探路子”，以指导进一步治疗。对于一些慢性病患者，因长期服药，为不伤脾胃，常嘱其服3剂停1天。

四、中西结合

方老认为中西关系历来有很多不同认识，其中有学术关系，人情行为关系等不同的看法，我们不能让中医和西医学术对立起来，更不能把人情行为形成区域的界限，继承发扬中医学是当今很迫切的传承工作，中医学术、西医学术都需要古为今用，精益求精，继续进步。学习现代医学知识是洋为中用，不能形成两个相互抵触的堡垒，互相攻击。作为一名现代中医，我们也应拿起听筒，利用现代科学工具，采用各种现代检测手段以明确诊断，以发挥中医治病求本，实践经验与理论相互结合的本质作用。中西医应相辅相成，实践上不要排斥中西医同治，不要各走极端，应提倡中西并举，取长补短，殊途同归。方老临证注重中西医结合，根据病人病情需要常采用现代医学手段，如遇呼吸系统疾病给予心肺听诊；遇腹痛患者，必触其腹；切脉时感觉血压偏高者，则为其测量血压等。方老在四诊合参的基础上，为明确诊断，必建议患者进一步检查，做生化检测、CT、核磁等，往往有很高的确诊率。如给一男性患者诊脉时发现脉滑，结合其有腰痛的症状，认为病情与脉不相符合，嘱其进一步检查，后被诊断为膀胱癌。

五、效不更方

“效不更方”指辨证准确则不轻易更换处方。方老看病非常重视“效不更方”，对于疑难杂症，先开几剂，探明路径，然后坚持自己的辨证，一定时间而不更方换药。这种坚持当然根据证候有无变化而定，证候、病情有了变化则立即改变立法用药。如服药一段时间，病情变化不大，疗效尚未显露，而病机、病情、证候依然，方老一定“效不更方”，往往会有意想不到的疗效。这种坚持不是盲目的，它体现了方老深厚的医学功底及丰富的临床经验。

第二节 辨治特点

中医诊病的精髓在于辨证论治，辨证是治疗的前提，治疗是辨证的归宿，掌握了辨证论治的基本规律才能正确有效地治疗。方和谦教授临证对辨证论治的方法运用娴熟，故临证疗效显著。

一、辨病与辨证相结合

“辨病”和“辨证”相结合是中医诊断疾病的传统模式，也是各位名老中医常用的辨证模式。这就是“病证结合”的辨证模式。

《内经》已经奠定了“病”的病因、病机、病症诊断模式，如《疟论》《痹论》《咳论》等，均是论病。然后再论述不同的病因病机。如痹病再分风、寒、湿等不同痹证。《伤寒论》以“辨某某证脉证并治”为篇，其中的“病”指的是六经病。在每一病的提纲之下，又列出主症及不同的病证方药。如太阳病以“脉浮头项强痛而恶寒”为主症，又以“伤寒”“中风”等不同证候为辨证依据。《金匮要略》全书二十五篇，除第一篇总论外，篇篇以疾病冠名，包括了内、外、妇及其他杂病的四十多种疾病的脉、证及治疗方药，所论之病均以病证结合的方式论述。张仲景是据六经分病，以八纲辨证，脏腑辨证，数者密切结合得出主要病机，随机定治选方，因而既不同于专病专方，也不同于一证一方。而书中疾病的分篇，是以病机相同、证候相似或病位相近归在一篇。如痉、湿、暍三种病，都是外邪为患，在初期多有恶寒发热的表证，故合为一篇；《中风历节病脉证并治》篇中，因为中风病有半身不遂，历节病有关节疼痛，两者病势如风性善行而数变，病机相仿，故合为一篇；《胸痹心痛短气病脉证治》篇是结合病机、病位分篇等，都体现了辨病与辨证相结合，故《金匮要略》是古代治疗杂病辨证论治的典范。

有人认为中医只辨证，不辨病，过多强调“辨证论治”，而忽略“辨病论治”。方老认为这种提法是错误的，中医不仅辨证，也要辨病。以辨证论治来代替辨病论治，缺乏对疾病规律的掌握，则很难进行系统有效的治疗，而且也难以探索疾病的诊治规律。辨病与辨证相结合，实际就是对疾病过程的一纵一横的认识方法。只有将两者有机地结合起来，才能对疾病起到有效的治疗作用。方老深得经典要领，临证辨证与辨病密切结合。如治疗肺炎、肝炎、中风等不同疾病，要根据疾病发展的不同时期，患者的不同证候分证治之。而对于具有相同证候的不同疾病，要归在同一证候采用同一治法治疗。如方老自拟的和肝汤是治疗肝郁脾虚，气血失调证的代表方剂，他用此方化裁治疗肝炎、胃炎、月经不调、心悸、失眠等不同系统疾病获效。自拟的滋补汤阴阳气血双补，成为补益各脏腑虚损的代表方剂，临床治疗心肺肝脾肾各脏腑的虚证获效。他还结合分析临床现代医学的化验指标进行中医辨证，见白细胞减少多属“气虚”，而增多则是“气有余便是火”；红细胞减少多属血虚，而增多则属血瘀；尿中有脓细胞多为膀胱湿热等。如此中西结合及病证结合扩大了中医辨证的视野，促进了疗效的提高和中医学术的发展。故方老临证辨证准，辨病明，辨证与辨病相结合，很好地运用同病异治、异病同治的方法取得显著的临床疗效。

二、整体观念贯彻治疗始终

中医学强调整体治疗观念，即通过整体调节促进阴阳平衡，这一过程实际是调动人体正气抗病能力，对疾病损伤和局部病变进行修复。基于对人体五脏六腑是一个整体，各脏腑的机能活动是有机联系的认识，人体发病会相互影响，故方老对疾病的治疗多从人的整体状况判断，辨证治疗时兼顾各脏腑的变化。如对心病的治疗提出“五脏相关治心病”的理论，选择适宜的方剂。从心论治，补气养血滋补心神；从肝论治，和肝解郁养血宁心；从脾论治，健脾化痰活血养心；从肺论治，调补肺气助心行血；从肾论治，补肾养心交通心肾。从而五脏安和，心病得愈。方老对脾胃病的治疗提出以“保胃气”为核心的整体治疗观，无论脾胃本脏或他脏有病，老年人，气虚之人及疾病诊治过程中都要从整体调节入手顾护脾胃之气。他认为许多疾病，是由于整体失调而波及局部，局部病变突出而根源在整体，如胃痛，疼痛在中脘局部，即是脾胃升降失调或肝脾失和所致；有的疾病则由局部病变波及整体，导致整体失调而根源在局部，如淋证，局部尿频、尿急、尿痛会导致肺气宣发肃降失司，肾的气化失调。故要善于处理整体与局部的关系，不以局部损伤为治，要注重局部症状产生的整体失调病机，从整体调节入手，抓住治病之本，才能收到良好效果。

三、气机不疏，先治郁

郁者，滞而不通之意，是指因无形之气或有形实邪（痰、瘀、食、石、虫、浊水、糟粕等）阻滞，以致气机不疏。方老认为临证如无外感存在，就应考虑有无气机郁滞不通的问题。就气郁而言，气郁即木郁，木郁即肝郁。肝滋生于木，涵养于土，性升散而喜条达。所谓治疗气郁当调气，实际调气即是调肝，调肝即是达木。只要肝气条达，则气顺血和，升降有常，脏腑协调，脾胃因之而能纳能化，气血因之而能生能长，此治郁即寓治虚之义。尤其慢性疾病多虚亦多郁，常虚、郁互见，有时先治其郁而虚证自解，如不治其郁而单补其虚，常常不仅达不到补虚目的，反而愈补愈塞滞，病无宁日。故凡有郁者，必以疏郁为先，而后言补。如方老经验方和肝汤即是疏气解郁的代表方剂，加减化裁可治疗各脏腑气机失调的病证。和肝汤治疗肝病，遵“疏气令调”的原则，用调达舒畅之药以复肝脏自然生化之态，诸如治疗常见的胁痛、慢性肝炎、肝硬化等。方老认为仲景“见肝之病，知肝传脾，当先实脾”的理论开肝病实脾之先河，在肝脾相关为病时，可根据病变重点之不同和病传关系兼调并治，和肝汤既可用于肝病引起脾胃不和者，也可用于脾胃病而致的肝胆失调者，可收到肝脾同治的效果。肝失条达，气机不畅，浊气上逆，横逆犯肺亦可引起咳嗽。对于木火刑金之咳嗽，方老用和肝汤平肝降逆，升清降浊，化痰止咳获效。对于疼痛之证，治疗主张以“通”立法，所谓“通则不痛，痛则不通，痛随利减，当通其经络，则疼痛去矣”，方老应用和肝汤治疗诸痛证，以通利气血为要。

四、运化失司，先理脾

方老临证首先要考虑脾胃运化状况如何，如有脾胃运化失司，首当调理脾胃，俟脾胃健运，再调治其他。由于人体之营卫气血全赖水谷化生，而水谷之运纳则是脾胃所司，只有脾胃健运，能纳能化，气血有源，五脏得养，生机旺盛，才有抗拒邪气，修复损伤的能力，而且药物亦赖脾胃运化输布才起作用。有的病虽然气机郁滞，但脾胃太虚，不任攻伐，也当先行调理脾胃。急性病以调治脾胃善后，只要脾胃运化改善，其他脏腑元气也会迅速康复。许多慢性病常常会因为脾胃运化之恢复，带动整个脏腑功能向康复转化，从而促使原病好转。因此脾胃的功能状态，通常是其病情好转与恶化，预后善恶的标志。只要脾胃不虚，则病虽重而无虞，若脾胃一败，生化无源，病虽轻而难复。

方老治疗脾胃病的基本思想是“以运为健、以运为补”，治疗原则为“健脾先运脾，运脾必调气”。方老认为治疗脾胃病，应该从动态的观念出发，以健脾助运、调整升降为要。而通过健脾促运、调气和胃之剂，使脾气得以舒展、气机得以调和，促进运化。故临证之时强调“健脾先运脾，运脾必调气”，此乃运脾健脾思想之精华，已成为方老治疗脾胃病的常法通则。方老治疗脾胃虚弱，运化失司，详辨气虚、阴虚和阳虚之证。急性热病之后，调理脾胃收功，重在益气养阴，常用天花粉、玉竹、麦冬、百合、石斛等药以顾护津液。慢性久病，护胃益脾的法则当贯彻始终，即脾胃尚可之时，须小心护胃固脾，慎用大热大寒、猛攻克伐及峻补滋腻之剂。因大热伤阴，大寒伤阳，猛攻伤气，滋腻碍湿滞气之故。如必用峻补滋腻之剂，须稍佐行气醒脾、芳香开胃之药，以轻展气机，催动运化，使其补而不滞，常用炒谷芽、香稻芽、焦神曲、炒莱菔子、砂仁、鸡内金、大枣、甘草等和中养胃健脾之品。方老对苦涩、腥臊难于入口之药尽量少用，以免引起呕吐而伤胃气。对年老及脾胃虚弱之人，饮食调理十分重要，总嘱其以饮食清淡新鲜，荤素搭配，粗细混食，营养丰富，八分饱勿过量为原则。

五、顾护胃气，保存津液

方老推崇李东垣的《脾胃论》，临证时时顾护脾胃之气。方老指出：“胃这个脏器像个袋子，主腐熟消化，司新陈代谢。所消化之物由胃入肠。故胃气以下行为顺，脾气以上升为顺。胃为十二经之长，为后天之本。人类的生活存在，是以胃气为本。”《内经》云，四气均以胃气为本，“有胃气则生，无胃气则死”。所以百病皆可以因脾胃虚而生。邪正交争，只要正气不败，就可以扭转病情。胃气败则为绝症。脾胃受损，则使百药难以施用，五脏六腑难以荣养，而诸病丛生。因此方老治病用药极为重视“保胃气，存津液”。提出“大病体虚，要重在培中”“大病必顾脾胃”的观点。在他治病的方剂中经常见有炒谷芽、香稻芽、焦神曲、炒莱菔子、砂仁、鸡内金、百合、麦冬、玉竹、石斛、大枣、甘草等和中养阴益气之品。对于久病虚证及老年人的治疗，方老更强调顾护胃气即可扶正祛邪，但用药需循序渐进，药性平和，用量宜轻，不温不燥，不滞不腻，不攻不泻，长服无弊。通过保胃气，使脾胃健运，肺气调畅，肝气疏达，肾气充盈，五脏安康。方老治热病，遵吴氏“存得一分津液，便有一分生机”的思想，视养阴保津为其重要原则。他提出“治伤寒注意存津，治温病重在养阴”，他在解表透热或清热解毒剂中，常加入天花粉、玉竹、麦冬、百合、石斛等药以顾护津液。

第三节 用药特点

一、药少力专，举重若轻

方老处方用药，看似平淡无奇，用量也少，然药少力专，配伍得当，实乃举重若轻。方老处方的药味都在10味左右，即便是复杂的证候，也抓住主证而治之。如治疗外感热证，方老取药轻灵，芳香清冽，遵吴氏“治上焦如羽，非轻不举”之意，应用宣热透解法，其解表之药选用金银花、连翘、菊花、桑叶、芦根等至清至淡之品，功专宣开肺气，以透达肌表，祛邪外出。在药量的应用上，做到药证相宜。如用银翘散治疗感冒，金银花、连翘用量

6～10g，取其辛凉疏解之功，而治疗腮腺炎，金银花、连翘的用量达20～30g，取其清热解毒之力。

二、配伍得当，量效适宜

方老选方用药十分讲究药物的配伍，方老说："开一张好的处方，就像做一道好菜一样，好菜讲究每一味作料都要斟酌放不放和放多少，才能使菜品色、香、味俱全。方剂也要讲究君、臣、佐、使，每一味药物的配伍与选择，医者不能因其繁而简之，斟酌一味药，一克一钱，以希达到最佳治疗效果。"如方老在解表透热、清泄里热时常佐以养阴之品，防其刚燥伤阴；疏肝理气时常配以白芍防止辛散走窜；养阴寓动，稍加助阳和胃之品防其腻；助阳寓静，稍加养阴之品防其亢；谓其"善补阳者，必于阴中求阳，则阳得阴助而生化无穷；善补阴者，必于阳中求阴，则阴得阳生而源泉不竭"。在注重合理配伍的同时，他十分注意汤剂的口感，味过苦的药物尽量不用，如板蓝根、僵蚕、龙胆草等；气味难闻的药物尽量不用，如乳香、没药等。并主张医生应亲口品尝药物的味道，用药时才有切身体会。方老强调选方用药不能千篇一律，要做到一人一方，随症加减，此是中医辨证论治的具体体现，也是中医治病之精髓所在。如治一血尿患者，方老治疗所选药物不管是清热解毒药还是滋阴凉血药，基本上都是"走尿路"归膀胱经的药，清热用白茅根、丹皮、竹叶等，止血药多用荆芥穗、荆芥炭，其本身有止血作用，又取"肾合三焦、膀胱、腠理、毫毛其应"之意，表药治里病，缓解脏腑的紧张。又如一咳嗽患者伴有胃部不适，方老选用枇杷叶，归肺、胃经，取其"诸叶皆上，杷叶独下"之性，肺胃同治，一箭双雕。

三、选方遣药，注意时令

方老对疾病的诊断治疗十分强调知时论证。《时病论》云："医者之难也，而其最难者尤莫甚于知时论证，辨体立法。盖时有温、热、凉、寒之别，证有表、里、新、伏之分""时医必识时令，因时令而治时病，治时病而用时方"。方老临床十分注意时令用药，每当节气更替，必于诊时提醒医生患者，并在处方之中加入当令药物。方老认为"人与天地相参，与日月相应"，要做到"必先岁气，勿伐天和"，要因人、因时、因地制宜。一年二十四个节气，各有其气候特点，所患疾病亦有其季节性，如暑季患病，暑为阳邪升散开泄，易伤津液；暑多夹湿，湿则黏滞，易阻遏气机。故暑季用药注意清热、化湿、理气、养阴药物的加减应用。他在暑季常用药有藿香、佩兰、竹叶、芦根、菖蒲、郁金、滑石、通草、苍术、白芷、厚朴、麦冬、石斛等。如惊蛰时节，少阳当令，积聚了一冬的郁火夹岁气升发，故方老用滋补汤时免肉桂，用和肝汤时免柴胡，以防燥热助阳。且每于方中加竹茹清热除烦，莲子心清心去火。药物用量也根据时令而变化，如和肝汤中的柴胡用量，进入春季时柴胡用量由9g减至5g，暑湿季节则免柴胡不用，以防其苦寒升发，有劫阴之弊；进入秋季时柴胡用量逐渐增加，由5g到9g。充分体现了天人合一的整体观，做到知时论证，药效甚佳。

第二章　经验方的解析及应用

方和谦教授临证对补法及和法的应用有其深入的理解与认识，用之数十年，悉心揣摩，心领神会，结合临床经验，研制了补法的经验方滋补汤与和法的经验方和肝汤，两方加减化裁治疗多种疾病效果显著，现将两经验方的应用加以总结。

第一节　滋补汤的解析及应用

一、滋补汤的方源、组成及主治

（一）方源

方老在《金匮要略·血痹虚劳病脉证并治》补法九方的基础上，加以概括总结，自拟滋补汤作为补虚扶正的基本方剂。本方由四君子汤合四物汤化裁而来，在两方的基础上，减川芎，加官桂、陈皮、木香、大枣四味，集脾肾气血之补于一身，又具疏通之性，有阴阳双补、气血两滋之功，又无滞腻之弊。

（二）组成

党参9g，白术9g，茯苓9g，炙甘草6g，熟地黄12g，白芍9g，当归9g，肉桂3g，陈皮9g，木香5g，大枣4个。

《素问·调经论》曰："人之所有者，血与气耳。"气与血均来源于先天，资生于后天，充实于脏腑经脉，运行于全身。人之形体赖气血以充养，一切生命活动须气血以维护。滋补汤是在八珍汤的基础上去川芎加肉桂、陈皮、木香、大枣而成。专为气血虚弱而设。其中肉桂有增强心阳、旺盛命火之功，从而使气血阴阳并补。柯琴曾谓："去川芎行血之味，而补血者因以奏其功。此善治者，只一加一减，便能旋转造化之机也。"方中用四君子汤之党参、茯苓、白术、炙甘草补脾益气，培后天之本；四物汤之当归、熟地黄、白芍滋阴补肾，养血和肝，固先天之本；佐肉桂、陈皮、木香、大枣温补调气，纳气归元。全方既有四君四物之气血双补之功，又有温纳疏利之力，使全方补而不滞，滋而不腻，补气养血，调和阴阳，养心健脾，柔肝和胃，益肺补肾面面俱到，又顾护先后天之本为先，更以调补中州为主。方中药味虽平淡无奇，但配伍严谨，立法有度。其专为虚证而设，不管临床表现如何，但见气血不足，五脏虚损之候，即可灵活加减应用，恢复脏腑功能，改善临床症状。

（三）主治

气血不足，五脏虚损。各种贫血证、中风后遗症、肾衰竭、心功能不全、癌症术后或放化疗后等虚损之证。

二、滋补汤的临床应用

（一）滋补肺脏止咳平喘

肺气亏虚，宣降不利而上逆作咳。"肺为贮痰之器，脾为生痰之源"，土生金，金生水，脾肺肾互为母子之脏，三脏功能失调皆可导致咳嗽、痰多、胸闷气短等症。滋补汤加麦冬、白果、杏仁、桔梗、苏子梗、北沙参等，通过补脾土，脾健则湿化，又益肾固元，诸药配合使肺气得充，宣降得司，咳喘得平。临床多用于慢性支气管炎、哮喘、肺气肿、肺心病等疾病。

案例　陈某，女，85岁

慢性支气管哮喘史20余年，肺气肿、肺心病史。咳喘间断发作，现咳喘，气短胸憋，夜不得平卧，手足冷，手指发绀，听诊两肺散在喘鸣音。舌质嫩，少苔，脉虚数。中医诊断：喘证；肺气虚证。西医诊断：慢性支气管哮喘；肺气肿；肺心病。治法：补气培元。处方：

滋补汤加苏子梗6g，麦冬10g，桔梗10g，白果6g。14剂，水煎服，每日1剂。

二诊：病情平稳，喘憋明显好转。继发前方14剂，水煎服，每日1剂。

（二）滋补心脏养心安神

心气亏虚，血不养心，胸阳不振，而致心悸气短、胸背疼痛、神疲脉微等症。方老用滋补汤加炙甘草、丹参、瓜蒌、薤白、麦冬、五味子等，补益气血，振奋心阳，滋补心阴而宽胸理气活瘀通脉。临床多用于冠心病、先天性心脏病、风湿性心脏病等心脏虚损的疾病。由于心气不足，心神失养而致的失眠、抑郁症、更年期综合征等，方老用滋补汤加枸杞子、麦冬、百合、炒枣仁、浮小麦等，通过补益气血生化之源，使气血充足，则心神得养。

案例1　闻某，女，65岁

患者自觉心悸2月余。气短，多汗、腰酸。纳可，二便调。舌质红，苔薄白，双脉弦平。高血压病史，血压160/95mmHg。中医诊断：心悸；气阴两虚证。西医诊断：高血压病。治法：益气养阴补心。

辨证分析：患者为老年女性，天癸已绝。肝肾不足，则腰酸。肾精亏虚，则心气阴不足，心失所养，故心悸气短。处方：

滋补汤减白芍、木香；加枸杞子10g，麦冬6g，五味子5g，百合12g，玉竹10g，炒山药15g，炒谷芽15g。10剂，水煎服，每日1剂。

二诊：患者诉药后心悸气短好转，血压130/80mmHg。舌质红，苔薄白，双脉弦平。继服前方加石斛6g。14剂，水煎服，每日1剂。

案例2　李某，女，66岁

患者4年前因劳累出现胸闷、心悸，到我院诊断为病窦综合征，2001年8月安装起搏器。自觉心悸动，动则气短，乏力汗出，舌痛，纳可，二便调。舌质红，少苔，双脉结代迟。中医诊断：心悸；气阴两虚证。西医诊断：病窦综合征。治法：益气养阴补心。处方：

滋补汤加枸杞子10g，麦冬10g，远志5g，玉竹10g，百合15g。10剂，水煎服，每日1剂。

二诊：心悸好转，动则气短，舌痛，易汗，睡眠差，舌质红，少苔，脉至好转，双脉结代迟。前方加黄精6g。12剂，水煎服，每日1剂。

按语 以上两例心悸，均为心的气阴不足，且见肾阴亏乏，用滋补汤调补阴阳正是药证相合。方老喜用滋补汤加枸杞子、麦冬，枸杞子为养阴之品，可从阴中助阳，其有滋补肝肾之力，麦冬入滋补汤中与党参配伍，有生脉散之意，能养心阴，补心气。

案例3 沈某，男，64岁

胸闷气短乏力数月来诊。数月来经常有胸闷、气短、乏力现象，不耐劳，活动量稍大些则心慌、心悸、出汗。曾服一些活血化瘀的中成药略效。既往冠心病、陈旧性心肌梗死病史。来诊见胸闷气短乏力，口干喜饮，神志清楚，精神倦怠，面白少华，语声低，呼吸略促，眼睑及双下肢无浮肿，食纳一般，睡眠一般，二便尚调。舌体淡胖嫩红，苔薄白，脉沉细。中医诊断：胸痹；心气不足证。西医诊断：冠状动脉粥样硬化性心脏病，陈旧性心肌梗死。治法：补益心气。

辨证分析：本案例之胸痹是由于心气不足、心脉不畅所致。心气不足，无力鼓动血之运行，则见胸闷气短；气虚则不耐劳，活动量加大，心气耗损亦即加重，则见动后心慌、心悸；心气虚，不足以固摄阴津，则易汗出；精神倦怠，面白少华，语声低，呼吸略促，舌胖嫩，脉沉细，亦均为心气不足之外在表象。处方：

党参12g，茯苓12g，白术10g，炙甘草6g，熟地黄15g，白芍10g，当归10g，肉桂3g，木香5g，陈皮6g，大枣4个，枸杞子10g，麦冬10g，北沙参15g，焦曲10g。12剂，水煎服，每日1剂。

二诊：体力有明显改善，胸闷气短大有好转，能做一些轻微的体育锻炼和家务劳动，尚觉口干。舌脉同前。前方加炒谷芽15g，百合10g，以调后天之本。12剂，水煎服，每日1剂。

按语 本案例患者年已六十有四，精气亏损，脏器虚弱，已成定局，加之以往有胸痹之病史，心气大伤可知。曾自服一些活血化瘀药有些许疗效，是推动心血运行之故，但未找到根本之因，就是推动血液运行之动力不足，亦即心气不足。方老紧紧抓住心气不足无力推动血脉运行的根本病因，用滋补汤培补脾肾以补心气，初见成效。但方老认为本案例体质的改善是治疗的根本，尚需一段时间的调整，故二诊中加炒谷芽15g、百合10g以加强调补后天之本之力。

（三）滋补培中健脾和肝

肝脾为相互为用之脏，脾气虚或肝郁乘脾而致纳呆、腹胀、腹泻、胁痛等症。方老用滋补汤加焦曲麦、炒谷芽、炒薏米、陈皮、半夏曲健脾益气，加柴胡、郁金理气疏肝。临床多用于慢性胃肠炎、慢性肝炎、肝硬化等消化系统疾病见肝胃不和或肝郁脾虚证者。

案例1 林某，男，50岁

患者有肝硬化病史10年，乙肝“小三阳”。诊见右胁隐痛，纳呆，大便不成形，遇冷腹泻。舌质淡红，苔白，脉弦细。中医诊断：胁痛；肝郁脾虚证。西医诊断：肝硬化。治法：培中补肾，疏肝健脾。处方：

滋补汤加炒薏米15g，炒谷芽15g，陈皮10g，郁金10g。14剂，水煎服，每日1剂。

二诊：胁痛好转，腹泻止，大便成形，纳可。舌质淡红，苔白，脉弦细。继发前方14剂，水煎服，每日1剂。病愈。

按语 患者有长期肝病病史，肝郁乘脾，造成脾胃虚弱，故纳呆，大便不成形，遇冷腹泻。方老在滋补汤培补脾肾的基础上，加炒薏米、炒谷芽增强健脾祛湿止泻和胃之力；加陈皮、郁金理气疏肝，调理气血。

案例2　高某，女，73岁

患者2005年6月行胆囊恶性肿瘤切除术，又因面部及巩膜黄染到北京朝阳医院就诊，诊为胆管堵塞，介入治疗1个月，留置胆汁引流管。现咳嗽，气短，咳白黏痰，无恶心吐酸，大便可，纳呆，眠可。舌暗红，苔白，脉平。体格检查：面黄，巩膜轻度黄染。中医诊断：黄疸；肝郁脾虚，胆汁淤滞。西医诊断：胆囊癌术后。治法：健脾疏肝，益气利胆。处方：

滋补汤加麦冬6g，五味子5g，干姜2g，焦神曲6g，郁金10g，百合12g。6剂，水煎服，每日1剂。

二诊：面色黄稍减，胆道引流较前量减少，咳嗽无力，白黏痰量多，动则气短，纳呆，但食欲稍好，进流食，大便色黄，右胁下区时疼痛，腰痛，睡眠好。舌质略红，苔薄白，脉缓。前方加茵陈6g。16剂，水煎服，每日1剂。黄疸渐退，精神好转。

按语　患者胆囊癌术后，元气虚衰，土壅木郁，阻滞胆汁排泄，溢于肌肤而发为黄疸；脾气虚，则失健运而纳呆；中气虚损至肺气虚，肺失清肃，则气短咳嗽。方老针对患者元气虚衰以滋补汤加干姜、焦神曲、郁金、百合益气健脾培中，麦冬、五味子益气养阴，又加茵陈清利湿热以退黄疸，扶正祛邪而病渐愈。

（四）滋补肝肾养肝清眩

肝阴不足，虚阳上扰清空，或肝血不足，血虚生风，筋脉失养，或肾精血亏虚，清窍失聪，而致头晕目眩耳鸣、肢体麻木等症。即所谓“髓海不足，则脑转耳鸣”，“无虚不作眩”。方老用滋补汤加天麻、钩藤、川芎、菊花、鸡血藤等药，通过补益先后天之本，使髓海充足，阴平阳秘，风息眩止。临床对高血压、中风后遗症等慢性以虚损为主的疾病引起的眩晕证有效。

案例1　杨某，男，67岁

患者高血压病史20余年。现头晕，耳鸣如蝉，行路不稳，大便不成形，血压160/95mmHg。舌质暗红，苔薄白，脉弦细。中医诊断：眩晕；肝肾不足证。西医诊断：高血压病。治法：滋补肝肾。

辨证分析：患者为老年男性，肝肾不足，髓海失充则头晕，耳鸣；肝肾阴虚，肝阳上亢则血压升高。处方：

滋补汤加钩藤10g，枸杞子10g，麦冬10g，天麻6g。12剂，水煎服，每日1剂。

二诊：头晕减轻，仍耳鸣。舌质暗红，苔薄白，脉弦细。继发前方12剂，水煎服，每日1剂。服药1个月，血压正常，诸症好转。

案例2　解某，女，55岁

患者以头晕，睡眠差10年，加重伴有面部麻木1个月来诊。既往有神经衰弱病史。近1个月来头晕伴有面部肌肉麻木感，呃逆、反酸、烧心，口干，血压不稳定，睡眠差，服地西泮能睡2小时，脉平，苔薄腻。血压110/80mmHg。中医诊断：眩晕；脾虚湿盛证。西医诊断：神经衰弱；慢性胃炎。治法：益气化湿。

辨证分析：患者久病气虚，中焦运化不利，湿邪内聚，胃气不降、上逆为呃逆，致薄腻苔；气虚，清窍失养，致头晕，病位在心脑，涉及肝脾。

处方：温胆汤合生脉散加减。白薇12g，桂枝10g，竹茹10g，石斛10g，茯苓12g，麦冬10g，太子参15g，炒枣仁12g，陈皮10g，法半夏6g，炒枳壳6g，薄荷5g。10剂，水煎服，每日1剂。

二诊：服药后眩晕不减，面部肌肉痉挛减轻，睡眠好转，易醒，睡不实，右上肢麻木，口干。脉平，舌洁。处方：

滋补汤加枸杞子10g，麦冬10g，百合12g，川芎5g，石斛6g。10剂，水煎服，每日1剂。

三诊：眩晕明显减轻，自觉右面颊肌痉挛，恶寒，全身关节疼痛。舌洁，脉平缓。治法：滋补肝肾，养血通络。前方加川断6g，14剂，水煎服，每日1剂。

四诊：眩晕偶作，偶有面肌痉挛，口干舌燥，汗多，喜饮。脉弦平，舌洁。血压90/70mmHg。前方加浮小麦15g，10剂。浮小麦可加强敛汗益气之效。患者病程长，气虚明显，组方中注重补气药的应用，调和气血，益气养血，固表息风。

按语 以上两例均为高血压引起的眩晕，一般用平肝潜阳法治疗，方老辨证此属气虚精亏，清窍失养之眩晕，用滋补汤补益气血，调和阴阳而获效。

（五）滋补肾脏培元固本

肾为先天之本，主水藏精，肾阴阳虚损可致腰痛、浮肿等症，方老用滋补汤加枸杞子、麦冬、杜仲、桑寄生益肾气、滋肾阴，佐车前子、白茅根、萹蓄清热利水，补先天之本兼以治标。临床多用于慢性肾炎、肾衰竭、尿路感染、糖尿病肾病等肾脏疾病的治疗。

案例1　王某，女，55岁

患者慢性肾炎史10余年，现腰痛、尿频、下肢无力、面肢浮肿。尿常规检查：尿蛋白（+），红细胞10～20个/HP，白细胞3～5个/HP。舌质红，苔薄白，脉细。中医诊断：腰痛；肾阴不足，下焦湿热证。西医诊断：慢性肾炎。治法：益肾清热，利湿止血。处方：

滋补汤加枸杞子10g，麦冬10g，车前子10g，南藕节10g。7剂，水煎服，每日1剂。

二诊：浮肿好转，腰痛减轻。舌质红，苔薄白，脉细。继服前方7剂，水煎服，每日1剂。

三诊：尿常规检查基本正常。腰痛、尿频好转，下肢无力，面肢已不肿。守方再发7剂，水煎服，每日1剂，巩固疗效。

案例2　张某，男，74岁

患者胃穿孔术后3周，刀口不愈合，诊断为脂肪液化，现刀口未拆线，局部无红肿，食欲差，大便可。舌质稍红，苔白，脉平。查体：腹壁松弛，刀口无红肿。中医诊断：虚劳；气血两虚。西医诊断：手术切口脂肪液化。

辨证分析：患者年老体衰，又胃穿孔术后，先天已衰，后天失养，造成气血两虚，不能濡养皮肤肌肉，故刀口迟迟不能愈合。处方：

滋补汤加枸杞子10g，金银花15g，麦冬6g，连翘12g，生黄芪15g。7剂，水煎服，每日1剂。

二诊：头晕，食欲不振，刀口未拆线，无红肿。舌质稍红，苔白，脉平。继发前方14剂，水煎服，每日1剂。

三诊：手术伤口已愈合，仍食欲差，偶有头晕。舌洁，脉平。前方加焦神曲6g，莱菔子5g，14剂，水煎服，每日1剂。病渐愈。

按语 两患者先天已衰，肾气阴不足，久病后天失养，气血虚弱。方老用滋补汤补肾气，填肾精，固本培元而收功。

（六）滋补气血荣养筋脉

肾为先天之本，主骨生髓，肾气虚，则经脉失养引起肢体关节麻木疼痛，行走不利诸症。方老用滋补汤加黄芪、桂枝、桑枝、鸡血藤、杜仲、桑寄生补益肝肾，益气培元，活血通脉，临床治疗骨关节病，中风后遗症之偏瘫麻木有效。

案例1　耿某，女，76岁，2006年5月11日初诊

患者下肢疼痛无力1年。2005年开始下肢疼痛无力，在东直门骨研所诊断为骨关节病，建议手术。既往高血压病史。双下肢疼痛，抽搐，行走无力，双手麻木，多汗，恶风寒，纳差，睡眠差，二便调。舌质淡，苔薄白，脉弦平。中医诊断：痹证；肝肾不足，经络失养。西医诊断：骨关节病。治法：补气培元。

辨证分析：患者年过七旬，肝肾气血不足，肝主筋，肾主骨，筋骨失养，故下肢疼痛抽搐，无力。气血不足，经脉失养，则双手麻木。滋补汤加减。处方：

党参12g，茯苓9g，炙甘草6g，当归9g，熟地黄12g，白术9g，木香3g，陈皮6g，桂枝6g，大枣4个，木瓜10g，生薏米15g，寄生10g，川断6g，炙黄芪10g。10剂，水煎服，服2天停1天。

二诊：2006年5月25日，患者遵医嘱服上方10剂，腿抽搐次数减少，下肢疼痛减轻，足疼痛。舌质淡，苔薄白，脉弦平。处方：

前方减木瓜，加麦冬6g，桔梗6g。15剂，水煎服，服3天停1天。诸症进一步好转。

按语　骨关节病属中医"痹证"范畴。《素问·痹论》："所谓痹者，各以其时重感于风寒湿之气也。"痹者，闭也。病邪侵犯人体肌表、经络、关节，气血凝滞，闭阻不通，故而关节疼痛，屈伸不利，麻木不仁；重则关节畸形，丧失活动能力。滋补汤气血双补，加炙黄芪、桂枝益气温经，木瓜、生薏米缓解关节挛急，寄生、川断强筋壮骨。

案例2　杨某，男，81岁

患者双腿浮肿，左脚趾黑紫1个月。既往糖尿病史。诊见双下肢浮肿，左足趾，局部黑紫，右手指肿胀，纳呆，大便干燥。舌质淡红，苔薄黄，脉沉。辅助检查：空腹血糖8mmol/L。中医诊断：消渴，坏疽；元气不足，经脉痹阻证。西医诊断：糖尿病；糖尿病足。治法：益气扶正，活血通脉。处方：

滋补汤加生黄芪15g，麦冬10g，车前子10g，泽泻10g，生薏米20g，金银花15g。12剂，水煎服，每日1剂。

二诊：下肢、双手浮肿好转。舌质淡红，苔薄黄，脉沉。继服前方，10剂，水煎服，每日1剂。

三诊：下肢、双手浮肿好转，足跟疼痛。舌质淡红，苔薄黄，脉沉。前方生黄芪改为20g。12剂，水煎服，每日1剂。

四诊：下肢、双手浮肿好转，足跟疼痛，乏力。舌质淡红，苔薄黄，脉沉。前方减车前子、泽泻，加枸杞子10g，连翘10g。14剂，水煎服，每日1剂。

五诊：下肢、足已不肿，双下肢疼痛，乏力，大便4～5日一行。舌质淡红，舌苔薄黄，脉沉。前方生黄芪改为15g，生薏米改为15g，减连翘，加元参10g。14剂，水煎服，每日1剂。

六诊：患者一直坚持服前药1年，隔日1剂，病情持续好转，足趾坏疽已愈，自觉有力，已能室内活动，纳可，面色红润。舌质淡红，舌苔薄黄，脉沉。继服前方，14剂，水煎服，隔日1剂。巩固疗效。

按语　以上两例一为痹证，一为坏疽，均是迁延日久之宿疾，因气血阴阳虚损、经络痹阻不通而致。气血虚，不能荣养筋脉皮肉，轻则不荣则痛，重则皮肉坏死。方老用滋补汤阴阳双补，气血两资，缓缓图治，最终取得满意疗效。

案例3　赵某，女，48岁

患者全身疼痛2年，加重半个月来诊。患者于2003年在协和医院确诊为多发性硬化症，一直服西药治疗。近半个月来，全身疼痛加重，全身紧束感，胸部憋闷，乏力，大便调，食纳可。口服泼尼松，药量为每日2片。舌洁，脉平。中医诊断：痹证；肝肾不足，气虚血瘀。西医诊断：多发性硬化症。治法：滋补肝肾，益气活血。处方：

滋补汤加川芎5g，麦冬10g，枸杞子10g，生黄芪12g，桑枝12g，山萸肉10g。14剂，水煎服，每日1剂。

二诊：疼痛有所缓解，仅左侧胁间及后背束紧感，仍乏力，二便调。舌洁，脉平。继前方再加川断10g，14剂，水煎服，每日1剂。

三诊：全身疼痛程度减轻，现泼尼松服药量为每日1片，食便可。舌洁，脉平。前方继服，14剂，水煎服，每日1剂。坚持治疗，诸症明显减轻。

按语 患者气虚血瘀，脉络失养，不通则痛，症见全身紧束痛；脉络不充，胸阳不振，故见胸部憋闷，乏力。病位在肝、脾、肾。病性属虚实夹杂证。多发性硬化症属中医“痹证”范畴，用滋补汤调和气血，再加补益肝肾的药物，并酌加舒筋通络之桑枝、川芎，配伍合理，效果理想。

案例4 赵某，女，67岁，2003年8月11日初诊

患者于2002年6月突发言语不清，右侧肢体活动不利，行走困难，头颅CT示：脑梗死（左基底节），经在我院神经科住院治疗，症状略有好转，出院后经服药及康复治疗，病情平稳。现右下肢疼痛，右膝肿痛，行走缓慢，无头晕头痛，纳可，二便调，夜寐安。既往脑供血不足病史。查体：言语流利，右鼻唇沟变浅，右上肢肌力正常，右下肢肌力Ⅳ级，右侧肢体肌张力增高，腱反射活跃，右侧巴氏征（+）。舌红苔白，脉弦。中医诊断：中风，中经络；气血不足，经脉失养。西医诊断：脑梗死。治法：滋补气血，通络止痛。处方：

滋补汤加枸杞子10g，麦冬10g，寄生12g，陈皮10g，鸡血藤10g，生杜仲10g。14剂，水煎服，每日1剂。

二诊：2003年9月1日，患者诉药后右下肢疼痛及右膝肿痛减轻。继服前方14剂，水煎服，每日1剂，服3天停1天。患者之后陆续服用该方调理半年，右下肢疼痛基本缓解。

按语 方老认为患者中风10个月，已留有后遗症，久病则肝肾气血亏虚，气不能行，血不能濡，故肢体筋脉失养，致半身不遂，肢体疼痛。方老拟滋补汤补气养血，滋阴和阳。方中又加入枸杞子、麦冬、桑寄生、杜仲，加强了补益肝肾之力。鸡血藤一药既能活血又能补血，具有活瘀通经止痛，利关节的功效，《本草纲目拾遗》中记载其“壮筋骨、已酸痛……，治老人气血虚弱，手足麻木瘫痪等症”，是方老治疗半身不遂、肢体疼痛麻木的常用药。

（七）滋补气血养血生发

肾藏精为先天之本，主骨生髓，其华在发。发为血之余，毛发的滋生润养来源于血，而精血同源，其生机根源于肾。脱发之证，多见于气血不足与肝肾亏虚。方老用滋补汤补益气血，加用首乌、黑芝麻、女贞子、旱莲草滋肾阴养肾精而获效。

案例 李某，女，55岁

患者半年前因爱人去世，悲忧引起脱发。既往2002年因子宫肌瘤行子宫全切术。现脱发，头发稀疏，无斑秃。舌质淡红，苔薄白，脉平。

辨证分析：患者处于更年期，肝肾不足，又因情绪刺激，气血瘀滞，毛根得不到阴血的滋养而脱落。中医诊断：脱发；肾阴虚证。西医诊断：脱发。治法：培补肾阴。处方：

滋补汤加枸杞子10g，麦冬10g，首乌10g，黑芝麻10g，女贞子10g，旱莲草10g。15剂，水煎服，每日1剂。

二诊：脱发明显减少，纳便可，睡眠佳。舌质淡红，苔薄白，脉平。继发前方20剂。脱发进一步减少。

按语 中医认为精血同源，精血互生，精足则血旺。“发为血之余”，毛发的润养来源于血；“发为肾之外候”说明发虽由血滋养，但其生机根源于肾气。所以毛发生长与脱落，润泽与枯槁，均与肾的精气盛衰和血的充盈有关。方老用滋补汤补肾养血，使血充而发长。

第二节　和肝汤的解析及应用

一、和肝汤的方源、组成及主治

（一）方源

和肝汤为方老自创的经验方，由《太平惠民和剂局方》逍遥散化裁而来。逍遥散为疏肝理脾的常用方剂，为肝郁血虚之证而设，它体用兼顾，肝脾同治，立法用意十分周到。方老在此方的基础上加用党参、香附、苏梗、大枣四味药，使其和中有补，补而不滞，既保留了逍遥散疏肝解郁、健脾和营之内涵，又加重了培补疏利之特色，从而拓宽了逍遥散的用途。

（二）组成

当归12g，白芍12g，白术9g，柴胡9g，茯苓9g，生姜3片，薄荷3g（后下），炙甘草6g，党参9g，苏梗9g，香附9g，大枣4个。

和肝汤的组成有三个特点：其一，本方以当归、白芍为君药，养血柔肝。肝为刚脏，体阴而用阳，以归、芍阴柔之品涵其本。其二，以柴胡、薄荷、苏梗、香附为臣药，柴胡、薄荷疏肝以解郁，加入苏梗、香附不仅降肝之逆，且能调达上、中、下三焦之气，四药合用有疏肝解郁，行气宽中之功，此所谓“肝欲散，急食辛以散之”，以辛散之剂遂其性。其三，以参、苓、术、草四君为佐药，甘温益气，健脾和胃。遵仲景“见肝之病，知肝传脾，当先实脾”之旨，又收“肝苦急，急食甘以缓之”之用，达到以甘温缓急杜其变的目的。上述特点使和肝汤成为一个调和气血、疏理肝脾、体用结合、疏补适宜的方剂，在临床上广泛应用于肝脾失和的病证。

（三）主治

肝郁血虚，脾胃失和，两胁作痛，胸胁满闷，头晕目眩，神疲乏力，腹胀食少，心烦失眠，月经不调，乳房胀痛，脉弦而虚者。

二、和肝汤的临床应用

（一）和肝以调理肝胆

方老在临床上用和肝汤治疗最多的是肝脏本身的病变。肝体阴而用阳，喜条达而恶抑郁，一旦木失于条达，肝气郁结，必影响肝脏生化功能而致病。方老运用和肝汤治疗肝病，抓住了“疏气令调”的原则，用调达舒畅之药以复肝脏自然生化之态。诸如常见的胁痛、慢性肝炎、肝硬化等，凡影响肝之气血失和而导致肝之功能失常者，均可用和肝汤治疗。

案例1　贾某，男，64岁，2003年2月24日初诊

患者患肝炎30余年。多年来，胆红素高，转氨酶在正常与异常之间波动，有食管裂孔疝，十二指肠球变形，胆囊结石疾病史。近来自觉胸闷，口苦，胃胀满，腹胀闷，纳差，大便调，面色晦暗，无光泽。舌苔腻，脉缓。实验室检查：谷丙转氨酶97U/L，总胆红素2.3mg/dl，直接胆红素1.0mg/dl，间接胆红素1.3mg/dl。1月20日腹部磁共振检查报告：结节性肝硬化。中医诊断：胃痞；肝脾不和，气虚血瘀证。西医诊断：肝硬化；食管裂孔疝；十二指肠球变形。治法：调和肝脾，益气养胃。

辨证分析：患者长期患肝病，肝郁脾虚，气机不畅；气滞则见胸腹满闷，胃胀满；脾虚气滞，水湿不化则纳差，舌苔白腻。久病伤及气血，气虚血瘀不能上荣于面故见面色晦暗，无光泽。病位在肝、脾、胃，属虚实夹杂之证。处方：

和肝汤加郁金6g，陈皮6g，麦冬6g，焦神曲6g，炒谷芽15g。14剂，水煎服，每日1剂。

二诊：2003年3月17日，患者药后舒畅，胸腹满闷明显减轻。舌苔薄白，脉缓。守方治疗，14剂，水煎服，每日1剂。1个月后复查转氨酶恢复正常。

按语 此例方老用和肝汤健脾疏肝，加上郁金、陈皮利胆和胃行气，焦神曲消积健脾，炒谷芽缓和开胃，佐麦冬滋养胃阴，全方使肝舒脾运胃和。

案例2 温某，女，69岁，2003年5月22日初诊

患者做喷漆工患职业病10年，肝损害后肝功能异常。近半年来，黄疸加重，疲乏无力，面色晦暗，目窠浮肿，巩膜黄染（±），下肢浮肿，伴低热，口苦，睡眠差，服用西药，效果不好。舌质红，舌苔薄白，脉弦数。实验室检查：谷丙转氨酶264U/L，直接胆红素1.4mg/dl，红细胞沉降率46mm/h，白细胞4.0×10^9/L，血小板95×10^9/L。腹部B超检查提示：肝弥漫性病变，脾大，胆囊炎。中医诊断：黄疸；肝脾不和，邪滞经脉证。西医诊断：肝损害。治法：两和肝脾，利胆祛邪。

辨证分析：患者职业病肝损害多年，湿热邪毒侵犯肝脏，肝失疏泄而口苦，湿热熏蒸而有低热，胆汁不循常道外溢而致黄疸。肝病及脾，木克脾土，运化失调而乏力、纳差并见下肢浮肿。此病位在肝、脾，属虚中夹实证。处方：

和肝汤加北沙参10g，茵陈6g，焦神曲6g，陈皮6g，连翘10g，郁金6g，砂仁3g（后下），生黄芪12g。14剂，水煎服，每日1剂。

二诊：2003年6月9日，患者药后症状有所减轻，无低热，巩膜黄染已退，仍有面虚浮，下肢指凹性水肿。舌质红，薄白苔，脉弦数。再投前方加冬瓜皮10g，生薏米20g，14剂，水煎服，每日1剂。继后守方治疗1个月，患者浮肿消退。

按语 此例患者肝脾同病，故以和肝汤两和肝脾，益气培中。初诊和肝汤加上茵陈、连翘，解毒利胆退黄，复诊水肿脾虚证候明显，前方加冬瓜皮、生薏米配生黄芪补气健脾而肿消。肝气郁结、升发不及而影响脾胃功能者，不可过用苦寒沉降之品，恐伐其生升之气，而应使当升者升，复归如常。慢性肝病患者，有人多投以苦寒解毒之剂，易伤脾胃之气，使病迁延不愈。方老投用和肝汤遵张介宾主张“郁而不及者，宜培之助之”，以升、散、疏、达为原则，佐以茵陈、郁金、黄芪清热利湿佐以补气使病机转复。

案例3 郑某，女，72岁

患者面目皮肤黄染8天。伴食欲差，腹略胀，小便色黄，大便尚可。舌苔黄腻，脉弦缓平。既往有胆囊结石病史。近日腹部B超检查提示：肝弥漫性病变，脾稍大。腹部CT检查提示：多发性肝囊肿，右肝内结石。生化检查示：谷丙转氨酶123U/L，谷草转氨酶163U/L，总胆红素6.4mg/dl，直接总胆红素3.0mg/dl，间接胆红素3.4mg/dl。中医诊断：黄疸；肝胆湿热证。西医诊断：原发性肝硬化；阻塞性黄疸；多发性肝囊肿；肝内胆管结石。治法：清利湿热，和解肝胆。处方：

和肝汤加茵陈15g，郁金10g，黄柏10g，土茯苓15g，连翘15g，焦三仙各10g，赤小豆15g，枳壳6g。

加减服用24剂黄疸渐消，食纳增加，腹胀减轻。后于前方中减党参、土茯苓、连翘；加太子参、炒谷芽以健脾运化，培补中州。又继服24剂，症情趋于平稳。生化检查均好转。

按语 该患者年高体弱，脾胃虚弱，又值暑湿热季节发病，内外湿热之邪郁阻中焦，熏蒸于肝胆而致面目肌肤黄疸。肝胆失疏，势必影响脾胃，使其运化失常，气机升降受阻而出现腹胀、纳差、舌苔黄腻诸症。正如《素问·六元正纪大论》中所言："溽暑湿热相薄，争于左之上，民病黄瘅而为胕肿。"方老认为黄疸虽为湿热所致，病以邪实为主，但患者年高体弱，胃气已衰，故清利湿热药用不可太过寒凉，以免损伤脾胃之气，须"见肝实脾"，佐以甘温助培。故方老运用和解法，以茵陈蒿等清利湿热，散除病邪为主，和肝汤和调肝脾为辅；后加太子参、炒谷芽以培中固本，组方中扶正以助祛邪，可恢复肝胆升发自然之态，使病机转复。

（二）和肝以调理脾胃

肝木与脾土生理上相互为用，相互依赖，木具疏土之职，土有培木之德，乃"相助为理之脏"，病理上木郁木亢均可犯中，土虚土壅也可导致肝胆病变。和肝汤既可用于肝病引起脾胃不和者，也可用于脾胃病而致的肝胆失调者，可收到肝脾同治的效果。

案例1 马某，女，53岁，2004年4月8日初诊

患者闭经3年。近1年来，食欲差，反酸，体重下降，经体检，血生化各项指标均正常，服西药无明显效果。现自觉左胸痛、胸闷憋气，胃胀、纳少，食后不舒伴呃逆，情绪不稳定、烦躁，睡眠差，面色不华，目窠色暗。舌洁，苔薄白，脉弦缓平。胃镜检查：浅表性胃炎。中医诊断：胃痞；肝脾不和证。西医诊断：慢性浅表性胃炎。治法：疏肝健脾和胃。

辨证分析：患者患胃病1年，肝脾不和，肝失疏泄，脾失健运，气机不畅，不通则见胸痛、胃胀，并见胸闷、憋气；脾虚运化失司，则消瘦，面色不华，目窠色暗；脾虚生化不足致心血虚，心神失养而睡眠欠佳。处方：

和肝汤加陈皮10g，焦神曲6g，郁金6g，炒谷芽15g，麦冬6g。6剂，水煎服，每日1剂。

二诊：2004年4月15日，患者药后有效，反酸好转，胃胀减轻，纳可，情绪仍有波动伴头晕，睡眠不好。舌洁，苔薄白，脉缓平。投前方加木香5g，炒枣仁10g，佛手6g。10剂，水煎服，每日1剂。

三诊：2004年4月29日，药后诸症基本消失，纳可，大便调，睡眠多梦，劳累后感到心慌。舌洁，脉平。守原方14剂巩固疗效。

按语 患者以胸痛、胃胀为主诉就诊，曾由西医诊治多次，效果不好。西药治疗主要以消化系统及心血管系统的药物为主，药后症状不减。方老认为此患者的胸痛不是中阳不振、气血瘀滞所为，而是肝脾不和、气机不畅、气虚气滞所致，因而用偏重于健脾疏肝、行气之药，以和肝汤调畅气机，柔肝养血，气血通畅方能解决病痛。

案例2 张某，女，56岁，2005年12月22日初诊

患者3个月来左上腹隐痛，到我院消化科胃镜检查示：慢性浅表性胃炎。腹部B超检查提示：脂肪肝，肝多发囊肿。实验室检查示：甘油三酯370mg/dl。服西药效果不佳。现感脘腹隐痛，口苦，纳可，厌油腻，二便调。舌质红，苔略厚，脉弦平。中医诊断：胃脘痛；肝胃不和证。西医诊断：脂肪肝，肝多发囊肿。治法：和胃疏肝。

辨证分析：患者3个月来胃失和降，气机阻滞则脘腹疼痛；脾胃失和反侮肝木，则肝郁气滞，胆火上乘则口苦、厌油腻。处方：

和肝汤加陈皮10g，法半夏6g，焦神曲6g，砂仁5g，白豆蔻3g。12剂，水煎服，每日1剂。

二诊：2006年1月5日，药后上腹痛缓解，食纳可，二便调。自觉脐周不适，恶心，时头晕。舌苔白，脉平缓。

处方：和肝汤加法半夏5g，陈皮10g，焦神曲6g，莱菔子6g，郁金6g，炒谷芽15g。12剂，水煎服，每日1剂。服后病愈。

按语 以上两例均为慢性浅表性胃炎，临床表现为肝脾不和及肝胃不和之证，方老用和肝汤疏肝健脾和胃，肝脾同治而收效。方老认为仲景“见肝之病，知肝传脾，当先实脾”的理论开肝病实脾之先河，在肝脾相关为病时，可根据病变重点之不同和病传关系兼调并治，治疗当培土兼以泄木。和肝汤以四君扶土，柴、芍疏泄，酸甘温化并举，使脾气健，肝气舒，故肝脾失调之证用之则效。

（三）和肝以调理冲任

月经的产生是脏腑经络气血作用于女子胞的结果。月经的产生、调节与心、肝、脾三脏，督、带二脉及全身气血盛衰密切相关。心主血其充在血脉，“胞脉者属心而络于胞中”，心血盛，心气下通于胞脉，则经血能如期而至；肝藏血，主疏泄，有贮藏和调节血液的能力。脾胃为后天之本，气血生化之源，脾统血，脾气旺盛则化源充足，血循常道。督脉起于胞中，贯脊属肾，有总督全身阳经的作用。任脉有主持全身阴经的作用，带脉绕身一周，其作用主要约束冲、任、督脉及十二经脉，使经脉气血的循环保持常度。只有血液运行于脉中，环周不休，运行不息，方可供给各脏腑组织的需要。心气充、肝气疏、脾气旺、冲任固则经血化源充足，血循常道，如期而至。和肝汤调肝以理气，和血而养心，故可用于心脾血虚、肝郁血瘀的经血不调之证。

案例1　王某，女，37岁，2006年1月5日初诊

患者已婚生一子，现11岁。2004年7月行宫颈瘤摘除术。月经3个月未至，末次月经为2005年10月15日，在酒仙桥医院做妇科B超检查，结果正常，透环（-），平素月经经期4～5天，周期27天，量中等。现感腰痛，腹胀，纳可，大便干，3～4日一行，有性交后出血。舌洁，苔薄白，脉缓。中医诊断：闭经；冲任失调证。西医诊断：闭经。

辨证分析：患者肝气郁结，气机不利，则腹胀，腰痛；肝失疏泄，调节失常，月经不能按时来潮。治以和肝解郁。处方：

和肝汤加泽兰叶10g，坤草10g，丹参5g，熟地黄10g，炒山药10g，山萸肉10g，川芎5g。7剂，水煎服，每日1剂。

二诊：2006年1月12日，药后腹胀、腰痛好转，大便2～3日一行，舌洁，脉缓。前方加王不留行10g，茜草6g。7剂，水煎服，每日1剂。

三诊：2006年1月19日。服前药5剂时，月经至，大便调，腰痛，情绪不佳。舌洁，脉缓。处方：

和肝汤加生黄芪10g，赤芍6g，丹皮10g，茜草6g，丹参5g，坤草10g，怀牛膝6g。7剂，水煎服，每日1剂。培补肝肾而月经正常。

案例2　杨某，女，27岁，2003年3月17日初诊

患者月经不调8年，已婚3年未育。月经周期不准，痛经，月经间隔3～5个月一行。带经14天，月经量可，经血红，有少量血块，末次月经日期：2003年1月6日。形体瘦弱、面色不华，纳便调、睡眠可。舌洁，脉平。中医诊断：月经不调；肝脾不和，气虚血瘀证。西医诊断：月经不调。治法：两和肝脾，益气活血。

辨证分析：患者形体瘦弱、面色萎黄无华，为脾虚、气虚血瘀之象。脾为后天之本，脾虚气机不畅，气血不和，脏器失荣，督带两脉失充，女子胞失养，故月经周期不准，不能如期受孕。处方：

和肝汤加泽兰叶10g，坤草10g，丹参5g，川芎6g，怀牛膝6g。7剂，水煎服，每日1剂。

二诊：2003年4月7日，服药后月经来潮，末次月经日期：2003年3月27日，带经期7天、量中等、色鲜红，现已净3天。舌洁，苔薄白，脉平。处方：

和肝汤加炒谷芽15g，焦神曲6g。10剂，水煎服，每日1剂。

按语 妇人月事不通，医家常以血枯、血滞区分，血滞有余，血枯不足。肝为藏血之脏，妇人又以血为本，而肝与冲脉相连，肝血注入冲脉，为产生月经的来源之一。女子“血常不足”，极易导致肝体失养，加之肝气郁结，血行不畅而月事不能以时下，故气血为病，当顺其气而调其血，培其本而资其源。以上两例闭经及月经不调之患者，均用和肝汤加泽兰叶、坤草、丹参、川芎、怀牛膝活血养血之品，采用以调为主，养血为先，理气为要的原则，疏肝以解郁，养血以调经，每获良效。曾询问方老活血为何不用桃仁、红花之品，答因其无大瘀而已。

（四）和肝以解郁散结

肝主疏泄，喜条达恶抑郁，肝失条达，肝气郁结，则痰气交结于颈部为瘿瘤。《济生方·瘿瘤论治》曰：“夫瘿瘤者，多由喜怒不节，忧思过度，而成斯疾焉。大抵人之气血，循环一身，常欲无滞留之患，调摄失宜，气凝血滞，为瘿为瘤。”其治疗常以行气化痰，软坚散结法图之。方老以和肝汤疏肝解郁，加蒲公英、金银花、连翘、瓜蒌、桔梗清热化痰散结，达瘿瘤消散之效。

案例1 刘某，女，44岁，1998年9月28日初诊

患者近月来自觉颈部发憋，语言时有所不适，经甲状腺B超，诊断为右甲状腺囊肿。食纳可，二便调。舌洁，薄白苔，脉弦平。中医诊断：瘿瘤；气郁痰结证。西医诊断：右甲状腺囊肿。治法：疏肝理气，化痰散结。

辨证分析：患者为中年女性，常有肝郁失疏，导致脾运失调，化生痰湿，痰气互结于颈部而形成甲状腺囊肿，气机不畅而颈部发憋。处方：

和肝汤加蒲公英10g，连翘15g。8剂，水煎服，每日1剂。

二诊：药后症情平平，食纳可，二便调。继投和肝汤加蒲公英10g，连翘15g，金银花15g，苦桔梗10g。8剂，水煎服，每日1剂。

三诊：无明显改变，继发前方16剂，水煎服，每日1剂。

四诊：颈部发憋减轻，继服前方16剂，水煎服，隔日1剂。

五诊：右甲状腺囊肿明显缩小，咽部气憋减轻，二便调，舌洁，脉平。前方加大瓜蒌15g。8剂，水煎服，每日1剂。

六诊：经服药治疗，颈部基本上触摸不到肿物，仍有时咽堵，略咳，口苦，二便调。舌洁，脉弦缓平。继投前方8剂以善后。

案例2 侯某，女，43岁，1998年3月12日初诊

患者发现右颈部硬结5个月，1997年10月5日甲状腺B超提示：右叶甲状腺冷结节。自觉颈部不适，无明显触痛，时有胸胁胀闷感，食纳佳，睡眠可，二便调。舌洁，脉平。

辨证分析：患者正值中年，素有气郁不舒病史，肝失条达，气郁与痰湿互结于颈部而成硬结；肝失疏泄，则胸胁不舒，病轻未及他脏，故纳便可。中医诊断：瘿瘤；气郁痰结证。西医诊断：右叶甲状腺冷结节。治法：理气解郁，化痰散结。处方：

和肝汤加蒲公英15g，金银花15g，连翘10g，干石斛6g。8剂，水煎服，每日1剂。

二诊：1998年4月6日，服前药后舒畅，自觉结节缩小，食纳可，睡眠佳，二便调。舌洁，脉平。处方：

和肝汤加蒲公英15g，金银花15g，连翘10g，大瓜蒌15g。8剂，水煎服，每日1剂。

三诊：1998年6月29日，服药舒畅，自觉胸胁不舒，食纳佳，二便调。处方：

和肝汤加郁金6g，炒谷芽15g，焦曲麦各10g。8剂，水煎服，每日1剂。

四诊：1998年7月30日，患者述已无不适，纳便调，右甲状腺结节未触及。舌洁，脉平。处方：

和肝汤加蒲公英15g，藿佩各6g。8剂，水煎服，每日1剂。随访病愈。

按语 瘿瘤之病，多因情志内伤，忧愁思怒或受惊吓，使气机郁滞，经气不畅，津血失于正常循行输布凝集成痰，痰气壅结于颈部而成。《诸病源候论·瘿候》曰："瘿者由忧恚气结所生。"故对其治疗大法应为理气化痰，消瘿散结，且此原则需贯彻治疗的始终。方老谨守病机，运用和肝汤"疏气令调"的优势，调理患者气机，加用蒲公英、金银花、连翘清热解毒消肿，加瓜蒌化痰宽胸。患者坚持服用30～50剂药，达到瘿消病愈的效果，免去手术之苦。

（五）和肝以养心安神

心主血，肝藏血，肝木与心火乃母子相生关系，且心主神，肝藏魂，心肝血气充盛则心神得养，肝魂安藏。若肝血不足，或肝失条达，则不仅肝魂不得安藏，且母病及子导致心血不足，引起心神不安之证。和肝汤调肝以理气，和血而养心安神，故可用于心肝血虚的心神不安证。方老在临床上凡见妇女之脏躁证及神经官能症属肝血不足，心神不安，未化火动风者，多用此方取效。

案例1　韩某，女，48岁，1996年10月9日初诊

患者月经紊乱半年，时感心慌气短，腿软乏力，多虑心烦，胸闷胁胀喜叹息，夜寐多梦，耳鸣如蝉。舌淡，苔白，脉弦细。中医诊断：脏躁；气郁血虚证。西医诊断：更年期综合征。治法：疏肝解郁，养血安神。

辨证分析：患者正值更年期，肝气郁结，气机不畅则胸闷胁胀喜叹息；气不足，则心慌气短乏力；心神失养则夜寐多梦。处方：

和肝汤加熟地黄10g，黄精10g。6剂，水煎服，每日1剂。

二诊：服药后自觉心悸气短减轻，已无胸胁胀满，眠可，时有乏力、耳鸣。守方治疗6剂，水煎服，每日1剂。以善其后。

按语 脏躁之证，一般多用甘麦大枣汤治疗。方老认为脏躁患者"年四十而阴气自半也"，阴之不足表现为肝血心血不足，同时伴有肝气郁结。和肝汤可谓柔补通调之剂，既可养血又可解郁，故可达和调阴阳，养心安神之目的。

案例2　付某，男，66岁，2005年1月13日初诊

患者阵发心悸伴心前区疼痛2月余。既往高血压、冠心病病史。2个多月来阵发心悸，伴心前区疼痛，每次持续5～10分钟，胸闷气短，纳可，二便调。做心电图示：ST-T改变。心脏彩超示：升主动脉增宽。血压140/95mmHg。舌红苔白，脉沉弦。中医诊断：心悸、胸痛；肝郁气滞证。西医诊断：冠心病。治法：理气通阳。处方：

和肝汤加大瓜蒌10g，法半夏6g，郁金10g，石斛10g，陈皮10g。6剂，水煎服，每日1剂。

二诊：患者诉活动过多则心前区疼痛，自觉畏寒。继服前方12剂，水煎服，每日1剂。

三诊：患者诉心前区疼痛明显好转，胸闷气短缓解。效不更方，仍继服原方10剂，水煎服，每日1剂。

按语 方老在和肝汤的基础上加瓜蒌、半夏通阳理气化痰，郁金、陈皮加强疏肝理气之力。考虑到长期肝气郁滞易伤肝阴、胃阴，故方老又加入石斛以养阴生津。

（六）和肝以养血祛风

痤疮的发生多由于经络气血失和，湿热外邪侵袭所致。与内分泌紊乱、情绪紧张相关。肝失疏泄条达，气郁化火发于皮毛肌肤而成痤疮。方老用和肝汤疏肝解郁，加金银花、连翘、白花蛇舌草清热解毒，加丹参、桔梗活血散结，痤疮渐愈。

案例1　武某，女，30岁，2005年4月4日初诊

患者述4个月来颜面起疙瘩，色红，不痒，纳可，二便调。月经后期，色暗。舌苔薄白，脉平缓。中医诊断：痤疮；肝郁气滞，血分郁热证。西医诊断：痤疮。治法：清解凉血，理气行滞。

辨证分析：患者因工作紧张，情志焦虑，而导致肝郁气滞，气郁化热，发于皮毛而成痤疮。处方：

和肝汤柴胡改为6g，加金银花15g，连翘10g，桔梗10g，丹参5g。14剂，水煎服，每日1剂。

二诊：患者诉药后未再有新的痤疮出现，余无明显不适。舌苔薄白，平缓。继服前方加白花蛇舌草15g。14剂，水煎服，每日1剂。

三诊：痤疮大部分已退，月经准时来潮，色红，量多。继服前方调理1个月而愈。

按语 内分泌紊乱是痤疮发生或加重的原因之一。肝主疏泄、调节情志的功能对调整内分泌的紊乱起到了重要的作用。因此方老用和肝汤加用清热解毒、活血化瘀的药物治疗痤疮，兼以调经，每获良效。

案例2　白某，女，29岁，1998年5月20日初诊

患者半年前到南方出差受潮湿后出现全身皮疹，瘙痒难耐，在外院间断治疗半年，时发时止未能治愈。就诊述疹起常伴胸闷胁胀，腹痛，心中烦闷懊侬，纳差，便溏，舌淡胖有齿痕，脉弦细。中医诊断：风疹；肝脾不调，气血失和证。西医诊断：荨麻疹。处方：

和肝汤加黄芪12g，桂枝6g，防风6g。6剂，水煎服，每日1剂。

二诊：服药后疹发稀少，腹部略有不适，继发前方6剂，水煎服，每日1剂。

三诊：腹胀便溏已愈，纳食增加，皮疹未发，再发6剂善后。

按语 患者在外院所服方剂多为辛透表散、解肌清热、养血祛风之剂，未能获效。方老察其伴有胸闷胁胀、纳差、便溏等肝脾不调，气血失和之证，故用和肝汤合玉屏风散，理气与和血，固表与祛邪，健脾与调肝同用获效。

（七）和肝以调理气血

诚如朱丹溪所说："气血冲和，百病不生，一有怫郁，诸病生焉。"故前人有"郁不离肝"之说。方老认为郁则肝气逆，郁久则血瘀，是以气病可致血病，血病亦可致气病，所以无论肝病的初中末任何阶段，疏通气血的原则应贯彻始终。《素问·至真要大论》云："疏其血气，令其调达，而致和平。"

案例1　李某，女，40岁，2005年11月7日初诊

患者头痛10年，加重半年。10年前自产后始，经常发作，间隔10余天必发作，疼痛持续2～3天，长期服用阿司匹林，近半年来加重，服阿司匹林无效。现头痛，目眶、眉棱骨及后颈胀痛，痛甚伴随恶心，睡眠差，纳少，大便偏溏，尿频，月经可。舌苔薄腻，脉弦平。既往史：胆囊炎、胆石症6年，神经衰弱15年。中医诊断：头痛；肝郁血虚证。西医诊断：神经性头痛。治法：疏肝养血。

辨证分析：患者素体气血不足，产后血虚加重，气虚血瘀，清窍失养，故头痛反复发作；肝郁血虚，中焦失和，故纳少；肝脾不和，升降失常，故大便软溏；"胃不和则卧不安"，气血不足，心神失养，故睡眠差。病位在头，涉及心脾肝。处方：

和肝汤减柴胡、香附；加熟地黄15g，白菊花15g，陈皮10g，桑寄生12g，枸杞子10g，炒枣仁12g。10剂，水煎服，每日1剂。减柴胡、香附，是因为患者肝郁不明显，肝阴已不足，不能耗散太过。

二诊：药后头痛减轻，睡眠极差，仅睡2小时且多梦，纳可，大便溏。苔腻，脉缓。证属中焦虚弱，元气不足。治法：培补。处方：

滋补汤加枸杞子10g，麦冬6g，焦神曲6g，百合10g，炒谷芽10g，炒薏米15g。10剂，水煎服，服2天停1天。

三诊：头痛减轻，失眠、纳呆少食，大便每日2～3次，脉缓，苔薄腻。证属心肾失交，治法：调节心肾，养心安神。处方：

炒枣仁15g，茯苓12g，知母10g，炙甘草6g，大川芎5g，土白芍6g，淡豆豉10g，莲子心5g，淡竹叶3g，薄荷5g（后下），百合10g，大枣4个，陈皮10g，焦神曲6g，炒谷芽15g。10剂，水煎服，服3天停1天。随访头痛痊愈。

按语　患者因产后血虚，水不涵木，而致头痛，方老先用和肝汤养血柔肝，后用滋补汤补益气血，切合病机。

案例2　丁某，女，63岁，2005年9月12日初诊

患者头晕头痛、气短乏力加重1个月。患者因胸闷在心内科住院治疗，诊断为高血压病、颈椎病。于9月11日出院，仍感不适，即前来中医就诊。既往史：高血压病30年，高脂血症10年，不稳定型心绞痛3年。头颅CT检查示：老年性脑改变，右侧筛窦炎。颈动脉B超检查提示：双侧颈动脉内膜增厚、斑块形成，左颈动脉窦轻度狭窄。冠状动脉造影检查：（–）。现头晕头痛，气短乏力，胸闷，睡眠欠佳、易醒，大便次数多，无腹痛，呃逆嗳气。舌洁、脉缓。血压155/90mmHg。中医诊断：眩晕；气虚气滞证。西医诊断：高血压病。治法：疏肝理气，和胃降逆。

辨证分析：《素问·至真要大论》言"诸风掉眩，皆属于肝"，肝阳上亢，故头晕头痛；热扰心神，睡眠不安；痰浊中阻，上蒙清窍，气机不利，故胸闷；肝气犯胃，胃气上逆，故呃逆声声。其病变部位在肝、脾，证属本虚标实。处方：

和肝汤柴胡改为5g，加熟地黄12g，枸杞子10g，陈皮10g，麦冬10g，川芎5g。10剂，水煎服，每日1剂。

二诊：药后舒畅，初效，诸症均有所减轻，但仍存在。舌洁，脉缓。血压120/75mmHg。继服前方15剂，水煎服，每日1剂。

三诊：头晕头痛、胸闷、气短、呃逆症状基本消失，睡眠好转，醒后可以再入睡。舌洁、脉平缓。血压145/80mmHg。前方加焦神曲6g。15剂，水煎服，服2天停1天。

按语　肝为风木之脏，体阴而用阳，主动主升，当阴阳平衡失度，阴亏于下，阳亢于上，水不涵木，木少滋荣，阴不维阳，故肝阳上扰。方老采用和肝汤加减，疏肝健脾，调和阴阳，健脾益气，滋水涵木而取效。

案例3　王某，女，44岁，2003年6月23日初诊

口干咽燥、乏力3年。在北大医院确诊为干燥综合征2年余，口咽干燥，唾液少，已闭经1年半。现口咽干，唾液少，汗液少，二便可，纳食调。舌洁，脉弦平。中医诊断：燥证；肝脾不和，津亏血少证。西医诊断：干燥综合征。治法：调和肝脾，养血润燥。

辨证分析：津液是脏腑功能活动的物质基础，又是人体功能活动的产物，津液的改变，可以直接影响人体生理功能而发生疾病。燥证是由于多种因素导致津液亏损不能正常输布，以口、鼻、咽、眼、皮肤干燥为主要表现的病证。此患者的主证符合燥证之诊断。津液亏损，则经血来源不足，故闭经。处方：

和肝汤加生熟地黄各10g，泽兰叶6g，丹参6g。7剂，水煎服，每日1剂。

二诊：咽干有所好转，自觉颈部不适，脊背酸楚。舌洁、脉平。前方加玉竹10g。7剂，水煎服，每日1剂。

三诊：全身不适感，似有月经来潮，有淡粉色分泌物。舌洁、脉平缓。处方：

和肝汤加熟地黄15g，丹参5g，玉竹10g，麦冬10g。10剂，水煎服，每日1剂。

四诊：月经来潮，带经3天，量不多，经色暗。脉缓、舌洁。处方：

和肝汤加熟地黄15g，玉竹10g，麦冬10g，山萸肉6g。10剂，水煎服，每日1剂。

按语　人体从内到外，需要津液的濡养。津液的生成，源于饮食水谷，《素问·经脉别论》中有精辟的论述："饮入于胃，游溢精气，上输于脾，脾气散精，上归于肺，通调水道，下输膀胱。水精四布，五经并行。"方老拟方以和肝汤为主方加二地黄，加大滋补肝肾阴液之力，配合玉竹、丹参、泽兰叶活血祛瘀。患者在治疗过程中，口干舌燥逐步缓解，肺脾肾得以养护，津液得到滋补，直至月经出现。再方加山萸肉，补肾润燥，敛精补血，增加养阴润燥之力，巩固气血津液的平衡。

（八）和肝以止咳平喘

肺主气司呼吸，肺失宣降上逆作咳。肝主疏泄，肝失条达，气机不畅，浊气上逆，横逆犯肺亦可引起咳嗽。对于木火刑金之咳嗽，方老用和肝汤平肝降逆，升清降浊，化痰止咳获效。

案例　王某，女，28岁，工人，1994年12月28日初诊

患者于生气后咳喘发作，发作时胸胁胀满，叹息为快，痰多，心中烦躁，易怒，呛咳，咽喉堵塞感，纳差，舌红苔薄黄，脉弦。中医诊断：咳嗽；肝郁化火，肺失宣降。西医诊断：支气管炎。治法：理气疏肝，降逆止咳。处方：

当归10g，白芍10g，炒白术10g，柴胡10g，茯苓15g，薄荷6g，炙甘草10g，党参10g，苏梗、香附各10g，合欢花15g，绿萼梅10g，瓜蒌15g，炙桑皮15g，陈皮10g。4剂，水煎服，每日1剂。

药后4天，胸闷憋气，心情郁闷减轻，咳嗽好转，余症均有转机，二诊时效不更方，再进3剂，病情平稳，改用中成药调治巩固。以后每因气郁而咳嗽发作时，用此方化裁均可获效。

按语　此咳喘为木火刑金所致。《内经》曰："五脏六腑皆令人咳，非独肺也。"以往治疗见咳治肺，疗效不佳。从肝论治，疏肝理气调达气机而咳喘自平。

（九）和肝以利尿通淋

淋证因饮食劳倦，湿热侵袭而致，病位在肾与膀胱，且与肝脾相关。病机主要是肾虚，膀胱湿热，气化失司。临床有热淋、石淋、气淋、血淋、膏淋、劳淋之分。其中气淋，为肝失疏泄，气机不畅所致。方老治疗气淋，谨守病机，用和肝汤平肝解郁，加车前子、泽泻清热通淋，患者气调热清尿畅痛止而病愈。

案例　陈某，女，63岁

患者尿频、尿急、尿疼1周，伴有小腹胀痛不舒，得矢气后稍缓，尿时灼热，腰及两胁酸痛。尿常规检查：白细胞15～20个/HP。舌质红，舌苔薄白，脉弦缓。中医诊断：淋证；肝失疏泄，水湿不利。西医诊断：尿路感染。治法：疏肝行气，清热通淋。处方：

和肝汤加车前子10g（包煎），泽泻10g，乌药10g，怀牛膝10g。6剂即愈，复查尿检正常。

按语　本例患者病在膀胱，为中医“淋证”的范畴，按常规应属“八正”“小蓟”之例，但细辨其小腹胀痛，矢气则稍缓，又小腹为肝经循行部位，“脏腑相连，其痛必下”，故与肝之疏泄不利密切相关，主方仍用疏肝理气之和肝汤，而所加车前子、泽泻以清利下焦湿热，乌药重在调小腹之气，怀牛膝注重保肾。由于此患者年已63岁，正气亏虚可知，故其“淋证”应以扶正祛邪之法以治之。

（十）和肝以理气止痛

对于疼痛之证，《临证指南医案》指出“诸痛之症，头绪甚繁。内因七情之伤，必先脏腑而后达于肌躯；外因六气之感，必先肌躯而后入于脏腑。”治疗主张以“通”立法，所谓“通则不痛，痛则不通，痛随利减，当通其经络，则疼痛去矣”“通其气血则不痛是也”。方老应用和肝汤治疗诸痛证，以通利气血为要，要分清在气在血。在气分者，但行其气；在血分者，必兼调气，盖气行则血行之故。若为实证，则通气散血，虚者治当养气补血，而兼寓通于补。因寒致痛加温通之品，因瘀致痛加活血化瘀之药，切合病机治之显效。

案例1　陈某，男，64岁，2003年8月25日初诊

患者于2002年间断出现睾丸坠痛，伴小腹下坠感，小腹发凉，精液带血，阳痿。苔浊腻，色淡黄，脉弦平。既往附睾精囊炎病史。中医诊断：疝病；寒凝肝脉证。西医诊断：附睾精囊炎。治法：理气散寒止痛。

辨证分析：肝厥阴经绕阴器而行，寒邪留滞肝脉，使肝经气血郁闭，气机疏泄失常，不通则痛，故有睾丸、小腹坠痛。处方：

和肝汤加减：大枣4个，茯苓9g，党参9g，炙甘草6g，当归12g，白术9g，白芍9g，柴胡9g，香附9g，生姜3片，薄荷3g（后下），苏梗9g，陈皮10g，台乌药10g，木香3g。10剂，水煎服，隔日1剂。医嘱：生活起居注意保暖。

二诊：患者遵医嘱服上方10剂，睾丸坠痛好转，自觉睾丸、小腹发凉。舌苔洁，脉平。治法同前。前方加荔枝核10g。10剂，水煎服，隔日1剂。

三诊：服药后舒畅，无睾丸坠痛，小腹不舒，行路时阴茎隐痛，大便可。舌苔洁，脉平。效不更方，继发前方14剂，水煎服，隔日1剂。

按语　疝之病名最早见于《内经》，《素问·平人气象论》云：“寸口脉沉而弱，曰寒热及疝瘕及少腹痛”“脉急者曰疝瘕少腹痛”。张子和云：“遗溺闭癃，阴痿脬痹，精滑白淫，皆男子之疝也。”中医所说的疝病是指睾丸、阴囊肿胀疼痛，或牵引少腹疼痛的一类疾病。其发病主要与“寒”“气”关系较为密切，而受病的脏腑经脉主要为肝经和任脉。方老所用和肝汤疏肝理气，加乌药、木香、荔枝核温经散寒止痛而获效。

案例2　董某，女，31岁，2005年3月11日初诊

患者于2004年9月出现两侧乳房胀痛，月经前期加重，在当地医院诊断为乳腺增生。现乳房胀痛，背痛，乏力，饮食可，二便正常，小便正常。月经规律，末次月经日期：2005年3月4日。结婚3年未育。舌红，苔白，脉弦平。中医诊断：乳癖；气滞血瘀证。西医诊断：乳腺增生。治法：理气和肝，活血止痛。处方：

和肝汤加减：当归10g，白芍10g，茯苓12g，炒白术10g，瓜蒌12g，蒲公英10g，泽兰6g，香附6g，苏梗6g，连翘12g，炙甘草6g，天花粉6g，白芷5g，大枣4个，陈皮10g，川贝5g。10剂，水煎服，每日1剂。

二诊：患者遵医嘱服上方10剂，仍有乳房胀痛，腰背部疼痛。舌红，苔白，脉弦平。治法同前。前方减炙甘草6g，加炒枳壳6g，丝瓜络6g。10剂，水煎服，每日1剂。

三诊：患者乳房胀痛减轻，右侧乳房已不痛，左侧乳房胀痛。末次月经日期：2005年3月30日。舌红，苔白，脉弦平。治法：理气和肝，活血止痛。处方：

当归10g，白芍6g，茯苓10g，炒白术10g，瓜蒌12g，蒲公英10g，陈皮6g，炒枳壳6g，白芷5g，连翘10g，大枣4个，天花粉6g。15剂，水煎服，服2天停1天。

四诊：患者4月29日再诊，诉双侧乳房胀痛已不明显。方老嘱继服前方15剂，隔日1剂。

按语　乳房为肝经循行所属。肝主疏泄，疏泄不利，则气机阻滞，不通则痛。方老认为乳腺病多由情志不舒而致，故在治疗本病时主要以理气疏肝为大法。方用和肝汤为主方，加用瓜蒌、丝瓜络、泽兰叶、蒲公英等活血散结通络之品，疼痛严重者加制乳没以活血止痛。方老还曾用仙方活命饮加减治疗，亦有较好疗效。

案例3　王某，女，59岁

患者左乳癌术后3年，经放疗、化疗及中药扶正治疗，病情稳定，唯左上肢肿胀麻木疼痛，入夜尤甚，辗转反侧，疼痛难忍，经常服用镇痛剂，疲倦乏力，烦躁不安。舌质淡胖暗，苔白，脉沉细。中医诊断：痛痹；肝气郁滞，血不荣筋证。西医诊断：乳腺癌术后淋巴结回流不畅。治法：疏肝解郁，益气通络止痛。处方：

和肝汤加生黄芪20g，鸡血藤12g，夜交藤12g，怀山药10g。

患者连续服用8剂后，左上肢疼痛已开始减轻，夜已能眠，服尽40剂时，体力渐增，精神转佳，左上肢疼痛基本消失，肿胀麻木亦明显减轻，治疗告一段落。

按语　本例患者，病在上肢，于乳癌术后及化疗后气血不足，上肢肿痛属虚夹实之病证。只补不通，远水不解近渴；只通不补，又犯虚虚之戒。故用和肝汤疏中调补最为合适。所加药味也是按疏中调补的原则，如生黄芪、怀山药补气助通；鸡血藤、夜交藤通中又补，故坚持用药而获效。

第四篇　疾病诊治思辨特点及经验

第一章　脾胃病诊治思辨特点及经验

第一节　脾胃病治疗的理论依据

一、脾胃病概论

中医脾胃的概念是指脾胃系统，包括了脾、胃、肠、肌肉、四肢及口。脾为五脏之一，主运化，是指脾具有把水谷（饮食物）化为精微，并将精微物质转输至全身的生理功能，可分为运化水谷和运化水液两方面，如《素问·经脉别论》所说“食气入胃，散精于肝……浊气归心，淫精于脉”“饮入于胃，游溢精气，上输于脾，脾气散精，上归于肺”和《素问·至真要大论》“诸湿肿满，皆属于脾”等；脾气主升，指水谷精微等营养物质的吸收和上输于心、肺、头目，通过心肺的作用化生气血，以营养全身，有“脾以升为健”之说；脾主统血，指脾有统摄血液在经脉之中流行，防止溢出脉外的功能，《难经·四十二难》有言“(脾）主裹血，温五脏”,《金匮要略注》“五脏六腑之血，全赖脾气统摄”。胃为六腑之一，主受纳、腐熟水谷，如《灵枢·玉版》所言“人之所受气者，谷也；谷之所注者，胃也；胃者，水谷气血之海也”；胃主通降，包括了小肠将食物残渣下输于大肠及大肠传化糟粕的功能在内。脾与胃通过经脉相互络属而构成表里关系。胃主受纳，脾主运化，两者之间的关系是“脾为胃行其津液”，共同完成饮食物的消化吸收及其精微的输布，从而滋养全身，故称脾胃为“后天之本，气血生化之源”。

脾胃病包含胃痛（吐酸、嘈杂）、痞满、腹痛、呕吐、呃逆、噎膈（反胃）、泄泻、便秘等病症。脾的运化水谷精微功能减退，则机体吸收消化功能失常，以致出现便溏、腹胀、倦怠、消瘦等病变，运化水湿功能失调，产生湿、痰、饮等病理产物，发生泄泻等病症；若胃受纳腐熟水谷及通降功能失常，不仅影响食欲，还可因中气不能运行，而发生口臭、胃痛、痞满及大便秘结，若胃气失降而上逆，可致嗳气、恶心、呕吐、呃逆等证。脾胃与肝肾关系最为密切，脾虚化源不足，五脏之精少而肾失所营；肾阳虚衰则脾失温煦，运化失职而致泄泻、水肿；肝木疏土，助其运化，脾土营木，利其疏泄，肝郁气滞易犯脾胃，引起胃痛、腹痛、泄泻等。

脾胃病的治法包括了辛开苦降法、燥湿健脾法、清热化痰法、散寒理气法、益气升阳法、健脾理气法、消食化积法、甘温益气法、甘寒养阴法、疏肝健脾法、健脾益肾法等标本兼顾之法。方老临床治疗脾胃病多从肝、脾二脏入手，注重对气机升降的调节，因势利导，强调机体整体的调节，用药平和，力求宣而勿过，补而勿壅，攻而勿峻，滋而勿腻，寒而勿凝，热而勿燥，推崇仲景《伤寒杂病论》中注重扶阳益阴，顾护胃气，以及“见肝之病，知肝传脾，当先实脾”的治未病思想。

二、脾胃病治疗的历史沿革

《内经》奠定了中医脾胃病诊疗的理论基础，书中相关条文涉及脾胃的解剖形态、生理功能、病理变化、病因、病机和诊治预防等诸方面。《素问·经脉别论》曰：“饮入于胃，游溢精气，上输于脾。脾气散精，上归于肺，……，水精四布，五经并行，合于四时五脏阴阳，揆度以为常也。”《素问·太阴阳明论》提出：“四支皆禀气于胃，而不得至经，必因于脾，乃得禀也。”《素问·太阴阳明论》曰：“脾者土也，治中央，常以四时长四脏，各十八日寄治，不得独主于时也。脾脏者，常著胃，土之精也。土者，生万物而法天地，故上下至头足，不得主时也。”《素问·痿论》强调“阳明者，五脏六腑之海”。在阐释脾胃病机制方面，《内经》提出了“阳道实，阴道虚”观点，《素问·太阴阳明论》：“故阳道实，阴道虚。故犯贼风虚邪者，阳受之；食饮不节，起居不时者，阴受之。阳受之则入六腑，阴受之则入五脏。入六腑，则身热，不时卧，上为喘呼；入五脏，则䐜满闭塞。”对胃病多实，脾病多虚的病机趋向作了高度概括，后世进一步概括为“实则阳明，虚则太阴”。《内经》常以胃气的盛衰存亡作为判断疾病善逆的重要参考，这一思想在脉诊中多有体现，如：《素问·平人气象论》曰：“平人之常气禀于胃。胃者，平人之常气也，人无胃气曰逆，逆者死。”又曰：“人以水谷为本，故人绝水谷则死，脉无胃气亦死。”《素问·平人气象论》《素问·玉机真脏论》等篇目比较集中论述了脉以胃气为本的机理，提出查胃气为切脉之要，如：“春胃微弦曰平，弦多胃少曰肝病，但弦无胃曰死；……夏胃微钩曰平，钩多胃少曰心病，但钩无胃曰死；……长夏胃微弱曰平，弱多胃少曰脾病，但代无胃曰死；……秋胃微毛曰平，毛多胃少曰肺病，但毛无胃曰死；……冬胃微石曰平，石多胃少曰肾病，但石无胃曰死。”《素问·六节藏象论》说：“五味入口，藏于肠胃，胃有所藏，以养五气。气和而生，津液相成，神乃自生。”通过观察面色光泽和两目的神气，可以测知胃气的盛衰。《内经》中虽未明确提出治病以顾护胃气为要，但在具体论述中则体现了这一为后世医家推崇的中医治疗原则，如《素问·标本病传论》就提到“先热而后生中满者治其标……先病而后生中满者治其标，先中满而后烦心者治其本……大小不利治其标”，《素问·热论》曰：“病热少愈，食肉则复，多食则遗，此其禁也。”

《伤寒杂病论》奠定了中医脾胃病治疗的临床证治基础，《古今医统大全》认为：“汉张仲景著《伤寒论》，专以外感为法，其中顾盼脾胃元气之秘，世医鲜有知之者。”仲景将《内经》确立的脾胃理论创造性地应用于临床实践，为中医脾胃学说的发展起到了承前启后的重要作用，他认为脾胃的盛衰决定了伤寒六经病证的发生、发展，故在《素问·刺法论》“正气存内，邪不可干”基础上进一步提出“四季脾旺不受邪”的重要观点，如太阳病之营卫不和，脾胃则为荣卫之根本，脾胃虚衰，则荣卫之气不得营于外，使藩篱失固、外邪乘虚而袭，发为太阳病；又如阳明病之胃热津伤，津伤燥热，胃失和降，腑气壅滞，燥实内结，或病为阳明腑证，或病为壮热、口渴、汗出、脉大的阳明经热证；再如三阴发病可始于脾胃虚弱，素体中阳虚，寒邪直中太阴，则阳虚寒盛，升运失职，病属里虚寒证，脾胃气虚，肾失充实，则肾虚，故少阴发病，多见吐利、手足逆冷，是脾肾阳虚、升降失常、阳不达四肢所致，病变涉及脾胃。《伤寒杂病论》中也有关于脾胃盛衰与六经传变相关的论述，如太阳病过汗损伤脾阳的厚朴生姜半夏甘草人参汤之腹满证，伤寒误用吐下损伤脾胃，致水饮上逆之苓桂术甘汤证，误下损伤脾胃，致寒热错杂、虚实互见、升降失调之泻心汤证等。仲景从理、法到方、药，处处以脾胃为本，其养胃扶正以祛邪及祛邪而不伤脾胃的思想贯穿其中，诸般治法均强调勿损脾胃，如桂枝汤方中不仅以炙甘草、生姜、大枣补益脾胃，而且要求药后啜热稀粥，助胃气益津液，以滋酿汗之源；白虎汤方中既以知母、石膏之大寒清其邪热，又以粳米、甘草益气以调和中气；小柴胡汤方中除用柴胡、黄芩、半夏和解少阳外，人参、大枣、生姜、甘草等皆为补中和胃之品，即所谓“少阳主治，全赖胃气充满”；温中补虚除四逆汤、理中汤外，尚有小建中汤，其合甘温、辛甘、酸甘为一方，具有温养中气、平补阴阳、健运脾胃、调和营卫之功；少阴病四逆汤为脾肾之阳同健的温补脾肾方，仲景以之治少阴病，寓复中阳而救肾阳之旨；厥阴病之乌梅丸以温热入脾胃之药尤多，且以蜜作丸，资助胃气，以防重伤脾胃。仲景在药后护理和病后调养中也十分注重顾护脾胃，目的是充分发挥药效和促进胃气的恢复。如服桂枝汤、理中汤的饮热粥，服十枣汤后的啜粥自养，如他以白饮和服五苓散和四逆散等，都是为了资养胃气。而一些服药后的禁忌，如禁生、冷、黏、滑食物等都是从顾护胃气出发。

唐宋金元时期，中医脾胃病理论得到了全面发展，其中尤以李东垣的《脾胃论》独树一帜，他提出“内伤脾胃，百病由生”的观点，以《内经》《伤寒杂病论》中的相关理论为依据，认为治疗诸虚不足当以调理脾胃为主。东垣用药注重“风药”与补气健脾药的配合，取两者“辛甘益阳”的协同效应，这是东垣的重要学术思想之一，李东垣有言：“诸风药皆是风能胜湿也。”此亦合脾喜燥恶湿之性，所以，风药能胜湿又能振奋脾阳，风药与补脾药的配伍能够相得益彰。李东垣从“内伤似外感”的辨惑中，提出内伤气虚发热，使用甘温除热法。本法可溯源至《素问·至真要大论》“劳者温之”“损者益之”等论述，张仲景以桂枝汤辛甘化阳、酸甘化阴治疗“病人脏无他病，时发热，自汗出，而不愈者”，见本法之端倪，而真正创立甘温除热法并充分运用于临床的当属李东垣。东垣学说认为由于精神、劳倦、饮食、外邪等因素引起脾胃之气损伤，脾运乏力，清阳不升，形成中土空虚，易导致内外诸邪乘虚而入。外感多由六淫之邪，如东垣言“形气俱虚，乃受外邪”，内扰大都由于离位之相火，即所谓“阴火”侵袭。无论是虚人外感发热还是内伤发热，都可用甘温除热法。

明清时期，脾胃病理论得到进一步充实完善，尤其是叶天士对阐发脾胃之阴的证治有卓越贡献，使中医脾胃病理论体系趋于完整。叶氏本《内经》之旨，又博采众长，师法仲景，推崇东垣，认为“夫脾胃为病，最详东垣”“仲景急下存津，其治在胃；东垣大升阳气，其治在脾”，鉴于东垣脾胃学说“详于治脾而略于治胃，详于升脾而略于降胃，详于温补而略于清滋”，结合自己长期的临床实践，创立了养胃阴等治胃之法，认为“胃为阳土，宜凉宜润”“胃宜降宜和”，这既是对胃生理特性的概括，也是对胃阴虚证提出的治疗原则，因此叶天士的养胃阴学说，采用甘凉濡润，以味甘性凉为主，生津的药物，甘凉可以解燥热，濡润可以养胃阴，从而达到清养胃阴，津液来复的目的，则胃的通降功能得以复常。

第二节　脾胃病治疗经验

一、以保胃气为核心的脾胃病治疗整体观

方老擅长于培补当先，尤以补后天之本为见长，并注意汲取现代医学之精华，形成了独具特色的以保胃气为核心、以整体思维方法为指导的脾胃病治疗经验。

方老认为整体思维是中医学的基本特点之一。五脏六腑虽各有不同的生理功能，但相互

之间却是一个不可分割的整体，这是完整性的一面；全身各个组织器官依靠相互协调，相互制约，相互补充共同完成人体的生长、发育、生活的各种功能活动，这是统一性的一面。这样脏腑组织的完整性和统一性就构成了一个有机的统一的整体概念。他还强调整体思维也包括人与自然界息息相通，密切相关这方面的内容，即“天人相应”理论。这个理论认为，自然界是人类生命的源泉，人类依靠天地之气和水谷精微而生存，随着四时寒热温凉、生长收藏的变化规律，以及地理环境的变动而生活。自然界的运动变化可以直接或间接地影响着人体，而机体则相应地产生生理或病理的反应。人在漫长的生命活动中，总是不断地协调内部脏腑组织器官功能，从而适应外部自然世界。但因多种原因，如情志不遂、六淫侵袭、饮食失衡，打破了人体内部的协调，或是打破了人与自然界的协调，就会出现疾病。疾病的产生和出现，说明这个有机的整体的一部分出现了病理变化，它与整体密切相关，故应从整体思维这个角度分析问题和解决问题，也就是寻找和分析病因病机，治疗疾病。方老注重局部症状产生的整体失调病机，抓住病之本质，分析诊断与治疗疾病，将整体思维方法这一中医精髓融会贯通于脾胃病诊疗实践中，运用自如，疗效卓著。

方老指出中医治疗脾胃病要以保胃气为核心。脾胃同居中焦，为后天之本。这一脏一腑，一升一降，一纳一化，形成相互制约、相互为用、相互协调的密切的又相互平衡的关系。共同完成人体的三种功能：一是人体饮食营养的输布，依靠胃主受纳，脾主运化来完成，这些营养物质是人体生命活动的源泉；二是脾胃为气血生化之源，气血的生成由脾胃运化水谷精微而来，为人体的物质基础；三是脾胃为气机升降之枢纽，脾胃居于中焦，脾气升则水谷精微上行濡润心肺，通过肺朝百脉之功能下达肝肾，进而敷布全身；胃降则糟粕下行排出体外，形成一个气机升降出入的整体运行模式。正如《素问·六微旨大论》中说：“气之升降，天地之更用也……，出入废则神机化灭，升降息则气立孤危，故非出入，则无以生长壮老已，非升降，则无以生长化收藏。是以升降出入，无器不有。故器者生化之宇，器散则分之，生化息已，故不无出入，不无升降，化有大小，期有近远，四者之有，而贵常守，反常则灾害至矣。”可以认为人体气机升降出入的主宰在乎脾胃。胃气，是后天之本。所言及之“本”，就是“生命之根本”。正如《素问》中所说“人以胃气为本，”方老认为人以胃气为本，不仅指人体的生命活动要靠脾胃所运化的水谷精微来推动，还指如先天禀赋不足，也可以通过调理脾胃来补充。也就是说调理脾胃可以治疗脾胃系统疾病，也可以治疗其他脏腑疾病。可见保胃气关乎先后天之本，十分重要。进一步讲，脾胃之气不伤，人体就健康，或少生病或不生病，即使生病，如果胃气不伤，食欲不损，病情虽重，也有转机；反之，则不可救之。方老临证注重脾胃的保健和治疗，亦即是通过脾胃的调理，以保胃气，安五脏。方老非常推崇王节斋之言“人之一身，脾胃为主，故洁古制枳术之丸，东垣发脾胃之论，使之常以调理脾胃为主，后人称为医中王道，厥有旨哉！”(《景岳全书》)。

二、临证用药重在纳化升降

脾胃健则五脏皆荣，脾胃弱则五脏俱损。方老在治疗脾胃病时以辨证论治为要，制方遣药以促进脾胃升降为期：气逆则降，气滞则通，气虚则补，气陷则升，使逆乱之气归复，至升降有序，恢复到“清阳出上窍，浊阴出下窍；清阳发腠理，浊阴走五脏；清阳实四肢，浊阴归六腑”的正常生理局面。方老制方遣药时，药味清灵，理气适中，以防理气药之香燥太过耗伤阴津；苦寒之味用时适量，中病即止，以防寒凉太过耗损中阳；大辛大热之品用之极慎，以防变生他疾；培补时药力缓和，循序渐进，补而不滞，脾胃易于接受，故临床疗效显著。方老认为，药物治疗疾病的机制是“五味入胃，各归所喜”，以药一气之偏治病之一气之偏，而达到治病祛邪的目的。但有利亦有弊，偏则易伤正，故选择药物时要谨慎，以不伤正气为原则，亦即保胃气之意。在方老的处方中经常见炒谷芽、香稻芽、焦神曲、炒莱菔子、砂仁、鸡内金、百合、麦冬、玉竹、石斛、大枣、甘草等和中养阴益气之味。方老认为，脾胃为后天之本，是接受食物和药物的重要转输脏器，是人体出生以后赖以生长生存的根本、根源、源泉，如用药不注意顾护脾胃，或损伤了脾胃，食物化生受约，正气受损，抵抗力下降，再好的药物也同样运化不能，又谈何药至病所，药到病除？正如《内经》中言：“神不使也。”张景岳论述更加详细：“凡治病之道，攻邪在乎针药，行药在乎神气。故治施于外，则神应于中，使之升则升，使之降则降，是其神之可使也。若以药剂治其内，而脏气不应，此其神气已去，而无可使矣，虽竭力治之，终成虚废已尔。是即所谓不使也。”顾护脾胃亦即保护神气，可谓神聪气明针药使然！

案例　李某某，女，65岁

时有胃脘胀满1月余来诊，症见胃脘饱胀，嘈杂不舒，嗳气频作，餐后胀加著，嗳气后则舒，无泛酸，大便不畅，舌质正常，舌苔薄白，脉弦缓。中医诊断：痞满；脾胃失调，气机阻滞。西医诊断：慢性萎缩性胃炎。该患者素有胃疾，脾胃内弱已久，近来出现胃脘胀满、嗳气频作等症，结合舌脉，无明显寒热征象，乃脾胃失运，中焦气机壅滞，胃气不降所致，故治以健脾和胃、理气消胀为法。处方：

陈皮10g，法半夏6g，焦曲麦各6g，老苏梗6g，砂仁3g，茯苓10g，白术10g，莱菔子6g，香附米6g，旋覆花10g（包煎），炒枳壳6g，广木香5g。

患者服本方8剂后，胃脘舒畅，诸症悉除。

按语　本案用方为香砂六君子汤加减，因“甘能令人中满”，该患者胃脘胀满，故方老弃用参草，再者该患者虽然年事已高，虽虚而不著，用茯苓白术足矣。而其又是以气滞气逆为主要病机，故采用以下调气之方案：苏梗宽胸和中；陈皮、砂仁、莱菔子、广木香理气健脾和中；炒枳壳、香附米疏肝理气和中，因肝能疏泄脾胃，肝气畅则胃气和；法半夏、旋覆花降胃气之逆而和中；焦曲麦、莱菔子消食导滞而和中。综观全方，虽均为常用之药味，但思路清晰可见，配伍严谨，多方位用药，抓住脾胃升降纳化之关键，以求速效。方中理气药味虽有9味之多，但药量均轻，意寓既能除病，又不伤正，两全其美。细微之处体现出方老从整体思维方法入手探明病机，并针对病机，多方位、多层次用药，而药中肯綮。

三、虚人为病建其中

（一）诸病虚损，当建其中

方老对虚证的治疗，善用补法。在各种补益治疗中（补气、补血、补阴、补阳、补肝肾、补心肺、补脾胃、补心脾）注意扶助中气贯穿于其中。方老认为中气建立，生化之源充盛，机体抗病能力增强，靠自身的调节逐渐达到阴阳平衡。正如张锡纯所言：“脾为后天之本，能资生一身，脾胃健壮，多能消化饮食，则全身自然健壮。”以此也体现出“诸病虚损，当建其中”的理论依据和保胃气的治疗原则。

方老经验方滋补汤的应用就是最好的体现，该方由党参、茯苓、白术、炙甘草、熟地黄、白芍、当归、肉桂、木香、陈皮、大枣组成。可以说是“八珍”免川芎，加肉桂；亦可以说是“十全大补”免川芎、黄芪；在此基础上再加木香、陈皮、大枣，为气血双补，脾肾同调之方。纵观全方，特点是温而不燥，滋而不腻，补而不滞；既补虚又和脾胃。对于临床所见体虚之人，如气血虚弱、脾胃不足、大病初愈、癌症术后或放化疗后的患者，多选用本方作为基本方，守方数十剂甚至上百剂，每每取得可喜的疗效。

方老认为癌症的种类繁多，涉及多系统多学科，但也有其共同点。首先是机体抵抗力下降，免疫功能失调，体内处于一个失衡状态，如再加上精神上的恐惧、紧张、焦虑，症状就会更多，病情更复杂；其次，经过手术或放化疗后，人体的正常组织也要受到损伤，亦即中医所言之元气受损，在此时治疗就不能头痛医头，脚痛医脚，而要抓住根本是正气虚损，把握住“上下交损，当治其中”的原则。在滋补汤中，有六君子汤（木香易半夏）加大枣、黄芪、肉桂扶助中气，培补元气，四物汤（免川芎），补血生精。从而改善癌症患者机体的免疫功能，有益于抵御疾病，提高生活质量。

案例　陈某，男，60岁

结肠癌术后乏力纳差2月余来诊，主诉食欲不振，伴眩晕、膝软乏力、大便干结，诊其形体消瘦，面色萎黄少华，语声低微，舌质淡白，脉沉细无力。中医诊断：虚劳；脾胃亏虚，气血不足。西医诊断：结肠癌术后。治以益气健脾，补气养血。

患者肿瘤术后，元气大伤，脾胃虚弱，导致后天运化乏源，气血不足以濡养四肢百骸，出现面色萎黄、形体消瘦、语声低微、纳差乏力、头晕等症状。处方：

党参9g，茯苓9g，白术9g，炙甘草6g，熟地黄9g，白芍9g，当归6g，肉桂3g，木香6g，陈皮9g，大枣5个，枸杞子10g，麦冬10g，瓜蒌仁15g。

患者服上方8剂后复诊，述其食欲渐增，体力稍复，大便干已有转机，故效不更方，嘱患者继服此方。患者间断服用滋补汤（所加药味时有些许变化）约1年，近100剂，饮食如常，体力恢复，面有光泽，舌体嫩红，脉象缓平，原病复查，病情稳定，治疗告一阶段。

（二）表里同病，宜护脾胃

方老认为年老体虚之人多是内外俱虚，“表虚”之表指的是体表、肌表，患者由于内部的气血不足，同时在外则表现为体表的不足，如畏寒恶风、易汗出等，正所谓“欲知其内者，当以观乎外；诊于外者，斯以知其内。盖有诸内者行诸外”（《丹溪心法》），在这种情况下就应内以补益气血、外以固其肌表；平素脏腑虚弱、气血两虚、脾虚失运、胃纳不佳，形体消瘦之人，不易耐受表邪之袭，故经常易患外感表证之况，若患者表证、里证同时存在，在解表的同时，尤其要注重顾护脾胃，守住人体正气。方老在解表的同时经常选用黄芪建中汤、六君子汤、滋补汤等以建中扶正。脾胃为后天之本，“脾居中央，灌溉四旁”，正所谓“正气存内，邪不可干”。体质增强方得驱邪外出之力，否则仅予以解表发散则正气益损，邪不得外出反而乘虚入内扰乱气血，加重病情。这也是扶正解表的一个重要的思路和方法。

（三）整体把握，治病求本

在治疗疾病时，医师们的着眼点和入手处是不尽相同的。从方老的临床诊疗中可以看出，不是就局部损伤而论，也不是针对局部损伤用药，而是注重局部症状产生的整体失调病机，从整体调节入手，抓住治病之本，是其高明之举。

案例　李某，女，35岁

月经量少半年余来诊，症见月经量少，色暗，小腹凉，手足欠温，舌淡暗，苔薄白，脉沉细。中医诊断：月经少；气血两虚，脾肾不足。西医诊断：畸胎瘤术后。患者因手术耗伤元气，中气亦同时受损伤，气血亏耗，脾肾不足，导致经血不充，月事难下，治以益气养血、补脾益肾为法。处方：

党参12g，茯苓10g，白术10g，甘草6g，熟地黄15g，白芍10g，当归10g，肉桂5g，木香5g，陈皮6g，大枣4个，菟丝子10g，茺蔚子10g，淫羊藿10g，泽兰叶10g。

服上方20余剂，月经恢复正常。

按语 “精满则溢”，肾为先天之本，女子之“天癸”是在肾气充盈时方能正常来潮。如肾气受损，精源匮乏，“天癸”即少；脾胃是后天之本，生化之源，供养先天而化精气，若脾胃受伤，生化精微减少，供养先天能力下降，亦会导致月经量减少。方老从整体观来考虑治疗问题。上方中四君子汤健脾益气滋培后天，大枣增强益气补中之效；上方中四物汤补血生血，用陈皮、木香是补而不滞；淫羊藿专入命门兼入肝肾，补火助阳；菟丝子入肝肾，补髓填精，与淫羊藿共补先天肾之元气；这样先天助后天，后天扶先天，相辅相成，相互既济，何虑经水不生？泽兰叶这味药用之微妙，妙即妙在大队补肾益气培中补血生精的药物中，是一味动药，上面已言为补而不滞用木香，陈皮行气和中，是走动气分，而泽兰叶是活瘀通血，是动在血分，可见配伍之严谨。用此方可以调动脾胃肝肾气血的各方面功用，使体内运转开来，协调起来，而产生相应的精微物质，达到机体局部损伤修复，功能恢复正常的目的。这位月经量少的女患者，用现代医学的治疗方法就可能给予雌激素进行调整治疗，而方老则通过调肝肾健脾胃补气血的整体调节方法来增强患者自身的修复能力，以达到使局部损伤得以修复的目的。

（四）大病初愈，培土为先

每遇大病初愈，患者及其亲属往往觉其体虚，予以肥甘厚味等滋补之品。但是这与那些滋补药品一样，不但不能协助恢复体力，反而会使脾胃呆滞，运化乏能，食入难化。这是因为大病初愈的患者胃气尚弱，不耐滋腻，从而运化之源匮乏，又谈何身体复原？正如《素问》中对热病恢复期的禁忌有这样的论述：“热病少愈，食肉则复，多食则遗，此其禁也。”方老每遇此况均嘱患者及其亲属，胃气尚弱，不要勉强进补，非但不吸收为用，反而增加了脾胃负担，易诱发原病复发。所以嘱此类患者在服药治疗的同时，注意以清淡温暖、好消化的饮食来配合药物治疗。

（五）老年久病，缓补为宜

方老分析老年患者的生理特点是五脏皆虚，病理表现在抗病能力降低，自我调节恢复能力不足而致脏腑精气易损难复，因此易于发病。在老年患者的治疗方面，方老采用扶正祛邪固本法。他说老年人脾胃功能较弱，不任重补，应采用从容和缓法以补之。此法用药特点概括为：循序渐进，药性平和，用量宜轻，不温不燥，不滞不腻，不攻不泻，长服无弊。

案例 刘某，男，71岁

全身乏力1月余来诊，1个月前，因搬迁持续劳累数日，后感全身乏力，精神倦怠，面色少华，食欲不佳，气短心慌，稍多劳作则眩晕，睡不好，多梦，腰酸腿软，二便尚调，欲用中药增强体力，故前来求治，舌淡胖，边有齿痕，薄白苔，脉沉细缓。中医诊断：虚劳；心脾肾俱虚。西医诊断：乏力。治以滋培缓补以扶正。

患者年过七旬，本已是脏腑衰败之年，1月前又劳累过耗气血，导致神疲力弱、心慌头晕等症，乃心脾肾俱虚之象，当补其不足。处方：

党参10g，炙甘草10g，生黄芪10g，麦冬10g，陈皮5g，五味子5g，焦神曲5g，炒谷芽10g，熟地黄15g，生山药15g，茯苓10g，大枣4个，肉苁蓉6g。

隔日1剂，患者服上方40剂后诸恙尽除，恢复如常。

按语 本案患者年过七旬，脾胃功能较弱，不任重补，宜从容和缓法以补之，需久服方药才能取得稳定疗效。

四、养生调护重在脾胃

（一）调情志健中州以养生

情志的异常变动易致脾胃运化功能失常而生病，如暴怒、忧郁易伤肝，肝气郁结，疏泄不利，横逆犯胃或克伤脾土；又如多愁善感，思虑万千则耗伤脾气，脾运不健，派生多种疾病。方老告诫患者，要注意调节情志，遇事冷静，不急不躁，不怒不悲。方老认为心理素质健康可使病后体质恢复快且疾病复发概率下降，这在养生中占有很重要的位置。早在《素问》中就有这样的论述："虚邪贼风，避之有时，恬淡虚无，真气从之，精神内守，病安从来。是以志闲而少欲，心安而不惧，形劳而不倦，气从以顺。"经过方老缜密的中医中药治疗和悉心的心理疏导，疗效显著。

（二）节饮食护脾土以养生

不适当饮食易损伤脾胃。比如暴饮暴食、嗜酒过量、过食寒凉或辛辣等。方老建议患者应根据自己的年龄、身体素质情况、气候情况、居住环境等来选择适当的食品搭配，而且还需注意饮食要有规律有节制。比如前面所讲过的大病初愈的患者或年高体迈的患者，脾胃功能较弱，不宜滋腻峻补，而应清淡缓补。又如孩童，自制力较薄弱，故家长应掌握孩子的进食量，使其养成良好的生活习惯。

（三）应四时调升降以养生

《素问》中提出"天人相应"的理论，说明我们人体的脏腑、经络、气血是随着四时的交替而进行着相应的调节。方老经常教导学生和来诊的患者在调理脾胃的养生过程中也要顺应四时的变化规律，即"春夏养阳，秋冬养阴"。春季是生命萌发的时令，自然界万物生机勃勃；夏季是自然界开花结果，长势旺盛的阶段，故在此两季要保养阳气以适应生发长养的规律。调理脾胃的养生过程就是调整生活时序，情志舒畅，早睡早起，适当锻炼身体，调节饮食，这样肝脏疏泄通畅，脾胃运化正常，疾无从而起。秋季，是自然界万物成熟而收获的季节；冬季，自然界进入万物蛰藏的时令。故在此两季要平定情志，适当减少活动；保暖避寒，适量服用滋补之品。这样顺应四时阴阳消长的变化规律来调理脾胃，使脾运得健，他脏得以充养，周身气血调和舒畅，人体方得健康长寿。

结　语

综上所述，整体思维方法贯穿于方老临床诊疗之始终，其中保胃气的学术思想渗透在理法方药、辨证施治的全过程。保胃气，则脾胃健运，气血生化源源不断，以调养肺气，补益心气，和解肝气，充盈肾气，使五脏安康。充分体现出方老以保胃气为核心的学术理论、学术思想和临床经验。保胃气又是维护机体正气的根本手段，将两者紧密结合正是方老临床疗效卓著的重要原因之一。

第二章　心病诊治思辨特点及经验

第一节　心病治疗的理论依据

一、心病概述

心位于胸腔偏左，膈膜之上，肺之下，外有心包卫护。心与小肠、脉、面、舌等构成心系统。心，在五行属火，为阳中之阳。手少阴心经与手太阳小肠经相互络属，故心与小肠相表里。

心主血脉，指心有主管血脉和推动血液循行于脉中的作用，包括主血和主脉两个方面。心主血脉，是指心气有推动血液在脉管中运行的功能。心主血脉的功能是以心气的旺盛，心血的充盈，脉道的通利为基础的。心、血、脉三者关系密切，相互协调，共同完成心主血脉的生理功能。心主神志，即是心主神明，又称心藏神，其生理作用有二：其一，主思维、意识、精神；其二，主宰生命活动。《灵枢·邪客》云："心者五脏六腑之大主也，精神之所舍也。"人的神志活动与五脏有关，主要与心相关。心有主宰人的神志活动和协调五脏六腑共同完成人体生命活动的功能。血是神志活动的物质基础，心气血充盛，才能精力充沛、神志清晰、思维敏捷、反应灵活。

心在体合脉，其华在面，开窍于舌，喜为心志，汗为心液。心在体合脉，其华在面。心在体合脉，是指心与全身的血脉相连，全身的血脉都归属于心。其华在面，是心主血脉功能在面部色泽上的表现。因为全身十二经脉的气血皆上注于面，故面部的色泽反映着心气血的盛衰。心气旺盛，血脉充盈，气血充养于面，则面色红润而有光泽。心开窍于舌，心经的别络上系舌本，心的气血与舌相通。舌是心的外候。观察舌的形态和色泽，可以了解心主血脉和心主神志的功能，故有"心开窍于舌""舌为心之苗"之说。舌的主要功能是司味觉和表达语言。心气血旺盛，充养于舌，则舌体红润而柔软，运动灵活，语言流利，味觉正常。喜为心志，"喜"的情志活动与心的生理功能有关。适当的喜乐能缓和精神紧张，使人的心情舒畅，血脉通利。汗为心液，汗是津液所化生的，津液和血同源于水谷精微，津液又是血的重要组成部分，故有"血汗同源"之说。血又为心所主，故称"汗为心液"。

心包又称心包络，是心脏外面的包膜。心包是心的外围组织，有保护心脏的作用。当外邪侵袭心脏时，由心包代心受邪。如外感热病中，温邪内陷，出现神昏、谵语等心神受累的症状，称为"热入心包"。

心系疾病表现主要是血脉运行的障碍和情志思维活动的异常。心脏功能正常，则心脏搏动如常，脉象和缓有力，节律调匀，面色红润光泽。若心脏发生病变，则会通过心脏搏动、脉搏、面色等方面反映出来。如心气不足，血液亏虚，脉道不利，则血液不畅，或血脉空虚，而见面色无华，脉象细弱无力等，甚则发生气血瘀滞，血脉受阻，而见面色灰暗，唇舌青紫，心前区憋闷和刺痛，脉象结、代、促、涩等。心血不足，则可见失眠、多梦、健忘、心神不宁、反应迟钝等症。热入营血，扰乱心神，可见神昏、谵语等症。心主神志的功能异常，不仅可以出现精神意识思维活动的异常，如失眠、多梦、神志不宁，甚至谵狂，或反应迟钝、精神萎靡，甚则昏迷、不省人事等，而且还可以影响其他脏腑的功能活动，甚至危及整个生命，所以《素问·灵兰秘典论》说“主明则下安……主不明则十二官危”。心系疾病有虚有实，虚证为气血阴阳之不足，实证多是火热痰瘀等邪气的侵犯，虚实之间常兼夹互见。心系疾病临床常见中医病证包括胸痹、心悸、不寐等，另外心在体合脉，开窍于舌，汗为心液，因此有时血脉、舌、汗等症状也常从心论治。中医心系病的现代医学范畴主要包括冠心病、心肌梗死、各类心律不齐、睡眠障碍、心功能不全及心脏神经官能症等。

二、心病治疗的历史沿革

《内经》对藏象学说有详细的论述，对心病的病因、一般症状及病机变化均有记载。“胸痹”病名最早见于《内经》,《素问·脏气法时论》提到：“心病者，胸中痛，胁支满，胁下痛，膺背肩胛间痛，两臂内痛。”《灵枢·厥病》：“真心痛，手足清至节，心痛甚，旦发夕死，夕发旦死。”《素问·举痛论》：“寒气入经而稽迟，泣而不行，客于脉外则血少，客于脉中则气不通，故卒然而痛。”《内经》虽无心悸病名，但已有相似的名称，如“心掣”“心下鼓”“心澹澹大动”等记载,《素问·举痛论》提到：“惊则心无所依，神无所归，虑无所定，故气乱矣。”《素问·三部九候论》说：“参伍不调者病。”对心悸的脉象的变化有明确认识，指出脉律不齐的表现。《素问·平人气象论》曰：“脉绝不至曰死，乍疏乍数曰死。”提出严重脉律失常导致疾病预后差。失眠在《内经》中称为“目不瞑”“不得眠”“不得卧”。《内经》认为“卫气不得入于阴”是不寐病机“阳不入阴”的最早表述。《素问·逆调论》提到“胃不和则卧不安”，指出“阳明逆不得从其道”“逆气不得卧，而息有音者”，后世医家延伸为脾胃不和、痰湿、食滞内扰，以致睡眠不安。

《难经》最早提出“不寐”这一病名,《难经·四十六难》认为老人不寐是因为“血气衰，肌肉不滑，荣卫之道涩，故昼日不能精，夜不得寐也”。“心痛”病名最早见于马王堆汉墓出土的《五十二病方》。

汉代张仲景的《金匮要略·胸痹心痛短气病脉证治》认为心痛是胸痹的表现，“胸痹缓急”，即心痛时发时缓为其特点，其病机以“阳微阴弦”为主，代表方剂如瓜蒌薤白半夏汤、瓜蒌薤白白酒汤及枳实薤白桂枝汤等。《伤寒论》及《金匮要略》中以惊悸、心动悸、心下悸等为病证名，提及心悸的主要病因有惊扰、水饮、虚损及汗后受邪等，心悸时脉象有结、代、促等区别，提出了炙甘草汤等方剂。对于失眠的治疗，张仲景用黄连阿胶汤及酸枣仁汤，至今临床广为应用。

宋代严用和《济生方·惊悸怔忡健忘门》率先提出怔忡病名，对惊悸、怔忡的病因病机以及治法作了较为详细的记述。元代危亦林《世医得效方》用苏合香丸芳香温通治卒暴心痛，朱丹溪《丹溪心法·惊悸怔忡》中提出心悸当“责之虚与痰”。

明代王肯堂《证治准绳·杂病》对心痛、胃脘痛进行了鉴别，提出二者之不同，对胸痹心痛的鉴别诊断有重要意义。《景岳全书·怔忡惊恐》认为怔忡由阴虚劳损所致，“虚微动亦微，虚甚动亦甚”，在治疗与护理上主张“速宜节欲节劳，切戒酒色”“速宜养气养精，滋培根本”。虞抟《医学正传》中论治怔忡惊悸属“血虚有痰”，痰因火动，瘦人多是血少，肥人只是痰多。时觉心跳者，亦是血虚。王绍隆的《医灯续焰》首次以“阳不入阴”一词概括不寐病机。李中梓撰《医宗必读·不得卧》将失眠原因概括为“一曰气盛，一曰阴虚，一曰痰滞，一曰水停，一曰胃不和”五个方面。《景岳全书·不寐》较全面地归纳和总结了不寐的病因病机及其辨证施治方法，“寐本乎阴，神其主也，神安则寐，神不安则不寐。其所以不安者，一由邪气之扰，广由营气之不足耳”，还认为“饮浓茶则不寐，心有事亦不寐者，以心气之被伐也”“无邪而不寐者，……宜以养营气为主治……即有微痰微火皆不必顾，只宜培养气血，血气复则诸症自退，若兼顾而杂治之，则十曝一寒，病必难愈，渐至元神俱竭而不可救者有矣”“有邪而不寐者，去其邪而神自安也”。

清代喻嘉言《医门法律·中寒门》云：“胸痹心痛，然总因阳虚，故阴得乘之。”阐述了胸痹心痛由阳虚感寒而发作，故天气变化、骤遇寒凉而诱发胸痹心痛。徐春甫撰《古今医统大全·不得卧》较详细地分析了失眠的病因病机，论述了失眠的临床表现及其治疗原则。《杂病源流犀烛·不寐多寐源流》说：“有心胆惧怯，触事易惊，梦多不祥，虚烦不寐者。”《医效秘传·不得眠》详细论述了失眠的各种病机：“夜以阴为主，阴气盛则目闭而安卧，若阴虚为阳所胜，则终夜烦扰而不眠也。心藏神，大汗后则阳气虚，故不眠。心主血，大下后则阴气弱，故不眠，热病邪热盛，神不精，故不眠。新瘥后，阴气未复，故不眠。若汗出鼻干而不得眠者，又为邪入表也。”王清任擅用活血法，在《医林改错》论述了瘀血内阻导致胸痹心痛、心悸怔忡，用血府逐瘀汤治疗胸痹心痛、心悸，对本病现代研究有重要的指导意义。

第二节　心病治疗经验

心系疾病的病因有社会压力、情志失调、饮食不节、感受外邪、久病、年老体虚等，导致脏腑阴阳失调，影响心主血脉与神明的功能，导致各种心系疾病。心乃“君主之官”“五脏六腑之大主”，“主不明则十二官危”，即心系疾病能损伤全身正气，致心与五脏之气受损，形成各脏腑之间的恶性循环，构成了心系疾病病因病机的复杂性，心病的病位虽在心，但与人体其他四脏有着密切的关系，故在临床上方老不唯心治心，提出“五脏相关治心病”的观点，采用审证求因、标本兼治的五脏论治法治疗心系疾病。

一、从心论治，补气养血滋补心神

心主血脉、神志，与气血密切相关，血之运行有赖于气的推动，神志正常需心血滋养。心主血脉的功能是以心气的旺盛，心血的充盈，脉道的通利为基础的。心、血、脉三者关系密切，相互协调，共同完成心主血脉的生理功能。心主神志，人的神志活动主要与心相关，心主宰人的神志活动，协调五脏六腑共同完成人体生命活动的功能，气、血是神志活动的物质基础，心气血充盛，才能精力充沛、神志清晰、思维敏捷、反应灵活。心气亏虚，血不养心，胸阳不振，而致心悸气短、胸背疼痛、神疲脉微等症。方老临证善用补法，他的经验方滋补汤为四物汤和四君子汤去川芎加肉桂、陈皮、木香、大枣组成。本方阴阳双补气血两滋，用于治疗气血不足，五脏虚损之证。方老采用滋补汤加丹参、瓜蒌、薤白、麦冬、五味子等治疗胸阳不振之胸痹。由于心气不足、心神失养而致的失眠、抑郁、惊悸怔忡等，用滋补汤加枸杞子、麦冬、百合、炒枣仁、远志、浮小麦等治疗。通过补益气血生化之源，使气血充足，则心神得养。临床运用达到扶正以助祛邪的目的。

案例　李某，女，66岁

心悸气短数年，动则气短，舌痛少苔，脉细。在我院诊断为病窦综合征。2001年8月安装起搏器，症状不缓解。中医诊断：心悸；心气阴两虚。治法：滋阴补气。处方：

滋补汤加枸杞子10g，麦冬10g，远志6g，玉竹10g，百合10g。服药20剂，心悸消失，可自由活动。

按语　患者老年久病，气血亏虚，心失所养，心气亦虚，故用滋补汤气血双补，加枸杞子、麦冬、玉竹、百合增加滋补肾阴之力，肾阴充足，则肾水上升而滋心阴；远志安神定志；共奏滋阴益气养心之效。

二、从肝论治，和肝解郁养血宁心

肝为风木之脏，为心之母。心火的下降、肾水的上升均以肝为枢纽。心为五脏之君，为肝之子。两脏之间存在着相互资生、相互协同、促进助长的作用。心与肝之间的功能协调关系主要体现在血液运行和精神情志调节两方面。肝主藏血，是指肝具有储存血液运行和调节血量的功能。《素问·五脏生成》云："故人卧血归于肝。"王冰解释说："肝藏血，心行之，动则血运行于诸经，人静则血归于肝。肝主血海故也。"肝藏血与心运血相互作用，协调平衡，以保证机体各组织器官之需。心主神志，人的精神、意识和思维活动主宰于心。肝主疏泄，通过调达气机，和畅气血，来调节人体的高级神经活动。

肝脏体阴而用阳，在病理上，肝失条达，气机疏泄不利，而致气郁、气滞。心血之运行，赖气的推动、气的温煦。气行不利，血滞为瘀。故而出现胸闷、胸痛、心悸、气短等表现。故《血证论》谓："肝属木，木气冲和条达，不致遏郁，则血脉得畅。"另外，肝郁易乘脾，使脾失健运，水湿内停，聚而成痰，痰瘀心脉，则亦易发为胸痹心痛。

方老对于心系疾病从肝论治，便是基于以上认识。其治法主要是和肝，包括疏肝、柔肝、养肝等法，达到心肝同和的目的。疏肝法包括疏肝理气、行气活血；疏肝健脾和胃、除湿化痰等。柔肝法包括养阴柔肝、平肝息风、滋阴潜阳、柔肝安心等。养肝法包括益肝养心等。肝失条达，气机疏泄不利，而致气郁、气滞，继而血滞为瘀的，方老选用疏肝法，方用和肝汤、柴胡疏肝散、四逆散、金铃子散等加减；肝血虚，则心脉失养，选用养血柔肝，方用逍遥散、当归芍药散等加减；肝郁乘脾，使脾失健运，水湿内停，聚而成痰，痰瘀心脉，方用二陈汤、温胆汤等加减。失眠加用炒枣仁、柏子仁；痰盛加全瓜蒌；眩晕加天麻、钩藤；妇女脏躁，情绪波动的加浮小麦、大枣；血瘀明显加丹参。现代医学研究证明，调理肝经方药多有镇静催眠、解热镇痛消炎、制酸保肝、改善代谢、增强神经调节功能、解除血管平滑肌痉挛、调整胃肠运动、改善血液循环、调整机体反应性、调整垂体-皮质功能，抑制交感-肾上腺髓质偏亢功能，从而达到治疗心系疾病的效果。

案例1　周某，男，34岁

患者以动则心悸，时胸痛数年，加重3个月来诊。患者体胖面浮，心悸气短，多汗乏力，脉虚弦大，不能正常工作。西医诊断：扩张型心肌病。服美托洛尔等药物，疗效欠佳。中医诊断：心悸；肝脾血虚，气滞痰郁。治法：疏肝养血，健脾化痰。黑逍遥散加减。处方：

当归10g，白芍10g，北柴胡5g，太子参15g，茯苓12g，白术10g，炙甘草6g，陈皮10g，半夏曲6g，炒谷芽15g，薄荷5g（后下），干姜2g，熟地黄12g，大枣4个。12剂，水煎服，每日1剂。

二诊：患者自觉胸闷乏力减轻。继发前方加黄精10g，12剂，水煎服，每日1剂。

三诊：患者心悸胸闷明显好转。前方加麦冬5g，15剂，水煎服，每日1剂。一方共坚守39剂，患者无胸痛胸闷、心悸气短，正常上班工作。

按语 黑逍遥散为逍遥散加熟地黄组成，出自《医略六书·女科指要》，主治肝脾血虚，为妇女临经腹痛而设。此患者长期七情郁结，肝失条达，阴血暗耗；加之乘克脾土，使脾失健运，气血生化乏源，造成心失所养而发。方老准确辨证，巧妙引用，用其疏肝养血健脾化痰，取得意想不到的佳效。

案例2 任某，男，35岁

患者焦虑、抑郁感近1年，神情恍惚、心神不宁，疲倦乏力，易汗。舌洁，脉弦缓平。中医诊断：郁证；辨证：心虚肝郁。治法：养血柔肝。甘麦大枣汤合酸枣仁汤加减。处方：

浮小麦20g，炙甘草6g，百合15g，陈皮10g，半夏曲6g，茯苓12g，炒谷芽15g，炒枣仁10g，远志5g，麦冬10g，五味子5g，川芎5g，大枣4个，白芍6g，玉竹12g。15剂，水煎服，每日1剂。

二诊：服前药病情稳定，现有时胸背疼痛。舌洁，脉弦缓平。证治同前；前方加苏梗6g，15剂，水煎服，每日1剂。病情明显好转。

按语 患者忧郁不解，心气耗伤，营血暗亏，不能奉养心神，故见精神恍惚，心神不宁；心气虚则乏力，易汗。本方以甘麦大枣汤及酸枣仁汤为基本方加减化裁，酸枣仁汤长于养肝血，平虚阳；甘麦大枣汤长于养心安神，现代常用于治疗癔症及神经衰弱。并加玉竹，方老组方多用玉竹，言其有人参之功，可养胃阴，补元气，还有活瘀作用。诸药配合，共奏良效。

三、从脾论治，健脾化痰活血养心

脾脏与心脏经络相连，经气相通。心为脾之母，脾为心之子，心藏神主血脉，脾胃为后天之本，运化水谷精微，是气血生化之源，心赖脾胃运化水谷精微而供养；脾胃运化之气又需要心血濡养、心火温煦、心神主宰；血液运行脉中，虽赖心气为之推动，亦赖脾气为之统摄，才能维持正常的运行。

脾胃为后天之本，气血生化之源，功能的失调可对气血运行造成直接影响。心主血脉，血行脉中，虽由心气推动，但究其动力则在于宗气所为。《灵枢·邪客》曰："五谷入于胃也，其糟粕、津液、宗气分为三隧。故宗气积于胸中，出于喉咙，以贯心脉，而行呼吸焉。"若脾胃失调，运化无权，则宗气匮乏，推动无力，血运不畅，甚则"宗气不下，脉中之血，凝而留止"，致心脉滞塞则不通。心血的充盈是维持正常血液循环的基础，若脾胃功能失调，化源不足，血不养心，必致心脉不利。思虑过度，耗伤心血，也影响脾的运化与统血功能。

方老对于心系疾病从脾胃论治，主要针对的就是脾胃与心的密切关系。其治法主要是健脾和中法，方用香砂六君子汤等加减；调脾养血法，方用滋补汤、归脾汤等加减；醒脾化湿法，方用藿朴夏苓汤等加减；健脾祛痰法，方用二陈汤、温胆汤等加减。现代医学研究证明，健脾的方药可调整神经-内分泌-免疫网络，促进胃肠消化吸收功能，改善能量物质代谢，改善机体营养，提高肌力，强心，补血，不仅可通过调节脂代谢而减轻血管压力，还可改善脂质过氧化损伤以减轻内膜损伤、脂质沉积及血管平滑肌细胞的增殖，从而达到治疗心系疾病的效果。

案例　林某，男，58岁

患者平素常感胸脘胀满数年，1周前因饱餐后胸痛发作，痛连脘腹，胸脘胀满，嗳气频频，急至医院，检查心电图，提示ST-T改变，西医诊断为心绞痛，服用硝酸甘油后缓解。此后胸痛在饭后反复发作，遂求诊于方老。患者形体偏胖，胸脘胀满，食后堵闷而胸痛，嗳气，大便不畅，一天1～2次，不成形。舌质稍暗，苔白略腻，脉沉细。中医诊断：胸痹；脾胃不和，食滞血瘀。治法：健脾和胃，消滞化瘀。温胆汤加减。处方：

陈皮10g，法半夏10g，茯苓10g，枳壳6g，炒白术10g，竹茹6g，炒谷芽15g，生稻芽12g，当归10g，丹参5g，炙甘草6g，大枣4个。7剂，水煎服，每日1剂。

二诊：患者自觉胸脘胀满，食后堵闷好转，胸痛发作明显减少，舌苔变薄。继服前方10剂以巩固疗效。

按语　《素问·痹论》："饮食自倍，肠胃乃伤。"若长期饮食不节，使胃腑受损，失却和降，影响脾的转输功能，而致食滞胀满，气机不畅。气为血之帅，气行则血行，食滞气阻则血行迟缓，久而必瘀。心主血脉，心血瘀阻，脉络不畅而发病。故用温胆汤理气化痰和胃，加炒白术、炒谷芽、生稻芽健脾消食，当归、丹参活血化瘀共奏健脾和胃，消滞通痹之功。

四、从肺论治，调补肺气助心行血

心肺同居上焦胸廓，脏器相邻，经络相通。手少阴心经之直行者从心系出来，退回上行经过肺，向下浅出腋下，沿上肢内侧与手太阴肺经并行，下至小指。心肺在功能上相互为用，心血的生成赖肺的气化。《灵枢·营卫生会》曰："中焦亦并胃中，……化其精微，上注于肺脉，乃化而为血，以奉生身，……。"心主人身之血脉，肺主一身之气，心肺之气相合，与宗气共同形成血脉运行的动力。《素问·经脉别论》谓："食气入胃，浊气归心，淫精于脉。脉气流经，经气归于肺，肺朝百脉，输精于皮毛。毛脉合精，行气于府，府精神明，留于四脏，气归于权衡。"

肺病可影响到心，若肺气虚弱，宗气生成不足则血行无力，血液运行迟缓，出现心血瘀阻之象；肺气虚弱则通调水道功能失常，可引起水饮内停或痰湿内阻，影响血液运行，也可出现心血瘀阻之象。心为五脏六腑之大主，若心气不足或心阳不振，推动无力，心血瘀阻，皆可影响肺的宣降和呼吸功能。

心肺同处上焦，二者之间密切相关，因此方老对于心系疾病常从肺论治。其治法主要是宣降肺气法，方用苏子降气汤等加减；补肺益血法，方用滋补汤、炙甘草汤等加减；温肺散寒法，方用三子养亲汤、苓桂术甘汤等加减；理肺活血法，方用丹参饮、血府逐瘀汤等加减；清肺化痰法，方用小陷胸汤等加减。现代医学研究证明，具宣肺化痰、止咳平喘、泄肺利水、补肺活血等功能的药物有平喘、止咳、祛痰、抑制病原微生物、抗感染、降脂、扩冠、降压等作用，能够增强心肺功能，从而达到治疗心系疾病的效果。

案例1　关某，女，63岁

以胸闷气短2个月来诊。面色㿠白，活动后气短乏力，手足冷麻，大便干燥。经皮冠状动脉腔内成形术（PTCA）术后（2002年、2003年各植入一支架），肺栓塞2个月，糖尿病史（自行注射胰岛素治疗中）。舌洁，脉弦缓结代。中医诊断：肺胀；元气不足，心肺两虚。西医诊断：冠心病，糖尿病，肺栓塞。治法：扶正培元，益气温阳。炙甘草汤合四君子汤加减。处方：

红人参5g（入煎），麦冬6g，五味子5g，桂枝10g，熟地黄12g，大枣4个，茯苓12g，炒白术10g，陈皮10g，木香5g，百合10g，火麻仁6g。6剂，水煎服，每日1剂。

二诊：服前药手足凉麻、乏力好转。舌麻，纳可。治以：扶正培元，益气温阳。方药：前方加玉竹10g，6剂，水煎服，每日1剂。

三诊：服前药舌麻好转，纳可。血压、血糖稳定。继发前方12剂。

四诊：服前药诸症好转，骑车活动亦不气短，自觉有力，纳便可。血压、血糖稳定。前方加炙黄芪10g、当归5g，15剂，水煎服，每日1剂。巩固疗效。

按语 炙甘草汤又名复脉汤。出自张仲景《伤寒论·辨太阳病脉证并治》："伤寒，脉结代，心动悸，炙甘草汤主之。"方老认为动重为悸，"心动悸"指心跳动得厉害。《医宗金鉴》曰："心动悸者，谓心下筑筑，惕惕然动而不安也。"结代脉的临床表现正如《濒湖脉学》所说："结脉，往来缓，时一止复来""代脉，动而中止，不能自还，因而复动"。心主血脉，赖气血以温煦，如阳虚不能宣通脉气，阴虚不能荣养心血，而致心失所养，鼓动无力，症见心动悸，脉结代，均可用炙甘草汤。此方益气滋阴，补血复脉。方中用炙甘草、人参、大枣益气；干地黄、麦冬、麻仁甘润滋阴，养心补血，润肺生津；桂枝通阳复脉，全方滋而不腻，补而不壅，温而不燥，是气血阴阳俱补的方剂。又用四君子汤益气健脾，强壮中焦。

案例2 张某，女，74岁

患者咳嗽伴气短背痛1周余。脉至不整，下肢不肿。纳便可。舌质淡红，苔薄白，脉结代。现每天服地高辛半片，另服二甲双胍。冠心病、心力衰竭、心功能不全史；脑梗死、糖尿病史。中医诊断：虚劳；元气不足，心肺两虚。治法：培补。香砂六君合生脉散加减。处方：

党参10g，茯苓10g，炒白术10g，炙甘草6g，陈皮10g，法半夏5g，木香5g，砂仁3g（后下），大枣4个，熟地黄12g，麦冬6g，五味子5g。6剂，水煎服，每日1剂。

二诊：诸症好转，但睡不好。证治同前。前方加炒枣仁10g，莲子心3g。7剂，水煎服，每日1剂。巩固疗效。

按语 患者年老久病，心肺两虚。心气虚则气短背痛，脉结代。肺气虚，则咳嗽气短。方老用香砂六君子汤健脾益气，补后天之本，滋气血生化之源。加用生脉散补肺养心，滋阴生津，使心肺两补。

五、从肾论治，补肾养心交通心肾

心肾同属少阴，足少阴肾经，其支者"络心"。心居胸中，属火为阳，心火下降而温肾阳；肾位下焦，属水为阴，肾水上升而滋心阴。肾水之中有真阳，上交于心而益君火；心火之中含真阴，下交于肾而填肾精。心主血，肾藏精，精血同源，相互转化。心主血脉，以心气为功能保证，以宗气为动力，以脉管为通路。血液离不开肾精的滋养，脉管离不开肾阳的温煦。故《傅青主男科》谓："心肾两脏，虽相克实而相须，……心必得肾气以滋养，肾必得心火而温暖。"

肾阳虚则不能制水，水气凌心，或气化不利，津液滞留；或火不暖土，水湿痰浊内生；或心失温煦，血脉不畅。肾阴不足，水不济火，心火独亢；或心火内动，扰动心神；或虚火灼津，津亏血少，脉失所养。故《医林改错》云："元气既虚，必不达于血管，血管无气，必停留而为瘀。"

肾与心分属水火之脏，水火既济，有赖于二者功能的正常，另外心主血，肾藏精，精血同源，相互转化，心肾二脏关系密切。方老对于心系疾病从肾论治，其治法主要是交通心肾法，方用酸枣仁汤等加减；补肾固本法，方用六味地黄汤、滋补汤等加减。现代医学研究证明，补肾的方药能够调整神经内分泌系统平衡，纠正下丘脑-垂体-靶腺轴的紊乱，促进物质能量代谢，调整环磷酸腺苷/环磷酸鸟苷（cAMP/cGMP）比例，提高免疫力，扩张冠状动脉，提高心脏泵血功能，改善微循环，从而达到治疗心系疾病的效果。

案例　张某，女，27岁

患者因生产后1年，照顾孩子劳累而失眠半年来诊。入睡困难，易醒，醒后不易再入睡，心烦急躁，乏力困倦，腰酸腿软，纳便可。舌质稍红，苔薄白，脉细滑。中医诊断：不寐；肝肾阴虚，心肾不交。治法：补益肝肾，养心安神。酸枣仁汤合六味地黄汤加减。处方：

炒枣仁15g，知母10g，百合12g，远志5g，山萸肉10g，茯苓12g，陈皮10g，大枣4个，熟地黄12g，炒山药12g，泽泻10g，丹参5g，炒谷芽15g，竹茹10g，桂枝6g，白薇10g。10剂，水煎服，每日1剂。

二诊：服前药腰酸腿软好转，仍入睡困难。拟前方化裁：

炒枣仁15g，知母10g，百合10g，远志5g，茯苓10g，炙甘草5g，木香3g，大枣4个，莲子心3g，薄荷5g（后下），焦神曲6g，麦冬6g，五味子3g，白薇10g。10剂，水煎服，每日1剂。

三诊：服前药睡眠明显改善，已不心烦。舌质淡红，苔薄白，脉细滑。前方加石斛10g，10剂，水煎服，每日1剂。以巩固疗效。

按语　患者产后肝血虚、肾阴亏，不能上济于心，复又劳累，更伤营血，则心肾不交而失眠。血不养心，则心烦急躁。肾虚则腰酸腿软。方老根据辨证选用酸枣仁汤合六味地黄汤，治其肝肾阴虚，心肾不交，又因患者产后劳累，方老加用《金匮要略》中治疗产后虚热之竹皮大丸之竹茹、白薇，切合病机，疗效显著。

结　语

方老治疗心系疾病，提出“五脏相关治心病”的观点，是其临床思辨特点与方法，此方法指导临床获得十分理想的疗效。其思辨及用药特点非拘于心系疾病，对所有疾病都适用，学习继承方老的学术思想和临床经验，非一方一药，专方专药，而是方老对疾病的临床思辨过程，从何入手，如何去辨证，如何灵活用药，深入挖掘方老临证之方与证的关系、症与药的关系，在继承的同时去实践，在实践的过程中去创新，只有这样，中医才能步入一个继承、实践、创新的良性循环，在继承、实践、创新中不断进步，发扬光大。

第三章　肺病诊治思辨特点及经验

第一节　肺病治疗的理论依据

一、肺 病 概 论

中医肺的概念是指肺系统，包括肺、大肠、皮毛、鼻。肺属五脏之一，它是肺系中的主要器官，肺系是中医学中有关呼吸部分的特指部位，它与现代医学中呼吸系统相近似，主要功能是维持气的出入与交换。所呈现的病理证候反应，多归属于中医的咳嗽、哮喘、肺痿、肺痈、肺痨、失音或鼻渊等疾病范畴。

肺主气，司呼吸，主宣发肃降，通调水道，主声，外合于皮毛，开上窍于鼻，《素问·灵兰秘典论》云其为“相傅之官，治节出焉”。肺为娇脏，易感外邪，不耐寒热。因此，外感六淫，内伤诸病，常先犯肺为患。方老言“肺，位于胸腔，覆盖诸脏”，故有“肺为华盖”，为“诸脏之始”，居“诸脏之首”之说。其中，肺主气司呼吸、宣发和肃降是肺的主要功能。就脏腑联系而言，肺与大肠互为表里，大肠作为“传导之官”，有赖肺气之肃降而排泄通调；反之，大肠积滞不通，也能影响肺气肃降。

中医肺病包括感冒、咳嗽、哮病、喘证、肺痈、肺痨、肺胀等，现代医学范畴主要包括呼吸系统感染性疾病、支气管炎、支气管哮喘、慢性阻塞性肺疾病、间质性肺疾病、肺结核、肺源性心脏病等。病因主要包括风、寒、湿、燥、火、疫气等外感因素，以及情志、饮食、痰饮、瘀血、痨虫等内伤因素。病位涉及肺、大肠、卫表、鼻、咽喉、皮毛等。方老临床诊治重视和法，针对肺病，治法包括和调肺气、健脾和肺、疏肝和肺、益肾和肺等法，灵活辨治，效如桴鼓。

（一）肺主气，司呼吸功能失调

在病理上，若肺主气的功能失调，其表现主要有肺气不足和肺气不利。

肺气不足，是指各种原因导致的肺气亏虚。除影响宗气和真气的生成外，还影响呼吸的强度和节律，影响卫气和其他脏器的功能。肺气不足，呼吸功能减弱，则表现出呼吸无力，短促，气少不足以息或语声低微等。卫外功能不固时，抵抗力低下，患者易感冒、自汗等。若致宗气不足，不能助心行血，推动呼吸，则出现血行不畅或呼吸不利。若真气减少，肾气亦虚，则不能助肺呼吸，而表现动则喘甚等肾不纳气证。

肺气不利，是指肺气出入不畅利。临床表现常以肺气壅滞不宣为多，既可以使呼吸运动失常，又可使气行不畅。故《素问·至真要大论》说："诸气膹郁，皆属于肺。"如外邪犯肺，肺气不利，壅滞失宣，出现咳嗽、胸闷等症。因此《素问·调经论》说："气有余则喘咳上气，不足则息利少气……"这就是对肺气病理的综合概括。又因有百脉朝会于肺，故他脏有病，亦可由脉络影响及肺，出现肺气不利等喘咳之征。这也正像《素问·咳论》早已指出的"五脏六腑皆令人咳，非独肺也"。

（二）肺主宣发与肃降的功能失调

肺主宣发肃降功能失调，病理变化反映在两方面。

1. 宣发失职

证候有虚实之分，且以实证居多，以外邪引起最为常见。实证外邪犯肺，宣发失常，气郁于内，表现胸胁满闷、咳嗽痰涎、气逆喘息、鼻塞不畅、咽干、喉痒声嘶等。虚证之中以肺本身功能不足为主。肺气虚弱，宣发无权，不能布散气血津液，致脏腑、经络组织失养，而出现各种虚证。

2. 肃降失职

肺气以清肃下降为顺，不宜壅滞上逆，肃降失职的病理特点是气壅气逆。也以实证居多。实证中邪恋于肺，影响肺清肃净润，致使气郁内闭，气机不利，肺气上逆可见胸闷咳喘难以平卧。若影响水道通调，上源之水不能下流，水湿停蓄，出现水肿、小便不利、痰饮等症。若肺失肃降，导致大肠腑气不通，而致腹胀便秘等。虚证之中如肺气虚弱，吸入之气不能下降交肾，致肾气不纳。若是气津不能下降布散，脏腑组织失于润养，出现疲乏、气短、口干、便结之气津不足之证。

方老认为肺的宣发与肃降是人体气机升降功能的重要表现。生理上相辅相成，病理上互相影响。临床上呼吸系统中许多证候反应均与宣发和肃降密切相关。充分认识这一特点，在临床上，运用调气化痰、健脾、疏肝、益肾等法论治，更有实际意义。

二、肺病治疗的历史沿革

《灵枢·五邪》指出"邪在肺，则病皮肤痛，寒热，上气喘，汗出，咳动肩背"，即邪气犯肺的症状，并记载了咳嗽、哮病、喘证、肺胀等肺病之病因、临床表现等内容。《素问·咳论》既认为"咳嗽是由于皮毛先受邪气"所致，又指出"五脏六腑皆令人咳，非独肺也"，强调外邪犯肺或脏腑功能失调，病及于肺，均可以导致咳嗽。该篇以脏腑命名，分为肺咳、心咳、肝咳、脾咳、肾咳等，并且描述了各类不同证候的特征，对咳嗽的成因、症状及证候分类、病理转归及治疗等问题进行了较为详细的论述。《内经》中虽无哮病之名，但书中所记载的"喘鸣"与哮病发作特点相似，如《素问·阴阳别论》曰："起则熏肺，使人喘鸣。"另外，《内经》对喘证、肺胀的病机与证候等进行了系统描述，如《灵枢·五阅五使》云："故肺病者，喘息鼻张。"《灵枢·本脏》云："肺高者上气，肩息咳。"指出喘以呼吸急促、鼻煽、抬肩为特征。又如《素问·脏气法时论》云"肺病者，喘咳逆气，肩背痛，汗出……虚则少气不能报息；……肾病者，腹大胫肿，喘咳身重。"《灵枢·经脉》云"肺手太阴之脉，……是动则病肺胀满，膨膨而喘咳""肾足少阴之脉……是动则病饥不欲食，咳唾则有血，喝喝而喘"，说明喘证的病位主要在肺、肾。此外，《素问·痹论》云："心痹者，脉不通，烦则心下鼓，暴上气而喘。"《素问·经脉别论》云："有所堕恐，喘出于肝。"提示喘证虽以肺、肾为主，亦涉及心、肝等他脏。《灵枢·胀论》曰："肺胀者，虚满而喘咳。"《灵枢·经脉》记述手太阴肺经是动病为"病肺胀满，膨膨而喘咳"，认为肺胀的病机在肺气虚，证候表现以胸满、喘咳为主。

汉代张仲景《金匮要略》则称哮病、喘证为"上气"，具体描述了发作时的典型症状，《肺痿肺痈咳嗽上气病脉证治》篇中之"上气"即指喘息不能平卧，其中包括"喉中水鸡声"的哮病和"咳而上气"的喘证、肺胀等病，并列射干麻黄汤、葶苈大枣泻肺汤等方治疗。

《诸病源候论》有十咳之称，除五脏咳外，尚有风咳、寒咳、久咳、胆咳、厥阴咳等。该书除沿用哮病"上气"病名外，又将其称作"呷嗽"。其中，《咳逆短气候》阐述了肺虚微寒导致咳嗽、肺胀的发病机理，体现久病肺虚的病机特点："肺虚为微寒所伤则咳嗽，嗽则气还于肺间则肺胀，肺胀则气逆，而肺本虚，气为不足，复为邪所乘，壅否不能宣畅，故咳逆短乏气也"。

金元时期，刘河间《素问病机气宜保命集》指出咳与嗽有别："咳谓无痰而有声，肺气伤而不清也。嗽谓无声而有痰，脾湿动而为痰也。咳嗽是有痰而有声，盖因伤于肺气而咳，动于脾湿因咳而为嗽也。"朱丹溪《丹溪心法》云："六淫七情之所感伤，饱食动作，脏气不和，呼吸之息，不得宣畅而为喘急。亦有脾肾俱虚体弱之人，皆能发喘。"认识到六淫、七情、饮食所伤、体质虚弱等病因导致喘证；该书曰："肺胀而嗽，或左或右不得眠，此痰挟瘀血碍气而病。"提示肺胀病理机制主要在于痰瘀互阻，肺气滞涩。

明代《景岳全书·咳嗽》指出："咳嗽之要，止惟二证，何为二证？一曰外感，一曰内伤而尽之矣。"至此，咳嗽之辨证分内伤、外感两类，切合临床实用。张景岳把喘证归纳成虚实两证，作为喘证的辨证纲领，《景岳全书·喘促》云："实喘者有邪，邪气实也；虚喘者无邪，元气虚也。"明代虞抟对哮病所致的哮与喘作了明确的区分。

清代医家喻昌《医门法律》论述了燥伤及肺为病而致咳嗽的证治，创立温润和凉润治咳之法。清代叶天士明确指出实喘、虚喘之病位所在，《临证指南医案》云："在肺为实，在肾为虚。"《类证治裁》则进一步提出"喘由外感者治肺，由内伤者治肾"，认为外感喘证宜从肺论治，内伤喘证宜从肾论治。

第二节　肺病治疗经验

一、肺病与气、痰、水、湿相关

（一）治肺病，注重气与痰湿的关系

在引起咳喘病诸多因素中，方老认为"痰"是首先应引起重视的，痰是病理产物，其生成有内因和外因，内因与机体脏腑功能失调、外因与外感六淫之邪的侵入有密切关系。在正常状态下，体内饮食水谷的运化是沿着正常的规律运转的，正如《素问·经脉别论》早已指出："饮入于胃，游溢精气，上输于脾，脾气散精，上归于肺，通调水道，下输膀胱，水精四布，五经并行，合于四时五脏阴阳，揆度以为常也。"这也就说明了饮食水谷的运转化生、消化吸收及其营养物质的吸收运转、水液代谢的全过程。若由于机体内环境的紊乱，饮食水谷、水液代谢功能失常，就会使水湿停着，而生成痰浊。若痰浊内盛则壅闭于肺，使气道不利，肺气不能肃降，则上壅上逆成为咳喘之证。痰浊的产生，又来源于湿。无湿不成痰，湿

邪越重则痰浊越多，而生痰之源又莫不由脾，痰生于脾，且与心肾有关。脾虚生痰上泛于肺，使肺气不利。湿之形成，外因六淫之邪，内因阳气不足，尤以脾土虚弱为著，六淫之湿多碍脾，脾土不足必生湿，湿郁不化则成痰，加之肺气不利，通调水道失职，亦可使水湿更甚，而痰浊更多。因此说湿与痰，在病因发病上是互为因果的。

人之生机源于气，人之所病也多因于气。气虚、气余、气郁、气逆、气厥皆可为病。痰之生在于湿停，湿停全在于气病。肺脾肾三脏之气虚，则是由内生；肝脾之气郁，则湿邪不化；外来湿邪亦阻碍气机，故气病之成，为产生湿浊的关键。水湿化津在于气之行，湿停成痰在于气之病。气旺气行则湿无以成，痰无以生；气虚气郁则湿浊内停，痰浊内生，痰气交阻，故治湿重在治气，治痰亦重在调气；治湿治痰不重于气，非其治也；治痰、治喘不重于气，亦非其治也。所谓肺病治气：有火热盛者，清其火气；燥热盛者，润其燥气；痰湿盛者，健脾化气；痰气郁者，疏其肝气；气不足者，补益肺、脾、肾之气。

（二）治肺病着眼治水

方老以《伤寒论》“太阳篇”的理论为指导，指出治肺病需着眼“治水”。水循环的必备条件是阳气，只有具备了阳气，水才能蒸腾而上，就像《内经》中早已指出的“地气上为云，天气下为雨，雨出地气，云出天气”。方老言“太阳主开”，开机变化，开即是开发阳气。“太阳”又实指阳气盛大，在运气学说中太阳又为寒水，在天为寒，在地为水，这就指出了，水要循环起来，就得有盛大的阳气的推动。水在盛大阳气推动与蒸腾下，水则上升。由于高处不胜寒，水气遇寒而凝结成“雨”降到地面。这个一升一降的水循环过程，水即变为活水，才能真正被机体所应用。此即所谓“问渠那得清如许？为有源头活水来”。这里的一上一下、一升一降，实质言“太阳”“寒”“水”这三个条件，一个都不能少，少一个水就循环不起来。此水循环的理论，即阐明了肺主气，司呼吸；肺主宣发与肃降；肺气通于天，肺为水之上源，肺朝百脉的生理功能，亦说明肺脏对水循环的重要作用。如果在病理的情况下，寒邪束缚了太阳开机的变化，水在上升过程中被阻遏了，就表现出太阳病的经证，可用麻黄汤、桂枝汤等辛温解表剂治疗。如果是在水的下降过程中被阻遏了，就是太阳病的腑证、蓄水证，就要用五苓散治疗。所见的热（发热）、渴（口渴）、浮（脉浮）、利（小便不利）即可解除。因此方老解释言“太阳篇”很大一部分都在讲水，所用麻黄汤、桂枝汤、五苓散、大青龙汤、小青龙汤、越婢汤等都是关于水饮、痰饮、咳喘病；这些病证都与肺家相关。总之，治太阳病就是治痰饮、治咳、治喘，从而昭示了肺与寒、肺与水、肺与阳气、肺与咳喘之间的密切关系。

二、“三维辨证”治咳喘，调气化痰疗肺疾

（一）“三维辨证”治咳喘

方老认为治疗咳喘病应分清层次而治之。在各层次中，都涉及调气化痰之问题，应首先把握好层次和调化的观点。所谓层次，方老在长期的医疗实践中体会到，从中西医两方面都有不同的认识，而各自又有特点。对于层次的关系，方老认为一是疾病的病情，二是所涉及的脏腑，三是疾病所在的部位。所谓病情是指人感受内外之邪后，疾病由初期到末期逐渐变化的过程。初期病情较轻，若疾病不愈，到末期病情较重。对于呼吸病病因来说，一是外感，一是内伤，不管是哪种致病因素引起，也都有一个由轻到重的发展过程。如果患者经过

治疗，阻断了疾病的发展过程，则易痊愈。若疾病没有被很好地控制，到终末期加重时甚至可能死亡；这是第一方面病情状态。关于所及脏腑层次，是指外邪致病，由皮毛到肺继而到脾、肾，甚至影响到心的整个过程。初期由外感引起，以后影响深入到较深层次的脏腑，就是所谓脏腑层次。三是疾病所在部位，这与现代医学有密切关系。首先外邪由鼻侵入，到咽、喉、气管、支气管，最后到肺，基本的规律是层层深入。如果对所指的层次关系有了认识，就为治疗咳喘证提供了可靠依据。在继承方老分清层次治疗咳喘的学术思想基础上，归纳为“时间-功能-结构”三维辨证：据时间维度分清咳喘时期，功能维度辨明中医脏腑传变，结构维度定位西医解剖部位。①从时间维度上，分清咳喘初期、中期、末期逐渐变化的阶段与过程，把握动态思路与全局观念。初期“因其轻而扬之”，以小剂量轻清辛散之品，解表宣肺，利咽化痰，止咳平喘；中期若仍有邪气留连或入里，及时采取扭转截断法阻止咳喘进展；末期针对病机虚实之异，以通腑、化痰、燥湿、散结、活血等法攻逐实邪，以益气、养血、温阳、滋阴等法扶正补虚。②从功能维度上，辨明肺至脾、肾、心、肝的脏腑传变次序与相互功能联系，采取多脏同治法调和五脏气血；以肺、脾胃同病为例，应健脾化湿，和胃调肺，止咳平喘。遣方用药体现出宣中有通，升中寓降，燥中有润，火热宜清，食积当消，气郁应疏等特点；且补法不局限于补肺肾，而是气血阴阳、五脏虚损均可用“补”。③从结构维度上，精准定位鼻、咽、喉、气管、支气管、肺、食管、胃等病变部位。方老认为中医应当重视听诊、胸部CT等西医诊疗技术与检查手段，敦促学生门人对于现代医学知识的系统学习。外邪从鼻、咽、喉、气管、支气管、肺的呼吸系统解剖结构深入，由表入里，由上而下，表现为发热、恶寒、喷嚏、流涕、咽痛、咳嗽、咯痰、胸闷、胸痛等一系列症状。肺病与消化系统疾病关联，如咳喘主要与胃、食管关系密切，胃十二指肠内容物反流至食管上括约肌以上，反流物进入喉、气管和肺部，引起咳嗽、咳痰、胸闷、喘息、憋气、哮喘，临床常见胃食管反流引起的咳喘等。

（二）调气化痰是关键

肺病与肝、脾、肾，甚至心的关系密切，且由于气与痰湿是产生咳喘的基础，因此，调气化痰就成为治疗咳喘的关键。关于“调”“化”问题，方老在长期的医疗实践中，在咳喘病的治疗上广泛采用了“调”和“化”的治疗原则，收到了很好的疗效。方老说“调”字在汉语字典上解释为“调”者，谐也，“调”就是谐调之意。著名医家张景岳曾说：“夫所谓调者，调其不调之谓也。凡气有不正，皆耐调和，如邪气在表，散即调也；邪气在里，行即调也；实邪壅滞，泻即调也；虚羸困惫，补即调也……。各按其气，则无病不除，是皆调气之大法也。”他又指出：“诸气者，皆属于肺，肺主气，气调则营卫脏腑无所不治。”方老认为这就是古人对“调”认识的真实写照。对于“化”的认识，方老说，在咳喘病当中主要针对“痰”而言。“化”可以使呼吸道内的痰浊变得稀薄，易于排出，从而使气道通畅。因为在所有的呼吸道疾病当中，尤其是咳喘病中，不管是病的初期还是后期，痰或多或少都存在，因为对于气道黏膜的任何刺激因素，都会使气道的反应性增强，管腔内的腺体分泌物增加而形成痰液。因此化痰就存在于治疗的始终。方老在治疗咳喘病中能灵活应用“调”“化”这一原则，而且贯穿始终，收到了很好的效果，因而调气化痰就成为治疗咳喘病的关键。

三、和法在肺病治疗中的应用

肺病导致相关脏腑失和而受病：因肺受邪后如日久迁延不愈，会传至与其有密切相关的脏腑，也就是说肺的病变不是孤立不变的，而是随着时间的迁延，逐步传变。由于层次的深入，病情也会愈来愈重，甚至有些成为痼疾。它所传的脏腑为脾、肾，甚至及心，有时还可及肝。因而方老强调：肺病不仅是肺的问题，而是五脏均可受病。

现基于五脏病理关系，探析和调肺气、健脾和肺、疏肝和肺、益肾和肺法在肺病治疗中的应用思路，并附方老验案以佐证：

（一）和调肺气

肺主气，司呼吸，肺为娇脏，肺又直接与外界大自然相通，那么外邪侵袭机体，肺首当其冲，故受累最多。病的早期表现多为肺失宣降的证候，如头痛、鼻塞、流涕、咽痒、语声重浊嘶哑，咳嗽声高，甚则气喘等。方老说从现代医学认为病位在上呼吸道最多见，这种层次较低，治疗时用解表宣肺的方法治疗上呼吸道感染为主。多取清宣上浮的药物，如麻黄、荆芥、桑叶、菊花、杏仁、芦根、桔梗、苏叶、苏梗等。在这个阶段方老主张用药应以轻灵为贵，不主张药量过大，妄投辛散、酸敛或重浊之剂。正像温病学家吴鞠通先生早已指出的“治上焦如羽，非轻不举”。方老说轻清灵动之品可以开达上焦，并强调祛邪的重要性，治疗咳喘初期，不能留一分邪气，在邪气未清之前，绝不能投以养阴润肺或单纯止咳之品，用之则使邪气恋肺，造成闭门留寇，滋生弊端，不但咳喘不能很快缓解，且可以引邪向纵深发展，致使疾病缠绵难愈。再者方老认为邪在表时，视其咳喘的严重程度给予不同药物。如咳喘一般，不甚严重，多以宣药为主，以通为顺，可使邪气宣散而出，可用桔梗、杏仁、荆芥、前胡、麻黄、蝉衣、桑叶、牛蒡子等；但如咳嗽重呈剧烈状态，晚间又影响睡眠，可在宣肺的同时加一些肃降药。但因肃降药物可使外邪不能很好地宣发而易使外邪恋肺，咳嗽不易速愈，所以早期宜宣发为主，肃降为辅。用肃降药物时可给白前、苏子、紫菀、款冬花、海浮石、海蛤壳等。方老还认为在临证中如遇外感表邪，咳喘兼有发热时，不能一见发热就用寒凉药，往往只能加重对肺气的遏抑，使气机难以畅达，使痰液难以咳出，在辛温宣散药中，适当加辛凉透表或清热解毒之剂，但要以轻清上浮之品为佳，如金银花、连翘、薄荷、菊花、竹叶、竹茹等。如有风热情况时，本应以辛凉之剂，但病之初期，仍需要配合辛散宣肺的药物，使风热消散，肺气得展。方老强调说在辛凉之剂中加一两味辛温宣散之品，对邪气的祛除大有好处。方老在用桑菊饮或银翘散行清热透表时多加用白前、苏叶、苏梗、杏仁、陈皮等，疗效更为卓著。尤其是方老在宣解透表止咳平喘时，苏叶、苏梗为首选。方老认为苏从酥，音酥，舒畅也，苏性舒畅，行气和血，故谓之苏。李时珍曾言：“苏叶茎叶，气味辛温，无毒，主治除寒热，治一切冷气，补中益气，治心腹胀满……，开胃下食……与橘皮相宜。解肌发表，散风寒、行气宽中，消痰利肺，……定喘安胎……”也就是说此药既有散风寒之解表作用，又有调和中气之作用，方老认为本药为舒畅气机之良药也。又因咳喘之疾者，往往是上焦不畅而中焦不和。肺气以下降为顺，胃气亦应该以下降为和。肺气不降而上逆，胃气多有上逆；如咳、喘重者伴有胃脘不适，甚或呃逆者常见。苏叶、苏梗既有辛温发散之功，又有辛香舒理中焦之效，所以方老在治疗咳喘病的过程中用之颇多，均收到很好的效果。

方老还认为在咳喘等肺病的急性发作期，也应参考现代医学的认识。病初期时，由于急性炎症的刺激，呼吸道黏膜充血水肿，分泌物增多，这时既要给抗生素，又要加用化痰平喘药。达到控制炎症、扩张气道、使痰液顺利排出，从而使呼吸道畅通之目的。方老总结说为保证呼吸道的通畅，应以宣通为顺，理气化痰为先，使郁闭之肺气即开，痰易祛除，邪易祛除的治疗原则与现代医学的认识是完全一致的。

方老在临床上用之最多的还是止嗽散，往往在止嗽散的基础上化裁。方老认为止嗽散这首方剂是程钟龄老先生的心血结晶。其方中的百部、紫菀温润止咳，其性微温而不燥；桔梗、甘草升提肺气以利咽喉，兼以快膈；白前下气开壅以止嗽；荆芥散风解表，陈皮宣肺利气以祛痰。其方有调整气机、升降出入之势。它温润和平，不寒不热，其用之既无攻击过当之虞，又大有启门逐贼之势，是以客邪易散，肺气安宁，宜投之有效欤！如风寒束肺而咳嗽加重者用辛温之麻黄、桂枝、细辛、苏子、白芥子等，同时加用枳壳一味，于宣肺之中加理气之用，使气道通利，畅通无阻，邪易祛除。风热较甚者加用桑叶、菊花、薄荷、连翘、桑皮、桔梗等。风寒化热或邪热深入者，加用黄芩、鱼腥草、生石膏等。燥热明显的减辛温之味，加用沙参、麦冬、天花粉、贝母、海浮石、黛蛤散等。

案例　何某，男，29岁

主诉：感冒后咳嗽20余天。现病史：患者20余天前外地出差，偶感风寒，引起咳嗽，继而气喘，经过他医几次治疗，效果不理想。刻下症：每天阵发咳嗽，咳声重浊，咽喉痒，咳重时胸闷发憋，时而喉中痰鸣，但痰又不易咯出，口不渴，不欲饮水。舌脉：舌质淡红，苔白微腻而滑，脉略数。诊断：咳嗽；风寒束肺，气机不利证。辨证分析：观其脉证，风邪束肺不解，因过用润敛之剂所致，即给疏风解表、宣肺化痰、止咳平喘之剂，以止嗽散加减。处方：

荆芥6g，紫菀10g，白前10g，百部10g，杏仁10g，桔梗10g，陈皮10g，苏梗6g，甘草6g，僵蚕10g，芦根15g，薄荷3g（后下），桑白皮10g。4剂，水煎服，每日1剂。

二诊时，咳嗽、胸憋已明显减轻，咽痒不明显，余症逐减。原方不变加麦冬10g。再服3剂而愈。

按语　患者外感风寒，风寒之邪外束肌表，内袭于肺，肺卫失宣，上逆作咳，故咳嗽、咽痒；肺气闭郁，不得宣通，表现为喘息寒邪郁肺；气不布津，凝聚为痰，故痰难咯；舌淡红，苔白微腻而滑，脉略数，均为风邪束肺之象。因此，方老运用止嗽散加减，方以荆芥疏风解表，桔梗升提，杏仁降气，白前化痰止咳，紫菀、百部润肺止嗽，桔梗、甘草、陈皮宣肺、化痰、利咽，全方疏风解表，宣肺化痰，止咳平喘，令迁延不愈之咳嗽较前减轻，终获良效。

（二）健脾和肺

肺与脾在病理上互相影响，导致肺脾失和。由肺病及脾者，首先是肺部病变而影响于脾。一是由于肺气虚弱，二是外邪犯肺。两者均可使肺宣降失职，上源失疏，水湿内停而影响于脾。再者肺虚日久而影响于脾，致肺脾两虚，都可导致水湿或痰饮病变。脾与肺的病理关系还表现在水液代谢方面，脾虚而影响于肺致脾肺两虚，终为水湿成饮、成痰之候，这正是所谓的“脾为生痰之源”之说。

方老指出在疾病的演化过程中，对病程较长、日久不愈或咳喘反复发作的患者，表现为咳喘痰多，痰白质稠，容易咳出，伴有腹胀、胃纳不佳、便软不调、舌质胖淡、苔薄白滑、脉滑等症情出现时，本阶段多考虑病已及脾，脾为生痰之源。在治疗上以健脾调气、化痰止咳平喘为主，多用二陈汤、苓桂术甘汤或香砂六君子汤化裁。方老认为这在《金匮要略》中属痰饮病范畴。以上这些温化痰饮的治疗原则正符合张仲景“病痰饮者，当以温药和之”之义。方老又强调说：在现代医学中属于这阶段的患者，病变部位已经不在上呼吸道，而是波及下呼吸道的支气管或肺的部位。由于部位较深，痰量又多，往往不易咳出，表现为痰声辘辘，声如吼鸣。听诊肺部啰音久不消失，晨起明显加重。当阵发性咳嗽后，随着痰浊的排出，咳嗽明显好转，治疗时方老多在上方基础上加用鱼腥草、炒枳壳、海浮石、瓜蒌皮等，以促使痰液的排出，使呼吸道恢复通畅，患者的症状可很快缓解，不处于这个阶段的患者，极易反复发作，往往是缓解与急性发作交替出现，已属痼疾，很难速愈，需长期治疗方为妥当。

案例　赵某，男，67岁

主诉：咳喘反复发作20余年，加重1周。现病史：20余年前咳喘反复发作，加重1周。视患者面色不荣，虚浮状，半卧位，频咳嗽，气喘，喉中痰鸣，脘腹胀满，不欲饮水，时有恶心，咳痰量多，黄白色，易咳出。查体：下肢轻度水肿。听诊双肺可闻及干湿啰音及大量痰鸣音，舌苔白厚腻滑润，舌质暗淡，脉滑数。诊断：咳嗽；喘证。证候：脾肺失和证。治法：健脾和肺，清热化痰，降气止咳平喘。方药：二陈汤加清热化痰之剂。陈皮10g，法半夏10g，茯苓15g，炙甘草10g，鱼腥草30g，炒枳壳10g，桑白皮10g，丹参10g，党参15g，海浮石15g，杏仁10g，桔梗10g，冬瓜仁15g，炙紫菀10g，款冬花10g，生藕节10g。5剂，水煎服，每日1剂。

二诊：患者自述咳出大量黄白痰，胸部畅快，气憋减轻，听诊双肺啰音明显减少，苔已不腻，但仍滑润，脉弦细滑，继续上方5剂。

三诊：痰白，量已不多，喘基本平复。饮食增加，大便每日一行。以后给予香砂六君子汤调其善后。

按语　患者咳嗽，气喘，喉中痰鸣，面色不荣，虚浮状，反映肺脾失和，脾虚失运的病机；下肢浮肿，反映脾湿泛溢病机。本案采用健脾和肺法，以二陈汤为基础方，方中用陈皮燥湿和胃，法半夏清热燥湿，茯苓健脾利湿，炙甘草健脾益气，加用桔梗、紫菀、款冬花止咳平喘，藕节利尿通淋，党参益气，丹参活血，桑白皮、鱼腥草清肺热，海浮石、冬瓜仁化顽痰，加杏仁、枳壳降气化痰止咳，舌苔白厚腻为脾肺湿蕴的表现，舌滑润证明阴津未伤。二诊发现该患者咳痰较前易，憋气减轻，喘息改善，三诊后以香砂六君子汤善后，终以健脾胃，和肺气，化湿浊，畅三焦。

（三）疏肝和肺

肺、肝之间因升降失常，导致肺肝失和。由肺病及肝者，多由热邪犯肺，肺失肃降，肝木失利，致肝气升发太过，肝郁化火，火气上逆，出现咳嗽、气喘、胸胁痛、头晕、头痛、口苦目赤，甚则抽搐等症。或痰浊内盛，肺气壅滞，气机不利，导致肝气郁滞，久则形成肝血瘀阻，而出现胸闷、胁肋刺痛等症。如肺气虚弱，宣发不及，导致肝气不足，从而影响肝的调节与疏泄，可出现乏力少气、情绪抑郁、胸闷胁胀等症。肝病及肺者，多责于肝的疏泄失调。如肝郁化火，气火循经上行，灼伤肺津，影响肺的清肃，则出现气逆咳喘、咳引胁痛、无痰或咯血、面红、咽干等木火刑金之证。如肝气有余，邪气侮肺，使肺气失常，可出现胸胁闷痛、气短、咳喘、汗出等症。其治疗既要清肝，还当理肺，使肺不为肝侮。

方老认为，咳喘与肝有关。《素问·经脉别论》说："喘出于肝，……"《灵枢·经脉》又指出："肝足厥阴之脉，起于大指丛毛之际，……上贯膈，布胁肋，循喉咙之后，上入颃颡，……其支者，复从肝别贯膈，上注肺。"肝气升发，肺气肃降，升发与肃降互相制约，互相协调，则人体气机升降正常，若肝气郁结，失其疏泄之职，就会影响肺气的肃降而致咳喘。方老还说，七情的变化之间关系内脏，某些人咳喘的发作与精神因素的变化密切相关。七情太过，就会影响脏腑正常生理功能，使脏气不和，营卫失其常度，气迫于肺，不得宣泄而为喘。《病机汇论》曾说："若暴怒所加，上焦郁闭，则呼吸奔迫而为喘。"方老还强调，痰是喘的宿根，七情精神因素太过也是痰饮产生的原因之一。忧思、郁怒、惊恐、喜乐过度，皆可引起营卫闭阻，气血败浊而为痰、为涎、为饮。如《儒门事亲》说："夫愤郁不得伸，则肝气乘脾，脾气不化，故为留饮。"七情致病多从肝起，盖肝主疏泄，郁怒伤肝，肝气横逆即能乘脾土，影响脾的运化功能。肝郁化火，或肝阴虚，肝火亢盛，可炼液为痰，甚至反侮肺金，暗耗肾水。方老在临床上每遇到这类患者多用自创的和肝汤加减化裁治疗，使肝复条达，气机舒畅，咳喘缓解而奏效。

案例　王某，女，28岁

主诉：咳喘反复发作10余年。现病史：10余年前因其婆母家平素养猪，环境不洁，与之发生矛盾，情绪经常不佳，每于吵嘴后咳喘必然发作，发作时胸胁满胀，叹息为快，痰量较多，心中烦躁，易怒，呛咳，咽喉堵塞感，纳差。诊断：咳嗽；喘证。证型：肝郁犯肺证。治法：疏肝和肺，化痰止咳平喘。

辨证分析：在多次治疗中，以上情况了解不详，未加注意，疗效总不满意。每次发作总是拖延较久才能缓解，经详细询问病史后，按肝失条达，气机不畅，浊气上逆而调治，和肝汤加减。方药：

当归10g，白芍10g，炒白术10g，柴胡10g，茯苓15g，薄荷6g（后下），炙甘草10g，党参10g，苏梗10g，香附10g，合欢花15g，绿萼梅10g，瓜蒌15g，炙桑白皮10g，陈皮10g。5剂，水煎服，每日1剂。

二诊：服药后胸闷气憋缓解，心情郁闷减轻，咳嗽好转，余症均有转机，效不更方，再进3剂，隔日1剂。病情缓解。

以后每次发作时，均以方老的和肝汤加减调治，均获良效。

按语　以和肝汤治疗咳喘的急性发作，是方老的一大特色，方老就是抓住了因七情所伤，上焦郁闭，肝气横逆以乘脾土而生痰浊的特点。本方应用时在原方的基础上加重了疏解宽胸、理气化痰之剂，使肝复条达，气机舒畅，咳喘缓解好转。

（四）益肾和肺

肺与肾的病理关系主要表现在气和水两方面，表现为肺肾失和。由肺病及肾者，常因肺气不足，气不下交于肾，肾不纳气，而出现呼多吸少证，最后形成肺肾两虚。肺虚日久伤及肾气，致肾虚失约，出现小便失禁、遗尿等症。如肺阴不足，虚火内灼，消耗阴源，致肺肾阴虚，可出现咳嗽无痰、口干、盗汗、潮热、遗精、闭经、腰膝酸软、耳鸣等症，肺阴虚的结核患者，病久多属此类。如肺气虚弱，气失通调，水湿下犯，或外邪袭肺，肺失宣降，影响肾与膀胱气化，又出现小便不利、水肿等症。反之，如肾阳虚，开合失职，清津不能蒸腾于上，浊液不能下降膀胱，寒水内停，上凌射肺，闭阻肺络，致肺失宣降，气逆于上，则出现咳喘、痰多、不能平卧，面肿、唇绀等症。如肾气虚，摄纳无权，影响肺气下降，致有吸而无纳，出现呼吸无力、吸入不足、气短、喘促等症；或肾气虚，导致肺气不足，形成肺肾气虚，可能出现小便失禁、遗泄、呼吸无力、喘促等症；如肾阴亏损，阴虚火旺，上灼肺阴，煎熬津液，导致肺阴不足，最后形成肺肾阴虚，表现为潮热、干咳、少痰、声嘶等症。

方老认为，久病痼疾，病邪殃及于肾是最为棘手的阶段。处于这个阶段的患者，已达到现代医学所说的慢性喘息性支气管炎、阻塞性肺气肿或肺源性心脏病的阶段，而且病已波及心，这个阶段支气管黏膜的纤毛已经大量破坏，排痰的功能受到很大影响，肺血管床已经大量破坏，心功能负担明显加重，致右心扩大，最后影响左心，以致全心均受累，这时患者临床症状表现极为严重。中医认为已属肺、脾、肾均受损害。肺为气之主，肾为气之根。肾司气摄纳，由于肾虚，下元气根不固，气不归元而上逆于肺，临床上表现为喘促，短气，经久不愈，呼多吸少，动则尤甚，气不得续，唇舌发绀，面部紫暗，有时面部浮肿状；若肾气肾阳不足者，形寒肢冷，喘则汗出，尿次频数，下肢浮肿。治疗上，方老取补肾纳气归原的方法，可用人参生脉散、人参胡桃汤、金水六君煎等化裁，药用人参、蛤蚧、黄芪、山萸肉、熟地黄、补骨脂、核桃肉、五味子、麦冬等，既可大固元阳，又可益气养阴。同时加用代赭石或灵磁石等以镇摄逆气，佐以苏子、紫菀、款冬花、白果等止咳平喘，亦可配入沉香、肉桂引气下行。在病及心的情况下，可见唇舌、肢端发绀，为气虚血瘀之象，方中可加入当归、丹参、桃仁等活血化瘀之品。

案例　王某，女，62岁

主诉：咳喘反复发作30余年，加重1周。现病史：30余年来反复发作咳喘，1周前来我院急诊就诊，诊为“慢性肺心病、心功能不全、肺功能不全”，因有心功能不全、心力衰竭，喘憋不能缓解，留急诊观察。经过5天治疗后，病情缓解不理想，家属要求中药配合治疗。刻下症：面色紫暗，唇舌发绀，端坐床上，面部朝向窗外大口喘气，上着单衣，下着棉裤。咳声低微，短气不足以息，身有虚汗，喉中痰鸣，但又不易咳出，口舌干燥，不欲饮水，胃脘不舒，尿不畅，大便先干后稀。查体：双肺听诊可闻及干湿啰音，双下肢指凹性水肿，脉虚细数，舌质紫暗，舌嫩少苔。诊断：肺胀；元气大虚，气阴两伤，痰浊阻络，中焦乏运。治法：大补元气，益气养阴，化痰降逆，和中助运。处方：

红参15g，麦冬10g，五味子10g，白茯苓15g，炙甘草10g，山萸肉15g，紫丹参15g，苏子10g，厚朴10g，代赭石15g（先煎），沉香面1.5g（冲），补骨脂15g，炙紫菀10g，款冬花10g，车前子30g（包煎），焦神曲10g，炒谷芽30g。3剂，水煎服，每日1剂。

二诊：患者与前大不相同，已有精神，气短气喘、虚汗明显减轻，身上自觉较前有力，能进食少许稀粥，痰较前容易咯出，尿量明显增多，下肢水肿逐渐消退，能在室内轻微活动，原方不变，继服3剂，水煎服，每日1剂。

三诊：家属因病情明显缓解而欣甚。上方减少车前子为15g，继服3剂，隔日1剂。

四诊：患者病情未加重，暂停此方，酌情选用香砂六君子汤、金水六君煎、生脉饮、蛤蚧定喘丸调理善后。

按语　方老认为气虚日久必瘀，痰浊不化必瘀。服药后痰浊瘀可松动，邪易祛除，本患者应用扶正祛邪、标本兼顾的治法，是针对虚性慢性咳喘的基本大法，也是着眼于固其根本的有效措施。

结　　语

本章简述了肺病中西医学范畴，演绎了肺病的历史沿革过程，介绍了方老诊治肺病应全面理解的气、痰、湿及治水理念，强调诊治肺病，应理解气与痰、湿的病理关系，将“治水”作为着眼点；提出“三维辨证”是治疗咳喘注重的思辨特点，调气化痰是治疗咳喘的关键。方老在肺病治疗中，应用和肺法，注重和调肺气、健脾和肺、疏肝和肺、益肾和肺，兼以化痰止咳平喘。本章在讨论病理特点时重点提到肺，但在病理变化的过程中，涉及脾、肝、肾、心。咳喘通过肺表现于外，说明肺与其他脏腑的密切联系。《内经》云“五脏六腑皆令人咳，非独肺也”，肺为五脏六腑之华盖，若脏腑功能失调，致气机不顺而上逆，肺清肃之令被扰，气急、气促则喘，亦可随机而作。治喘者，自当不可见喘治喘，而忽略治病求本的宗旨。因此，由方老辨治咳喘的经验可知，咳喘不单是肺的问题，而是全身的问题，是肺系病变的外在表现，其发病与脏腑失调密切相关。方老诊治咳喘之经验，对今后指导临床实践、对其理论的深入探讨更有重要的意义；并强调要想诊治好咳喘病，不但要从一般生理病理情况去学习探讨其机制，而且要从中医经典著作入手，求本溯源，这样，才能奠定深厚的理论基础，拓宽诊治咳喘等肺病的思路，对加深理解肺病提供可靠的保证，对指导临床实践更有现实意义，也为今后深入学习探究肺病的诊断、治疗而指明方向。

第四章　肝胆病诊治思辨特点及经验

第一节　肝胆病治疗的理论依据

一、肝胆病概论

肝为五脏之一，肝主疏泄、藏血。肝的生理特点为体阴而用阳，性喜条达而恶抑郁，寄相火，主升主动。肝为刚脏，《素问·灵兰秘典论》曰："肝者，将军之官，谋虑出焉。"言其作用重要和具有"刚急易动"的生理特点。肝主疏泄是指肝具有疏散宣泄的功能，从而保持人体气机的调畅达到柔和舒适的生理状况，称为"肝气条达"。胆附于肝，为六腑之一，胆汁宜泄，故胆具升降之特性。《医学见能》曰："胆者，肝之腑，属木，主升清降浊，疏利中土。"胆的生理功能为储藏和排泄胆汁，主决断和调节脏腑气机。

精神因素、情志变化、饮食不节，湿热寒邪阻塞气机为肝胆病证主要致病原因。情志致病可以引起五脏气机的失调。肝主疏泄，可以调节精神情志，协调气血运行。《内经》言"怒伤肝"，情志致病，而情志因素影响气机的诸多病证中，则以肝气失调最为突出。恼怒伤肝，可使肝胆气郁，郁则经气逆，郁久则血病，是以气病及血病，血气相因；或气郁而生热，或热灼津而痰聚，或气升而火热，致以气血逆乱而为病。《丹溪心法·六郁》有云："气血冲和，万病不生，一有怫郁，诸病生焉，故人身诸病，多生于郁。"此为肝脏本身生理功能失调而致的病变。而由于饮食不节、酗酒过度，可损伤脾胃，致脾胃运化功能失常，使湿浊内生，蕴久生热，而熏蒸肝胆。或湿热疫毒内侵，从而使肝胆的疏泄失职，气机受阻，气血不和，升降失调而产生气滞、血瘀、痰结之证；气机郁结就会出现郁闷、易怒、喜太息、胸胁少腹胀痛等木郁不达的症状。当肝木过盛时，可乘脾犯胃，导致肝胃失和，肝脾不调，可出现脘腹胀满、嗳呃气逆、腹痛腹泻等症状。肝郁气滞，则木郁土壅，而易生湿生痰，痰随气逆，可搏结于咽喉，犹如物梗塞之状。肝郁失疏，又可致气血不畅，冲任失调，而见月经不调，经行乳胀作痛的症状。气病及血病，也可导致气滞血瘀而见癥瘕痞块等症状。肝气郁久则可以化火，而上攻头目，出现头痛眩晕、面红目赤、耳鸣耳聋等肝阳上亢、肝火上扰的症状。当肝火扰心时，又可使心神不能潜藏，出现失眠多梦的症状。当热蕴血分时，又可以使血热妄行而出现吐血、衄血的症状。气郁化火还可以劫伤阴血，致使肝阴不足，阴血亏损，而不能行使养肝体荣筋脉之能。由于阴亏损于下，阳必亢扰于上，甚者还可以导致阳亢化火以致生风而见中风之状。故《内经》有"诸风掉眩，皆属于肝"的论述。而胆为清净之腑，居于半表半里，与肝表里相应。气血足则胆气旺，气血虚则胆气虚，痰火扰之则胆热而诸病皆生。肝失疏泄，势必胆气不利，因此常肝胆同病。尤其是当湿热之邪熏蒸肝胆，可使肝失疏泄，胆汁外溢，浸渍肌肤，下流膀胱，致面目小便俱黄而见肝胆湿热证，则是肝胆病证中常见之实证。肝主藏血，肾主藏精，精血相互化生，病久伤之肝肾，则精血亏损。脾主生血，且又统血，病久肝病及脾，气血化生乏源，则气血亏虚，则是肝胆病证中常见的虚证。由此可见肝胆病变皆因其疏泄之性不能畅达，气血虚实逆乱，升降之机受阻所致。

肝的疏泄功能失常，常因怫郁而生，从而会影响人体脏腑的气机升降，导致气血失和，引起相关脏腑病变的发生。由于肝在生理上与胆互为表里之脏，与脾胃是相助为理之脏，与肾又为同源互生之脏。因此当肝胆两脏发生病变时，是以脾胃肾三脏受损最为多见。

中医学认为疾病发生与正邪两方面有关。《素问·通评虚实论》言道：“邪气盛则实，精气夺则虚。”体用失调是肝胆病的基本病理变化。肝胆病证之实证是指邪气亢盛为主，临床上起病急，症见身目黄，热势高等较为剧烈的证候；肝胆病证之虚证是指正气不足为主，临床上常出现虚弱、衰退和不足的证候。肝胆病证由于病程长，久病不愈，反复发作而导致病邪久留不去，势必损伤正气，由气及血，由血及阴，致使气血阴阳偏衰或不足，同时又因脏腑功能障碍而形成的湿、痰、瘀等病理产物反又加重脏腑损伤，从而导致正虚邪实、正衰邪恋等虚实错杂证。

肝胆病中医病证主要包括胁痛、黄疸、腹胀、胆胀、臌胀、肝积、郁证等，现代医学范畴主要包括胆石症、胆囊炎、病毒性肝炎、酒精性肝病、肝血吸虫病、肝硬化、自身免疫性肝病、肝胆肿瘤等。

二、肝胆病治疗的历史沿革

《内经》奠定了肝藏象学说的理论基础，肝病的论治多以《内经》为基础发展而来。《素问·气交变大论》以病位与主症相结合命名有胁痛：“甚则胸中痛，胁支满胁痛。”《素问·风论》以病位与病性相结合命名为肝风：“以春甲乙伤于风者为肝风。”“肝热病”首见于《灵枢·刺热》：“肝热病者，小便先黄，腹痛多卧身热，热争则狂言及惊，胁满痛，手足躁，不得安卧。”《灵枢·本脏》提出：“肝小则脏安，无胁下之病，肝大则逼胃迫咽，迫咽则苦膈中，且胁下痛，……”有关肝病的治法，《素问·脏气法时论》曰：“肝苦急，急食甘以缓之”“肝色青，宜食甘，粳米牛肉枣葵皆甘”。指出肝病患者应注意饮食调理，根据人体阴阳盛衰及食物气味特点合理搭配饮食，以养精补形。

张仲景辨治肝胆病提出“补用酸，助用焦苦，益用甘味之药”的治法，以及“见肝之病，知肝传脾，当先实脾”的治疗原则，强调健运肝胆脾胃，虚则补之，滞则通之，热则清之，寒则温之，肝胆病的治疗当以脏腑元气充盛，气机通畅调达为要。《金匮要略·五脏风寒积聚病脉证并治》曰：“肝着，其人常欲蹈其胸上，先未苦时，但欲饮热，旋覆花汤主之。”最早论述了“肝着”的症状和治法。《金匮要略·百合狐惑阴阳毒病脉证治》：“阳毒之为病，面赤斑斑如锦纹，咽喉痛，唾脓血……阴毒之为病，面目青，身痛如被杖，咽喉痛。”论述了“阴阳毒”的临床表现。

隋代巢元方《诸病源候论》提出了积病的脉象、发病特点以及虚人易发积聚的观点。唐代王焘的《外台秘要》记载了以鳖甲、牛膝、川芎、细辛等治疗积病和软坚散结和辛散温通的具体治法。

宋代钱乙的《小儿药证直诀》记载了泻青丸和调肝散等治疗肝病名方。金代张元素论述了“补以细辛之辛，泻以白芍之酸”的肝病治则及具体用药，应用甘草体现了“肝苦急，急食甘苦以缓之”的治则，应用川芎体现了“肝欲散，急食辛以散”的治则。

清代叶天士治肝病重视以药物气味立治法，创立了“酸甘化阴”“辛香温通”“辛甘化风”“苦辛泄降”等系列治法，对肝病临床治疗具有重要指导意义。叶天士提出辨治黄疸首先要审查小便利与不利，并以此鉴别湿热黄疸与太阳蓄血证，叶氏《医效秘传》卷二提出：“太阴脾土，湿热相蒸，色见于外，必发身黄。若湿气胜，则如熏黄而晦，一身尽痛，乃湿病也。热气胜，则如橘黄而明，一身不痛，乃黄病也。伤寒至此，热势已极，且与蓄血症大抵相类。若小便不利，大便实，为发黄。小便自利，大便黑，为蓄血也。发黄，宜通利小便，分导其气，流行其湿可也。故曰：治湿不利小便，非其治也。”此外，《外感温热篇》云：“热病救阴犹易，通阳最难。救阴不在血，而在津与汗。通阳不在温，而在利小便。”

第二节　肝胆病的治疗经验

方老根据其60余年丰富的临床经验，对和法与补法的法则进行了延伸和拓展，创立了和解和滋培两大法则，并将和解法与滋培法灵活运用于临床诸证治疗中，在治疗肝胆病证时亦是以和解法与滋培法为主要法则。方老纵观肝胆生理之体阴用阳的特性，并结合方氏医学的特点，创立其独特的学术观点，对肝胆病证以虚实而论治。实证包括因气郁、痰瘀、寒湿热邪阻塞气机，使肝用失调所导致的肝气郁结证、肝胃失和证、肝脾不调证、肝胆湿热证、风阳上扰证、寒滞肝脉证、痰瘀阻络证。而虚证则包括肝体亏损导致的肝阴血不足证、肝肾阴虚证，以及虚实夹杂的脾肾阳虚所致的臌胀证、气滞血瘀所致的癥瘕痞证等，诸如急慢性肝炎、急慢性胆囊炎、肝硬化等病。方老临证治疗力求审证求因，谨守病机，以常达变。注重和解法的使用，临证治疗肝胆病证善用和补，调其升降，并强调“见肝之病，当先实脾”，重视滋补先后天之本，调人身气血阴阳升降之机，以达到祛邪固本的目的。

一、肝胆实证重在和解

方老临床治肝胆疾病实证时，针对精神因素、情志变化、饮食不节以及湿热寒邪阻塞气机的病因，乃至因肝胆疏泄失职，脏腑功能障碍，而致气机受阻，气血不和，升降失调而产生气滞、血瘀、痰结之证，是以实泻外侵内生肝胆湿热疫毒，以和调升降，疏通气血。临证常施以小柴胡汤加减，或采用自拟的和肝汤加味辨治。

方老根据《内经》“出入废则神机化灭，升降息则气立孤危”的思想之意，结合其对《伤寒论》中柴胡剂的潜心研究，受其启迪，提出了“和为扶正，解为散邪”的观点。和解法中“和”即是调理脏腑功能的正气，是为扶正的一面；“解”即是针对外来寒热之邪和失调之机，是为散邪的一面。方老讲：和者加号，解者减号，和者增益，解者解表、解散。和解法既不同于汗吐下法专于攻邪，又不同于温补法专于扶正，而是通过调和，使表里寒热虚实的复杂证候、脏腑阴阳气血的偏盛偏衰归于平复，以达到祛除病邪，恢复健康的目的。因此凡是应调和脏腑气血，平衡阴阳水火，调其寒热虚实，和解表里，分利湿热，升清降浊，和其不和之证时，方老认为皆可使用和解法。

方老治疗肝胆病实证时强调应用和解法以调和肝胆本脏疏泄失职之用，疏散入侵的湿热寒邪，以及阻塞的升降气机，来达到扶正与祛邪并进的和解作用。因此，方老在肝胆病证初期，则以实泻外侵及内生肝胆湿热疫毒为主要治法。

方老认为和解剂的主要功能是和解少阳以治寒热往来于外，调和肠胃以治寒热相搏于中，调和肝脾以治土木不和之证。诸如《伤寒论》中治疗心下痞的五泻心汤，就是调和肠胃、调其寒热的和解剂；又如四逆散、逍遥散的临床应用，也是和调肝脾的和解剂；而和解少阳病的小柴胡汤则更是和解剂的代表方剂。此方中柴胡可疏少阳之郁滞，黄芩苦寒可清胸腹蕴热，两药合用可以解半表半里之邪，生姜半夏用以和胃降逆，党参、甘草、大枣可以益气和中。诸药合用，使寒热并祛，而攻补兼施，达到疏利三焦，调达上下，宣通内外，和畅气机之功。

方老在采用和解法治疗肝胆病证时，用药则以不妄用苦寒清利之品、破气行滞之味为原则。因此常用自拟的和肝汤方加清利湿热、行气化痰、解郁散瘀药。如湿热盛者可加茵陈、山栀、虎杖等清热利湿；气滞甚者可加炒枳壳、厚朴、川楝子调畅气机；痰结血瘀者可加半夏、丹参、水红花子活瘀化痰散结。组方既遵仲景“见肝之病，知肝传脾，当先实脾”之旨，又施有“肝欲散，急食辛以散之”“肝苦急，急食甘以缓之”之用。使本方既养又疏，木郁通达。临证加减治疗肝胆病证，可以调和气血，疏理肝脾，体用结合，补泻适宜，达到了“疏其血气，令其调达，而致和平”的目的。方老将和解法应用于肝胆病实证的治疗时和解侧重祛邪。

方老在治疗以肝胆湿热为主的急慢性肝炎、急慢性胆囊炎疾病时，常于和解剂中加茵陈、黄芩、栀子、虎杖、五味子等以疏肝清利，和调气机；治疗胆结石、胆囊炎常加郁金、鸡内金、枳壳、川楝子等以理气活瘀、消食化石；治疗肝胃不和证常加陈皮、半夏曲、砂仁、蔻仁、炒谷麦芽等疏肝和胃；又如更年期综合征则常加郁金、百合、麦冬、浮小麦等以解郁宁神；治疗乳腺增生常加大瓜蒌、青橘叶、蒲公英等以疏肝理气散结。《医学心悟》讲道：“有清而和者，有温而和者，有消而和者，有补而和者，有燥而和者，有润而和者，有兼表而和者，有兼攻而和者，和之义则一，而和之法变化无穷焉。”

（一）疏肝理气和解以治胁痛

肝胆位于右胁下，其经脉分布于两胁。肝性易动而主疏泄，若因情志抑郁，或暴怒伤肝，皆能使肝失条达，疏泄不利，气阻络痹而致胁痛的发生。正如《金匮翼·胁痛统论》所言：“肝郁胁痛者，悲哀恼怒，郁伤肝气。”《灵枢·胀论》中亦言：“胆胀者，胁下胀痛，口中苦，善太息。”因而可以看出肝胆有病，胁痛是为主症。胁痛症的发生与肝胆气机郁结、升降失调、枢机不利关系最为密切。方老认为郁则经气逆，经脉闭阻，“不通则痛”，其胁肋疼痛走窜，时痛时止，多属肝郁不疏，气机阻滞。气病可致血病，当气郁日久，则血流不畅，会导致气滞血瘀，阻塞胁络，而使胁痛发作。也可因为久病体虚，肝的阴血不足，使肝的经络失其濡养，而胁肋隐隐作痛。又可因湿热病邪侵犯肝胆，使肝胆失于疏泄条达而引起胁痛。由此可见肝失条达、气机郁滞为胁痛的首要病机。胁痛证常见于现代医学的急慢性肝炎、肝硬化、急慢性胆道疾患以及肋间神经痛等病的范畴。方老使用和解法治疗胁痛，关键在于抓住“疏其血气，令其调达，而致和平”的原则，使用条达舒畅之药以疏肝理气，调和气血，可恢复肝胆升降之机。临证常运用和肝汤、柴胡疏肝散、小柴胡汤加减治之。如瘀血阻络加丹参、鸡血藤活瘀通络；阴血不足加北沙参、生熟地黄、石斛等滋阴养血；湿热阻络加茵陈、栀子、虎杖等清热利湿。因此和解法可以通过调和阴阳气血，分利湿热，通经活络达治胁痛证的目的。

案例　王某，男，60岁

患者右胁肋胀痛1个月，伴嗳气，腹胀，食欲差，身乏力，小便可，大便调。舌苔厚白，脉弦缓。生化检查：谷丙转氨酶370U/L，乙肝五项为阴性。中医诊断：胁痛；肝郁气滞，横逆犯胃。西医诊断：肝功能异常。治法：疏肝理气，和胃降逆。处方：

和肝汤加茵陈15g，炒栀子10g，陈皮10g，炒枳壳10g。12剂，水煎服，每日1剂。

二诊：胁痛腹胀渐消，食欲增加。又继服12剂。

随访诸症消失，复查谷丙转氨酶已恢复正常。

按语 肝气郁结，升发不及，势必影响脾胃升降功能，使当升不升，当降不降，气机阻滞，湿热内生，而引发上述诸症。方老治疗慢性肝病患者，注重顾护脾胃之气，甚少投入过于苦寒解毒之剂；升散疏达之时，仍拟培中助之。如和肝汤中的当归、白芍以养本脏为君；党参、茯苓、白术、甘草、大枣健脾和胃以实脾助肝为辅。因患者是以胁肋胀痛为主，气机阻滞，湿热内蕴为因，是以又加陈皮、枳壳疏肝郁逆之气，佐以茵陈、栀子清利湿热之邪，使邪去正复，肝气畅达，达和解治疗胁痛的目的。

（二）清热利湿和解以治黄疸

黄疸一证，以面、目、身肤熏黄为主症。早在《内经》中就有论述。《素问·平人气象论》说："溺黄赤，安卧者，黄疸，……目黄者曰黄疸。"黄疸病证的主要病机在于时气疫毒，湿热、寒湿邪气内侵，或酒食不节，劳倦内伤，导致肝胆脾胃功能失调，致使寒湿阻遏，湿热蕴蒸，气机郁滞，胆疏不利，使"胆伤则胆气败而胆液泄，故为此证"（《景岳全书》）。由此可见黄疸证，病变主要为肝胆脾胃功能失调。肝木与脾土相互为用，木疏土，土培木。脾土运化失职，则湿热内生，可熏蒸肝胆，加之外侵的疫毒湿热，两邪相和，阻塞气机，更使肝胆枢机不利，胆汁溢于肌肤，发为黄疸。因此方老认为"其病起于湿土，而成于风木"（《景岳全书》）是为关键，治之应"见肝实脾"，和调肝脾。汉代张仲景在《伤寒论》《金匮要略》书中针对黄疸证就病因病机、辨证施治方面曾进行了专章论述。如《伤寒论·辨阳明病脉证并治》篇中指出："阳明病，……此为瘀热在里，身必发黄，茵陈蒿汤主之。"在《金匮要略·黄疸病脉证并治》篇中又将黄疸分为谷疸、酒疸、女劳疸、黑疸四种。认为其发病主要为湿热之因，与中焦脾胃功能密切相关。因此提出了清除湿热、泄热通腑、淡渗利水、解表清里、和解枢机、健脾益肾等治疗法则，创立了茵陈蒿汤、栀子柏皮汤、茵陈五苓散、麻黄连翘赤小豆汤等方剂并沿用至今。方老临证治疗黄疸，仍是遵循仲景"见肝之病，知肝传脾，当先实脾"的基本法则。在邪实之际，以清利祛邪为主时，仍重视脾胃的培补，以防微杜渐。常用两和肝脾的和肝汤与清利湿热的茵陈蒿汤、麻黄连翘赤小豆汤进行加减施用，归纳为清利湿热祛邪为主，和调肝脾和解为辅之原则，可获良效。

案例 郑某，女，72岁

患者面目皮肤黄染8天。伴食欲差，腹略胀，小便色黄，大便尚可。舌苔黄腻，脉弦缓平。既往有胆囊结石病史。近日腹部B超检查提示：肝弥漫性病变，脾稍大。腹部CT检查诊断：多发性肝囊肿，右肝内结石。生化检查：谷丙转氨酶123U/L，谷草转氨酶163U/L，总胆红素6.4mg/dl，直接胆红素3.0mg/dl，间接胆红素3.4mg/dl。中医诊断：黄疸；肝胆湿热。西医诊断：原发性肝硬化，阻塞性黄疸，多发性肝囊肿，肝内胆管结石。治法：清利湿热，和解肝胆。处方：

和肝汤加茵陈蒿15g，郁金10g，黄柏10g，土茯苓15g，连翘15g，焦三仙各10g，赤小豆15g，枳壳6g，加减服用24剂，黄疸渐消，食纳增加，腹胀减轻。

后于前方中去土茯苓、连翘，加太子参、炒谷芽以健脾运化，培补中州。又继服24剂，症情趋于平稳。生化检查均好转。

按语 该患者年高体弱，脾胃虚弱，又值暑湿热季发病，内外湿热之邪郁阻中焦，熏蒸于肝胆而致面目肌肤黄疸。肝胆失疏，势必影响脾胃，使其运化失常，气机升降受阻而出现腹胀、纳差、舌苔黄腻诸症。正如《素问·六元正纪大论》中所言："溽暑湿热相薄，争于左之上，民病黄瘅而为胕肿。"方老认为黄疸虽为湿热所致，病以邪实为主，但患者年高体弱，胃气已衰，故清利湿热药用也不可太过寒凉，以免损伤脾胃之气，须"见肝实脾"，佐以甘温助培。故方老运用和解法，以茵陈蒿等清利湿热，散除病邪为主，和肝汤和调肝脾为辅；后加太子参、炒谷芽以培中固本；组方中扶正以助祛邪，可恢复肝胆升发自然之态，使病机转复。

二、久病体虚重在滋培

前人从《内经》的"正气存内，邪不可干"，到仲景的"先安未受邪之地"，均强调了扶正固本的重要性。而方老临证施治注重滋培后天之本，正寓有"圣人不治已病治未病"之意。他在临证中不拘于温补之治，而是十分重视先后天脏腑之间的协调关系，提出补益气血重在补脾，滋补阴阳应当益肾的治病原则。《素问·宝命全形论》言："人生有形，不离阴阳。"而《素问·阴阳应象大论》云："阴阳者，血气之男女也。"气血乃是人身之至宝，来源于先天，资生于后天。中焦脾胃则为后天之本，是气血生化之源，施滋培之药能恢复脾胃生化之常态，使气血化源不断，方可用以充养于脏腑血脉，四肢百骸，运行滋养于全身。而人体形质与气化，脏腑气机之升降出入，气血水火之平调，人与自然环境之适应，又都是不能超越阴阳变化之理。肾脏为先天之本，藏真阴而寓元阳，可以不断充养五脏六腑之阴阳。由此可见先天之本肾脏和后天之本脾胃于人体的生长发育、功能活动中占主导地位。气血阴阳为人身之根本，方老临证采用滋培法，培补脾肾，可以起到补益气血，调和阴阳的作用，使人身气血冲和，则形色精神俱佳，达到"阴平阳秘，精神乃治"，从根本而治的目的。

（一）肝病体虚，滋补脾肾

肝胆病变与脾胃相关：脾胃为后天之本，人身气血之化源。脾胃升降运化必须有肝胆疏泄之功相助，而肝的气血又必赖于脾胃的滋生不断充养，故有"肝脾者，相助为理之脏"之称。如果肝胆受病，疏泄失常，太过可以克伤脾土，太弱则不能疏泄脾土，从而影响脾胃的升降运化，出现肝脾不调、肝胃失和之证。脾失健运可以使气血生化无源，致使肝体失养，肝用不足，形成肝脾两虚之证。脾胃健运失司，使水湿内停，湿热蕴阻于中焦，可以熏蒸肝胆，而影响肝胆的疏泄，使胆汁逆行于血中，熏于肌肤，形成黄疸一证。由此可见肝胆与脾胃关系密切，生理上相助为用，病理上相互影响。因此当肝胆发生病变时，常损伤于脾胃，出现肝脾、肝胃同病之证。

肝胆病变与肾脏相关：肾为后天之本，而"肝为肾之子"，两脏同居于下焦。肝主藏血，肾主藏精，精与血皆能相互滋生，故有"精血互生"之说。而肝肾之阴，亦是息息相通，互相资生，又有"肝肾同源"之称。肾为人身元阴之本，因此肾阴充盈，则肝阴充足，使"水能涵木"，母子两脏相用为安。肝肾两脏在生理上紧密相连，在病理上亦是息息相关。如果肝胆本脏受损，病久必然耗伤阴血，子病及母，使肾阴不足，引起相火亢盛，又可劫耗肾阴，造成"水不涵木"，出现肝肾阴虚、两脏同病之证。临床多见头晕目眩，耳鸣胁痛，腰膝酸软，月经不调等症状。

肝胆久病必损及脾、胃、肾，因此临证治疗侧重疏肝养肝，理脾和胃，滋补肝肾。因此，方老在治疗慢性肝病、肝硬化等病症中，亦常用自拟的滋补汤加味治之，可达到扶正以助祛邪的目的，是为扶正滋培首选之方。该方临证化裁可用以治疗各种贫血症、中风后遗症、晚期癌症、心脏病、肾脏病，以及脾胃、肝胆病证等虚损病变。如治疗慢性咳喘病症，方中常加黄芪、炒谷芽、陈皮、法半夏、杏仁、苏子梗等健脾培中以补肺气，而达止咳平喘的效果；又如治疗眩晕症，常于方中加枸杞子、菊花、川芎等补肾填精活血通窍，以充养脑窍而止眩晕；再如治疗冠心病常用该方加枸杞子、麦冬、丹参、百合等养心益气活血通络而治心悸、胸闷之症。该方在恢复脏腑功能、改善症状方面取得满意的疗效。

（二）虚实夹杂滋补为先

方老认为慢性肝胆疾病多为“大病体虚”或虚实夹杂之证。而“治虚邪者，当先顾正气，正气存则不致于害，且补中自有攻意”（《类经》）。方老继承方氏医学偏重滋补的特点，在研习《伤寒论》《金匮要略》仲景学说的同时，学习东垣先生《内外伤辨惑论》和《脾胃论》。并根据数十年的临证经验提出了“大病体虚，要重在培中”，“大病必顾脾胃”的治疗原则。方老治疗慢性肝胆病证时，常于疏肝和解之际，重视先后天的滋培，“是知脾、肾两脏，皆为根本，不可偏废”（《医学心悟》）之理。遵循《内经》“邪之所凑，其气必虚”的准则，“虚则补之”。强调“实人病表发其汗，虚人病表建其中”。在处方用药方面侧重于温补，喜补先后天之本。

方老对于肝胆病虚证、虚实夹杂证，侧重疏肝养肝，理脾和胃（肝郁脾虚，肝胃不和），肝肾同治（肝肾阴虚）。体现了大病必固脾胃，保胃气存津液，培本益元的目的，更有助于肝胆升、散、疏性，使当升者升，当降者降，以利于恢复肝胆春生不息之机。肝血有赖于脾胃的滋生，脾胃运化又须肝胆的疏泄相助。两脏相互依赖，木具疏土之职，土有培木之德。临床上若肝胆受病，疏泄失常，久必影响脾胃的升降运化，出现肝脾不调、肝胃失和之证。脾失健运气血生化乏源，又能影响肝的气血阴阳的濡养补充，形成肝脾两脏的虚证。因此，方老在肝胆久病时，多采用虚补脾肾的滋补法。如方老在治疗慢性肝病、肝硬化时，就指出“见肝实脾，去胀化湿”。临证则采用四君子汤益气健脾，五皮饮利水消胀。重视培中固本的作用。这正应《慎斋遗书》中所言“肝病即脾病，肝病当缓其中”，培中实脾以治肝。临床常选用党参、黄芪、茯苓、白术、炒谷芽、陈皮、半夏曲等，甘温健脾以杜其变。“肝肾同源”，精血可互生。慢性肝胆疾病常肝病累及于肾，出现肝肾阴虚、两脏同病之证。因此方老临证治疗注重滋补，培元固本，常肝肾同治。施以滋补汤加枸杞子、麦冬、北沙参等滋补肝肾之阴。或运用和肝汤加生熟地黄、枸杞子、北沙参、麦冬、桑寄生、杜仲等，以达益肾养肝而固其本。

案例　杨某，男，50岁

患者腹部胀大，腹水征，面色不荣，肠鸣便溏，四肢乏力。舌苔微腻，脉虚细弦。生化检查谷丙转氨酶增高。腹部B超示：肝弥漫性病变，脾大，腹水。中医诊断：臌胀；肝郁气滞，脾虚不运，水湿内停。西医诊断：肝硬化。治法：疏肝健脾，利水消胀。处方：

生黄芪12g，太子参15g，茯苓10g，炒白术15g，陈皮10g，茯苓皮10g，大腹皮10g，冬瓜皮10g，水红花子15g，炒枳实10g，南藕节10g，车前子10g，泽泻10g。服药12剂后腹胀、腹水减缓，体力略增。又继服24剂，诸症减轻。在原方基础上加减继服巩固。

按语　臌胀证是因腹部胀大如鼓而得名。早在《灵枢·水胀》中就清楚地说明臌胀病是以“腹胀身皆大，大与肤胀等也。色苍黄，腹筋起”为其特征。方老认为臌胀证的病机，关键在于肝脾肾三脏的功能障碍。脾居中焦，为运化水湿之枢机。肾居于下，可以温化蒸腾水液。肝主疏泄，调畅气机，可使三焦水道畅通。由于肝气不能条达，遂使气血凝滞，可导致脉络壅塞，造成脾肾运湿化水功能障碍，使气、血、水瘀积于腹内而形成臌胀。导致臌胀产生的原因，一是情志所伤，使肝失疏泄，气机不利，血液运行不畅，以致肝之脉络为瘀血所阻滞。肝郁气结，逆犯脾胃，导致水液运化失调，水湿内停，与瘀血互结，阻滞于中焦。二是酒食不节，湿热滋生，直接损伤脾胃，使脾胃升降之机失调，清阳当升不升，浊阴当降不降，清浊相混，壅塞于中焦。脾土壅滞则肝木失疏，气血郁滞不行，则水湿停聚。三是因为劳欲过度，伤及脾肾，脾伤则不能运化水谷，无以资生化源，而使气血不足，水湿内生；肾伤则气化不利，不能温运水液，使湿聚水生，气血凝滞。也可因为黄疸、积聚病证治疗不当，日久湿热之邪伤脾，使中气亏耗，水湿停滞。总之臌胀病机复杂，临床症状变化多端，证候重叠交错，虚实夹杂。初起主要为气机阻滞，兼少量水湿，是为实证。但臌胀病多缓慢发病，迁延日久，至中晚期则是以虚实夹杂或以虚证为主。实证“腹中常痛，外坚内痛，按之不陷，法当疏利”（《风痨臌膈四大证治》），应以攻下行气逐水为先。虚证“时胀时减，气虚流滞，按之则濡，法当温药和之”，是以补脾温肾攻补兼施为主。方老提出“脾湿多胀”，皆因“诸湿肿满，皆属于脾”，“脾胃不能运化而胀”（《风痨臌膈四大证治》）的缘故。土虚不能制水，是因为水受制于脾，但肾本为水脏，命门火衰，如不能温养脾土，可使水液不得蒸化，则水湿内停。《太平圣惠方》书中讲道：“夫水气心腹鼓胀，由脾肾二脏俱虚故也。”因脾肾失其运化，湿聚于内而为水，气机阻滞而为胀，气滞血运受阻而为瘀。可见臌胀病证的病理变化不外气结、血瘀、水裹。因此方老临床治疗主张“见肝实脾，祛胀化湿”，培中温肾，利水活瘀，补虚兼顾祛邪，从根本而治。常以实脾饮、滋补汤、和肝汤加减施用。行气加厚朴、枳实、大腹皮；活瘀加水红花子、丹参；利水加车前子、五皮饮。臌胀虽为水湿停聚，但治疗用药易利水伤阴，故方老常于方中加北沙参、石斛、麦冬等以养阴柔肝，防治于先。患者久病体虚，脾虚运化失职，水湿不能泄利，土壅木郁，气机阻滞，故腹胀腹水，水湿内困，水走肠间而肠鸣；升降失常，清浊不分则便溏；脾虚气血不足，而面色不荣，四肢乏力；苔腻，脉虚细弦均为肝郁脾虚湿盛所为。方老是以“见肝实脾”之法，化湿祛胀。方中生黄芪、太子参、茯苓、白术健脾培中为君，茯苓皮、大腹皮、冬瓜皮、泽泻、车前子行气利水为辅，水红花子、南藕节活血化瘀为佐，陈皮、枳实行气通利为使。方药君臣佐使相辅，健脾培本，行气利水，活血化瘀，升清降浊，补中祛邪，而有攻补兼施之用。

三、“保胃气，存津液”为要

方老认为“人以胃气为本”。“凡饮食入胃，全赖脾气运之，其精气上行于肺，化为津液，肺复降下，四布入心、入脾、入肝为血，入肾为精。其浊者入于脐下之幽门，转于小肠，达于大肠，会于阑门，糟粕出于广肠，津液泌于膀胱。所以清升浊降，生生不息，既寿且康也”（《慎斋遗书》），故有“脾胃为津液之本”（《注解伤寒论》）之说。脾胃为气血生化之来源，人体生命康寿的根本。《内经》讲“有胃气则生，无胃气则死”，所以百病皆可以因脾胃虚而生。脾胃受损，则使百药难以施用，五脏六腑难以荣养，而诸病丛生。因此方老治病用药极为重视“保胃气，存津液”，提出“治伤寒注意存津，治温病重在养阴”“大病体虚，要重在培中”的观点。不但视养阴保津为治疗外感热病的重要原则，同时在治疗内伤杂病中也极为重视养阴存津，保胃气。肝胆病证极易损伤脾胃，耗损气阴，方老指出“保胃气，存津液”对于慢性肝病、肝硬化的患者尤为重要，常于方中加玉竹、沙参、麦冬、天花粉、百合等以养阴生津，使和解祛邪不伤津，温补脏腑不劫阴。遇胃纳欠佳，则必于方中加焦曲麦、炒麦芽、炒谷芽、陈皮、半夏曲、茯苓、白术等以和中保胃，培本固源。即起到了“保胃气，存津液”顾护脾胃的目的。方老认为中药治病的原理，是“五味入胃，各归所喜”，以药之一气之偏，治人之一气之偏，来达到治疗目的。如胃气已败，不能纳食进药，必使后天之本无力荣养脏腑血脉。同时方老强调，治病四时皆应以胃气为本，以“保胃气，存津液”为首要。

四、调和气血贯彻始终

肝属木，职司疏泄，并主藏血，体阴而用阳。胆附于肝，同主春升之气，其气升则生气勃勃。肝主疏泄的作用，可以使人身气血调畅，精神情志畅达，促进胆汁分泌排泄，肝胆两脏相济，可以助脾胃升降运化。肝主藏血的功能，可以使目受血能视，掌受血能握，指受血能摄，足受血能步。而女子多以血为本，因此冲任血海的功能，皆有赖于肝藏血作用的不断充养调节，方能使“月事以时下”。由此可见肝体阴是指肝藏血属阴之体，而肝用阳是指肝主疏泄之功和阳亢化火之为。肝胆病变得皆因其疏泄之性不能畅达，气血逆乱，升降之机受阻所致。《内经》言“非出入，则无以生长壮老已，非升降，则无以生长化收藏”，升降出入是人体脏腑气机运行的形式。而“凡脏腑十二经之气化，皆必借肝胆之气化以鼓舞之，始能调畅而不病”（《读医随笔》）。如肺气的宣发与肃降，脾气的升清与胃气的降浊，心火的下降与肾水的蒸腾气化，均有赖于肝胆之气的升发与疏泄相助，方能促进人身脏腑气机的升降运行，使“升已而降”，“降已而升”，“升降相因”（《内经》），方能推动人体生命活动的正常运作。反之肝主升散疏泄的作用又必须“全赖肾水以涵之，血液以濡之，肺金清肃下降之令以平之，中宫敦阜之土气以培之”。这样才能使肝“刚劲之质得为柔和之体，遂其调达畅茂之性”（《临证指南医案》）。因此肝的升散疏泄功能与肺脾心肾四脏息息相关，为人身气机升降出入调节的关键所在。“六气相应，无不化生，化生之机，表里出入，升降上下，清气上升，浊气下降，则脏腑安和”。因此肝胆病证的任何阶段，和调升降、疏通气血均应贯彻始终。

结　　语

方老行医之术，源自于《内经》、仲景学说之理。对各家理论和经验，敏而好学，善于取长补短，博采众方，为已所用。并充分利用现代医学诊治理论和方法，使患者的病证得到及时而准确的治疗。肝胆病证日久，常以虚损、虚实夹杂证见。临床治疗肝胆疾病时，常以理气活瘀，清利湿热为主，此法治疗实证颇为效验，但对于虚证、虚实夹杂的慢性肝胆疾病疗效欠佳。方老认为治疗肝胆病证同样应以顾护脾胃为根本。滋培先后天与和解散邪法并进时应审证求因，有是证用是方，立法方药更应注意“保胃气，存津液”，合理辨证用药。肝胆病证其病机虽为肝胆疏泄不利、肝的气血阴阳失其平衡、升降之机失其调达所致；但久病伤及脾胃，使得元气无以滋养；或因“肝肾同源”，子病及母，肾水不能涵养肝木，而使正虚受邪，诸证皆生。因此，方老治肝胆本脏病，常以“见肝实脾”、肝肾同治之法，重视先后天的滋培，立足于脾胃，重视滋培固元，调升降之机，于补中袪邪；调其寒热虚实，和解表里，分利湿热，升清降浊，重视气机升降的和解调理。同时应辨明正邪轻重。病初邪实重在和解，侧重清利湿热，化痰散瘀，疏通气血；病久体虚重在滋培以“虚补脾肾”，侧重调补阴阳气血，顾护脾胃肾。邪盛侧重于和解以“实泻肝胆”；久病体虚侧重于滋补；虚实错杂则扶正袪邪并进，重视先后天的培补。方老运用和解法以扶正袪邪，运用滋培法以固本培元，治疗多种肝胆疾病常获得异病同治之效。

第五章　肾病诊治思辨特点及经验

第一节　肾病治疗的理论依据

一、肾病概论

中医肾的概念是指肾系统，包括肾、膀胱、骨髓、耳、二阴及发。肾为五脏之一，肾元指肾中元气，包含元阴和元阳，是肾阴、肾阳的统称。肾主水，主生殖，主封藏。肾的这些功能是以肾元为物质基础的，肾中元阴、元阳既来源于先天父母，又依赖于后天水谷之精和五脏六腑之精的充养而保持旺盛。《素问·阴阳应象大论》曰："阴阳者，天地之道也，万物之纲纪，变化之父母，生杀之本始，神明之府也，治病必求于本。"《素问·六节藏象论》曰："肾者，主蛰，封藏之本，精之处也。"《素问·上古天真论》曰："肾者主水，受五脏六腑之精而藏之。"五脏化生之精，皆可输注于肾。

肾病包含水肿、淋证、癃闭、关格、肾风、阳痿、遗精、肾劳、肾痿等病证。肾病常见病因有：六淫侵袭导致感冒、发热、咽炎、肺炎、肠炎、皮肤疮毒等病症，诱发或加重肾病；长期高蛋白、高脂肪饮食导致的肾脏负担过重；压力过大，劳累过度，生活不规律，精神紧张等诱发肾脏疾病的发生；食物、药物、花粉和虫咬等引起的过敏反应也可导致肾病，如紫癜性肾炎等。肾病病位以肾、脾、肺三脏为主。《素问·经脉别论》曰："饮入于胃，游溢精气，上输于脾，脾气散精，上归于肺，通调水道，下输膀胱。水精四布，五经并行。"肺失宣降，上不能通调水道，脾失健运，水湿内停，气不升清，肾失开合，气化不利，精关不固，加之三焦水道失畅，膀胱气化失权，终致水湿毒邪在体内泛滥，水谷精微大量丢失，若失治误治，亦可上凌心肺，五脏俱病，变证丛生，或肺脾肾三脏俱虚，正不胜邪，病久不愈，迁延难治。病机以脏腑精气虚损为本，水肿、小便淋漓不尽等水液代谢异常为标，虚实夹杂。

肾病的治法包括利水渗湿、利尿通淋、健脾益肺、滋补肾精等标本兼顾之法。肾脏病其病位较深，病程绵长，故虚证较多，或肾阴不足，或肾阳亏虚，而肾精匮乏，前人有"肾病多虚，有补无泻"之说，方师临床治疗肾病亦多用补法，治疗上注重扶正祛邪，须权衡邪正各方的缓急轻重，恰当配合，或寓泻于补，或寓补于泻，或先补后泻，或先泻后补。总以切中病机为要。

二、肾病治疗的历史沿革

肾病的症状始见于《内经》，如“癃闭”“淋”等名称，《素问·宣明五气》云：“膀胱不利为癃。”《素问·五常政大论》云：“其病癃闭，邪伤肾也。”《内经》关于“癃闭”病虽未列出具治疗方药，但提出了治疗原则，至今仍有效地指导临床。《素问·汤液醪醴论》提出了水肿治则：“平治于权衡，去宛陈莝……开鬼门，洁净府。”

张仲景列专篇论述了水肿病机及治疗，《金匮要略·水气病脉证并治》曰：“皮水为病，四肢肿，水气在皮肤中，四肢聂聂动者，防己茯苓汤主之。”治疗水肿的原则，创新性地提出“腰以上肿，当发汗乃愈”“诸病水者，腰以下肿，当利小便”。《伤寒论》首提“关格”。《伤寒论·平脉法》指出了关格的脉象和症状，云：“寸口脉浮而大，浮为虚，大为实。在尺为关，在寸为格，关则不得小便，格则吐逆。”仲景治疗水肿病亦提出了多法多方，如治疗风水夹热的越婢汤、治疗皮水夹热的越婢加术汤等，利小便法代表方为温阳利水的真武汤、益气利水的防己黄芪汤、健脾利水的苓桂术甘汤，攻下逐水的十枣汤、甘遂半夏汤等。

唐代孙思邈宗《内经》和《伤寒杂病论》之法，提出了新的治疗手段。孙思邈提出应重视饮食调理以治疗水肿，如：“大凡水病难治，瘥后特须慎于口味。又复病水人多嗜食不廉，所以此病难愈也。”并最早运用导尿术，《千金方》记载为：“凡尿不在胞中者，为胞屈僻、津液不通，以葱叶除尖头，内阴茎孔中深三寸，微用口吹之，胞胀，津液大通即愈。”详细记述了导尿术的适应证以及导尿术的做法。

宋代严用和《济生方》开创了水肿新的分类方法，把它分类为阳水和阴水。而朱丹溪在分类上也倡导严之分类。在《丹溪心法》里写道：“若遍身肿，烦渴，小便赤涩，大便闭，此属阳水，先以五皮散，或四磨饮，添磨生枳壳，重则疏凿饮”；“若遍身肿，不烦渴，大便溏，小便少，不涩赤，此属阴水，宜实脾饮，或木香流气饮”。朱丹溪主张“阳常有余，阴常不足”，并创立了补肾水、降阴火之大补阴丸。

命门学说繁荣发展于明清时期，各家之说对命门的形态和部位见解不同，但均认为命门与肾相关联。张景岳认为“命门为元气之根，为水火之宅。五脏之阴气，非此不能滋；五脏之阳气，非此不能发”，并创制了左归丸、右归丸等治疗命门纯虚证的名方。清代郑钦安为扶阳思想的代表人物，他提出“人身立命，阳气为本”“难于识证，而难于识阴阳”“阳旺则阴翳自消”。命门学说的提出为中医肾病的创新发展开辟了新天地。

第二节　肾病治疗经验

一、肾气不足为发病之本

人体在正常生理状态下表现为肾气充足，肾之精气充盛，阴阳平衡，即使存在外感六淫或疮毒之邪入侵，或者肾毒药物常规剂量的使用，也不会发生肾病。《素问·上古天真论》曰：“女子七岁，肾气盛，齿更发长。……七七，任脉虚，太冲脉衰少，天癸竭，地道不通，故形坏而无子也”“丈夫八岁，肾气实，发长齿更。……七八，肝气衰，筋不能动，天癸竭，精少，肾脏衰，形体皆极。八八，则齿发去。肾者主水，受五脏六腑之精而藏之，故脏腑盛，乃能泻。今五脏皆衰，筋骨解堕，天癸尽矣。故发鬓白，身体重，行步不正，而无子耳”。《素问·刺法论》曰：“正气存内，邪不可干。”相反，如果人体肾气不足，兼外感六淫与疮毒之邪乘虚而入，可致肾病。《素问·评热病论》说：“邪之所凑，其气必虚。”《灵枢·百病始生》云：“风雨寒热，不得虚，邪不能独伤人。卒然逢疾风暴雨而不病者，盖无虚，故邪不能独伤人，此必因虚邪之风，与其身形，两虚相得，乃客其形……”。因此，各种慢性肾系疾患，多以肾气不足为发病主因，重者则称之为肾劳，伤甚为虚，虚极为劳。《素问·通评虚实论》曰：“精气夺则虚。”《素问·六微旨大论》曰：“虚者，血气之空虚也；损者，脏腑之损坏也。”《素问·宣明五气》云：“久视伤血，久卧伤气，久坐伤肉，久立伤骨，久行伤筋，是谓五劳所伤。”肾元衰竭是慢性肾病的发病之本，治疗中强调维护肾气的重要性，以求增一分元阳，复一分真阴。

肾病的患者往往表现为肾元衰竭，阴阳失衡，需通过辨证治疗平衡阴阳，以使肾元衰竭患者体内达阴阳的相对平衡。肾家水不足，勿扑其火，须滋阴之真源以配火；肾家火不足，勿伤其水，须益火之源以配水。补益肾元，使慢性肾脏病患者在一定程度上肾阴、肾阳达到相对的平衡，以达驱邪外出，提高肾功能的作用。慢性肾脏病，大多是虚实夹杂的本虚标实证，只有在重视补益肾元等扶正的前提下，水、湿、瘀、浊等标邪实证才能得到祛除。故方老认为凡阳虚之证，无论卫阳、心阳、脾阳，均与肾阳有关，治疗均应适当温肾之阳。凡阴虚之证，无论心、肺、肝、胃之阴，均易涉及肾阴，治疗中当据证滋肾之阴。且应注意阴阳互根的关系。方老自制滋补汤在八珍汤基础上加用肉桂、木香、陈皮补益气血及调理气机。滋补汤将脾肾阴阳融为一体，以益气养血、补益脾肾为法，成为补益剂的基本方，在临床中广泛应用于各种虚证，屡见奇效。

肾主水，司二便。肾系之疾患，临床多见水液代谢失常而出现水肿病症。方老在肾病用药最多的除了补虚药外，也常以解表药、利水渗湿药等祛邪利湿。治疗水肿重视扶阳之法，用药温性居多，寒性较少，用补虚药以扶阳祛湿，用解表药发汗祛湿以达“开鬼门”之效，用利水渗湿药利尿祛湿以收“洁净腑”之效。用药思路符合《素问·汤液醪醴论》“五脏阳以竭也”“开鬼门，洁净腑”之旨。解表发汗祛湿多用越婢汤、麻黄连翘赤小豆汤、甘草麻黄汤、麻黄附子汤；利水渗湿多用五苓散、防己茯苓汤、防己黄芪汤等。

案例　王某，男，28岁，1998年6月29日初诊

患者遗精4年，加重半年。4年前出现遗精现象，在时间上无规律性，间隔稀疏伴有轻度腰酸，未引起重视，故未及时治疗。2年前发现患有肾病综合征，就在西医肾内科连续治疗用药中，病情尚为稳定。近半年来自觉腰酸加重，不耐劳，遗精频繁，每周1次，故今前来求治于方师服中药治疗。食纳一般，睡眠可，大便不干，小便次频。神志清楚，精神倦怠，面色㿠白，面睑虚浮，双下肢指凹性水肿（+），语声低，呼吸均匀。根据以上诊查和分析，中医诊断：遗精；肾气不足，肾精不固。西医诊断：肾病综合征。治则：补肾固精。

辨证分析：久病必虚，患者初起有遗精现象及腰酸，未引起重视和及时治疗，随时间推移则现肾虚，加之又患有肾病综合征，其虚损益甚。肾为先天之本，主水液、司开阖，肾气不足，则开阖受约，故出现遗精、浮肿之象；肾为作强之官，肾虚则不耐劳；肾气不足，肾精亏损，则气血亦虚，则见面色㿠白，舌质淡，语声低，精神倦怠等一系列精气血不足之象。方师拟滋补汤加味以治之：

党参12g，茯苓12g，炒白术10g，炙甘草6g，熟地黄12g，白芍10g，当归10g，肉桂3g，木香5g，陈皮10g，大枣4个，生黄芪15g，麦冬10g，枸杞子10g，山萸肉10g，煅龙骨15g，煅牡蛎15g，莲子肉10g。8剂，水煎服，服2天停1天。

二诊：1998年7月23日，患者服上方8剂后，精神转佳，体力渐增，近1个月来仅遗精

1次，腰酸及面浮腿肿亦较前减轻，方师嘱效不更方，继服前方8剂，服用方法同前，继续巩固提高疗效，并嘱患者注意劳逸结合。

按语 遗精有梦遗与滑精之分，有梦而遗精的为梦遗；无梦而遗，甚至清醒时精自滑出的为滑精。《景岳全书》中说："梦遗滑精，总皆失精之病，虽其证有不同，而所致之本则一。"说明遗精与滑精虽有轻重的区别，而发病的病因是一致的。本病多由肾虚不能固摄、君相火旺、湿热下注等因，以前者居多，本案例患者即为肾气不足，肾精不固之遗精。方师拟用经验方滋补汤加味治疗，滋补汤方：党参、茯苓、炒白术、炙甘草、大枣健脾益气培补后天之本；熟地黄、白芍、当归养血补血益肝补肾扶助先天之本，肉桂温补命门不足；所加生黄芪、枸杞子进一步增强健脾益肾之力，为本案例患者的治疗奠定了扶助正气的基础。方师加山萸肉补益肝肾固涩肾精、莲子肉养心益肾健脾固摄肾精；加煅龙骨、煅牡蛎重镇安神固摄下元，用此四味药是在扶助正气的基础上，从心、肝、脾、肾不同的角度固摄肾之精气而收功。

二、脾肾同治为补法之要

脾与肾二者相互资生，脾土有赖命门之火的温煦，才能腐熟运化水谷；而先天肾水必须得到脾胃后天之精的补充，才能泉源不竭，生机旺盛。《素问·至真要大论》云："诸湿肿满，皆属于脾。"水惟畏土，其制在脾，《灵枢·口问》云："中气不足，溲便为之变。"《素问·经脉别论》云："饮入于胃，游溢精气，上输于脾。脾气散精，上归于肺，通调水道，下输膀胱，水精四布，五经并行，合于四时五脏阴阳，揆度以为常也。"《素问·水热穴论》曰："肾者，胃之关也，关门不利，故聚水而从其类也。"《素问·阴阳应象大论》曰："肾之合骨也……其主脾也。"无论是脾还是胃，在生理、病理上均与肾脏有着密切的联系，若肾气虚弱，封藏失职，精微失固而下泄，可出现蛋白尿。脾主运化统血，为后天之本，气血生化之源。脾气健旺，则水运不停，血行脉内。脾虚运化失常，水液停聚体内，则发为水肿。肾与脾，先后天相互资生。脾主运化之功须赖肾阳的温煦蒸化，而肾主水、司开合的气化作用须赖脾气的协助，即土能制水。脾、肾二脏在生理上相互协同，病理上也相互影响。脾虚失运，水湿内停，日久可致肾虚水泛；肾虚气化失司，也可影响脾的运化功能，导致脾肾两虚，水湿内停之证。

方老认为脾肾同治为肾病证治疗的基本法则，中土与肾水关系密切，治水当需培土，兼及整体，方为全面，故肾病的治疗应为培土治水，兼及整体之治。顾护脾胃、滋培肾精应贯穿肾病证治疗的始终。健脾可助生化之源，又可通过补益后天而滋养先天，以达脾肾双补之效。但脾肾同治在注意脾肾兼顾的同时，治疗也有侧重不同，肾病证中临床辨证有偏脾虚与偏肾虚者，发生于中青年者多偏脾虚，幼年即病或老年患者，以肾虚常见。叶天士云："先天之本在命门，后天之本在脾胃，有生以后，唯以脾胃为根本，资生之本，生化之源。"偏脾虚者，以补脾为主，兼顾补肾。偏肾虚者，以补肾为主，兼顾补脾。遇有脾虚和肾虚侧重不明显者，则脾肾并补。气是人体生命活动的动力，是构成和维持人体生命活动的基本物质。气与精血、阴阳有着密切的关系，气虚则精血、阴阳亦虚，而补气可化生精血，益阴温阳。此外，气能行水，补气有利于行水化湿；气为血帅，补气可推动血行，有助于活血利水，祛除标邪。所以补气尤为重要。脾宜升则健，能运始安，故补脾重运，脾方能健。补气健脾多甘淡平补，避免壅塞滞腻。

案例1　张某，女，44岁

小便不利反复不愈2周来诊，症见尿频、尿急、尿痛、尿热，小腹拘急不适，舌红苔薄黄，脉细数。尿常规检查：白细胞满视野。中医诊断：热淋。西医诊断：尿路感染。该患者因小便不利来诊，有尿痛、尿灼热感，又伴舌红苔薄黄，脉数，辨证为湿热下注膀胱，治以清热利湿通淋为法。处方：

白茅根15g，车前子10g（包煎），茯苓10g，泽泻10g，萹蓄10g，广木通5g，炙甘草10g，焦神曲10g，苦参5g，百合10g。5剂，水煎服。

患者服药后症状明显好转，服完5剂后病愈。

按语　患者因湿热邪气下注膀胱诱发"热淋"一病，治以清热利湿是为正治，方老选用八正散加减治疗，为防苦寒清利之味耗气伤阴，方中用百合、炙甘草养阴益气和中，焦神曲和中益胃，以固后天之本。

案例2　肖某，女，70岁

双下肢水肿半年余来诊，症见双下肢水肿，口干口渴，气短乏力，腰酸，舌暗红，苔薄白，脉沉弦。中医诊断：水肿；脾肾两虚。西医诊断：慢性肾功能不全。治法：补肾养阴，益气利水。

该患者年已七旬，肾精不充，脾胃已衰，以致水液代谢失常，水湿停于双脚发为水肿，津液上不得承于口而见口干渴，结合舌脉，考虑为脾肾不足、水湿停聚。处方：

生熟地黄各10g，生山药10g，泽泻10g，山萸肉10g，丹皮10g，车前子10g，天花粉10g，太子参15g，麦冬10g，五味子5g，生黄芪15g，猪苓10g。

患者前后服本方20剂，水肿渐消，后病愈未再反复。

按语　对于本例患者的治疗，方老以猪苓配泽泻利水消肿而未用茯苓。猪苓专入膀胱肾经，除湿利水，下降之味；茯苓虽亦为渗利之味，可以祛湿，但是茯苓为入气分且上行之品。此位患者之肿为肾阴不足开阖不利所致，病变在下焦，故用猪苓更有优势。猪苓配泽泻，还有一优势，因利水则易燥，然泽泻气平，味甘而淡，尚有润存，两者同用，润燥适均，无偏损之患。虽然如此，也不能久服，肿消即弃之，否则易损津耗液，伤及脾胃之气，后患无穷。细微之处，体现出方老辨证准确，用药思路清晰，扶正祛邪而不伤正。方老认为老年患者的生理特点是五脏皆虚，病理表现在抗病能力降低，自我调节恢复能力不足而致脏腑精气易损难复，因此易于发病。在老年患者的治疗方面，方老采用扶正祛邪固本法。他说老年人脾胃功能较弱，不任重补，应采用从容和缓法以补之。此法用药特点可概括为：药性平和，不温不燥，不滞不腻，不攻不泻，用量宜轻，循序渐进，长服无弊。

三、和法在肾病治疗中的应用

《内经》云："寒者热之，热者寒之""形不足者温之以气，精不足者补之以味""阴盛而阳虚，先解其阳后泻其阴而和之"。以上论述为后世和法的形成提供了理论依据。和法原是指运用和解疏通的药物祛除病邪、扶助正气、调整机体，使表里、上下、脏腑、气血、阴阳和调的治疗方法。后世医家根据临床用药经验对此法有了进一步的延伸认识。张介宾所言："和方之剂和其不和者也。凡病兼虚者补而和之；兼滞者行而和之；兼寒者温而和之；兼热者凉而和之。"和法之治不限于病邪半表半里。《医学心悟》提出："有清而和者，有温而和者，有消而和者，有补而和者，有燥而和者，有润而和者，有兼表而和者，有兼攻而和者。和之义则一，而和之法变化无穷焉。"周学海《读医随笔》指出和法的特点为"以其有相反而相用者也。相反者，寒与热也，燥与湿也，升与降也，敛与散也”。扩展了和法的含义，集清、温、补、泻之用无所不及者，谓之和法。清代戴新山云：“寒热兼备之谓和，补泻和剂之谓和，表里双解之谓和，平其亢厉之谓和”。有学者认为和法乃诸法之总纲，最能集中反映中医学调整阴阳、恢复平衡的治疗法则。方老临床善用和解法，提出“和为扶正，解为散邪”的观点，方老认为和法具有扶正祛邪之功，调和肾病证中多见的脏腑偏盛偏衰尤为适宜，对于肾系疾病的治疗应调和气机以和解扶正。肾脏患病后，累及他脏，特别是肾衰晚期，心、肝、脾、肺都可累及，导致多脏器衰竭，治疗棘手。而肾脏疾患亦往往由他脏累及或致加重，五脏之伤，穷必及肾。所以治肾不拘于肾，需兼顾他脏，整体调摄。肝藏血，肾藏精，精血互生，均化源于脾胃运化之水谷，故肝肾同源；肝阴与肾水相互滋养，肝肾同寄相火。肾精亏损，可致肝血不足；肾阴不足，水不涵木，木失所养；肝肾阴虚，易致肝阳上亢。《素问·大奇论》云：“肾肝并沉为石水。”临床上肝肾同病者常见于乙肝、丙肝相关性肾炎，还有肝肾综合征、肝硬化性肾损害、肾性高血压和使用免疫抑制剂等出现的肝功能损害者。

肾病中如慢性肾衰竭是临床常见病，是各种慢性肾脏疾病病变持续进展的最终结果，因病死率高、并发症多、病情复杂、治疗棘手，所以方老十分重视慢性肾衰竭的早中期预防及治疗。慢性肾衰竭的早、中期证多为本虚标实。本虚表现为脾肾气虚，或肝肾阴虚，或气阴两虚。但同时存在着少阳枢机不利、三焦气化受阻、脾胃升降乖逆、气血运行失畅从而导致浊邪（水湿、瘀血）壅阻。但欲补其虚，虚不受补而助邪。若单用攻法又易克伐正气易犯“虚虚之戒”。为了解决扶正与祛邪的矛盾根据该病的病机特点，通过辨证论治选用和法为治疗法则，通过疏通调和的治法祛除病邪以扶助正气，从而延缓其病理进程。将和解法运用到慢性肾衰竭期或尿毒症期的治疗中临床上具有缓解病情的效果。

中老年女性常见的慢性尿路感染，具有易反复发作或遇劳即发的临床特点。中老年女性肾气渐衰，冲任亏损，经血不足，天癸将竭，人体调节阴阳平衡的功能减退，肾气不足易招致邪毒感染，湿热毒邪又损伤肾气，导致病情迁延难愈反复发作。往往既有正虚又有邪实。因此肾虚易感循环反复是本病难以根治之症结所在。在治疗时应谨守病机，照顾全面，通过扶正祛邪以达到人体阴阳和谐，从而体现中医应用和法治疗的精妙之处。

案例　陈某，女，63岁

以尿频、尿急、尿痛1周为主诉，求治于中医中药，伴有小腹胀痛不舒，得矢气后稍缓，尿时灼热，腰及两胁酸痛，尿检示：白细胞15～20个/HP。舌质红，舌苔薄白，脉弦缓。辨证：肝失疏泄，湿热下注。治法：疏肝行气，清热利水通淋。处方：

和肝汤加车前子10g，泽泻10g，乌药10g，怀牛膝10g。

6剂即愈，复查尿检正常。

按语　本例患者，病在膀胱，为中医“淋证”的范畴，按常规应属“八正”“小蓟”之例，但细辨其小腹胀痛，矢气则稍缓，又小腹为肝经循行部位，“脏腑相连，其痛必下”，故与肝之疏泄不利密切相关，主方仍用疏肝理气之和肝汤，而所加车前子、泽泻以清利下焦湿热，乌药重在调畅小腹之气，怀牛膝注重保肾，因此患者已63岁高龄，中老年女性肾气渐衰，冲任亏损，经血不足，天癸将竭，人体调节阴阳平衡的功能减退，肾气不足易招致邪毒感染，湿热毒邪又损伤肾气，导致病情迁延难愈反复发作。往往既有正虚又有邪实。因此肾虚易感、循环反复是本病难以根治之症结所在。此淋证则应扶正祛邪以固护正气，亦是用和肝汤加味治之又一理。

结　语

方老擅长滋补和解之法，其学术思想源于仲景学说，兼学各家之长，临床对于肾病证多以滋阴益肾，固本培元为基本治则。临床诊治多为疑难复杂病证及老年、久病之人，常以虚损、虚实夹杂证多见。方老临床治疗肾系疾病时，实证多以清利下焦湿热为主，对于虚证、虚实夹杂的慢性肾系疾病则以顾护脾胃、滋培肾精与和解散邪法并进，合理辨证施治。肾病证的病机虽多为先天肾精亏虚所致，但久病伤及脾胃，元气不得后天滋养；或因“肝肾同源”，子病及母，肾水不能涵养肝木，而使正虚受邪，诸证皆生。方老治肾病证常以脾肾同治、肝肾同治之法，滋补肾精勿忘培补脾胃后天之本；清热利湿兼顾升清降浊；调和气机以和解扶正。肾病多虚，虚证有阴阳精气之分，阴阳气血相生互化，又互为因果。临证时当仔细辨析，求其有无多寡，辨其先后主次，而用药又当顺其化生之理，顺其动静之性，方保药到病减，效如桴鼓。肾脏病的治疗，无论其法、其方，还是其药都是十分复杂而多变的，同一种病，不同的阶段及不同的个体，其治疗大法迥然有异。临床上则法中有法，方中寓方，合在医者，明察病机，圆机而活法。

第五篇　医 案 医 话

第一章　医　　案

第一节　发　　热

中医对发热的认识和探讨从《内经》《伤寒论》到《温疫论》《温病条辨》等，内容丰富翔实。所创立的八纲辨证、六经辨证、卫气营血辨证、三焦辨证至今仍是重要的辨证纲领指导着我们的临床实践。方师认为发热是人体正气祛邪的表现。他在临床十分重视“实人病表发其汗，虚人病表建其中”的治疗原则。实人和虚人，是以病人的体质禀赋作为基础的一对相对概念，体现了中医“以人为本”的辨证观。

方师认为治疗发热，首先要分清内伤和外感。外感所致，一般病程短。内伤所致的病程长。对内伤久病者，要注意调理脏腑气血，补虚祛邪。对外感发热者，一方面要以祛邪为主，另一方面又要注意维护正气。不宜用大苦大寒之剂或大发汗，以免伤及正气。宜用轻剂，以轻透之品，鼓动正气，小量外透为好。

案例1　甘温除热治内伤发热

宁某某，女，31岁，1996年4月6日初诊。

患者因“急性粒细胞白血病伴高热”收住某医院血液科病房。入院后给予化疗药物，血红蛋白下降到40g/L，血小板10×10^9/L，机体抗病能力明显下降。西医考虑继发感染而发高热，腹泻，病情危重，故请中医协助治疗。诊见：病人面色苍白无华，精神极差，卧床，面部虚浮状，语言低微，双下肢浮肿。发热40℃，口干但不欲饮水，身不冷，气短乏力，心悸，翻身则加重。恶心欲呕，腹泻不止，每日7至10次之多，无腹痛及里急后重。脉细无力，舌质淡白，无苔，少津液。

辨证分析：元气大虚，气阴两伤，中焦衰微，无权运化。中医诊断：内伤发热；气阴两虚。西医诊断：急性粒细胞白血病。治以：益气养阴，补中止泻。处方：生脉饮合参苓白术散加减。方药如下：

西洋参15g（单煎兑入），麦冬10g，五味子10g，陈皮10g，白茯苓15g，炒白术15g，柴胡10g，炙甘草10g，炒谷芽15g，玉竹15g，炒扁豆15g，砂仁3g（后入），炒山药15g。3剂，水煎服，每日1剂。

二诊：药后腹泻减轻，精神有所好转，体温略下降到38.6℃，仍觉手足心热，皮肤见散在出血点。考虑为热伤血络，前方加丹皮10g，白薇15g，3剂，水煎服，每日1剂。

三诊：服药2剂腹泻又作，次数明显增多，不能控制，病情急转直下，危在旦夕。急请方师会诊，方师认为患者元气大虚，气失摄血，而丹皮、白薇性寒，反伤脾胃，故而导致病情加重。嘱上方去丹皮、白薇，西洋参易为红人参15g，加炙黄芪30g，当归10g。3剂，水煎服，每日1剂。

四诊：药后泻止，体温降到37.8℃，精神明显好转，原方不变继服3剂，病情转危为安。

按语 急性白血病是一种死亡率极高的危重疾病，往往是在应用大量化疗药物后，病人抗病能力更明显下降。西医多认为易致继发感染而高热，使病情愈加危重。首诊时先给固摄元气，益气养阴，补中升提之剂。症情有所改善。由于没有抓住时机，巩固疗效，而只注意到患者手足心热，皮肤出血点，误认为是热伤血络，加用较多量的白薇、丹皮，使腹泻复作不止，显现危候。请方师会诊认为本患者元气大虚，以气脱为主。因气为血帅，血为气母，气脱血亦脱。有形之血难以速生，无形之气所当急固。后去丹皮、白薇，易西洋参为红人参，加炙黄芪、当归，病人转危为安。方师在分析病情时指出，患者较长时间大量应用化疗药物，损伤正气，元气大虚，以气脱为主，高热属气虚发热，腹泻为中气下陷。应首先考虑应用大量参芪以固元气，培补中焦，补气之中求止血，甘温之剂来除热方为上策。著名医家陆渊雷曾说："津伤而阳不亡者，其津液自能再生，阳亡而津不伤者，其津就无后继。是良工治病，不患津之伤，而患亡之阳。"方师于临证之中细究明辨，认真分析，辨证准确，以得桴鼓之效。方师感叹说：夫医药为用，民命所系，济人贵急，其任重矣！盖医道宏深，学无止境也。

案例2 滋阴透热治虚人外感

赵某某，男，79岁。

患者咳喘反复发作30年，近2周高热不退入院。患者有慢性咳喘史30余年，2周前因复感风寒引起发热，咳嗽加重。门诊以"慢性喘息性支气管炎急性发作；阻塞性肺气肿；肺源性心脏病，心功能不全2级，肺功能不全"收住院。

入院体检：体温38.6℃，心率88次/分，呼吸21次/分，血压120/80mmHg[①]。半卧位，精神弱，面色潮红，头灼热无汗，颈静脉怒张，桶状胸，剑突下可见心尖搏动，心律齐，心率88次/分，心音远，双肺布满哮鸣音及湿啰音，双下肢水肿。实验室检查：白细胞16.2×10^9/L，中性粒细胞百分比87%。血气分析：低氧血症。

入院后给予吸氧，静脉滴注抗生素及对症治疗，体温下降。第2天体温达39.2℃，心率112次/分。复查血气分析：呼吸衰竭。病情危重，下病危通知。由于体温不退，以冰袋物理降温，并急请方师会诊协助治疗。

初诊：方师看病人并追问病史，发热已持续2周，体温波动在38.5～39.6℃，曾用多种抗生素效果不佳，病情加重。视患者半卧位，精神差，面色潮红，唇指发绀。咳声低，喉中痰鸣，喘粗气不接续，动则尤甚。口干，但不欲饮水，手足冷，身微恶寒，不痛。不恶心，无呕吐，5天来未排大便。舌质嫩红，苔滑微腻，脉细数。

辨证分析：本虚标实，气阴两虚，外感表邪不解，肺气不利。中医诊断：发热。西医诊断：慢性喘息性支气管炎急性发作。治法：益气滋阴，宣热透解。处方：

西洋参6g，北沙参10g，麦冬10g，浙贝母10g，芦根15g，茅根15g，豆豉10g，生甘草10g，瓜蒌仁15g，炒山栀5g，桑叶10g，薄荷3g（后入），白前10g，白茯苓12g。3剂，水煎服，每日1剂。

二诊：药后头部、身上有微汗出，咳喘、气短、心悸有好转，体温有下降趋势，精神较

① 1mmHg ≈ 0.133kPa。

前有明显好转，仍觉口干，咽干，咳痰不爽。听两肺哮鸣音减少。脉较前有所缓和。舌质嫩微红，苔薄白润，在前方基础上加重育阴清热药物，兼以调和胃气。处方：

西洋参6g，北沙参10g，天、麦冬各10g，玉竹15g，百合15g，白茯苓15g，炙甘草10g，苏梗6g，桔梗6g，浙贝母10g，白前10g，化橘红10g，海浮石15g，炙枇杷叶6g，炒山药15g。3剂，水煎服，每日1剂。

三诊：体温已降至正常，咳喘明显减轻，能吐出少量痰液，双肺无哮鸣音。唯食欲欠佳，仍治以扶正化痰和中。处方：

西洋参6g，北沙参20g，麦冬10g，法半夏10g，白前10g，炙枇杷叶6g，化橘红6g，白茯苓12g，炙甘草6g，海浮石15g，百合15g，玉竹10g，丝瓜络6g。3剂，水煎服，每日1剂。

四诊：患者精神好，食欲增加，白细胞8.4×10^9/L，血红蛋白110g/L。病情平稳，继上方西洋参易党参，加生姜、大枣，益气养阴，和中调理巩固。

按语 患者是一名年高体迈的慢性咳喘病人，机体抗病能力很差，因复感外邪高热不退入院。经用大量抗生素药物及冰袋物理降温等方法，但体温不降，一直发展为呼吸衰竭，心功能不全加重，病到垂危之际。方师会诊后认为正虚邪实，正不胜邪，邪陷深入，而成危候。方师在益气养阴又固其本的同时，兼以解表宣肺除邪，以鼓舞汗液解出，邪随汗解而体温下降，后又经调理而收功效。方师在分析病情时指出，类似这种扶正祛邪的方法前人早就有很好的经验，如人参败毒散、参苏饮、加减葳蕤汤等就是很好的例证。著名医家喻嘉言曾说："伤寒病有宜用人参入药者，其辨不可不明，盖人受外感之邪，必先汗以驱之，惟元气大旺者，外邪始乘药势而出。若元气素弱之人，药虽外行，气从中馁，轻者半出不出，留恋为困，重者随元气缩入，发热无休……。所以虚弱之体，必用人参三五七分，入表药中少助元气，以驱邪之主，使邪气得药一涌而出，全非补养虚弱之意也。"先生所拟标本兼治，扶正祛邪，领邪外出之方，正是基于古人"正气不存，邪将焉去"的邪正观。使正气得充，而祛邪有力，将高热已持续2周的垂危患者转危为安。

案例3　和解枢机治少阳发热

刘某，女，56岁，2005年5月5日初诊。

患者低热10余天。患者2周前因受凉后高烧，在我院呼吸科住院治疗，静点抗炎药。3天后体温下降，仍有低热。体温最高38℃。现患者自觉咳嗽，痰不多。体温波动在37～38℃。出汗，纳可，二便调。舌红苔白，脉缓。

辨证分析：患者是在外感高热多日后出现的低热，目前已无外感表证。热邪停留于半表半里，少阳枢机不利热留枢机，故发低热。中医诊断：外感发热；少阳不利，热留枢机。西医诊断：发热。治法：清热和解。处方：小柴胡汤加减。方药如下：

北柴胡6g，酒黄芩6g，半夏10g，太子参15g，陈皮10g，青蒿10g，地骨皮10g，茯苓12g，麦冬10g，生姜4片，大枣4个，炙甘草6g，炙黄芪10g，丹皮10g，连翘10g，薄荷5g（后下）。7剂，水煎服，每日1剂。

二诊：2005年5月12日，患者诉服第3剂中药时烧退，现已出院。自觉腰痛乏力。继服前方加当归6g，熟地黄12g，玉竹12g。10剂，水煎服，每日1剂。

按语 外感发热若治疗不当，热邪稽留于体内，耗伤正气和阴血，可转化为内伤发热。故古人有"感冒不愈可成痨"的说法。方师认为该患者属气分有热，未入血分。无寒热表证，热在半表半里。故用柴胡剂类，以小柴胡汤加减。方中柴胡为表药，黄芩为里药，半夏先降后升。用柴芩半夏祛邪，用参芪姜草枣甘温以扶正。加青蒿、地骨皮、丹皮清虚热，麦冬、玉竹、熟地黄养阴清热。

方师撷取《伤寒论》《温病条辨》之精华，指导自己的临床实践。在外感热病的诊治中形成具有方氏医学特点的宣热透解法。宣通表里，疏达三焦，达到引邪外出，邪去正安之目的，是对中医汗法治疗的充实和发展。

方师认为外感热病的治疗虽同用宣解之法，确有辛温、辛凉解表之分，临证应首当辨析寒热，免致药不中病，贻误病机。

案例4　清暑利湿治暑湿外感

朱某，女，26岁，2004年7月1日初诊。

患者近20天来发热、畏寒，体温在37.2～38.5℃波动，午后开始体温升高。到我院呼吸科查血常规：白细胞3.9×10^9/L，中性粒细胞百分比54%。血沉7mm/h。服抗炎药未见明显疗效。现发热、畏寒、出汗，咽痛，乏力，纳可，二便调。右腋下及颈部淋巴结疼痛。舌质红苔白，脉平缓。

辨证分析：患者感受暑湿之邪，又因起居不慎，导致寒邪入里化热，暑湿热邪郁于上焦，气分有热，故发热、畏寒。湿性黏腻，缠绵难愈，湿邪为患常是湿郁化热，热在湿中，胶着难祛，故热势绵绵不已。午后阳气相对虚弱，湿邪更易聚集而阻遏气机，故往往热势较重。湿热熏蒸迫液外泄，腠理疏松，故有汗。热邪上扰，则咽痛。中医诊断：外感发热；暑湿外感。西医诊断：发热。治法：清热祛暑利湿。处方：银翘散加减。方药如下：

金银花15g，连翘10g，薄荷5g（后下），桔梗10g，竹叶10g，芦根15g，生甘草10g，淡豆豉10g，生薏米20g，滑石15g，藿香6g，酒黄芩5g，杏仁10g，牛蒡子10g。4剂，水煎服，每日1剂。

二诊：2004年7月8日，药后右腋下及颈部淋巴结已减小。体温37.3℃。仍有咽痛。舌苔稍腻，脉平缓。继服前方7剂。

三诊：2004年7月15日，药后体温正常，淋巴结已不痛。继前方加当归6g，10剂，水煎服，每日1剂。嘱服2天停1天。

按语　暑湿证为感受暑邪所致的一种以肌表、肺卫见证为主要表现的暑热疾患。方师指出，《内经》曰："先夏至日者为病温，后夏至日者为病暑。"本证外有表寒，内有暑热，属于表里同病。当前正值暑季，用大量清热药，易化寒。重用化湿药易助热，致暑热不退，故宜湿热两解之。因热重于湿，故方用银翘散加生薏米、滑石、藿香、酒黄芩等清热利湿之品，使气分热清，暑湿得化。方师非常推崇芦根的退热作用，因为芦根既清热又保津。

案例5　清热和解治郁证发热

杜某，女，21岁，2003年6月3日初诊。

患者低热1个月。患者近2年每于春季发作低热，易外感。现1个月来低热，体温37.1～37.5℃。寒热往来，咽喉不利，两胁不舒。舌红苔薄白，脉细平。辅助检查：血、尿常规正常。

辨证分析：患者正值青春期，每于春季发作低热。春季为万物萌生之时，与之对应的脏腑是肝脏。若肝气不得条达，郁滞于半表半里，日久化热，故发低热。热伤津液，则咽喉不利。中医诊断：内伤发热；肝郁化热。西医诊断：发热。治法：清热和解。处方：丹栀逍遥散加减。方药如下：

北柴胡6g，酒黄芩6g，薄荷5g（后下），茯苓10g，炒白术10g，当归5g，白芍6g，炙甘草6g，丹皮10g，炒山栀6g，连翘10g，芦根15g。6剂，水煎服，每日1剂。

二诊：2003年6月10日，药后患者体温有平和趋向，最高37.2℃。仍时有寒热往来，咽喉不利。继前方加地骨皮10g，青蒿6g，桔梗10g。10剂，水煎服，每日1剂。

三诊：2003年6月24日，体温36.7℃，已降至正常，此次因外感来就诊。低热已治愈。

按语 郁证发热病因以七情为主，其病位多在肝胆。遵照《内经》"木郁达之"的治疗原则，宜采用疏肝理气清热法。"春三月，此谓发陈"（《素问·四气调神大论》），阳气上升，万物生发。五脏之中，肝主春，又具有升发之性，此季当中，如不注意摄养之道，易导致肝之升散失当，失于疏泄不能畅达，木郁化火，低热发作。方师认为此为少阳郁热，枢机不利而出现的低热。不能用单纯的补法和汗吐下泻之祛邪法奏效，必须采用和解法，使其失调的脏腑功能得以恢复，使入侵的寒热邪气能够透达。故以丹栀逍遥散加减，和解退热。逍遥散遵仲景"见肝之病，当先实脾"的治疗原则，有疏肝健脾之功。加丹皮以清血分之热，栀子以清气分之热。则肝郁化火及肝脾不和之证自当清除。

另外，方师认为对于肝气郁滞的发热，不宜多用理气药，因为理气药香燥，容易伤阴。理气药要轻或加补阴药物。

案例6 滋补肝血治血虚发热

王某，女，50岁，2008年5月12日初诊。

患者3个月前无诱因出现低热，体温最高37.4℃。2005年发现血尿，至今未愈。月经规律。于2008年3月7日收入我院风湿科，行腮腺同位素检查：双侧腮腺无分泌功能。血沉：32mm/h。血常规：单核细胞百分比8.2%。尿沉渣：红细胞15～20个，主要为形态异常的红细胞。胸部CT（–）。考虑干燥综合征可能性大。出院后口服白芍总苷胶囊，0.6g，1日3次。患者目前午后及夜间出现发热恶寒，全身酸痛。乏力无汗。口干、眼干，视力下降。纳可，大便干，隔日一行。舌红苔薄白，脉缓。血压140/85mmHg，心率64次/分。

辨证分析：患者证属血虚津液不足，血虚发热则见发热恶寒，甚至全身酸痛；患者血虚气不足，故见乏力；津血亏虚，则汗出无源；血不养肝，则见口干、眼干、视力下降；肠道干涸，故见大便干。中医诊断：内伤发热；血虚发热。西医诊断：干燥综合征。治法：滋补肝血。处方：和肝汤加减。方药如下：

党参9g，土白芍9g，炒白术9g，茯苓10g，当归12g，北柴胡5g，香附5g，苏梗5g，薄荷5g（后下），陈皮10g，炙甘草6g，熟地黄12g，玉竹10g，麦冬10g，北沙参10g，太子参15g，炙黄芪15g，山萸肉10g。10剂，水煎服，嘱服2天停1天。

二诊：2008年5月26日，患者诉药后体温最高37.1℃。恶寒，口干眼干，尿细，尿不净。腰不适。眼睑略浮肿。舌苔薄黄，脉弦平。继前方减香附，加白茅根6g，10剂。

三诊：2008年6月12日，自觉症状好转，浮肿减轻，体温未测。嘱自测体温每日2次。原方加竹叶6g，10剂。2008年6月26日来诊诉低热已退。

按语 该患者已有3年血尿的病史，可见阴血已伤。久病不愈，消耗阴血故而发热。患者眼干，视力下降均为肝血亏虚，目失所养所致。因"有形之血不能自生，生于无形之气也"，故方师在治疗上不仅大补已虚之阴血，又重视益气健脾，以资气血生化之源。他在和肝汤中加用熟地黄、玉竹、麦冬、北沙参、山萸肉以养血滋阴，更加入太子参、炙黄芪补气以生血。

血虚发热的病因包括两方面，一是指血虚感受外邪，二是指久病不愈，消耗阴血而发热。正如喻嘉言所指出："劳则必伤及精血也，精血伤则内热起。"血虚发热往往病程较长，发热时间多在午后或晚间。患者常伴有头晕眼花、心悸失眠多梦等血虚的症状。

案例7 滋阴清热治阴虚发热

刘某，女，41岁，2003年7月5日初诊。

患者半年来无明显原因出现低热，体温在37.2～37.8℃波动。每于傍晚发热，汗出阵发，瞬间即过。手足心热，纳可，二便调。舌红苔薄白，脉缓。既往有尿路感染病史。

辨证分析：患者低热病程较长，热邪易伤阴液。阴液亏损，不能制火，则生内热。热迫津液外泄则汗出。中医诊断：内伤发热；阴虚内热。西医诊断：发热。治法：滋阴清热。拟方青蒿鳖甲汤加减。处方：

银柴胡6g，青蒿10g，酒黄芩5g，知母6g，丹皮10g，炙甘草6g，熟地黄12g，当归6g，茯苓10g，车前子10g（包），滑石15g，生薏米15g，白茅根10g，佩兰5g。10剂，水煎服，每日1剂。

二诊：2003年7月22日，患者诉药后症状无明显改变。拟方知柏地黄汤加减。处方：

熟地黄12g，山萸肉10g，丹皮12g，炒山药12g，泽泻10g，茯苓12g，盐知柏各6g，青蒿10g，地骨皮10g，玉竹12g。10剂，水煎服，每日1剂。

三诊：2003年8月12日，患者诉药后手足心热好转，体温有2天正常。继服前方去青蒿，14剂。患者2003年9月2日复诊时诉体温已趋于正常，时有汗出。方师嘱继服前方，调理2个月治愈。

按语　阴虚发热，于临床最为常见。《病机汇论》曰："所谓阴虚有三者，如肺胃之阴则津液也，心脾之阴，则血液也，肝肾之阴，则真精也。"临床以后者多见。阴虚发热，多因素体阴虚或热病之后，或久泻伤阴，或用温燥药物过多，导致阴液亏损，不能制火，阳气相对偏盛，而引发的内热。正如《素问·逆调论》谓："阴气少而阳气胜，故热而烦满也。"

初诊时方师考虑患者为阴虚内热，以青蒿鳖甲汤加减治疗，但效果平平。二诊时方师改用知柏地黄汤加退虚热药，疗效明显。青蒿鳖甲汤主要以退虚热为主，用于热病后期热邪伤阴而余热不尽之低热。知柏地黄汤则着重滋阴，用于阴虚火旺、水不制火之低热。因患者病程较长，手足心热等阴虚症状明显，故以滋阴降火为主，少加清虚热药即有疗效。方中地骨皮善消虚热而退有汗之骨蒸，青蒿、丹皮可治无汗之骨蒸，使热透之于外。

案例8　益气解毒治癌性发热

韩某，男，63岁，1997年6月9日初诊。

患者双侧腮部及颈两侧肿痛1周。患者于1996年11月初在某医院诊断为"舌根鳞状细胞癌"，经放疗治疗后病灶消失。2个月后因会厌溃疡再诊，考虑为舌根癌复发，保守治疗无明显疗效，于1997年3月进行手术治疗，予以口腔右侧大清扫。术后病情尚稳定。近1周因感受外邪，出现咽痛，继之两腮及颈两侧肿痛并伴有低热，体温波动在37.5℃左右，自服"消炎药"（药名不详）效不显，故求治于方师中医专家门诊。患者精神疲倦，两腮及颈部两侧肿大，气管居中处保留有气管插管通路口，面容虚浮苍黄无华。舌体肿胀淡白，舌前缘伸出口外，活动极不灵活，不能言语。脉象虚滑数。

辨证分析：本患者年已六十有三，"形体皆极"，加之又染重疾，耗伤气阴；所患之重疾经放疗、手术等治疗虽暂已得控，但元气再损，不耐外邪侵袭，偶感风寒，引宿疾再发，正邪相争，在外表现为原毒邪蕴积之原病灶之处再现肿痛，即为腮肿颈肿咽痛；在内则为正气大虚之象，低热、神疲、面虚浮苍黄无华，舌淡胖大不能回缩，脉虚数等。中医诊断：大头瘟；正气大虚、蕴毒再发。西医诊断：舌根癌复发。治法：益气解毒散结。处方：

生黄芪30g，白花蛇舌草15g，草河车15g，蒲公英15g，上党参15g，炙甘草10g，大枣4个，炒谷芽20g，陈皮10g。6剂，水煎服，每日1剂。

二诊：1997年6月19日。患者述服用初诊方6剂后，精神有所好转，体温已正常，两腮及颈两侧肿渐消，方师认为已经初见疗效，效不更方，继拟上方加味。

方药：生黄芪30g，白花蛇舌草15g，草河车15g，蒲公英15g，上党参15g，炙甘草10g，大枣4个，炒谷芽20g，陈皮10g，白芷4g，天花粉10g。6剂，水煎服，每日1剂。

按语 本案例的中医病证诊断为“大头瘟”。“大头瘟”为温毒的一种。又称“打头风”或“大头伤寒”。是由于感受风温时毒，入侵肺胃而发病。以头面红肿或咽喉肿痛为特征。严重的可出现耳聋、口噤、神昏谵妄等危候。另有一种是以颈部肿大为主症，连及头面，状如虾蟆的，称为“虾蟆瘟”，亦为此范畴。根据本例患者的病史、症状、体征符合“大头瘟”的中医诊断，其符合之处关键就在于均属毒邪所致重病并有相关头面颈之临床表现可知。

根据本例患者以上病证的特点，分析方师所用之方可视为三组：

（1）补中益气扶正君药组：生黄芪、上党参、炙甘草、炒谷芽、大枣。重用黄芪补气、固表、托毒排脓、利水退肿；《本草备要》中言黄芪：“生能固表，无汗而发，有汗能止，温分肉，实腠理，泻阴火，解肌热；炙用补中益元气，温三焦，壮脾胃，排脓内托，疮痈圣药。”针对本案例黄芪之条条作用丝丝入扣；党参补中益气助黄芪扶正之力，炙甘草、炒谷芽、大枣均为健脾温中和胃扶助中气，体现出方师在治疗老年重病感受外邪的患者时，重在扶正以祛邪（甘温除热、虚人病表建其中）的临床思路。

（2）清热解毒散结臣药组：白花蛇舌草、草河车、蒲公英。白花蛇舌草，清热解毒、利湿通淋、活血散瘀；草河车，清热解毒，消肿止痛，蒲公英，清热解毒，消痈散结；均为清热解毒之品，三味药又从活血散瘀、消肿止痛、消痈散结三方面侧重多角度以祛邪。

（3）通达调和诸药组：陈皮、炙甘草、大枣。陈皮，理气，一防补益之品之滞，二助诸药以治，三和中化痰；炙甘草、大枣在本案例的治疗中起到了双重作用，一为健脾温中和胃扶助中气，二为预防清热解毒药苦寒伤正而调和诸药。

在二诊的处方中加白芷、天花粉，白芷芳香既可解表又入脾胃经，可以助病邪从里往外解；天花粉既可以清热润燥以防毒邪伤及津液，又可散结祛痰，可助消散病邪之力。

从对于本案例的辨证施治、理法方药中，体现出方师临证思维缜密、组方严谨，抓住病之关键，扶正祛邪、攻补兼施，寓攻于补、寓补于攻，灵活运用于虚实夹杂病案的诊疗之中。

结 束 语

方师在治疗发热的用药方面，尤其注意时令。他特别强调“必先岁气，勿伐天和”，应当根据时令气候和外感六淫的不同，选择不同的方药。入夏后，发热不退病人，可加六一散、鲜竹叶，芦根能清暑利尿，畅通气机，退热较理想。

另外，方师还注重养阴保津。遵吴氏“存得一分津液，便有一分生机”的思想，提出“治伤寒注意存津，治温病重在养阴”的观点。这些宝贵的学术思想都是我们学习和发扬的根本所在。

第二节　肺系病类

肺系疾患，由来久矣！所辖病种之广，可居内科杂病之首。难以医治程度可见一斑。正所谓有内科不治“喘”之说。

细考肺病理论，自古至今，浩如烟海。典籍《素问》肇其端，《灵枢》阐其义，《伤寒》《金匮》方论并详，《中脏》《脉经》证并举，经义昭然。自隋唐后递于近代，其立论纷呈，先哲绪言余论，著述尤为繁多，个人经验，心得体会不胜枚举。治法处方隧广，酌古准今，堪资借镜，续加采集，用见一斑。

今简述列举常见之症，咳喘之疾，其证最繁，治法互异。其因有伤于寒者；有伤于风者；有伤于热者；有伤于湿者。有因于肺痿、肺痈者；亦有因于寒伤肾者；有因于气郁伤肝，食积伤胃者。更有咳嗽兼哮喘，因哮喘而兼呕逆者。病因繁杂，不一一赘言。治法各异，得效时有欠佳，使人颇感棘手。目前已成当今重点研究疾病之一。

方老临床实践集60余年经验，潜心研究诊治内科杂病。尤精于疗治肺病之疾，咳喘之证，取得效验心得。欲将其传于后人，冀学者由今以溯古，因古而证今。融汇古今，当可收临床上一裨助力之效。发扬光大，造福人民。

一、感　　冒

案例1　解表散寒治风寒感冒

李某某，男，57岁，1992年3月5日初诊。

自述2周前到外地出差，因劳累而受寒，到当地医务室就诊先后服用银翘解毒丸、康泰克、螺旋霉素等中西药物，症状无好转。回京后再次求治，服用中药汤剂，病情仍无进退，故而请求方师治疗。诊察时仍感周身酸软乏力，头晕而沉，身紧无汗，喜卧，有轻度恶心，不欲纳食，语声重浊，时有咳嗽咽痒。

辨证分析：此患者感邪初期认为小恙，不加辨证分析，妄投辛凉之剂，使风寒之邪不散。改用他人解表剂后仍不见汗出。方师详细察看患者既往的中药处方，认为此患者仍属风寒表邪未解，在他人之方上加一味川芎，以增疏散之力。中医诊断：感冒；风寒犯表、肺卫失宣。西医诊断：上呼吸道感染。治法：解表散寒，宣肺止咳。处方：荆防败毒散加减。方如下：

荆芥穗6g，杏仁10g，薄荷5g（后入），豆豉10g，羌活6g，独活6g，前胡10g，芦根15g，炙甘草6g，生姜3片，川芎10g，桔梗10g。3剂，水煎服，每日1剂。

二诊：自述服药当天晚上身有微微汗出，以前胸后背为多。早晨起床时自觉头晕、身酸痛症状明显好转，身上轻松感。再服第2、3剂药后诸症悉除，食欲增加。

按语　人多以为感冒易治也，殊不知古人早有伤风不解竟成痨之训，切勿忽视。经方师诊断后只在原来之辛温祛邪剂中加入一味川芎，使药力疏散以达病所，病证随之而愈。方师说川芎一味乃辛温生浮之品，动力极强，为血中气药，它可上行头目，下行血海，其最能散邪。缘人一身血气周流通畅，则百病不生。此患者于他人处治疗时虽应用辛温宣散之品，但未加川芎，药力未能鼓动起来，待方师增川芎后，血流自然增速而畅达，似血液沸腾，汗如时而越，鼓邪外出。正所谓血行而风自灭矣！仅此一味，收效甚大，乃方师60年临证经验之一得，可见其宏富经验之一斑。

案例2　健胃清热治虚人感冒

孙某某，女，63岁，2003年2月20日初诊。

患者自觉恶寒、发热、口鼻生热、眼睛发痒、视物不清，腰痛，呈慢病容，大便可，舌红苔厚，脉平。既往：肾盂肾炎史10年；白内障，青光眼术后；2002年肾盂造影：双肾缩小，右肾略小，左肾萎缩；多种西药过敏史，具体不详。

辨证分析：此案患者为久病体虚，复感外感而发病，外邪袭表，则见恶寒，发热。风邪犯肺，鼻窍不利则口鼻生热；风犯上焦则眼痒；患者既往有长期肾盂肾炎史，腰为肾之府，肾气虚损，则腰痛。中医诊断：感冒；气虚外感。西医诊断：上呼吸道感染。治法：健胃消食，清热祛邪。处方：银翘散加减。方药如下：

金银花10g，连翘10g，薄荷5g，丝瓜络10g，陈皮10g，竹茹10g，芦根15g，生甘草10g，豆豉10g，炒谷芽15g。14剂，水煎服，每日1剂，服3天停1天。

二诊：患者药后舒畅，症状减轻，外感愈，无恶寒发热，现主要是腰痛，胃口欠佳，舌红苔白，脉平。继服前方14剂，水煎服，每日1剂，服3天停1天。

按语 方师诊为气虚外感证，拟方以银翘散化裁，方师用金银花、连翘清热解毒、祛湿，豆豉、薄荷宣散解表，芦根、生甘草利咽，炒谷芽消食积、健脾胃，竹茹降逆止呕，配合陈皮、丝瓜络理气和中，对气虚外感共奏扶正祛邪之效。

二、咳　　嗽

案例1　疏风止咳治风寒咳嗽

王某，女，21岁，2003年3月11日初诊。

主诉：咳嗽反复发作10余年，加重3天。患者自幼患慢性支气管炎，咳嗽少痰反复发作10余年。现因感冒后加重，咳嗽，咳痰不爽，纳食减少，二便调。舌洁，脉平缓。

辨证分析：患者自幼患慢性支气管炎，着凉感冒后，风寒上受，首先犯肺，肺失清肃，肺气不宣，故见咳嗽，咳痰不爽。子病及母，脾气不足，运化失司，故见纳食减少。中医诊断：咳嗽；风寒犯肺、肺失清肃。西医诊断：慢性支气管炎急性发作。治法：疏风散寒，止咳化痰。处方：止嗽散加减。方药如下：

苏子、梗各5g，陈皮10g，炙百部10g，白前10g，桔梗10g，荆芥5g，炙甘草6g，北沙参12g，肥玉竹10g，炙枇杷叶6g，麦冬10g，炙紫菀6g。7剂，水煎服，每日1剂。

二诊：2003年3月25日。服前药后，患者咳嗽渐好，无痰，苔白，脉平缓，再方止咳化痰，继前方加生薏米15g，健脾化湿，杜绝生痰之源。

苏子、梗各5g，陈皮10g，炙百部10g，白前10g，桔梗10g，荆芥5g，炙甘草6g，北沙参12g，肥玉竹10g，炙枇杷叶6g，麦冬10g，炙紫菀6g，生薏米15g。12剂，水煎服，每日1剂。

按语 患者虽然年轻，但自幼患慢性支气管炎，病情日久，反复发作，3月正值季节变化，寒温不调，加之衣服减脱太快，忽略自己慢性支气管炎史，感寒后引发。正像方师所强调的“春捂秋冻”是有一定科学道理的。

案例2　宣肺清热治风寒化热咳嗽

李某某，女，60岁，2005年2月1日初诊。

患者咳嗽3周。患者近3周因受凉后出现咳嗽，恶寒，声重，咽痛，痰黄，夜间重，流脓涕，下肢冷，口苦，纳食可，大小便调。舌苔白，脉缓。

辨证分析：患者患病季节正值隆冬，外感风寒，首先犯肺，肺失清肃，卫外不固，肺气上逆出现咳嗽，恶寒，声重，咽痛，外感风寒，荣卫不和，出现下肢凉，患者病情未及时治疗，寒邪入里化热，所以痰黄，夜间重，流脓涕。中医诊断：咳嗽；外寒内热。西医诊断：上呼吸道感染。治法：宣肺清热，解表化痰。处方：

炙桑叶6g，苦桔梗10g，杏仁10g，芦根15g，白前10g，前胡10g，连翘10g，薄荷5g（后下），荆芥6g，陈皮10g，炙紫菀10g，白菊花10g。10剂，水煎服，每日1剂。

二诊：2005年2月17日，患者药后诸症较前好转，病情稍稳，诉有痰，舌苔薄白，脉弦缓平，前方加半夏曲6g，7剂，水煎服，每日1剂。

按语 患者为新感咳嗽，隆冬时节，外感风寒，首先犯肺，肺失清肃，卫外不固，但因患者未及时就诊，寒邪入里化热，形成客寒包火，方用止嗽散，桑菊饮合用，宣肺止咳，又保护阴分不受损伤。二诊加半夏曲消食化痰，增进脾胃功能，从而增强体质，早日康复。

案例3 辛凉轻宣治风热咳嗽

陈某，男，22岁，1998年8月4日初诊。

主诉：发热咳嗽1周。现测体温38℃，伴有咳嗽、咯痰，咽痛，汗出，食纳可，二便调和，舌红，脉数。辅助检查：血常规：白细胞计数7.8×10^9/L。

辨证分析：方师认为外感风热之邪，侵犯肺卫，使肺失清肃，咳嗽咯痰；风热郁表，卫外不固而发热汗出；咽为肺之门户，风热之邪循行达咽而致咽痛。舌红、脉数均为风热袭表之征。中医诊断：咳嗽；风热袭表。西医诊断：上呼吸道感染。治法：辛凉宣解。处方：桑菊饮化裁。方药如下：

桑叶10g，桑白皮10g，菊花10g，薄荷5g（后下），杏仁10g，苦桔梗10g，连翘10g，芦根20g，荆芥6g，白前10g，牛蒡子10g。3剂，水煎服，每日1剂。

复诊：1998年8月8日。患者主诉，服药1剂则烧退，仍有咳嗽、咯痰，纳食可，二便调和。舌洁，脉缓平。方师认为前方施治，药证相符，现余邪未尽，肺失清肃，继拟宣肺止咳，清解余邪之剂。方药如下：

桑叶10g，桑白皮10g，白前10g，薄荷5g（后下），杏仁10g，苦桔梗10g，芦根15g，牛蒡子6g，连翘10g。5剂，水煎服，每日1剂。

随访：5剂药后证已然缓解。

按语 咳嗽乃肺系常见证候，或为外感，或为内伤所致。多种病因皆因肺气失于宣发、肃降，使肺气上逆而引发咳嗽。肺主气，为五脏之华盖，上连咽喉，开窍于鼻，司呼吸，为气机升降之通道，外合皮毛，主一身之表。方师辨该患者因外感风热之邪，客于皮毛，肺先受之，而引发发热咳嗽。遂立辛凉宣解之法，施桑菊饮化裁，散热解表，宣肺止咳。体现了方师善用古方、量小轻灵之特点。

案例4 轻宣凉燥治风燥咳嗽

赵某某，男，57岁，2005年1月23日初诊。

自述就诊前2周因洗澡受凉引发“感冒”，服用感冒清热冲剂等中成药好转。3天后再次复感风寒，症状明显加重，喷嚏连连，流涕不止，时黄时白，头晕头沉，全身酸软无力，咽痒而咳，又服用羚翘解毒丸、通宣理肺口服液、冬凌草片等多种药物，症状不解。求诊于五官科、呼吸科，诊为：鼻窦炎，支气管周围炎。给予青霉素每天800万U，静脉点滴。口服标准桃金娘油肠溶胶囊；并用丙酸倍氯米松点鼻。经过6天治疗，鼻炎症状略有好转，但咳嗽不止而加重，咽喉痒甚，说话则咽痒难忍，夜不能眠，不断饮温水以减轻症状。遂请方师调治。诊视后认为外感风寒不解，肺气不宣，邪气留恋不去。

辨证分析：此患者为外感风寒束表之候，初感小恙，以辛散为治，略有好转。再次受邪后因涕黏时黄时白改用多种辛凉之品，证候不解而加重，方师认为此患者为风燥之邪，此燥邪为寒邪化燥，属风寒范围。风善行而数变，动则痒，痒属风，痒多有邪，因正值寒冬，久无降雪，气候干燥，风燥合邪而袭人，喉痒而咳重，不能入眠。其治法有风则要疏，疏风祛邪则痒止而咳可愈。《内经》称“燥者润之”，实乃养血之谓也，与其迥然不同。后世医家对寒邪化燥不是润而是祛风。中医诊断：咳嗽；风燥伤肺。西医诊断：支气管炎。治法：疏风祛邪，利咽止咳。处方：杏苏散加减。方药如下：

苏叶10g，防风6g，薄荷3g，蝉衣5g，桔梗10g，杏仁10g，前胡10g，牛蒡子10g，生甘草6g，枇杷叶6g，川芎6g，僵蚕6g。4剂，水煎服，每日1剂。

二诊：症状明显减轻，尤以喉痒、咳嗽好转最为显著。方师嘱效不更方，继发4剂而痊愈。

按语 方师取轻清之剂，疏风止痒，利咽宣肺。方中苏叶、防风辛甘微温能疏风解表，温而不燥，配芳香辛凉之薄荷，清虚之蝉衣、僵蚕，辛苦之牛蒡子。辛可入肺能发散，疏风邪而开上焦。苦凉能利咽喉而止痒。伍杏仁开宣肺气而润燥，前胡降气化痰，枇杷叶降逆而止咳。桔梗载药上行增强疏风宣肺之功，配甘草以清利咽喉之力。辅川芎以和调上下，以利畅达。全方药性平和，于凉不过寒，宜温不过热，微苦以清降，微辛以宣通。有疏风利咽止痒，宣肺止咳化痰之功效，谨守病机，灵活权变，为方师临床治疗咳嗽的又一效法。

案例5　宣肺泻热治外寒肺热咳嗽

邵某，男，73岁，1996年10月8日初诊。

患者肺感风温，复以夜劳受寒，寒束热郁，咽痛呛咳，头胀恶寒，脉象沉弦。

辨证分析：本案例之咳嗽是由于风寒外束，肺热内郁所致。中医诊断：咳嗽；外寒肺热。西医诊断：呼吸道感染。治法：解表散寒，宣肺清热。方师拟方如下：

炙麻黄3g，生甘草4.5g，化橘红6g，茯苓9g，前胡4.5g，生石膏15g（先煎），光杏仁6g，枳壳4.5g，老生姜3片为引。2剂，水煎服，每日1剂。

按语 老年患者感受风温之邪，继而夜劳受寒，而见咽痛呛咳，头胀恶寒等症。寒邪束表，则恶寒；寒伤肌腠，闭塞孔窍而头胀；热邪犯肺，郁于气道而咽痛；肺失宣降，肺气上逆而呛咳；沉弦之脉为寒邪郁闭入里之象。方师取辛温寒合之法，以麻杏石甘汤加减治之。麻杏石甘汤乃《伤寒论》清宣肺热，止咳平喘的代表方剂，方中麻黄辛温，宣肺平喘，石膏辛寒，清泄肺胃之热以生津，制约麻黄之温燥。杏仁苦温，降肺气止咳，既助石膏沉降下行，又佐麻黄止咳平喘。甘草甘平，顾护胃气，防石膏之大寒伤胃，又调和麻黄、石膏之寒温。本案患者虽无大热气喘之症，方师针对肺热郁闭咽痛呛咳之主证，选麻杏石甘汤取其辛凉宣泄，清肺定喘之功效，使郁闭之肺气得以宣畅，热蕴于里者得以清泄，配以前胡止咳，化橘红化痰，茯苓、枳壳理气健脾助化痰止咳之力。方中特以老生姜为引，老生姜辛温，有发汗解表，温中止呕，温肺止咳之功效，以其为引既可助解表散寒，又可助降气止咳，引诸药直达病所。全方药味不多，且每味药量不大，可谓量小力专，轻可祛实，投之取效。本案符合方师用药特点，其处方用药，看似平淡无奇，用量也少，但配伍得当，量效适宜，均抓住主证而治之，实乃举重若轻。

案例6　调理枢机治少阳咳嗽

吴某某，女，60岁，1993年5月7日初诊。

因劳累汗出受凉引发咽痒，咳嗽，咯痰白而黏，量不多，伴轻微低热。到呼吸科就诊，诊为上呼吸道感染、急性支气管炎。给予抗生素及含碘喉片、复方甘草合剂等治疗。服用5天后低热好转，但咳嗽症状无改善。不论昼夜，咽痒则剧咳，面红目赤汗出，时呕恶发呛欲吐，重时尿失禁，不能控制，待咯出痰涎后症状稍有减轻。由于咳嗽加重改用静脉点滴红霉素类西药，疗效仍不佳，前来请方师求治。经详细诊查后，考虑患者花甲之年，素体较差，因咳面部虚浮状，又有感受外邪后的时冷时热，呕恶发呛，不欲纳食，心中时而躁烦之感。诊脉细弦滑，舌质淡苔白滑。

辨证分析：此患者为老年女性，平素体弱，劳累汗出，复感外邪，肺失宣肃故见咳嗽不止，咽喉不利。病在半表半里，少阳失和，则寒热间作；胃气不足，则呕恶少食。邪郁化热，则见心中躁烦。此时不仅有外邪，还有正气的不足，故不扶正以祛邪常常病势缠绵。中医诊断：咳嗽；正虚邪恋，肺失宣降，咽喉不利。西医诊断：上呼吸道感染，急性支气管炎。治法：助正祛邪，宣肺解痉利咽。处方：小柴胡汤化裁。方药如下：

柴胡10g，法半夏10g，太子参12g，炙甘草10g，黄芩12g，鲜生姜3片，大枣3个，蝉衣5g，僵蚕10g，炙百部10g，白前10g，桔梗10g，芦根15g。4剂，水煎服，每日1剂。

二诊：咽痒，剧咳，烦躁欲呕之症悉减。效不更方，再进3剂而痊愈。

按语 小柴胡汤是仲景治疗少阳证的一张名方。言之可治往来寒热，胸胁苦满，嘿嘿不欲饮食，心烦喜呕，或胸中烦而不呕……或咳者，小柴胡汤主之。小柴胡汤之病机，血弱气尽，腠理开，邪气因入，与正气相搏，结于胁下……。其疗效可达上焦得通，津液得下，胃气因和，身濈然汗出而解。方师认为本方可外透内清，调畅气津，升降并行，总而言之可扶正祛邪。又乃鼻，咽喉为肺之门户，若正气虚弱，邪气留恋，影响上焦肺气的宣发肃降，则咽喉不利，挛急如窒，则痒、咳、呛、呕等随机而作。方师应用小柴胡汤化裁治之诸症迎刃而解。

案例7 轻宣肺气治慢性干咳

华某，女，38岁，2005年8月30日初诊。

患者1个月前因受凉引起咳嗽，未经治疗，逐渐加重。咳嗽，无痰，胸憋气短，夜不能平卧。头晕、头痛，乏力，纳佳，大便可，失眠。察其：舌质淡红，苔薄白，脉细滑。

辨证分析：患者受凉引起，风寒袭肺，肺气壅塞不得宣通，故咳嗽、胸憋气短；风寒上受，外束肌腠，则头痛、乏力。中医诊断：咳嗽；肺气失宣。西医诊断：慢性气管炎。治法：宣肺止咳。处方：止嗽散合杏苏散化裁。方药如下：

苏叶5g，苏梗5g，杏仁10g，炙枇杷叶6g，前胡10g，桔梗10g，陈皮10g，茯苓12g，法半夏6g，炙甘草5g，炙桑皮12g，荆芥5g，白前10g，炙紫菀6g，炙百部5g，薄荷5g，麦冬6g。7剂，水煎服，每日1剂。

二诊：服药7剂，咳嗽好转，有少量白痰，不易咳出，口苦。舌质淡红，苔薄白，脉细滑。治法：调和肺气。

苏叶5g，苏梗5g，杏仁10g，炙枇杷叶6g，前胡10g，桔梗10g，陈皮10g，茯苓10g，法半夏6g，炙甘草5g，炙桑皮12g，白前10g，炙百部5g，淡干姜2g，白菊花10g，薄荷5g，麦冬6g，炒枳壳6g，大枣4个。7剂，水煎服，每日1剂。

按语 方师治疗咳嗽，强调肺气宜宣降，肺气宣畅则咳嗽自止。正像方师所谓“调和肺气”，用药宜辛开苦降，药物首选（紫）苏杏（仁）前（胡）桔（梗）。苏杏前桔同为辛苦之品，苏桔相配，偏于宣开；杏前相伍，重于下气。亦宣亦降，使气道通利，肺气宣畅则咳嗽自止。

方师之“调和肺气”代表方剂为止嗽散，止嗽散出自《医学心悟·咳嗽》可用于诸般咳嗽。条下云：“风寒初起，头痛鼻塞，发热恶寒而咳嗽者，用止嗽散加荆芥、防风、苏叶、生姜以散邪……若暑气伤肺，口渴烦心，溺赤者，其症最重，用止嗽散加黄连、黄芩、天花粉以直折其火；若湿气生痰，痰涎稠黏者，用止嗽散加半夏、茯苓、桑白皮、生姜、大枣以祛其湿；若燥气焚金，干咳无痰者，用止嗽散加瓜蒌、贝母、知母、柏子仁以润燥。”方师曰，本方由七味药物组成，一组为敛：炙紫菀、白前、炙百部。炙紫菀苦甘微温，归肺经，有收敛止咳的作用。方师特别强调此敛肺非米壳之作用，而有化痰抗炎，减少气道分泌物，祛除炎症的病理反应的作用。白前：辛甘平，归肺经。祛痰，降气止咳。寒证、热证都可用之。炙百部：甘苦平，归肺经。润肺收敛止咳。一组为宣：陈皮、荆芥、桔梗。陈皮：辛苦温，归脾肺经。理气、调中、燥湿，化痰调理气机，宣发止咳。荆芥：辛微温，归肺肝经。

祛风解表，止血。因肺外合皮毛，开窍于鼻，解表汗散也起到了宣发止咳的作用。桔梗：苦辛平，归肺经。开宣肺气，祛痰排脓。炙甘草在中间调和诸药。本方有宣有敛，宣敛结合，表里兼顾。治诸般咳嗽，原条文化裁10余条，故临床使用频率高。其正常应用于外感咳嗽，经服解表宣肺药后咳久不愈者。故外感邪实，急性发作表证期，或内伤咳嗽如肺结核、老年慢性支气管炎等都应视具体情况化裁用之。

案例8　调和肺气治肺炎后咳嗽

姜某某，女，40岁，2003年3月25日初诊。

患者咳嗽半月余。患者半个月前出现发热，咳嗽，在外院诊断为肺炎，经西医抗感染治疗半月余，现肺炎吸收期，诉咳嗽，咯少量白痰，左侧胸腔积液，月经延期，纳食尚可，二便调。舌苔白，脉平缓。

辨证分析：季节交替，寒温失常，乍暖还寒，温邪上受，首先犯肺，卫气被郁，肺失宣降，出现发热，咳嗽，热邪壅肺，炼液成痰，出现咯少量白痰，肺主一身之气，肺气不利，津液不循常道，出现左侧胸腔积液。患者肺炎高热，经西医抗感染治疗半个月，现肺炎吸收期，但患者仍有咳嗽等症状，继续应用抗生素效果不佳，而在中医的辨证中，确有热病后余热未清的证治，清解余热后，患者咳嗽症状缓解。中医诊断：咳嗽；余热未尽。西医诊断：肺炎。治法：清解余热，调和肺气。处方：止嗽散加减。方药如下：

炙紫菀10g，白前10g，炙百部10g，陈皮10g，桔梗10g，生薏米20g，杏仁10g，荆芥5g，炙甘草6g，芦根15g，炒谷芽15g，百合10g。7剂，水煎服，每日1剂。

二诊：2003年4月8日，患者服前药后，咳嗽，白痰减少，药后舒畅，舌洁，脉平缓，拟方调理，继服前方7剂，服2天停1天。

按语　本方非解表剂，故初感风寒急咳不宜早用，又非补肺泻肺剂。本方适合于外感表证已解后，又未形成较重的病势，缠绵不愈，久患宿咳又嫌药力不及，应用本方调和肺气，肺主气，司呼吸，肺为气之本，既主宣发，又主肃降，并非邪正相和，缘正与邪争，势不两立，一胜一负，故止嗽散方具有宣、敛之功，故称“调和肺气”。本方性虽平和，但总属辛温之剂，故阴虚肺燥以致咳嗽或咯血者不宜使用。如肺热咳喘，须加贝母、知母、瓜蒌、黄芩之类，不宜单独使用。表邪重者，亦非本方所宜。

案例9　理气化痰治气郁咳嗽

李某，女，40岁，2003年12月23日初诊。

患者胸闷、咳嗽1个月。患者因母亲患肺癌，身体劳累，心情抑郁，出现胸闷、咳嗽，自觉脊背深处疼痛，有痰自胸中上涌，不易咳出，需咳出后感舒畅，纳食尚可，二便正常。舌洁，脉平。

辨证分析：患者因母亲患肺癌，身体劳累，加之担心遗传给自己，心情抑郁，肝气郁结，影响肺气清肃功能，故出现胸闷、咳嗽。本案例之咳嗽是由气机失调，清肃不利所致。中医诊断：咳嗽；气郁咳嗽。西医诊断：自主神经功能紊乱。治法：理气止咳化痰。处方：

杏仁10g，苏梗10g，前胡10g，桔梗10g，陈皮10g，法半夏6g，炒枳壳10g，干姜2g，薄荷5g（后下），炙甘草6g，大枣4个，茯苓10g，炙枇杷叶6g。7剂，水煎服，每日1剂。

二诊：服药后自觉脊背深处疼痛感减轻，胸闷咳嗽好转，舌洁，脉弦平。治法：止咳化痰，疏肝解郁。处方：

当归10g，炒白芍10g，茯苓10g，炒白术10g，薄荷5g（后下），苏梗6g，制香附10g，陈皮10g，大枣4个，太子参15g，郁金6g，麦冬6g，炒谷芽15g，炒枳壳6g。6剂，水煎服，每日1剂。

按语 此患者为本虚标实，本为心脾两虚，标为肺气不利。肺者，气之本，魄之处也，心者，生之本神之变也，心是生命的根本，藏神的处所，主持着神明的活动。悲哀过甚，则使心系急，又加之疲劳，能使阳气外张，肺气不降而喘息，过分担心则使人心无所主，神无所附，思虑无所决定，心气动荡而散乱。气机逆乱，以致咳甚则喘发作。治疗上重在宣畅气机，开肺利肺，兼以调情志，收到了较好的疗效。

案例10　养阴润肺治阴伤燥咳

张某，女，72岁，1997年11月3日初诊。

患者咳嗽1个月。患者1个月前因外感风寒而咳嗽，经治疗外感已愈，仍咳嗽阵作，伴口干、咽干、咽痒，少许白痰质黏不易咯出。到呼吸科就诊，诊断为“急性支气管炎”，予以抗生素（具体药名不详）及急支糖浆等中成药治疗，咳嗽改善不明显，同时还出现大便干，2～3日一行，纳少、烦躁，无发热。近2～3日出现痰中带有血丝，故来中医门诊欲求中药治疗，以改善咳嗽和咯血。患者精神显焦躁，面色微红，语音沙哑，时可闻阵咳，喉中有痰鸣。肺部听诊：可闻及散在干鸣音。舌质红，薄黄苔，脉象细数。

辨证分析：患者初起发病正值深秋外感风寒，为凉燥袭肺，继之燥邪伤损肺阴，则见咳嗽阵作、口干、咽干、咽痒，痰量不多但质黏不易咯出等症。肺阴受损，有生热之趋，可见烦躁、便干；热伤肺络，则见痰中带有血丝。面红、音哑、舌红、苔黄、脉细数均为阴虚内热之象。患者因外感风寒而致咳嗽，外感表证已解，咳嗽仍不止，并伴有一系列燥邪伤肺之象。中医诊断：咳嗽；阴伤肺燥。西医诊断：急性支气管炎。治法：养阴润燥，化痰止咳。处方：止嗽散与二陈汤合方化裁。方药如下：

天冬6g，百合10g，陈皮10g，苦桔梗10g，白前10g，炙紫菀10g，炙甘草10g，太子参15g，北沙参15g，茯苓10g，鱼腥草15g，清半夏10g，炙桑皮15g，南藕节15g。6剂，水煎服，每日1剂。

二诊：1997年11月17日，患者述上方共服用12剂。现咳嗽基本控制，时有几声干咳，口干、咽干、咽痒均已除，已无咯血，语音清晰，大便正常，纳食恢复正常。舌质嫩红，薄白苔，脉平。方师言效不更方，辨证立法同前，仍拟前方免天冬、百合，加炙枇杷叶6g，嘱再服12剂，以巩固疗效。

按语 方师所拟方中桔梗宣肺化痰，白前、紫菀温润下气止咳祛痰，陈皮、半夏理气燥湿化痰，方师言风寒犯肺致肺气不宣、痰随气逆之咳嗽既要治痰又要宣肺。北沙参、天冬、百合养阴清热润肺止咳，以利痰排除；鱼腥草、炙桑皮清热利肺排痰；藕节涩平，《本草纲目》言其“能止咳血唾血，血淋溺血，下血血痢，血崩”，在本方中与清肺润肺之药味配合以达止咳血之实。方师言，此例患者年事已高加之病已月余，需注意顾护脾胃，故在方中用太子参、茯苓、甘草益气补脾扶助正气。综观全方，既针对病因之余邪与高龄之素体，又关注病情之演变，结合肺脏生理病理特性，宣降有序，温清润化结合，祛邪与扶正互补，获取佳效。

案例11　益气养阴治肺痿咳嗽

沈某，男，61岁，1998年7月16日初诊。

患者咳嗽1年余。患者夙有慢性支气管炎、支气管扩张、肺间质病变病史，近1年来持续咳嗽，并伴有胸闷憋气，咯白痰，量较多，自觉气短、乏力、动辄易汗出，纳便尚可。就诊时精神倦怠，声低气短，阵阵咳嗽，咳声断续气力不足，可闻及其喉中痰鸣，面白少华，呼吸略显急促，唇暗乏津，舌质淡嫩，白苔，脉弦缓。

辨证分析：患者久病咳嗽，肺之气阴被耗，宣发肃降失职，痰阻气机，肺气闭郁，则胸闷憋气。患者年逾花甲，脏气虚衰，脾失健运，水湿内停，肺气不宣，津液得不到输布，聚而成痰，上储于肺，临证则见咯白痰。心肺同居上焦，肺气不足致心气虚弱，则胸闷气短汗出。心肺气虚可见面白少华，气虚血运行不畅可见唇暗乏津。中医诊断：咳嗽；肺气阴两伤、宣降失常。西医诊断：慢性支气管炎，支气管扩张，肺间质病变。治法：益气养阴，宽胸理气化痰止咳。处方：止嗽散、生脉饮、瓜蒌薤白半夏汤合方加减化裁。方药如下：

太子参15g，麦冬10g，五味子6g，生黄芪15g，大瓜蒌12g，薤白6g，桔梗6g，荆芥5g，炙紫菀10g，白前10g，炙百部6g，陈皮10g，百合10g，炙甘草6g。8剂，水煎服，每日1剂。

二诊：1998年7月30日，患者服上方8剂后觉咳嗽明显减轻，痰量也明显减少，胸部较前舒畅，尚感乏力，易汗出，舌苔白偏厚，脉缓滑。方师认为患者病情有所改善，但仍需继续治疗和巩固，且当下暑湿偏盛，故在前方益气养阴化痰止咳的基础上加佩兰10g芳香化湿、杏仁10g调节肺气。再进8剂。

按语 方师运用止嗽散、生脉饮、瓜蒌薤白半夏汤三方合方加减化裁以治疗本例患者之咳嗽。此三方是临床常用的三张经典处方。止嗽散宣降肺气、止咳化痰，针对主症而去，在本方中为君。生脉饮益气生津益心补肺、收敛气阴在本方中为臣，在本方中方师加生黄芪进一步加强补肺气固表之力同时健脾助运；瓜蒌薤白半夏汤出自《金匮要略》，具通阳散结，宽胸祛痰之功用，在本方中方师仅用瓜蒌与薤白这两味药，且用量减半，取其通阳宽胸祛痰之力，是本方中的为臣第二组；全方组方思维缜密、思路清晰：久病正虚，扶正以助祛邪对因；正虚多舛，气虚则痰阻血瘀，宽胸化痰祛瘀对症；对因对症辅助君之主攻，故得以取胜。

三、喘　　证

案例1　宣肺平喘治宿喘

姜某某，男，65岁，2004年4月6日初诊。

患者喘息反复发作4年，加重1年。患者患慢性支气管炎，肺气肿4年，遇寒加重，现症喘息，夜间不能平卧，胸闷憋气，咳嗽，咯少量黄痰，夜间加重，气粗，纳食尚可，二便调。听诊两肺呼吸音粗，可闻及少量干鸣音，双下肢不肿。舌红苔白，脉平缓。肺CT示：慢性支气管炎，肺气肿。

辨证分析：患者每遇寒加重，寒邪犯肺，肺气闭塞，肃降失常，故气喘，肺失宣降，不能通调水道，下疏膀胱，水津四布，津液凝聚为痰，阻塞肺道，故咳嗽，晨起咯少量白痰，肺失宣降，气机郁闭，出现胸闷憋气。中医诊断：喘证；肺气郁闭。西医诊断：慢性支气管炎，阻塞性肺气肿。治法：宣肺平喘。处方：

炙桑皮10g，苦桔梗6g，桂枝10g，炙麻黄4g，五味子5g，款冬花6g，生石膏15g，法半夏6g，白前10g，白果6g，炙枇杷叶6g，北细辛2g，炙草5g，白芍6g，炒苏子6g，陈皮10g，大枣4个，淡干姜3g。7剂，水煎服，每日1剂。

二诊：2004年4月13日，服药7剂后，患者喘息稍有减轻，气短，仍咳嗽，咯少量白痰，症情稳定，脉平缓，舌洁，继前方加太子参15g、麦冬10g。15剂，水煎服，每日1剂。

三诊：2004年4月27日，服药后，患者病情趋于稳定。脉平缓，舌薄腻，前方有效，继服前方15剂。

按语 患者慢性支气管炎，肺气肿4年，但由于患者经常不及时治疗，延误了最佳治疗时机，造成疾病短期内反复多次发作，肺功能迅速受损，病情较重，单纯应用一个经方，已不能治疗这么复杂的病症，咳逆倚息短气不得卧，用小青龙汤或葶苈大枣泻肺汤以宣肺利肺，止咳平喘，通气和换气功能有所改善，但患者出现了气短等气虚的表现，此时应用生脉饮合小青龙汤合苏子降气汤加减应用，共同起到宣肺降气，定喘扶正之效果，使补而不壅滞，起到既宣畅气机，又扶正补气的功效，使患者得到康复。

案例2 解表化饮治寒饮哮病

刘某，男，40岁，1997年12月29日初诊。

患者哮喘2个月。患者夙有哮喘史已10余年，每至秋冬季节易反复发作。2个月前因不慎感受风寒，哮喘又作持续至今。其间病情时轻时重，曾服用一些中成药，效果不明显，痰白质黏，不易咯出，胸部憋闷，口干不思饮，食纳一般，睡眠需高枕，大便不畅，小便量少，今求服中药汤剂治疗。患者精神倦怠，面色㿠白，面睑浮，端坐气喘，可闻喉中痰鸣，偶咳。唇暗质干，双下肢轻度指凹性水肿，听诊心律齐，心率92次/分，双肺可闻及哮鸣音。舌质淡胖白苔，脉滑数。

辨证分析：患者有哮喘宿疾10余载，可知其肺之宣降功能已受损伤，又肺为娇脏，不耐风寒燥热侵袭，秋冬季节又为肺脏易受伤之时，本例患者恰在深秋不慎感受风寒，新感引动伏饮致哮喘发作。中医诊断：哮病；外寒里饮。西医诊断：支气管哮喘。治法：解表散寒，温肺化饮。处方：小青龙加石膏汤方加减。方药如下：

炙麻黄5g，生石膏15g，淡干姜3g，北细辛3g，五味子6g，桔梗6g，白芍10g，炙甘草10g，法半夏10g，白果6g，白前6g，炙桑皮10g，鱼腥草15g。6剂，水煎服，每日1剂。

二诊：1998年元月15日，患者述连续服用上方12剂后，哮喘已渐缓解，痰量逐渐减少，呼吸较前顺畅，胸部憋闷明显减轻，二便顺畅，方师认为需继续巩固疗效，并加强健脾化痰之力，在上方基础上加陈皮10g，再服6剂，水煎服，每日1剂。并嘱咐患者避风寒保暖，清淡饮食，充足睡眠，以防哮喘再作。

按语 小青龙加石膏汤出自《金匮要略·肺痿肺痈咳嗽上气病脉证治》："肺胀咳而上气，烦躁而喘，脉浮者，心下有水，小青龙加石膏汤主之。"治疗由于外感风寒，内夹水饮，风寒之邪郁而化热的肺胀（即现代医学之哮喘），以小青龙汤宣肺散寒，内逐水饮，加石膏以清里热。方师在治疗哮喘时首先辨虚实，再辨是哮喘发作期还是缓解期，所选用的治则治法是不同的。本例患者虽然有哮喘宿疾10余载，可知正气不足存在，但有胸部憋闷、端坐气喘、面睑浮、双下肢轻度指凹性水肿等临床表现，尚为心下有水气，水饮犯肺之发作期，并已经有痰白质黏，不易咯出之化热之趋，故仍应急则治其标：宣肺散寒、温肺化饮兼以清化热之趋势。方师以小青龙加石膏汤加减化裁以治之，未用桂枝以防发汗太过；用小量生石膏清热，是因为热尚不著；加桔梗、白前、白果助宣降肺气以平喘；加炙桑皮、鱼腥草清热排痰利水，一则稀痰化饮，二则通调水道以利饮邪排出。

案例3 温肺化饮治痰饮咳喘

刘某某，男，77岁，2003年3月11日初诊。

患者咳喘20余年。患者因感冒后引起咳喘，20余年反复发作，逐渐加重。既往诊断：气管炎，肺气肿，心力衰竭。现症：咳嗽，气喘，痰色白，泡沫状，四肢寒，食纳可，大便2～3日一行，睡眠不佳。舌苔厚腻，脉象缓。查体：桶状胸，双肺呼吸音粗，无下肢浮肿。辅助检查：胸部X线片：肺纹理粗重，两肺网状片状阴影。

辨证分析：饮邪上逆犯肺，肺气不降，故咳喘；津液遇寒而凝聚为饮，以致痰多白泡沫状。寒痰留饮恋肺而久病不愈，故四肢寒。中医诊断：痰饮病；寒痰留饮。西医诊断：肺气肿，肺心病。治法：温肺化饮。处方：苓甘五味姜辛汤加减。方药如下：

干姜3g，茯苓12g，桂枝10g，甘草6g，五味子5g，细辛2g，炒白术10g，法半夏10g，苏子6g，党参10g，麦冬6g，紫菀6g，白前5g。7剂，水煎服，每日1剂。

二诊：2003年3月18日，患者遵医嘱服上方7剂，服前药症状无进退，现症：咳嗽，气喘时作，痰白，泡沫状，四肢寒。舌苔厚腻，脉缓。处方：苓甘五味姜辛汤加减。前方加生薏米15g。7剂，水煎服，每日1剂。

三诊：2003年3月25日，患者服前药稍有好转。仍咳嗽，气喘时作，痰白，泡沫状，四肢寒，舌苔厚腻，脉缓。效不更方，继发前方7剂。

四诊：2003年4月1日，患者咳喘减轻，肢寒缓解，舌苔白，脉缓。继发前方7剂。

按语 方师曰：此患者虽然胸片示有炎症，但由于患者有肢寒等症状，乃患者素质问题，不能清热，“病痰饮者当以温药和之”，用苓甘五味姜辛汤加减。《金匮要略·痰饮咳嗽病脉证并治》：“……夫饮有四……有痰饮、有悬饮、有溢饮、有支饮。”“其人素盛今瘦，水走肠间，沥沥有声，谓之痰饮。饮后水流在胁下，咳唾引痛，谓之悬饮。饮水流行，归于四肢，当汗出而不汗出，身体疼重，谓之溢饮。咳逆倚息，短气不得卧，其形如肿，谓之支饮。”方师曰：痰饮，多为消化道疾病，溢饮，多见于肾功能不全患者。支饮多为呼吸道疾患。现代医学肝硬化腹水属于“悬饮”的范畴。病情多样，具体情况具体分析。患者服前方20剂后，病情明显好转，咳嗽渐轻。

案例4　固本平喘治虚喘

禹某，女，76岁，1997年7月15日初诊。

患者4年来反复咳喘，加重4天。4年前因外感咳嗽气喘加重，伴有咳痰，口干，心悸，短气不足以息，饮食差，二便正常。舌少津，脉象短细。

辨证分析：方师认为患者素有喘疾，久喘必伤肺气，又感暑热外邪，更易耗伤气津，肺气不足，则宗气亦虚，肺之宣降失司，而咳喘发作，短气不足以息。肺气不宣，水津不布，水液聚而生痰则咳痰，暑热伤津耗气，则口干，心悸，短气，纳差。舌少津，脉短细，是暑热伤气耗阴之征。中医诊断：虚喘；气阴两伤，肺气失宣。西医诊断：喘息性支气管炎。治法：益气养阴，化痰平喘。处方：生脉散合二陈汤加减。方药如下：

太子参20g，麦冬10g，五味子5g，陈皮10g，苏梗6g，苏子6g，法半夏10g，厚朴10g，炙甘草6g，紫菀10g，莱菔子5g，北沙参10g。6剂，水煎服，每日1剂。

二诊：1997年7月22日，仍咯痰不减，偶有心悸，二便正常。舌苔腻，脉短细。

辨证分析：继服药后气阴两伤证减，但肺气久虚，其宣降失司，水湿停聚生痰，阻塞肺之气道，则咯痰不利，腻苔则为痰湿之症。中医诊断：虚喘；痰湿阻肺。西医诊断：喘息性支气管炎。治法：肃肺化痰。处方：苏子降气汤加减。方药如下：

苏子6g，陈皮10g，麦冬10g，法半夏10g，炙甘草6g，太子参10g，五味子5g，厚朴6g，白果6g，北沙参10g，桂枝6g，茯苓10g，生姜2片。6剂，水煎服，每日1剂。

三诊：1997年7月29日，咳喘减轻，咳痰不爽，口干，二便正常。舌洁，脉弦平。证治同前。处方：苏子降气汤加减。方药如下：

苏子6g，陈皮10g，麦冬10g，法半夏10g，炙甘草6g，太子参10g，五味子5g，厚朴6g，北沙参10g，桂枝6g，茯苓10g，生姜2片，橘红4g。6剂，水煎服，每日1剂。

按语 该患者年老体迈，宿喘，是为虚喘，肺气已虚，加之暑热之季，喘病发作，更易耗伤肺之气阴，故方师治此喘重患者，重视滋培，养阴益气，以生脉取补气养阴以补肺气，二陈、苏子、莱菔子、厚朴以肃肺化痰，当虚证略缓，痰浊为甚时，则又改以降气化痰平喘之苏子降气汤与生脉散合用，使泻中有补，攻补兼施。方师还强调，因患者年老体虚，又为虚喘，故立法方药，用量宜小，不宜大，以免太过伤正。

案例5　补中利肺治胃虚喘证

巩某某，女，35岁，2004年9月27日初诊。

患者哮喘9个月。患者无诱因出现平卧后哮喘，反酸，烧心，曾到北京医院就诊，诊为反流性食管炎，予奥美拉唑、多潘立酮口服半年，症减，现减量后症状加重。纳后不适，反酸，反胃，饮茶及喝咖啡后加重，平卧后出现哮喘，无痰，无咽痒，大便调，患者已婚，未孕，月经可。舌红苔白，脉平缓。听诊心肺（–），双下肢浮肿（–）。

辨证分析：因胃居中焦，手太阴肺经之脉，还循胃口，上膈，属肺，而肺胃之气同主于降，故两脏在功能上互相促进，在病理变化上相互影响，胃主受纳腐熟水谷，以降为顺，由于患者长期工作劳累，情志不调，导致肝失疏泄，横逆犯胃，日久造成胃气亏虚，使胃失和降，气机逆乱，肺又主气，影响肺的肃降，引发气机上逆发作气喘，纳后不适，反酸，反胃。中医诊断：喘证；胃虚气逆。西医诊断：反流性食管炎。治法：补中利肺，和胃降逆。处方：

党参10g，茯苓10g，炒白术10g，炙甘草6g，木香5g，藿香5g，苏梗6g，陈皮10g，薄荷5g（后下），焦神曲10g，大枣4个，炒谷芽15g，砂仁5g，麦冬5g。10剂，水煎服，每日1剂。

二诊：2004年10月12日，患者药后反酸，烧心明显减轻，平卧后哮喘稍平，继服前方10剂，服3天停1天。

三诊：2004年10月19日，患者药后诸症缓解，可停药。

按语　现在越来越多的气喘病人都被证实是由反流性食管炎引发的，现代医学认为是食管下括约肌频繁松弛，胃排空延迟，食管黏膜防御功能降低，反流物进入呼吸道，引起气管、支气管平滑肌痉挛所致，但运用制酸剂及胃动力药效果不佳，而祖国医学早就有论述，因胃居中焦，手太阴肺经之脉，还循胃口，上膈，属肺，而肺胃之气同主于降，故两脏在功能上互相促进，在病理变化上相互影响，胃主受纳腐熟水谷，以降为顺，由于一时不节，情志不调，外邪侵袭，正气亏虚等原因使胃失和降，气机逆乱影响肺的肃降，引发气机上逆发作气喘。

案例6　调和肺气治表虚喘证

吴某，女，51岁，2005年12月12日初诊。

患者因外感风寒而发病。咳喘15年，在我院诊断为支气管哮喘，慢性阻塞性肺疾病。近1个月加重，现用口服抗过敏药及硫酸沙丁胺醇、沙美特罗替卡松喷剂。症见不咳嗽，气喘，咯白色泡沫状痰，量不多，难以咳出，憋气，能平卧，眼睑肿，口干，下肢不肿，纳便可。双手皮肤色红（日光性皮炎）。察其：舌质淡红，苔薄白，脉弦平。

辨证分析：患者咳喘史10余年，肺气不足，复感外邪，致使肺失宣降，肺气上逆而咳嗽喘息；肺气虚，肃降失常，水湿内停，见眼睑浮肿；肺气不利，痰湿中阻，则咯吐白泡沫痰。病位在肺，涉及脾肺两脏。中医诊断：喘证；肺失宣降。西医诊断：支气管哮喘，慢性阻塞性肺疾病。治法：调和肺气。处方：苏子降气汤化裁。方药如下：

炒苏子6g，陈皮10g，法半夏6g，炙甘草6g，北细辛2g，前胡10g，苦桔梗10g，桂枝10g，厚朴6g，干姜2g，太子参15g，百合12g，麦冬10g，五味子5g。7剂，水煎服，每日1剂。

二诊：服药7剂，气喘、憋气好转，痰量不多，口干，面浮脸肿，纳便可，睡眠正常。舌质淡红，苔薄白，脉弦平。前方有效，效不更方，继续调和肺气。前方加茯苓15g。10剂，水煎服，每日1剂。

三诊：服药10剂，药后喘已缓解，晨起眼睑浮肿，二便调，舌洁，脉缓。前方有效，继续调和肺气，益气固表以善后。前方减太子参，加党参10g，生姜15g，炙紫菀10g，大枣4个。10剂，水煎服，每日1剂，服2天停1天。

按语 初诊患者眼睑浮肿，有表虚之象，故不用麻黄汤及小青龙汤，其症状以喘憋为主，肺气不利之征显著，故选用苏子降气汤。苏子降气汤有降逆平喘，温化痰湿的功效。方中苏子降气平喘，半夏、前胡、厚朴降逆化痰，陈皮、桔梗理气，桂枝合干姜温肾纳气，细辛宣肺平喘，佐以太子参补气，百合、麦冬、五味子滋养肺阴，诸药配合调和肺气以平喘。三诊咳喘平息后，增加生脉散，补气养阴，提高机体抵抗力。气为血帅，气血运行通畅，肺卫得以固表。

方师认为：治喘要先辨虚实。《景岳全书·喘促》："实喘者有邪，邪气实也；虚喘者无邪，元气虚也。"实喘：见喘气有力，气粗声高，张口抬肩，精神不衰，脉数有力，苔黄白厚腻；虚喘可见呼吸短促，气怯声低，气息欲断，深吸为快，神疲乏力，脉弱虚大，舌苔薄白。在实喘中当辨热喘，寒喘，痰喘之别；在虚喘中当辨肺虚、脾虚、肾虚之不同。

方师治疗咳喘，强调肺气宜宣降，正像方师所谓"调和肺气"，用药宜辛开苦降，首选苏杏前桔。治疗寒喘多用小青龙汤、三子养亲汤化裁；治疗热喘用麻杏石甘汤化裁；治疗痰喘多用二陈汤、定喘汤化裁。治疗虚喘，应辨明病位，肾虚多用六味地黄丸；脾虚多用六君子汤或补中益气汤；肺虚多用生脉散。治疗喘证发作期以祛邪为主，缓解期以扶正为主。

案例7 培中化饮治痰饮咳喘

王某某，女，52岁，2004年7月6日初诊。

胃脘食后作痛5个月来诊。症见胃脘食后作痛，两胁胀满，食欲差，时心悸，双下肢酸胀、浮肿1个月，偶咳嗽，有痰。既往慢性气管炎史。察其：舌苔白厚，脉沉缓。查体：下肢浮肿（+）、听诊双肺呼吸音粗，可疑干鸣音。虽然以胃脘痛来诊，方师考虑患者是肺心病，嘱其查胸片，以明确诊断。

辨证分析：方师认为该病为脾虚失运，久而酿痰，胃失收纳，则不欲饮食，食后作痛；脾虚气滞，故见胁胀；下肢浮肿、咳痰，是脾虚不制水所致。证属脾胃气虚，痰阻气滞。中医诊断：胃脘痛，咳嗽；脾虚痰阻。西医诊断：胃炎，慢性气管炎。治以：健脾和胃。方药如下：

藿香6g，佩兰6g，陈皮10g，半夏曲6g，莱菔子6g，炒枳壳6g，桔梗10g，茯苓12g，郁金6g，党参10g，生黄芪10g，大枣4个，焦神曲6g，炒谷芽15g，瓜蒌仁15g。5剂，水煎服，每日1剂。

二诊：纳差，两胁痛，下肢浮肿（+），偶咳嗽，有痰。听诊：两肺散在喘鸣音。辅助检查：尿常规示：蛋白质（+++）、颗粒管型0～1个；腹部B超示：胆囊壁增厚。胸片示：①慢支合并感染；②心脏增大；③左侧胸腔积液。心电图示：①完全右束支传导阻滞；②右心室肥厚。

辨证分析：患者胃有宿疾，脾胃气虚故见纳差；脾虚气滞，则两胁胀痛；土不制水，则下肢水肿；久之肺气不足，心肺气虚，故见咳喘有痰。胸片虽提示感染，中医仍可治以补心气、健脾气、化痰浊。中医诊断：咳喘；心肺气虚，脾虚痰阻。西医诊断：肺心病，慢性气管炎。治以：补益心气，助元培中。处方：六君子汤化裁。方药如下：

太子参15g，茯苓10g，炒谷芽12g，炒白术10g，炙甘草6g，陈皮10g，法半夏6g，大枣4个，莱菔子6g，郁金6g，焦神曲6g，佩兰6g。3剂，水煎服，每日1剂。

三诊：两胁疼痛好转，下肢浮肿（+），咳喘加重，黄痰，夜不能平卧。舌质淡红，苔白，脉沉缓。辅助检查：腹部CT示：未见明显异常。尿常规示：蛋白质（++）。尿素氮（BUN）5.19mmol/L，肌酐（Cr）102.6μmol/L。治法：利肺化痰，止咳平喘。处方：苏子、梗各6g，陈皮10g，法半夏6g，桂枝6g，厚朴6g，炙甘草6g，北细辛2g，干姜2g，生石膏15g，茯苓15g，五味子6g，麦冬10g，太子参15g，大枣4个。6剂，水煎服，每日1剂。

四诊：气喘加重，平卧尤甚，咳嗽，有痰咳不爽。下肢浮肿，服前药减轻，尿少，颜面浮肿，口唇轻绀，手冷。舌苔薄白，脉沉缓。听诊：双肺底散在湿啰音，左肺少量哮鸣音。辅助检查：胸片示：右下肺纹理增重，心影扩大，心尖上翘。

辨证分析：患者病情较前加重，平卧尤甚，颜面浮肿，手冷，考虑寒饮伏肺。心气不足，故见口唇紫绀。脉沉缓，提示水饮停聚。中医诊断：喘证；心肺两虚，寒饮伏肺。西医诊断：肺心病，心功能不全（3级）。治法：补心益肺通阳。处方：苓甘五味姜辛半夏汤合生脉饮化裁。方药如下：

党参10g，茯苓15g，炒白术10g，干姜2g，北细辛2g，麦冬6g，五味子6g，法半夏10g，炙甘草6g，炒苏子5g，陈皮6g，款冬花10g，桔梗10g，大枣4个，桂枝6g。6剂，水煎服，每日1剂。

五诊：下肢肿渐消，足踝仍肿，面肿已消。晨起气短，偶咳嗽，有痰咳不爽。舌苔薄白，脉沉缓。前方有效，效不更方，继予前方7剂。

六诊：心悸气短好转，下肢浮肿已消退。舌苔薄白，脉沉缓。继予前方20剂。

按语　*患者初诊以胁胀，纳差为主诉，故方师用健脾和胃为法。然患者咳嗽气喘，下肢浮肿，听诊：双肺呼吸音粗，可疑干鸣音。方师嘱病人检查胸片，考虑患者肺心病的可能。二诊确诊为肺心病，故改为补益心气，助元培中为法，用六君子汤化裁。三诊患者咳嗽加重，黄痰，又用利肺化痰，止咳平喘之药。四诊病情加重，方师用苓甘五味姜辛半夏汤合生脉饮化裁，患者病情逐渐减轻，满意回老家。*

四、咳　　血

案例1　扶正养阴治阴虚咳血

张某某，男，62岁，2003年12月30日初诊。

主诉：咳血1周。患者支气管扩张史，1999年始咳血，反复未愈，今年已咳血4次，1周前咳血又作，自服止血药后稍有好转，现咯黄痰，胸部不适，纳食尚可，二便调，苔黄略厚，脉虚缓。辅助检查：支气管镜示：气管、支气管大致正常。胸片示；左肺下叶支气管肺炎，右肺慢性支气管炎，左肺下叶支气管扩张合并感染。

辨证分析：患者年逾花甲，又咳血多年，气阴不足，虚热内生，虚热灼肺，损伤肺络，出现反复咳血；虚热炼液成痰，而咯黄痰；肺气不利，则胸部不适。中医诊断：咳血；肺阴不足、热伤血络。西医诊断：支气管扩张。治法：滋阴清热，凉血止咳。处方：百合固金汤加减。方药如下：

太子参15g，麦冬10g，生熟地黄各10g，百合15g，川贝6g，苦桔梗10g，炙甘草6g，白芍6g，北沙参15g，玉竹10g，炙紫菀10g，肥知母6g，南藕节15g，炙枇杷叶6g。15剂，水煎服，每日1剂。

复诊：2004年1月15日，患者服药后，咳血好转，痰中偶有血丝，无其他不适主诉，效不更方，前方继服15剂，水煎服，每日1剂。血止后可停药。

按语 方师以生、熟地黄，沙参，麦冬，百合滋肺阴；配合川贝、桔梗、紫菀、炙枇杷叶化痰止咳；白芍、藕节凉血止血玉竹、知母清肺热，使肺热得清，咳血得止；甘草调和诸药兼以止咳。

案例2 蠲饮清肺治寒饮咳血

范某某，女，68岁，1984年3月12日初诊。

因咳喘发作1周，伴咯血而住急诊观察室。自述咳喘史30余年，每因受凉或过劳引起发作，发作时常常痰中带血。曾拍X线胸片，拟诊为慢性喘息性支气管炎，肺气肿，支气管扩张。本次于入院前1周因外感而咳喘复发，症见频频咳嗽，喘促，胸满闷发憋，气短乏力，活动则气短气喘尤为明显，喉中痰鸣，痰黏，咳出不爽，痰中带血呈鲜红色，量较多。入院后给予西药治疗，效果欠佳，故请中医会诊。患者面色微红，口唇发绀，半卧位，语声低微，气短不足以息，喉中痰鸣，痰中带血，量较多，舌质红略暗，苔白厚腻、滑润，脉虚滑浮数。

辨证分析：患者久病阴虚内热，痰热阻肺，热伤血络而咳血，为本虚标实证。中医诊断：咳血；肺阴不足、热伤血络。西医诊断：支气管扩张，慢性喘息性支气管炎，肺气肿。治法：育阴清热，凉血止血。处方：百合固金汤化裁。方药如下：

百合15g，生地黄10g，元参10g，川贝母10g，生甘草10g，桔梗10g，麦冬10g，白芍10g，当归10g，仙鹤草15g，藕节12g，杏仁10g，炙紫菀15g，芦根15g。3剂，水煎服，每日1剂。

二诊：患者病情明显加重，痰不易咳出，喉中痰鸣不减，脉虚浮大滑数，舌质红，苔厚腻。

辨证分析：患者病情较前加重，急请方师会诊认为，目前患者以痰浊为重，复感外邪，气道阻塞，咳嗽加重，咳重咳频则气道挛急。此情况为本虚标实。不能用大量收敛养阴固涩之剂。方师说：肺位最高，它直接与自然界相通，应以通畅为顺，如一旦外邪入侵，影响肺气的通达条畅，则会引起咳喘发作。咳频作，则使扩张的气道破裂而出血。方师根据病人本虚标实，痰浊不化之病情，首先采用标本兼顾，宣通化饮与收敛止血相结合的方法，以小青龙加石膏汤化裁。中医诊断：咳血；寒饮化热，伤阴动血。西医诊断：支气管扩张，慢性喘息性支气管炎，肺气肿。治法：散寒清肺，养阴止血，佐以固本。处方：小青龙汤加石膏汤加减。方药如下：

生姜3片，桂枝8g，炙麻黄4g，白芍10g，生、炙甘草各5g，细辛3g，法半夏10g，五味子6g，生石膏15g(先煎)，百合12g，沙参12g，藕节15g，白茅根15g，杏仁10g，焦神曲10g，炙紫菀10g。4剂，水煎服，每日1剂。

三诊：4剂后病情有所缓解，咯血明显减轻，改用止嗽散化裁：杏仁10g，炙枇杷叶6g，前胡10g，桔梗10g，陈皮10g，茯苓15g，法半夏6g，炙甘草5g，炙桑皮12g，白前10g，炙紫菀10g，炙百部5g，苏子6g，沙参12g，百合10g，天冬6g，麦冬6g，五味子6g。4剂，水煎服，每日1剂。

药后病情平稳，咳血停止而收功效。

按语 咳喘一证乃为常见病、多发病，往往是一种很难彻底治愈的疾患。易成痼疾，医家亦颇感棘手。方师认为要想取得满意疗效，就首先要明了肺为娇脏不耐邪侵之特性。气道以通畅为顺，肺为清虚之脏，一物不容，毫毛必咳。本病案以慢性喘息性支气管炎、支气管扩张入院。临床表现为本虚标实之证，咳声连连不断，喉中痰鸣，痰黏而稠，量多。气短而喘，胸满喘促，气不接续，咯大量鲜红血痰，脉虚滑数，舌质红暗，苔白厚腻。脉证合参既有阴虚内热痰热阻肺之象，又有元气不足之征。初期用了养阴润肺，化痰止咳百合固金汤化裁，病情明显加重。方师会诊后认为虽为本虚标实之证，但标实为急，以痰浊阻肺为主，又有表邪不解之候。痰饮阻遏气道，致使咳嗽极甚，伤于肺络，扩张之气道破裂出血。方师辨治中强调要以通畅气道为主，要宣散邪气，理气化痰为先。在宣通气道的同时加止血药。改用解表蠲饮的小青龙汤加石膏，配百合、沙参、五味子、仙鹤草、藕节后，病情转危为安。方师时时告诫我们治病要首辨标本缓急，注意时时究其本源，更不要忘记前人的教诲“见痰休治痰，见血休治血，无汗不发汗，有热莫攻热……明得个中趣，方是医中杰”。

案例3　养阴清肺治阴虚咳血

张某，女，33岁，2005年8月30日初诊。

1年前因外感后而发咳血，在协和医院查CT示：右肺中叶及左肺下叶支气管扩张。诊断为支气管扩张，在医院治疗后好转。6个月内咳血又发作2次，咳大口红色鲜血。现偶咳嗽，有痰，量多色黄，未咳血，伴乏力，后背痛，行经腹痛，有血块。纳便可，睡眠一般。察其：舌质淡红，苔薄白，脉弦滑。听诊：右中肺、左下肺偶闻湿鸣音。

辨证分析：肺为娇脏，又为脏腑之华盖，喜润恶燥，喜清恶浊，故邪气犯肺，肺失清肃则为咳嗽，损伤肺络，血溢脉外，则为咳血。现患者为缓解期。中医诊断：咳血；气阴两伤、肺络不固。西医诊断：支气管扩张。治法：养阴清肺，和血止血。处方：百合地黄汤合紫菀汤化裁。方药如下：

南百合15g，熟地黄10g，生地黄10g，苦桔梗10g，炙甘草10g，太子参15g，麦冬10g，白芍6g，当归5g，炙紫菀10g，茯苓12g，炒阿胶珠6g，荷梗6g，南藕节15g，丝瓜络6g，橘络5g，苏叶5g，大枣4个，炒薏米15g，炙甘草6g。6剂，水煎服，每日1剂。

二诊：服前药已不咳嗽，仍有黄痰，痰量减少，后背疼痛，胁肋胀满，纳便可。舌质淡红，苔薄白，脉弦滑。前方有效，继续养阴清肺，和血止血。

方药：南百合15g，熟地黄10g，生地黄10g，苦桔梗10g，炙甘草6g，太子参15g，麦冬10g，白芍6g，当归5g，炙紫菀10g，陈皮10g，苏梗6g，茯苓12g，炒阿胶珠6g，炒薏米15g，炙甘草6g，南藕节15g，丝瓜络6g，大枣4个。12剂，水煎服，每日1剂。

按语　百合地黄汤出自《金匮要略》，原方为百合与地黄汁，治疗百合病，方师取其养阴之意，用之合紫菀汤治疗咳血，取得很好疗效。关于血证的治疗《金匮要略·惊悸吐衄下血胸满瘀血病脉证治》最早记载了泻心汤、黄土汤、柏叶汤等治疗吐血、便血的方剂，沿用至今。方师推崇缪仲醇《先醒斋医学广笔记》及唐容川《血证论》。缪仲醇提出治吐血三要法：“宜行血不宜止血；宜补肝不宜伐肝；宜降气不宜降火”。唐容川的《血证论》是一部全面论述出血证的权威著作，书中提出“止血、消瘀、宁血、补血”四法，是通治血证的大纲。

方师治疗血证亦喜用炭类药物，其常用炭类药物：温经止血药类，炮姜炭、侧柏炭、艾叶炭、伏龙肝；清热止血药类，地榆炭、川军炭、黄柏炭、藕节炭；化瘀止血药类，血余炭、蒲黄炭；升阳走表止血药类，荆芥炭、荷叶炭；固涩止血药类，白及炭、煅龙骨、煅牡蛎。

方师止血常用方剂：目衄，龙胆泻肝汤；鼻衄，泻白散；齿衄，属阳明火盛者用黄连解毒汤或玉女煎，属阴虚火旺者用知柏地黄汤；肌衄，脾不统血者用补中益气汤；咳血，肺热者用泻白散，肺燥阴伤者用百合固金汤、紫菀汤，肝火灼肺者用旋覆代赭汤；吐血，胃肠积热者用三黄泻心汤，肝火犯胃者用旋覆代赭汤，便血，远血寒热凝聚，脾胃失和者用黄土汤，近血用地榆槐角丸或荷叶丸；尿血，膀胱湿热者用小蓟饮子或八正散，阴虚火旺者用知柏地黄汤；妇科出血，多用胶艾汤。

方师常用止血药物：大小蓟、侧柏（炭）、炒地榆、椿根皮、藕节（炭）、白及、荆芥穗（炭）、血余炭、白茅根、炮姜炭、艾叶炭、炒阿胶珠、伏龙肝、川军（炭）、黄柏（炭）、三七粉、茜草等。

五、悬饮（结核性胸膜炎）

案例　扶正排饮治阴虚悬饮

秦某，男，34岁，1997年11月10日初诊。

患者低热伴胸痛、气短2个月。患者2个月前发现午后体温升高，体温在37.5～38℃，并伴有胸痛、胸闷、气短。遂到附近医院（具体名称不详）检查，血常规正常，胸部透视示：右侧胸腔积液。拟诊：结核性胸膜炎，给予异烟肼等抗痨治疗。经过2个月的治疗，体温有所下降，在37.2～37.5℃。但仍有胸痛气短、胸闷憋气之象，无咳喘症，纳食不馨，疲倦乏力，手足心热，体重轻度下降（2个月下降2～3kg）。口干不甚思饮，大便偏干，小便可。今日欲服中药配合治疗，得以求病速愈。患者精神萎靡，瘦削面容，面色少华，尺肤、手心较正常皮温为高，测体温37.2℃。语音清晰，语声偏低。舌质红，薄白苔少津，脉象弦细小数。

辨证分析：本案例患者低热2个月，灼伤肺津，正气亏损。肺之气阴不足，宣降失常，致水液积于胸胁而成悬饮。悬饮之邪留恋，气机阻滞出现胸闷憋气胸痛。邪热灼伤阴津出现口干、便干、手足心热、舌红少津、脉弦细小数。肺病久及母，脾之气阴不足，运化失司，纳食不馨，人亦逐渐消瘦。中医诊断：悬饮；痰饮留恋、气阴亏损。西医诊断：结核性胸膜炎。治法：清热排饮，益气养阴。方药：拟方千金苇茎汤化裁。方药如下：

干芦根30g，生薏米20g，冬瓜皮15g，玉竹15g，金银花15g，炒白术10g，干石斛10g，北沙参15g，百合15g，大枣4个，枸杞子10g。8剂，水煎服，每日1剂。

二诊：1997年11月20日，患者述服用上方8剂后，觉胸憋气闷有改善，食欲渐增，体力有所恢复，口干、便干、手足心热程度均减轻，午后体温仍偏高，37.5℃左右，舌质嫩红，薄白苔，脉弦细，辨证立法同前，方师认为已初见成效，效不更方，在前方基础上加麦冬10g，继服8剂。

三诊：1997年12月11日，患者服二诊方16剂后，体温已基本正常。胸透复查：胸腔积液已吸收约1/2。自觉症状亦继续减轻，面渐有光泽，舌质嫩淡红，薄白苔，脉象缓细。为继续巩固疗效，方师嘱西药抗痨治疗要继续，并另为加强胸腔积液吸收之力，亦即排饮之力，在1997年11月20日方的基础上加陈皮10g、苦桔梗10g，再进8剂。

按语　“悬饮”为四饮之一，即水饮停留于胁下者为悬饮。从治疗上看，在《金匮要略·痰饮咳嗽病脉证并治》中有：“病痰饮者，当以温药和之。”本案例虽病邪所在部位当属“悬饮”，但从以上病证分析应为气阴两虚之饮邪留恋，方师选用了千金苇茎汤化裁治疗。千金苇茎汤是治疗肺脓疡的，具有清肺化痰、逐瘀排脓之功用。分析方师所用千金苇茎汤化裁方：仅用此方四味药中的干芦根30g和生薏米20g这两味药，芦根清肺热、化稠黏痰，生薏米利水渗湿清热排脓；没用冬瓜子而是用的冬瓜皮，清热利水消肿，对于胸腔积液的治疗更有针对性；没用桃仁是因为本例患者尚没有血瘀之症。加金银花，性味甘寒，清热解毒又不伤阴，与本案例病机契合；加北沙参、玉竹、干石斛、百合、枸杞子入五脏之经以养阴增液润燥，尤以润肺养胃生津为重；加炒白术、大枣补益中气，补土生金，全方配伍思路清晰，师古人之法而不拘泥其方，化裁得当，共奏清热排饮，益气养阴之功，获得良效。

结束语

关于肺之疾患，自上古时已被重视，其病域所辖范围甚广，种类繁多。唯咳喘难治，肺病难医已成共识。往往初患此证多所忽视，不慎调养，迁延就医，或治不彻底，屡经反复，日久病深，肺气益损，痰瘀胶固，而难除。待肺病及心时尤为难治，收效甚微，已成痼疾，贻害终身。当今此病仍是医学重点研究之一。

吾师方和谦教授积累60余年临证实践经验，不断精研中医内科杂症，探究肺病系统疾患，年长日久，多有所得，诊治咳喘之痰得心应手，往往可获桴鼓之效，深得患者赞誉。吾跟师多年临诊，耳濡目染，体会至深，自采集咳喘病案加以总结，以得心愿，深感学无止境，应不断追求，加强学习，正如方师所谆谆教导“业精于勤，而荒于嬉”，学习医道要勤于理论，善于思考，勇于实践，才能见医学真功，得医学真谛！

第三节 脾胃病类

中医学中脾胃同居中焦，为后天之本，正如《素问·玉机真脏论》中所说“五脏者皆禀气于胃，胃者五脏之本也”，《素问·灵兰秘典论》言“脾胃者，仓廪之官，五味出焉”，脾胃主水谷精微之运化，为气血生化之源，以充养五脏六腑四肢百骸，可见脾胃这一脏一腑对于人体来说其重要性非同一般。这与现代医学认为消化系统消化吸收饮食物营养，以维持人体正常生命活动的认识是吻合的。

脾胃疾病是临床的常见病和多发病，脾胃疾病基本上涵盖了现代医学消化系统疾病，包括食管、胃、肠及肝胆胰等疾患，中医对于脾胃疾病的治疗历来具有独特的优势。

方师幼承祖传家学，精通《伤寒》《金匮》，博采众方，如东垣《脾胃论》、叶桂《温热论》、吴瑭《温病条辨》等，用这些中医精华理论指导临床实践。方师在临床诊疗中非常重视脾胃病的调治，方师说：“脾胃健则五脏皆荣，脾胃弱则五脏俱损。”尊崇王节斋所言：“人之一身，脾胃为主，故洁古制枳术之丸，东垣发脾胃之论，使之常以调理脾胃为主，后人称为医中王道，厥有旨哉！”(《景岳全书》)。方师治疗脾胃病的核心理念就是“保胃气，安五脏”，这个理念同时也体现在治疗所有疾病之中，或者也可以这样认为，这个理念是方师医疗生涯中的一条主线。

一、口腔疾病

口舌生疮，属“口疮”范畴，症见口腔内唇、颊、上腭、舌等黏膜处，出现淡黄色、灰白色小溃疡面，多系心火上炎、胃火炽盛熏蒸于口所致。一般用药多采用苦寒泻火之剂，如牛黄解毒、牛黄清火、牛黄清胃、三黄片等。然常用苦寒药则败胃伤脾。方师治病极为重视顾护脾胃，常言：“保胃气，存津液。”药若苦寒败胃伤脾，则使后天之本不能运化。因此，常告诫我们，治病当中，四时皆以胃气为本，“五味入胃，各归所喜”，以药之一气之偏，治人之一气之偏，保胃气，存津液，调阴阳，为一切治疗之大法。口舌生疮的病机根本即是阴阳失调，阴虚阳盛，阳亢化火。苦寒泻火治标，甘寒养阴治本。因此，方师治口舌生疮一证，在顾护脾胃的前提下，多采用甘寒养阴降火法，临床使用，实有效验。

临床所遇口腔溃疡患者，尤其反复发作者，实无多余实火，乃皆为虚火所致。火热之邪必耗津伤液，故方师提出：治口疮药不用苦寒，用甘寒以养阴降火。常选用北沙参、麦冬、玉竹、生地黄、黑芝麻、石斛、山药、太子参等养胃阴清虚火。舌为心之苗，口舌居上，故方师又选用金银花、莲子心、竹叶、草河车、白花蛇舌草等轻清解毒之品配伍以增清热之力。并喜生、炙甘草同用，言生者清热解毒，炙者培中泻阴中伏火。

案例1　疏肝理气治火郁口疮

李某，女，41岁，2006年1月16日初诊。

患者2004年因情志不舒开始出现胸闷，去301医院就诊，诊断为神经官能症，未服药治疗，近1个月来胸闷加重，平卧得舒，气短，时心悸，口疮反复发作，睡眠可，纳食可，二便调，月经周期37～38天，经期10～11天，月经量可。舌质洁，脉象平缓。既往乳腺增生，卵巢囊肿史。血压90/60mmHg。动态心电图（–）。

辨证分析：情志不舒，肝气郁结，肝络失和，则胸闷、月事不调；肝郁不解，心气耗伤，则心悸、气短。肝郁不解，气郁化火上炎，故口舌生疮。中医诊断：郁证；肝郁气滞。西医诊断：神经官能症。治法：疏肝理气。拟方和肝汤加减。处方：

党参9g，茯苓9g，白术9g，炙甘草6g，当归12g，白芍9g，柴胡5g，香附6g，苏梗6g，生姜3片，薄荷3g（后下），大枣4个，陈皮10g，炒枳壳5g。10剂，水煎服，每日1剂。

二诊：2006年4月13日，药后胸闷消失，近日胸闷、口疮又发，二便调，睡眠可。舌质洁，脉平缓。中医诊断：郁证；阴虚胃火。西医诊断：神经官能症。治法：滋阴清胃。处方：

生地黄10g，丹皮10g，麦冬10g，黑芝麻15g，连翘10g，丝瓜络6g，石斛6g，竹茹6g，焦神曲6g，北沙参10g，陈皮10g。7剂，水煎服，服3天停1天。

按语　方师用和肝汤调和气血，疏肝理脾。加陈皮、炒枳壳增强理气之力。口腔溃疡，一般多认为系心火亢盛，胃火炽盛所致。多采用苦寒以泻火。方师认为口腔溃疡，尤其是反复发作，缠绵不愈者及老年患者，多为虚火所致，不能用苦寒之品，防其败胃；而多选用甘寒养阴之品，有“壮水之主，以制阳光”之意。养阴药物常选用北沙参、麦冬、石斛、玉竹、黑芝麻、生地黄等；清热解毒药物常选用金银花、连翘、白花蛇舌草、竹叶、莲子心等；常合用生、炙甘草，生甘草清热解毒，炙甘草培中，泻阴中伏火。

案例2　滋阴清热治虚火口疮

李某某，女，53岁，2006年2月10日初诊。

患者口疮反复发作1年余。2002年因月经不规律，服激素后出现口疮，未到医院检查，间断服中药，疗效一般。现下唇黄豆大溃疡，疼痛，口干，胃胀，纳可，大便干，苔白，脉象平缓。查体：咽略红。绝经3年。

辨证分析：患者正值更年期，肝肾阴虚。虚火上炎，灼伤肌肤，故发口疮。阴虚生内热，热伤津液，肠道失濡，故口干、大便干。中医诊断：口疮；阴虚胃火。西医诊断：口腔溃疡。治法：滋阴清热。拟方六味地黄丸加减，处方：

熟地黄12g，麦冬10g，炒山药12g，陈皮10g，茯苓10g，丹皮10g，山萸肉10g，焦神曲6g，炒枳壳6g，白花蛇舌草15g，黑芝麻10g，大枣4个。6剂，水煎服，每日1剂。

二诊：2006年2月16日，服药后症状无明显改变，口疮，口干、大便干。治法同前。处方：

生地黄10g，麦冬10g，白花蛇舌草15g，金银花15g，连翘10g，黑芝麻10g，元参6g，焦神曲6g，茯苓10g，丹皮10g，大枣4个，炒谷芽15g，薄荷5g（后下）。15剂，水煎服，隔日1剂。

随访口疮痊愈，未再复发。

按语 六味地黄丸滋补肾阴，白花蛇舌草清热解毒，黑芝麻养阴，炒枳壳理气，焦神曲、大枣健胃和中。在本病的治疗中，方师特别强调了白花蛇舌草的独特作用。白花蛇舌草性味微苦、甘，寒，归胃、大肠、小肠经。有较强的清热解毒作用。用于治疗痈肿疮毒、肠痈腹痛、咽喉肿痛、毒蛇咬伤。方师擅用白花蛇舌草治疗口腔溃疡，每获良效。

案例3 滋阴清胃治胃火口疮

李某某，女，53岁，2005年5月14日初诊。

患者口舌生疮2周。症见舌边、口腔内多处溃疡，口唇肿胀外翻，不能食，言语受限，大便略干，小便黄。舌质淡红，苔白，脉弦缓平。曾服泻火类药，未效，故求诊于方师。

辨证分析：患者素体阴虚，观其脉证并无实热之象，为阳明胃阴内弱，虚热上灼于口，发为口疮。中医诊断：口疮；阴虚胃热。西医诊断：口腔溃疡。治法：养阴清热降火。处方：

北沙参15g，麦冬10g，生地黄10g，牛膝10g，金银花10g，连翘10g，知母10g，白花蛇舌草12g，丹皮10g，生、炙甘草各6g，陈皮10g，半夏曲10g。5剂，水煎服，每日1剂。

二诊：口腔溃疡明显减轻，唇肿亦消，能食能语，二便调和。又以上方继服5剂，巩固疗效。

按语 对于本例中焦胃阴不足患者，方师以北沙参、麦冬、生地黄养阴生津，金银花、连翘、知母、白花蛇舌草清热解毒，陈皮、半夏曲理气化痰，牛膝引火下行，丹皮清血中伏火。生、炙甘草的同用是方师的经验用药。甘草别名“国老”，首载于《神农本草经》：“味甘平。治五脏六腑寒热邪气，坚筋骨，长肌肉，倍力，金创，解毒。久服轻身延年。”方师认为炙甘草主要能调和药味，使不同药性调和在一起，随攻药、随补药都有应用。单用炙甘草还能泻阴中伏火。生甘草主要作用清热解毒泻火，甘缓留中。方剂有甘草桔梗汤治咽痛，菊花甘草汤治肿疡。

案例4 祛暑清热治暑湿口疮

陈某某，女，35岁，2005年7月10日。

患者口疮咽痛日久，并伴头痛，烦急，口咽唇干，二便调。舌质略红，苔薄黄，脉平。

辨证分析：时值暑季，暑热之邪郁阻中焦，循经上行则见口疮、咽痛，热则耗津伤阴，故口咽唇干。中医诊断：口疮；暑热郁阻中焦。西医诊断：口腔溃疡。治法：养阴清热祛暑。处方：

淡竹叶10g，麦冬10g，茯苓15g，滑石块15g，炙甘草6g，黑芝麻15g，莲子心3g，丝瓜络6g，浮小麦20g，佩兰10g，生薏米15g，合欢皮15g。8剂，水煎服，每日1剂。

二诊：药后口疮愈，仅口咽发干。继前方加佛手花6g，炒谷芽10g，6剂，水煎服，每日1剂。巩固疗效。

按语 用苦寒药以泻火以求速效，时有败胃之弊，细观方师用药多甘寒养阴清热治之，同样收效，且不伤胃。从本案方师采用甘寒养阴降火法治口腔溃疡，充分体现了老师治病重视顾护脾胃，培中补中之意。

案例5 清心抑火治伏火口疮

张某某，女，68岁，1997年12月4日初诊。

患者口腔溃疡4年，加重2个月。自1993年以来口腔溃疡反复发作，现口唇疼痛，舌痛，舌尖、唇内有3个溃疡面，口唇干燥，饮食一般，二便正常。舌质红，少津，舌苔白，脉象弦平。

辨证分析：舌为心之苗，脾之外候，患者久患口舌生疮，初实热之火久羁，耗伤阴津，而致虚火内生，症见口唇发干，舌唇疼痛，口腔溃疡；因无实热之邪，故二便调畅。舌红少津为阴虚火旺所致。中医诊断：口疮；心脾伏火证。西医诊断：口腔黏膜溃疡（复发性）。治法：抑心火，清心脾。处方：

焦神曲10g，茯苓15g，生薏米15g，白花蛇舌草15g，薄荷5g（后下），大枣4个，玄参6g，麦冬10g，生地黄10g。4剂，水煎服，每日1剂。

二诊：1997年12月8日，病情无进退。口唇干燥疼痛，舌痛，口角溃疡，二便正常。舌质红，少津，苔白，脉象弦平。证治同前。处方：

生地黄10g，麦冬10g，玄参6g，薄荷5g（后下），白花蛇舌草15g，生薏米15g，茯苓15g，焦神曲10g，大枣4个，生甘草6g。5剂，水煎服，每日1剂。

三诊：1997年12月15日，患者遵医嘱服上方5剂，效果明显，病情好转。口腔溃疡面积缩小，口角溃疡好转，口唇、舌痛好转，口干减轻，二便正常。舌质红，少津，苔白，脉象弦平。证治同前。处方：前方加丝瓜络6g。5剂，水煎服，每日1剂。

四诊：1997年12月22日，口腔溃疡消失，口唇、舌疼痛明显减轻，口角溃疡已愈，饮食可，二便正常。舌质红，舌苔白，脉象弦平。处方：

金银花15g，连翘15g，生地黄10g，麦冬10g，玄参6g，薄荷5g（后下），白花蛇舌草15g，生薏米15g，茯苓15g，神曲10g，大枣4个，生甘草6g，丝瓜络6g。6剂，水煎服，每日1剂。

五诊：1997年12月29日，舌热，口唇干燥，二便正常。舌质红，舌苔白，脉象平。证治同前。处方：前方加天花粉6g。6剂，水煎服，每日1剂。

按语 该患者患复发性口腔溃疡4年，此次舌痛生疮乃虚火所致。舌为心之苗，热灼心阴，则阴虚火旺，上走于舌，而见口舌生疮。舌唇为脾之外候，久病则脾虚不运，湿热内生，脾之伏火上行而见于唇舌。因口腔溃疡为心之阴虚火旺，脾之伏火上行所致，故用药不宜苦寒，方师采用养心益脾，清热祛火之药，疗效显著。

案例6 滋阴清火治阴虚舌炎

晋某某，女，60岁。2003年12月9日初诊。

患者3个月前出现舌面疼痛如针刺，影响进食及语言，动则甚。外观无明显皮损。口腔医院诊断为“灼口炎”，服口炎清、复方氯己定含漱液等未见好转。二便可，睡眠正常。舌质淡红，舌苔灰，双脉缓平。

辨证分析：患者年过六旬，阴血内弱，水不制火，导致虚火独亢，“舌为心之苗”，“诸痛痒疮，皆属于心（火）”，虚热上蒸于舌持续不退，故见舌痛不解。中医诊断：舌痛；阴虚火郁。西医诊断：舌炎。治法：滋阴清火。处方：

生地黄12g，淡竹叶6g，薄荷5g（后下），菊花10g，丹皮10g，石斛6g，黑芝麻10g，麦冬6g，连翘15g，生甘草6g。6剂，水煎服，每日1剂。

二诊：2003年12月16日，患者服前药无进退，仍舌面疼痛如针刺，影响进食及语言，动则甚。舌质淡红，舌苔灰，双脉缓平。继予滋阴清火为治：

金银花10g，连翘10g，薄荷5g（后下），桔梗10g，生甘草6g，芦根10g，白芷5g，天花粉10g，大枣4个，丹皮10g。8剂，水煎服，每日1剂。

三诊：2003年12月25日，服前药已近痊愈，舌面如常，已不疼痛，口干，纳便可。舌洁，脉平。前方加丝瓜络6g、北沙参10g，8剂，每日1剂。

按语 方老常以《素问·至真要大论》中“病机十九条”为指导辨证施治，本案患者以慢性舌痛为主诉就诊，方老曰“诸痛疮疡，皆属于心（火）”“舌为心之苗”，本案患者属阴虚火郁上犯口舌为患，故拟定滋阴清郁火为治，取得良好效果。

案例7 清解利湿治湿毒白斑

石某某，男，39岁，2003年7月15日初诊。

患者1年前双侧颊部口腔黏膜发现白斑。曾到协和医院就诊，确诊为口腔白斑。局部无不适。患者一般情况好，纳食可，二便调，舌质红苔薄白，脉平缓。

辨证分析：口腔白斑是中老年人较常见的口腔黏膜病，是口腔癌前病变之一。本病病位在口，与脾密切相关。脾开窍于口，脾主运化水湿，脾主肌肉。脾失运化，湿停毒郁，发于口腔黏膜，黏膜受湿邪侵蚀，故发白斑。中医诊断：口舌疳腐；湿毒蕴肤。西医诊断：口腔白斑。治法：清热利湿。处方：

生甘草5g，炙甘草5g，生薏米20g，白花蛇舌草15g，茯苓10g，蝉蜕5g，丹皮10g，玉竹10g，金银花10g，炒谷芽10g，炒白术10g。15剂，每日1剂。

二诊：2003年7月31日，患者左颊白斑已逐渐缩小，自觉口干，偶有牙龈出血，舌脉同前。前方加生地黄10g，再予15剂。

三诊：2003年8月15日，患者左颊白斑已愈，右侧也已变小，再投上方15剂，并嘱其一旦痊愈不用再诊，患者果未再诊。

按语 口腔白斑是口腔黏膜的白色角化性损害，一般无自觉症状。方师认为本病病位在口，与脾密切相关。脾失运化，湿停毒郁，发于口腔黏膜，黏膜受湿邪侵蚀，故发白斑。方师谨守病机，用生薏米、茯苓、炒白术健脾化湿，白花蛇舌草、金银花、生甘草清热解毒，炒谷芽健脾和胃，玉竹养阴清热，补而不燥，且有活血之功。丹皮可泻阴中之火，凉血活血。玉竹、丹皮两者同用活血化瘀通络，可加强局部的血液循环，促进黏膜愈合。配蝉蜕祛风，以皮达皮。炙甘草调和诸药。在本案例的治疗中，方师特别强调了白花蛇舌草的独特作用。白花蛇舌草性味微苦、甘，寒，归胃、大肠、小肠经，有较强的清热解毒作用，用于治疗痈肿疮毒、肠痈腹痛、咽喉肿痛、毒蛇咬伤。此药亦有清热利湿通淋之效。方师擅用白花蛇舌草治疗口腔溃疡亦每获良效。

案例8 滋阴清热治长期疱疹

杨某，女，52岁，2003年9月11日初诊。

患者口唇疱疹及舌尖疼痛半年，伴有咽干、咽痛，刻下症见口唇周围红疱疹，有结痂，亦有水疱，偶有胃痛，大便调。舌边尖红，苔薄白，脉平缓。

辨证分析：单纯性疱疹是由病毒引起，祖国医学称为“热疮”“火燎疮”。本案患者发病前曾明确接触“84”消毒剂，刺激味道极大。似热毒之邪侵犯人体，灼伤阴津，正虚外邪侵入，导致局部疱疹发作不愈。中医诊断：热疮；湿热阴伤。西医诊断：单纯性疱疹。治法：化湿清热。处方：

桑叶10g，炙桑皮10g，菊花10g，薄荷5g（后下），桔梗10g，麦冬10g，杏仁10g，竹叶6g，芦根12g，生地黄10g，元参10g，连翘40g，炙甘草5g。10剂，水煎服，每日1剂。

二诊：2003年9月21日，服前方后口唇疱疹消退，口唇及舌尖干痛减轻，偶有胃不适，大便调，舌洁，脉平缓。前方加丹皮10g，12剂，每日1剂，服3天停1天。

按语 常见典型的“热疮”，即为复发性单纯疱疹，好发于皮肤和黏膜交界处。如口角、唇缘等部位，在急性发热性疾病时（或月经期前后，日晒，过度疲劳，情绪障碍等）发生。初起时，局部有灼热，刺痛和痒感，数小时后患处皮肤潮红，继之出现一群粟粒样水疱，1～2天可发展到数群水疱，密集成簇，但不融合，疱壁薄、疱液清澄，水疱易破成糜烂面，数日后结痂脱落而愈。从其发病部位和病程特点属风热毒邪侵袭上焦口鼻所致，其局部口腔疱疹色鲜红，灼热感明显，为热毒邪盛之象，灼伤气阴之力也更盛，故方老治疗本病时在加强清热解毒药力的同时（连翘40g），也注重滋养阴津扶助正气以助清热。

二、腹　　胀

案例1　疏肝理气治气滞腹胀

李某某，女，42岁，2005年9月19日初诊。

患者腹胀6个月。2005年3月以来每天午后即腹胀不适，且膨大如鼓，扣之有声。胃镜示：未见异常。诊断为胃肠神经官能症，曾服多潘立酮等多种西药，症状不减。现午后腹胀如鼓，面色晦暗，性格抑郁，沉默寡言，纳可，二便调，睡眠差，多梦，大便不畅，质软。舌淡红，苔薄白，脉弦缓。血压120/80mmHg，查体：腹软，肠鸣音略有减少。

辨证分析：患者性情抑郁，沉默少言，肝失条达，气机不舒，肝气郁滞，脾运失调而引起腹胀。中医诊断：腹胀；肝气郁滞。西医诊断：胃肠神经官能症。治法：疏肝解郁，理气行滞。处方：四逆散加减。方药如下：

北柴胡6g，炒白芍6g，枳壳6g，炙甘草5g，木香5g，厚朴6g，炒白术10g，乌药10g，莱菔子5g，焦神曲6g，炒谷芽15g，陈皮10g，茯苓10g，佛手6g。7剂，水煎服，服3天停1天。

二诊：2005年9月29日，服药后频传矢气，腹胀减轻，大便正常，食欲较前旺盛，夜眠亦好转。舌淡红，苔薄白，脉弦缓。前方减厚朴、莱菔子，加薄荷5g。7剂，水煎服，服3天停1天。前方已效，纳食腹胀均亦好转，故免厚朴、莱菔子，酌加薄荷，加大疏肝解郁力量。

三诊：2005年10月9日，服药后腹胀消失，舌淡红，苔薄白，脉缓。患者服药后已无不适，因肝气瘀滞日久，伤及脾胃，故以健脾和中收功。拟香砂六君子汤加减，处方：

太子参12g，炒白术10g，茯苓10g，炙甘草6g，木香5g，砂仁5g（后下），陈皮10g，大枣4个，焦神曲6g，炒谷芽12g，枳壳6g。10剂，水煎服，服2天停1天。

按语　《内经》："诸湿肿满，皆属于脾。"患者以午后腹胀为主症，只因午后阳气减弱，阴枢转失权，肝木乘土，故先以理气行滞为主，症状缓释后，再以调理脾胃以扶正助其运化而获效。初诊方以柴胡、白芍、乌药疏肝行气，枳壳、厚朴、陈皮、木香、佛手理气除胀，莱菔子、焦神曲、炒谷芽以健胃消食，白术健脾。三诊加大健脾和胃之力。

案例2　行气止痛治直肠癌术后腹胀

朱某某，男，51岁，2003年4月17日初诊。

患者腹痛伴咳嗽1周。1周前因感受外邪，发生咳嗽，咽痛，声音嘶哑，腹痛，腹胀如鼓，瘘口红肿、疼痛，有褐色分泌物，大便干，食欲差。直肠癌术后3年余。形体消瘦，面色晦暗，无光泽，表情痛苦。舌洁，脉平。

辨证分析：患者直肠癌术后3年，体质虚弱，复感外邪，气滞血瘀，出现一派内热气滞症状。病位在肺、脾、肝，属虚实夹杂证，宜先祛邪，后扶正。中医诊断：腹痛；脉络痹阻。西医诊断：直肠癌术后。治法：行气止痛。处方：

焦神曲6g，生薏米20g，败酱草6g，麦冬6g，陈皮10g，薄荷5g（后下），佩兰6g，莱菔子6g，苏梗10g，香附10g，乌药10g。14剂，水煎服，服3剂停1天。

二诊：2003年4月24日，患者服上方14剂，效果明显，服药后第5天，疼痛缓解，大便不畅、量少。苔腻，脉弦平。证治同前。处方：

桔梗10g，丹皮10g，焦神曲6g，生薏米20g，败酱草6g，麦冬6g，陈皮10g，薄荷5g（后下），佩兰6g，莱菔子6g，苏梗10g，香附10g，乌药10g。10剂，水煎服，服3剂停1天。

按语 乌药性温，味辛，归脾、肺、肾、膀胱经，理气止痛，温肾散寒，主治脘腹胀痛，气逆寒浊；香附辛，微苦，甘平，归肝、三焦经，理气解郁，和中开痞；莱菔子辛甘平，归脾、胃、肺经，主治消食除胀，除气化痰，脘腹胀痛，泄泻或便秘；佩兰辛平，归肺胃脾经，化湿辟秽，醒脾开胃，主治湿浊内蕴，脘腹胀满，恶心纳差；败酱草辛苦，微寒，归胃、大肠、肝经，清热解毒，消痈排脓，主治肠痈，肺痈，痈肿疮毒；生薏米甘淡凉，治肺痈，肠痈，统观其药，均有辛性，可以行气止痛，配败酱草，生薏米又能清热解毒治肠痈（瘘管口发炎，不通则痛），整个方剂达到了止痛的目的。二诊时，加用丹皮、桔梗，增加活血排脓之力。

三、泄 泻

案例1 清暑祛湿治暑湿腹泻

祝某，男，15岁，2001年8月6日初诊。

患者饮食内伤，时邪外感，并发身热泄利，无汗身烦，神清，脉弦数，舌红苔黄。中医诊断：泄泻；暑热外感，湿热下注。西医诊断：急性胃肠炎。治则：清热解暑，化湿止泻。处方：

煨葛根10g，生甘草10g，淡黄芩10g，飞滑石10g，生薏米15g，大豆卷15g，广陈皮10g，苦桔梗10g，川通草5g，建泽泻10g。3剂，水煎服，每日1剂。

按语 暑热之初，患者饮食内伤，复感外邪而发病，以无汗身热心烦泄利表里同病而见证，舌红苔黄，脉弦数，应辨为外感暑热，湿热下注之湿热泄泻证。患者感受暑热伤表，卫气郁表而身热无汗脉数；湿热伤及肠胃，传化失常而泄泻，舌红苔黄为湿热内蕴之征，脉弦数为邪实有热之象。方师应用清热解暑，理气化湿，升清降浊之法治之。方选葛根芩连汤合六一散化裁。治湿而言，经曰："半身以上，风受之也，半身以下，湿受之也，……其湿从风以至者，则为风湿，是风是湿，非散不愈也。湿值于寒，则为寒湿，是寒是湿，亦非由散不除也。且有好食生冷，留滞肠胃，合于两露感冒，留结不解，随气胜复，变为寒热，以致头重如裹……"治泻而言，《医宗必读》曰："泄泻治法有九：……一曰升提。气属于阳，性本上升，胃气迫注，辄而下陷。升、柴、羌、葛之类，鼓舞胃气上腾，则注下自止。"方师应用升泄并注之法，方中以葛根、豆卷解肌清热，升举内陷之热邪，黄芩苦寒清热为辅；加滑石、通草、泽泻助清热化湿之力，用薏米健脾利湿，佐陈皮、桔梗调理气机以和中。全方药味辛开苦降，施用升清降浊之法，暑热得解，湿热分消，而泄泻得止。

案例2 健脾疏风治慢性肠炎

傅某，女，75岁，1997年6月19日初诊。

患者腹痛腹泻1个月。1个月前自觉无任何诱因出现腹痛腹泻，每日2～4次，腹痛以脐周为著，大便为稀软便，食欲不振，体倦乏力，体重下降约5kg。既往有慢性肠炎病史，每至夏季易复发。患者面色萎黄无华，精神倦怠，肌肤松弛，言语气短声低。舌体胖嫩，色淡红，薄白苔。脉缓。

辨证分析：患者素质脾虚失运，又年已逾七十，肾之阳气亦已衰减，不得温煦脾阳，脾阳不足，转运失司，水谷内停，清气下陷，则腹泻；脾虚气机不调，阻滞中焦，则见腹痛；脾虚失运则食欲不振。中医诊断：腹泻；脾虚胃弱、肝风内伏。西医诊断：慢性腹泻。治法：健脾温中，祛风止泻。处方：香砂六君子与痛泻要方合方化裁。方药如下：

上党参15g，炒白术10g，炒苍术10g，茯苓15g，炙甘草6g，炮姜炭6g，大枣4个，炒谷芽15g，广木香5g，陈皮10g，防风6g，荆芥炭3g。5剂，水煎服，每日1剂。

二诊：1997年6月26日，患者服用上方后腹痛腹泻缓解，食欲渐增，尚觉气短、多汗，脉虚舌洁，方师考虑其腹泻时间比较长，正气耗损明显，目前腹泻虽止，仍应再投培补元气之方以扶正善后。拟以滋补汤加焦神曲6g，处方：

党参12g，茯苓10g，白术10g，炙甘草6g，熟地黄12g，白芍10g，当归10g，肉桂5g，木香5g，陈皮6g，大枣4个，焦神曲6g。6剂，水煎服，每日1剂，继服之。

按语 患者既往慢性肠炎病史，每至夏季易复发，即《素问·生气通天论》中所言“春伤于风，邪气留连，乃为洞泄”之意。方师治疗本例患者分为急则治标、缓则治本两个步骤。首先针对慢性肠炎再发腹泻1个月的病况，给予香砂六君子与痛泻要方合方化裁健脾温中祛风止泻疗法。香砂六君子免半夏、砂仁，益气健脾理气和中，加炒苍术、大枣、炒谷芽、炮姜炭加强健脾温中化湿和胃之效；痛泻要方中的防风这味药对于本案例的腹痛腹泻起到比较重要的作用，祛风胜湿，升举脾清阳之气以止泻，疏散肝之郁气，以其甘味缓急止腹痛；荆芥药性浮而升，在本案例中小量使用，具有升举脾气而止泻的作用。第二步在患者腹痛腹泻缓解之时继续培补元气，应用滋补汤加味以善其后，可长期服用，以减少腹泻反复发作的概率。滋补汤（见上方）温而不燥，滋而不腻，补而不滞，既扶助正气又调和脾胃，正与本例患者病情契合。

案例3　健脾固摄治脾虚溃结

宋某，女，68岁，1998年8月13日初诊。

患者便中带有血及黏液月余。患者有慢性溃疡性结肠炎病史，近1个月来便中带黏液，并且经常便中带血，量不多色红，无明显腹痛，每日排2～3次软便。食欲不振，疲倦乏力，四肢酸软，睡眠不实。神志清楚，精神疲倦，面色萎黄少华，肌肤欠润，形体消瘦，声低语怯。舌质淡嫩，薄淡黄苔，脉象沉缓细滑。

辨证分析：患者年事已高，各脏腑功能均已下降，况患者夙有慢性溃疡性结肠炎病史，经常腹泻，更伤脾胃之气，脾气虚弱运化无力，则食欲不振，精神倦怠，便软，每日2～3次。脾主四肢肌肉，脾运不健，精血不足以荣养四肢肌肉，则四肢酸软，肌肤欠润，形体消瘦。脾虚失运，气血精华不能上荣于面，则面色萎黄少华。脾气不足，统摄血液能力下降，血不归经，则便中带血。脾虚水湿不运，瘀积体内注入大肠则成便中带黏液。中医诊断：痢疾；脾气虚弱，固摄无权。西医诊断：慢性溃疡性结肠炎。治法：健运中州，固摄止血。处方：

太子参15g，茯苓15g，炒白术10g，炙甘草6g，陈皮10g，焦神曲6g，炒谷芽15g，生黄芪15g，炒山药10g，大枣4个，炮姜6g，炒地榆6g，荆芥5g，大、小蓟各6g，炒薏米15g。7剂，水煎服，每日1剂。

二诊：1998年8月20日，患者服上方后精神有好转，体力渐增，大便中血止，黏液也减少，纳量稍增。方师认为本例患者是慢性疾病，需要较长一段时间调理，包括体质的调节和改善，故嘱患者病虽有转机，但不可怠慢调治，继投上方8剂以巩固之，并要求患者避寒保暖、清淡温暖饮食、结合体力情况适当锻炼身体。

按语 针对本案例的治疗，方师抓住脾气虚弱这个关键病因，在处方中重用健脾益气补中的一大组药味（占全方1/2）：太子参、茯苓、炒白术、炙甘草、生黄芪、炒山药、大枣、炒薏米，增强脾统摄血液的功能，使血液归经在脉管中运行，陈皮、神曲、谷芽健脾消食行气。另一组药为止血药：炮姜、炒地榆、大小蓟、荆芥，炮姜暖脾温经止血，炒地榆收敛止血（炒用去其寒性），大小蓟凉血止血祛瘀生新。在本案例的治疗中用荆芥止血甚妙，其止血一是因其入血分，二是其药性浮而升可通利血脉，引血归经；荆芥还是一味疮病要药，对于患者的溃疡性结肠炎也能起到一定的治疗作用，一举两得。

案例4　温脾益肾和肝治泄泻

马某，女，39岁，1998年4月23日初诊。

患者腹泻1月余。患者因进食寒凉食物较多，于1个月前出现腹泻，每日3～4次，为稀溏便，无腹痛、无腹胀，食纳一般，四肢沉重乏力，腰部酸痛怕冷，曾到某医院检查，血常规、便常规均在正常范围。自行间断服用参苓白术丸等中成药，效果不明显，故求治于方师，欲服中药汤剂治疗。诊其精神倦怠，面色苍白，形体消瘦，肌肤少华，眼睑微浮，双下肢不肿。舌质淡嫩，舌苔白厚，脉象沉缓滑。

辨证分析：患者之病证属“泄泻”范畴。由于进食寒凉过多，耗伤脾之阳气，脾阳不振，运化无权，则出现腹泻，水湿内停则大便稀溏，脾主四肢，脾阳不足，不能温煦四肢，则四肢沉重乏力，脾阳不足，进一步影响肾阳，肾阳亏虚，则腰痛怕冷，肾阳不足，釜底无薪，水谷不化更加重腹泻。舌苔白厚，脉沉缓滑，均为脾肾阳虚，水湿内停之象。中医诊断：泄泻；脾肾阳虚，水湿内停。西医诊断：胃肠功能紊乱。治法：温脾益肾，健脾化湿。处方：

党参15g，茯苓15g，炒白术15g，炙甘草6g，当归10g，桑寄生15g，川断10g，枸杞子10g，炒杜仲10g，炒谷芽20g，焦神曲10g，大枣4个。6剂，水煎服，每日1剂。

二诊：1998年4月30日，患者药后大便已减至每日1～2次，但便仍不成形，并有便前腹痛之感，方师再拟健脾温中，和肝益肾之方：

党参15g，茯苓15g，炒白术10g，炙甘草6g，陈皮10g，北防风10g，土炒白芍10g，炒苍术10g，炮姜炭6g，炒薏米15g，炒杜仲10g，川断10g，焦神曲10g，大枣4个。6剂，水煎服，每日1剂。

三诊：1998年5月7日，患者服上方后大便性状进一步好转，每日仅一次成形软便，腹痛缓解，体力渐增，食纳正常，舌洁脉平，方师言效不更方，上方再进6剂善后。并嘱患者保暖避寒，温暖饮食，保护阳气。

按语 方师拟方重在温补脾肾，方中党参大补元气，助运化而正升降，茯苓、炒白术、炙甘草、大枣健脾益气温中化湿，当归补血，炒谷芽、焦神曲和中助运水谷；炒杜仲、桑寄生、枸杞子、川断温补肝肾以助脾阳。患者二诊时便次已减，但便质仍稀，且伴有便前腹痛，方师在初诊温脾益肾的基础上加入了痛泻要方和肝健脾缓急止痛，其中防风升举脾之阳气且祛风又可胜湿，从两方面助健脾止泻，土炒白芍柔肝缓急益脾；在二诊方中还加入了炒苍术健脾燥湿止泻，炮姜炭温中散寒止泻；得以半月获效。从本案例的治疗中体现了方师步步为营，步步收功的诊疗思路。

案例5　温运中州治虚寒泄泻

常某某，男，61岁，1997年12月22日初诊。

1个月前因饮食不慎、寒凉过多导致腹泻，每日3～4次，并伴腹痛腹胀，便呈稀水样，自服黄连素后，便次未减，但便由稀水样转为稀软便，腹痛腹胀仍在，食欲不振，疲倦乏力，畏寒，自觉腹部发凉，四末不温。神志清楚，表情痛苦，精神疲倦，面色萎黄，形体适中，唇干色淡，语音尚清，双手欠温。舌质淡，白苔，脉沉缓。辅助检查：便常规检查：未见红白细胞。

辨证分析：患者年事已高，阳气本已虚衰，加之已入冬季，脾胃之阳益发虚少，又不慎过食寒凉，使脾胃之阳进一步受损伤，所进之水谷得不到阳气之鼓动腐熟，则出现腹泻，脾阳不足，运化失司，气机不畅则腹痛腹胀，脾气不足则疲倦乏力，食欲不振，阳气不振，则畏寒，腹凉，四末不温，舌质淡。脉沉缓亦为阳气不足之象。根据以上分析，本患者之泄泻是由于饮食不节，导致脾胃受伤，气机升降失常，故方师拟方意在理中温运。中医诊断：泄泻；脾胃虚寒。西医诊断：胃肠功能紊乱。治法：温运中州。处方：香砂六君子汤化裁。方药如下：

党参15g，茯苓15g，炒白术10g，炙甘草6g，炮姜炭5g，炒谷芽15g，焦神曲10g，大枣4个，广木香5g，陈皮6g，法半夏6g，伏龙肝12g。4剂，水煎服，每日1剂。

复诊：1997年12月29日，患者服用上方4剂后，腹泻已停止，大便已成形，每日1～2次，已无腹痛，腹胀亦有改善，方师嘱效不更方，投上方6剂继续扶正，并嘱患者忌食寒凉，注意保暖，以防再发。

按语　方中党参大补元气，助运化而正升降；合茯苓、炒白术燥湿健脾，炙甘草、大枣益气和中，炮姜炭、伏龙肝温中焦脾胃，使中州之虚得甘温而复；用木香辛甘微温行肠胃滞气，炒谷芽、焦神曲、陈皮、法半夏和中助运水谷，全方标本兼顾，虚实互调，融益气运脾、温中散寒固肠止泻于一体，以恢复脾胃正常运化之功能。

案例6　健脾渗湿治脾虚泄泻

金某某，女，32岁，1994年6月3日初诊。

患者腹泻3月余，日二三次，近日过于劳累每日泄泻三四次，腹胀不适，常有肠鸣，口淡不渴，有时晨起面有浮肿。舌苔白厚，脉沉细略滑。辅助检查：便常规检查：不消化物；便培养：未找到致病菌。

辨证分析：本病例是由于脾胃虚寒，脾失健运，脾气下陷，水谷不化，故久泄不止；寒湿内阻升降失调，故腹胀、肠鸣。中医诊断：泄泻；脾胃虚寒、气滞湿阻。西医诊断：慢性腹泻。治法：健脾渗湿，理气和中。处方：参苓白术散加减。方药如下：

党参10g，茯苓12g，白术10g，山药10g，炙甘草5g，炮姜3g，莲子肉6g，木香6g，砂仁3g（后下），大豆黄卷10g，伏龙肝15g（布包先煎）。5剂，水煎服，每日1剂。

二诊：服药5剂，腹泻已止，腹胀、肠鸣尚存，在原方的基础上加陈皮10g，枳壳6g理气和中除胀。5剂，水煎服，每日1剂。

三诊：药后肠鸣、腹胀大减，宜用保和丸、人参健脾丸交替服用半个月，巩固疗效。

按语　本案方师用参、苓、术、姜、草、山药、莲子肉补脾胃、益中气，配合伏龙肝温脾涩肠以止泻，与炮姜、白术相伍以增强温中止泻之力。木香、砂仁、大豆黄卷理气化湿。方师善用伏龙肝这味药，伏龙肝辛、微温，归脾、胃经，温中止血、止呕、止泻疗效确定，所以由脾虚失摄所致的便血、衄血症中方师也常常用伏龙肝这味药，取得满意的疗效。二诊由于腹胀、肠鸣尚在又加入陈皮、枳壳，加强理气和中作用，使本方补中有通，补而不滞，故收效甚佳。

案例7　补气培中治克罗恩病

姜某某，男，37岁，2003年6月26日初诊。

患者3年来腹胀痛，大便溏泻，形体消瘦，喜热饮。舌淡红苔薄白，脉缓。曾在华西医科大学做钡餐造影示：回肠节段性狭窄，假性憩室形成。确诊为克罗恩病。辅助检查：血常规：血红蛋白100g/L。

辨证分析：方师认为此病病位在脾，病机为脾气亏虚，运化失司，使湿停气阻。故临床腹泻与腹痛并见，久病气虚而致血虚，有贫血、消瘦等虚证表现。因此对于此病的治疗，以健脾祛湿为主，佐以理气止痛。中医诊断：腹痛；脾气虚弱，湿阻气机。西医诊断：克罗恩病。治法：补气培中，理气祛湿。处方：参苓白术散化裁。方药如下：

上党参10g，白茯苓10g，炒白术10g，炙甘草5g，炒山药15g，莲子肉10g，生薏米20g，焦神曲6g，炒谷芽15g，炙黄芪10g，大枣4个，陈皮10g，补骨脂5g，木香3g，川黄连3g，炮姜炭3g。6剂，水煎服，每日1剂。

二诊：患者诉药后时有小腹痛，矢气则舒。大便不成形，日1次。舌脉同前。继服前方加炒白芍10g，7剂，水煎服，每日1剂。

三诊：1周后患者来诊，自觉腹痛减轻。大便2日一行，先干后稀。继服前方加佩兰6g，6剂，水煎服，每日1剂，服3剂停1天。

随访：三诊后患者大便逐渐成形，腹痛偶发，半年来一直坚持用中药调理，病情平稳。

按语 克罗恩病多见于年轻人，是一种原因不明的肠道炎症性疾病。目前认为，可能与感染、遗传、免疫三个方面的因素有关。精神刺激、饮食因素和不卫生习惯可诱发病情加重。主要的症状有腹痛、腹泻、发热、消瘦、贫血、食欲减退、恶心、呕吐、腹部肿块等。克罗恩病属于中医所说的“腹泻”范畴。《医学入门》谓：“凡泻皆兼湿，初宜分理中焦，渗利下焦，久则升提。”该患者病程较长，方师用参苓白术散健脾化湿，香连丸理气止痛，加焦神曲、炒谷芽、大枣、陈皮和胃安中，重用益气健脾药炙芪升提脾气，补骨脂、炮姜炭固涩止泻。理、法、方、药，丝丝入扣。临床疗效，节节取胜。

案例8　疏肝健脾治痛泻

高某某，女，47岁，1980年3月14日初诊。

初诊：患者慢性腹泻史4年，每当情绪紧张时腹泻腹痛发作，曾在我院外科行乙状结肠镜示：慢性结肠炎。服用健脾止泻汤剂及中成药，均未见明显疗效。近2周来因情绪不好，腹泻腹痛加重，大便呈黄稀黏便，一日3～4次，便后痛减，有时带脓血便，并伴有胸胁胀闷，嗳气少食。大便常规化验：红细胞15～20个，白细胞3～5个。舌质略红，舌苔微黄，脉弦细。

辨证分析：患者久泻不愈，是因情志所伤，肝失条达，横逆侮脾，故见痛泄；肝气郁滞，故见胸胁胀闷；脾胃亏虚，则见嗳气少食；伤及肠络，则见便血。中医诊断：泄泻；脾虚肝旺。西医诊断：慢性结肠炎。治宜疏肝健脾，和血止泻。处方：痛泻要方化裁。方药如下：

陈皮10g，白芍12g，防风10g，炒白术12g，木香10g，伏龙肝15g，炒地榆10g，焦三仙各6g，炒槐花10g，马尾连10g，秦皮10g，大枣4个。5剂，水煎服，每日1剂。

二诊：1980年3月20日，服上方5剂后，腹泻腹痛明显减轻，脓血便消失，时有胸胁胀满，嗳气，食欲增加，大便略软，一日2～3次。舌质略红，脉沉略弦。上方继服4剂。

三诊：1980年3月25日，服药后腹痛消失，无胸胁胀满嗳气，大便略稀软，每日1次。为了巩固疗效，仍以疏肝健脾为主。方药如下：

陈皮10g，白芍10g，防风6g，炒白术12g，广木香6g，伏龙肝15g，大枣4个，茯苓15g，炒扁豆10g。7剂，水煎服，每日1剂。随访连服7剂后痊愈。

按语 本例患者久泻不止，为七情所伤，造成肝旺脾虚，木郁乘脾，肝脾不调，脾失健运，气滞伤及血络，应以疏肝健脾，和血止泻为宜，方师认证准确，在痛泻要方燥湿健脾疏肝的基础上，妙用伏龙肝，取其涩肠止泻，摄血止血之功，故奏效显著。配以炒地榆、炒槐花凉血和血，全方补中寓疏，泻肝补脾，调和气血。正如《医方考》说："泻责之脾，痛责之肝，肝责之实，脾责之虚；脾虚肝实，故令痛泻。"

四、胃 脘 痛

案例1　疏肝和胃治肝胃不和胃痛

张某某，女，56岁，2005年12月22日初诊。

患者3个月来饮食不调出现左上腹隐痛，常因饮食不调而发病。到我院消化科行胃镜检查示：慢性浅表性胃炎。腹部B超示：脂肪肝，肝多发囊肿。实验室检查：甘油三酯370mg/dl。服西药效果不佳。患者现腹痛，口苦，纳可，厌油腻，二便调。舌质红，苔略厚，脉弦平。

辨证分析：肝主疏泄，肝气郁滞不疏，气机阻滞，逆乘脾胃，胃失和降，不通则痛。肝胆互为表里，肝火上炎故口苦。中医诊断：胃痛；肝胃不和。西医诊断：慢性浅表性胃炎。治法：疏肝和胃。处方：和肝汤化裁。方药如下：

当归9g，白芍9g，党参9g，北柴胡5g，茯苓9g，陈皮10g，香附6g，炒白术9g，法半夏6g，焦神曲6g，苏梗6g，大枣4个，佛手6g，砂仁5g，白豆蔻3g，炙甘草6g，薄荷5g（后下）。12剂，水煎服，每日1剂。

二诊：患者药后腹痛缓解，食纳可，二便调。自觉脐周不适，恶心，时头晕。舌苔白，脉平缓。继用和肝汤调理。方药如下：

当归6g，白芍6g，陈皮10g，法半夏5g，茯苓12g，薄荷5g（后下），香附6g，炙甘草5g，干姜2g，焦神曲6g，苏梗6g，大枣4个，莱菔子6g，郁金6g，炒谷芽15g。12剂，水煎服，每日1剂。

按语 方师认为止痛离不开芳香行气之药如藿佩、菖蒲、焦曲麦。化瘀止痛用失笑散、乌药、白芷。理气止痛可用郁金、香附、苏梗、薄荷、吴茱萸；常用健脾和中之方剂有四君子汤、六君子汤、二陈汤。此案因饮食不调引起胃脘痛，用和肝汤疏肝和胃治之。方中柴胡、陈皮、枳壳、苏梗、薄荷疏肝解郁，香附、佛手、郁金理气止痛，芍药、甘草和中缓急止痛，当归、大枣养血和中，党参、茯苓、白术健脾培中。砂仁、白豆蔻行气化湿，焦神曲、炒谷芽健胃消食。全方理气和胃止痛，对肝胃不和型慢性浅表性胃炎确有良效。

案例2　调肝养阴治气滞阴虚胃痛

耿某某，女，38岁，2003年9月1日初诊。

患者既往慢性胃炎史3年，近期胃脘疼痛，3个月来服用多种中西药物，效果不佳，现胃脘胀痛，呃逆，反酸，纳少，大便不畅快，面色萎黄少华。舌质红，苔薄白，脉弦细。

辨证分析：饮食失节，脾胃乃伤。脾虚则肝木乘之，气机失和脾失健运，故胃脘胀满，疼痛；胃失和降，故呃逆；肝失条达，气机郁滞，郁而化火，故舌红，苔白，脉弦细。中医诊断：胃痛；肝胃不和，气机失畅。西医诊断：慢性胃炎。治法：调和肝胃。方药：和肝汤加减。方药如下：

当归9g，白芍9g，党参9g，北柴胡9g，茯苓9g，香附9g，炒白术9g，苏梗6g，大枣4个，薄荷5g（后下），炙甘草6g，郁金5g，焦神曲6g，玉竹10g，炒谷芽15g，百合10g。7剂，水煎服，每日1剂。

二诊：2003年9月8日，药后，胃脘疼痛基本消失，舌洁，脉平缓。前方有效，继服前方。12剂，水煎服，每日1剂。

三诊：2003年9月29日，胃痛症状基本消失，面色转亮，大便调，纳食好。舌洁，脉平缓。继续巩固疗效，服用前方，12剂，水煎服，隔日1剂。

按语 方师云：胃如袋，有腐熟、消化功能，与西医的新陈代谢相吻合，胃气以下行为顺，脾气以上升为顺。胃为十二经之长，四时之病，以胃气为本，为后天之本。脾胃为五脏六腑之大源，主受纳与运化水谷，许多原因皆能损伤或影响脾胃的功能，使其升降失常，气机失和，而致疼痛。肝失疏泄，气机不畅或肝郁化火，肝火犯胃，也可导致胃疼。因此胃脘痛的病因可涉及饮食、劳倦、外感、情志等多方面，而与脾、胃、肝等脏腑功能失调关系最为密切。因此治疗胃脘痛离不开调理气机之法。此患者的治疗过程中，用和肝汤加郁金调和肝脾，理气止痛；用焦神曲、炒谷芽消食健脾；用玉竹、百合滋养胃阴；使气机条达，脏腑安和，诸症自除。

案例3　健脾行气治脾虚气滞胃痛

刘某，女，21岁，2005年7月14日初诊。

初诊：患者胃脘胀痛5年，加重3天，伴恶心。患者因住校就餐，饥饱不均，出现胃脘胀痛，到医院就诊，经胃镜检查，诊断为慢性胃炎，用药不详，疗效不明显。现胃脘胀痛，饥饿时明显。恶心，无反酸、呃逆、呕吐，腹胀，头晕，纳呆，二便正常，睡眠正常。胃镜报告：（2002年）慢性浅表性胃炎，反流性食管炎，HP（–）。察其：舌质淡红，苔薄白，脉平缓。诊其为：胃虚气滞之胃脘痛（慢性胃炎）。患者经胃镜检查，诊断明确。长期饮食不节造成脾胃虚弱，运化、受纳功能减退，气机不畅，则胃脘胀痛不适，腹胀。胃气以降为顺，胃气不降则恶心；清阳不升，则头晕。故病位在脾胃，病性为虚实夹杂。治以：补中和胃。方拟香砂六君子汤化裁。处方：

党参10g，茯苓10g，炒白术10g，炙甘草6g，陈皮10g，法半夏6g，砂仁5g（后下），焦神曲6g，莱菔子5g，炒枳壳6g，淡干姜2g，大腹皮5g，干藿香5g，炒谷芽15g，大枣4g。4剂，水煎服，每日1剂。

二诊：服药4剂，胃脘胀痛好转，已不恶心，仍感腹胀，纳便可。舌质淡红，苔薄白，脉平缓。前方奏效，效不更方，加佩兰6g，7剂，水煎服，每日1剂。

三诊：服药7剂，胃脘胀痛已好，仍感腹胀，口干、纳少便可。治法：理气和胃。加郁金6g、香附6g、木香3g。7剂，水煎服，每日1剂。

按语 患者脾胃虚弱，用香砂六君子汤健脾益气和胃，补后天之本，滋气血生化之源。方师在香砂六君子汤的基础上，加枳壳行气宽中除胀；莱菔子消食降气；炒谷芽、焦神曲消食和中、健脾开胃；大腹皮下气宽中；干姜温胃止呕；藿香解暑化湿止呕；大枣补脾和胃。二诊：考虑暑季，再加季节用药佩兰芳香化湿。三诊：胃痛已愈，仍腹胀、口干，说明气机不畅，加郁金、香附疏肝理气；木香行气调中。香砂六君子汤出自《医方集解》，治疗脾胃气虚，寒湿滞于中焦之脘腹胀满疼痛等，方师准确运用古方，根据季节特点，灵活化裁用药而获良效。

五、胃　　痞

案例1　理气化湿治脾胃不和痞满

徐某，男，69岁，1997年9月1日初诊。

患者胃脘痞闷，餐后腹胀半个月。半个月前因情志不遂，出现胃脘痞闷，餐后腹胀，嗳气矢气后稍舒，继之又恢复原状，时伴恶心、呃逆。自觉口中黏腻，食欲不振，大便不爽利，有便后不尽感。曾到西医内科就诊，行腹部B超检查：肝、胆、胰、脾、双肾未见异常。服用多潘立酮等胃动力药后，症状有减未彻，故求治于方师。患者精神痛苦倦怠，嗳气频作，嗳气声音响亮，语音清晰，腹部外形饱满，触之柔软，无包块，肝脾未及。舌质淡嫩，薄白腻苔，脉缓滑。

辨证分析：本案例患者年已近七十，脾胃运化能力渐趋减弱，又加之患者有情志不遂之况，影响了肝的疏泄功能，肝气疏泄不利则气机阻滞，肝气犯胃，则胃脘痞闷，餐后腹胀。脾胃虚弱失和，运化升降不利，则见恶心、嗳气、呃逆，又因脾运不健，湿自内生，湿邪致病，则口黏、便不爽利、舌苔腻、脉滑。中医诊断：胃痞；肝气犯胃，脾湿中阻。西医诊断：胃肠功能紊乱。治法：健脾化湿，疏肝理气。处方：

藿香9g，佩兰9g，苏梗6g，枳壳10g，炙甘草6g，薄荷5g（后下），陈皮10g，焦神曲10g，莱菔子6g，黄郁金10g，茯苓15g，法半夏6g。6剂，水煎服，每日1剂。

二诊：1997年10月20日，患者来诊治咳嗽一病时，问及9月1日胃痞一症服用上方6剂后是什么情况时，患者述服用上方6剂后胃胀、腹胀、嗳气等症悉除，至今舒畅。

按语　患者服用胃动力药后症减，是缓解其气滞之标，未彻是导致气滞之病机肝郁、脾湿未得以治之之由。“痞”见于《伤寒论》：“但满而不痛者，此为痞，柴胡不中与之，宜半夏泻心汤。”“脉浮而紧，而复下之，紧反入里，则作痞，按之自濡，但气痞耳。”方师抓住本案例气机不畅致痞的病机：肝气郁滞、湿阻气机这两个方面处方以治。针对湿阻气机采取了健脾化湿（陈皮、茯苓、法半夏、炙甘草、焦神曲）、芳香化湿（藿香、佩兰、薄荷）、理气化湿（苏梗、枳壳、莱菔子）这三种方法，可谓多层面多角度，湿去则气畅；针对肝气郁滞采取了疏肝理气用药（黄郁金），看似孤单，并不孤单，有薄荷相助，这是一，二是化湿理气法有三足矣，再加疏肝理气之味恐有伤阴之弊。以上两法有轻有重，相得益彰，诸恙悉除。

案例2　理气化痰治脾胃不和痞满

宋某某，女，62岁，2006年3月16日初诊。

患者3个月前因饮食不节出现胃胀，在某医院就诊，腹部超声示：未见异常。自服中药（具体不详），未效。既往慢性肾功能不全史3年，服氨苯蝶啶每日1片，氢氯噻嗪每日1片。窦性心动过缓史，起搏器安装术后1年。现胃脘胀满，纳后加重，时呃逆，厌油腻，无恶心，尿少，大便干，每日1次，睡眠差，舌质淡红，舌苔白，脉缓。查体：双下肢浮肿（±）。

辨证分析：《素问·痹论》：“饮食自倍，肠胃乃伤。”饮食不节，使胃腑受损，失却和降，影响脾的转输功能，而致食滞胀满，气机不畅，则见胃胀、呃逆、厌油腻。“胃不和则卧不安”，故眠差。中医诊断：痞满；脾胃不和，升降失调。西医诊断：慢性胃炎。治法：理气化痰和中。处方：温胆汤化裁。方药如下：

陈皮10g，法半夏6g，茯苓10g，炙甘草5g，竹茹6g，枳壳6g，干姜2g，薄荷5g，佩兰6g，莱菔子6g，炒谷芽12g，焦神曲6g，生稻芽10g，麦冬10g。7剂，水煎服，每日1剂。

二诊：服药7剂，药后白天胃胀好转，晚饭后仍有胃胀，厌油腻，大便干，口干，尿少。舌质淡红，舌苔薄白，脉平。3月17日检查：BUN 9.5mmol/L，Cr 80μmol/L，血常规（–），尿常规（–）。前方有效，效不更方。前方加车前子10g、生牡蛎10g。10剂，水煎服，每日1剂。服3剂停1天。

三诊：服药10剂，胃胀消失，口干，小便少，大便干。舌质淡红，舌苔薄白，脉平。

3月27日在民航医院检查：BUN 6.8mmol/L，Cr 64μmol/L。诊其为：癃闭；肾元亏虚。治法：补肾益气利尿。处方：金匮肾气丸化裁。方药如下：

熟地黄12g，炒山药10g，茯苓10g，泽泻10g，丹皮10g，山萸肉10g，车前子10g（包），怀牛膝10g，太子参15g，生黄芪10g。10剂，水煎服，每日1剂，服3剂停1天。

按语 此患者诊为痞证，"清阳发腠理，浊阴走五脏。清阳实四肢，浊阴归六腑"，若"浊气在上，则生䐜胀"。方师说，仲景谓"心下痞"，心下即胃脘，为中焦之部位，属脾胃所主。脾为阴脏，其气主升；胃为阳腑，其气主降。心下，正是阴阳气机升降之要道。方师说，痞应抓住"但气痞耳"。特点是心下堵闷不舒，然以手按之却柔软无物，仲景谓之"按之自濡"，说明内无有形之邪，只是脾胃气机壅滞而致。痞满一证，只要注意饮食、情志愉快、正确治疗，多能获愈。初诊方用温胆汤理气化痰和胃，温胆汤为二陈汤去乌梅加竹茹、枳实、胆南星。主治痰热上扰，虚烦不得眠。方中用半夏和中止呕、消痞散结，陈皮理气化痰，茯苓、甘草健脾利湿，湿化则痰消，加枳壳、竹茹、干姜祛痰、止呃逆，莱菔子、生稻芽、焦神曲、炒谷芽消食导滞，佐佩兰芳香化浊，全方理气化痰和中则胃胀消失。二诊加车前子利尿；加生牡蛎治痞热，《名医别录》载其"疗泄精，喉痹，咳嗽，心胁下痞热"。三诊患者胃胀症状已好，现以尿少，口干为主症。其年老体弱久病，肾阳不足，命门火衰，膀胱气化无权，则尿少。阴阳互损，可见肾阴不足，故口干。方师遇此类病症，不用五苓散之类偏重渗湿利水的方剂，而是运用金匮肾气丸、六味地黄丸之类补肾治本，以化气行水。

案例3 疏肝健脾治肝脾不和胃痞

某某，女，53岁，2004年4月8日初诊。

患者左胸疼胃胀1年。现病史：患者闭经3年，近1年来，食欲差，反酸，体重下降。经体检，血生化各项指标均正常。服西药无明显效果，胸闷憋气、胸疼、胃胀，烦躁加重，情绪不稳定，纳少，纳后不舒、呃逆，睡眠差。望诊：面色不华，目巢黑暗，舌洁，脉弦缓平。胃镜示：浅表性胃炎。

辨证分析：患者由于肝脾不和，肝失疏泄，脾失健运，造成气机不畅，气滞湿阻，不通则痛。偶见胸闷、憋气，纳差是由肝脾运化失司，气虚血瘀而致。消瘦，体重下降，由脾虚，生化不足而成；心血虚，心神浮越，故睡眠欠佳。弦脉主肝，缓为脾虚。中医诊断：胃脘痛；肝脾不和。西医诊断：浅表性胃炎。治法：疏肝健脾。处方：方和肝汤加减。方药如下：

党参9g，茯苓9g，炒白术9g，炙甘草6g，当归12g，土白芍9g，北柴胡6g，香附6g，薄荷5g（后下），苏梗6g，大枣4个，陈皮10g，焦神曲6g，郁金6g，炒谷芽15g，麦冬6g。6剂，水煎服，每日1剂。

二诊：2004年4月15日，患者药后有效，反酸好转，纳可，情绪波动后头晕，睡眠欠佳，舌洁，脉缓平。继前方：和肝汤加木香5g、炒枣仁10g、佛手6g。10剂，水煎服，服3天停1天。

三诊：2004年4月29日，药后，诸症基本消失，纳可。大便调，睡眠多梦，劳累后感到心慌，舌洁，脉平。继续调理，效不更方，原方原量14剂，服3天停1天。

按语 患者以胸痛、胃胀为主诉就诊，曾由西医诊治多次，效果不好。西药治疗主要以消化系统及心血管系统的药物为主，药后症状不减。方师讲，此患者的胸痛不是中阳不升、气血瘀滞型，而是肝脾不和、气机不畅，气虚气滞所致的胃脘痛。因而用药偏重健脾、疏肝、行气之药，以和肝汤调畅气机，柔肝养血，气血通畅方能解决病痛。

六、疝　　气

案例　疏肝散寒治寒凝肝脉疝气

段某，男，80岁，1998年3月5日初诊。

患者小腹胀痛1周。患者有小肠疝气病史数年，每因行走增多、感冒、咳嗽，或情绪不好，则（右侧）小腹胀痛，并有包块脱出，休息后包块可自行还纳，且小腹胀痛可缓解。1周前因拎重物行走路较远后小腹胀痛又现，并伴有包块膨出，平卧休息则包块还纳，但小腹胀痛未明显减轻，故前来求治于方师中药治疗。来诊时患者精神疲倦，表情痛苦，唇暗乏津，舌质暗红，薄淡黄苔，脉象沉弦。

辨证分析：本案例患者已耄耋之年，形体皆极，脏腑机能薄弱可知。其所患之病证属中医“腹痛”之范畴。从中医理论分析其病机病位：肝之经脉布两胁、循少腹、绕阴器，受凉、咳嗽、情志不畅、多行劳累均可从不同角度（寒滞肝脉、肺气不降、肝气不舒、劳累伤肝等）影响肝之疏泄，肝疏泄不利，则气机阻滞不畅，故出现小腹胀气，气机阻滞不通，不通则腹痛。中医诊断：腹痛；寒凝肝脉。西医诊断：疝气。治法：疏肝理气，散寒止痛。处方：茴香橘核丸方化裁。方药如下：

小茴香6g，橘核10g，荔枝核10g，陈皮10g，炙甘草6g，香附米6g，苏梗6g，广木香5g，大枣4个，炒枳壳10g，炒白术10g，焦神曲10g。5剂，水煎服，每日1剂。

二诊：1998年3月19日，患者服用上方后，腹痛腹胀已明显减轻，并已注意休息。现大便偏软，每日1次，方师认为此时辨证应为肝脾不调，再拟痛泻要方化裁，以巩固疗效并加强健脾之功能。6剂，水煎服，每日1剂。

按语　疝气，现代医学认为即人体组织或器官一部分离开了原来的部位，通过人体间隙、缺损或薄弱部位进入另一部位。俗称“小肠串气”，有脐疝、腹股沟直疝或斜疝、切口疝、手术复发疝、股疝等；多由咳嗽、喷嚏、用力过度、用力排便、老年腹壁强度退行性变引起腹内压增高等原因诱发。

方师根据患者体质、病因病机分为两个步骤进行治疗。首先缓解患者腹痛之急，选用茴香橘核丸方化裁，其中小茴香温暖肝肾理气止痛，荔枝核、橘核、香附疏肝理气温经散结止痛，作为主攻；陈皮、苏梗、广木香、炒枳壳健脾和胃理气，作为助手；炒白术、大枣、炙甘草、焦神曲健脾益气补中，作为后盾。第二步重在健脾扶中，佐以疏肝理气止痛，以巩固初诊之疗效。正体现了方师“急则治其标，缓则治其本，治标时以扶正支持，治本时以防再发”的灵活诊疗思路。

七、腹　　痛

案例1　化湿行气治肝失疏泄腹痛

张某某，男，49岁，1999年1月14日初诊。

初诊：患者述少腹疼痛数年，曾多方求治，效果欠佳。今日就诊陈述少腹疼痛，伴脐周时痛，排气则舒，食纳尚可，睡眠尚佳，二便调和。舌洁，脉弦平。

辨证分析：方师认为该患者少腹疼痛数年，乃为气滞所为，肝木性喜疏散，肝郁失疏，气机阻滞，结于少腹，不通则痛。中医诊断：腹痛；肝失疏泄，气机阻滞。西医诊断：腹痛。治法：疏肝理脾，行气止痛。处方：和肝汤化裁。方药如下：

当归9g，白芍9g，党参9g，北柴胡9g，茯苓9g，香附9g，炒白术9g，苏梗6g，大枣4个，薄荷5g（后下），炙甘草6g，台乌药10g，熟地黄12g，焦神曲10g。6剂，水煎服，每日1剂。

二诊：1999年1月21日，药后平平，仍觉脐周及少腹疼痛，且排气则舒，纳食尚可，二便调和。舌洁，脉弦缓平。方师治以化湿行气。处方：

全当归10g，制香附10g，苏叶5g，苏梗5g，陈皮10g，台乌药10g，藿香6g，佩兰6g，白芍10g，广木香5g，大枣4个。6剂，水煎服，每日1剂。

三诊：1999年1月28日，药后疼痛能忍，食纳尚可，大便调畅。舌洁，脉弦缓平。方师仍以疏肝行气止痛为宗旨，前方加川芎6g、焦神曲6g，6剂，水煎服，每日1剂。继服之。川芎为血中气药，焦神曲健胃和中，于诸多疏肝行气药中加之，增活血以行气，健胃以疏肝之力。

四诊：1999年2月4日，药后少腹及脐周疼痛已有缓解，但仍感不适，食纳尚可，大便调畅。舌洁，脉弦平。方师认为“肝病久必伤于脾”，故于疏肝之中加健脾之茯苓、炒白术、炒谷芽、焦神曲。治法：疏肝健脾。处方：

广木香5g，白芍10g，焦神曲10g，炙甘草10g，茯苓12g，炒白术10g，砂仁3g，藿香5g，佩兰5g，陈皮5g，苏梗6g，炒谷芽10g。6剂，水煎服，每日1剂。

五诊：1999年2月11日，药后舒畅，腹痛缓解，食纳尚可，二便调和。舌洁，脉弦平。拟疏肝温经行气之法，前方加制香附6g、桂枝6g，8剂，水煎服，每日1剂。

六诊：1999年2月25日，药后少腹痛及脐周痛缓解，纳便调和。舌洁，脉弦平。方师本着“肝郁久必伤脾”之意，立理脾和中之法，培中以疏肝，而巩固疗效。处方：

党参15g，茯苓12g，炒白术10g，炙甘草6g，广木香5g，陈皮10g，台乌药10g，焦神曲10g，炒薏米15g，白芍6g，炒山药15g，大枣4个。8剂，水煎服，每日1剂。

按语 《杂病源流犀烛·卷二十八·腹少腹病源流》曰：“大腹属太阴脾，脐腹属少阴肾，少腹属厥阴肝。”《素问·举痛论》则言：“肝病者，两胁下痛引少腹，令人善怒。”而肝之经脉布于两胁，行于少腹，络于阴器。和肝汤乃方师根据调和肝脾之逍遥散化裁而成，为一体用兼顾，肝脾同治之方，方师临证加味治疗诸多病症，收异曲同工之效，皆取调理脏腑，和解之意。方师常言“肝病久必伤于脾”，故初诊以和肝汤化裁，疏肝理脾，以疏肝为主；当腹痛缓解复诊时，则又拟香砂六君化裁，以健脾为主。体现了方师临证施治，重视整体观念，考虑肝病易于伤脾之弊，本着“治肝之病，当先实脾”的原则，治肝之时，重视培补后天，以防脾胃受病，反遏肝木。另脾土属湿喜燥，故方中加藿香、佩兰芳化湿浊以醒脾。该病方药的使用，疏中有补，补中有疏，疏而不滞，升降适宜，气机条畅，则腹痛缓解。

案例2 理气止痛治肝郁气滞腹痛

李某某，男，40岁，2003年5月12日初诊。

初诊：1个月来间断右下腹痛，热胀感，大便干。查体：腹软，肝脾未及。右下腹麦氏点压痛（+）。舌质红，苔厚腻淡黄。脉平缓。辨证属肝郁气滞，拟方理气止痛：

当归10g，白芍10g，甘草10g，北柴胡6g，茯苓10g，陈皮10g，干佛手6g，台乌药6g，炒枳壳10g，木香5g，苏梗5g，鸡血藤10g，大枣4个。6剂，水煎服，每日1剂。

复诊：诉药后疗效明显，服1剂后右下腹痛即缓解。继服前方加党参6g、白术6g，6剂，水煎服，每日1剂。

按语 方师认为肝主疏泄，右下腹为足厥阴肝经循行之处。肝气郁滞不疏，气机不畅，不通则痛。气郁日久生热，故有热胀感。肝脾之气郁结，导致传导失常，则大便干。故用逍遥散化裁。方中柴胡、陈皮、枳壳、苏梗疏肝解郁，乌药、佛手、木香理气止痛，白芍、甘草和里缓急以止痛，茯苓健脾，当归、大枣养血和中。复诊时肝气郁滞之症已解大半，又加党参、白术健脾培中。

方中鸡血藤一药是方师的经验用药。鸡血藤苦甘性温，既能活血又能补血。具有活瘀通经止痛，利关节的功效。《本草纲目拾遗》中记载其“壮筋骨、已酸痛……，治老人气血虚弱，手足麻木瘫痪等症。男子虚损，不能生育及遗精白浊。男妇胃寒痛；妇女经血不调，赤白带下。妇女干血痨及子宫虚冷不受胎”。方师临床多习用逍遥散加鸡血藤活血化瘀止痛，治疗慢性阑尾炎、结肠炎、慢性尿路感染，疗效显著。

八、呕吐、呃逆

案例1　温中降逆治胃阳虚衰顽呕

王某某，男，12岁，1999年9月20日初诊。

患者家属代诉，反复呕吐发作5～6年。纳食后易吐，伴有嗳气呃逆，食欲不振，面色不荣，形体瘦小，精神欠佳，大小便尚可。舌质淡红，苔薄白，脉弦平。多年来曾服用多种中西药治疗，均未能缓解。故自外地进京求治。

辨证分析：方师认为该患儿纳后易吐，迁延5～6年之久，实为自幼脾胃禀赋不足，后天调养欠佳，导致脾胃气虚，气损及阳，致中阳不振，胃阳不足，无以腐熟之力，而使胃中浊阴上泛，食后易吐，迁延数年，纳谷失常，精微无以化生，荣养机体，则患儿面色不荣，形体瘦小，精神欠佳。虽经治疗，但药未中的，久呕不愈。中医诊断：呕吐；胃阳不足，胃失和降。西医诊断：神经性呕吐。治法：温中降逆止呕。处方：吴茱萸汤化裁。方药如下：

炒吴茱萸3g，大枣4个，生姜2片，砂仁3g，薄荷3g，太子参6g，法半夏3g，焦神曲6g。8剂，水煎服，每日1剂。

二诊：1999年10月11日。家属诉之呕吐已止。但述食纳欠佳，面色不荣，二便尚可。舌洁，脉平。辨证分析：方师认为阳虚寒呕虽止，但脾胃虚弱犹存，应健脾和胃，鼓舞中焦之气，遂拟四君子汤化裁。方药如下：

陈皮5g，法半夏5g，茯苓10g，白术10g，炙甘草5g，炒谷芽10g，藿香5g，大枣4个，焦三仙各5g，莱菔子5g。8剂，水煎服，每日1剂。

按语　脾胃为后天之本，皆因为胃司受纳，脾司运化，脾阳升清，胃气降浊，共调中焦升降之机，使生化之源不断。方师辨之，该患儿病程迁延日久，脾胃之气皆虚，胃阳不足，浊阴上逆，而致呕吐。呕吐证有寒热虚实之别，方师辨此证为虚呕，属中阳不足，升降失调所致。方师采用《伤寒论》243条：“食谷欲呕者，属阳明也，吴茱萸汤主之。”温胃降逆止呕。方中薄荷的使用，则是使方药补而不滞，疏肝以和胃气。方师一向重视“保胃气，存津液”，培补后天。在该患儿呕吐之后，方师即施以健脾和胃的四君子汤化裁，培补中元，以养后天。该病证的施治，体现了方师辨证准确，善用经方，药少力专的特点。

案例2　和胃降逆治呃逆

冯某某，男，56岁，1998年11月2日初诊。

主诉：呃逆半个月。患者素体胃纳量少，半月前因活动量偏大，进食量较平素多出一倍，继之出现呃逆一症，并伴有胃脘胀满不舒，不思饮食，大便量少不畅，睡眠不安稳，自服一些助消化药（药名不详）效不明显，故今求治于中医中药。看患者面色苍白，形体偏瘦，肌肤欠润少华，呃呃连声，不能自制。舌质淡嫩，薄白苔，脉沉细。

辨证分析：本例患者素体胃纳量少，可知其脾胃运化能力偏弱，一则劳累后伤脾胃之气，二则食量骤增，超过脾胃运化之能力范畴，则运化失职，升降失常，胃气上逆，则呃逆；脾运不健，中气虚滞，则胃脘胀满不舒，不思饮食，大便量少不畅；脾胃失和，影响睡眠，故睡眠不安稳；面色苍白，形体偏瘦，肌肤少华，舌质淡嫩，脉沉细，综合为素体脾胃虚弱的外在表现。中医诊断：呃逆；脾胃失运，胃气上逆。西医诊断：膈肌痉挛。治法：健运中州，和胃降逆。处方：旋覆代赭汤。方药如下：

旋覆花10g，陈皮10g，法半夏10g，煅赭石10g，茯苓10g，莱菔子6g，炒枳壳10g，党参10g，薄荷3g（后下），砂仁3g（后下），焦神曲10g，炙枇杷叶6g。8剂，水煎服，每日1剂。

二诊：1998年11月9日，患者服用上方6剂后，呃逆基本平复，胃脘胀满亦消，纳食有欲，方师嘱为进一步巩固疗效，前方再服6剂，并嘱患者平素注意食饮要有节制。

按语　患者胃虚气逆，呃呃连声，不能自已，当以治呃逆为先。方师所选旋覆代赭汤，具有降逆化痰，益气和胃之效，正为其治。方中旋覆花降气消痰，代赭石重镇降逆，以治胃逆嗳气；胃气虚弱，以党参健脾益胃，以治其虚；法半夏降逆消痞；陈皮、莱菔子、炒枳壳、砂仁、焦神曲和胃以助运化，全方可使脾胃健运，清升浊降，呃逆可平。

九、便　　秘

案例　疏肝理气治肝郁气滞便秘

王某某，女，36岁，2003年7月3日初诊。

患者1年来大便秘结，脘腹胀满，腹痛纳呆，行经乳胀，痛经，舌淡红，苔薄白，脉缓。

辨证分析：方师认为该患者便秘与情志有关。因情志不遂，而致肝气疏泄不利，而影响脾的运化升清及胃的降浊功能。在上为呕逆嗳气，在中为脘腹胀满疼痛，在下则为便秘。中医诊断：便秘；肝气郁结，肝胃不和。西医诊断：便秘。治法：疏肝理气。处方：和肝汤化裁。方药如下：

党参9g，当归12g，白芍9g，柴胡9g，茯苓9g，白术9g，薄荷3g，生姜3片，香附9g，苏梗9g，炙甘草6g，大枣4个，台乌药10g，干佛手6g，陈皮6g，麦冬6g。7剂，水煎服，每日1剂。

二诊：诉脘腹胀满好转，大便仍干，纳差。继服前方加瓜蒌仁12g，12剂，水煎服，每日1剂。

三诊：来时病人兴高采烈地说："方老的药太好了！不仅把我的腹胀便秘治好了，还治了我的妇科病。痛经缓解了，经量也增多了，颜色已由暗转红。"方师嘱效不更方，再予前方12剂而病愈。

按语　中医认为便秘多由大肠积热，或气滞，或寒凝，或阴阳气血亏虚，使大肠的传导功能失常所致。从脏腑辨证的角度来说，其病机与肺脾肾三脏功能失调有关。肺与大肠相表里，肺热肺燥移于大肠，导致大肠传导失职而成便秘；脾主运化，脾虚运化失常，糟粕内停，可致便秘。肾主五液，司二便，肾精亏耗则肠道干涩；肾阳不足，命门火衰则阴寒凝结，传导失常而形成便秘。而由肝脏功能失调导致的便秘往往被人忽视。肝主疏泄，肝脏对气机的升降调节功能起着关键作用。

方师在治疗肝失疏泄的便秘时，着重从调肝入手，痼疾随之而解。所用的和肝汤为方师经验方，由逍遥散化裁而来，于逍遥散中加党参、香附、苏梗、大枣四味药而组成。既保留了逍遥散疏肝解郁，健脾和营之功，又增加了培补疏利之特性。有两和肝胃，气血双调的功效。方师还特意嘱咐病人定时蹲厕，每天多食粗粮及粗纤维食物，如菠菜、红薯等，加强大肠的蠕动功能，养成定时排便的良好习惯。

结　束　语

从以上方师所治疗脾胃疾病典型案例的理法方药之思辨方法特点可以看出调脾胃、保胃气贯穿于诊疗始终。保胃气，则脾胃健运，气血生化源源不断，以调养肺气，补益心气，和解肝气，充盈肾气，使五脏安康。充分体现出方和谦教授以保胃气为核心的学术理论、学术思想和临床经验。保胃气又是维护机体正气的一根本手段，将两者的紧密结合正是方和谦教授临床疗效卓著的重要原因之一。作为方师的学生，要将这条主线延伸下去，传承下去，发扬光大，惠及众生。

第四节　肾系病类

肾系疾病包含了中医水肿、虚劳、腰痛、尿血、淋证、关格等病，疑难杂症居多，治疗不易。“邪之所凑，其气必虚”，肾系疾病是本虚标实，本虚是肺、脾、肾三脏亏虚，而以肾虚颇为重要，标实为外感、水湿、湿热、湿浊、瘀血等，病程较长，迁延难愈。

早在《素问·上古天真论》就有：“肾者主水，受五脏六腑之精而藏之。”五脏化生之精，皆可输注于肾。《素问·经脉别论》：“饮入于胃，游溢精气，上输于脾，脾气散精，上归于肺，通调水道，下输膀胱。水精四布，五经并行。”肺失宣降，上不能通调水道，脾失健运，水湿内停，气不升清，肾失开合，气化不利，精关不固，加之三焦水道失畅，膀胱气化失权，终致水湿毒邪在体内泛滥，水谷精微大量丢失，若失治误治，亦可上凌心肺，五脏俱病，变证丛生，或肺脾肾三脏俱虚，正不胜邪，病久不愈，迁延难治。

肾脏病其病位较深，病程绵长，故虚证较多，或是肾阴不足，或肾阳亏虚，而肾精匮乏，故方师临床上补法较多，故前人有“肾病多虚，有补无泻”之说，治疗上注重扶正祛邪，必须权衡邪正各方的缓急轻重，恰当配合，或寓泻于补，或寓补于泻，或先补后泻，或先泻后补。总以切中病机为要。

一、淋　　证

案例1　疏肝理气治气淋

曹某某，女，56岁，2006年5月28日初诊。

患者尿频、尿痛1天，伴少腹坠痛。患者因心情不舒畅于2006年5月27日下午突发尿频、尿急、尿痛，少腹坠痛，腰痛，自用车前草、白茅根煎水服，未去医院诊疗。饮食可，睡眠好，大便略干。舌苔洁，脉象弦缓。辅助检查：尿常规：白细胞10～20个/HP，红细胞3～5个/HP，蛋白（–）。

辨证分析：患者发病前曾有情志不舒，属肝郁气滞化火，郁热侵袭膀胱，气化失司，致尿艰涩而痛，少腹重坠。中医诊断：淋证；肝郁化火。西医诊断：尿路感染。治法：理气通淋。处方：

柴胡6g，茯苓10g，炒白芍10g，泽泻6g，丹皮10g，大枣4个，连翘10g，白茅根10g，车前子10g（包煎），滑石15g，竹叶6g，香附10g，苏梗5g，生薏米15g。7剂，水煎服，每日1剂，分2次服。

二诊：2006年6月4日，患者服上方后尿频、尿痛减轻，尿已通畅，少腹坠痛已稍缓解，仍感腰部不适，舌苔洁，脉弦平。患者药后疗效明显，酌加陈皮增强理气、熟地黄以补益肝肾。处方：

柴胡6g，茯苓10g，炒白芍10g，泽泻6g，丹皮10g，大枣4个，连翘10g，白茅根10g，车前子10g（包煎），滑石15g，竹叶6g，香附10g，苏梗5g，生薏米15g，陈皮10g，熟地黄12g。7剂，水煎服，每日1剂，分2次服。

按语 中医之淋证虽有热淋、血淋、气淋、石淋、膏淋、劳淋之分，但均有膀胱功能失调的共同病机。膀胱位于少腹部位，而足厥阴肝经循行于少腹，本案患者发病前曾有情志不畅，属肝经气郁化火导致少腹气机不畅，引起膀胱气化不利，导致淋证。方中柴胡、香附、苏梗理气解郁，茯苓、白茅根、车前子、滑石利尿通淋，连翘、竹叶清热解毒，服药2周得愈。

案例2 清热利湿治热淋

祁某某，女，27岁，2006年2月23日初诊。

患者尿后疼痛7年余，近1周加重来诊。患者劳累后出现尿痛反复发作，持续1周余，饮水后好转，尿常规检查见少量白细胞，诊断为尿路感染，泌尿科予诺氟沙星，无好转。现尿痛，腹胀，纳可，睡眠差，口干，大便2日一行，乏力。舌淡黄腻，脉缓。

辨证分析：膀胱为州都之官，津液储藏之所，气化水则能出。湿热之邪蕴结膀胱，气化失司，水道不利，则尿痛，腹胀。热入大肠，则大便干。中医诊断：淋证；湿热下注。西医诊断：尿路感染。治法：清热利湿。处方：

车前子10g，滑石15g，竹叶10g，生地黄12g，金银花15g，连翘10g，薄荷5g（后下），白茅根10g，萹蓄10g，10剂，每日1剂，服2天停1天。

二诊：2006年3月9日，药后尿痛消失，大便3日一行，口干，睡眠差易醒。舌洁，脉缓。继服前方，每日1剂，10剂，服2天停1天。

按语 尿路感染属中医淋证，张仲景在《金匮要略·消渴小便不利淋病脉证并治》中对本病的症状作了记述："淋之为病，小便如粟状，小腹弦急，痛引脐中……"。方老认为急性期属实火，用导赤、萆薢分清，猪苓散清利膀胱气化，急性期可兼有表证，发热。《灵枢·本脏》："肾合三焦膀胱，三焦膀胱者，腠理毫毛其应。"膀胱为足太阳之腑，故五苓散放在太阳篇。因有表证，可用解表药，辛凉解表用银翘散，辛温解表用五苓散。

案例3 疏肝理气治石淋

孙某某，女，57岁，2004年8月23日初诊。

患者近半年来阵发腰痛，在我院泌尿科做腹部B超发现右肾小结石。现自觉腰痛乏力，小腹下坠感。排尿不适，大便调。无尿频尿急。舌红苔白，脉缓。

辨证分析：肾结石的产生与肾、膀胱气化功能异常直接相关，而五脏中肝主疏泄，调达脏腑气机；肝能利三焦而使水道通利；肝还能助肺、脾、肾运化水湿。肝之疏泄功能异常，进而引起肺、脾、肾、三焦、膀胱运化水湿功能失调，就会引起肾脏中砂石的结聚，日久形成结石。

方药：当归9g，白芍9g，党参9g，茯苓9g，制香附9g，炒白术9g，苏梗6g，大枣4个，薄荷5g（后下），炙甘草6g，车前子10g（包煎），乌药10g，陈皮10g，炒杜仲10g，桑寄生

12g。14剂，每日1剂。

二诊：2004年9月20日，患者诉药后腰痛减轻，自觉后背痛。舌脉同前，治疗不变。前方加泽泻10g，继服14剂，隔日服。

按语 泌尿系结石属中医“腰痛”“石淋”“尿血”范畴。临床上常引起肾绞痛和尿血，并可因结石嵌顿梗阻并发肾积水，继发感染；后期可发生肾功能不全，是泌尿系统多发疾病。一般认为本病多由湿热引起，病位在肾与膀胱，病初多实，病久则虚实夹杂。方师治疗泌尿系结石，注重疏肝理气。因肝主疏泄，调气机，畅血行；在水液代谢方面，肝能利三焦，通水道，助脾运化水湿，助肺以散水津，助肾蒸化水液。因而肝的疏泄正常，则上下四旁的气机畅通，水液疏布正常。故理气可化湿，气得通而水下输膀胱，结石可由小便排出。

二、腰　　痛

案例　祛风湿补肝肾治虚证腰痛

苏某某，女，72岁，1980年2月8日初诊。

患者1周前无明显诱因引起腰痛，并伴有活动受限，弯腰时疼痛加重，影响正常生活，但未到医院就诊。近2天来疼痛加重，故来我院中医科就诊。查体：患者腰骶部压痛明显。尿常规正常。舌质嫩红，苔薄白，脉沉弦细。

辨证分析：腰为肾之府，患者年过七旬，肾精亏虚，肝肾不足已久，近来腰痛发作，或是因受风寒导致局部经络不通引起。中医诊断：腰痛；肝肾不足，风邪袭络。西医诊断：腰痛。治法：滋补肝肾，疏风通络。拟独活寄生汤化裁。处方：

桑寄生12g，桑枝12g，松节9g，茯苓12g，独活6g，白术6g，秦艽6g，川芎6g，乌药6g，当归6g，威灵仙6g，炙甘草3g。3剂，每日1剂。

二诊：1980年2月11日，服前方3剂后腰痛明显好转，效不更方，继服4剂后腰痛痊愈。

按语 腰痛是多发病和常见病，急性期常常影响工作学习和生活。本例是一例急性腰痛患者，对于急性腰痛，一般多采用散风活血通络等祛邪为主的药物，方师考虑本患者年高体迈，正气不足，抓住舌质嫩红脉弦平为主要辨证依据，加之年逾古稀，先天精气已亏，腰为肾之府，不耐峻猛之剂攻其邪，故以扶正祛邪的独活寄生汤化裁。方中秦艽、独活、松节、威灵仙搜风祛湿通络，配以当归、川芎以行血分，乌药以行下焦气分，更以桑寄生滋补肝肾，强筋壮骨，苓术草补益中气，寓搜邪之中注意扶正气，全方共济风邪得祛，气血得充，肝肾得补，扶正祛邪，标本同治，所以病速痊愈。仔细分析虽然方药平淡无奇，但认证准确，故而可收立竿见影之功效。

三、水　　肿

案例1　温肾利水治阳虚水肿

马某某，男，78岁，2004年7月1日。

患者双下肢浮肿1月余。患者诉双下肢浮肿，腿沉乏力，大便调，尿少，双下肢指凹性水肿（+++）。血压：160/100mmHg。舌质暗红，苔薄白。脉弦，不齐。

既往糖尿病、高血压、冠心病。辅助检查：尿常规（–），肾功能（–）。

辨证分析：患者为老年男性，年高体弱。肾元亏虚。肾主水液代谢，肾虚则水失固摄，溢于肌肤，故浮肿。中医诊断：水肿；阳虚水泛。西医诊断：糖尿病，冠心病，高血压。治法：扶阳滋肾。处方：肾气丸加减。处方：

熟地黄12g，山药12g，茯苓12g，泽泻10g，丹皮10g，车前子10g（包煎），山萸肉10g，桂枝6g，制附子5g，怀牛膝10g，生杜仲10g，生薏米15g，陈皮6g，麦冬10g。10剂，水煎服，每日1剂。

二诊：2004年7月26日，患者诉双下肢水肿减轻（++），仍腿沉、尿少。舌质暗红，苔薄白。脉弦，不齐。治法：扶阳滋肾。处方：肾气丸加减。继予前方10剂，水煎服，每日1剂。

三诊：2004年9月25日，患者诉双下肢浮肿消失，仍腿沉。小便正常。舌苔薄白，脉弦平。处方：

熟地黄12g，山药12g，茯苓12g，泽泻10g，丹皮10g，车前子10g（包煎），山萸肉10g，桂枝6g，怀牛膝10g，生杜仲10g，生薏米15g，陈皮6g，麦冬10g，白芍6g。10剂，水煎服，每日1剂。

按语　方师认为该患者属肾阳亏虚，故以金匮肾气丸加减，温阳利水。患者有糖尿病，大部分糖尿病的病机属阴虚燥热，而此为肾阳虚。张仲景在《金匮要略》中就最早应用八味丸治疗消渴，成为经典之方。虽然目前属肾阳虚的消渴病人很少见，但其对消渴病的治疗，仍具有指导意义。

案例2　益肾清利治肾虚湿阻水肿

张某某，女，42岁，1998年12月21日初诊。

患者主因面肢浮肿4个月来诊。4个月前因持续劳累渐出现颜面及双下肢浮肿，伴腰部疼痛，小腹胀痛，尿量不多，大便不畅，遂到医院就诊，尿检中蛋白（+～++），少量白细胞，肾功能检查正常，双肾B超检查提示：双肾符合慢性肾损害，西医给予激素治疗，今欲求服中药配合治疗。既往有肾盂肾炎史（1989年诊断）。现患者神情倦怠，面色苍白，形体偏胖，肌肤松弛，眼睑浮肿，唇干色暗，语声清晰，呼吸均匀，双下肢轻度指凹性水肿。舌质淡胖嫩，苔薄白，脉弦缓滑。

辨证分析：肾为作强之官，劳累太过则损及肾脏，况患者有肾疾已数载且年已四十有二，肾之精气亦渐趋亏损。肾主水液，司开合，肾脏受损，开合不利，水液停滞则出现面肢浮肿，腰为肾之府，肾虚损则现腰部疼痛，膀胱为州都之官，与肾脏互为表里，肾脏受损，影响至膀胱，膀胱气化不利则小腹胀痛，尿量不多，舌质淡胖嫩，脉弦缓滑，此为虚中有湿滞的外在表现。中医诊断：水肿；肾虚湿阻。西医诊断：慢性肾盂肾炎。治法：益肾清利。处方：

白茅根15g，泽泻10g，车前子10g，萹蓄10g，茯苓12g，枸杞子10g，薄荷3g（后下），怀山药15g，女贞子10g，炙甘草6g，太子参15g，桑寄生12g，玉竹12g，丹皮10g，熟地黄12g，生地黄12g。8剂，每日1剂。

二诊：1998年12月28日，患者服用上方后腿已不肿，尚有轻度面浮，小腹胀及腰痛，睡眠不佳，方师再拟和肝养血调气清利法。拟方和肝汤加味调治：

当归10g，白芍10g，柴胡10g，茯苓12g，白术10g，炙甘草6g，党参10g，苏梗6g，香附10g，大枣4个，白茅根15g，车前子10g，夜交藤10g，酸枣仁10g。8剂，每日1剂。

按语　方师认为本例患者之病证，本为肾气虚损，标为湿阻膀胱，用益肾清利的治疗方药，体现了标本兼顾，补泄并举的思路，正中肯綮，故取得了理想的临床疗效。

案例3　补气血滋肝肾治虚证水肿

赵某某，女，74岁，1999年8月30日初诊。

患者因腿肿时轻时重10余年来诊。患者过去10余年来每遇劳累则出现腿肿，伴腰疼痛，排尿欠畅，曾到医院诊治，尿检中有蛋白及红白细胞，诊断为肾盂肾炎，服用“消炎”药（药名不详）后，症状有改善。20余天前因外出旅游，运动量偏大，且饮水量不足，汗出亦偏多，又觉排尿不畅，腰部疼胀，小腹不适，下肢浮肿又加重，自服一些“消炎”药后，未见明显好转，遂前来方老门诊就诊。查患者形体偏胖，面色苍白少华，语音清晰，呼吸均匀，毛发稀疏花白不荣，肌肤潮湿，眼睑轻浮，双下肢浮肿，双肾区有叩击痛。舌体胖嫩，舌质色淡红，白苔，脉象沉缓。

辨证分析：患者年已七十有四，肾之精气大衰，且患者已有肾盂肾炎十余载，对肾脏的损伤程度就益发加重。肾为先天之本，主持水液的代谢，肾脏损伤，水液代谢不利，则出现面睑及下肢浮肿。肾为作强之官，在已虚损的情况下，再加之劳累，肾脏的负担加重，则劳累后浮肿加重；腰为肾之府，肾受损伤，则出现腰部疼痛，肾精亏虚，则气血不足，故可见面色苍白少华，舌淡，毛发稀疏花白不荣；肾与膀胱互为表里之脏器，肾气不足，膀胱气化不利，则小腹小适，排尿不畅。中医诊断：水肿；肾精亏虚，气血不足。西医诊断：慢性肾盂肾炎。治法：培补肾精，补益气血。用自拟经验方滋补汤加味：

党参12g，茯苓12g，炙甘草6g，大枣4个，白术10g，熟地黄15g，白芍10g，当归10g，肉桂3g，陈皮10g，生黄芪15g，枸杞子10g，麦冬10g，焦神曲6g，佩兰10g。8剂，每日1剂。

二诊：1999年9月9日，患者服用上方8剂后，双下肢浮肿基本消失，腰疼减轻，排尿通畅。方师认为，上方已见成效，因患者为慢性疾患，故要继续服用一段时间，以巩固疗效，故继投前方8剂服之。

按语　本例患者之病证属中医“水肿”之范畴，中医证属肾精亏虚，气血不足，方师所拟滋补汤（党参、茯苓、炙甘草、大枣、白术、熟地黄、白芍、当归、肉桂、陈皮）可益气养血，扶正补虚，针对本病例之主要病机，枸杞子、生黄芪培补肾精，正气充，水道利，水肿尽退。

案例4　温肾健脾治脾肾阳虚水肿

刘某某，女，43岁，2005年5月17日初诊。

患者今年2月份因风湿性关节炎而服用中草药汤剂治疗，药物中有木通10g，连续服用1个月后，出现腰酸，颜面浮肿，恶心呕吐，检查尿蛋白（+++），红细胞10～25个/HP，在当地肾内科住院，经肾穿诊断为隐匿型肾小球肾炎，治疗好转后出院。现患者面色皖白，神疲乏力，纳呆，颜面及下肢浮肿（±），腰酸，腰痛，腰冷，经常恶心，干呕，尿少，大便调，舌淡苔白，舌边有齿痕，脉缓。尿常规：蛋白质250mg/dl。

辨证分析：脾阳不足，浊邪犯胃、恶心，干呕较为明显，并且伴有面色皖白，神疲，乏力，纳呆；而肾阳不足，浊邪壅塞水道，则以尿少、恶寒、腰冷，腰酸水肿为主。特别是患者舌淡苔白，舌边有齿痕，均说明患者以脾阳虚为主。中医诊断：水肿；脾肾阳虚；西医诊断：慢性肾小球肾炎。治法：温肾健脾，化气行水消肿。拟方滋补汤化裁。

党参12g，茯苓12g，炙甘草6g，大枣4个，白术10g，熟地黄15g，白芍10g，当归10g，肉桂3g，陈皮10g，枸杞子10g，麦冬10g，法半夏6g，佛手6g，怀牛膝5g，焦神曲5g。7剂，每日1剂。

二诊：2005年5月24日，药后舒畅，症状均有所减轻，尚有恶心、干呕、乏力、大便偏干，查尿常规（–），舌洁，脉平。仍施前法，拟前方加炙黄芪10g，16剂，水煎服，服3天停1天。

按语 肿、浊邪的产生，是由于三焦通道不利，与肺脾肾三脏气化功能失调有关。《素问·经脉别论》:“饮入于胃，游溢精气，上输于脾，脾气散精，上归于肺，通调水道，下输膀胱，水精四布，五经并行。”肺脾肾受损，饮食不能化为精微而为浊邪。浊邪产生，首先湿困中焦，脾阳不振；肾阳衰微，则阳不化湿；脾不散精，津凝为浊，上贮于肺，使痰浊蕴肺；“脾为生痰之源，肺为贮痰之器”。湿又为阴邪，最易伤阳，肾阳不足，命门火衰，阳损及阴，阴津耗亏。因此，在治疗上以补气养血、调整阴阳为主。此患者以脾阳虚为主，兼涉及肾阳不足，因此治疗上方师采用滋补汤化裁，温肾健脾，化气行水消肿。方师对本例患者辨证准确、用药恰当，所以药效很快地显现出来。

四、遗　　精

案例　补肾固精治肾气不固遗精

王某，男，28岁，1998年6月29日初诊。

患者遗精4年，加重半年。4年前出现遗精现象，在时间上无规律性，伴有轻度腰酸，未引起重视，故未及时治疗。2年前发现患有肾病综合征，在西医肾内科连续治疗用药，病情尚为稳定。近半年来自觉腰酸加重，不耐劳，遗精频繁，每周1次，故今前来求治于方师服中药治疗。食纳一般，睡眠可，大便不干，小便次频。神志清楚，精神倦怠，面色㿠白，面睑虚浮，双下肢轻度指凹性水肿（+），语声低，呼吸均匀。

辨证分析：久病必虚，患者初起有遗精现象及腰酸，未引起重视和及时治疗，随时间推移则现肾虚，加之又患有肾病综合征，其虚损益甚。肾为先天之本，主水液、司开阖，肾气不足，则开合受约，故出现遗精、浮肿之象；肾为作强之官，肾虚则不耐劳；肾气不足，肾精亏损，则气血亦虚，则见面色㿠白，舌质淡，语声低，精神倦怠等一系列精气血不足之象。根据以上诊查和分析，方师诊断其为：遗精；肾气不足，肾精不固。西医诊断：肾病综合征，治则：补肾固精。方师拟滋补汤加味以治之。

党参12g，茯苓12g，炒白术10g，炙甘草6g，熟地黄12g，白芍10g，当归10g，肉桂3g，木香5g，陈皮10g，大枣4个，生黄芪15g，麦冬10g，枸杞子10g，山萸肉10g，煅龙骨15g，煅牡蛎15g，莲子肉10g。8剂，水煎服，服2天停1天。

二诊：1998年7月23日，患者服上方8剂后，精神转佳，体力渐增，近1个月来仅遗精1次，腰酸及面浮腿肿亦较前减轻，方师嘱效不更方，继服前方8剂，服用方法同前，继续巩固提高疗效。

按语 遗精有梦遗与滑精之分，有梦而遗精的为梦遗，无梦而遗，甚至清醒时精自滑出的为滑精。《景岳全书》中说：“梦遗滑精，总皆失精之病，虽其证有不同，而所致之本则一。”说明遗精与滑精虽有轻重的区别，而发病的病因是一致的。本病多由肾虚不能固摄、君相火旺、湿热下注等因，以前者居多，本案例患者即为肾气不足，肾精不固之遗精。方师拟用经验方滋补汤加味治疗，滋补汤方：党参、茯苓、炒白术、炙甘草、大枣健脾益气培补后天之本；熟地黄、白芍、当归养血补血益肝补肾扶助先天之本，肉桂温补命门不足；所加生黄芪、枸杞子进一步增强健脾益肾之力，为本案例患者的治疗奠定了扶助正气的基础。方师加山萸肉补益肝肾固涩肾精、莲子肉养心益肾健脾固摄肾精；加煅龙骨、煅牡蛎重镇安神固摄下元，用此四味药是在扶助正气的基础上，从心、肝、脾、肾不同的角度固摄肾之精气而收功。

五、遗　　尿

案例　清利湿热治膀胱湿热遗尿

王某，女，10岁，1998年8月6日初诊。

家长代述，患儿遗尿史7年余，多方求医皆未治愈，故来方老处求治。现患儿每晚遗尿1～2次，贪玩劳累后更加明显，睡眠好，纳食好，大便调，口渴饮水量较多。观察患孩精神尚可，面微红，语声清晰，呼吸均匀，唇干色红。舌质红，苔白，脉滑略数。

辨证分析：膀胱的主要生理功能是贮存和排泄尿液，是通过肾与膀胱的气化作用来完成的。本患孩之遗尿是由于下焦有热，扰动膀胱，导致膀胱气化功能失常，排尿不规律所致，患者口渴思饮，唇干色红，舌红脉数均说明有热之象。中医诊断：遗尿；膀胱湿热。西医诊断：遗尿。治法：清利膀胱湿热。处方：

灯心草3g，竹叶6g，茯苓12g，蝉蜕5g，猪苓10g，滑石块15g，生甘草6g。6剂，每日1剂。

二诊：1998年8月13日，服用上方6剂期间仅遗尿1次，患儿口渴感亦明显减轻，继服前方6剂巩固疗效，未再反复。

按语　按常规，一见遗尿，多考虑的是肾虚固摄无权所致，所以经常使用的是缩泉丸、金樱子、桑螵蛸、六味地黄丸等补肾固摄之药。再看以上之方，方师未按常规之法，无一味补肾固摄缩泉药，而是清心火利小便，并说该患者不是固摄不利，而是膀胱有热，扰动州都之官，影响气化功能，排尿失其节制。简单的几味药，就解决了患者多年之疾苦。此理亦同于以上，不是直接缩泉止遗，而是找出导致遗尿的根本原因，从整体来调整，祛除病因。针对本位患者就是清除膀胱之热，使其气化功能恢复正常来调节排尿的规律。

结　束　语

方师认为肾病多虚，而阴阳精气虚各不同，其相生互化，又互为因果。临证时当仔细辨析，求其有无多寡，辨其先后主次，而用药又当顺其化生之理，顺其动静之性，方保药到病减，效如桴鼓。

肾脏病的治疗，无论其法、其方、其药都是十分复杂而多变，同一个病，不同的阶段及不同的个体，其治疗大法迥然有异。临床上则法中有法，方中寓方，合在医者，明察病机，圆机而活法。故周学海于此有精辟论述。他说："有虚实相兼者焉，病本邪实……观虚候者，此实中兼虚。治之之法，宜泻中兼补……。大抵邪不解则不受补，有邪而补徒增壅住；且积日之虚，岂暂补所能挽回乎！"此论颇为中肯，于肾病之治，足资借鉴。

第五节　心系病类

心主血脉又主神明。故心系疾病表现主要是血脉运行的障碍和情志思维活动的异常。心系疾病有虚有实，虚证为气血阴阳之不足，实证多是火热痰瘀等邪气的侵犯，虚实之间常兼夹互见。心系疾病临床常见病证包括胸痹、心悸、不寐等。方师认为：人体是一个有机的整体，各脏腑组织之间有着密切的联系，生理上相互生养制约，病理上相互乘侮影响。心病的病位虽在心，但与人体其他四脏有着较为密切的关系。方师治疗心系疾病有其独到的临床思辨，并非拘于临床常见的理、法、方、药。从五脏论治，采用心肝同和、心脾同调、心肺同治、心肾同补法治疗心系疾病。方师心系疾病从肝论治，其治法主要是和肝，包括疏肝、柔肝、养肝等法，疏肝法包括：疏肝理气、行气活血，方用和肝汤、柴胡疏肝散、四逆散、金铃子散等加减；疏肝健脾和胃、除湿化痰，方用二陈汤、温胆汤等加减。柔肝法包括养阴柔肝、平肝息风、滋阴潜阳、柔肝安心等，方用逍遥散、当归芍药散等加减。养肝法包括益肝养心等。失眠加用炒枣仁、柏子仁；痰盛加全瓜蒌；眩晕加天麻、钩藤；妇女脏躁，情绪波动的加浮小麦、大枣；血瘀明显加丹参。方师心系疾病从脾论治，其治法主要是健脾和中法，方用香砂六君子汤等加减；调脾养血法，方用滋补汤、归脾汤等加减；醒脾化湿法，方用藿朴夏苓汤等加减；健脾祛痰法，方用二陈汤、温胆汤等加减。方师心系疾病从肺论治，其治法主要是宣降肺气法，方用苏子降气汤等加减；补肺益血法，方用滋补汤、炙甘草汤等加减；温肺散寒法，方用三子养亲汤、苓桂术甘汤等加减；理肺活血法，方用丹参饮、血府逐瘀汤等加减；清肺化痰法，方用小陷胸汤等加减。方师心系疾病从肾论治，其治法主要是：交通心肾法，方用酸枣仁汤等加减；补肾固本法，方用六味地黄汤、滋补汤等加减。

一、心　悸

案例1　益气养心治气血两虚心悸

某某某，女，49岁，2005年10月10日初诊。

患者心悸、心烦半年来诊，时有心悸、心烦，面赤，潮热，睡眠差，每晚仅睡3～4小时，易郁闷，悲伤欲哭，纳便调，停经半年。舌洁，脉缓。

辨证分析：患者肝脾血虚，肝血不足，血不濡养，心神浮越，可见心悸，阴虚血少、心神失养，故睡眠差。病位在气血，涉及心、肝、脾、肾脏。中医诊断：心悸；气血两虚，心神失养。西医诊断：更年期综合征。治法：益气养血，滋阴安神。处方：

太子参15g，炒白术10g，炙甘草6g，炙黄芪10g，当归10g，茯苓12g，炒枣仁10g，远志5g，木香3g，大枣4个，淡干姜2g，麦冬10g，枸杞子10g，陈皮10g，熟地黄12g。10剂，服3天停1天。

二诊：2005年10月27日，药后心慌气短好转，汗出亦减轻，咽干痒、微痛，睡眠易醒，脉平缓，舌苔薄黄，出现口腔溃疡2天。处方：和肝汤加金银花15g，连翘10g，丹皮10g，麦冬10g，百合10g。10剂，服2天停1天。

三诊：2005年12月5日，心悸心慌完全消失，睡眠尚欠佳，咽干、头痛，二便调，舌洁脉平。前方加合欢皮10g，巩固疗效，12剂，隔日服。

按语　一诊方中用干姜2g，目的是替代生姜（药房无货）。生姜和胃，走窜力强，可以交通心肾。患者四诊中表现出一派虚象，但单纯益气滋阴，患者虚不受补，反而出现口腔溃疡，改用和肝汤后，患者精神、情绪、体力方面均得到改善。

案例2　健脾养胃治脾胃虚弱心悸

郭某某，女，79岁，2003年6月17日初诊。

患者心悸10天余。患者于10天余前出现心悸，气短，胃脘胀，大便不成形，日1次，饮食可，面色淡黄。苔白滑腻，脉弦平。

辨证分析：患者年高体弱，脾胃运化功能降低，运化失司，故胃胀、大便不成形。生化之源不足，则心脉失养，故心悸气短。心其华在面，气血不足，故面色淡黄。本案例之心悸是由脾气虚弱、心血失养所致。西医诊断：心律失常。治法：健脾养胃。方师拟方：香砂六君子汤加减。

党参10g，茯苓10g，炒白术10g，炙甘草5g，陈皮10g，法半夏5g，木香5g，大枣3个，焦神曲5g，炒谷芽15g，炒薏米20g。6剂，水煎服，每日1剂，分2次服。

二诊：2003年6月24日，患者上方后效果明显，心悸气短明显好转，睡眠差，大便黏。舌苔洁，脉平。继前方加藿香5g，佩兰5g。6剂，水煎服，每日1剂，分2次服。

按语 脾为心之子，心主血，脾既统血又为气血生化之源，两脏的关系主要体现在血的生成和运行方面。思虑、过劳、饮食不节等因素可损伤脾气、暗耗心阴、心血，久病、慢性失血等原因亦可导致心阴不足，脾气亏虚，气血化生不足，真血亏耗，心帝失辅，造成子病及母，心脾两虚，最终发为心悸。方师由中焦脾胃入手，健脾气以养心气，养气血以安心神。收效显著。

案例3　养心安神治血虚失眠心悸

李某某，女，60岁，2003年12月30日初诊。

患者心悸3月余。3月余前患者开始阵发心慌，心跳，手足冷，纳食可，二便调。舌质洁，脉象不齐。既往患甲状腺功能亢进15年，心脏扩大15年。心电图：频发室性早搏，部分呈三联律。

辨证分析：本案例之心悸是由气血不足，心神失养所致。西医诊断：心律失常。治法：养心安神。方师拟方如下：

茯苓10g，炒枣仁12g，川芎5g，炙甘草6g，当归10g，炒白芍10g，百合12g，丹参5g，北沙参15g，炒谷芽15g，陈皮10g，法半夏5g，丝瓜络5g。7剂，水煎服，每日1剂。

二诊：2004年1月6日，患者服上方后心悸稍有缓解，仍有室性早搏。舌质洁，脉至不整。继服前方减丝瓜络加远志5g。7剂，水煎服，每日1剂。

三诊：2004年1月20日，药后心悸明显好转，室性早搏偶发。舌苔洁，脉缓。继服前方10剂，水煎服，每日1剂。

按语 患者甲状腺功能亢进15年导致心脏扩大，心脏长期超负荷工作。心脉气血亏虚，气血运行无力，心神失养，故发心悸。方师以酸枣仁汤为主方，加归芍养血，百合、北沙参养阴，炒谷芽、陈皮、法半夏理气和中，丹参活血，远志养心安神。使心脉得养，心功能得以恢复。

案例4　疏肝健脾治肝郁脾虚心悸

周某某，男，33岁，2004年3月23日初诊。

患者主因心慌3个月来诊，3个月前无明显诱因突发心慌，到鼓楼中医医院就诊，做心电图示左室肥厚劳损，心脏彩超确诊为扩张型心肌病，予服美托洛尔等西药未见明显好转。现动则心悸气短，多汗乏力，胸闷，舌体胖，舌红苔白。脉虚弦大。既往高血压病史，刻下血压135/90mmHg。

辨证分析：心悸一病，病在心，但与肝、脾、肺、肾均有相关。本案患者辨证之关键在于舌脉，舌体胖、脉弦大为肝气郁滞，木旺乘土之象；肝失疏泄，脏腑气机逆乱，又有脾胃内弱，气血生化不足，导致心之气血两虚，表现为心悸、气短、乏力、多汗。中医诊断：心悸；肝郁脾虚。西医诊断：扩张型心肌病。治法：疏肝健脾。处方：逍遥散化裁。方药：

当归10g，白芍10g，北柴胡5g，太子参15g，茯苓12g，白术10g，炙甘草6g，陈皮10g，半夏曲6g，炒谷芽15g，薄荷5g（后下），干姜2g，熟地黄12g，大枣4个，12剂，每日1剂。

二诊：2004年4月13日，患者自觉药后胸闷减轻，偶发早搏，舌洁，脉虚弦大。方师认为治疗初见效果，继予前方加黄精10g，12剂，每日1剂。

三诊：2004年4月27日，患者诉心悸胸闷明显缓，精神好，舌洁，脉虚弦大。方师嘱上方再加麦冬5g，15剂，水煎服，每日1剂，服2天停1天。1个月后患者来告，已无明显不适，能正常上班。

按语 方师认为该患者主要为肝气郁滞，乘克脾土。中州健运失司，生化乏源，则心失所养，神失所藏而致心悸不宁。故用逍遥散化裁理气滋补培中。二诊、三诊又加入黄精、麦冬以加强滋补培中之力。逍遥散出自《太平惠民和剂局方》，功用疏肝理气，畅达气机，健运脾土，使得气血化源充足。心气得补，心神得养。虽是调肝之方，实则有补益心脾之功。临床若兼见痰湿阻滞者，方师多加入瓜蒌、竹茹、焦神曲；血瘀表现明显，可加丹参、菖蒲；肝气郁滞较重则加 苏梗、香附；若病久及肾，肝肾两亏，则可加枸杞子、石斛等。可见方师“调肝”一法，即包括了疏肝、和肝、养肝、柔肝诸法在内。

案例5　滋补肝肾治肝肾阴虚心悸

赵某某，女，56岁，2005年2月18日初诊。

患者阵发心悸1年来诊，过去1年来心动过速，时发时止，发作时心率160～180次/分，每周发作3～4次，在四川当地医院做心电图示：室上性心动过速。患者平素自觉乏力，睡眠不实。大便不成形。舌苔薄白，脉弦缓。

辨证分析：心悸的病位主要在心，但其发病与脾、肾、肺、肝四脏功能失调相关。该患者年过五旬，已是肝肾不足之年，阴血内弱不能上制心火，发为心悸。中医诊断：心悸；肝肾阴虚，心肾不交。西医诊断：室上性心动过速。治法：滋补肝肾，安神定悸。处方：

太子参15g，酸枣仁15g，远志5g，茯苓15g，桂枝5g，炙甘草6g，熟地黄12g，麦冬10g，枸杞子10g，五味子5g，大枣4个，百合15g，炒山药10g，山萸肉6g，丹皮6g。20剂，每日1剂。

二诊：2005年3月18日，诉服药后心悸发作次数减少，每周发作1次，发作时心率亦减少。上方加竹茹叶各5g，10剂，每日1剂，回四川老家调养。

按语 肾为水火之宅，阴阳之根，寓元阴元阳。五脏六腑之阴阳均有赖肾阴、肾阳的资助和生发。心为火脏，居于上而属阳，以降为顺；肾为水脏，居于下而属阴，以升为和。若心肾不交，可造成心悸。方师认为心动过速引起的心悸，阴虚者多于阳虚。该患者为中老年女性，正处于绝经期，天癸已绝，阴液耗伤。故心失所养，神不得安。方用麦味地黄汤、生脉散、桂枝甘草汤合方，滋补肾阴，益气养心。又加入酸枣仁、远志、百合等养心安神，疗效显著。

二、胸　　痹

案例1　理气化痰治痰湿内阻胸痹

顾某某，男，50岁，2005年7月9日初诊。

患者左胸痛1周。患者1周前在田中工作时突发左侧胸痛，伴胸闷，即到县医院门诊就诊检查，心电图未见异常，考虑为左侧肋软骨炎。现左侧胸部第3、4肋处疼痛明显，左臂麻木，纳可，夜眠安，二便调。苔白，苔质厚腻，脉细滑。血压130/80mmHg。

辨证分析：患者体胖，素嗜烟酒，痰湿内生，阻于脉络。故见胸闷，胁痛，左臂麻木等症。本案例之胸痛是由痰湿内阻、气机不畅所致。西医诊断：左侧肋软骨炎。治法：理气止痛，化痰通络。方师拟方瓜蒌薤白散合二陈汤加减。处方：

瓜蒌10g，薤白6g，陈皮10g，茯苓 10g，法半夏6g，炙甘草6g，丝瓜络6g，鸡血藤10g，郁金6g，焦神曲6g，枳实5g。7剂，水煎服，每日1剂，分2次服。

二诊：2005年7月16日，患者服上方胸闷好转，左侧胁肋部疼痛减轻，食纳可，二便调。舌苔薄白，脉弦细滑。前方有效，酌加苏梗10g，以加大理气宽胸的力量。7剂，水煎服，服3天停1天。

按语 本例肋软骨炎，由痰湿阻滞脉络，引起气机不畅，颇似胸痹证，故用瓜蒌薤白散、二陈汤加减化裁，方中瓜蒌、薤白宽胸理气，陈皮、茯苓、半夏、甘草为二陈汤化痰理气，鸡血藤、郁金、丝瓜络以活血通络。诸药合用，理气化痰，散结除满，活血通络止痛，疗效佳。

案例2　补心气通心脉治心气虚胸痹

沈某某，男，64岁，1998年10月5日初诊。

患者胸闷气短数月。患者数月来经常有胸闷气短乏力现象，不耐劳，活动量稍大则心慌心悸出汗，饮食一般，睡眠一般，大小便正常。口干喜饮。用活血化瘀的中成药治疗，效果欠佳。为进一步改善症状，今求治于中医专家。查体合作，精神倦怠，面白少华，语声低，呼吸略促，眼睑及双下肢无浮肿。舌体胖嫩，舌质淡红，舌苔薄白，脉象沉细。既往有冠心病、陈旧心梗病史。

辨证分析：本案例之胸痹是由于心气不足，心脉不畅所致。心气不足，无力鼓动血脉之行，则见胸闷气短，气虚则不耐劳，活动量加大，心气耗损亦即加大，则见动后心慌心悸；心气虚，不足以固摄阴津，则易汗出；精神倦怠，面白少华，语声低，呼吸略促，舌胖嫩，脉沉细，亦均为心气不足之外在表象。中医诊断：胸痹；心气不足，心脉不畅。西医诊断：冠状动脉粥样硬化性心脏病，陈旧心梗。治法：补益心气。方师拟方滋补汤加减：

党参12g，茯苓12g，白术10g，炙甘草6g，熟地黄15g，白芍10g，当归10g，肉桂3g，木香5g，陈皮6g，大枣4个，枸杞子10g，麦冬10g，北沙参15g，焦神曲10g。12剂，水煎服，每日1剂，分2次服。

二诊：1998年10月19日，患者上方后疗效明显，体力明显改善，胸闷气短大有好转，能做一些轻微体育锻炼和家务事。尚觉口干。继服前方加炒谷芽15g、百合10g，8剂，水煎服，每日1剂，分2次服。

按语 本案例患者年已六十有四，精气亏损，脏器虚弱，已成定局。加之以往有“胸痹”之病史，心气大伤可知。曾自服一些活血化瘀药有些许疗效，是推动心血运行之故，但未找到根本之因，就是推动血液运行之动力不足，亦即心气不足。方师紧紧抓住心气不足无力推动血脉运行的根本病因，用滋补汤培补脾肾以补心气，初见成效，但方师认为本案例体质的改善是治疗的根本，尚需一段时间的调整，故二诊中加炒谷芽15g、百合10g以加强调补后天之本之力。

案例3　益气养血治气血亏虚胸痹

马某某，女，70岁，2003年8月25日初诊。

患者前胸后背发冷伴舌痛1年。2002年8月开始出现前胸后背发冷，舌痛，口味稍重时疼痛难忍，冷热都敏感，恶心，纳少，呃逆，午后及夜间发作性寒战，心中颤抖，大便正常。舌质红绛，舌苔少，舌体裂纹，脉缓。既往冠心病史。

辨证分析：患者主诉舌头痛，观舌质红绛，苔少有裂纹，从舌面上反映出胃阴不足。舌为心之苗，患者午后及夜间自觉前胸后背冰冷，从内发凉，心中冷颤，持续30分钟至数小时不等。“阴虚生内热，阳虚生外寒”，患者感觉冰冷，由里及外，故阳气不足，温煦不够。病位在心脾，病证属虚证。中医诊断：胸痹；中阳不足，气虚血亏。西医诊断：冠心病。治法：益气养血，振奋心阳。处方：香砂六君子汤加减。

肉苁蓉10g，麦冬6g，大枣4个，焦神曲5g，砂仁5g，木香3g，熟地黄12g，当归5g，法半夏6g，陈皮10g，炙甘草6g，炒白术10g，茯苓10g，党参10g。10剂，水煎服，每日1剂。

二诊：2003年9月8日，患者服药后发冷减轻，仍有畏寒，舌痛，胃脘不舒，尿频。苔洁，脉平缓。证治同前。处方：香砂六君子汤加减。

党参10g，茯苓10g，炒白术10g，炙甘草5g，当归6g，熟地黄12g，陈皮10g，木香3g，砂仁5g，麦冬5g，肉苁蓉6g，焦神曲6g，大枣4个，白芍6g。10剂，水煎服，每日1剂。

三诊：2003年9月29日，服药后患者自觉此次药不理想，1周来发病2次。现症：恶寒发作，全身酸楚，怕冷畏寒，恶心，夜间不能入睡。舌质嫩红少津，舌体裂纹。脉缓。治法：益气养血，温经散寒。处方：滋补汤加减。

大枣4个，肉桂3g，茯苓9g，党参12g，炙甘草6g，当归9g，熟地黄12g，白术9g，木香3g，陈皮6g，生黄芪15g，枸杞10g，麦冬6g，焦神曲5g，浮小麦15g，干姜3g，百合12g。10剂，水煎服，每日1剂。

四诊：2003年11月12日，服药后症状好转，畏寒基本消失，患者自述2周来没有出现明显的畏寒，仍全身不适。舌质嫩红，少苔，脉平。处方以滋补汤加减。

大枣4个，肉桂3g，茯苓9g，党参12g，炙甘草6g，当归9g，熟地黄12g，白术9g，木香3g，陈皮6g，生黄芪15g，枸杞10g，麦冬10g，焦神曲10g，百合10g，黄精6g。10剂，水煎服，每日1剂。

按语　患者证属气虚血亏、中阳不振，当以益气健脾，又兼有胃阴亏虚，滋润濡养失职，胃气不和，升降失常，见饥不欲食，呃逆，恶心。以党参、茯苓，炒白术、炙甘草四君子汤为主，健脾，养心安神，加用熟地黄、当归，滋阴养血安神。气血同调，有助于心气的鼓动与运行，维持心脏的正常搏动，血液在脉管中的正常运动，使胸阳得振，气血如常，畏寒消失。方老方中加用陈皮、法半夏、砂仁、焦神曲，增强健脾之力。脾为后天之本，气血生化之源，脾主运化，主统血，心与脾之间的生理联系，主要表现在血液的生成与运化，脾气足则气血有化源，心所主之血自能充盈，濡养全身。配以麦冬、肉苁蓉，滋阴润燥，即养阴，又补津，一举两得，阴阳双补。人体的气血、阴阳是相互依存，相互转化的，在病理上又是相互影响的。三诊中方师讲：畏寒怕冷，是典型的阳虚表现，因此仅健脾补气力量不够，因此选用滋补汤，益气养血，加用干姜、黄芪，助阳补气，温经散寒。浮小麦，甘、凉，归心经，有养心益气除热止汗，养心安神，麦冬味甘，微寒，归肺心、胃经，功能养阴润燥，清热除烦，益胃生津，现代医学研究麦冬对正常心肌细胞有保护作用，又能使显著受损的心肌细胞较快地获得修复，促进愈合，相应地减少心肌细胞坏死。麦冬的煎剂拥有一定的抗菌能力，对白色葡萄球菌，大肠杆菌，伤寒杆菌，均有较强的抑制作用。百合，甘寒，归心、肺经，具有养阴清肺，益胃生津，清心安神，患者属于气血两亏，阴阳俱虚者，所以采取气血双补，阴阳并补的方法。用麦冬、百合又可以制约干姜、肉桂的辛燥，保护阴液。四诊时将前药去掉了干姜、浮小麦，增添了黄精。黄精，味甘，性平，归脾肺、肾经，功效健脾益气，滋阴润肺，主治脾胃虚弱，体倦乏力。患者畏寒冷颤，症状未现，说明阳虚已得到缓解，故去掉辛燥之品，加大滋阴补液之力，以濡养各脏腑阴液的不足，增强脏腑功能，恢复机体阴阳之间的动态平衡。

案例4　理气通阳治肝郁气滞胸痹

付某某，男，66岁，2005年1月13日初诊。

患者主因心前区阵发性疼痛2月余来诊，心前区阵发性疼痛，每次持续5～10分钟，伴胸闷气短，纳可，二便调，舌红苔白，脉沉弦。既往高血压、冠心病史。查血压140/95mmHg，心电图示：ST-T改变。心脏彩超：心主动脉增宽。

辨证分析：肝藏血而主疏泄，调达气机，体阴而用阳。肝失疏泄，气机不利，气郁气滞而致胸痹心痛，气滞则血瘀，气主行其津液，气滞亦可导致痰浊内生，痰瘀互结，阻于脉络，发为胸痹。患者年过六旬，脏腑气血渐衰，心气不足，血行迟缓，导致心体失养，也可发为胸痹。中医诊断：胸痹；肝郁气滞，心气不足。西医诊断：冠心病。治法：理气通阳。拟和肝汤化裁。

当归9g，白芍9g，党参9g，北柴胡9g，茯苓9g，香附9g，炒白术9g，苏梗6g，大枣4个，薄荷5g（后下），炙甘草6g，瓜蒌10g，法半夏6g，郁金10g，石斛10g，陈皮10g，6剂，每日1剂。

二诊：2005年1月20日，患者诉活动过多则心前区疼痛，恶寒。舌脉证同前。方师嘱继服前方12剂，每日1剂。

三诊：2005年2月3日，患者诉心前区疼痛明显好转，胸闷气短缓解。效不更方，仍继服原方10剂。

按语　方师认为心肝两脏在生理上相互联系，在功能上也相互协调。肝主藏血，不仅表现为对血液的储存，它还能通过对气机的疏泄来调节血量。在情志活动方面，心主神志，所谓“心者，君主之官也，神明出焉”（《素问·灵兰秘典论》）。人的精神、意识和思维活动主宰于心。肝主疏泄，通过调达气机，和畅气血，来调节人体的精神情志活动。若情志不遂，肝失条达，气机阻滞，则致气郁、气滞。而心血的运行，赖气的推动、气的温煦。气行不利，血行不畅，故而出现心悸胸痛。和肝汤两和肝脾。方中有党参、茯苓、白术、炙甘草、大枣健脾益气，有香附、柴胡、苏梗、薄荷疏肝解郁，当归养血和肝。方师又加瓜蒌、半夏通阳理气散结，郁金、陈皮加强疏肝理气之力。考虑到长期肝气郁滞易伤肝阴，故方师又加入石斛以养肝柔肝。

案例5　补气血温心阳治胸痹

赵某某，女，56岁，2003年2月20日初诊。

患者经常背部疼痛，反复发作，疼痛于劳累后加重。近1周来，患者自觉背痛加重，伴有冷凉感，加衣被而疼痛不缓解，胸满闷，大便黏滞不畅，无咳喘病史。心电图示：ST-T改变。舌洁，脉平缓。

辨证分析：中医有“不通则痛”“不荣则痛”之说，该患者后背疼痛反复发作，近1周加重并伴有局部冰凉感，肯定有后背经脉气血不通，又心居于膈上而近于背，背为阳，心为“阳中之阳脏”，主一身之血脉，推动血液在经脉中运行。若脉道不畅，气虚血瘀也可发为疼痛；特别是劳累后，气血暗弱，致使疼痛加重。中医诊断：胸痹；气血不足，胸阳不振，血脉瘀阻。西医诊断：冠心病。治法：益气养血，通阳活瘀。拟以滋补汤化裁如下。

党参9g，茯苓9g，白术9g，炙甘草6g，当归9g，熟地黄9g，白芍9g，肉桂3g，陈皮9g，木香3g，大枣4个，桑寄生12g，川断10g，生薏米15g，宣木瓜10g，枸杞子10g，麦冬10g。10剂，每日1剂，服3天停1天。

二诊：2003年3月8日，患者诉药后背部疼痛明显好转，大便黏。舌洁，脉平缓。效不更方，继服12剂，每日1剂，服3天停1天。

按语 本案方老采用滋补汤，益气养血、充盈脉道，气血运行通畅，疼痛自愈。加用桑寄生、川续断、枸杞子，补益肾气，增加肾阳的温煦能力；用生薏米、宣木瓜，化湿通络，宣痹止痛；麦冬滋润、养阴生津、补津液，以防止补肾养血之药物的燥热，使气血和、阴阳平、脉络得舒、疼痛而解。全方药力集中，益气养血，宣痹通络，专攻疼痛，效果堪佳。

结 束 语

以上仅从方师治疗心系疾病入手，分析方师临床思辨及用药特点，其思辨及用药过程非拘于心系疾病，对所有疾病都适用，学习继承方师，非一方一药，专方专药，而是方师对疾病的临床思辨过程，从何入手，如何去辨证，如何灵活用药，深入挖掘方师临证之方与证的关系、症与药的关系，在继承的同时，去实践，在实践的过程中去创新，只有这样，中医才能步入一个继承、实践、创新的良性循环，在继承、实践、创新中不断进步，发扬光大。

第六节 脑系疾病

脑在人体中占有举足轻重的位置。《内经》中脑为奇恒之腑，精明之腑，为髓之海，“真气之所聚”（王冰），具有藏髓（精气）而不泻的作用。脑神的正常功能发挥，有赖于脑之气、血、阴、阳的对立统一平衡。

脑病涉及的主要中医病证有头痛、眩晕、中风、口僻、厥证、脱证、闭证、昏迷、痿证、痉证、癫狂证、郁证、痴呆、健忘、颤证、不寐、多梦、耳鸣、急慢惊风等。随着医学科学的发展，人们对脑的研究愈来愈深入，脑病的发病率也越来越高。

方师生前曾出任全国中医药学会中风专业组组长，对眩晕、中风、不寐等疾病的辨证论治，构成了自己独特的思想体系，具有丰富的临床经验。

方师认为中风病的治疗，首要应从预防着手，应加强先兆症状的观察，注重养生防病，消除中风高危因素，加强对先兆症状的早期治疗，加强对中风病预防和轻型病例的研究，以降低发病率、病死率和复发率，减轻致残程度，减少并发症，提高中风病患者的生存质量和生活质量。

一、三叉神经痛

案例1 祛风清热治三叉神经痛

李某某，女，40岁，2006年3月21日初诊。

患者右面颊窜痛1周。在西医院诊断为三叉神经痛，给予服用卡马西平1片，每日2次。仍右面颊窜痛，牙龈出血，纳食、睡眠可，二便调。舌质略红，舌苔薄白，脉象弦缓。血压130/80mmHg。无口眼歪斜，眼球运动灵活，鼻唇沟对称，伸舌居中。

辨证分析：患者操劳过度而伤阴，阴虚火浮，肝风伤络，肝火上扰而致右侧偏头痛如锥刺，呈阵发性疼痛，日轻夜剧。辨证属肝胃风火，壅闭经络。西医诊断：右三叉神经痛。治法：祛风清热，活血止痛。

荆芥5g，薄荷5g（后下），防风6g，炙甘草5g，金银花10g，连翘10g，北柴胡5g，独活3g，羌活3g，炒白芍6g，大枣4个，桔梗6g，川芎5g，熟地黄12g，茯苓10g。10剂，水煎服，每日1剂。

二诊：2006年4月1日，患者右侧三叉神经痛减轻，仍有牙龈出血，大便干燥，2～3日一行。舌苔薄白少津，脉弦缓。中医诊断：头痛；肝胃火盛。西医诊断：右三叉神经痛。

辨证分析：此患者仍为肝胃火盛，牙龈出血，大便干秘是阳明胃热较盛之症。治法：祛风清热，活血解痉止痛。

当归10g，炒白芍10g，荆芥6g，防风6g，茯苓10g，炒白术10g，薄荷5g（后下），生石膏15g（先煎），生薏米15g，大枣4个。10剂，水煎服，每日1剂。

三诊：2006年4月10日，患者服药后三叉神经痛明显缓解，无牙龈出血，仅夜间偶有右面颊隐痛。舌质洁，脉平。继前方10剂，服3天停1天。患者服药后经络已通，疼痛止，再拟前方巩固疗效。

按语 三叉神经痛为阵发性疼痛，由神经传导功能障碍所致，本病属中医“偏头痛”范畴，《临证指南医案》中头风一症，有偏正之分，偏者主手少阳，而风淫火郁为多。本病表现为三叉神经痛，并牙龈出血，因头面部为手足厥阴、足阳明、足少阳经走行之地，故诊为肝胃风火壅闭经络，而发此病，因风火之邪其性易动，故见疼痛时发时止，治以清热祛风，平肝通络，解痉止痛之药而获效。处方以荆芥、薄荷、防风川二活疏通经络祛风散火，金银花、连翘、桔梗、甘草宣散风热，清解，熟地黄、茯苓扶正气，川芎、白芍养肝阴，解痉，活血，消肿，柴胡引诸药入少阳，兼治少阳热邪。

案例2　祛风活络治三叉神经痛

马某某，女，57岁，1999年5月17日初诊。

初诊：患者述素有左侧三叉神经疼痛病史年余，时有发作。近左侧面颊疼痛，伴有左侧偏头痛加重1个月。食纳可，二便调和。舌洁，苔薄白，脉平。

辨证分析：此患者久病体虚，复感风邪，客于经络，使气血瘀滞，不通则痛。中医诊断：痹证；风邪阻络，气滞血瘀。西医诊断：左侧三叉神经痛。治法：祛风通络，化瘀止痛。处方：川芎茶调散加减。

川芎6g，细辛3g，白芷5g，生石膏15g（先煎），防风6g，生地黄15g，菊花10g，薄荷3g（后下），白蒺藜10g，炙甘草10g，丹皮10g。6剂，水煎服，每日1剂。

二诊：1999年5月31日，患者述服药后左侧面颊及头痛已有缓解，尚时觉左面颊不适感，食纳可，二便调和。舌洁，脉平。方师认为药后有效，证治同前，继服前方加丝瓜络6g，再进8剂，服2天停1天。

三诊：1999年6月13日，患者述经上药治疗，左侧面颊及头痛的症状基本消失，食纳可，二便调和。舌洁，脉平。方师嘱继服前方8剂以巩固疗效。

按语 《素问·痹论》言道：“风寒湿三气杂至，合而为痹。”该患者左面颊疼痛，当属于痹证范畴。因其病史年余，方师认为患者久病体虚，腠理空虚，邪风客于经络，扰于头面，病位在上，使头面气血瘀滞，不通则痛，应属行痹之列。遂拟祛风通络，活瘀止痛之剂，以川芎茶调散化裁治之而获良效。

二、不　　寐

案例　平肝息风治肝阳上亢不寐

刘某某，女，53岁，2003年4月8日初诊。

患者夜寐不安反复发作2年，加重7天。患者高血压病史2年，现自觉夜寐不安，头脑不清，眩晕时作，饮食尚可，二便调。舌苔洁，脉象弦平。

辨证分析：患者证属肝阳上亢。西医诊断：失眠。治法：平肝，息风，清火。

天麻6g，钩藤12g，石斛6g，珍珠母12g，生杜仲6g，夜交藤12g，茯苓10g，麦冬10g，白芍6g，沙苑子10g，炒枣仁10g，白菊花10g，薄荷5g（后下）。7剂，水煎服，每日1剂。

二诊：2003年4月15日，患者服药后夜寐不安好转，自觉头脑清楚，舌苔洁，脉弦平。效不更方，继前方7剂。

按语 患者正值更年期，性情急躁易怒，情志所伤，肝失条达，气郁不舒，郁而化火，扰动心神，出现夜寐不安，郁火上扰清窍，出现头脑不清，眩晕时作。治疗以平肝息风为主，应用天麻钩藤饮加减治疗不寐，肝阳上亢证恰恰切合病机。

三、眩 晕

案例1 养血疏肝治血虚阳亢眩晕

某某，女，63岁，2005年9月12日初诊。

患者头晕、气短、乏力、纳呆加重1个月。患者因高血压病、胸闷在心内科住院治疗，诊断为高血压、颈椎病，于9月10日出院，仍感头晕、乏力、胸闷、睡眠差，即前来中医就诊。既往史：高血压30年，高脂血症10年，不稳定型心绞痛3年。头颅CT：老年性脑改变，右侧筛窦炎。颈动脉B超：双侧颈动脉内膜增厚斑块形成，左颈动脉窦轻度狭窄。冠状动脉造影：（–）。四诊合参：气短，头晕，头痛，乏力，胸闷，睡眠欠佳，睡眠易醒，舌洁，脉缓，大便次数多，无腹痛。血压155/90mmHg。

辨证分析：《素问·至真要大论》："诸风掉眩，皆属于肝。"《丹溪心法》："无痰则不作眩，痰因火动。"《景岳全书·眩运》："余则曰无虚不能作眩，当以治虚为主，而酌兼其标。"肝阳上亢，故眩晕耳鸣，热扰心神，睡眠不安，痰浊中阻，上蒙清窍，气机不利，故胸闷，胃气上逆，呃逆声声，其病变部位在肝、脾。属虚实相杂。患者证属气虚气滞。西医诊断：高血压。治法：疏肝理气，和胃降逆。

和肝汤加熟地黄12g，枸杞子10g，陈皮10g，柴胡5g，麦冬10g，川芎5g。10剂，水煎服，每日1剂。

二诊：2005年9月22日，药后舒畅，初效。诸症均有所减轻，但仍未彻。舌洁、脉缓。血压120/75mmHg。继服前方15剂，水煎服，每日1剂。

三诊：2005年10月10日，胸闷、气短、呃逆症状基本消失，近鼻塞、憋闷、睡眠亦好转，醒后可以再入睡，舌洁，脉平缓。血压145/80mmHg。处方：前方加焦神曲6g。15剂，服2天停1天。

按语 肝为风木之脏，体阴而用阳，主动主升，当阴阳平衡失度，阴亏于下，阳亢于上，水不涵木，木少滋荣，阴不维阳，故心阳浮越。方师采用和肝汤，疏肝健脾，调和阴阳，健脾益气，滋水涵木。因此，临床疗效较好。

案例2 温阳化饮治痰饮内阻眩晕

盖某，女，47岁，1998年11月19日初诊。

患者眩晕头木2周。2周前患者自觉眩晕、头目不清亮，并感胸脘满闷，口微渴，不甚思饮，周身沉重不舒展，睡眠不好，大便黏滞不爽，今求治于方师中药治疗。神清合作，表情痛苦，精神倦怠，面色苍白，形体消瘦，肌肤少华，语音偏低，眼睑下肢无浮肿。舌质淡，苔白，脉滑。

辨证分析：本案例患者年已四十有七，精气不足，脏器功能衰减，脾运不健，痰饮内生，上扰清空，阻遏清阳，则见眩晕；痰饮内生，水津敷布减少，津不上承则口渴，痰饮阻遏气机，则胸脘痞闷；痰饮为阴邪，重浊下沉，则患者自觉周身沉重不舒展。舌淡、苔白、脉滑均为痰饮内蕴之象。中医诊断：眩晕；脾肾虚损，痰饮内阻。西医诊断：脑供血不足。治法：温阳化饮，健脾利水。拟苓桂术甘汤加味。

茯苓15g，桂枝10g，炒白术10g，炙甘草10g，北沙参10g，玉竹10g，百合10g，炒薏米15g，丝瓜络6g，酸枣仁15g。8剂，水煎服，每日1剂。

二诊：1998年11月30日，患者服上方8剂后，头晕大减，自觉头及全身通畅轻松，胸脘舒畅，因此情绪好转，睡眠尚多梦不实。方师再方，治法：化痰安神。拟二陈汤加味化裁。

茯苓15g，夜交藤15g，枸杞子10g，薄荷5g（后下），竹茹10g，酸枣仁15g，远志6g，炙甘草6g，百合12g，菖蒲6g，炒谷芽10g，陈皮6g，法半夏5g。8剂，水煎服，每日1剂。

按语 “眩晕”这一病证是常见病、多发病，病机总以“无虚不作眩”“无痰不作眩”居多，为医家共识。方师认为本案例之眩晕因脾肾虚损、痰饮内阻而致。方师言“病痰饮者，当以温药和之”。方选苓桂术甘汤化裁以治之。苓桂术甘汤出自《金匮要略·痰饮咳嗽病脉证并治》：“心下有痰饮，胸胁支满，目眩，苓桂术甘汤主之。”茯苓淡渗利水、桂枝辛温通阳化饮、白术健脾燥湿、甘草和中益气，四药相协，温阳化饮、健脾利水。在此基础上加北沙参、玉竹、百合、炒薏米、丝瓜络、酸枣仁健脾和中养心安神以扶正。二诊诸症有较明显改善，方师以温胆汤化裁，理气化痰、和中安神善其后。

案例3　息风化痰治风痰上扰眩晕

徐某某，女，67岁，2004年4月19日初诊。

患者头晕7天。7天前无明显诱因出现头晕，无视物旋转，晕时恶心、呕吐，呕吐物为胃内容物。饮食少，睡眠多梦，二便尚可。舌淡红，苔白腻，脉弦。查血压140/90mmHg。既往2001年脑外伤史。

辨证分析：本案患者起病缘于脾湿生痰，随肝风内动所致。痰浊蒙蔽清阳，风痰上扰清空，故眩晕；痰气交阻，浊阴不降，故恶心、呕吐。中医诊断：眩晕；风痰上扰。西医诊断：眩晕待查。治法：通络和中，化痰息风。处方予半夏白术天麻汤加减。

茯苓10g，白术10g，天麻6g，陈皮10g，竹茹10g，法半夏10g，枳壳6g，薄荷5g（后下），炙甘草6g，石斛6g，炒谷芽12g。4剂，水煎服，每日1剂。

二诊：2004年4月23日，眩晕明显好转，无呕吐，仍多梦。舌淡红，苔薄白，脉平缓。证治同前，前方加党参10g，熟地黄12g。4剂，每日1剂。

三诊：2004年4月26日。患者眩晕已明显减少，多梦，睡眠欠佳，纳可。左耳听力减退（2001年曾有外伤史），舌洁脉平。拟方化痰通络。

陈皮10g，法半夏6g，竹茹10g，薄荷5g（后下），石菖蒲6g，郁金6g，石斛10g，枳壳6g，天麻6g，茯苓12g，炒白术10g，甘草5g，干姜2g，大枣4个。10剂，每日1剂，服2天停1天。

按语 头重呕恶、舌苔白腻为风痰眩晕的辨证要点。方师辨证此为痰厥眩晕。李杲曰：“足太阴痰厥头痛，非半夏不能疗，眼黑头眩，风虚内作，非天麻不能除。”故用半夏、天麻化痰息风，降逆止呕。配白术，健脾燥湿；竹茹，清热化痰，除烦止呕。方师说：天麻一般多内用，也可外用。内用属风药：①治头晕头痛；②治中风；③治惊风、癫痫。外用止痒：如《外科精义》中天麻膏，用于治疗湿疹、神经性皮炎。

案例4　疏肝解郁治肝郁气滞眩晕

杨某某，女，44岁，2003年3月14日初诊。

患者眩晕、心悸1周。1周前患者突然晕眩，视物旋转，恶心，无呕吐，自觉心中空虚，无汗出，意识不清约20分钟，逐渐好转。但仍头脑昏蒙、乏力至今。心悸，面色萎黄，后背痛，末次月经日期：2003年3月10日。饮食少，大便正常。舌洁，脉至不整。心电图：频发室性早搏。西医已排除梅尼埃综合征。

辨证要点：患者突发晕厥、心悸。厥证的病机为气机突然逆乱、升降乖戾，气血运行失常。此患者面色萎黄、素体虚弱，工作紧张、劳累、心情不畅，造成晕厥。病位在心、肝、脾。病证属本虚标实。中医诊断：厥证，心悸；心脾不足，肝郁气滞。西医诊断：频发室性早搏。治法：疏肝理脾解郁，健脾养血安神。处方：四逆散加减。

柴胡5g，炒枳实6g，白芍10g，甘草6g，当归10g，陈皮10g，茯苓12g，桔梗6g，木香5g，大枣3个。7剂，水煎服，每日1剂。

二诊：2003年3月20日，患者服上方7剂，效果一般，病情变化不大。仍感心慌、头脑不清。舌洁，脉至不整。证治同前。处方：四逆散加太子参15g，百合10g，炒谷芽15g。7剂，水煎服，每日1剂。

三诊：2003年4月7日，患者服上方7剂，效果明显，现心悸明显好转。舌洁，脉缓。证治同前。继发前方14剂，水煎服，服3天停1天。

按语　气郁证方用四逆散，功效疏肝、理脾、解郁，配以当归和血，陈皮理气，茯苓健脾，桔梗调气，木香取代生姜行气止痛（木香行里、生姜达表），健脾和胃，大枣补中益气养血安神，特别是治疗妇人脏躁。方师为何不用小柴胡汤？小柴胡汤和解少阳，治疗往来寒热，心烦喜呕，目眩，此患者是肝郁脾虚，心血不足，清阳不升，心神失养而引起的晕厥，故采用四逆散加健脾养血宁神之品，效果较好。

案例5　平肝潜阳治肝阳上亢眩晕

杨某，男，35岁，2005年10月13日初诊。

患者既往身体健康，情绪急躁。1个月来因劳累出现头晕脑涨，到医院就诊，确诊为高血压。予服卡托普利半片，每日2次。疗效不佳。现头晕项强，心烦口干，眠差易醒，纳可，二便调。血压140/105mmHg。舌红，苔白，脉平缓。

辨证分析：肝为风木之脏，体阴而用阳，主升主动。肝阳上亢，清窍受扰，故发头晕项强。肝阳上亢，扰乱心神，则心烦口干，眠差易醒。中医诊断：眩晕；肝阳上亢。西医诊断：高血压。治法：平肝潜阳。方拟天麻钩藤饮化裁。

生石决明15g，钩藤10g，怀牛膝6g，天麻6g，生杜仲10g，夜交藤12g，石斛10g，茯苓10g，泽泻10g，丹皮10g，玉竹12g，薄荷5g（后下），白菊花10g。7剂，每日1剂。

二诊：2005年10月21日，药后头晕减轻，自觉心悸，腰痛，二便调。血压110/75mmHg。前方加桑叶10g，继服14剂，每日1剂。

三诊：2005年11月7日，药后头晕减轻，时有头痛。已停用卡托普利。血压105/70mmHg。舌红，苔白，脉弦平。处方如下：

怀牛膝6g，天麻6g，生杜仲10g，夜交藤12g，石斛10g，茯苓10g，泽泻10g，丹皮10g，玉竹12g，薄荷5g（后下），菊花10g，桑叶10g，炒谷芽15g，焦神曲6g。14剂，每日1剂。

按语　《素问·至真要大论》谓："诸风掉眩，皆属于肝。"又《素问玄机原病式·五运主病》："风火皆属阳，多为兼化，阳主乎动，两动相搏，则为之旋转。"方师认为本病的发生不外风火痰虚。所以本方先以天麻息风止痉，清热平肝，以清肝热；石决明既平肝潜阳又清肝火。牛膝活血通经，引血下行，盖“治风先治血，血行风自灭”之意。如此配伍，使肝风得息，肝火得清，血虚得养，瘀血得化，妄行之血得下行，则无头晕眼花昏厥跌仆之症。杜仲补肝肾，强筋骨，益精血，强筋骨，养血而补肝肾也；茯苓健脾安神，夜交藤养心安神，因为神安则寐，寐则阳得入阴，阴阳相交，以抑孤阳之偏亢；石斛、玉竹养阴柔肝。如此配伍，肝肾得补，相火得清，阴阳得以调和。方师临床降压药常用生杜仲、桑寄生、石斛，并在方中加入安神药，如炒枣仁、夜交藤等，睡眠改善，血压即可逐渐平稳。

案例6　降火息风治肝阳上亢眩晕

唐某某，男，55岁，2006年2月12日初诊。

患者高血压病史，常有情绪急躁。近半年来头晕耳堵，听力下降，视物模糊，行走欲倒。血压右臂135/90mmHg，左臂120/80 mmHg。舌红，苔白，脉弦大有力。

辨证分析：肝为风木之脏，体阴而用阳，主升主动。若肝阳升发太过，上扰头目，则为眩晕耳堵。阳亢而阴虚，目失濡养，故视物模糊。上盛下虚，故行走欲倒。中医诊断：眩晕；肝肾阴虚，肝阳上亢。西医诊断：眩晕待查。治法：滋阴降火，平肝息风。方拟羚角钩藤汤化裁。处方：

钩藤10g，薄荷5g（后下），竹茹10g，麦冬6g，羚羊角粉0.3g（冲服），茯苓12g，枸杞子10g，生稻芽15g，百合10g。7剂，每日1剂。

二诊：2006年2月19日，患者药后头晕恶心好转，耳堵、视力差均渐好。舌红，苔白，脉弦大。处方：

桑寄生12g，钩藤10g，天麻6g，珍珠母10g（先煎），石斛10g，百合12g，羚羊角粉0.3g（冲服），茯苓15g，沙苑子10g，枸杞子10g，炒谷芽15g，薄荷5g（后下）。10剂，每日1剂。

三诊：2006年3月2日，药后不再头晕，仍耳堵、听力差，视物不清。舌红，苔白，脉平。效不更方，前方去羚羊角粉、珍珠母，加用白芍、桑椹、熟地黄、夜交藤，继服10剂收功。

按语　方师认为眩晕病机主要为“风、火、痰、虚”。《内经》谓：“诸风掉眩，皆属于肝。”羚羊钩藤汤是平息肝风的重要方剂。该患者为典型的肝阳上亢表现，因其肝阳升发太过，故方师在一、二诊时用羚羊角粉、珍珠母镇肝潜阳，钩藤、天麻平肝息风，竹茹、薄荷清热化痰，桑寄生、石斛、麦冬、百合补肝肾之阴，枸杞子、沙苑子养肝明目，茯苓、生稻芽健脾和中。三诊时因肝风已平，故去羚羊角粉、珍珠母，加用白芍、桑椹、熟地黄、夜交藤滋阴柔肝，使标本兼治。

四、头　痛

案例1　疏肝行气治肝郁气滞头痛

某某某，女，45岁，2005年10月27日初诊。

患者头痛、头胀加重2周。现病史：患者因生气而引起头晕头痛，睡眠差，四肢震颤，多痰涎，大便软，在安定医院就诊，诊断为抑郁症，服用劳拉西泮等抗抑郁药物，效果不理想，前来中药治疗。既往史：曾患面瘫，现已愈。患者现头痛头胀，睡眠极差，夜晚最多睡2小时；口流痰涎，大便软，纳可，心烦欲哭，左上肢麻木，四肢肌肉震颤，舌洁，脉弦缓。血压125/80mg，月经规律。

辨证分析：此患者因生气而诱发头痛，气机失疏，经气壅阻，故疼痛多为胀痛，肝郁化火，烦躁易怒，脉弦滑可考虑为肝肾阴虚，肝阳偏亢。病位在头部，属实证。证属肝郁气滞，痰湿阻络。西医诊断：抑郁症。治法：疏肝行气，化痰通络。处方：

和肝汤加川芎5g，白菊花10g，钩藤10g，百合12g，炒谷芽10g。10剂，水煎服，服3天停1天。

二诊：2005年11月7日，患者头胀痛明显好转，四肢震颤消失，自觉咽中有痰，睡眠仍欠佳，入睡难，耳朵痛，舌洁，脉平。处方：前方加丹皮10g，蝉衣3g。10剂，水煎服，服3天停1天。

按语 头痛是临床常见病症之一，主要有外感或内伤之分。无论何种病因致伤经气逆上，干于清道，不得运行，均可壅遏而作痛。明代王肯堂《证治准绳·头痛》说："头象天，三阳六府清阳之气，皆会于此；三阴五脏精华之血，亦皆注于此。于是天气所发，六淫之邪，人气所变，五贼之逆，皆能相害。或蔽覆其清明，或瘀塞其经络，因与其气相薄，郁而成热则脉满，满则痛。"叶天士《临床指南医案·头痛》："头为诸阳之会，与厥阴肝脉会于巅，诸阴寒邪不能上逆为阳气窒塞，浊邪得以上据，厥阴风火，乃能逆上作痛。故头痛一症，皆由清阳不升，火风乘虚上入所致。"

"不通则痛"，治疗以通为顺，使气血调畅，运行复常，则其痛自已。清代高士宗说："通之之法，各有不同，调气以和血，调血以和气，通也；上逆者使之下行，中结者，使之旁达，亦通也，虚者助之使通，寒者温之使通……。"叶天士"通字须究气血阴阳"，所表达亦是这个道理。方师在本案例的治疗上用和肝汤加味，旨在疏肝气，降浊气，通络止痛，疏散少阳，奏事半功倍之效。

案例2　疏肝养血治血虚肝郁头痛

某某某，女，40岁，2005年11月7日初诊。

患者头痛10年，加重半年。现病史：患者头痛10年，自觉从产后始，经常发作，间隔10余天必发作，疼痛持续2～3天，长期服用复方阿司匹林，近半年来加重，服复方阿司匹林无效。既往史：胆囊炎、胆石症6年，神经衰弱15年。现头痛，目眶、眉棱骨及后颈胀痛，痛甚伴随恶心，睡眠差，纳少，大便偏稀，尿频，月经可，舌苔薄腻，脉弦平。

辨证分析：证属肝郁血虚。西医诊断：神经性头痛。治法：清解。处方：

和肝汤减柴胡、香附，加熟地黄15g，白菊花15g，陈皮10g，桑寄生12g，枸杞子10g，炒枣仁12g。10剂，水煎服，每日1剂。

二诊：2005年12月8日，药后头痛减轻，睡眠极差，仅睡2小时且多梦，纳可，大便稀，苔腻脉缓。证属：中焦虚弱，元气不足。治法：培补。处方：

滋补汤加枸杞子10g，麦冬6g，焦神曲6g，百合10g，炒谷芽10g，炒薏米15g。10剂，水煎服，服2天停1天。

三诊：2005年12月28日，头痛减轻，失眠、纳呆少食，大便每日2～3次，脉缓，苔薄腻。证属：心肾失交。治法：调节心肾，养心安神。处方：

炒枣仁15g，茯苓12g，知母10g，炙甘草6g，大川芎5g，土白芍6g，淡豆豉10g，莲子芯5g，淡竹叶3g，薄荷5g（后下），百合10g，大枣4个，陈皮10g，焦神曲6g，炒谷芽15g。10剂，水煎服，服3天停1天。

按语 患者素体气血不足，产后血虚加重，气虚血瘀，清窍失养，故头痛反复，肝郁血虚，中焦失和，纳少，肝脾不和，升降失常，故大便软稀。"胃不和则卧不安"，气血不和，心神失养，故睡眠差。病位在头，涉及心脾肝。方师一诊用和肝汤减柴胡、香附，是因为现患者肝郁不明显，肝阴已不足，不能耗散太过。二诊以滋补汤加减滋补和中，三诊用酸枣仁汤养心安神。

案例3　健脾化痰治痰湿阻窍头痛

江某某，女，36岁，1998年1月7日初诊。

初诊：患者述1个月前因连续紧张工作，睡眠不足，出现头痛伴头胀眩晕，食欲不振，时有恶心感，睡不好，二便调，未曾用药，自觉体力逐渐下降，故今前来求治于中医中药。察其神清合作，表情痛苦，面色少华，形体适中，唇暗少津，语音清晰，时有用双手捂头的动作；舌质淡红，苔白厚，脉弦滑。

辨证分析：患者连续紧张工作，生活规律打乱，并睡眠不足，均影响脾胃运化功能的正常运转，水谷运化不利，进而生湿生痰，痰湿阻遏清阳，清窍不利，则头痛头晕头胀；痰湿内阻扰神影响睡眠，则睡眠不好；脾运不健则纳差，脾胃升降失常则时有恶心；舌苔白厚，脉弦滑亦为痰湿内蕴之象。中医诊断：头痛；痰湿阻窍。西医诊断：神经性头痛。治法：健脾化痰，升清阳利清窍。处方：二陈汤加减。

陈皮10g，法半夏6g，茯苓10g，炙甘草6g，天麻6g，白蒺藜10g，川芎6g，薄荷5g（后下），白芍10g，天竹黄5g，全蝎3g，北细辛3g，合欢皮10g。8剂，水煎服，每日1剂。

复诊：1998年1月15日，患者述服用上方8剂后，头痛头胀已基本消失，眩晕亦明显减轻，方师嘱效不更方，继发前方8剂继服，以巩固疗效，并嘱患者注意劳逸结合，生活要有规律。

按语　头为诸阳之会，凡五脏精华之血、六腑清阳之气，皆上会于此；如痰湿内蕴、气血不畅、阻遏清阳，不足以上荣，因而发生头痛。方师针对本例患者头痛的病机，拟健脾化湿祛痰之二陈汤加味以治之，方师言，痰因气滞，气顺则痰降；痰由湿生，湿去则痰消。方中陈皮、半夏辛开苦降，健脾理气化痰；茯苓健脾利湿，甘草和中补土助运水湿；《神农本草经》中说川芎味辛温，主中风入脑，头痛，寒痹，筋挛，缓急，金创，妇人血闭，无子；方中用白芍养肝柔肝敛阴，与川芎相配伍，一疏一柔，一散一收，相得益彰；天麻、白蒺藜、全蝎平肝息风止头痛；细辛祛风、祛痰止头痛；天竹黄清热祛痰；对于合欢皮《本草求真》言其味甘气平，服之能入脾补阴，入心缓气，而令五脏安和，神气自畅；通过对本方的分析，可以看出方师对于本例患者的治疗，是以治脾运不健痰湿内蕴之本为主，也兼顾标证，标本同疗，一曲同归，因此疗效速且佳。

案例4　祛风平肝治肝风上扰头痛

褚某某，女，35岁，1997年6月26日初诊。

初诊：述头顶疼痛1个月。患者时觉头顶胀痛，食纳尚可，睡眠一般，已闭经2年。二便调和。舌洁，脉平。既往有神经性头痛病史。

辨证分析：此患者之头痛属肝之气血失调，内风上扰清窍所致。中医诊断：头痛；肝风上扰。西医诊断：神经性头痛。治法：祛风活血利窍。处方：川芎茶调散与吴茱萸汤合方加减。

羌活5g，川芎5g，白芍10g，炒吴茱萸3g，太子参10g，大枣4个，黄芩5g，薄荷3g（后下），焦神曲6g。5剂，水煎服，每日1剂。

复诊：1997年7月3日，患者述服药4天头痛已有减轻，仅述头顶微有胀痛，偶见头晕，食纳尚可，二便调和。舌洁，脉平。方师诊拟前法，继进5剂以固疗效。

按语　本例患者之头痛属外感头痛。头为诸阳之首，清宫之地，精血聚会之所。无论是脏腑气血、阴阳不足，或六淫之邪、七情、痰湿、瘀血，皆可引发头痛。方师常言："高巅之上，唯风可到。"而肝为风木之脏，厥阴肝经汇于巅顶，故治头痛多以祛风剂川芎茶调散化裁用之。该患者头痛皆因中年经闭，气血失调，血不养肝，使内风渐生，循经上行，扰于清窍而见头痛。川芎茶调散本为祛外风之剂，方师拟用川芎茶调散与吴茱萸汤合方化裁治之，则取川芎、羌活活血疏风止痛之用；吴茱萸为厥阴经本药，可引川芎、羌活以达厥阴，解其之滞，但因其药性大热，故佐以薄荷、黄芩辛凉苦寒祛其辛热；方中太子参、白芍益气养血以柔肝，合方用之祛风活血利窍治内风而收效。

案例5　益肾通络治肾虚血瘀头痛

刘某某，男，53岁，2005年9月30日初诊。

初诊：2天前无明显诱因出现头痛，时作时休，曾服止痛药，效果不明显。症见右侧耳后针刺样疼痛，左侧头部作胀，睡眠欠佳。无恶心、呕吐，纳可。察其：舌质淡红，苔薄白，脉弦平。患者头颈B超示：椎动脉狭窄。

辨证分析：脑为髓海，其主在肾，肾虚髓不上荣，清空失养，故头痛；瘀血内停，脉络不畅，故头痛如针刺样。病位在肾，病性为虚实夹杂。中医诊断：头痛；肾虚血瘀证。西医诊断：脑动脉供血不足。治法：益肾通络。处方：

鸡血藤12g，桑寄生12g，防风10g，石斛10g，白芍6g，天麻6g，薄荷5g（后下），蝉蜕5g，全蝎3g，川芎5g，炙甘草6g，川羌活3g，炒谷芽10g。12剂，水煎服，每日1剂。

复诊：患者服药12剂，头痛、耳后刺痛缓解，发作次数减少，肩关节疼痛，口苦，纳可，二便正常，睡眠好转。舌质淡红，苔薄白，脉弦平。治法：通络培中。

当归6g，白芍10g，熟地黄12g，桑寄生12g，鸡血藤10g，茯苓12g，葛根10g，桂枝5g，炙甘草6g，大枣4个，川断6g，枸杞子10g，炒山药12g，川芎5g。10剂，水煎服，每日1剂，服3天停1天。

三诊：患者服药10剂，头痛基本缓解，时肩、手指、膝关节疼痛，纳可，二便正常，睡眠好转，舌质淡红，苔薄白，脉弦平。治法：通络。

当归10g，白芍10g，熟地黄12g，桑寄生12g，鸡血藤10g，木瓜10g，茯苓12g，桂枝5g，大枣4个，川断6g，生薏米15g，威灵仙10g。10剂，水煎服，每日1剂，服3天停1天。

按语　本例患者之头痛属内伤头痛。方中熟地黄、桑寄生、枸杞子、炒山药、川断益肾；当归、白芍养血和血；全蝎、鸡血藤活血止痛；防风、薄荷、蝉衣疏风解表；川芎、羌活、葛根为引经药；炒谷芽顾护胃气；甘草、大枣调和诸药，共奏益肾通络止痛之功。

方师治疗头痛患者颇多，现对于方师治疗头痛临床辨证、选方用药总结如下。痰厥头痛：多用二陈汤、半夏白术天麻汤，药物选用陈皮、半夏曲、天竹黄、天麻、川芎、白蒺藜、薄荷、北细辛、茯苓等。风热头痛：多用桑菊饮、川芎茶调散，药物选用桑叶、菊花、川芎、薄荷、钩藤等。风寒头痛：多用荆防败毒饮，药物选用荆芥、防风、川芎等。血虚头痛：多用归芍地黄汤，药物选用川芎、当归、白芍、二地、薄荷等。肾虚头痛：多用六味地黄汤、杞菊地黄汤，药物选用桑寄生、川芎、枸杞子、菊花、熟地黄等。肝阳上亢之头痛：多用天麻钩藤饮，药物选用天麻、钩藤、当归、牛膝、生石决明等。瘀血头痛：多用血腑逐瘀汤、通窍活血汤，药物选用当归、赤芍、川芎、桃仁、全蝎等。

方师治疗头痛除了根据上述辨证论治的原则，同时按照头痛的部位，参照经络循行路线，方师选用不同的引经药。太阳经头痛，多在后头部，下连于项，选用羌活、蔓荆子、川芎；阳明经头痛，多在前额部及眉棱处，选用葛根、白芷；少阳经头痛，多在头之两侧连及耳部，选用柴胡、黄芩、川芎；厥阴经头痛，多在巅顶部连于目，选用吴茱萸、藁本。方师不管什么引起的头痛，多于方中加大川芎汤，盖用之引诸药直达病所也。川芎，一般用5g，量多则走窜。蔓荆子质轻，一般也用5g。

案例6　疏风化痰治风痰阻络头痛

郭某某，女，41岁，2004年4月19日初诊。

初诊：患者述右耳鸣月余，疼痛加重1周。患者有右侧偏头痛病史1年。经常反复发作，近1个月来，右耳鸣，逐渐伴疼痛，近1周来，疼痛加重，牵涉颈项疼痛，右颌下淋巴结压痛，西医治疗效果不理想。现右侧头部及脑后，颈椎均痛，活动受限，右颌下淋巴触痛，肿如蚕豆大，可活动。右耳鸣，疼痛夜间加重，影响睡眠，舌质红，苔白，脉平。查血常规（–）。

辨证分析：患者起病急，疼痛重，属于气滞火郁，经络不通所致。"风为百病之长"，伴有右颌下淋巴结肿大，压痛，为痰火互结，形成痰核，病位在头，涉及心肝脾脏，属实证。中医诊断：头痛；气滞血瘀，痰湿阻络。西医诊断：偏头痛。治法：疏肝解郁，散风止痛。处方：逍遥散加减。

当归10g，寄生12g，防风6g，茯苓10g，薄荷5g（后下），白芍10g，甘草6g，川芎6g，菊花10g，大枣4个，丝瓜络6g，丹皮10g，蔓荆子5g。6剂，水煎服，每日1剂。

因节气原因，用蔓荆子易柴胡，作为引经药用。

二诊：2004年6月21日，药后疼痛未减，张口亦感困难，疼痛性质为跳痛，舌苔白，脉平缓。头颅CT平扫报告：蝶窦炎。治以疏风通络，清热通窍。

川芎6g，薄荷5g（后下），菊花10g，全蝎3g，芥穗6g，北细辛2g，生甘草6g，茯苓12g，钩藤10g，连翘10g，辛夷花5g，大枣3g。7剂，水煎服，每日1剂。

三诊：2004年6月28日，药后疼痛略有缓解，颈前憋闷，咽部有痰堵感觉，舌结，脉平缓。前方继服7剂，水煎服，每日1剂，服1天停1天。配合祛痰灵（复方鲜竹沥水），2盒，祛痰通络。

按语　本例患者之耳鸣头痛乃蝶窦炎所致。蝶窦是鼻窦之一，归属于肺经。肺主气，司呼吸，主宣发和肃降，肺合皮毛，开窍于鼻。外邪侵入，首先犯肺，肺为娇脏、易感寒热。鼻窦炎之病机为：肺气虚弱、卫表不固，风寒乘虚而入，侵犯肺窍、邪正相搏，肺气不能通调、津液停聚、鼻窍壅塞，遂致清窍不通、头痛、耳鸣。首诊的治疗，忽略了清热疏风，仅化痰通络，故而效果不理想。二诊时，配合清热疏风、化痰通窍，则病情好转。由于蝶窦的位置所致，此炎症必须彻底治疗，否则可引起严重的并发症，造成不良后果。

五、痴　　呆

案例　调补肝肾化痰开窍治痴呆

赵某，男，69岁，1997年10月16日初诊。

患者家属代言患者神识恍惚半个月。患者于3年前患"脑血栓形成"住院治疗，后遗留右半身不遂、失语症。近半个月来神识恍惚，昏昏欲睡，头脑不清，表情呆滞，反应迟钝，能进饮食，大小便基本正常。形体偏胖，右半侧肢体活动不利，肌力3级，肌张力高。舌体暗淡胖嫩，舌苔白厚腻，脉弦缓滑。

辨证分析：患者年近古稀，患中风病已有3年，肝肾虚损，筋脉失养，则有半身不遂；肝肾不足，脾运不健，痰浊内阻，上蒙清窍则头脑不清、昏昏欲睡、表情呆滞；痰阻清窍则失语。形体肥胖，舌体暗淡胖嫩，苔白厚腻，脉弦缓滑，均为气虚痰浊阻遏经络气血之征象。患者证属肝肾不足，痰阻清窍。西医诊断：脑血栓形成后遗症，脑供血不足。治法：补肝肾，通经络，化痰浊，利清窍。

桑寄生15g，白芍10g，茯苓12g，白蒺藜10g，石斛6g，天麻10g，钩藤10g，远志6g，石菖蒲6g，麦冬10g，丝瓜络6g，桑枝15g。6剂，水煎服，每日1剂。

二诊：1997年10月23日，患者服用上方6剂后，精神好转，头脑转清，能自然表达一些生理要求，如喝水、大小便等，睡眠尚欠安稳，舌体淡胖，薄白苔，脉象弦缓。方师继以补肝肾，佐以安神为治。

茯苓15g，夜交藤15g，麦冬10g，酸枣仁12g，远志5g，玉竹12g，枸杞子10g，白蒺藜10g，浮小麦15g，生地黄10g。6剂，水煎服，每日1剂。

三诊：1997年10月30日，患者服用二诊方6剂后，睡眠渐好转，精神表情恢复至本次发病前的正常情况，方师认为效不更方，前方加石斛6g，6剂，水煎服，每日1剂。并嘱患者家人平素多与其交流。

按语 方师认为本案例患者之神识恍惚，昏昏欲睡，头脑不清，表情呆滞，反应迟钝是由于肝肾不足，痰浊阻遏清窍所为。故方师采取了补肝肾、通经络、化痰浊、利清窍的综合治疗方法。处方中用桑寄生、白芍、石斛调补肝肾，以治病之根本；天麻、钩藤、白蒺藜清热平肝祛风利清窍，以明目醒神；远志、石菖蒲为化痰开窍之对药，其中远志辛温行散，祛痰利窍，安神益智；石菖蒲辛散温通，芳香开窍，和中辟浊；两药合用共奏健脑益智开窍启闭之功。丝瓜络、桑枝合用在以上各组药物治疗的基础上继续清热祛风行血通络，进一步通畅输送气血津液于清窍的经脉。经过一诊调补肝肾，化痰开窍，通畅经络的治疗，患者头脑渐转清楚，可以自然表达一些生理需求，为解决睡眠欠佳方师调整了处方，减少了祛痰利窍祛风清肝之品，增加了补心清心养肝宁神之味，三诊睡眠也得到了改善，神志也逐渐得以恢复。

六、脑鸣、耳鸣

案例1　开窍清火治肝阳上扰脑鸣

李某某，男，55岁，2003年3月25日初诊。

患者1年前无明显诱因出现脑鸣，伴耳鸣，自觉疲倦感，纳食尚可，二便自调。舌洁，脉弦缓。

辨证分析：本案例之脑鸣是由清窍不通，肝阳上亢所致。中医诊断：脑鸣；肝阳上扰。西医诊断：脑动脉硬化。治法：开窍清火。方师拟方如下：

川芎6g，薄荷5g（后下），连翘10g，竹茹、叶各5g，炙甘草10g，茯苓12g，天麻6g，丹皮10g，钩藤12g，珍珠母10g，熟地黄12g，麦冬6g。7剂，水煎服，每日1剂。方师并嘱患者要注意调节情志。

二诊：2003年4月1日，患者药后平平，未见进退，舌洁，脉缓，证治同前；方师言患者病情已1年，为慢性病，需缓缓图治，仍前方加浮小麦15g，7剂继服。

三诊：2003年4月8日，患者述药后脑鸣减少，近1周有痰感，舌洁，脉弦缓平，继方调理。方师拟方如下：

川芎6g，薄荷5g，生薏米15g，竹茹、叶各5g，炙甘草6g，茯苓10g，浮小麦20g，桂枝6g，远志5g，五味子5g，知母10g，炒枣仁12g，大枣4个。7剂，水煎服，每日1剂。

按语 耳为肾之外窍，内通于脑，人过四十而阴气自半也。患者人过中年，精气渐趋衰弱，不能上充清窍，而邪火转而上乘，所以脑鸣，伴耳鸣，患者精气渐趋衰弱，不能荣养肌肉四肢，所以自觉疲倦感。随着人们生活水平的提高，脑动脉硬化的人数越来越多，脑位于人体最高处，高巅之上，唯风所至，处方中君药为血中气药川芎，以行气理血，使药力到达脑部。

案例2　宣表清火治风热上壅耳鸣

马某某，男，46岁，1997年5月27日初诊。

患者左侧耳鸣2周。患者于1997年5月14日无明显诱因出现左耳鸣，在耳鼻喉科检查诊断为神经性耳鸣。无头晕，无头痛。饮食、二便正常。舌洁，脉象弦平。

辨证分析：耳鸣分为虚实两类，虚为肾虚，实为肝胆火盛。而此病人方师认为火邪不盛，构不成肝胆火逆之证。属上焦有火。肺居上焦，耳居上，位于鼻咽邻近之处，而鼻为肺窍，咽为肺之门户。风热上犯鼻咽，致鼻耳两窍不利则耳鸣。中医诊断：耳鸣；风热上壅。西医诊断：神经性耳鸣。治法：宣表清火。

石菖蒲6g，麦冬10g，川芎6g，杏仁10g，炙甘草6g，远志5g，北沙参15g，淡豆豉10g，枳壳10g，苏梗10g，芦根15g，荆芥5g，陈皮10g，桔梗6g，薄荷5g（后下）。6剂，水煎服，每日1剂。

二诊：1997年6月12日。患者遵医嘱服上方6剂，效果明显，病情好转。左耳鸣基本消失，无其他不适。舌洁，脉象弦平。

连翘15g，麦冬10g，杏仁10g，炙甘草6g，远志5g，北沙参15g，淡豆豉10g，枳壳10g，石菖蒲6g，苏梗10g，芦根15g，荆芥5g，陈皮10g，桔梗6g，薄荷5g（后下），川芎6g。6剂，水煎服，每日1剂。

按语　耳鸣通常治法：实泻肝胆，虚补肝肾。而方师治耳鸣则随症而治，该患者无实火之邪，构不成肝胆实火；病日少，构不成肝肾虚证。方师则采用宣肺祛火，通鼻窍而利耳鸣之方，达同样疗效。王孟英在《潜斋医话》中云："耳鸣益补肾，耳闭益开肺。"此证为风热上壅，肺窍不利，治以宣开通利为法。体现了方师审证求因，有是证用是方的诊治原则。

七、面　　瘫

案例　疏风活络治风邪中络面瘫

刘某某，男，48岁，2004年3月1日初诊。

患者嘴歪11天。2004年2月20日无明显诱因出现右侧面部不适，右眼闭合不良，右侧不能咀嚼，喝水下流，饮食可，二便正常。查体：右侧鼻唇沟变浅，伸舌居中。舌质淡红，舌苔薄白略腻，脉象平。

辨证分析：方师认为患者正气不足，风邪乘虚入中，痹阻气血，则嘴歪眼斜。中医诊断：面瘫；风邪中络。西医诊断：面神经炎。治法：疏风活络。处方：川芎茶调散加减。

羌活3g，防风6g，川芎6g，细辛2g，全蝎2g，白菊花10g，薄荷5g（后下），炙甘草6g，白芷3g，当归10g，白芍10g，荆芥5g，茯苓10g。10剂，水煎服，每日1剂。

二诊：2004年3月16日，患者遵医嘱服上方10剂，病情好转，喝水已不下流。继发前方10剂，水煎服，每日1剂。

按语　方师治疗面瘫用药多选全蝎，也可蜈蚣（有副作用）、僵蚕（味苦）、白附子（苦且燥）选用或少用。方剂可选择九味羌活汤（解表搜风）、人参败毒散（免人参）、荆防败毒散加减。方师说外用鳝鱼血涂抹患处，有一定效果，但太脏，不便使用。

八、中　　风

案例1　镇肝息风治风阳上扰中风

邢某某，女，84岁，1984年9月24日初诊。

患者主因肢体力弱3天来诊，3天前着急后自觉身颤发冷，继而腿软无力，欲跌倒，但无头痛呕吐及意识障碍，未引起重视。2天后症状逐渐加重，不能行走，语言謇涩，口角歪斜，左上下肢不遂，到医院急诊考虑脑血栓形成，因家属不同意腰穿，要求服中药治疗，建立家庭病房并邀请方师会诊。查体：老年貌，卧位，左半身不遂，鼻唇沟变浅，舌左偏，语言謇涩，烦躁不安，3天未排大便，无尿失禁，左膝腱反射亢进，巴氏征阳性，左上下肢肌力0级，舌质红嫩，苔略黄，脉弦数。

辨证分析：患者为耄耋之年，年高体迈，元气不足，肝肾两虚，水不涵木，木少资荣，肝阳偏亢，加之情志过激，致使阴亏于下，肝阳鸱张，阳化风动，气血上逆，元神被扰，神志昏冒，发为中风。中医诊断：中风中经络；风阳上扰。西医诊断：急性脑梗死。治法：镇肝息风，通络开窍。

桑寄生20g，钩藤15g，薄荷6g（后下），桑叶15g，夏枯草8g，白蒺藜10g，夜交藤15g，茯苓15g，白芍15g，珍珠母15g（先煎），瓜蒌子15g，莲子心2g。3剂，每日1剂，另服安宫牛黄丸2丸，每日服用1丸。

二诊：1984年9月27日，患者家属陈述患者仍无大便，尿黄，烦躁不安加重，谵语，心率104次/分，双肺呼吸音清，左下腹可扪及肠型。脉弦数，舌苔黄垢。方师分析目前患者已经有意识障碍，病情加重，从中经发展为中脏腑，辨证为肝风内动。治法：镇肝息风，通腑醒神。

桑枝20g，桑寄生20g，夜交藤15g，白芍15g，炙甘草10g，生地黄15g，元参10g，麦冬10g，沙参10g，生大黄6g，元明粉5g（分冲），丝瓜络10g，太子参10g。2剂，每日1剂。

三诊：1984年9月29日，家属陈述，药后排便一次，量甚多，臭味重。查心率110次/分，双肺偶闻干鸣音，腹软，四肢末稍发凉，轻度脱水征。舌嫩红，少津。脉虚数略沉。神志已清醒，但精神弱。方师分析患者腑气已通，邪去正虚，且患者年高体迈，治宜滋补固元。

红人参6g（单煎兑入），西洋参3g（单煎兑入），麦冬8g，五味子8g，生山药10g，炒山药10g，炙甘草10g，大枣6个，茯苓12g，熟地黄15g，白芍10g，山萸肉10g，玉竹10g。1剂。

四诊：1984年9月30日，药后家属感觉患者较前有精神，食欲有增加，能纳少许稀粥，又排便一次，量减少，但仍有手足寒。舌质嫩红转润，舌苔花剥，脉弦细较前有力。方师认为仍属元气不足，中焦虚弱，治宜：培本固元和中。处方拟五味异功散加味。

西洋参3g（单煎兑入），党参12g，麦冬8g，五味子6g，生山药10g，炒山药10g，炒白术10g，茯苓12g，炙甘草10g，生姜4g，大枣5个，陈皮5g，山萸肉10g，焦神曲6g，鸡内金3g，炒薏米10g。3剂。每日1剂。

五诊：1984年10月2日，病情平稳，食欲转佳，精神好，方师再方通络养阴和中，处方如下：

桑寄生15g，生地黄15g，玉竹10g，怀牛膝8g，桑枝15g，生山药15g，白芍12g，麦冬8g，茯苓12g，炙甘草10g，焦神曲10g，砂仁3g（后下）。

六诊：1984年10月5日，左上肢略能轻轻抬举，下肢有动感，口仍干，脉弦细平，舌少津。方师言患者发病已半个月，气阴两虚，经络阻滞失养，再以滋培通络和中调治，前方继服6剂，并嘱可请针灸医师配合调治。

按语 方师首先谈关于中风的病因病机，历代先贤抒见不一，在唐宋以前主要以"外风"学说为主，多以"内虚邪中"立论。唐宋以后，特别是金元时代，突出以"内风"定论。其中刘河间力主"心火暴甚"；李东垣认为"正气自虚"；朱丹溪主张"湿痰化热"；王履提出"真中""类中"之说；明代医家张景岳又倡导"非风"之语，提出"内伤积损"的论点。李中梓又将中风分为"闭""脱"二证。递于清代，叶天士进一步阐明"精血衰耗，水不涵木……肝阳偏亢，内风时起"。王清任专主"气虚血瘀"。民国初期张山雷、张锡纯亦主内风，认为肝阳化风，气血并逆，直冲犯脑……等等。总之以上证机不外"风""火""痰""虚""气""血"之六端。关于治疗，历代先贤先后采用疏风祛邪，扶助正气，开闭固脱，并根据症情的急缓，中经、中络、中腑、中脏之不同而有祛风通络，养血和营，育阴潜阳，镇肝息风。对于阳闭则辛凉开窍，清肝息风。阴闭则辛温开窍，豁痰息风。脱证益气回阳，扶正固脱。后遗症在辨证论治原则下，随证化裁外，常需结合活血、化瘀、通络之品，此外还可配合针灸按摩等疗法以提高疗效。此患者在病的初期表现出不排大便，心中烦躁不安，谵妄，脉弦数，舌苔黄垢等腑实之证候。治疗上选用上病取下，釜底抽薪，通下可以疗上的方法，采用了调胃承气汤以急下存阴。随着腑实的缓和与通下，呈现出正随邪亡之危候，表现手足逆冷，精神萎靡，病变由实转虚，阳气速衰，神不守舍。当即方师取扶正固本调治使病人正气得复，转危为安。方师说中风为病当属危候，病情演变错综复杂，只要细心审察，知犯何逆，随证遣方用药，庶可以收到很好的效验。

案例2　祛风化痰治风痰入络中风

李某某，女，65岁，2004年7月20日初诊。

患者2周前突发语言不利，到我院就诊，诊断为：急性脑梗死。经西医治疗渐有好转。就诊时症见语言不利，左上肢、右下肢运动不利，喝水发呛，大便5日未行。舌质淡红，苔薄腻，脉沉弦。既往糖尿病史。

辨证分析：患者年老体弱，多种疾病缠身，气血虚弱，脉络空虚，内风夹痰横窜脉络而发半身不遂、语言不利；痰阻中焦，传导功能失司，腑气不通而便秘。中医诊断：中风中经络；风痰入络。西医诊断：急性脑梗死。治法：祛风化痰通络。

天麻10g，钩藤12g，陈皮10g，竹茹10g，莲子心5g，石菖蒲6g，白僵蚕3g，薄荷5g（后下），桑枝15g，麦冬10g，石斛10g，火麻仁10g，丝瓜络6g。6剂，每日1剂。

二诊：2004年7月26日，患者服药6剂后自觉舒畅，语言不利，左上肢、右下肢运动不利，饮食发呛，大便难。舌质淡红，苔薄腻，脉沉弦。效不更方，继续通络化痰。前方加生薏米15g，10剂，水煎服，服3天停1天。

三诊：2004年8月10日，患者服药10剂，语言不利，左上肢、右下肢运动不利好转，饮食不呛，大便难。舌质淡红，苔薄腻，脉沉弦。效不更方，继进前方15剂，每日1剂，服3天停1天。

按语 本例患者为风痰卒中，方师说病已成而后治之，非一朝一夕所能恢复，只要治疗投的，养正祛邪，本患病复，需以时日。方师针对病因病机选药组方，方中天麻、钩藤、白僵蚕平肝息风止痉；石菖蒲、陈皮化湿祛痰；石斛、麦冬养阴；桑枝、丝瓜络通络利关节；薄荷疏肝行气；莲子心、竹茹清心化痰除烦；火麻仁润肠通便。诸药配合化痰通络使患肢功能有所恢复。

案例3　滋阴平肝治阴虚肝旺中风

徐某某，女，57岁，2003年11月3日初诊。

患者主因右侧肢体活动不利4个月来诊，于2003年7月6日突然出现右半身活动不利，语言謇涩。从急诊收入我院神经内科，做头颅MRI检查，诊断提示：①左侧基底节、室旁脑梗死；②双侧额叶及室旁缺血灶。予以静点葛根素等活血化瘀药，病情稳定后出院。现右半身不遂，行走不利，语言欠流利。纳可，二便调。舌红苔白，脉弦平。既往高血压病史。查体：言语欠流利，右侧鼻唇沟稍变浅，伸舌左偏。右上肢肌力2级，右下肢肌力4级。四肢肌张力正常，右巴氏征（+）。

辨证分析：患者年近六旬，既往高血压病史，为肝肾阴虚之体。阴不敛阳，阳亢化风，虚风内动，扰乱气血致脑脉瘀阻，血溢脉外，故半身不遂，语言謇涩。中医诊断：中风中经络；阴虚肝旺。西医诊断：脑梗死。治法：滋阴平肝通络。

桑寄生15g，桑枝15g，天麻6g，钩藤10g，石斛10g，丝瓜络6g，木瓜10g，生薏米15g，杜仲6g，茯苓12g，夜交藤12g。14剂，每日1剂，服2天停1天。

二诊：2003年11月24日，患者诉药后无明显不适，病情平稳，血压150/95mmHg。舌红苔白，脉弦平。方师嘱继服前方去丝瓜络、生薏米，加炒山药12g、熟地12g、泽泻10g、枸杞子10g、麦冬6g、远志5g。14剂，服2天停1天。

三诊：2003年12月15日，患者诉双腿行走有力，语言有改善，纳便可，仍予前方加薄荷5g，14剂，服2天停1天，巩固疗效。

按语　方师以六味地黄汤为主方，配合枸杞子、石斛、桑寄生、夜交藤等多味滋补肝肾之品，重在培补下焦真元，以制约上亢之肝阳。天麻、钩藤平肝潜阳，降压通络；桑枝、木瓜疏通经络；远志化痰开窍，有助语言恢复。另外，方师认为生杜仲能降压，生薏米能缓解肢体挛急。诸药合用，标本兼顾，功效彰显。

案例4　滋肾化痰治阴虚痰阻中风

刘某某，男，84岁，2004年8月30日初诊。

患者既往糖尿病史3年，脑梗死后遗症1年余。患者2003年5月突然出现左半身不遂，言语欠利，口眼歪斜。到我院急诊做头颅CT检查，确诊为脑梗死。住院进行静点活血化瘀及扩张血管药治疗。现左半身不遂，双腿无力，站立不稳，左手不能持物。反应迟钝，言语缓慢，时有头晕。舌暗红，苔白，脉缓。

辨证分析：方师认为该患者年高体迈，元气不足，肾精亏虚，经络阻滞，发为中风痱证，症见言语不利，肢体力弱，反应迟钝。中医诊断：中风痱证；肝肾阴虚，痰阻脑络。西医诊断：脑梗死后遗症期。治法：滋补肝肾，化痰通络。方以地黄饮子化裁。

熟地黄12g，炒山药10g，山萸肉10g，泽泻6g，茯苓10g，石斛10g，枸杞子10g，麦冬10g，石菖蒲6g，远志6g，肉苁蓉10g，大枣4个，桑寄生12g，川断10g。10剂，每日1剂。

二诊：2004年9月10日，患者诉药后无明显不适，大便秘，需用开塞露才有大便。方师嘱继服上方加瓜蒌仁10g，10剂，水煎服，每日1剂。

按语　地黄饮子是刘河间用于治疗喑痱的著名方剂。方中熟地黄、山萸肉、炒山药滋补肾阴；肉苁蓉温补肾阳；石斛、麦冬、枸杞子滋阴敛液，清虚火；菖蒲、远志、茯苓开窍化痰；大枣和营卫。方师又加入桑寄生、川断以加强补益肝肾、强腰膝之功。诸药合用，使阴阳平、痰浊化，下元得固。方师认为本病病程已久，非一朝一夕所能恢复，只要治疗投的，养正祛邪，标本兼顾，本患病复，需长期调理为宜。

案例5　益气养血治气血两虚中风后遗症

赵某某，女，67岁，2003年11月24日初诊。

患者主因右侧肢疼痛1年余来诊，于2002年6月突发言语不清，右侧肢体活动不利，行走困难。遂到我院行头颅CT检查，提示：脑梗死（左基底节）。即在我院神经内科住院治疗，症状好转出院。经服药及康复治疗，目前病情平稳。现右下肢疼痛，右膝肿痛，行走缓慢。无头晕头痛，纳可，二便调，夜寐安。查体：言语流利，右鼻唇沟变浅，右上肢肌力正常，右下肢肌力4级，右侧肌张力增高，腱反射活跃，右侧巴氏征（+）。舌红苔白，脉弦。

辨证分析：本案患者就诊时已中风10个月，久病则肝肾气血亏虚，气不能行，血不能濡，故肢体筋脉失养，致半身不遂，肢体疼痛。中医诊断：中风中经络；气血两虚，肝肾亏虚。西医诊断：脑梗死后遗症。治法：益气养血，滋补肝肾。方老以滋补汤化裁。

党参9g，茯苓9g，白术9g，炙甘草6g，当归9g，熟地黄9g，白芍9g，肉桂3g，陈皮9g，木香3g，大枣4个，枸杞子10g，麦冬10g，桑寄生12g，陈皮10g，鸡血藤10g，生杜仲10g，14剂，每日1剂。

二诊：2003年12月11日，患者诉药后左下肢疼痛及左膝肿痛减轻。方师嘱效不更方，继服前方14剂，服3天停1天。患者此后陆续服用该方调理半年，右下肢疼痛基本缓解。

按语　方师自拟滋补汤是由四物汤与四君子汤合方化裁而来，在四物与四君的基础上去川芎加肉桂、陈皮、木香、大枣而成。该方补脾肾之气于一身，并兼疏通之性。全方补而不滞，滋而不腻，补气养血，滋阴和阳，为气血虚弱而专设，可以滋培固本。在治疗本例患者时在滋补汤方中又加入枸杞子、麦冬、桑寄生、杜仲，加强了补益肝肾之力。而鸡血藤一药既能活血又能补血，具有活瘀通经止痛、利关节的功效，《本草纲目拾遗》中记载其能“壮筋骨、已酸痛……，治老人气血虚弱，手足麻木瘫痪等症”，是方师治疗半身不遂、肢体麻木常用药。

九、多动症

案例　健脾祛湿治小儿多动症

张某某，男，13岁，2004年4月22日初诊。

初诊：患者家长代诉，颈部不自由抽动，咬手指关节多年。患儿于6年前，发现爱吃手，偶有颈项抽动，病情逐年加重。2002年在儿研所确诊为多动症。患儿面色黄，光泽差，多眨眼，面、颈、项不自主抽动，最多时为52次/分。双手指关节皮肤皲裂，大便二三日一行，纳食少，饮食挑剔，舌质红绛苔少，脉平缓。多方治疗效果不理想，家长慕名而来求方师解难。

辨证分析：此患儿脾虚，土不养木，气化失司，湿邪停滞；肝血亏虚，血不荣筋，虚风内动，故而出现多动症状。患者面色无华，饮食量少，舌质红绛苔少，说明脾虚阴伤，脾之气阴不足，导致气血生化不足，血虚则虚风内动。中医诊断：多动症；肝脾不和，筋脉失养。西医诊断：小儿多动症。治法：健脾理气，祛湿通络。

藿香6g，陈皮10g，茯苓10g，厚朴5g，炒谷芽12g，炒枳壳6g，莲子肉10g，生薏米20g，瓜蒌子15g，桑寄生10g，焦神曲6g。10剂，水煎服，每日1剂，服1天停1天。

复诊：2004年5月13日，家长代诉，药后有效。患者头抽动次数明显减少。近日学校有活动，比较劳累、紧张，病情出现反复，抽动次数又有所增加，大便调，纳食仍少。舌质红，脉平缓。方师嘱继前方减瓜蒌子，加白芍6g，10剂，水煎服，每日1剂，服1天停1天。

按语 “诸风掉眩、皆属于肝”。肝属木，应春气，性升发，体阴而用阳，以血为体，以气为用。因此，当肝脏阴阳气血失衡，则功能受到影响。肝血不足，肝失所养可引起眩晕、动摇、震颤等临床表现。此患者以往服用过养血息风、清心止痉类的中药，均无效。渐至病情发展为甚，化验检查指标均正常。方师辨证为肝脾不和，气血失调为主。脾虚，土不养木，气化失司，湿邪停滞；肝血亏虚，血不荣筋，虚风内动，出现多动症状。患者面色无华，饮食量少，舌质红绛苔少，说明脾虚阴伤。脾之气阴不足，导致气血生化不足，血虚则虚风内动。从此患者的病情发展的过程来看，脾虚为本，血虚为标。因以往的治疗，未治其本，故疗效不理想。方师抓住主证，从健脾入手，辅以理气祛湿，兼通经络而息风，用甘润养阴之法，使被病魔缠身的患者症状大为改善。当学习紧张劳累又伤及肝脾时，故而病情出现反复，用白芍一味来养血柔肝，敛阴平肝。方师认为：小儿多动症，辨证复杂，还须继续积累经验！

结 束 语

方师经常告诫我们：“度然后知长短，学然后知不足。”对于中医脑病学科来讲，今后应努力发挥中医治疗脑病的特色和优势，运用中医传统研究方法，遵循中医独特的理论体系对中医脑病理论进行系统的整理研究，促进中医药学术水平和防治疾病能力的提高，切实提高中医临床疗效。在继承前人的基础上，积极吸收当代先进科技成果，促进自身不断地发展。中医的优势和精华需要我们不断继承和发扬。

第七节 肝胆病类

肝胆疾病包括黄疸、胁痛、肝着、腹胀、臌胀、郁证、胆石等，为内科常见病症。其发病与六淫、疫毒、情志、饮食、劳倦、痰饮、瘀血有关。多累及肝、胆、脾、胃、肾脏。常见肝气郁结、肝胆湿热、肝血瘀阻、肝郁脾虚、肝肾阴虚等证型。细观肝胆病理论，上自《素问》《灵枢》《难经》阐其理义，下至《伤寒》《金匮》方论并详。自古至今，著述繁多，尤以近代个人经验，心得体会不胜枚举，治法处方广博，多有效验。

今所列举常见之症，邪正盛衰，虚实夹杂，多伤及肝胆脾胃肾，涉及气血痰瘀。临床治法方药各异，得效时有欠佳，亦是目前内科疾病的着重研究点。

现将方和谦教授治疗肝胆病证的效验心得总结如下，使学者能得以借鉴。

一、肝 硬 化

案例1 疏肝健脾宣络化瘀治胁痛

罗某某，女，65岁，2005年6月15日初诊。

患者肝硬化晚期，木郁中土，中脘作痛，面目肢体发黄，胁痛时止，脉沉弦，苔灰腻，病势沉重。

辨证分析：患者素有肝硬化病史，已至晚期。肝硬化乃由于疫毒伤肝，肝失条达，疏泄失宜，脾不健运，而致水湿内停，气血瘀滞。肝脾不调，气血水瘀滞是其基本病机变化。久病木郁土衰，脾不健运，气滞中焦而致中脘作痛；湿邪瘀滞肝胆而面目皮肤发黄，苔灰腻。

肝气不舒，肝血久瘀，络脉不畅，故胁痛时发时止。脉沉弦为气滞血瘀肝胆，邪气入里之象。中医诊断：胁痛；肝郁脾虚，瘀血阻络。治法：疏肝健脾，宣络化瘀。

当归须10g，延胡索10g，台乌药10g，广桃仁10g，瓦楞子10g，黄郁金10g，广陈皮10g，制香附10g，旋覆花10g（包），川桂枝10g，青葱3段。2剂，水煎服，每日1剂。

按语 肝硬化的晚期，多为正虚邪恋，虚实夹杂的复杂证候，应分清虚实的主次，方可制定标本治疗的先后。此患者以脘痛、胁痛为主症，邪实为主应先治标。此病疼痛的病机，多由于湿热久蕴，化生痰浊，痰浊阻络，血行不畅，遂成血瘀，瘀血内停不通则痛。故对此证应以"祛邪"为主，方师拟宣络化瘀法治之。方用当归以养血和血，桃仁破血祛瘀，延胡索理气活血为君，活瘀止痛；配乌药、郁金、香附行气解郁消积，瓦楞子软坚散结止痛为臣；佐旋覆花开结降逆，广陈皮理气宣络健脾；以桂枝、青葱通阳为使；全方合用，可达和肝养血通络化瘀止痛之效。方中以活血理气祛瘀药为主，加入桂枝、青葱通阳药，意在肝硬化为疫毒侵袭，机体阳气被遏，无力祛邪，正邪相持日久，成为痼疾，证候病机为"阳气不通"应以"扶正"为主要治则，故通阳药有扶正以祛邪之功。

本案治疗以祛邪治标为主，是针对肝硬化晚期一个阶段的症状而立法用药，在疼痛减轻后，还应针对虚实夹杂的证候，扶正祛邪兼顾，疏肝健脾益肾标本同治以善其后。

案例2　调和肝脾益气养胃治痞满

贾某某，男，64岁，2003年2月24日初诊。

患者胸闷2周，伴胃脘胀满、口苦。饮食可，二便正常。面色晦暗，无光泽。舌暗红，苔腻，脉缓。辅助检查：2003年1月20日，腹部MRI示：结节性肝硬化。谷丙转氨酶97U/L，血清总胆红素2.3mg/dl，直接胆红素1.0mg/dl，间接胆红素1.3mg/dl。既往肝炎病史30年，食管裂孔疝、十二指肠球变形、胆结石史。

辨证分析：患者患有慢性肝炎病，久则伤及气血，肝肾受损，气虚血瘀，故见面色晦暗，无光泽；肝郁脾虚，气机不畅，气滞则见胸腹满闷，胃胀满；脾虚湿滞，水湿不化，舌苔腻。病机为中气下陷，病位在肝、脾、胃。病性虚实夹杂。中医诊断：痞满；肝脾不和，气虚血瘀。西医诊断：肝硬化，食管裂孔疝。治法：调和肝脾，益气养胃。处方：和肝汤加减。

大枣4个，茯苓9g，党参9g，炙甘草6g，当归12g，白术9g，白芍9g，柴胡9g，香附9g，生姜3片，薄荷3g（后下），苏梗9g，郁金6g，陈皮6g，麦冬6g，焦神曲6g，炒谷芽15g。14剂，水煎服，每日1剂。

二诊：2003年3月17日，患者遵医嘱服上方14剂，效果明显。胸闷、腹满减轻。舌苔薄白，脉缓。

证治同前。继发前方14剂，水煎服，服3天停1天。

按语 方师讲：其药主要是调解胸腹，恢复胃肠道的气血运行，属于保护性治疗，带病延年。慢性肝炎、肝硬化的患者，多属于气虚血瘀，面色暗，光泽差，抵抗力差，该病人亦属之。方中用和肝汤健脾疏肝，加上郁金，利胆行气；陈皮和胃行气，麦冬滋阴活瘀，焦神曲消积健脾，炒谷芽缓和开胃，使脾运胃和，消胀开郁，祛湿活血。其方配伍严谨，丝丝入扣，药性平和，适于长期服用。从西医的观点看：肝硬化的病人，门脉高压，任何刺激（包括饮食不慎、情绪波动等）都可造成门静脉破裂出血，病情易急转直下，危险可怕。这位患者面色晦暗，肝病面容，形体消瘦，服用此汤剂，继续观察。方师之所以不用峻烈的软坚散结之品可能是考虑患者脾虚肝郁，痰浊凝聚，仍以气虚为重，血瘀为次，因此治疗上，重点放在调和肝脾，健脾行气上，使胃气得生。患者服药后舒适，继续观察，须坚持长期服药。

案例3　养血柔肝益气健脾治臌胀

杨某某，男，61岁，2004年4月13日初诊。

患者腹胀满2个月来诊，在河南当地医院做腹部B超诊断为：肝硬化，少量腹水。生化检查：白蛋白与球蛋白比值（A/G）倒置，乙肝病毒DNA定量4.65×10^4/ml。既往乙肝大三阳。现腹胀乏力，纳差，双下肢浮肿。舌红苔白，脉平缓。查体：腹软，肝脾未及。腹水（–）。双下肢浮肿（+）。

辨证分析：肝属木，主藏血，体阴用阳，为刚脏。肝靠血液的供应和濡养来行使其功能。肝血充足，则肝体得养。若肝失血养，则肝的硬度增加，体积缩小，导致肝硬化。肝体失养导致肝失疏泄，引起中焦气机升降失常，脾胃运化失司，津液代谢失常，发为水肿。

中医诊断：臌胀；肝郁脾虚。西医诊断：早期肝硬化。治法：养血柔肝，益气健脾。

太子参15g，茯苓12g，炒白术10g，炙甘草5g，陈皮10g，半夏曲5g，木香5g，炒谷芽15g，生稻芽10g，焦神曲6g，当归6g，炙黄芪15g，连翘10g，大小蓟各10g，水红花子10g，王不留行5g，炒山药15g，白通草5g，大枣5个。14剂，每日1剂。

二诊：2004年4月28日，腹胀减轻，双下肢浮肿缓解。继服前方30剂。

三诊：2004年5月29日，食欲好，腰腿有力。生化检查正常，腹部B超：肝硬化，肝内强回声结节。乙肝病毒DNA定量为0。舌红苔白，脉平缓。方师仍投前方25剂，患者高兴离去。

按语　方师认为治疗早期肝硬化当以柔肝健脾为主。叶天士在《临证指南医案》中就已提出："肝为刚脏，非柔润不能调和"。方师一贯主张要养血以柔肝。他从来不用软坚散结、活血破瘀或峻下逐水之品，如水蛭、三棱、莪术、鳖甲、甘遂、芫花等药。因为一味使用软坚散结、活血破瘀药，易导致散血破血，肝体失养。方师对于清热解毒利湿药的应用也很谨慎，不用黄连、黄芩、黄柏、夏枯草等过于苦寒药物，常用茵陈、连翘、金银花、郁金清热化湿，因苦寒易伤阴血，加重肝血亏损，使肝硬化加重。所以方师常说要"柔肝"而不能"伐肝"。

案例4　益气养血疏肝健脾活血祛湿治臌胀

蔡某某，男，51岁，2003年5月22日初诊。

患者结节性肝硬化病史20年，腹胀加重半年。本次病案记录时患者已服方师所开的药物治疗10个月，病情稳定趋好。2002年11月检查：谷草转氨酶31U/L、总胆红素1.4mg/dl、直接胆红素0.6mg/dl、间接胆红素0.8mg/dl。面色可，纳食佳，偶有腹胀，舌苔浊腻，脉缓。

辨证分析：本案患者病史20余年，身体已处于气血亏虚，痰瘀内结的虚实夹杂阶段，因服用方老中药病情得到控制，故临床症状并不突出。

中医诊断：臌胀；气血两虚，肝郁脾虚。西医诊断：肝硬化。治法：益气养血，疏肝健脾，活血祛湿。

党参10g，茯苓10g，炒白术10g，陈皮10g，甘草6g，焦神曲6g，水红花子10g，莱菔子6g，木香6g，佩兰6g，郁金6g，炒谷芽15g，大枣4个，砂仁5g（后下），枳壳5g，丝瓜络6g。14剂，每日1剂，服3天停1天。

二诊：2004年2月23日，患者精神弱，乏力，面色萎黄无光泽，纳食尚可，腹胀，劳累后腹胀明显加重，腹胀如鼓，大便软，每日2～3次。腹部触诊：肝脾触及不理想，可疑腹水，舌苔白浊少津，脉数，嘱复查肝功能。和肝汤化裁。

当归9g，白芍9g，党参9g，北柴胡9g，茯苓9g，香附9g，炒白术9g，苏梗6g，大枣4个，薄荷5g（后下），炙甘草6g，陈皮10g，大腹皮6g，冬瓜皮10g，焦神曲10g，茵陈6g，木香5g，炒谷芽20g。10剂，每日1剂，服3天停1天。

三诊：2004年3月8日，患者肝功化验结果回报，谷草转氨酶30U/L，谷丙转氨酶41U/L，总胆红素1.5mg/d，直接胆红素0.1mg/d，间接胆红素1.4mg/d。腹部B超示：肝缩小。患者述服前方药后较平稳，纳可，腹胀减轻，大便每日1～2次，纳食可，舌质红，苔薄黄，脉细滑略数。前方有效，加连翘10g，继服14剂，每日1剂。

按语 方老有言，该患者属虚实相杂，正虚邪实，以虚为主。因为春节期间劳累过度，伤及气血，故症状加重。脉数为病进，说明正虚邪进，正不胜邪。须急以疏肝健脾利水之剂，保肝扶正，抵御邪实。患者肝功化验结果说明，病情反复有加重趋势，因此采用和肝汤加清热解毒与健脾祛湿之药味，来控制病进之势，暂停水红花子、丝瓜络、郁金等药，也是“急则治其标，缓则治其本”治疗宗旨的具体表现。春天，惊蛰之后，大地回春，伏邪欲动。方师在方中佐以清热解毒之连翘，祛邪扶正。中医中的四时五运，季节变换都同疾病的发生发展有一定的关系。方师在治疗中就极其注重节气的变化对疾病的发展产生的影响，强调一定“必先岁气，勿伐天和”(《素问·至真要大论》)，其为方师诊疗的特色。

二、胆囊疾病

案例1　健脾祛湿调和肝脾治黄疸

某某，53岁，2003年2月20日初诊。

患者右胁间不适，大便无规律，乏力，加重半个月。现病史：患者肝功能异常10年。现谷丙转氨酶152U/L，1月份查谷丙转氨酶为110U/L、谷草转氨酶为513U/L，直接胆红素0.9mg/dl，总胆红素1.9mg/dl。腹部B超报告：胆囊隆起性病变，胆囊内息肉（胆固醇结晶体）；腹部CT示：慢性胆囊炎。四诊所见：患者一般情况可，面色萎黄，色暗无华，慢性病容，恶寒，大便无规律，1日多次或多日1次，或泄泻，或不畅快。舌洁、脉平。

辨证分析：患者长期消化能力差，大便无规律，时软时干，饮食喜温喜软，长期肝功能异常，身体疲惫、懒言。患者肝脾不和、肝郁脾虚。致使肝气不升，胃气不降而易呕逆，消化不良，胆汁排泄不利。病位在肝脾，病证属虚。辨证肝脾不和，气虚湿滞。西医诊断：慢性胆囊炎，胆囊息肉。治法：健脾祛湿，调和肝脾。

和肝汤加陈皮10g，五味子6g，焦神曲6g，郁金10g，玉竹10g。10剂，水煎服，服2天停1天。

二诊：2003年3月6日，患者药后舒畅，大便每日1次，纳可，自觉体力有所恢复，饮食喜温喜热，舌洁、脉平。处方：前方加茵陈6g，炒谷芽15g。14剂，水煎服，服2天停1天。

按语 该患者面色萎黄，色泽无华，脾胃素虚，平素饮食喜温，因体内寒湿久留，阳气自耗，经脉失养，气血渐亏，患者一派慢性病容。肝胆互为表里之脏，脾虚则寒湿内生，侵犯肝胆，致胆汁寒凝，排泄不利，故病发黄疸，患者黄疸指数高，谷丙转氨酶升高，胆囊炎，胆囊息肉，因此治疗宜疏肝利湿，健脾祛黄，采用和肝汤：清利肝经湿热，加上陈皮、焦神曲，健脾祛湿，配以五味子，该药味酸、甘、性温，功效收敛固涩，益气生津。近年来药理研究其有降酶作用，用郁金利胆祛黄，玉竹养阴护肝，方剂彰显肝脏的特点“体阴用阳”。整个方剂配伍，养阴护肝，利胆退黄而降酶。其药后结果：治疗3个月后，患者复查，各项指标均有好转。患者体力明显提高。

案例2　祛湿清热通腑治胆石症

盛某，男，74岁，2003年11月11日初诊。

患者脘腹疼痛1月余。现脘腹疼痛，拒按，大便干，数日一行，口干口苦。舌质暗红，舌苔白薄腻，脉象弦数平。既往胆石症、脑梗死史。

辨证分析：湿热内结，气机壅滞，腑气不通，不通则痛，故腹痛；湿热之邪耗伤津液，胃肠传导功能失常，故口干口苦，大便干燥。中医诊断：腹痛；湿热壅滞。西医诊断：胆石症。治法：祛湿清热通腑。

藿梗6g，苏梗6g，陈皮10g，厚朴6g，木香6g，炒枳壳10g，砂仁5g，鸡内金5g，焦神曲6g，焦麦芽6g，瓜蒌15g，生稻芽10g。7剂，水煎服，每日1剂。

二诊：2003年11月25日，患者右侧肋下痛，大便干而少。舌洁，脉平缓。治法：利胆缓痛。

陈皮10g，郁金10g，鸡内金5g，香附10g，苏梗 6g，茯苓12g，薄荷5g（后下），法半夏6g，焦神曲6g，焦麦芽6g，瓜蒌15g，炒枳壳10g，生稻芽10g。7剂，水煎服，每日1剂。

后随访病情好转。

按语　方师用上方"开鬼门，洁净腑"而利胆，通胆道。《素问·六节藏象论》曰："凡十一脏取决于胆也。"一为取决于胆的升发之气。《脾胃论》："胆者，少阳春升之气，春气升则万化安。故胆气春升，则余脏从之；胆气不升，则飧泄、肠澼不一而起矣。"意思是，人体中的胆气升发，则十一脏相从而功能协调旺盛；胆气不升，首先影响脾胃升清降浊以运化水谷的功能，导致泄泻、痢疾之类的病变发生；进而又因水谷精微化生不足，使五脏六腑失其充养而功能衰退。所以说，十一脏的功能取决于胆的升发之气。二为取决于胆的决断功能。"胆者，中正之官，决断出焉。"勇者为胆主决断的功能正常，气以胆壮，因此邪不可干。怯者是胆主决断功能失常，气以胆怯，着而为病。人的精神意识活动，虽为心主宰，但其决定判断，却又须依靠于胆以减轻或避免外界刺激，协调内脏功能，所以说十一脏的功能又取决于胆主决断。

案例3　疏肝利胆清利湿热治黄疸

郑某某，女，70岁，1998年8月6日初诊。

患者周身皮肤黄染、球结膜黄染8天，伴有食欲差，身乏力，腹胀满，小便黄，大便色浅。舌苔白腻，脉弦缓。检查：肝功能：谷丙转氨酶123U/L，谷草转氨酶163U/L，谷氨酰转肽酶601U/L，总胆红素6.4mg/dl，直接胆红素3.0mg/dl，间接胆红素3.4mg/dl。B超示：肝弥漫性病变，脾稍大。CT示：多发性肝囊肿，右肝内结石。

辨证分析：《金匮要略·黄疸病脉证并治》言道："病黄疸，发热烦喘，胸满口燥者，以病发时，火劫其汗，两热所得，然黄家所得，从湿得之。一身尽发热，面黄，肚热。热在里，当下之。"肝胆为表里之脏，同主疏泄，有助于脾胃的运化。该患者久患肝病，多发性肝囊肿，右肝内结石，肝脏已是弥漫性病变，平素就有肝胆疏泄不利，势必影响脾胃运化，水谷不运，纳差乏力，水湿不运，酿成中焦湿热，湿热熏蒸肝胆，又导致肝失疏泄，胆失通降，湿热蕴结成石，湿热内蕴，蓄发于肌肤全身，则生成黄疸。

中医诊断：黄疸；肝胆湿热。西医诊断：阻塞性黄疸，肝内结石，多发性肝囊肿。治法：疏肝利胆，清利湿热。拟处方如下：

茵陈15g，郁金10g，黄柏10g，土茯苓15g，泽泻10g，车前子10g，连翘15g，枳壳6g，赤小豆15g，焦三仙各10g。5剂，每日1剂。

二诊：1998年8月13日，患者皮肤黄疸略减，但仍觉食纳乏味，腹胀乏力，尿黄，便色略浅。舌苔白腻，脉弦缓平。方师仍拟疏肝利胆，清利湿热法，前方加炒山栀6g，6剂，每日1剂。

三诊：1998年8月20日，患者服药后自觉舒畅，周身黄疸减退，食纳一般，小便黄，大便可。舌苔腻，脉弦缓平。方师仍遵前法，继服前方6剂以观疗效。

四诊：1998年8月27日，患者服药后症有好转，食欲仍欠佳，尿黄，大便尚可，舌苔腻，脉弦缓平。方师于前方加鸡内金5g以开胃消导，5剂继服。

五诊：1998年9月3日。服药后周身黄疸渐消，食纳略增，二便调和，舌苔白，脉弦缓平。方师认为湿热渐消退，需扶助正气，故加太子参15g，8剂。

六诊：1998年9月24日。服药30剂后，黄疸已明显减轻，食纳尚可，略有腹胀，二便调和。舌洁，脉弦细平。该患者病久，又常服疏肝利胆苦寒之品，脾胃之气受损，故方师在疏肝利胆同时，健脾运化。拟方如下：

茵陈15g，郁金10g，黄柏10g，泽泻10g，连翘15g，炒山栀10g，枳壳6g，赤小豆15g，太子参15g，茯苓12g，焦神曲10g，炒谷芽15g，丹皮10g。8剂，每日1剂。

七诊：1998年10月8日，服药后症情稳定，食纳渐增，腹胀减轻，二便调和，舌洁，脉弦细平。方师认为效不更方，继服前方8剂以固疗效。

八诊：1998年10月22日，经服药治疗，病情稳定，周身皮肤黄疸基本消退，唯球结膜仍有黄染，食纳增加，无明显腹胀，二便调和。舌洁，脉弦平。方师又拟以清利湿热为主之方剂以祛邪。

茵陈10g，郁金10g，黄柏10g，土茯苓15g，泽泻10g，车前子10g，连翘15g，焦三仙各10g，赤小豆10g，枳壳6g，鸡内金5g。8剂，每日1剂。

九诊：1998年12月17日。患者周身皮肤黄疸基本消退，唯球结膜略有黄染，食纳可，无腹胀，二便调和。舌洁，脉弦平。方师认为目前湿热未尽，肝胆失疏，故拟疏肝利胆，清利湿热之剂以善后。拟和肝汤化裁如下：

当归9g，白芍9g，党参9g，北柴胡9g，茯苓9g，香附9g，炒白术9g，苏梗6g，大枣4个，薄荷5（后下），炙甘草6g，茵陈10g，郁金10g，黄柏10g，焦三仙各6g。8剂，每日1剂。

按语　方师认为该患者肝病及脾，湿热内生，又熏蒸于肝胆，影响了肝胆的疏泄，使湿热发于肌肤全身，形成黄疸。方师根据《伤寒论·辨阳明病脉证并治》："伤寒七八日，身黄如橘子色，小便不利，腹微满者，茵陈蒿汤主之""伤寒瘀热在里，身必发黄，麻黄连翘赤小豆汤主之"。立法设方治之。先期清热利湿，和调肝胆，以祛湿热之邪。后期黄疸渐消，方师在治疗上又侧重于疏肝利胆，健脾运化，展现了方师治病尤为重视"顾护脾胃"之意。最后则以自拟的和肝汤加味以巩固。该患者的治疗过程体现了方师善用和解，和调肝胆，顾护脾胃之原则。

案例4　疏肝利胆通腑泄热治胆囊炎

赵某某，女，52岁，1973年5月16日初诊。

患者因右上腹疼痛3天来诊，自述3天前患者突感右上腹疼痛，痛时窜至后背，并伴有恶寒发热，口苦呕吐黄水，胸胁胀满，食欲不振，尿黄，大便燥结3天未排。诊察右上腹压痛明显，舌苔黄腻，脉弦滑数。血常规：白细胞 14×10^9/L，中性粒细胞百分比 78%。

辨证分析：本案患者症见往来寒热，胸胁苦满，心下满硬而痛，便秘，从六经辨证看属少阳阳明合病，从脏腑角度分析，结合舌脉，属湿热内蕴肝胆。

中医诊断：胁痛；肝胆湿热。西医诊断：急性胆囊炎。治法：疏肝利胆，通腑泄热。拟方如下：

柴胡10g，黄芩10g，郁金10g，半夏8g，枳实8g，大黄3g，白芍10g，茵陈15g，川楝子10g，大豆卷10g，连翘15g，生姜3片。3剂，每日1剂。

二诊：1973年5月19日。服上药3剂后，右上腹痛减轻，热退，呕吐止，食欲尚增，腹部胀满好转，大便通。原方继服3剂后病即痊愈。

按语 急性胆囊炎是西医病名，中医属"结胸""胁痛"等范畴。《伤寒论》云："呕不止，心下急，郁郁微烦者，为未解也，与大柴胡汤下之，则愈。""伤寒发热汗出不解，心中痞，呕吐而下利者，大柴胡汤主之。"大柴胡汤由小柴胡汤合小承气汤化裁而来。小柴胡汤为治少阳病之主方，小承气汤为治疗阳明病泻下之剂，方师选用二方主要抓住了少阳未解，病入阳明化热之证。本例患者主证是往来寒热，胸胁苦满，心下满硬而痛，便秘，舌苔黄腻，脉弦说明少阳病未解，邪入阳明化热而成实。故用柴胡、黄芩和解少阳为主，选用大黄、枳实泻热通腑为辅，妙用茵陈、大豆卷清热利湿，配以郁金、白芍、川楝子以助清利肝胆之功，半夏、生姜和胃降逆，连翘清解毒热，全方共使腑气通，湿热去，胆气畅，病速痊愈。

三、颤　　证

案例1　滋阴平肝治颤证

范某某，女，60岁，2003年7月21日。

患者手颤1年。患者于2002年7月出现双手颤，头蒙，尿频，舌苔洁，脉平。化验三碘甲腺原氨酸（T_3）、甲状腺素（T_4）未见异常。

辨证分析：《素问·至真要大论》云："诸风掉眩，皆属于肝。"掉，即肢体动摇或震摇，说明此类疾患，属于风象，与肝有关。因肝肾不足，筋脉失养，故发手颤。阴虚肝阳上亢，上扰清空，故头蒙。本案例之手颤是由阴虚肝旺所致。西医诊断：神经官能症。治法：滋阴平肝。方师拟方和肝汤加减。

党参9g，茯苓9g，炙甘草6g，当归12g，白术9g，白芍9g，柴胡9g，大枣4个，香附9g，薄荷3g（后下），苏梗9g，钩藤12g，石斛10g，北沙参12g。10剂，水煎服，服3天停1天。

二诊：2003年8月4日，患者服上方10剂，效果明显，病情好转。手颤减轻，自觉颈部不适。舌苔洁，脉平。继服前方10剂，水煎服，服3天停1天。

按语 方师认为震颤类疾病多与肝有关。肝脏体阴而用阳，若肝阴亏虚，不能制约肝阳，导致虚风内动，而发震颤。方老用和肝汤加钩藤平肝疏肝，干石斛、北沙参养肝阴之不足。投药即验。

案例2　滋补气血治颤证

修某某，女，43岁，2005年3月17日初诊。

初诊：患者患抑郁症10年，曾服用氟西汀、氟哌噻吨美利曲辛等西药。现服用西药无效，睡眠差，头晃动，手颤，偶有心慌，心悸、苔薄白，脉弦缓平。

辨证分析：患者年过四十，阴气自半，且患抑郁症10年，长期服用西药，病久则正气亏损，气血不足，病位涉及心肝肾，为肝肾不足，虚风内动，心失所养而致，肝血不足，血不荣筋故见振掉，气阴亏虚，心脉失养，故见心悸。中医诊断：颤证；心肝不足，血不荣筋。西医诊断：抑郁症。治法：补心和肝，养血荣筋。处方：滋补汤加减。

党参12g，茯苓12g，白术10g，炙甘草6g，熟地黄15g，白芍10g，当归10g，肉桂3g，木香5g，大枣4个，枸杞子10g，麦冬10g，炒枣仁12g，丝瓜络10g，五味子5g，焦神曲6g。12剂，水煎服，每日1剂，服6天停1天。

二诊：2005年3月31日，药后舒畅，头颈舒畅，颈项强拘紧感自觉减轻，舌苔白，脉弦缓平，守方治疗。

党参12g，茯苓12g，白术10g，炙甘草6g，熟地黄15g，白芍10g，当归10g，肉桂3g，木香5g，大枣4个，百合12g，白薇12g，竹茹10g。12剂，水煎服，每日1剂，服6天停1天。

三诊：2005年4月14日，药后一般情况好，精神状态好，头晃明显减轻，四肢抖动改善不理想，舌洁，脉缓。上方加竹茹10g，宣木瓜10g。12剂，水煎服，每日1剂，服6天停1天。

按语 此病人的表现属于中医学中的"颤振""振掉""内风"病症的范畴。《素问·至真要大论》："诸风掉眩，皆属于肝。"其中的"掉"，即指颤掉，属于内风证，与肝有关，肝藏血，肝血不足，不能濡养筋脉，则见颤掉。《证治准绳·杂病》亦谓："颤，摇也，振，动也。筋脉约束不住而莫能任持，风之象也。"并指出："壮年少见，中年之后始有之，老年尤多。"患者年43岁为中年之身，且患抑郁症10年，长期服用西药，病久则正气亏损，气血不足，病位涉及心肝肾，为肝肾不足，虚风内动，心失所养而致，因而方师用滋补汤补益气血，养血息风；加用枸杞子、百合、炒枣仁、五味子养心安神；用麦冬、白薇滋阴清热，用丝瓜络、宣木瓜活络通经，共奏益气养心，和肝息风之效。

此则病例方师从诸多症状中抓住了血虚，筋脉失养之关键。用培中养荣，滋阴和肝，改善其气虚、血不荣筋的病理基础，使患者多年痼疾明显减轻，此法乃合宜也。

结 束 语

方师诊治肝胆疾病思路已陈述于上。方师医技的精湛，而学生学识肤浅，遗漏不少，不能盖全。在此致歉。

方师行医之术，源自《内经》、仲景学说之理。对各家好的理论和经验，敏而好学，善于取长补短，博采众方，为己所用。并能充分利用现代医学诊治理论和方法，使患者的病证得到及时而准确的治疗。方师治肝胆本脏病，常"见肝实脾"，肝肾同治，重视先后天的滋培；调其寒热虚实，和解表里，分利湿热，升清降浊，重视气机升降的和解调理。邪盛时侧重于和解以"实泻肝胆"，久病体虚时侧重于滋补以"虚补脾肾"。随师学习，使自己进一步认识到治肝胆本脏病，应立足于脾胃，重视滋培固元，调升降之机，于补中祛邪。方师运用和解法以扶正祛邪，运用滋培法以固本培元，治疗多种肝胆疾病常获得异病同治之效。

第八节 气血津液病类

气、血、津液是构成和维持人体生命活动的基本物质，它们既为脏腑活动的产物，又是人体功能活动的物质基础。中医学早在《内经》中已经有较全面的论述，如《素问·宝命全形论》曰："天地合气，命之曰人。"《素问·五脏生成》曰："肝受血而能视，足受血而能步，掌受血而能握，指受血而能摄。"方师论述人体以五脏为主体，与六腑相结合，以气血津液为物质基础来进行整体生命活动。气血津液的生成及其代谢有赖于脏腑经络的生理活动，同时脏腑经络的功能的正常行使也离不开气血津液的营养。由于气血津液在生理上与脏腑经络等组织器官存在密切联系，因而在病理上亦存在互为因果的关系。故方师认为气血津液疾病反映了人体物质与代谢的平衡失调。

方师临床辨证论治气血津液疾病种类繁多，尤其擅长血证、水肿、消渴、梅核气、燥证等，理论上主张气虚水运不利论，治疗上善用和解法以调升降之机，多从扶正固本出发施以滋培气血津液方。方师用药依崇经典，博采众方之精华，详辨其证，审证求因，对症下药，因而标本兼顾，相得益彰。

一、紫　　斑

案例1　清营凉血治紫斑

李某某，女，60岁，2005年4月5日初诊。

患者下肢弥漫性红斑6个月，加重10天余。患者外感后出现下肢红斑，在301解放军总医院诊断为色素性紫癜性皮肤病，未经治疗。现下肢弥漫性红斑，压之不褪色，下肢肿胀，眼睑浮肿，纳可，二便可。舌质红，舌苔白，脉平缓。辅助检查：尿常规：镜检红细胞：满视野；镜检白细胞：3～5个/HP，蛋白定量150mg/dl。血常规（–）。24小时尿蛋白定量0.318g/24h（正常＜0.15g/24h）。Cr（–），BUN（–）。

辨证分析：该患者先有外感郁热，热入血分，热伤血络，发为紫斑。本案例是由风热伤营，血热妄行所致。中医诊断：紫斑；热入营血。西医诊断：过敏性紫癜。治法：清营凉血。方师拟方如下：银翘散加减。

金银花15g，连翘12g，丹皮10g，白芍6g，茯苓12g，薄荷5g（后下），桔梗10g，淡豆豉10g，芦根10g，茅根10g，车前子10g（包煎），竹叶6g，荆芥穗5g，紫草6g，生薏米20g，炒山药15g。7剂，水煎服，每日1剂，分2次服。医嘱：饮食忌海鲜、辛辣。

二诊：2005年4月12日，药后下肢红斑已逐渐吸收，自觉下肢肿胀，咽干。舌苔薄白，脉平。继服前方减芦根、紫草，加炙桑白皮10g。7剂，水煎服，每日1剂，分2次服。

三诊：2005年5月10日，服前药后病情减轻，现下肢红斑1～2个，时下肢肿胀，咽干作咳。舌质洁，脉平。辅助检查：镜检红细胞：0～2个/HP，蛋白定性：（+），尿潜血（++）。治法：扶正凉血。

当归10g，白芍10g，熟地黄12g，白茅根10g，车前子10g（包煎），荆芥穗5g，荷叶6g，藕节10g，太子参15g，炒山药15g，山萸肉10g，泽泻6g，茯苓12g。12剂，水煎服，每日1剂，服6天停1天。

按语　《灵枢·百病始生》云：“阳络伤则血外溢，阴络伤则血内溢。”此患者血内溢表现为尿血，血外溢表现为周身斑点。《灵枢·本脏》：“肾合三焦膀胱，三焦膀胱者，腠理毫毛其应。”故肾与腠理、毫毛相应，方师用解表药荆芥穗，改善微循环，缓解肌紧张。从温热病学上看，此患者属热毒入血，“入营犹可透热转气”。故方师用大量走表的气分药，如金银花、连翘等透热转气。患者有血尿，方师选择既清营又走尿路的药物，如丹皮、白茅根、竹叶、荷叶、藕节通利清热，凉血止血。三诊时热毒已清，故以养血和营，益气补肾为主，提高人体抗病能力，使病痊愈。

案例2　益气温阳摄血调血治紫斑

张某某，女，34岁，1991年12月7日初诊。

患者半年前发现指尖、皮下有瘀点，在当地医院就诊，化验血小板80×10^9/L，查体浅表淋巴结无明显肿大，肝脾未触及。在院外做骨穿，诊为巨核细胞成熟障碍。血红蛋白121g/L，白细胞9.5×10^9/L。初步印象为原发性血小板减少性紫癜。经用卡巴克络、氨肽素等药物效果不明显，故请方师诊治。

患者手指尖均有散在瘀血点，伴有晨起刷牙时牙龈渗血。现月经已行7天，经血量多，色淡无块，曾肌注丙酸睾丸酮，病情无好转。面色皖白，腰酸乏力，纳食一般。舌淡苔白，脉沉细。

辨证分析：患者主要由于气虚，又因病史较长，病情较重，加上反复失血，造成气随血脱，使气虚进一步加重。气虚必导致统血功能减弱，血溢肌肤，出血紫斑；气虚累及冲任，冲任不固，月经量多，色淡无块。中医诊断：紫斑；气虚血少，血失统摄。西医诊断：原发性血小板减少性紫癜。治法：益气温阳，摄血调血。

党参15g，炒白术10g，生黄芪15g，熟地黄15g，山药15g，石斛10g，当归10g，知母6g，丹皮6g，仙灵脾6g，山萸肉10g，旱莲草10g。6剂，水煎服，每日1剂。

二诊：药后患者症状减轻。月经已净，仍晨起刷牙时牙龈渗血，手指尖瘀血点未散。用上方加减，诊治3个月，化验血小板120×10^9/L，牙龈渗血消失，效果明显，效不更方，继续治疗半年余，服药时间改为服2天停1天，至1992年底病情基本控制，追访2年未复发。

按语 本例出血症属于中医“紫斑”范畴，月经量多属于中医崩漏。但其实质均责之于气虚血少，血失统摄，即病机是相同的。方师认为本例患者主要因于气虚，又因病史较长，病情较重，加上反复失血，造成气随血脱，使气虚进一步加重。气虚必导致统血功能减弱，血溢肌肤，出血紫斑；气虚累及冲任，冲任不固，月经量多，色淡无块。方师根据脾为气血生化之源的理论，用党参、白术、生芪、山药益气健脾，剂量约占全方用量三分之一，通过益气以气摄血，气足则能促进血循脉道，且中气充沛，则新血旺盛，达到气血双补的目的。对已经形成的血少，以熟地黄、当归、山萸肉养血行血，偏重补肾养肝，促进精血互化。方中酌加石斛，于津中化气，从阴中求阳。用少量仙灵脾益肾助阳，取其阳生阴长之意。为避免用药过于温燥，用丹皮、知母清热化燥。旱莲草用于经期在于固冲止血。方师本意并非单纯止血，而是通过补气生血，养血育阴，促进气血功能的恢复。

二、便　　血

案例　益气温阳摄血止血治便血

戴某某，女，39岁，1988年10月15日初诊。

患者便血反复发作9年，曾先后到其他医院求诊，均未查明原因。近10天来，再次发作，面色萎黄，气短乏力，背脊酸痛发凉，便软色黑无腹痛，未见腹泻，呕吐，饮食正常，月经调。查肝功能正常，钡餐造影未见异常。化验：血红蛋白80g/L，舌淡，苔白，脉沉细无力。

辨证分析：患者久病，脾胃损伤，中气不足，脾失统摄，故见血渗肠间，脾主四肢肌肉，脾胃虚寒，阳气失于温煦，故见背脊酸痛发凉。中医诊断：便血；气虚阳弱，血渗肠间。西医诊断：消化道出血。治法：益气温阳，摄血止血。处方：归脾汤合黄土汤化裁。

上党参12g，生黄芪20g，炒白术15g，白茯苓15g，炒山药20g，伏龙肝20g，荷叶炭6g，炒苍术10g，荆芥炭3g，焦神曲10g，炒谷芽20g，大枣4个，莲子肉10g。6剂，水煎服，每日1剂。

二诊：药后便血止，脊背仍痛，防止血虚生燥，燥药太过伤阴，加生地黄12g，再进6剂。药后症状明显减轻，守方继服10剂，血止而愈，追访半年面润体健如常人。

按语 本例便血属中医远血范畴。根据病史，方师抓住气虚及阳，摄血无力这一机理，综合了归脾汤与黄土汤之意，采用“血脱益气”之法，以党参、黄芪、白术、山药、苍术益气补中，气旺则阳生，促进气帅血行，使血行于脉中。伏龙肝温而不燥，温行血液，也使血归于脉道，方师认为本品妙在积者能消，消除溢于肠间的瘀血；溢者能止，止血则防血液再渗肠道。全方消中有止，止中有补。荆芥炭、荷叶炭加强伏龙肝止血之力；焦神曲、炒谷芽、大枣消食和中，健脾开胃，以助后天生发之气；莲子肉甘温而涩，通利血脉，增强温中止血之功。本例患者九年之苦，经方师精心诊治月余，而告痊愈。

三、视网膜出血

案例 滋补肝肾平肝潜阳治暴盲

汪某，男，62岁，1998年6月8日初诊。

患者视物模糊2个月，2个月前突然觉右眼视物模糊不清渐失明，并伴有轻度头晕，遂到某医院眼科就诊，诊断为视网膜出血（右侧），检测血压在正常范围，检测空腹血糖140mg/dl。食纳一般，睡眠尚可，易急躁，大便调，小便黄。来诊时神志清楚，表情痛苦，精神倦怠，面色略红，形体偏胖，唇干色暗，声音沙哑，舌质红，苔薄黄，脉弦细滑。

辨证分析：患者已过花甲之年，肝肾亏损可知，肝肾不足则易致肝阳上亢出现头晕、面红。肝开窍于目，肝阳上亢，上冲于目，造成迫血妄行，溢于脉外，导致视物模糊不清渐失明。肝肾阴虚肝阳上扰，表现为易急躁伴精神疲倦。舌质红，苔薄黄，唇干色暗，小便黄，脉弦细滑，均为肝肾阴虚肝阳上亢之象并兼有血瘀之象。根据以上分析，方师诊断其为：①暴盲；②眩晕。辨证为肝肾阴虚，肝阳上亢。西医诊断：视网膜出血。治法：滋补肝肾，平肝潜阳。

当归10g，赤芍6g，白芍6g，白蒺藜10g，蝉蜕6g，薄荷5g（后下），草决明10g，密蒙花10g，茯苓15g，石斛10g，生地黄10g，珍珠母20g，沙苑子10g，泽泻10g，怀牛膝10g。16剂，水煎服，每日1剂。医嘱：心态平和、饮食清淡。

二诊：1998年6月29日，患者服上方8剂后觉舒畅，之后又抄原方8剂继续服用，来诊时已是服尽16剂后，自述已无头晕，右眼前已有光感，仍对景物辨析不清，情绪好转，舌质嫩红、薄淡黄苔，脉弦细缓滑，方师认为病情已有转机，阳亢之势尚在，效不更方，在上方基础上免怀牛膝，加菊花、丹皮，以加强清肝凉血活瘀之力，再进8剂。

按语 分析方师处方体会颇多、收获颇多：

（1）出血之证，方师未用止血药，反用活血药。本方中无一味止血药，反用当归养血和血活血，赤芍凉血活血；我体会患者病程2个月，已无急性出血，已出之血恐其瘀于脉内（离经之血即为瘀血），瘀堵久之血流旁道又易致再出血，故用活血之品通其瘀。

（2）针对病因。肝开窍于目，眼底出血，必有所因，查其舌红苔黄，必肝经有热，且肝喜柔恶刚，故养阴柔肝凉肝，以制肝热；如白芍养血敛阴柔肝、平抑肝阳，石斛滋阴清热生津，生地黄滋阴降火等。

（3）有疏有降。白蒺藜、蝉蜕、薄荷走上疏散风邪；珍珠母降肝之逆气；茯苓、泽泻淡渗利水，祛经络阻滞之湿，怀牛膝一药兼二任：一是补肝肾，二是引血和肝逆之邪下行。

（4）有清有补。草决明清肝明目，密蒙花、沙苑子补肝肾，以荣清窍。

综观本方有动有静，有升有降，寓通于止，清补兼施，可谓此方配伍严谨，思路清晰，疗效肯定。

四、肌衄、尿血

案例　分利湿热，清营凉血治肌衄尿血

王某某，女，26岁，2005年4月5日初诊。

初诊：患者下肢弥漫性红斑半年，加重10余天。因外感后而发病。在301医院诊断为色素性紫癜性皮肤病。未经治疗，近10余天加重。症见下肢弥漫性红斑，压之不褪色，下肢肿胀，眼睑浮肿，纳便可。察其：咽红，眼睑浮肿，舌质淡红，苔薄白，脉平。尿常规：尿蛋白150mg/dl，红细胞：满视野；白细胞：3～5个/HP。血常规：（–）。尿蛋白定量测定：0.318g/24h（正常值＜0.15g/24h）。Cr（–），BUN（–）。

辨证分析：患者先有上感郁热，热入血分，热伤血络，“阴络伤则血内溢，阳络伤则血外溢”；血内溢此患者表现为尿血，血外溢表现为周身斑点。中医诊断：肌衄，尿血；风热伤营证。西医诊断：过敏性紫癜。治法：分利湿热，清营凉血。处方：银翘散加减。

金银花15g，连翘12g，丹皮10g，白芍6g，茯苓12g，薄荷5g，桔梗10g，淡豆豉10g，芦茅根各10g，竹叶6g，荆芥穗5g，紫草6g，生薏米20g，炒山药15g，车前子10g（包）。7剂，水煎服，每日1剂。

二诊：服药7剂，下肢红斑渐已吸收，自觉下肢肿胀，咽干。舌质淡红，苔薄白。脉平。前方有效，效不更方，继续清热利湿，凉血解毒。前方减紫草，加炙桑白皮10g。15剂，水煎服，每日1剂。

三诊：服药15剂，下肢时现1～2个红斑，并时伴肿胀，咽干作咳。尿常规：潜血（++），红细胞0～2个/HP，尿蛋白（+）。舌质淡红，苔薄白，脉平。方师指出患者出血证日久，必伤正气，而患者热象尚存，辨证为血热正伤，治以扶正凉血。

当归10g，白芍10g，熟地黄12g，白茅根10g，车前子10g（包），荆芥穗5g，干荷叶6g，南藕节10g，太子参15g，炒山药15g，山萸肉10g，泽泻6g，茯苓12g。2剂，水煎服，每日1剂，服6天停1天。

按语　“阴络伤则血内溢，阳络伤则血外溢”；血内溢此患者表现为尿血，血外溢表现为周身斑点。《灵枢·本脏》：“肾合三焦膀胱，三焦膀胱者腠理毫毛其应。”故肾与腠理、毫毛相应，方师认为此证因风热之邪所伤，邪气伤及气分卫分，《温病条辨》：“在卫汗之可也，到气方可清气，入营犹可透热转气。”故本案用银翘散治之，方中金银花、连翘、竹叶清热解毒；荆芥、薄荷、豆豉辛凉轻散解表，桔梗、甘草合用宣肺解表，芦茅根合车前子清热生津利水，加紫草凉血，患者有血尿，方师选择既清营又“走尿路”的药物，如丹皮、白茅根、竹叶等。诸药配合，则气分之热得清，内外之溢血得止。

五、鼻　　衄

案例　滋阴凉血治鼻衄

张某某，女，39岁，2004年9月9日初诊。

初诊：诉10天来鼻出血，色红。时有头晕，口干。月经规律。血压140/100mmHg。舌质红苔白，脉平缓。既往高血压史。

辨证论治：此患者为阴虚阳亢之体，水不涵木。肝热入血分，迫血妄行，故表现为鼻衄。阴虚阳亢，上扰清阳，则头晕。热盛津伤则口干。中医诊断：鼻衄；阴虚血热。西医诊断：高血压。治法：滋阴凉血清热。处方：犀角地黄汤加减。

生地黄12g，怀牛膝10g，丹皮10g，麦冬10g，丹参5g，枸杞子10g，白芍10g，桑寄生12g。10剂，水煎服，每日1剂。

复诊：2004年9月23日，患者诉鼻出血已止，偶见血丝。舌质红苔白，脉平缓。继服前方加北沙参12g、元参6g，10剂。

方师认为该患者鼻衄为阴虚血热所致，故用犀角地黄汤加减。犀角地黄汤出自《备急千金要方》，其中犀角、地黄清热解毒，滋阴凉血；丹皮、赤芍清热凉血，活血散瘀。是治疗血热妄行的有效方剂。方老加麦冬、枸杞子滋补肾阴，以降虚火。丹参活血化瘀，怀牛膝引诸药下行。二诊时阴伤表现明显，故加北沙参、元参以养肺阴。

六、燥　　证

案例1　调和肝脾养血润燥治燥证

某某，女，44岁，2003年6月23日初诊。

患者咽干、乏力、唾液少3年。现病史：患者在北大医院确诊为干燥综合征2年余，口咽干燥，唾液少，月经已闭1年半。四诊所见：口咽干，唾液少，汗液少，二便可，纳食调，舌洁，脉弦平。

辨证分析：津液是脏腑功能活动的物质基础，又是人体功能活动的产物，津液的改变，可以直接影响人体生理功能而发生疾病，干燥综合征是津液亏损，致使脏腑功能紊乱的疾病。津液不足，容易血燥生热，或动气化火，或耗损津液等，诸多病因都可诱发此病。病位在肝脾，病证为虚实夹杂型。中医诊断：燥证；肝脾不和，津亏血少。西医诊断：干燥综合征。治法：调和肝脾，养血润燥。

和肝汤加二地黄各10g，泽兰叶6g，丹参6g。7剂，水煎服，每日1剂。

二诊：2003年7月21日，咽干有好转，自觉颈椎不适，脊背酸楚，舌洁、脉平。处方：上方加玉竹10g。7剂，水煎服，每日1剂。

三诊：2003年9月23日，周期性全身不适感，似有月经来潮，但分泌物色淡，舌洁，脉平缓。处方：和肝汤加熟地黄15g，丹参5g，玉竹10g，麦冬10g。10剂，水煎服，每日1剂。

四诊：2003年12月1日，月经来潮，带经3天、量不多、经色暗，脉缓，舌洁。处方：和肝汤加熟地黄15g，玉竹10g，麦冬10g，山萸肉6g。10剂，水煎服，每日1剂。

按语　人体从内到外，需要津液的濡养。津液的生成，源于饮食水谷，经胃的受纳、消化，精微部分下传于小肠，经小肠分别清浊，吸收其中的营养水谷津液，向上输送到脾，通过脾的运化，而分布四肢百骸；糟粕部分下传大肠，由大肠吸收其中水分，形成粪便，排出体外。津液的运输分别由脾、肺、肾和三焦来完成。方师拟方以和肝汤为主方加北沙参、二地黄加大滋补肝肾阴液之力，配合泽兰叶活血祛瘀，玉竹、丹参亦为如此，患者在半年用药治疗过程中，逐步地口干、舌燥缓解，肺脾肾得以养护，津液得到滋补，直至月经出现。再方以复加山萸肉，补肾润燥，敛精补血，增加养阴润燥之力，巩固气血津液的平衡。

案例2　补益气血滋养肝肾治燥证

郭某，女，44岁，2004年7月22日初诊。

初诊：咽干、目干2年。口干、咽干、目涩、关节窜痛、午后下肢沉重，面色灰暗。未婚，月经量少。曾在协和医院诊断为干燥综合征。察其：舌质暗红，苔少津，脉细数。

辨证分析：患者为女性，阴虚体质，肝肾阴虚，精血不足，阴精亏耗，津液不能正常敷布，孔窍、关节、皮肤失于濡养，则眼干、口干、关节疼痛、肤黑。中医诊断：燥证；肝肾阴虚。西医诊断：干燥综合征。治法：滋养肝肾，益气养阴润燥。处方：滋补汤化裁。

党参12g，茯苓12g，炙甘草6g，大枣4个，白术10g，熟地黄15g，白芍10g，当归10g，肉桂3g，陈皮10g，枸杞子10g，麦冬10g，生黄芪15g，石斛10g，佩兰10g。10剂，水煎服，每日1剂，服2天停1天。

复诊：患者服药10剂，述药后咽干减轻，仍目涩、关节窜痛、午后下肢沉重，舌红少苔，脉细。前方有效，效不更方，继发前方，前方加天冬6g，北沙参10g。10剂，水煎服，每日1剂，服3天停1天。

三诊：服药10剂后患者觉诸症减轻，舌红少苔，脉细。继发前方。10剂，水煎服，每日1剂，服3天停1天。

按语 干燥综合征是以外分泌腺病变为主的全身慢性炎症性结缔组织自身免疫病。可名之"燥毒证"。因目前对其病因病机尚无确切系统的认识，故无满意疗效和方法。本案以前医家一味用滋阴之品，疗效不佳。方师认为其与肝、脾、肾三脏阴阳失调有关。人体津液运行，赖气载输，元气不充，则津液少供，故健脾益气以助运，养肝以藏血，补肾阴则津水有源，燥可自润。用滋补汤加益气养阴之药，阴阳双补，气血两资，取得良好的疗效。

案例3　增液滋补治燥证

徐某某，女，47岁，1997年11月20日初诊。

初诊：患者述口干、鼻干、目干已五六年，于五六年前因口干、鼻干、目干到外院就医，诊为干燥综合征。后多方求医，病情时轻时重，且在春秋季节益发严重。刻下症：口干思饮，但饮不多，咽干咽痒时干咳，鼻干，双目干涩疼痛，视物模糊，食欲不佳，小便黄少，大便干结，2～3日一行，睡眠不实易醒，易烦急，月经尚调。表情痛苦，神情倦怠，面色萎黄，形体消瘦，肌肤少荣，唇干色红，声音沙哑。舌质红，少苔乏津；脉弦细。

辨证分析：患者四十有七，阴气自半已数年，肝肾渐虚衰，肝肾之阴亏乏，则现一派液少津亏之象，肝阴不足不能润目，则双目干涩疼痛，胃阴不足则口干思饮，肺阴不足则鼻干，春秋季节加重，是春风伤津，秋燥伤液之故。小便少，大便干均为津液不足之证，心阴不足不能养心安神则寐不实，舌红少津脉弦细亦为肝肾阴虚之外在表现。中医诊断：燥毒证；肝肾阴虚。西医诊断：干燥综合征。治法：滋补肝肾。处方：六味地黄汤合增液汤化裁。

生熟地黄各10g，大麦冬10g，五味子6g，天花粉10g，生山药15g，泽泻10g，丹皮10g，茯苓10g，山萸肉10g，北沙参15g，润元参10g，大枣4个，白芍10g，石斛6g，密蒙花10g，沙苑子10g。24剂，水煎服，每日1剂，服2天停1天。

复诊：1997年12月29日，患者连续服用上方剂后来诊，口干思饮和双目干涩均已有明显改善，睡眠较前安稳，小便常，大便调。舌质嫩红，薄白苔，脉弦细，方师嘱继服上方，24剂，服2天停1天，以保护胃气。

按语 方师对本例患者之病证的治疗特点是肝肾同治，标本兼顾，相得益彰。增液汤养阴生津，清热润燥；六味地黄汤滋补肝肾之阴；白芍、石斛、密蒙花、沙苑子养阴柔肝润目，天花粉、北沙参养胃生津。乙癸同源，肝肾相关，肝木得肾水之涵养则荣，肝肾同治，则水旺木荣，干燥证之恙何存？

七、郁　　证

案例　和肝养心治郁证

靳某，男，62岁，1998年3月5日初诊。

患者情绪郁闷、胃纳不佳半年。半年来不明原因的情绪郁闷，渐至烦躁不安，易发怒，对身边事物不感兴趣，食欲不振，自觉胸满，经常不由自主地长叹气以宽解之，入睡困难，辗转反侧，口干渴不明显，二便尚调，家人鼓励其用中药调理，故今求治于方师专家门诊。诊其神清合作，表情悲愁痛苦，叹气连连，烦躁不安，面色稍红，唇干色暗，舌质暗红，薄黄苔，脉弦细略数。

辨证分析：本案例患者由于情绪郁闷，渐至烦躁不安，伤及至肝，肝伤则疏泄不利。肝主疏泄，性喜条达，一则疏泄情志，二则疏泄脾胃，肝之疏泄失职，首先则见到情绪不稳定，易怒烦，表现对外界事物无兴趣；疏泄不利，气机不畅则觉胸满闷，时欲长叹息，是自身松解气机不畅的一时之举；肝失疏泄，肝郁气滞，横逆犯胃，则胃纳不馨；另肝郁化热，热扰心神，则睡卧不安，辗转反侧。中医诊断：郁证；肝郁气滞。治法：疏肝理气，解郁宁神。方师拟四逆散加味以治之，处方：

北柴胡6g，炒枳壳10g，白芍10g，炙甘草10g，苏梗6g，桔梗6g，法半夏10g，厚朴6g，茯苓10g，丹参9g，炒枣仁15g，百合15g。8剂，水煎服，每日1剂。

二诊：1998年3月19日，患者服上方14剂后，情绪明显好转，能主动做一些家务劳动，食欲渐增，但尚有睡眠欠佳，方师再拟养心安神柔肝之酸枣仁汤加味方以治之。处方：

酸枣仁15g，茯苓15g，知母10g，川芎6g，炙甘草6g，焦神曲10g，麦冬10g，百合15g，炒枳壳10g，白芍10g，陈皮10g，苏梗6g。7剂，水煎服，每日1剂。

按语　郁证多由情志不舒，气机阻滞而致病，“郁”字为滞、蕴结、积聚不得发泄之含义，在本病是指气、血、火、湿、食、痰郁结不畅，而其中以肝气郁滞为多见，主要还可涉及脾运不健、心失所养。方师治疗本案例用药的特点既抓住病因——肝郁气滞；又抓住病机——气郁伤情、气滞犯胃、气郁化热扰心神。初诊用四逆散舒畅肝气、调和气血、调畅情志；其中用苏梗、法半夏、厚朴、茯苓、桔梗健脾理气和胃宽中，有升提有降气，有补有消，有理脾和胃有调畅肺气，以助四逆散调畅全身气机；用炒枣仁、百合、丹参养肝清心安神。在本方的治疗中，还体现出方师“治未病”的思路在其中。由于肝郁气滞的病因可以通过气郁伤情、气滞犯胃、气郁化热扰心神，而出现情绪郁闷、食欲不振、入睡困难（这是在本案例中出现的主要症情）；由于肝郁气滞的病因，还可出现气机阻滞而致血行不畅，肝郁气滞脾失健运痰湿内生，在方中方师也采用了相应的药物以对之：前者用丹参活血祛瘀，后者用法半夏、厚朴、桔梗燥湿祛痰、芳香化湿、宣肺祛痰。治疗本案例的方中四逆散为常用方，所加药味为常用药，但方中却体现了方师丰富的分析问题和解决问题的思想内涵。

八、梅　核　气

案例1　解郁降逆化痰利咽治梅核气

路某，女，32岁，1998年7月21日初诊。

初诊：患者咽喉不利，呃逆月余。晨起呃逆，顷刻而至多吐涎沫，食纳尚可，二便调和。既往有慢性咽炎病史。舌洁，脉平。

辨证分析：《金匮要略·肺痿肺痈咳嗽上气病脉证治》言："火逆上气，咽喉不利。"该患者有咽炎病史已久，易气火上逆，而致咽喉不利，火热之邪灼津为痰，痰随气逆，故呃逆，多吐涎沫。"肺为贮痰之器"，肺气以肃降为顺，胃气以和降为顺，该患者肺胃气机不利，气逆痰涌，故咽堵、呃逆、多涎沫。其病在上，病位尚浅，故舌脉未见病象。中医诊断：梅核气；肺胃不利，气郁痰结。西医诊断：慢性咽炎。治法：解郁降逆，化痰利咽。处方：

陈皮6g，炒枳壳6g，苏梗5g，薄荷3g（后下），炙枇杷叶5g，旋覆花6g，桔梗5g，生甘草6g，荆芥3g，北沙参10g。6剂，水煎服，每日1剂。

复诊：1998年7月28日，患者服药后，晨起吐涎沫已减少，但仍有咽喉不利，嗳呃气逆，食纳尚可，二便调和，咽略红，舌洁，脉平。方师认为药效，仍拟解郁化痰降逆利咽之法，以二陈汤化裁施用。处方：

陈皮5g，法半夏5g，茯苓10g，炙甘草5g，连翘6g，苏梗5g，桔梗5g，佩兰5g，瓜络5g，薄荷3g（后下）。6剂，水煎服，每日1剂。

三诊：1998年8月4日，服药后，诸症均减缓，已无呃逆、吐涎沫，略感咽喉不利，二便调和。舌洁，脉平。方师认为痰涎已去，随拟甘寒清肺胃火，化痰利咽之剂以巩固疗效。处方：

藿香5g，佩兰5g，麦冬10g，法半夏10g，苏梗5g，桔梗5g，陈皮6g，茯苓12g，厚朴5g，炒枳壳6g，薄荷3g（后下），甘草6g。6剂，水煎服，每日1剂。

按语　梅核气一症，有咽中梗阻，咯之不出，咽之不下等症状。其辨证当为气滞痰瘀，通常治法施以化痰理气散结，常用半夏厚朴汤、四七汤治之。方师临证治疗梅核气，则认为其成因不单是脾虚生痰，肝郁气滞，痰随气升；亦可因肺胃气机不利，以及阴虚而致。咽喉为肺之门户，肺又为贮痰之器，当肺气不利时，痰随气升于咽则见咽堵之证，治疗宜宣肺利气，化痰散结。脾主升清，胃主降浊，脾胃升降失调，则清气下降，浊气反升至咽喉，亦可致病，治疗则须升清降浊，调理气机，化痰散结。肺阴亏虚，肾阴亏损，阴虚火旺，上扰于咽亦可致病，治疗宜养阴利咽，化痰散结。由此可见，梅核气的生成与肺、脾、胃、肝、肾等脏腑功能失调有关，与气、痰、阴虚的病机相连。因此，方师强调梅核气在施治上不能单从气郁痰结而治，应详辨其证，审证求因，对症下药。该病例是从肺胃而治。从肺而治，养阴利肺，理气化痰散结。从胃而治，调升降之机，健脾化痰，利咽散结。

案例2　疏肝理气治梅核气

李某某，女，43岁，2006年1月5日初诊。

初诊：3个月前因工作紧张出现胸闷，曾到心理咨询科就诊。在我院心内科查心电图示：大致正常。未经系统治疗。症见胸闷气短，咽部如物梗阻，月经提前7天，眠差易醒，多梦，心烦，纳可，二便调。察其：舌洁，脉弦平。

辨证分析：患者情绪紧张，气机不畅，则胸闷。肝郁乘脾，脾运不健，生湿聚痰，痰气郁结于胸膈之上，故自觉咽中不适如物梗阻，咯之不出，咽之不下。气滞胃失和降，则胃脘堵闷。气滞血瘀则月经不调；气机逆乱，扰乱心神，则心烦多梦。中医诊断：梅核气；肝郁气滞。西医诊断：胸闷待查，自主神经功能紊乱。治法：疏肝理气。处方：黑逍遥散加减。

当归6g，炒白芍6g，茯苓12g，炒白术10g，炙甘草5g，法半夏6g，干姜2g，薄荷5g（后下），陈皮10g，佛手6g，熟地黄12g，大枣4个。10剂，水煎服，每日1剂，服3天停1天。

复诊：服药10剂，患者胸闷气短，咽喉梗塞感有所改善。眠差易醒，多梦，心烦，纳可，二便调。舌苔略厚，脉弦平。前方有效，效不更方，继续疏肝理气。前方减熟地黄加生地黄12g、连翘10g，10剂，水煎服，每日1剂，服3天停1天。

按语 初诊方中当归、白芍养血柔肝；白术、茯苓健脾祛湿；陈皮、半夏理气祛痰；炙甘草益气补中缓急；干姜和中；薄荷散肝热；佛手加强理气之力；熟地黄滋阴养血。复诊加连翘清心泻火。《金匮要略·妇人杂病脉证并治》："妇人咽中如有炙脔，半夏厚朴汤主之。"《三因极一病证方论》中四七汤开郁化痰，治七情之气也可主之。方师辨证施治，灵活运用黑逍遥散治之。黑逍遥散出自《医略六书·女科指要》治疗妇女临经腹痛之方剂。方师"师其法而不泥其方"，只要气机不畅、血虚有热者即可用之调补清理。

九、消　　渴

案例　补气培元治消渴

高某某，男，46岁，2005年12月12日初诊。

患者主因乏力困倦1个月来诊，我科门诊查餐后2小时血糖532.8mg/dl。服用阿卡波糖、金芪降糖片等药治疗未见明显疗效。主食每日6两。大便干燥，唾液多，舌苔稍腻，脉平缓。

辨证分析：脾为后天之本、水谷气血之海，饮食通过脾的转运，化为精微物质，才可为人体所用。脾虚四肢百骸失养，则乏力困倦；唾液多、苔腻均为脾气虚之表现。中医诊断：消渴；脾肾两虚。西医诊断：糖尿病。治法：补气培元。方拟四君子汤化裁。

太子参15g，茯苓10g，炒白术10g，陈皮10g，白芍6g，炙甘草5g，当归6g，炒谷芽15g，焦神曲6g，竹茹10g，麦冬10g，柴胡5g，生黄芪10g，山萸肉10g，薄荷5g（后下），大枣3个。15剂，每日1剂。

二诊：2005年12月18日，患者诉药后下肢乏力好转，大便2～3日一次，睡眠可。舌苔薄腻，脉缓。测空腹血糖340mg/dl。效不更方，继服15剂。

三诊：2006年1月3日，患者诉药后乏力好转，仍困倦，饥饿感。二便调，睡眠可。测空腹血糖277mg/dl。前方生黄芪改为15g，加枸杞子10g，20剂。

按语 四君子汤出自《太平惠民和剂局方》，此为治疗气虚的总方。加陈皮名为五味异功散。四君子汤主在补气健脾，强健中焦；此患者乏力困倦为主症，脾气虚弱是病因所在。方中加黄芪、当归、白芍益气养血和血；炒谷芽、焦神曲和胃防滋腻；方师此方还寓有补中益气汤之意。患者病程较长，元气亏虚，故治以补气培元，从培补后天之本入手，加强脾脏的运化功能，继而改善全身症状。一般治疗糖尿病分上、中、下三消，针对肺燥、胃热、肾虚立法，方师认为在治疗糖尿病时，补肾不如补脾。《慎斋遗书》中谓："先天之气赖后天之气以助之，后天之气赖先天之气以资之。"此案方师抓住脾气虚的主证，采用健脾补气培元，取得很好的疗效。

十、癌　　症

当今社会，癌症的发病率越来越高，已成为人类健康的第一杀手。癌是机体在各种致癌因素的作用下，局部组织异常增生而形成的新生物。癌细胞就是异常增生的细胞。方老认为癌症产生的根本原因是阴阳严重失衡。由于阴阳长期失调，在某种诱因存在的情况下，比如过度的悲痛、过度的愤恨、过度的忧伤、过度的抑郁等，而使身体受到沉重打击，阴阳极度不平衡，机体的免疫力快速下降，气血极度亏虚，细胞的正常代谢遭到严重破坏，而使人体的许多细胞不能进行正常分化，变异为癌细胞。癌细胞快速分裂、积聚，产生“癌毒”。由于阴阳极度不平衡，“癌毒”不能及时排除而发病。在临床治疗上，方老提出“大病体虚，要重在培中”“大病必顾脾胃”的观点，以经验方滋补汤为主加减治疗，取得了可喜的临床疗效。

案例1　扶正为本治直肠癌

张某某，男，40岁，2005年3月10日初诊。

初诊：患者今年2月2日在肿瘤医院做直肠癌根治术，病理回报为高分化腺癌。术后3周，开始放化疗，现白细胞3.0×10⁹/L，乏力、气短，脉平缓，苔薄黄。

辨证分析：该患者已进行放化疗5次，气短、懒言、苔薄黄，一派阴虚津伤之象。脾胃为后天之本，气血生化之源，大病术后气血受损，继而放化疗，更伤津耗气，损伤脾胃。脾胃气虚，脾失运化，胃纳受阻，升降失常，故纳差食少；气血化生不足，元气衰少，故精神不振，言语低微，形体失养，面色失华；气血亏虚，故白细胞减少，因而此患者为脾胃虚弱，气血两亏。中医诊断：癌病；脾胃虚弱，气血两亏。西医诊断：直肠癌术后。治法：益气养血，健脾和胃。处方：滋补汤加减。

党参12g，茯苓12g，炙甘草6g，大枣4个，白术10g，熟地黄15g，白芍10g，当归10g，肉桂3g，陈皮10g，生黄芪15g，枸杞子10g，麦冬10g，焦神曲6g。

14剂，水煎服，每日1剂，服3天停1天。

二诊：2005年3月24日，直肠癌放化疗过程中，食欲差，纳少，舌洁，脉细缓，大便每日4～7次，查白细胞3.5×10⁹/L，拟前方继服，15剂，水煎服，每日1剂。

三诊：2005年4月7日，白细胞3.2×10⁹/L，乏力、盗汗、舌洁、脉缓，拟方仍滋补汤化裁：

党参12g，茯苓12g，炙甘草6g，大枣4个，白术10g，熟地黄15g，白芍10g，当归10g，肉桂3g，陈皮10g，枸杞子10g，麦冬10g，焦神曲6g，生薏米15g，浮小麦15g。15剂，水煎服，每日1剂，服3天停1天。

按语　癌症的放化疗，不可避免地合并放射性反应与损伤。放化疗过程中，对机体正常组织带来不可避免的损坏，白细胞下降是最常见的症状之一，放化疗后，机体出现的症状，多属于“热毒伤阴”所致，因此治疗上多以清热解毒，益气养阴为主。该患者已进行放化疗5次，气短、懒言、舌质红绛、苔薄黄，一派阴虚津伤之象。虽然患者仍在继续放化疗过程中，但是通过中药配合，放化疗得以继续坚持，治疗得到保障；改善了机体气血失衡的状态，使血细胞维持在正常水平。

本案用党参、茯苓、白术、炙甘草、熟地黄、当归、苏梗、陈皮、大枣、肉桂组成的滋补汤，益气健脾，加用生黄芪、枸杞子补肾固元，用麦冬滋阴、清热，用焦神曲来扶佐胃气，全方组合，益气补阴，扶正固元，发挥中药扶正、固本之长，补救西医药毒副作用之弊，方中未用清热解毒之品，是考虑此患者无明显实邪之热象。因而不能采用清热解毒之凉药，而采用生薏米，益气生津，滋阴清热，这样可以体现出中医的热病、大病之后保护胃气的思想；也突出中医临床中要注意苦寒之品易伤及胃气的思路。实验研究证明，黄芪、党参、生薏米等药均有抗癌和增强免疫功能的作用。此患者服中药前，白细胞曾下降至2.5×10⁹/L，因而一度中断放化疗，服用中药后白细胞都在3.2×10⁹/L以上，顺利做完放化疗治疗。方师认为，滋补元气，可配合抗癌化疗，有一定的疗效。

案例2　补阴益髓，化瘀通络治疗脑髓母细胞瘤

杨某某，女，17岁，2003年3月6日初诊。

患者1999年在天坛医院做小脑髓母细胞瘤手术，术后昏迷，请方师会诊，中西医配合调理治疗，逐渐清醒，病情平稳。诊见患者思维迟钝，语言欠清晰，走路不稳，大小便调，纳眠可，舌洁，脉平缓。

辨证分析：脑为髓海，与脊椎中的髓相通，且肾脏的精气盛衰关系着脑髓的盈亏。患者久病，因头颅髓母细胞瘤行手术治疗，造成阴血不足，髓海失养，瘀血阻滞脑络，故见思维迟钝，语言欠清晰，走路不稳。中医诊断：虚劳；阴虚血瘀。西医诊断：髓母细胞瘤。治法：补阴益髓，化瘀通络。处方：四物汤加减。

桑寄生12g，天麻6g，太子参12g，茯苓10g，川断6g，白芍10g，生山药10g，炒山药10g，远志4g，生黄芪10g，炙黄芪10g，石斛10g，熟地黄10g，广木香3g，焦神曲6g，陈皮5g，大枣3个。14剂，水煎服，每日1剂，服2天停1天。

二诊：此方间断服用，效果较好。患者现思维尚可，语言欠清晰，走路不稳，不能走直线，大小便调，纳眠可，舌洁，脉平缓。现拟方养阴通络：

桑寄生12g，夜交藤12g，天麻6g，石斛10g，太子参12g，茯苓15g，炒白术10g，陈皮10g，炙甘草6g，当归6g，白芍6g，薄荷5g（后下），生薏米15g，川续断6g，大枣4个，焦神曲5g。14剂，水煎服，每日1剂，服2天停1天。

三诊：药后症减，患者肢体活动有进步，舌洁、脉平。上方加玉竹10g，14剂，继续调理。

四诊：行走好转，偏斜已不明显，伸舌居中，舌苔根黄腻，脉弦缓。在前药的基础上减去了玉竹等滋阴的药。调整为：

桑寄生12g，夜交藤12g，天麻6g，石斛6g，当归10g，白芍10g，炙甘草6g，川芎6g，熟地黄12g，木瓜10g，防风6g，麦冬5g，茯苓10g，川续断6g，生薏米15g，大枣4个。14剂，水煎服，每日1剂，服2天停1天。

按语　脑为髓海，与脊椎中的髓相通。《灵枢·海论》曰："髓海不足则脑转耳鸣，胫酸眩冒，目无所见，懈怠安卧。"《灵枢·脉经》曰："人始生，先成精，精成而脑髓生。"说明肾脏的精气盛衰关系着脑髓的盈亏，根于督脉（贯脊属肾），具有运行精气、充养脑髓的作用。患者因脑髓母细胞瘤行手术治疗，造成阴血不足，髓海失养，瘀血阻滞脑络，故在治疗上以补阴益髓、化瘀通络之法。由于患者病程近4年，长期的疾患，加重阴血不足，是故峻烈破血之品已不宜服用，只能在补气滋阴的药物基础上，由养血活血药调理之中，促使一些功能恢复，中药只能随症治疗，以待转机。方师拟四物汤加益气、强肾、通络药味，疏通闭阻的经络，使气血运行通畅，致全身肌肉、筋骨、关节的疼痛、麻木、不利逐渐减轻。此药健脾益气，养血通络，可长期服用，不伤脾胃。

结　束　语

纵观方师治疗气血津液疾病的思路，甚为缜密，谨守病机，将五脏六腑的功能活动与气血津液之间共存共生的藏象关系发挥极致从而临床收效显著，方师诊治血证依据气血生化理论，多采用方药蕴含清中有止，止中有补，巧妙之处在于并非单纯止血而是通过补气生血，养阴养血，继而改善气血津液的代谢失调，促进气血运行恢复正常。方师认为津血液依赖元气载输，故重视健脾益气以助运化，同时养肝以藏血，补肾以滋阴使得阴阳双补，气血各循其道而不妄行。

第九节　经络肢体病类

经络肢体疾病属中医内科范畴。经络由经脉和络脉共同组成，它们是运行气血、联系脏腑和体表及全身各部的通道，具有通行气血，协调阴阳，沟通内外表里的作用，是维持肢体之间、肢体与脏腑之间功能活动协调统一的物质基础。肢体指四肢和外在躯体的总称，由肌肉、筋骨等组成，经络贯穿其间，躯体具有支撑身体、保护内脏、抵御外邪的作用。其病理状态下，多因经络受病邪侵犯，导致气滞、血瘀，不通则痛；或因经络空虚失养，不荣则痛，出现肢体疼痛、麻木或活动受限等症状。

一、痿　证

案例1　调补肝肾治痿证

徐某，女，72岁，1998年11月9日初诊。

患者膝软乏力半年余。近半年来患者渐觉膝软乏力，稍多行走则觉膝软乏力益甚，并伴有下肢麻木感，时有头晕，视物模糊，口干思饮，食纳一般，大便偏干，小便可，既往糖尿病、脑梗死病史，服用西药治疗中。今前来就诊于方师，寻求中医药治疗。诊查患者神志清楚，神情倦怠，面色淡黄少华，形体消瘦，肌肤不荣，唇干色暗，双下肢无浮肿。舌质红，薄白苔少津，脉弦细。

辨证分析：本案例患者年已七十有二，肝肾虚损精血不足可知，又因其既往有糖尿病、脑梗死病史，肝肾则更加受损。肾为作强之官，主骨生髓通于脑，肾精亏损，骨失濡养，则膝软乏力，且不耐劳，稍多行则膝软乏力益甚。眩晕亦为肾精亏损不能上荣清窍所为。肝为罢极之本，肝阴血不足，筋脉失养，肢体麻木，亦易疲劳。肝开窍于目，肝阴血不足，目失所养，则视物模糊。口干思饮便秘，肤少荣，舌红少津脉弦细，也均为精血不足所为。中医诊断：痿证；肝肾虚损，精血不足。西医诊断：2型糖尿病，脑梗死。治法：调补肝肾，荣养筋脉。处方：

桑寄生10g，桑枝15g，宣木瓜15g，双钩藤15g，丝瓜络6g，薄荷5g（后下），白菊花10g，白蒺藜10g，炙甘草6g，天麻6g，熟地黄12g，怀牛膝10g，生杜仲10g。8剂，水煎服，每日1剂。

二诊：1998年11月18日，患者服上方8剂后，自觉舒畅，双下肢较前有力，能耐多行，眩晕好转，视物较前清晰些，尚有口干、便干，方师嘱效不更方，前方加瓜蒌仁15g，润肠生津通便，再进8剂。

按语　痿证是指肢体的筋脉弛缓，手足痿软无力而言，临床上以两足痿弱，不能随意运动及行走者较多见。方师以桑寄生、熟地黄、怀牛膝、生杜仲、宣木瓜补肝肾强筋骨；桑枝、丝瓜络通畅经络，筋脉通常，筋骨得养；双钩藤、天麻、白蒺藜、薄荷、白菊花平肝疏肝祛风清利头目，炙甘草调和诸药，全方肝肾同调，标本兼顾，寒温并施，以通为补，以疏为用而获良效。

案例2　健脾补肾治睢目

佟某某，女，67岁，2004年2月17日初诊。

初诊：因眼睑下垂1个月来诊。就诊时双眼睑下垂，闭合乏力，早轻夜重，伴倦怠乏力，少气懒言。察其：舌质淡红，边有齿痕，苔白，脉细缓。

辨证分析：患者脾胃虚弱，则气血津液生化之源不足，肌肉失养；肾精亏虚，精血不濡，渐成痿证。中医诊断：睢目；脾肾两虚。西医诊断：眼肌无力。治法：健脾益肾；处方滋补汤化裁。

党参12g，茯苓12g，炙甘草6g，大枣4个，白术10g，熟地黄15g，白芍10g，当归10g，肉桂3g，陈皮10g，枸杞子10g，麦冬10g，玉竹10g，北沙参10g，羌活6g。10剂，水煎服，每日1剂，服3天停1天。

复诊：服药2个月，精神好转，眼睑开合自如。

按语 眼外肌的乏力占重症肌无力90%以上。可归属于传统医学"痿证"范畴，《诸病源候论》中"睢目"与之近似。其基本病理是内伤虚损；就其病位而言，主要责之于脾肾。脾主肌肉，脾失健运，水谷精微乏源，则肌肉不丰，举动无力；肾藏精，肾虚则精气匮乏，无以充实形体。又因精血（肝肾）同源而互化，脾为肺之母，故与肝、肺亦密切相关。故用滋补汤针对根本，症状迎刃而解。

二、痹　证

案例1　补肾滋阴治痹证

冯某某，女，59岁，2006年1月16日初诊。

患者左足心疼痛3个月。自服补肾中药益肾坚骨丸，效不佳。绝经8年。足心出汗，腰痛，腰酸，睡眠可，目涩，胃不适，大便干，呈球状，舌洁，脉平缓。辅助检查：头颅CT（–），2004年行腰椎正侧位片检查：L_2～L_5椎体缘见轻度骨质增生，L_4/L_5、L_5/S_1椎间隙狭窄。

辨证分析：足心为足少阴肾经循行之处，肾阴不足，经脉失养，故发足心疼痛。腰为肾之府，肾虚故腰痛。阴虚津液不足，则目涩，大便干。本案例之足心疼痛属中医痹证，由肾阴不足所致。西医诊断：腰椎骨质增生。治法：补肾滋阴。方师拟方如下：六味地黄丸加减。

熟地黄15g，山萸肉10g，炒山药10g，枸杞子10g，丹皮10g，泽泻6g，茯苓10g，补骨脂6g，麦冬10g，百合12g，大枣4个。8剂，水煎服，每日1剂，分2次服。

二诊：2006年1月23日，患者服上方8剂，劳累后疼痛加重，手麻木，口黏，腰痛，腰酸，舌洁，脉平缓。方师拟方如下：

熟地黄15g，山萸肉10g，炒山药10g，枸杞子10g，丹皮10g，泽泻6g，茯苓10g，补骨脂6g，麦冬10g，百合12g，大枣4个，桑寄生10g，炒杜仲10g。12剂，水煎服，服3天停1天。

按语 方师在治疗足心痛、足跟痛一类的疾病时，多用六味地黄丸加减，均有良好疗效。方中补骨脂固肾止痛。麦冬、百合养阴柔筋。二诊加桑寄生、炒杜仲加强补肾强腰之功。

案例2　解毒化湿活血行气治脉痹

米某某，男，54岁，2006年6月3日。

患者右下肢剧痛1个月伴行走困难。在当地医院治疗，效果不理想，遂自服活络丹及虎骨酒之类，病情逐渐加重。现右下肢剧痛，不能行走，右下肢红肿，右足跟起水疱。纳食正常，二便调，舌红，苔白，脉弦数。体格检查：双下肢静脉曲张，形如蚯蚓，右下肢红肿，皮温高，按之质硬，右足跟可见枣核大小水疱3个，未破。既往史：下肢静脉曲张10年。喜饮酒。

辨证分析：湿热之邪流注下肢，脉络受阻，气血不畅，故下肢红肿疼痛。经脉失养，则不能行走。中医诊断：脉痹；湿毒下注，瘀血阻络。西医诊断：右下肢静脉炎，双下肢静脉曲张。治法：清热解毒，化湿消肿，活血止痛。处方：四妙勇安汤加减。

金银花30g，连翘15g，蒲公英10g，元参10g，生薏米30g，怀牛膝6g，生甘草10g，赤芍10g，丝瓜络6g，当归10g，鸡血藤10g，丹皮10g，车前子10g（包煎）。7剂，水煎服，服3天停1天。医嘱：禁酒及油腻黏滑。

二诊：2006年6月11日，患者右下肢肿痛大减，已能行走。足跟水疱已消，舌洁，脉弦缓。体格检查：右下肢静脉曲张好转，皮肤温度正常，质软。证治同前。继发前方10剂，水煎服，服3天停1天。

三诊：2006年6月25日，患者下肢疼痛，右下肢红肿硬痛已消，但行走仍乏力，舌洁，脉弦缓。

辨证分析：患者基本恢复，下肢仍气血运行不畅。证治同前。处方：四妙勇安汤加减。

元参10g，生薏米30g，怀牛膝6g，生甘草10g，赤芍10g，丝瓜络6g，当归10g，鸡血藤10g，丹皮10g，车前子10g（包煎），忍冬藤30g，桂枝6g，桑寄生10g，茯苓10g，太子参12g。10剂，水煎服，服2天停1天。

按语 下肢静脉曲张合并下肢静脉炎是血管病中的常见病、多发病。方师认为本病多为久坐、久站、活动少引起。气为血帅，气伤则血行迟缓，又复感湿热之邪，以致气血凝滞，脉络阻塞而发病。本病属急性期，以清利湿热，消肿止痛为主。恢复期则以化瘀散结通络为主。急则治其标，缓则治其本。方中金银花、连翘、蒲公英、生甘草清热解毒；生薏米、车前子清热化湿；赤芍、丹皮、元参凉血清热；丝瓜络清热通络；当归、鸡血藤养血活血。二诊加茯苓、太子参益气健脾；忍冬藤、桂枝、桑寄生通络化瘀。

案例3　补气活血利湿通络治脉痹

孙某某，男，61岁，2004年4月12日初诊。

患者双下肢胀痛3个月。在当地医院诊断为静脉曲张合并静脉炎。西医治疗炎症控制，疼痛不解，今来求治中医。现双下肢大面积静脉曲张，皮肤暗褐色。小便不畅。苔质洁，脉平。既往史：患静脉炎16年，前列腺增生病史。

辨证分析：患者年过六旬，气虚血瘀，皮肤、筋脉失养，可见下肢静脉曲张伴疼痛，皮肤瘀暗。中医诊断：痹证；气虚血瘀，湿邪阻络。西医诊断：静脉曲张合并静脉炎，前列腺增生。治法：补气活血，利湿通络。处方：四妙勇安汤加减。

金银花15g，玄参15g，当归10g，生地黄12g，白芷5g，生黄芪12g，蒲公英10g，苦参6g，生薏米20g，桔梗10g，炙甘草10g。10剂，水煎服，服5天停1天。

二诊：2004年4月26日，患者服上方10剂，疼痛好转，偶有头晕，小便畅快。舌洁，脉平。证治同前。处方：

川芎6g，炙甘草10g，桔梗10g，生薏米20g，苦参6g，蒲公英10g，生黄芪12g，白芷5g，生地黄12g，当归10g，玄参15g，金银花15g。14剂，水煎服，服5天停1天。

三诊：2004年5月30日，服药后诸症基本消失，双下肢沉重减轻，皮肤瘀暗较前有明显减轻。舌洁，脉平。治法：清热解毒，活血通络。继发前方14剂，水煎服，服2天停1天。

按语 下肢静脉曲张合并静脉炎，属中医“痹证”范围。是气血经脉不通所致。方老用寥寥数味，清热解毒，补气活血，祛湿通络，内外合清。前列腺增生是男性老年性疾病，年老体衰，气血不足，运化无力是气虚血瘀之前列腺增生的基础，方中仅用黄芪、薏米健脾补气，疗效明显就是抓住了治疗的关键环节。

案例4　益气活血通络治脉痹

孟某某，男，76岁，2005年8月4日初诊。

初诊：左下肢疼痛，加重半年。患者半年前因外伤，造成下肢静脉炎，以左侧为重，患者年老体弱，形体削瘦，左下肢踝上15cm，皮肤颜色暗褐，按之疼痛，下肢浮肿（±）。大便调，纳可，舌淡苔白，脉平。

辨证分析：此患者由于外伤后，造成静脉炎，瘀积日久，精血不能濡养肌肤而致皮肤瘀暗甲错，另患者年老，气虚不足以推动血行，血行不畅必有瘀滞。患者气血两虚，以气虚为主，虚实夹杂。中医诊断：脉痹；气虚血瘀。西医诊断：静脉炎。治法：益气活血，温通经络。处方：滋补汤化加减。

党参12g，茯苓12g，炙甘草6g，大枣4个，白术10g，熟地黄15g，枸杞子10g，白芍10g，当归10g，肉桂3g，陈皮10g，麦冬6g，炙黄芪12g，怀牛膝6g，川芎5g，防风6g，炒谷芽15g。10剂，水煎服，每日1剂，服3天停1天。

二诊：2005年8月18日，患者药后疼痛缓解，舌洁脉平。前方加鸡血藤10g，10剂，水煎服，每日1剂，服3天停1天。

三诊：2005年9月1日，患者药后尚左下肢皮肤紫暗、舌洁脉平。前方加宣木瓜10g。15剂，水煎服，每日1剂，服2天停1天。

四诊：2005年9月26日，药后病情平稳，舌洁，脉平缓，继服上方10剂，水煎服，每日1剂，服3天停1天。

五诊：2005年10月17日，药后病情平稳，左下肢皮肤暗，肿消，患者无不适主诉。但劳累后，腿易抽筋，舌洁、脉弦缓平。继服第一方16剂，水煎服，每日1剂，服1天停1天。

按语　瘀症是由于血液运行不畅，瘀积凝滞，或离经之血停积体内的多种病证。《素问·脉要精微论》说："脉者，血之府也……涩则心痛。"《素问·举痛论》："经脉流行不止，环周不休，寒气入经而稽迟，泣而不行，客于脉外则血少，客于脉中则气不通，故卒然而痛。"方师认为此患者由于外伤后，造成静脉炎，瘀积日久，精血不能濡养肌肤而致皮肤瘀暗、甲错。患者年老，气虚不足以推动血液循环，血行不畅必有瘀滞。患者气血两虚，以气虚为主，虚实夹杂。活血化瘀是治疗瘀证的基本原则。此法具有畅通血行，活血通络，祛除瘀滞的作用。《景岳全书·胁痛》："凡人之气血犹源泉也，盛则流畅，少则壅滞。故气血不虚不滞，虚则无有不滞者。"这充分说明了血虚致瘀的原因。对于瘀证的治疗，《素问·至真要大论》说："疏其血气，令其调达，而致平和。""必伏其所主，而先其所因。"《景岳全书·血证》中说："血有虚而滞者，宜补之活之""补血行血无如当归；行气散血无如川芎""血必由气，气行则血行，故凡欲活血，则或攻或补，皆当以调气为先"。该患者的创伤，气血瘀滞导致病变局部呈慢性疼痛，所幸没有溃破，只用益气活血化瘀消肿，其病变改善。此患者疗效显著，是因为使用了滋补汤，调和气血，健脾养血，辅以活血，抓住了主要病机，从本论治的结果。

案例5　温阳补肾散寒治骨性关节病

冯某，女，66岁，2004年6月8日初诊。

初诊：患者诉右下肢酸痛2年，加重2周。患者2年来右下肢疼痛。在鼓楼中医医院做X线检查确诊为骨性关节病。近2周右腿酸痛加重，影响行走，下肢怕冷。痛著时自服止痛药。纳差，二便调。舌暗红苔白，脉沉弦滑。

辨证分析：患者年过六旬，痹久伤阴，肝肾不足，筋脉失于濡养，不濡则痛，故见下肢疼痛，屈伸不利，阴损及阳，筋脉失于濡养温煦，则见畏寒肢冷。中医诊断：痹证；肝肾不足，寒湿阻滞。西医诊断：骨性关节病。治法：补肾散寒。处方：阳和汤化裁。

生麻黄2g，当归6g，大枣4个，炒白术10g，细辛2g，川芎5g，炙甘草6g，防风6g，白芍6g，太子参15g，茯苓10g，麦冬6g，炒谷芽15g，熟地黄15g，川断6g。10剂，水煎服，每日1剂，服2天停1天。

复诊：2004年7月6日，患者诉右腿疼痛减轻，已不用服止痛药。自觉口苦纳差。方师嘱继服前方加桂枝6g、桑寄生12g，10剂。后患者病情反复时，方师又加入威灵仙、木瓜、生薏米等药调理，经以上调理病情一直很平稳。

按语 方师非常推崇阳和汤一方，本方出自清代王洪续的《外科证治全生集》。其方药组成为：熟地黄30g、鹿角胶9g、肉桂3g、麻黄1.5g、白芥子6g、炮姜炭1.5g、生甘草3g，水、酒各一杯煎服。本方用以治疗鹤膝风、贴骨疽及一切阴疽，有如阳光照耀，寒凝悉解，故谓阳和之名。本方补而不腻，温而不燥，开补结合，确具温阳补血、散寒通滞之功效。方中重用熟地黄，温补营血；鹿角胶乃血肉有情之品，养血助阳，益精填髓，强壮筋骨；肉桂、炮姜炭温经通脉，破阴和阳；甘草生用，解毒和诸药；尤以麻黄、白芥子通阳散滞以消痰结。

方师认为该患者属肝肾不足，寒湿阻滞，故用阳和汤补肾散寒。因鹿角胶太过温补，故去之不用。而加入太子参、茯苓、炒白术补气，当归、白芍、川芎补血，桑寄生、川断、威灵仙、木瓜等补肾强筋。

案例6　宣痹和肝益气通络治脱髓鞘病

石某，女，35岁，2005年10月13日初诊。

患者头晕，手麻，下肢无力近2个月。患者于2个月前，感觉身体乏力，头晕，手麻，下肢无力，休息后，身体症状不缓解，曾于2005年8月24日至9月13日在我院神经内科住院，诊断为炎性脱髓鞘病。来诊时察其呈焦虑状态，测髓鞘碱性蛋白（MBP）0.83nmol/L（正常值参考范围为≤0.55nmol/L），行路困难，大便干，睡眠多梦，下肢无力，疲劳感，乏力，舌洁，脉弦缓。

辨证分析：患者素体羸弱，脾气亏虚，水湿失化，后又复感外邪，湿邪兼夹风寒留滞经脉，闭阻气血，故见肢体关节活动不利，肌肉无力疲乏。中医诊断：湿痹；脾虚湿盛。西医诊断：炎性脱髓鞘病。治法：益气化湿通络，处方：宣痹汤化裁。

生薏米30g，丝瓜络6g，木瓜10g，竹茹10g，白通草5g，茯苓15g，生黄芪15g，桑枝15g，桑寄生12g，炒谷芽15g，炙甘草5g，金银花15g。15剂，水煎服，每日1剂，服2天停1天。

二诊：2005年11月10日，患者服药15剂后觉有效，乏力有所缓解；舌洁，脉平。继前方免白通草、竹茹，加党参10g、炒白术10g。10剂，水煎服，每日1剂，服3天停1天。

三诊：患者在二诊后，因外感诱发症状加重，于2005年11月23日至12月6日住院（神经内科）治疗，诊断为脱髓鞘病、支气管炎、陈旧性肺结核。现口服泼尼松每天10片，肌注丙种球蛋白，抗痨及保肝治疗。现症：下肢无力，程度又回到最初发病时状态，不咳嗽，睡眠差，肢体不痛、软而无力，舌发木，二便调，苔白腻，脉平缓。拟诊湿痹，气郁湿滞。予以和肝行气祛湿，方用和肝汤化裁。

当归10g，白芍10g，柴胡5g，茯苓12g，白术10g，炙甘草6g，太子参15g，紫苏梗6g，香附6g，大枣4个，玉竹10g，白薇12g，制远志5g，丹参5g，百合12g。15剂，水煎服，每日1剂，服2天停1天。

按语 痹证是因感受风寒湿热之邪引起的以肢体关节疼痛、酸楚、麻木、重着，功能活动障碍为主要症状的病证。在临床表现上具有渐进性或反复发作的特点，主要病机为气血痹阻不通，筋脉关节失于濡养。

方师根据本患者之病因病机，在治疗上，扶正祛邪并举。一、二诊，证以脾虚湿盛为主，因而以祛湿健脾法则为主。脾主四肢肌肉，以气血运化，升清降逆为职，脾虚湿盛可出现四肢困重之症。三诊是因外感侵入，邪气盛，症有反复。经过住院治疗后，外邪已除，但证候发生变化，转为气郁湿滞，证变方亦变，因而用和肝汤化裁和肝健脾、行气祛湿，加玉竹、白薇、远志、丹参、百合、滋阴清热，改善气血运行，增强血液循环，促进肢体活动。

结 束 语

经络肢体病证，在治疗上，必以疏通活络为其大法，所谓“通”法，各有不同，根据虚实，“虚”者补益，谓之“通”；实者祛其阻滞，亦谓之“通”。方师对于虚证，常予以滋补汤，调和气血；对于实证，常予以和肝汤，柔肝荣筋，理气和营。在此基础上辅以鸡血藤、桑枝、木瓜、川芎等舒筋活血，疏通经络之药物，若见肢体水肿，则加以生薏米、车前子、泽泻等健脾祛湿、利尿消肿等药物。方师所治肢体经络病患者，多迁延日久，多方求医，辗转而至，其病多虚实夹杂，故虽予以舒筋活血治其标，也必补养气血肝肾，重其本。

第十节 皮科病类

方师随其先父行医，继承家业，对皮外科疾病也颇有研究，曾亲手制作许多外用药。《外科大成》是在外科方面对方师颇有启发的著作。方师治疗各类皮肤疾病一方面依据“肝主疏泄”理论，治疗上以治肝为特色，多用消风散、自拟和肝汤加味；另一方面治疗皮肤病遵循治风先治血为法，突出调和气血为特色。方师经典方剂和肝汤、滋补汤在皮外科疾病的治疗上为扶正祛邪奠定基础，理气和血和补气养血的治法在皮科疾病治疗中广泛应用。

一、红 皮 病

案例　祛风清营解毒治红皮病

赵某，女，61岁，1997年6月26日初诊。

患者皮肤瘙痒多皮屑3年，加重1个月。患者3年前皮肤瘙痒，色暗红，多皮屑，肤热，遇热痒加重，多方求治，进展不大；1年前在“协和医院”皮肤科诊断为“红皮病”，予以口服激素，外用丁酸氢化可的松、硅霜等药物，仍痒、屑俱在，近1个月来由于天气炎热，症情又有加重，并伴有口干、便干、溲黄。今求治于方师中药治疗。诊查患者，表情痛苦，面部、胸背部及四肢皮肤色暗红，表层有鳞屑，触之皮肤粗糙少弹性，皮温正常。舌质暗，舌苔白，脉象沉滑数。

辨证分析：本患者年逾60岁，气阴俱虚，肝肾不足，脾不健运，肌肤失荣，久病入络，气血瘀滞不畅，导致肌肤进一步失养，出现肌肤甲错、多皮屑；目前又正值暑热夹湿较盛之季节，风、暑、湿热合邪外袭引发痼疾再发加重，口干、便干、溲黄，均为热病伤阴之象，舌暗为气血不畅之象，苔白脉滑则为湿阻之故。中医诊断：湿疹；风湿热伤营。西医诊断：红皮病。治法：祛风清营养阴，健脾祛湿。处方：

苦参10g，土茯苓15g，赤芍10g，干生地15g，玄参10g，苦桔梗10g，生甘草10g，炙甘草10g，北防风10g，黄柏10g，牛蒡子10g，生石膏15g（先煎），炒薏米20g。6剂，水煎服，每日1剂。

二诊：1997年7月14日，患者述服上方6剂后觉舒服，又抓前方6剂，共服用12剂，现觉皮肤瘙痒有减轻，脱皮屑量亦有减少，口干、便干均有改善，皮肤尚觉发硬，方师认为服用中药已使病情有转机，故嘱再按前方继服6剂，继续观察。

按语 现代医学认为红皮病是一种严重的全身性疾病。一般认为红皮病与剥脱性皮炎为同一种疾病，前者以广泛的红斑浸润伴有糠秕状脱屑为特征，而后者存在广泛性水肿性红斑，伴有大量脱屑。常见原因可能包括：①银屑病、湿疹、脂溢性皮炎、毛发红糠疹、扁平苔藓等恶化而引起；②药物过敏所致；等等。方师治疗本案例抓住正虚邪恋这个关键病机而处方用药。方中苦参、土茯苓、生甘草、黄柏清热泻火解毒利水祛湿，使湿热从下焦排出；生石膏让暑热从气分排出；赤芍、干生地、玄参清营养阴凉血活血，血活风自灭，润肤止痒；北防风、苦桔梗、牛蒡子宣肺祛风排湿透疹；炒薏米、炙甘草健脾和中祛湿扶助正气。方师在正虚邪恋病证的治疗中经常生、炙甘草同用，生则清热解毒祛邪、炙则健脾益气扶正，祛邪以扶正，扶正以祛邪，相辅相成，相得益彰。

二、过敏性皮炎

案例　清热解毒凉血治过敏性皮炎

孔某，男，37岁，1997年7月14日初诊。

患者胸背四肢红色皮疹瘙痒1周。1周前曾食海蟹，继之前胸出现红色如米粒大小之皮疹，瘙痒，昼轻夜重，遇热痒甚，皮疹逐渐发展至后背、颈部及四肢，且密集成片，色红；部分皮疹暗红，扪之肤热，患者自觉烦躁，加之皮疹瘙痒影响睡眠，坐卧不宁，小便黄，大便干，曾服阿司咪唑效罔，故前来求中医诊治。患者颜面潮红，显急躁面容，颈部、胸背、四肢可见红色密集成片之皮疹，按之退色，肤热，诊疗时可见患者时不自主搔抓患处。舌质绛，薄黄苔，脉象弦细数。

辨证分析：该患者有食海蟹之史，而引发本病，说明有毒邪内侵外发，夹之暑热之邪，内热外热合而灼伤营血，血络受伤，外溢则现皮疹色红成片；暑季夹湿则见身痒，热伤营血，则症状昼轻夜重；烦躁、舌绛、脉数均为热伤营血之象。中医辨证：毒热伤营血。西医诊断：过敏性皮炎。治法：清热解毒清营凉血。处方：

金银花20g，连翘15g，芦根15g，白茅根15g，紫花地丁10g，蒲公英15g，白菊花10g，生甘草10g，丹皮15g，蝉蜕5g，大生地10g，白花蛇舌草10g。3剂，水煎服，每日1剂。

二诊：1997年7月17日，服完上方3剂后患者来诊，已显安稳不急躁，面色正常，自述皮疹渐退，痒亦减轻，查之胸背皮疹色已变为淡红，部分区域已经消退，显露正常皮肤，扪之为常温，舌质转红，脉弦缓。方师嘱效不更方，前方再进6剂。

按语 本案例为急症，方师拟用五味消毒饮与清营汤合方化裁，方中重用金银花20g清热解毒透毒，连翘、紫花地丁、蒲公英、生甘草加强清热解毒和兼透表之力且注意保护脾胃；丹皮、大生地、白花蛇舌草清营凉血养阴活血；菊花、蝉衣，疏散风热，此方中仅用两味疏风之药，有“血活风自灭”之意。方师在治疗皮疹时，经常使用芦根和白茅根这个对药，芦根味甘气寒，甘能益胃和中，寒能除热降火，生津而不恋邪，专清气分之热；白茅根甘寒，凉血止血不碍胃，清热利水不伤阴，善清血分之热。二药组合，一表一里，气血双清。从以上分析可以看出方师组方主次分明、配伍精准，故每获佳效。

三、类天疱疮

案例　清热解毒祛湿治类天疱疮

勾某，女，69岁，1998年8月6日初诊。

患者颜面、颈、胸、腋皮肤瘙痒1月余。患者于1个月前自觉过食辛辣后出现颜面、颈、胸、腋皮肤红、有水疱，部分有渗出液，瘙痒明显。继之去皮肤科诊治，诊断为类天疱疮，口服和外用西药（药名不详），症状有所减轻，今求治于中医中药配合治疗，以求速愈。就诊时患者自觉身热，烦躁易汗，大便干，小便黄。表情痛苦，精神显急躁疲倦。颜面色红，面颊、颈、胸、腋皮肤色红，表面有水疱，部分可见有分泌物，以双腋处为著。舌质红，黄腻苔，弦滑脉。

辨证分析：患者患病之时，正逢长夏暑湿之季，湿热熏蒸，加之自服辛辣之品过量，湿热益发加重，熏灼肌肤，则皮肤色红，湿热熏蒸，则肌肤滋生水疱瘙痒；湿性黏腻秽浊，可见皮损处分泌物渗出。便干、溲黄、面红、舌红均为热盛之象，而黄腻苔、脉弦滑又为湿热内蕴的外在表现。方师根据患者以上的临床症状和体征表现的特点分析，诊断其为湿疹，辨证为湿热毒邪内蕴，外发肌肤。西医诊断：类天疱疮。治法：清热祛湿解毒。方师拟方以治之：

土茯苓20g，地肤子15g，丹皮15g，炒黄柏10g，连翘15g，苦参6g，蝉蜕5g，金银花15g，炒薏米30g，白芷5g，陈皮10g，炙甘草6g。8剂，水煎服，每日1剂。

二诊：1998年8月31日，患者服用上方16剂后来复诊。皮损面积已明显缩小，水疱消失，无黏性分泌物，双腋下皮肤色尚红，尚有痒感，其余处皮肤颜色已渐复，痒也明显减轻，二便畅，精神转佳，舌嫩红，薄淡黄苔，脉弦缓。方师认为湿病缠绵，嘱效不更方，前方继进8剂，以巩固疗效。

按语　类天疱疮是一种自身免疫性表皮下大疱病，主要包括大疱性类天疱疮和瘢痕性类天疱疮，好发于老年人，以泛发的瘙痒性大疱疹为特点，但皮肤的表现也极具多形性。在治疗方面现代医学最普遍使用的是系统用皮质类固醇来调节患者机体免疫功能。方老从辨证施治入手，运用中医中药给予患者治疗。首先从四个方面祛湿：用土茯苓、地肤子清热利水祛湿；用苦参、黄柏清热燥湿；用白芷、蝉蜕芳香祛风化湿胜湿；用炒薏米、陈皮、炙甘草健脾理气祛湿。第二从四方个方面清热：用金银花、连翘解毒清热；用丹皮凉血活血清热；用土茯苓、地肤子利水祛湿清热；用苦参、黄柏燥湿清热泻火。中医有“无湿不作痒”“无风不作痒”之说，经过以上治疗，湿去、热清、毒解；还有经过祛风胜湿、凉血活血（血活风自灭）致风退，则皮肤红、水疱、渗出、皮肤瘙痒诸恙向愈。

四、红斑狼疮

案例1　祛风凉血清热解毒治红斑狼疮

书某某，男，40岁，2005年1月15日初诊。

患者面部红斑1年。面部肿胀，纳食尚可，二便调。舌体瘦小，舌苔薄黄，脉平。既往红斑狼疮1年。

辨证分析：由于热毒炽盛，内陷营血，热则动血，灼伤脉络，血渗脉外，出现颜面红斑，急性期反复发作，耗气伤阴，脾虚不能健运，水湿聚集，出现肿胀，舌瘦小，苔薄黄为血热之象。故本案例之是由血热妄行所致。中医诊断：斑疹；热毒入血。西医诊断：红斑狼疮。治法：祛风凉血，清热解毒。方师拟方如下：

白花蛇舌草10g，桔梗10g，金银花10g，地肤子15g，丹皮10g，蝉蜕5g，牛蒡子10g，茯苓12g，赤芍5g，苦参6g，生薏米20g，防风5g，生地黄12g。7剂，水煎服，每日1剂，分2次服。医嘱：慎食鱼虾等发物。

二诊：2005年1月22日，患者服上方后无新起红斑，颜面肿胀已有好转。继服前方7剂，水煎服，每日1剂，分2次服。

按语 红斑狼疮是由毒热炽盛，内迫营血所致，易造成气阴两伤，治疗中以祛风凉血，清热解毒为主，方师遵循治风先治血，血行风自灭的治疗原则。所以治疗以祛风、凉血、活血、清热、解毒、止痒为主。中药用丹皮、赤芍清热凉血，活血散瘀；防风、蝉衣可以疏散风热，透疹止痒；用生地黄即可以滋阴清热，又可以凉血止血；金银花、白花舌蛇草清热解毒；苦参、地肤子清热止痒。诸药合用使血行风灭，控制病情。

案例2　清热解毒利湿通痹治皮痹

韦某某，男，47岁，2003年4月3日初诊。

额面、前胸部红斑。2000年4月开始发生额面部、下颌、前胸、双手大片状皮损，皮肤表面有破损、深红色，微痛、不痒、恶阳光。一直西医治疗，现口服泼尼松每日4片。饮食可，二便可。舌苔白，双脉平。

辨证分析：中医的观点是先天禀赋不足，外界诱因（劳累、暴晒等）引起外邪入侵、热毒入里、瘀阻脉络而发病。盘状红斑狼疮多发于面部，为播散性。病位在心、脾。病证为虚实相杂。中医诊断：皮痹；湿热蕴肤。西医诊断：限局性盘状红斑狼疮。治法：清热、利湿、通痹。处方：

牛蒡子6g，桔梗5g，生甘草6g，蝉蜕6g，赤芍6g，丹皮10g，地肤子10g，金银花15g，连翘12g，生地黄15g。10剂，水煎服，每日1剂。

二诊：2003年4月13日，服药后诸症减轻，皮肤红斑减轻，畏光明显好转，二便调。苔质洁，双脉平。证治同前。处方：

生薏米20g，苦参6g，蒲公英15g，牛蒡子6g，桔梗5g，生甘草6g，蝉蜕6g，赤芍6g，丹皮10g，地肤子10g，金银花15g，连翘12g，生地黄15g。14剂，水煎服，每日1剂。

按语 红斑狼疮是人体结缔组织病。盘状红斑狼疮发病的部位主要在皮肤，不影响内脏。此病预后较好，急性期宜清热解毒、利湿通痹。病久则气血两虚，心阳不足，余邪滞留，病程中虚实可见，变化多端，因而方中用金银花、地肤子、牛蒡子清热、解毒、祛湿；用丹皮、蝉衣、桔梗、生地黄凉血、开痹、活血；赤芍、生甘草活血清热散瘀。本病是肾阴不足的表现，病久阴损及阳，阳虚而气弱，气滞则血瘀，因此，治疗上借助疏肝开郁，患者服用较好。二诊时，增加了健脾利湿，清热的能力，促进患者病情进一步好转，嘱其继续坚持服药，以便观察。半年后，患者面部皮损基本愈合。

五、痤　疮

案例　清热化湿治痤疮

苏某某，女，22岁，2005年7月14日初诊。

患者面额皮疹1年，双眼红赤1周。患者1年前因劳累面额出现皮疹未经治疗，逐渐加重。现症面额皮疹，色红，时胀痛时痒，月经前加重。双眼红赤，月经量多，饮食、二便、睡眠正常。舌质淡红，苔薄白，双脉缓平。中医诊断：痤疮；肺胃湿热。西医诊断：痤疮，结膜炎。治法：清热化湿。处方：银翘散加减。

金银花15g，连翘10g，薄荷5g（后下），桔梗10g，竹叶10g，芦根15g，生甘草10g，滑石15g，丹皮10g，赤芍6g，生薏米 20g，蝉蜕3g，地肤子10g，茯苓15g，白菊花10g。10剂，水煎服，服2天停1天。

二诊：2005年8月8日，患者遵医嘱服上方10剂，面部皮疹好转，已无新发，目赤基本已愈。舌淡红，苔薄白，脉缓平。证治同前。前方加苦参6g。10剂，水煎服，服2天停1天。

按语 银翘散出自《温病条辨》，是临床上最常用的方剂，为温病初起，风热表证最为具有代表性的方剂，书中认为“肺位最高，药过重，则过病所，少用又有病重药轻之患，故从普济消毒饮时时清扬法，被称为辛凉平剂”。方师临床用其范围颇广，可用于西医学的流行性感冒、急性扁桃体炎、麻疹、急性咽炎等一切发热性流行病的初起阶段，出现卫分风热表证者。本例因兼有结膜炎，以轻清之剂，清上焦风热疗效颇佳。二诊时结膜炎已好，加苦参增强清热化湿之力。方师治疗皮肤类疾病，多用苦参，《本草纲目》云：“苦参味苦性寒，玄参为之使。”为治风热疮疹之良药。

六、皮肤皲裂

案例　养血滋阴润燥治皲裂

张某某，女，52岁，2004年4月8日初诊。

患者皮肤干裂3个月。2004年1月开始发生手足皮肤干裂，微痒，饮食可，二便正常。手足、四肢、掌心斑片状皮损，伴疼痛，红白相间，有血迹。舌质红，苔白，脉象平缓。

辨证分析：患者年过五旬，天癸已绝。肝血失藏，血虚则肌肤失养。血虚生风，风燥损及肌肤，则皮肤干裂。“脾主四肢肌肉”，皮肤失养，多见血脉阻滞，经脉不通所致。病因多由外感湿热之毒，蕴积皮肤或相互接触感染毒邪，病久湿热化燥伤阴，气血不能濡养皮肤所致。中医诊断：皲裂病？；血虚风燥。西医诊断：皲裂。治法：养血润燥。处方：滋燥养营汤加减。

生地黄10g，熟地黄10g，炙甘草6g，防风6g，酒黄芩5g，当归10g，白芍10g，秦艽6g，麦冬10g，生薏米15g。14剂，水煎服，每日1剂。

二诊：2004年5月17日，患者服上方14剂，效果明显，病情好转。现手足皮肤干裂大部分愈合，停药后皮肤干裂反复。舌质红，苔白，脉缓。证治同前。前方14剂，水煎服，隔日1剂。

按语 滋燥养营汤出自《赤水玄珠》。方中生熟地黄、当归、白芍、麦冬养血滋阴，正所谓“治风先治血，血行风自灭”，防风、秦艽祛风，酒黄芩清热，生薏米健脾生肌。此病人病程日久，现短期效果好，可维持药效继服2～3个月。每遇季节变换时，仍须服药，以加强健脾养血，提高机体免疫力，才能巩固疗效，减轻疾苦困扰。

七、荨　麻　疹

案例　清热凉血祛风治瘾疹

秦某某，男，30岁，2004年2月3日初诊。

患者入夜全身瘙痒5年。无明显诱因出现遇风则面肿，入夜全身瘙痒，挠则皮疹隐隐，多方治疗效果不明显。纳可，二便正常。舌质淡红，舌苔薄白，脉细平。

辨证分析：多因禀赋不受，又食鱼虾等荤腥之物，而致胃肠蕴热，发于肌肤。中医诊断：瘾疹；血热风燥。西医诊断：慢性荨麻疹。治法：清热凉血。处方：

苦参6g，地肤子15g，冬瓜皮10g，生薏米 15g，丹皮10g，白芍 10g，藕节15g，茯苓15g，车前子10g，蝉蜕 3g。10剂，水煎服，每日1剂。

二诊：2004年2月24日，患者遵医嘱服上方10剂。身痒好转，四肢仍瘙痒，手多汗，大便不成形。证治同前。继发前方10剂，水煎服，每日1剂。

三诊：2004年3月16日，身痒已好，皮肤划痕试验（–），自觉午后下眼睑色暗。证治同前。处方：

苦参6g，地肤子15g，防风10g，生薏米15g，泽泻10g，连翘 12g，焦神曲10g，炙甘草5g，车前子10g，炒白术10g，茯苓15g。10剂，水煎服，每日1剂。医嘱：嘱其勿食海鲜。病情已好，可不来诊。

按语 正值冬末初春，皮肤瘙痒症、慢性荨麻疹发病率上升。患者表现为皮肤瘙痒，反复发作，时隐时现。祖国医学文献里又称瘾疹、风瘙痒。《圣济总录》："身体风瘙而痒，搔之隐隐而起。"《素问·四时刺逆从论》："少阴有余，病皮痹隐轸。"《金匮要略》："邪气中经，则身痒而隐疹""风气相搏，风强则为隐疹，身体发痒"。本病发作急，来势快，疹块骤然而生，迅速消退，伴有剧烈瘙痒，具有"风候"的特点、常与寒或热相兼，搏于肌肤腠理；或因饮食不当，"湿热内蕴，化热动风"；或素体虚弱，气不足则卫外失固，风邪乘虚而入，血不足则虚热生风，肌肤失养。其病因病机多因一个"风"字，故方师治疗本病常以"治风先治血，血行风自灭"为法：血虚者，养血息风；血热者，清热凉血。常用方剂：四物汤养血；玉屏风散益气固表；酌加元参、丹皮、藕节等凉血；苦参、生薏米、车前子、土茯苓等清湿热；地肤子、蝉衣、白蒺藜等祛风止痒（方师一般不用白鲜皮，因其口感差）；玄参、当归、熟地黄等养血润燥。共奏良效。

八、消风散治疗牛皮癣

案例 凉血解毒治牛皮癣

韩某某，女，11岁，2005年5月5日初诊。

初诊：患者于3个月前无明显诱因出现全身泛发红疹。在当地医院确诊为牛皮癣，未规律治疗。现皮肤瘙痒，纳可，二便调。舌红苔薄白，脉缓。

辨证分析：患者年少，属血热阳盛之体。热毒入于营血，蕴于肌肤而发白疕。中医诊断：牛皮癣；热毒入血。西医诊断：神经性皮炎。治法：凉血解毒。处方：消风散加减。

地肤子10g，牡丹皮10g，车前子10g（包），金银花15g，连翘10g，茯苓12g，薄荷5g（后下），桔梗10g，蝉蜕5g，牛蒡子10g，生薏米15g，当归6g，生地黄12g。12剂，水煎服，每日1剂，服3天停1天。

2005年6月30日复诊，患者诉药后皮疹色浅，仍有瘙痒。纳可，眠佳。舌红苔薄白，脉缓。前方治疗有效，继服前方加苦参6g。15剂，水煎服，每日1剂，服3天停1天。

按语 方师认为"诸风疮疡，皆属心火"，法当清热凉血。方用《医宗金鉴》消风散化裁。《医宗金鉴》消风散"治钮扣风，瘙痒无度。抓破津水，亦有津血者"。药物组成为：荆芥、防风、当归、生地黄、苦参、苍术（炒）、蝉蜕、胡麻仁、牛蒡子（炒）、知母、石膏

（煅）、生甘草、木通。方师方中用金银花、连翘、薄荷清热疏风；车前子、生薏米、地肤子清热利湿；生地黄、丹皮清热凉血；蝉蜕、牛蒡子透疹止痒。全方配伍严谨，方师认为散风药如薄荷、浮萍用太多不好。搜风药不宜过多，多则会使瘙痒加重。止痒用牛蒡子、马齿苋，凉解宜用元参、生地黄。

九、风　疹

案例　清解祛风治风疹

王某，女，14岁，2005年4月7日初诊。

初诊：1周来无明显诱因出现颜面及双臂红疹。到儿研所就诊，查肝功能异常。抗“O”升高，血常规：白细胞 2.9×10^{9}/L。服抗过敏药未见明显疗效。双眼睑浮肿，颜面、双上肢片状红疹。纳可，二便调。咽红，双侧扁桃体Ⅱ度肿大。舌红苔薄白，脉细平。

辨证分析：春天易感受风热之邪，风邪上受，首先犯肺，肺主皮毛，邪热与气血相搏，郁于肌肤，故发为本病，症见皮肤红疹，咽红肿痛。中医诊断：风疹；风热郁肺。西医诊断：荨麻疹。治法：清解祛风。处方：银翘散合消风散加减。

金银花15g，连翘10g，薄荷5g（后下），桔梗10g，竹叶10g，芦根15g，白茅根10g，紫草6g，蝉蜕4g，生甘草6g，牛蒡子10g，丹皮6g，生薏米15g。4剂，水煎服，每日1剂。

复诊：患者服药后颜面皮疹大部分已退，时有瘙痒，症情平稳。舌红苔薄白，脉平缓。前方有效，继服前方6剂。2周后患者来告皮疹完全消退。

按语　方师认为此为风热化疹，因春天易感受风热之邪。风邪上受，首先犯肺。肺主皮毛，故发皮肤红疹。方用辛凉平剂银翘散与《医宗金鉴》消风散合方。辛凉清解，活血祛风。疗效明显。方中白茅根、紫草、丹皮活血凉血，方师常说“治风先治血，血行风自灭”。

十、湿　疹

案例　清热散风健脾利湿治湿疹

王某，女，18岁，2003年6月19日初诊。

初诊：患者双下肢皮肤暗、瘀黑、肿胀，大面积清稀液体渗出，皮肤不痒，糜烂面疼痛，渗出物黏腻。平素二便可，饮食佳，湿疹病史3年，加重1年。月经不规律，月经量少。舌洁，脉平。

辨证分析：患者慢性湿疹，因血虚风燥，湿热蕴结所致，病情反复发作，长期不愈，致阴血亏损，肤失所养，日久瘀滞，故下肢皮肤发暗、瘀黑、肿胀。另湿为阴邪，其性黏滞，重浊而趋下，袭于腠理，水湿蕴内，故见液体渗出，糜烂渗出物黏腻。中医诊断：湿疮；湿热蕴结。西医诊断：湿疹。治法：清热散风，健脾利湿。处方：

生薏米20g，连翘10g，蝉蜕5g，茯苓12g，生地黄12g，牡丹皮10g，白芷5g，陈皮10g，败酱草6g，蒲公英10g。7剂，水煎服，每日1剂。外用乳酸依沙吖啶湿敷。

二诊：2003年6月26日，药后效果不明显，双下肢肿胀明显（踝以下为甚），双脚站地时，脚胀痛，舌洁，脉平。前方加苦参5g。7剂，水煎服，每日1剂。

三诊：2003年9月25日，前药服用2个月，双下肢湿疹明显好转，现红肿基本消失，皮肤瘀暗，局部少量渗出液，舌红苔薄白，脉平。再方：

生薏米20g，苦参6g，地肤子15g，牡丹皮10g，蝉蜕6g，连翘10g，炒黄柏6g，白芷5g，金银花12g。14剂，水煎服，每日1剂，服2天停1天。

四诊：2003年10月23日，双下肢皮肤湿疹继续好转。末次月经日期：2003年10月20日。月经量少，舌洁，脉弦平。前方加当归10g，熟地黄15g。14剂，水煎服，每日1剂，服2天停1天。

五诊：2003年11月27日，湿疹疮面基本愈合，无渗出，双下肢皮肤色暗，末次月经日期：2003年11月20日，月经量较上月略多，舌洁，脉平。拟方：

生薏米20g，苦参6g，地肤子10g，牡丹皮10g，蝉蜕5g，连翘10g，金银花10g，白芷3g，黄柏5g，炒苍术6g，茯苓10g。14剂，水煎服，每日1剂，服2天停1天。

按语 湿疹是由多种因素引起的一种变态反应性炎性皮肤病。临床特征是对称性发生，皮疹多形，剧烈瘙痒和反复发作。急性期以红斑、血疹、糜烂、渗出为主；亚急性期以浸润性斑片和丘疹为主；慢性期以肥厚性苔藓病变为主，易反复发作。对一些顽固性湿疹，采用中医药辨证用药得当，能取得较好的疗效。湿疹发展过程中各阶段症状表现不同，病机亦有不同，发病初期为风湿热邪侵于肌肤；病情进展，湿热蕴结于内，熏蒸于外，此时多与心、肝火盛有关；病情迁延，湿热留恋，湿滞成瘀，或血热成瘀，而致湿热瘀并重之势；在本病后期，湿热伤阴化燥、瘀阻经络、血不养肤，或见血虚风燥之候。后期多与肝脾有关。湿疹的治疗，一般说来，病程短者，湿热流窜于肌肤是主要方面，治宜祛湿，清心导赤。病程长者，湿热化燥，伤阴耗液，治疗当以养血、息风、化湿为主。从皮疹的演变来辨别风、湿、热三邪的轻重，是治疗湿疹选方用药的重要依据。“治风先治血，血行风自灭”，血虚血燥则痒，养血润肤方能祛风止痒。同时祛湿太过则伤阴耗液，使血虚血燥加重；祛湿不力，湿邪不除，疾病缠绵不愈。湿疹的表现虽在皮肤，然与肺、脾、肝等脏腑的功能正常与否密切相关，注意调理脏腑功能，使脾湿得清，肺燥得除，肝阴得养，其病当愈。

方师在此例患者的治疗中，把握好病机，清热、祛湿、养血，分轻重缓急，缓缓下药，真正做到了祛邪不伤正、祛湿不伤阴、清热不伤胃。湿疹病程长，因此，治疗上还要守方守法，不可轻易变方变法。但湿疹病证候多端，还要注意随证立方，并予以外治法配合尤妙。一诊方中的败酱草一味，仅用6g。方师告之：此药苦味重，量不宜多，以防伤胃。

结束语

方师治疗各类皮肤疾病多用自拟和肝汤加味，例如方师治疗痤疮常用清热和肝药物，每收良效；对痤疮、风疹、牛皮癣等亦获满意疗效。可以看出方师治疗皮肤病宗旨在于清热、祛湿、养血，尤其要做到分出轻重缓急，真正做到祛邪不伤正，祛湿不伤阴，清热不伤胃。

第十一节　外科病类

方师治疗外科疾病坚持整体观，审证求因，辨清病位、病性才可施药，不能仅看外部浅在病灶，注重结合机体内在因素而确定疾病治疗方案。方师治疗脱发常用方为自拟滋补汤加味，重在补气养血以扶正；治疗甲状腺结节重在疏肝解郁，以和胃化痰为辅，多采用自拟和肝汤化裁。

一、瘰　　疬

案例　理气化痰散结活血治瘰疬

姚某，女，60岁，1998年5月14日初诊。

患者发现颈右侧肿物已经5个月。自觉颈部肿胀感，局部按压有轻度疼痛，曾于1998年1月8日行同位素扫描检查诊断为“凉结节”。平素经常有情志郁闷不遂之况，食欲一般，二便尚调，今欲求治于方师予以中医中药治疗。诊查患者精神尚可，面色略黄少华，唇干色暗，声音清晰，颈右侧可触及一2cm×2cm大小之结节，质中等硬度，光滑可移动，随吞咽上下活动，有轻压痛。舌质嫩红，薄白苔，脉弦缓。

辨证分析：本案例患者经常有情志郁闷不遂之况，使机体气机不畅而形成气滞，肝郁气滞，疏泄不利，脾运不健，津液不能正常敷布流行，聚而成痰，痰气互结，则为瘰疬，气滞致血行不畅则有瘀象，则现口唇色暗，痰气不通，不通则痛，见结节处有轻压痛。中医诊断：瘰疬；肝郁气滞，痰气互结。西医诊断：甲状腺结节。治法：疏肝理气，化痰散结，活血行瘀。方师拟和肝汤加味以治之，处方：

当归10g，白芍10g，炒白术10g，北柴胡10g，茯苓12g，薄荷3g（后下），生姜3片，炙甘草6g，党参12g，苏梗6g，香附10g，大枣4个，蒲公英15g，牛蒡子10g，丹皮10g，蝉衣5g。8剂，水煎服，每日1剂。

二诊：1998年7月20日，患者服上方8剂后觉颈部轻松舒畅，继之又抄原方共服用40剂后，今来复诊告之颈部结节已消失殆尽。方师嘱患者为巩固疗效再投原方8剂，并嘱患者平素要保持一个轻松舒畅的心境。

按语　“瘰疬”一语出自《灵枢·寒热》。小者为瘰，大者为疬，多发生于颈项及耳的前后。《医学心悟》言：“瘰疬者，肝病也。”方师抓住肝郁气滞的病机关键，用自拟经验方和肝汤加味治疗，和肝汤疏肝理气、养血柔肝、健脾益气，肝气疏通，脾得健运，水精四布，痰无以生。方师在方中加入蒲公英、牛蒡子、丹皮、蝉衣这四味药，各归所喜，直达病所。蒲公英味甘苦性寒，入肝、胃经，专擅清热解毒，消痈散结，方师经常以此药用于散结之选：甲状腺结节、淋巴结肿大、乳腺增生、乳痈等；牛蒡子，味辛苦性寒，辛能散气，可疏散风热，利咽散结，在此取其散气散结之力；丹皮，入心、肝经，一则活血行瘀，二则防肝郁化热、痰郁化热；蝉衣轻轻引药上行至病所。全方思路清晰、配伍得当、疗效显著。

二、瘿　　病

瘿病的病因以水土因素及情志内伤为主，其病机主要是气滞、痰凝、血瘀壅结而致。在治疗上，方老多不用海藻、昆布、三棱、莪术等消瘿散结之品，而是以疏理肝气为大法，兼以清热、散结、化痰。临床疗效显著。

案例1　和肝理气解郁化痰治瘿病

刘某某，女，44岁，1998年9月28日初诊。

初诊：患者诉颈部憋气月余，说话时尤感不适。经甲状腺扫描诊断为“右侧甲状腺囊肿”，体检颈右侧可扪及4cm×5cm大小可活动硬结。食纳尚可，二便调畅。舌洁，脉弦平。

辨证分析：此患者为中年女性，常气郁不舒，应为肝失疏泄，木郁土壅，脾运失调，蕴生痰湿，痰气互结于颈部而形成瘿病。中医诊断：瘿病；肝郁脾虚。西医诊断：甲状腺囊肿。治法：疏肝理气，化痰散结。处方：和肝汤加味，方如下：

当归10g，白芍10g，柴胡10g，茯苓12g，白术10g，炙甘草6g，党参10g，紫苏梗6g，香附10g，蒲公英10g，连翘15g，大枣4个。8剂，水煎服，每日1剂，服2天停1天。

二诊：1998年10月12日，患者服药后症情平平，仍有颈部憋气感，食纳少，二便调畅。舌洁，脉平。继前法施治。前方加金银花15g、桔梗10g。8剂，水煎服，服2天停1天。

三诊：1998年10月24日，患者服药后，颈部憋感减缓，病情稳定，二便调畅。舌洁，脉平。效不更方，继服上方8剂，服法同前。

四诊：1998年10月26日，右甲状腺囊肿扪之，肿块已渐缩小，自觉咽堵气憋。二便调畅，舌洁，脉平。仍守方继进8剂，服法同前。

五诊：1998年12月31日，经前期用药治疗，右甲状腺囊肿扪之，已触摸不到硬结，基本消失。仍时有咽堵憋气，口苦，二便调和。舌洁，脉弦缓平。守前法，继前方8剂以固疗效。

按语 方师在《内经》"出入废则神机化灭，升降息则气立孤危"的思想指导下，对《伤寒论》中柴胡剂之和解法潜心研究，深得仲景"和解"之旨要，提出"和为扶正，解为散邪"之观点，自创和肝汤。和肝汤为方师几十年临床经验的结晶，辨证施治内儿外妇多种疾病，均获良效。方师认为瘿瘤、瘰疬等皆因肝郁气滞，气滞化火，灼津为痰，或气郁土壅，脾湿生痰，痰气互结，上行聚于颈部而成。是以肝郁失疏为先，脾湿生痰为因，故常以疏肝解郁，化痰散结，清解软坚为法则，和调肝脾以扶正，清解散结以祛邪。该病症采用和肝汤加清热散结之蒲公英、连翘、金银花、瓜蒌治之，体现和肝汤和解之特性。

案例2　清热散结通络治瘿瘤

温某某，女，50岁，2003年8月2日初诊。

初诊：3个月来右颈部肿痛，可触及一1cm×2cm大小结节。夜间低热，体温在37.4～37.7℃。汗出烦热，纳便尚可。舌淡红苔薄白，脉弦平。半个月前在我院做甲状腺B超报告为：弥漫性炎症。确诊为亚急性甲状腺炎。住院1个月，服激素治疗，现仍有低热，症状改善不明显，求治于方师。

辨证分析：该病发病前多有上呼吸道感染的病史，多因风温，风火客于肺胃，内有肝郁胃热，积热上壅，夹痰蕴结，以致气血凝滞而发病，可见颈部肿胀，灼热疼痛。中医诊断：瘿瘤；热郁上焦，痰凝气结。西医诊断：亚急性甲状腺炎。治法：清热散结通络。处方：仙方活命饮加减。

金银花15g，连翘15g，桔梗10g，橘叶6g，大瓜蒌15g，泽兰叶10g，生甘草6g，白芷3g，当归6g，陈皮10g，天花粉10g，蒲公英10g。10剂，水煎服，每日1剂。

二诊：体温已正常，右颈部仍肿大，疼痛缓解。方师嘱继服前方加川贝5g。20剂，水煎服，每日1剂。

三诊：患者右甲状腺结节已消，疼痛偶发。继服前方10剂而病愈。

按语 亚急性甲状腺炎的发病，一般认为与病毒感染有关。起病时常伴有上呼吸道感染。甲状腺肿大伴单个或多个结节，触之坚硬而有显著压痛。可伴有甲状腺功能亢进的常见表现。西医用肾上腺皮质激素对本病有显著疗效。虽然该病属中医"瘿瘤"范畴，但方师没有用治疗瘿瘤的软坚散结的常用治法，而是把其当作疮疡来对待，以仙方活命饮化裁。立法独到，疗效独特，令人赞叹！方中金银花、连翘、蒲公英、生甘草清热解毒；白芷疏散外邪；天花粉、贝母清热散结；当归、泽兰叶活血散瘀；瓜蒌、橘叶理气化痰；陈皮理气和中。患者服药2月余，使毒去、结散、肿消、痛止。

三、乳　　癖

“乳癖”之名，始见于清代《疡科心得集》。此书中记载：“薛立斋曰：‘乳房属阳明胃经，乳头属足厥阴肝经，男子房劳恚怒，伤于肝肾；妇人思虑忧郁，损于肝脾，皆能致疡。’第乳之为疡有不同，有乳中结核，形如丸卵，不疼痛，不发寒热，皮色不变，其核随喜怒为消长，此名‘乳癖’。”方师曰：“乳癖”相当于现代医学所称的“乳腺小叶增生”。大多见于中老年妇女，一般表现于乳房一侧或两侧，有卵圆形或扁平形的结块，质地中等，表面光滑，界限清晰，可被推动，皮色不变。并常伴有胸闷、嗳气等症，每于情绪不佳或月经来潮时症状加重。病机侧重在“肝”，由于肝气郁滞，结滞在乳房部位而发病。所以治疗应以疏肝解郁为主，和胃化痰为辅，肝舒则结散，痰化则肿消。一般用药均以逍遥散合二陈汤化裁，疗效较为满意。

案例　疏肝理气通络治乳癖

王某某，女，37岁，2005年5月31日初诊。

初诊：患者乳腺增生病史3年。现右侧乳房胀痛，月经前加重，月经量少，色暗，有血块，大便秘结，纳可。察其：舌洁，脉平。

辨证分析：乳房者肝胃二经所司，近腋部分足太阴脾经过其间。患者内伤情志、肝气郁结，致气机阻滞，脾气结滞、水湿失运、痰凝于乳而发为本病。中医诊断：乳癖；肝郁气滞。西医诊断：乳腺增生。治法：疏肝理气通络。处方：和肝汤加减。

当归10g，白芍10g，柴胡10g，茯苓12g，白术10g，炙甘草6g，党参10g，紫苏梗6g，香附10g，大枣4个，大瓜蒌15g，泽兰叶10g，橘叶10g，连翘12g，金银花15g，陈皮10g，坤草10g。7剂，水煎服，每日1剂。

复诊：患者服药7剂，自觉疼痛明显减轻，前方有效，效不更方，继发前方，12剂，水煎服，每日1剂。

按语　乳腺增生居乳腺病发病率的首位，随着妇女社会地位提高及生活节奏的加快，乳腺病的发病呈上升趋势，本病的非典型增生为癌前期病变，故对此病的治疗显得尤为重要。西医治疗本病多用对抗雌激素为主，但效果不太理想且副作用大，而手术治疗患者难以接受，局限切除难以根治。中医依据辨证论治，在治疗上有一定的优势，较易为患者接受，但目前尚没有统一的诊断标准与特效药物。方师认为乳腺增生病是由于肝郁、痰凝、冲任失调所致，治法以疏肝健脾，祛瘀化痰，调理冲任为主。

方师治疗乳腺增生病多采用自拟和肝汤化裁。和肝汤由逍遥散化裁而来，长于疏肝理气。气郁重者，可加合欢皮、合欢花、大瓜蒌、橘叶、丝瓜络，增强解郁散结之力；血瘀重者，可加丹参、坤草、丹皮增强活瘀之力；也可酌加浙贝、陈皮、法半夏、天花粉增强祛痰散结之力，或加连翘、蒲公英、白芷、白花蛇舌草、泽兰叶增强清热散结之力。

四、丹　　毒

案例　清热解毒活血散结治丹毒

范某某，男，67岁，1998年9月3日初诊。

初诊：患者诉左小腿外侧皮肤肿痛1周。查：左小腿外侧皮肤局部暗红肿胀，触之热痛；无发热，食纳可，二便调。既往有糖尿病史、脑动脉硬化病史。舌质略红，苔白，脉弦平。

辨证分析：本患者素体湿热内蕴，蓄久热毒发于肌肤，不得宣泄，导致气血壅滞于下肢，聚于皮肤，而见左小腿外侧皮肤红肿热痛，形成丹毒。因其热毒局限，故舌脉未及影响。中医诊断：丹毒；毒热下注。西医诊断：急性网状淋巴管炎。治法：清热解毒，活血散结。处方：仙方活命饮加减。

金银花15g，连翘15g，薄荷5g，苦桔梗10g，牡丹皮10g，熟地黄15g，泽泻10g，白花蛇舌草15g，车前草10g，土茯苓15g。6剂，水煎服，每日1剂。

复诊：1998年9月17日，患者服药后，左下肢外侧皮肤红肿疼痛已有减轻；食纳可，二便调。舌洁，脉平。仍守前法，以仙方活命化裁治之。处方：

金银花15g，连翘15g，蒲公英10g，薄荷5g，防风6g，白芷5g，陈皮10g，天花粉10g，牡丹皮10g，生甘草10g。6剂，水煎服，每日1剂。

三诊：1998年9月24日，患者述左小腿外侧皮肤红肿热痛基本消失，局部皮肤略有暗红稍肿；食纳可，二便调。舌洁，脉平。方师认为证法明确，施药有效，效不更方，继上方8剂巩固疗效。后随访病愈。

按语 仙方活命饮出自《外科发挥》《医宗金鉴》，有“疮疡之圣药，外科之首方”称谓。方师临证常以此方化裁治疗一些外科皮肤病变，如疖肿、痈肿、丹毒等疾患，常获良效。

案例两则均有糖尿病史，素体湿热内盛，蓄久热毒发于肌肤。行于上，使气血经络壅遏不通，发为颈痈；行于下，气血壅滞，发为丹毒。虽病位不同，但病机均为热毒壅滞于肌肤，形成局部皮肤红肿热痛。故方师采用清热解毒，活血凉血，软坚散结的法则，选用仙方活命饮化裁治之。观方师所用之药，皆以清热解毒、凉血活血之品为主，软坚散结则选散结力缓的瓜蒌、浙贝母、天花粉等用之。方师言道：此因“症候未到时机，暂不用皂刺、山甲行气破血，软坚散结”。此举提示，方师在治疗疮疖痈肿的外科实证时，虽采用仙方活命饮方剂应用，但使用之时，侧重在于一是重用清热解毒药，如金银花、连翘、蒲公英等，二是方中软坚散结不用乳香、没药、皂刺、穿山甲以免刺激伤胃，而是选用天花粉、白芷、防风、浙贝母散结消肿，三是方中加的炒谷芽、炙甘草以养胃和中，体现方师治病重视顾护胃气的一贯观点。

五、疮　　疡

疮疡统属外科疾患。“疮”是皮肤疾患的总称。《外科启玄》曰：“疮者伤也，肌肉腐坏痛疡，苦楚伤烂而成，名曰疮也。”凡是有形的、有渗出或无渗出之皮损均可称疮。包括癣、风、丹等类疾患。例如黄水疮、脓疱疮、手背慢性湿疹、日晒疮等。“疡”则包括痈、疽、疖、疔、瘰疬等证。例如现代医学所说的淋巴管炎中医称红丝疔；手指感染中医称蛇头疔；颈淋巴结核中医称瘰疬。以上各种病例在方师门诊时均有所见，而方师在治疗各种病例上均有独到之处。方师认为治疗疮疡之病，也要遵循中医的辨证论治规律。辨清病位、病性才可用药，不能仅看局部浅表的表现。一定要有整体观念、审证求因，并根据患者机体的内在因素，仔细分析而决定治疗方案。

案例　清热解毒治疖病

郑某某，男，38岁，2005年5月31日初诊。

初诊：患者因饮食不节，嗜食肥甘而发病。1个月前左下肢腹股沟处起一疖肿，到当地医院就诊，服用抗生素，疗效不佳，因摩擦，疖肿感染破溃，到方师专家门诊处就诊。察其：左下肢腹股沟处有一疖肿，约3cm×4cm，红肿，表面破溃，有渗出物，不能着内裤。

饮食、睡眠、二便均正常。舌质稍红，苔黄，脉平。

辨证分析：患者年轻体健，嗜食肥甘厚味，中州不运，湿热蕴结，发于皮肤而红肿，热毒腐蚀肌肤而破溃有渗出物。中医诊断：疖病；热毒证。西医诊断：毛囊炎感染。治法：清热解毒。处方：五味消毒饮加减。

金银花15g，连翘12g，蒲公英10g，桔梗10g，生薏米15g，薄荷5g，天花粉10g，炙甘草10g。6剂，水煎服，每日1剂。

复诊：患者服药6剂，左下肢腹股沟处肿痛渐消，已无渗出，舌质稍红，苔薄黄，脉平。前方有效，效不更方，继续清热解毒。前方加丹皮10g，6剂，水煎服，每日1剂。

三诊：服药6剂，左下肢腹股沟处肿痛已消，破溃处已愈合。前方有效，继续清热解毒以善后。前方加地肤子10g，苦参5g，10剂，水煎服，每日1剂。

按语 初诊方中金银花清气血热毒，蒲公英、连翘加强清解之功；薄荷疏散外邪；天花粉清热散节；生薏米化湿排脓，桔梗与甘草配伍为桔梗汤，用于排脓；炙甘草解毒和药。二诊：加丹皮凉血消痈。三诊：加地肤子清利湿热，苦参清热燥湿。方师随父行医，对皮外科疾病也颇有研究，并曾亲手制作许多外用药。《外科证治全生集》《外科大成》是在外科方面对方师颇有启发的著作。方师治疗疖肿常用五味消毒饮，五味消毒饮出自《医宗金鉴》，以清热解毒为主，消散火毒结聚的痈疮疖肿，故遵循其旨，方药略加变通每获良效。

六、脱　疽

脱疽，即《灵枢·痈疽》所记载的“脱痈”。手足均可发病，但大多生于足趾。多由于膏粱厚味，或生活失于调节，或过服壮阳补肾等热药，以致郁火邪毒蕴于脏腑，消烁阴液；或由于外感寒湿毒起，内有积热，使局部气血凝滞而发，发病经过比较缓慢，初起如粟粒状黄疱，皮色紫暗，如煮熟红枣，黑色浸漫，腐烂逐渐向周围和深部蔓延，并可向上蔓延至脚面，或传至邻近之趾，局部有烧灼样疼痛。多为间歇性，或在行走时或夜间突然发生。脱疽能腐肉，蚀筋，烂骨，疮面的脓水和分泌物恶臭难闻，疮愈较难，应争取早治，本病相当于血栓闭塞性脉管炎。治疗以清热解毒，活血通经，温阳散寒，滋阴清热等方法为主。方师常用方为四妙勇安汤。

案例　益气养阴滋补脾肾治坏疽

杨某某，男，81岁，2003年7月14日初诊。

初诊：因双下肢浮肿，左足趾紫黑1个月来诊。糖尿病史10余年。症见双腿浮肿，左足背红肿，左大足趾局部黑紫，外侧破溃，足背动脉搏动消失，不能行走，右手肿胀，纳呆，大便干燥。察其：舌苔薄黄，脉沉缓。

辨证分析：患者年老，元气不足，加之本病迁延日久，气阴两伤。肾主水液，司开合，肾气虚不化水，则下肢浮肿，手指肿胀；气血虚，不能荣养筋脉皮肉，则足趾坏死。中医诊断：坏疽；元气不足，经络失养。西医诊断：糖尿病足。治法：益气养阴 扶正调理。处方：滋补汤加减。

党参12g，茯苓12g，炙甘草6g，大枣4个，白术10g，熟地黄15g，生黄芪15g，白芍10g，当归10g，肉桂3g，陈皮10g，麦冬10g，车前子10g，泽泻10g，生薏米20g，金银花15g。12剂，水煎服，每日1剂，服6天停1天。

二诊：下肢、双手浮肿好转。舌苔薄黄，脉沉。前方有效，效不更方，继发前方。共10剂，服6天停1天。

三诊：下肢、双手浮肿好转。足跟痛，舌苔薄黄，脉沉。前方生黄芪加至20g。12剂，水煎服，每日1剂，服6天停1天。

四诊：下肢、双手浮肿好转。足跟痛，乏力。舌苔薄黄，脉沉。仍拟滋补汤化裁：

党参12g，茯苓12g，炙甘草6g，大枣4个，白术10g，熟地黄15g，生黄芪20g，白芍10g，当归10g，肉桂3g，陈皮10g，麦冬10g，枸杞子10g，连翘10g，生薏米20g，金银花15g。14剂，水煎服，每日1剂，服6天停1天。

五诊：服前药好转。下肢、足已不肿，双下肢尚有疼痛，乏力，大便4～5日一行。舌苔薄黄，脉沉。仍拟滋补汤化裁，前方去连翘，改元参10g，14剂，水煎服，每日1剂，服6天停1天。

六诊：2004年4月5日，患者一直坚持服前药，隔日1剂，病情持续好转，足趾坏疽已愈，自觉有力，已能室内活动。纳可，面色红润。舌苔薄黄，脉沉。前方加焦神曲5g，14剂，水煎服，每日1剂。

按语 关于脱疽的病机，方师认为正虚是其发生的主要内因。《灵枢·营卫生会》云："老者之气血衰，其肌肉枯，气道涩。"清代王清任在《医林改错》中指出："元气既虚，必不能达于血管，血管无气，必停留而瘀。"内因是致病的主要方面，但外在因素是其致病条件。方师认为血遇寒则凝，《素问·举痛论》曰："寒气入经而稽迟，泣而不行，客于脉外则血少，客于脉中则气不通，故卒然而痛。"说明寒邪易伤人经脉，造成气血涩滞，出现疼痛。《灵枢·痈疽》："发于足趾名曰脱疽，其状赤黑，死不治。不赤黑，不死不衰，急斩之，不则死矣。"其病位在肺、脾、肾。病机为气虚津亏，气虚无力鼓动血行，津亏血少，流行瘀滞，筋脉失养。

方师经验方滋补汤是由四物汤与四君子汤合方化裁而来。方药是在四物与四君的基础上去川芎加肉桂、陈皮、木香、大枣而组成。该方具有补脾肾之气于一身，并兼疏通之性。补气养血，滋阴和阳，养心健脾，益肺护肾，柔肝和胃。该方顾护先后天之本，并强调补中州为主。为气血虚弱而专设，可以滋培固本。用本方加清热利湿药，标本兼治，疗效之好，令人称奇。

第十二节 妇科病类

女性在脏器方面独有女子胞，在生理上有经、带、胎、产、乳的特点，病理上多损及阴血。妇人以血为本，经水为血所化，肝为藏血之脏，司血海，主疏泄，具有储藏血液和调节血流的作用。肝脉所过之处，与冲任有密切关系，妇科疾病多为冲任损伤，而冲任损伤与肝的病变互为因果。其疾病与衰老产生也多与此有关，故叶天士有"女子以肝为先天"的论点。

中医药治疗妇科疾病的特色与优势主要是调经、种子、安胎、产后调治、治疗带下及养生保健，对于月经不调和功能失调性子宫出血、痛经、经前期紧张综合征、多囊卵巢综合征、围绝经期综合征、盆腔炎、阴道炎、妊娠剧吐、先兆流产和反复流产、产后恶露不绝、产后身痛、产后体虚、产后缺乳及不孕症等疾病的治疗有独特的疗效，对于一些妇科恶性肿瘤的术后、化疗或放疗后的患者配合中医药治疗能够提高机体免疫力和耐受力，降低化疗药物或放疗的毒、副作用，提高生活质量或恢复健康。

方师秉承叶氏学术思想，在妇科病治疗上形成以下特点：①重视调肝，重视肝对妇女经血的作用；②重视脾肾，临床治疗多以温补为主；③重视七情对妇产科疾病的影响。

一、月经不调

案例1　两和肝脾益气活血治不孕

某某某，女，27岁，2003年3月17日初诊。

患者月经不调8年。3年未孕，求治。现病史：患者已婚3年，未孕，月经周期不准，痛经，月经间隔3～5个月一行。月经初潮年龄为14岁，经期5～7天，末次月经日期：2003年1月6日。患者形体瘦弱、面色不华，纳便调、睡眠可，月经量可、经血红，有少量血块，舌洁，脉平。

辨证分析：患者形体瘦弱、面色无华，为脾虚、气虚血瘀之象。脾为后天之本，脾虚气机不畅，气血不和，脏器失华，督、带两脉失充，女子胞失养，故月经周期不准，不能如期受孕。病位在心、肝、脾，病属虚实夹杂。证属肝脾不和，气虚血瘀。西医诊断：不孕症。治法：两和肝脾，益气活血。处方：

和肝汤加泽兰叶10g，坤草10g，丹参5g，川芎6g，怀牛膝6g。7剂，水煎服，每日1剂。

二诊：2003年4月7日，月经来潮，末次月经日期：2003年3月27日。经期7天，量中等，色鲜红，现已净3天。舌洁，脉平。处方：前方加炒谷芽15g，焦神曲6g。10剂，水煎服，服2天停1天。

按语　月经的产生是脏腑经络气血作用于女子胞的结果。月经的产生与调节与心、肝、脾三脏，督、带二脉及全身气血盛衰密切相关，心主血其充在血脉，“胞脉者属心而络于胞中”(《素问·评热病论》)，心血盛，心气下通于胞脉，则经血能如期而至；肝藏血，主疏泄，有贮藏和调节血液的能力。女子以肝为先天，脾胃为后天，气血生化之源，脾统血，脾气旺盛则化源充足，血循常道。督脉起于胞中，贯脊属肾，有总督全身阳经的作用。任脉有主持全身阴经的作用，带脉绕身一周，其作用主要约束冲、任、督脉及十二经脉，使经脉气血的循环保持常度。

和肝汤两和肝脾，调气和血。在逍遥散方的基础上加党参、苏梗、香附、大枣疏肝健脾、调和气血。党参甘平，归脾、肺经，补中益气养血生津，为补药中要药，苏梗降气健脾，宽胸膈，香附行气解郁可调经，大枣健脾养胃，加上泽兰叶、川芎、坤草、丹参、怀牛膝均为活血养血之品。只有血液运行于脉中，环周不休，运行不息，方可供给各脏腑组织的需要。曾询问方师活血为何不用桃仁，红花之品，答因其无大瘀而已。二诊时，月经已至，加健脾益气之药，以增强调补后天之力，气血充盈，才有孕育的基础。

案例2　补肾疏肝治月经不调

王某某，女，37岁，2006年1月5日初诊。

患者无明显诱因月经3个月未至，末次月经日期：2005年10月15日。在酒仙桥医院做妇科B超：(−)，透环：(−)。平素月经经期4～5天，周期27天，量中。现性交后出血，腰痛，腹胀，纳可，大便干，3～4日一行。察其：舌洁，脉缓。

辨证分析：该患者月经不调因肝失疏泄而发，肝主疏泄，若肝气郁结，气机不利，则腹胀；影响冲任，可造成月经不调。中医诊断：经闭；冲任失调。西医诊断：月经失调。治法：补肾疏肝。处方：和肝汤加减。

党参12g，茯苓12g，白术12g，大枣4个，炙甘草6g，当归10g，苏梗6g，薄荷3g(后下），柴胡5g，香附6g，益母草10g，丹参5g，熟地黄10g，山萸肉10g，川芎5g，泽兰叶10g，炒山药10g。7剂，水煎服，每日1剂。

复诊：服药7剂，腹胀好转，腰痛，大便2～3日一行。舌洁，脉缓。前方有效，效不更方，继续和肝活血通经。前方加王不留行10g，茜草6g。7剂，水煎服，每日1剂，服1天停1天。

三诊：服前药7剂，月经至，大便调，腰痛，情绪不佳。舌洁，脉缓。治法：两和肝脾，补肾疏肝。方拟滋补汤化裁。

党参12g，茯苓12g，白术10g，炙甘草6g，熟地黄15g，白芍10g，当归10g，肉桂3g，木香5g，大枣4个，生黄芪10g，赤芍6g，牡丹皮10g，茜草6g，丹参5g，坤草10g，怀牛膝6g。12剂，水煎服，每日1剂，服2天停1天。

按语 该患者之月经不调，因肝失疏泄而发，故初诊用和肝汤加熟地黄、炒山药、山萸肉补肾；坤草、丹参、泽兰叶疏肝理气、活血调经。二诊加王不留行、茜草加强活血通经之力，则药后经至。方师治疗月经病，月经前以疏肝为主，月经后以补肾为主，故三诊用滋补汤化裁，阴阳双补，气血两资。方师调经喜用丹参，"一味丹参饮，功同四物汤"。丹参归心经，补性不大，质轻，一般用量为5～6g，养心神，活瘀调经。此案用丹参，亦见其疗效。方师妇科常用的活血药：丹参、坤草，言其力量较平和；重者也用桃仁、红花，方师认为桃红对于心血管疾患作用不大，偏重于妇科活血。

二、盆 腔 炎

案例　行气活血止痛治盆腔炎

李某某，女，33岁，2003年10月16日初诊。

腰痛、小腹胀1个月。现病史：全身酸痛3年，2002年曾患急性盆腔炎，治疗痊愈。近1个月来腰痛、腰酸，小腹胀，月经期明显加重，故前来中医求治。四诊：面色萎黄，小腹胀痛，有下坠感，腰酸痛、月经可，纳便调，喜呃逆，脉弦平，舌洁。

辨证分析：盆腔炎是指子宫输卵管和盆腔组织的炎症。急性盆腔炎以发热，下腹疼痛，腰骶酸痛，月经不调或痛经等症状为主。妇科检查：子宫有压痛，活动度差，两侧附件（输卵管与卵巢）增厚，或可触及包块。患者曾患急性盆腔炎，经过治疗，炎症得到控制，但未能彻底治愈，故病情反复发作，月经期症状加重。本病例病位在肝脾、女子胞，病证属实。辨证属气滞血瘀。西医诊断：盆腔炎。治法：行气活血止痛。处方：

和肝汤加木香5g，台乌药10g，陈皮6g。10剂，水煎服，隔日1剂。

二诊：2003年11月6日，患者药后，症状大减，腰腹胀痛基本消失，周身不适，咽炎发作，二便调，舌洁，脉弦平。处方：

前方加陈皮10g，焦神曲6g。10剂，水煎服，服2天停1天。

按语 患者以腰痛，小腹胀痛为主诉，采用和肝汤加味温经散寒、理气活血。因肝主疏泄，以调和气血为主，遂加木香。木香辛，苦，温，归肝、脾、胃、大肠经，有行气止痛，健脾和胃之功。台乌药，辛，温，归脾、肺、膀胱、肾经，功效行气止痛，温肾散寒；配以陈皮味苦辛，性温，归肺、脾经，功效理气健脾祛湿化痰。因患者服药后，腰痛、小腹胀痛症状大减，局部病情好转；患者感觉全身不适，咽喉不利，原有慢性咽炎复发，二诊在原有药中加入焦神曲6g，意为加大健脾和胃，益气之作用，不用清热解毒的药物，恐其伤其正也。和肝汤中有苏梗，与焦神曲二药配伍，益气健脾，提高机体抵抗力。现代医学的研究，神曲里含有的淀粉酶、酵母菌、挥发油、苷类及B族维生素等成分能促进胃液分泌，增加胃肠蠕动，提高消化能力，还可对胃肠道的致病菌有不同程度的抑制作用，部分药还对葡萄球菌、肺炎球菌等有抑制作用。

三、宫 颈 炎

案例　调和肝脾祛湿止痛治宫颈炎

王某某，女，69岁，2004年4月5日初诊。

患者腹痛，小腹下坠感，伴有口腔溃疡，加重1个月。现病史：患者患有慢性糜烂性宫颈炎，小腹下坠感、疼痛。已做子宫内膜息肉切除术后月余，腰疼，口腔溃疡，反复不愈。舌心烧灼感、麻木，饮食无味。四诊合参：患者一般情况好，口腔多处溃疡，舌质稍红，脉平缓。实验室检查：血常规：淋巴细胞百分比46%，中性粒细胞百分比54%。心电图：ST-T改变。

辨证分析：患者证属肝脾不和，湿滞邪留。治法：调和肝脾，祛湿止痛。处方：

和肝汤加麦冬10g，熟地黄15g，生薏米20g。14剂，水煎服，隔日1剂。

二诊：2004年4月19日，服药后，无新的不适主诉，口腔溃疡有好转，但未完全消失。乏力，脉弦平，舌洁。患者内膜息肉病理报告：非典型性鳞状上皮细胞增生。处方：

和肝汤加麦冬10g，熟地黄15g，生薏米20g，玉竹10g，石斛6g。8剂，水煎服，隔日1剂。患者气阴不足，用玉竹、石斛增大补气养阴之力。

三诊：2004年5月31日，患者自诉足心凉，右少腹痛，乏力，口腔现仅有一块溃疡未愈合，脉弦平，舌洁。证属：气血两亏，湿热内蕴。治法：益气养血，祛湿清热。处方：

滋补汤加枸杞子10g，麦冬10g，白花蛇舌草15g，车前子10g，小蓟10g，黑芝麻15g。14剂，水煎服，隔日1剂。

按语　患者有慢性糜烂性宫颈炎史，长期小腹下坠疼痛。腰酸，“痛则不通”，患者年事已高，69岁，“阴气自半也”，长期慢性疾病，造成阴血不足，阴虚血亏，腰疼缠绵，“脾为后天之本，气血生化之源”。血亏既有疾病劳损之因，亦有脾虚生化不足之意，故属虚实夹杂之证，病位在中下焦，涉及肝、脾、肾。患者前两次治疗效果缓慢。修改辨证后，用益气养阴，祛湿清热之剂来调补气血，通络止痛，攻补兼施。

结 束 语

中医中药治疗妇科病以整体观、辨证观为指导，根据疾病不同的证候、个体的体质、不同的时令、环境及七情变化等进行辨证施治，根据不同的疾病、不同的证型选用滋肾补肾、疏肝养肝、健脾和胃、调理气血、活血化瘀，软坚散结、清热解毒等治疗方法，全面调节机体脏腑功能，使气血流通，脏腑功能协调，达到治疗疾病的目的。有着源远流长、独特理论体系和临床疗效的中医药，已成为预防、治疗诸多妇科疾病的重要手段之一。

第二章　医　　话

第一节　论　医　理

一、浅议学习中医

今日诊余，方师教导，中医不是一个单纯的自然学科，其与古代文学，尤其是与哲学关系密切，如阴阳五行，五运六气，非知识广博，而难明其真理。

纵观古今一切自然学领域，很少有一门学科像中医学这样与文字关系那么密切。“医家奥旨，非儒不能明。”孙思邈在《备急千金要方》中指出：“不读庄老，不能任真体运，则吉凶拘忌，触涂而生。至于五行休王，七曜天文，并须探赜，若能具而学之，则于医道无所滞碍，尽善尽美者矣。”《外科正宗》亦指出：“先知儒理，然后方知医理。”方师家学渊源，又习文出身，喜爱阅读文学作品，文学功底深厚，对他成为医学大家帮助甚大。

学习中医，一定要博览群书，尤其是古代文献典籍。这些典籍成书年代愈远，语言文字就愈艰涩难懂，“其文简，其意博，其理奥，其趣深”。像《内经》《难经》成书年代早，而且将古代文字、政治、天文、地理知识均包括在内，只有了解当时的政治、文化等背景，才能理解其原义。中医学与哲学关系密切，与《易经》有些东西是密不可分的。如果缺少文学基础知识，不了解关于古代政治、天文、地理等有关书籍的内容，就不能掌握中医学理论的精髓，只能安于医匠，而成为不了医学大家。方师自幼饱读医书，不仅读，一些经典医籍更是倒背如流，诸如《内经》《伤寒论》《汤头歌诀》《药性赋》……，奠定了扎实的中医学基础。方师以“学然后知不足，度然后知长短”为座右铭，至今仍卷不离手，时时温故知新。

方师除了具有深厚的文学功底，博览群书，精研医典以外，还强调中医学是一门实践医学，有理论，但处方用药还需多实践。“多诊实脉，博采众方”。多见病种（多看病人），理论与实践相结合。在实践中印证理论，升华理论，发扬理论，这样中医才能步入一个继承、实践、发扬的良性循环，在继承、实践、发扬中不断进步。

二、阴阳自和者，必自愈

“阴阳自和者，必自愈”是《伤寒论》太阳篇第58条条文，原文中说：“凡病，若发汗，若吐，若下，若亡血，亡津液，阴阳自和者，必自愈。”也就是说一切疾病，不管是发汗，吐下，失血，亡津液等，最后疾病的转归是痊愈还是预后不良，都要看阴阳是否能够重新取得平衡。如果经过扶正祛邪、祛邪扶正，或扶正祛邪并举等治疗措施，从而达到阴平阳秘之目标，也就是阴阳重新达到平衡，疾病就会向好的方向发展——疾病痊愈，如果患者正气不足，不能胜邪，或邪气太盛，而正气不复，就会使疾病向预后不良，甚至死亡的方向发展。

在自然界中，阴阳是对立而又统一的一对矛盾的统一体。在祖国医学中阴阳学说又占有非常重要的位置。对于这两方面的重要性早在《内经》中就有精辟的论述。如：“阴阳者，天地之道也，万物之纲纪，变化之父母，生杀之本始，神明之府也。”又说：“凡阴阳之要，阳密乃固，两者不和，若春无秋，若冬无夏；因而和之，是谓圣度。故阳强不能密，阴气乃绝；阴平阳秘，精神乃治，阴阳离决，精气乃绝。”《医学启源·内经主治备药》中也说：“一阴一阳之谓道，偏阴偏阳之谓疾。”可见保持阴阳平衡的至关重要性，那么要治愈疾病就必须找出使阴阳平衡的有效方法。仲景所言的“阴阳自和者，必自愈”是指导原则；保胃气，存津液就是所预期达到阴阳平衡的有效方法和具体措施。方师通过几十年的临床实践，认识到所有疾病在其衍化过程中，一定要注意顾护正气，尤其是大病之后，必固脾胃这一后天之本的观点，正是预达阴阳自和的可靠保证。方师这一行之有效的好方法给了我们很大的启发和教育，将这一观点应用于临床，取得了很好的医疗效果。现举病案两则说明之。

验案一　兰某某，男，73岁。因肺炎住院。由于在院期间应用了大量抗生素，而出现了菌群失调，继而霉菌感染，后又见高热，合并有消化道出血，病情危重。方师会诊时发现患者体质极度虚弱，面色㿠白无华，不断吸氧，四肢浮肿，脉虚细数，舌质淡嫩，舌中心少苔。方师诊视后认为是气虚血脱之候。即用了人参，黄芪，白术，甘草等健脾益气之剂，使患者转危为安。方师在对此病案患者四肢浮肿分析时说，治疗浮肿的主要方法有发汗、利小便。《金匮要略·痰饮咳嗽病脉证并治》中曾说：“病溢饮者，当发其汗，大青龙汤主之；小青龙汤亦主之。”这段条文所讲的溢饮是由于水气流于四肢，当汗出而不汗出。治法上应当采用发汗的方法。水饮有表里、上下之分。在里在下者可利水，在上在表者可以发汗。溢饮是水饮在表在外，当汗不汗所致，因此用大、小青龙汤汗解。本病案中所现四肢浮肿，能用发汗的治法吗？不能用，因为本病案的四肢浮肿，是气虚所致，脾气不足，心气大虚。气虚之极，气脱亦可以血脱。有形之血不能速生，无形之气所当急固，此病案是血随气脱所致。因此方师本着固元之中求止血，选用参、芪之类方药而奏效，病人转危为安。这也正是扶正气以达阴阳自和之目的。

验案二　李某某，女，60岁。曾因亚急性白血病多次住院。本次因患细菌性痢疾入院。经治疗好转。住院期间，因体质虚弱，复感风寒而发高热，体温最高达40℃，咳嗽黄痰，胸痛，经拍胸片后诊为肺炎，心率达到120次/分，下肢浮肿。西医考虑有心功能不全，病情危重，急请方师会诊。诊视后认为是本虚标实之证，应取标本兼顾，扶正祛邪的方法，应用固本之人参与清解之银翘之剂，经三次调治，病人体温下降，心衰纠正，病情平稳。方师说：“实人病表发其汗，虚人病表建其中。”此患者的扶正祛邪也是恢复阴阳之平衡，以达到阴阳自和的目的。

方师说上述所论扶助正气及扶正祛邪的治疗方法，都是为了达到使阴阳恢复平衡，阴阳自和的最终目的。以上两则病案只是反映了一个侧面，亦同样是达其阴阳自和。在《伤寒论》中“阴阳自和者，必自愈”虽是短短的一条条文，但这是原则性的，带有普遍的指导意义，它是对所有疾病治疗原则的高度概括。方师反复强调，学习《伤寒论》掌握基本精神，深刻领会其实质，对指导我们的临床实践更有其重要意义。

三、论“必先岁气，勿伐天和”

始跟师学习，正值夏日之时，受暑热、暑湿所袭而患病前来求诊者不乏人在。如暑热伤中所致的脘腑胀满；暑热耗损元气之眩晕乏力多汗；暑湿阻遏气机，升降失调致恶心、呕吐、泄泻；暑热伤肺所致咳嗽；暑湿伤于肌表所表现的多种皮疹等。方师在临证时，根据具体病人具体情况遣方用药：伤暑表现以气滞为主者，选藿香正气为主方化裁，化湿和中理气；暑伤元气者选清暑益气汤化裁，以生脉饮为其中之主架结构，扶正祛暑；穿插运用的还有清热降逆和中之竹皮大丸、益气养阴止嗽之紫菀汤、气血双补的八珍汤等诸多方剂。师言：临床诊病用药要注意“必先岁气，勿伐天和”。意要因人因时因地制宜，一年二十四节气，各有其特点，如春风，夏热，长夏湿，秋燥，冬寒，所致病亦带有各季节的特点，要重视要把握住这些特点，治疗才能得心应手，如暑季的特点：一是暑为阳邪，升散开泄，伤津耗液；二是暑多夹湿，湿则黏滞易阻遏气机。故暑季要根据这些特点注意清热、化湿、理气、补气养阴的应用。如方师在暑湿季节经常应用的药味有藿香、佩兰、菖蒲、郁金、滑石、通草、苍术、白芷、厚朴、太子参、麦冬、石斛等。这就给学生提出要掌握这个“天人相应”的整体观念，把握各个阶段的气候和用药特点，更深一层就是要根据这个思路掌握疾病发生发展的规律，从而使理论与实践得到升华。

四、论中西医的关系

中西医关系历来有很多不同认识。其中有学术关系、人情行为关系等不同的看法。方师认为不能把中医和西医学术对立起来看，更不能把人情行为形成区域的界线。继承发扬祖国医学的目的是古为今用，洋为中用。学习现代医学知识就是洋为中用，不能形成两个相互抵触的堡垒，互相攻击。作为一名现代中医，也可拿起听筒，充分利用现代科学工具，采用各种现代检测手段以明确诊断。更好地发挥中医治病求本，经验实践与理论相互结合的本质作用。方师认为中西医学应相辅相成，实践中不要排斥中西医同治，不要各走极端。应提倡中西医并举，取长补短，殊途同归。

方师认为在处理好中西医关系的同时，中医自身也还有许多亟待解决的问题和需要完善的地方。例如目前对于单病种的研究，就不要忽略“异病同治”相应的指导，也应加强“同病异治”，病治结合。另外，中医病历的书写格式，还需要进一步探讨。回顾古典医籍，不乏像叶天士《临证指南医案》的名作，以药测病，以病测证，也可达到学习的目的。也有所记载的病历连篇累牍，烦琐复杂。机械的填表式的病历，往往起不到病历的作用。中医病历要切合实际，以实用为主。反映出辨证论治、辨病论治的学术思想。

五、论《伤寒论》的学习

张仲景所著《伤寒论》的学术理论源于古医经家，其治法方药具有较高的理论和临床价值。方师认为《内经》虽然奠定了中医的理论基础，但在临床辨证治疗方面存在着不足。仲景以前有法无方，仲景以后方药具备。但随着历史的变迁，后世有很多发展。《伤寒论》则把理法方药统为一体，所创立的六经辨证大法与辨证论治的理论体系，具有划时代的意义，为后世医家所公认并遵从至今。被称为“医门之准绳，治病之宗本”。虽然前人有“《伤寒》

论外感，《金匮》治杂病”之说，但我们不能把《伤寒论》单纯看作只是为伤寒杂病而设，正如清代柯韵伯所说：“原夫仲景之六经，为百病立法，不专为伤寒一科，伤寒杂病，治无二理，咸归六经之节制，六经各有伤寒，非伤寒中独有六经也。”由此可见，《伤寒论》是中医临床治疗学的基础，其113方、397条构成了一部中医内科辨证论治的系统治疗大法。条条有成文，条条没重复，每字每句都有不同的意义。以此来指导临床实践，多数应验不爽。

有人说中医只辨证，不辨病。方师以为这是不对的。中医不仅辨证，还要辨病。例如我们在治疗肺炎、肝炎等某一类疾病时，就不能脱离开辨病论治。《金匮要略》所论之病均为病证的结合。张仲景在《金匮要略·脏腑经络先后病脉证》第2条中，早已谈到既要认证又要认病的重要性。“夫人禀五常，因风气而生长，风气虽能生万物，亦能害万物，如水能浮舟，亦能覆舟。”可见仲景是据六经分病，以八纲辨证、脏腑辨证，数者密切结合，得出主要病机，随机定治选方，因而既不同于专病专方，也不同于一证一方。这正是需要我们深入学习、深刻领会的。

基于以上分析，方师认为张仲景《伤寒论》是我们后人学习中医基础的必读经典。作为基本功，就要熟记熟背原文、深入理解原文意义。另外方师坚决反对以选读的方式学习这本著作。认为选读很容易断章取义，而不能看到其本来面目，容易“崇饰其末，忽弃其本”，达不到学习效果。

方师从医60余年，从未间断对《伤寒》《金匮》的学习和研究。他的体会是只有在深刻领会仲景学术的基础上，才能融会贯通，灵活运用，才能对经方学以致用、有所创新。不可执于一方一药拘泥不变，所谓师其法而不泥其方。如《金匮要略》中治疗“虚劳虚烦不得眠”用酸枣仁汤，方师又从竹皮大丸方中选出竹茹、白薇两药加入，或以酸枣仁汤与竹皮大丸合方加减，治疗阴虚烦躁失眠证，临床取得了良好疗效。

六、关于辨证论治

方师在临床治疗中提倡辨证论治。他认为治疗疾病时应该定位、定性、定量进行诊治。证是由四诊所得到资料总结而来，是症情反应形成的证据，即可作为诊断依据。证有定，而脉无定。证定型，脉定体。有表证见里脉，如太少两感，脉沉，麻附辛汤主之，不能用麻黄汤解表。重症承气汤可见沉迟脉。如高热患者（体温＞39℃），热深厥深，末梢循环不好，阳气不达表，脉不快，反而又细又沉。说明脉无定体。关于四诊中的舌象、脉象，方师认为临床不能漏舌脉，也不能把它作为绝对值。舌脉的应用要有取舍。有人病脉（舌）不病，有脉（舌）病人不病。根据四诊，或舍证从脉，或舍脉从证，或脉证同取。脉证相应，大部分预后好。不相应，愈后难。比如腰腿痛病人的舌脉就不能作为辨证依据，应该舍弃。《伤寒论》中小柴胡汤四主症（往来寒热，胸胁苦满，嘿嘿不欲饮食，心烦喜呕）没提脉象，小柴胡汤证可见浮细脉、弦细脉（少阳本病）、沉紧脉（阳微结症）。“伤寒中风，有柴胡证，但见一证便是，不必悉具。”症情与实际情况不脱节，证辨得合适即可用。桂枝汤证中，“太阳中风，阳浮而阴弱，阳浮者，热自发，阴弱者，汗自出，啬啬恶寒，淅淅恶风，翕翕发热，鼻鸣干呕者，桂枝汤主之。”这里描述的所有的症状一个病人不可能都得。主证定，即投药。桂枝汤可衍化为多种形式，配黄芪，为小建中汤；桂枝加量为桂枝新加汤，用于产后调和营卫。

方师特别强调指出，辨证论治与辨证施治是有不同的。辨证论治中的“论”有讨论、除外之意。疑似、除外为论治，如《伤寒论》中“可与小建中汤”“宜桂枝汤”等，均为有讨论之处，有伸缩的余地。而辨证施治中的“施”，是指有是证，则用是药。如“桂枝汤主之"，其中"主之"即为施治，看准了用药。

方师正是把这种辨证论治的思想灵活地运用于临床，才取得了良好的疗效。这也是我们后辈要深刻领会、继承发扬的精髓。

七、辨证为本，病证结合

方师认为中医要辨证，也要辨病。此病非国际疾病分类标准编码-10（ICD-10）所谓西医诊断。《金匮要略》所论之病均为病证的结合，是论述辨病的专著。张仲景在《金匮要略·脏腑经络先后病脉证》第2条中，早已谈到既要认证又要认病的重要性。"夫人禀五常，因风气而生长，风气虽能生万物，亦能害万物，如水能浮舟，亦能覆舟……。千般疢难，不越三条，……以此详之，病由都尽。"可见仲景是根据六经分病，以八纲辨证、脏腑辨证等，数者密切结合，得出主要病机，随机定治选方，因而既不同于专病专方，也不同于一证一方。方师是这样说也是这样做的。如西医诊断冠心病、心肌供血不足（通过心电图等进行诊断），除采用活血化瘀法，还根据当时不同的证，采用益气、理气、豁痰、温阳等不同治法，做到辨证与辨病相结合。再如，西医诊断扩张型心肌病的患者，方师辨证从肝论治，采用黑逍遥散治疗，取得很好的疗效。

方师应诊注重中医的"证"，辨证施治。但绝不排斥西医的病，结合西医诊断，也就是"病"，取长补短，相得益彰。"证"和"病"是中医和西医两个不同医疗体系对疾病过程的认识。辨证和辨病相结合，并不是按照西医的诊断应用中药，而是立足于中医的理论，发挥中医整体观念和辨证论治的优点，吸收现代医学对病因、病理的认识和科学的现代检查方法，帮助我们认识病机，观察疾病进退和疗效。把疾病全过程的统一性和各阶段的证的特殊性结合起来，既考虑到病的各阶段证的变化，在辨证的同时，又不忽视病的本质。

在处理中西医关系的问题上，方师认为不能把中医和西医学术对立起来看，更不能把人情行为形成区域的界线。继承发扬祖国医学的目的是古为今用；学习现代医学知识是洋为中用，不能形成两个相互抵触的堡垒，互相攻击。方师运用西医查体及检查手段也驾轻就熟。作为一名全国知名中医专家，方师对新的检查方法，欣喜并谦虚下问，很快便运用自如。方师在四诊合参的基础上，遇有疑问，必建议患者进一步检查，如CT、MRI等，往往有很高的确诊率。利用现代科学工具，采用各种现代检测手段明确诊断，再发挥中医治病求本，实践经验与理论相互结合的优势，实为人类战胜疾病的有力武器。方师认为中医自身也还有许多亟待解决和完善的地方。例如目前对于单病种的研究，应加强"同病异治"，病证结合。切不要忽略了"异病同治"相应的指导原则。提倡中西医并举，取长补短，殊途同归。

八、辨证论治为主，并取西医之长

中西医各有不同的理论与思想体系，二者可以互补与结合，但绝不是中西凑合。在临床实践中，方师常教导说，在临床遣方时，必须遵照中医辨证论治的原则，不要单凭西医诊断就遣方用药，如果仅仅根据西医诊断为胰腺炎，就给大剂量的清热解毒药服用，而不论体质好坏，不辨阴阳虚实，结果体质虚弱者服用后，胰腺炎不仅没好，脾胃还会不运；再如西医诊为肝炎就治肝，就用茵陈蒿汤；血红蛋白低就补血，用方四物汤等，这样临证遣方用药，其结果将是适得其反。方师认为西医诊断可以参考但不能被框住，必须根据中医理论进行辨证论治，现代医学检查手段中医可以利用，配合四诊合参，有利于中医诊断；但不能唯检查论，完全丢弃了辨证论治。中医、西医对疾病的认识、归类、诊断、治疗各有自己的观点，不顾客观实际，生搬硬套地"对号入座"是对中西医学的亵渎，不但治不好病，还会延误病情。

九、论寒温与六淫致病

寒温历史上争扰不休，无论是学术理论的争鸣不止，以致形成流派，还是方剂用药都纷纷有记述。如经方派、时方派、温补派（温热派）、寒凉派，都有学术代表。临证用药，固守一派的门户之见，往往对治疗有影响，给患者带来损失。如用麻黄、桂枝、葛根治时令麻疹，或过用清凉造成苦寒败胃，正衰邪盛，以致患者不救，都是有教训的。

寒温之争，前代历史就有争议。例如《内经》云："今夫热病者，皆伤寒之类也"；"人之伤于寒也，皆为病热"；"寒郁则生热"。时称这些为广义伤寒。《难经・五十八难》云："伤寒有五，有中风，有伤寒，有湿温，有热病，有温病，其所苦各有不同。"还说，湿温之病，留在诸经。总而言之，潜伏期长，恢复期慢。

狭义伤寒：张仲景云：伤寒有三，伤寒，中风，温病。在流传中，后人把风温解为坏病，误发伤寒，身灼热为风温。因而病名杂乱，后世又有调和的方案，言这些病都是由外感风寒暑热燥火而来，统一认识为"外感病"，六气伤人。

清代有叶天士、王孟英、吴鞠通、薛生白温热四家。叶天士的《临证指南医案》等，民国俞根初的《通俗伤寒论》，以及何廉臣补注都谈及外感时疫。总的看来，寒热之争，各家学说纷纭，应该辨证分析，辨证论治，不可拘泥，要取长补短。

伤寒有伤寒传经之重，温病有温邪上受，首先犯肺的传变，都是以病情急，变化快，因受邪不同，而有所分别，各个提出治法。而现在的时令病，却有出入。如现在的外感病叫感冒，虽有风寒、风热之分，但从伤寒、温病内科病角度看又有所不同，各家学说：感冒是冒风、冒寒。气候转变会令人发病，与伤寒、温病不同。感冒特点：①不传经。②没有死症。之所以重视感冒，是因为感冒有并发症，如发生肺炎、肾炎、浮肿等。因为瘟疫时邪在早期都被诊为感冒，都有"太阳病，脉浮，头项强痛而恶寒"，甚至肝炎、痢疾、肠炎都有误诊为感冒。因而临床诊断应慎重。③感冒不治自愈。一有传变，就不是感冒。人参败毒散、银翘散、九味羌活汤、葱豉汤，以及生姜三片都治疗感冒。以此为主论治风寒暑湿燥火的有《时病论》（清・雷丰），是以四时气候特点编著的，"春伤于风，……夏伤于暑，……"，此书药少力专，效验可靠。

总之，是要辨证分析，辨证论治，分析各家学说。

如何掌握伤寒学说，《伤寒论》的重点是以六经辨证来叙述症情。全书共有87味药，113个方，是学中医必读之书。

六经辨证的来源：经是按界域、系统来讲的。共有六种症情。如太阳经、阳明经等。《伤寒论》中谈到的是太阳病、阳明病，没有谈到经病。六经辨证的含义，从现在理解体会六经作为界线讲可以。有一分恶寒，就有一分表证；有一分表证就不能用下法。其含义至今，议论纷纷。我认为六经辨证可以作为概念，不能作为定义，作为统一的名称，辨证分类都可以，但是实质没有，没有人能谈出来。

六经的来路：是脏腑经络气血的总概括，所以叫六经。分手三阴、手三阳、足三阴、足三阳，是人体内部器官的总概括，脏为阴，腑为阳。十二经代表脏腑的内容，如病到厥阴为肾病，病到少阴为心病，因此六经概括了脏腑经络气血。

伤寒六经是由表及里，横向划分，症情演变的辨证纲领。而温病学说鞠通先生讲的特点是：上焦不治传中焦，中焦不治传下焦，病证为下焦阴亏，最后为恶液质，祛邪用青蒿鳖甲汤，扶正用大定风珠、三甲复脉汤。温热学说是对临证急性病的传变的理论，是纵向传变。

伤寒与温病并不是相互激烈的争执，而是病机演变的过程，由表及里，由上及下。随着历史时代的变革，产生了许多治法处方。如治上焦如羽，治中焦如衡，治下焦如权。至于气血阴阳是所谓质的联系。“在卫汗之可也，到气才可清气，入营犹可透热转气。”在人体的变化中，结合六经三焦，具体的器官而构成一个总原则，在卫为太阳病，在气为阳明病，在里为营血。又有邪实血分证，正虚血分证的区分。从质的联系观又构成了一个特定的体系。卫即是气也，营即是血也；气为阳，血为阴，仍是阴阳辨证。统一起来看，六经辨证学说、三焦辨证学说、卫气营血辨证学说，只可以丰富辨证体系，而不是取而代之。辨证论治、随证治疗是中医论治的特点，相得益彰，构成了外感病总的学说。将来是否能够再有新的内容，如何推广科学技术，应用于前代的学术观点，有什么样的发展，以待未来。目前看来，自清代以后论点没有更新的发展。

六淫致病：“天有四时五行，以生寒暑燥湿风，人有五脏化五气，以生喜怒悲忧恐。”正常情况下一年四季有风寒暑湿燥火，不病时称“六气”，发病时称“六淫”。与之平衡的是阴阳的动荡推进生命的前进。《内经》中“天元纪大论”“脏气法时论”，以及运气学说各篇都有进一步的讨论。风寒暑湿燥火作为季节气候，发病特点仍有一个规律，如节气演变与机体的盛衰有一定关系。如脾主湿，喜燥恶湿；胃主燥、心主火、肾主水、肝主风、肺主津，均喜湿恶燥。各脏腑器官相互调和时，叫“冲和之气”，为之和平。天有四时五行，以生长化收藏，一有乖偏，邪之所凑，其气必虚，令人发病。发病之由不外三因，《金匮要略》云：“一者经络受邪，入脏腑，为内所因。二者四肢九窍，血脉相传，壅塞不通，为外皮肤所中。三者房室、金刃、虫兽所伤，为不内外因。”此书中没有谈到六气，六气相应，无不化生，化生之机，表里出入，升降上下，清气上升，浊气下降。病机失调，则清气不升，浊气不降，叫“清阳实四肢，浊阴归六腑，清阳发四肢，浊阴走五脏”。联系脏腑之机，为三焦学说，三焦有形无质，不成一腑，实沟通五脏六腑之间的功能。上焦心肺为宗气，中焦脾胃为谷气，下焦肝肾为精气。以上是把仲景学说和寒温的体系作为学术原理的沟通，寒与温相互结合，取长补短。

十、论“阳微结”与“纯阴结”

什么是阳微结？阳微结是本论的一个病证名称，它是适用小柴胡汤和解少阳法医治的一种大便秘结证，是由邪郁少阳以致大便硬秘的一种疾患。

什么是纯阴结？纯阴结是少阴阳虚，肠胃气血凝滞，不能滋濡肠道，以致大便硬秘的一种阴寒疾患。

少阳郁遏，为什么能大便秘结呢？因为少阳属三焦，三焦是少阳之腑，是行水行气之通路。三焦气机不利，不能正常敷布津液，则胃肠的津液不足；更由于少阳正气被郁，郁而生热于内，也可消耗津液（但耗伤得不重），基于这两方面的原因，发生了“大便秘结”之患。因为热郁的还不重，只是“大便硬”，所以叫“阳微结”。阳微结这一证候既反映着患者的排便情况，也说明了是阳热初郁之证。它不同于化燥伤津的阳明里实证，更不是少阴虚寒的阴结之证。

那么本条为什么就阳微结与纯阴结的问题提出辨证呢？因为阳微结证是少阳的阳气被

郁，不达于外（不是阳虚）。体表方面也有表寒证候发生，如“微恶寒，手足冷”等。这些表寒证，容易和少阴虚寒阴结证相混淆。脉象方面，阳气阻郁，气血不能畅行，所以见有沉、紧、细的脉象。但在少阴虚寒证中，气血凝涩，同样也是能见此类脉形的。此处再从里结便秘上看，不论是阴结或阳结，胃肠一经阻滞，都容易促使胃气失降，影响食欲，发生“心下满，口不欲食”的症状，临床上两者很难鉴别，因此提出两者辨证的不同之处以引起注意。

既然阳微结和纯阴结有这么多症情容易相混，我们要怎样来进行分辨呢？这就是文中提出来的要从“头汗出”这一症状的有无来区别，这是本条中辨证的中心点。因为三阳经的经脉行于头，所以阳气虽郁，然而阳气的上达还是可以的，阳气郁而蒸发于上，所以“头汗出”，从这一症情表现可以结论本患是阳微结证。阴寒证，一般是不见头汗出的，若阴寒一见头汗，是阳气大虚，虚阳上浮的亡阳之候，危之顷刻，不能持久。再从“外证”上考查，“微恶寒、手足冷”，这只是轻微的表寒现象，是阳郁不达于表所致。怎能和少阴纯寒的阴结症相比较呢？若是阴虚寒在里的时候，要比“微恶寒手足冷”症严重得多，因此才说：“假令纯阴结，不得复有外证，悉入在里”，以及“阴不得有汗”等语用来作为阳微结与纯阴结的辨证要点。

文中所谓“半在里半在外也”，“必有表，复有里也”等都是说症情的表现，由于邪阻少阳正气被郁，又有表证，又有里证而言。如微恶寒、手足冷、头汗出等，这些都是见于体表的症情；心下满、口不欲食、大便硬，这又是见于机体内部的症状，而不是又有太阳病又有阳明病的意思。实际上的病根还是由于少阳郁阻的缘故，是半表半里之患。

服柴胡汤后，若津气得和，阳气通畅，则胃肠津液得复，患者可得大便通畅后而诸症悉除。

十一、《伤寒论》中少阴经与其他五经的关系

方师对《伤寒论》中少阴经与其他五经的关系有其深刻的认识，他指出少阴经与其他五经的关系如下：

（1）少阴与太阳——从生理上是表里、脏腑关系；从病理上，实则太阳，虚则少阴。

（2）少阴与少阳——少阴为阴之始生，少阳为阳之始生，少阴心肾水火相交，上下升降的枢纽；少阳三焦腠理，表里出入之机；少阴与少阳相交（通），三焦之根（源）为命门，所以少阳病传三阴之时，可导生少阴病（参阅269条）。

（3）少阴与阳明——少阴为先天之脏，阳明胃为后天之本。“阳明者表也，五脏六腑之海也”《素问・阳明脉解》。

（4）少阴与太阴——少阴心肾相交必基中土媒介，“先天之气赖后天之气以助之，后天之气赖先天之气以滋之”互为滋助之关系。先后天不断前进论，而不是循环论。在临床上太阴为少阴受病之使。

（5）少阴与厥阴——肝肾乙癸同源，“心包者，心主之宫城也”，病到少阴看正虚，病到厥阴看邪实。少阴不治，便是厥阴；厥阴者，阴之尽也（厥阴——两阴交尽，阴之绝阳）。

十二、论少阴病治法

《伤寒论》中少阴治法25条，其中阳虚病从寒化的13条，阴虚病从热化的5条，阳郁不

达的1条，客热咽痛症4条，刺灸法2条。

少阴是心肾水火两脏，病至少阴，多由气血阴阳不足，发病虽由寒邪伤人，见证则随人体虚实寒热所化不同而异；总之，阳虚病从寒化，阴虚病从热化。

少阴病以虚为主。虚则当补，阳虚者补阳，阴虚者补阴；少阴禁用汗、吐、下，唯兼表者不禁汗，里实者不忌下，客寒在上的当吐，为少阴之变法；标本缓急，在于临证细参。

少阴寒化证共8方：

（1）少阴虚寒证，脉沉微迟弱以四逆汤为主。

（2）若阳气为阴邪所闭，下利脉微者，可用白通汤，本证亦兼虚阳格拒，白通汤服后拒药不受者，用白通加人尿、猪胆汁法（热因寒用，反佐以治）。

（3）若真寒假热，形成内真寒外假热，面色赤，身反不恶寒，脉微欲绝，急以通脉四逆法回阳挽救，重用干姜。

（4）若肾阳不振，寒水为患，四肢沉重疼痛，下利或有心悸头眩，用真武汤振肾阳，兼行寒水。

（5）若少阴阳虚，背恶寒，脉沉，症以身疼骨节疼，肢寒为主，用附子汤固本御邪。

（6）若脾肾阳虚，下利便脓血，脾气不约，不能统摄，下焦滑脱，以桃花汤温涩之。

（7）若症以吐为重，烦躁，手足逆冷，需以温降阴浊法，用吴茱萸汤治疗。

（8）若病兼发热恶寒（格阳者除外），发表温经，并兼表证的，为太少两感之致，用麻黄附子细辛汤。

以上俱是少阴寒化证的治法。

少阴热化证，为少阴变局，主证是心烦不得卧，育阴清热，泻火者，用黄连阿胶汤；若咳而呕渴，小便不利者，为阴虚，三焦水道不利，水热互结证，用猪苓汤渗利；两方俱是少阴阴虚，均可见红绛舌、细数脉，但治则用药不同。

少阴三急下证，较阳明三急下尤剧。急指腑气内结，并且真阴将枯，所以采用承气汤通腑，得下后再议滋阴培补。

少阴咽痛四方，亦是少阴热证，有兼阴虚、兼表证、客热在经、溃而生疮之不同，示人育阴清热泻火，散风寒润喉之大法而已。

四逆散一症，是少阴阳郁，既无可下之热，亦无可补之寒，为少阴和解一法。

十三、“保胃气”在治疗中的重要性

方师曾诊疗一肿瘤患者，刘某某，男，68岁，因肺癌，多发转移，住肿瘤科病房，请方师会诊。诊见纳差，烦躁，大便多日一行，咽干，少气懒言，声音嘶哑，咽干不思饮，舌质红少苔，脉细缓。方师拟诊：胃气虚弱，气阴不足。拟益气养阴，调补胃气之法。方用：滋补汤加枸杞子10g，麦冬10g，焦神曲6g，生炙黄芪各10g，炒谷芽15g，生稻芽10g，郁金6g，佩兰6g，10剂，每日1剂。二诊：诉2剂药后，胃口明显好转，食欲好，饮食量增加，精神好，大便由四五日1次，变为2日1次，并告知汤药微苦、微酸、口感特别好。

方师用药组方，极其重视脾胃情况，以及患者对药物的口感。时值暑季，自然界温度高，人体代谢快，情绪易急躁，如果急功近利，用大苦、大寒之品，既伤胃气，也留后患，轻者伤正，重者使病机逆转。方师经常告诫我们，组方用药要考虑患者口感，要重视“保胃气，存津液”。如丹参，味苦、口感不好，不宜多用；黄连味苦性寒，易伤胃，对胃口欠佳之人，不要用；当归味甘、柔、性温，有热度的患者不宜用……。

脾胃为后天之本，《内经》云：“有胃气则生，无胃气则死。”饮食是人体赖以生存的条件，而胃与脾共同完成饮食的消化与吸收，以生化气血，输布全身，营养五脏六腑，四肢百骸。对于慢性疾病重症患者，培补后天，生化气血，可达治病求本之目的。

此患者因多发癌症无法手术而住院准备化疗，但由于一般情况差，血常规不正常，白细胞低，血红蛋白低，因而迟迟不能上化疗。服用健脾益胃以生气阴的中药，使其体质有所增强，3天后，开始化疗。由于配合中药培补，使第一期化疗圆满结束，并且患者精神状态，身体情况较化疗之前，更为强壮一些。夏季的炎热，也未能影响他的饮食，使其顺利地度过夏季。

方师常言：有时疾病的真正病因不是轻易就能求得的；有的疾病深层次的病理变化不是轻易能了解得到的，辨析标本，包括对病因病理的研究，才能更好地掌握对疾病的预防、治疗。正如《素问·标本病传论》云：“谨察间甚，以意调之，间者并行，甚者独行。”方师辨治此病，首先针对胃气虚、气阴不足进行重点治疗，以点带面，以培补后天胃气，达调和气血阴阳，以平为期之目的。

十四、立法用药重视“保胃气，存津液”

方师临证治病重视保胃气，存津液。常告诫人的生命存在，是以胃气为本。方师说，胃这个脏器像个袋子，主腐熟消化，司新陈代谢。所消化之物由胃入肠。故胃气以下行为顺，脾气以上升为顺。脾升则水谷之精得以输布，胃降则水谷之糟粕得以下行。脾胃的升降，维持着人体气机升降出入运动。故脾胃合称“后天之本”。《内经》有“五脏六腑，皆禀气于胃”及“有胃气则生，无胃气则死”的记载。《伤寒论》中“凡病，若吐、若下、若亡津液，阴阳自和者，必自愈”的论述也体现了人以正气为本。邪正交争，只要正气不败，就可以扭转病情。“人病脉不病曰生”，从脉学思想体系来说，也是很重视胃气的，其表现在“缓脉”。“缓”为脉象和缓均匀，是正气不败之象（脉弦缓、脉浮缓）。“人有根本，脉有元气，故云不死”（《难经·十四难》）；“上部有脉，下部无脉，其人当吐，不吐者死”；“人之有尺，犹树之有根”，“脉有根本，人有元气，故知不死”。诊脉要重视缓脉，重视尺脉。判断预后在三部九候，识别真元时，脉学存在着一定的学理。七表八里都是脉学，实际上是脉无定体，随人而异，证有定型。

1. 脉无定体

脉浮者病在表，可用麻黄、桂枝解表。如张仲景所说发汗用麻黄汤；脉浮弱者，外证未解，可发汗，宜用桂枝汤；发汗后脉沉迟，桂枝新加汤；少阴病，始得之，反发热，脉沉差，麻黄附子细辛汤。所以辨证的应用，脉象的变化无定体。人有素质不同，结合脉无定体，因而感冒病证不都是浮脉，但要用解表药，并因人而异。辨证立法具体问题具体分析，既灵活又机智。

2. 辨证

有是证用是方，有是法用是药。证有定性是不可错的，稍有差错，就药不对证，病人受损。

《伤寒论》全书共397条。著名伤寒大家陈慎吾曾指出，《伤寒论》397条，也可作397个病人看待，也可作为一个病人看待。由太阳→阳明→少阳→太阴→少阴→厥阴→衰竭。由表及里，病情演变，“阴阳离决，精气乃绝”。病好了，是有元气。“凡病，若吐、若下、若亡津液，阴阳自和者，必自愈”，仲景此条提示了“扶正”的重要意义。《伤寒论》书中没有任何一条提示“保胃气”，但就是此条提示“若亡津液，必自愈”。胃者水谷之海，后天之本，要注意保胃气，存津液。同为表证，“实人病表发其汗，虚人病表建其中”，扶正祛邪，即立方本意。

中医治病的原理，是以脾胃为本。百病皆可以因脾胃虚而生。脾胃受损，则使百药难以施用，五脏六腑难以荣养，而诸病丛生。因此方师治病用药极为重视“保胃气，存津液”。提出“治伤寒注意存津，治温病重在养阴”“大病体虚，要重在培中”的观点。不但视养阴保津为治疗外感热病的重要原则，同时在治疗内伤杂病中也极为重视养阴存津，保胃气。指出“保胃气，存津液”是中医辨证论治的治疗大法。俗语“大病必固脾胃”。不管是什么病，只要食欲好，就能延长寿命；没有食欲，就意味着衰弱，胃气已败，胃气已竭，后天之本就不能继续，故治病的原理也就是“治胃气为本”。治病的机遇是“五味入胃，各归所喜”，辛甘发散为阳，酸苦涌泻为阴，以药之一气之偏，治人之一气之偏。保胃气，存津液，调节阴阳是一切治疗的大法。

方师临诊先辨“胃气”之有无，“有胃气则生，无胃气则死”。如患者食欲良好，二便正常，脉象从容缓和有力等，是有胃气的表现，即或有病，抵抗力强，预后良好。若患者厌食、食少、久泄、面黄、消瘦、久病出现呃逆频频，脉见无根等，均是胃气衰败的表现，预后差。其次方师选方用药注意时时处处顾护胃气。对体壮者，以祛邪为主，祛邪即是保护胃气，邪气去，胃气即可以通畅。胃气虚弱，则宜补养，后天滋生有源，中气得复，疾病才有转机。不管五脏中何脏虚，都不忘胃气为本。如中气虚弱者，常用参、芪、术、草、枣之味以补之，佐以神曲、陈皮之补而不滞；中焦虚寒，老年人体肥，运化不足者，干姜温之，佐以山药、玉竹、石斛以防刚躁之性伤胃；湿盛者以薏苡仁、茯苓、苍术以燥之，中脘气滞者，以佛手、香橼、陈皮理气不伤阴；胃阴虚有热者，以沙参、石斛、知母清之；热去而胃燥者，玄参、麦冬、玉竹润之。

总之，方师“保胃气”用药原则可归纳为：①用药量宜少，药味不宜过多。②苦寒败胃、腥腻重浊之品尽量不用，很少应用黄芩、黄连、龙胆草、夏枯草等药，而是以酒芩代黄芩，以减少其苦寒之性。③口感不好、难以下咽的药物尽量不选，如白僵蚕虽然能开音、祛风，但也因其味苦而弃用。④对于危重病、疑难病患者，从调理脾胃着手，使中气得复，邪气自去。⑤在补益剂中加入陈皮、木香等灵动之品，防其滋腻碍胃。⑥每每于方剂之中加入炒谷芽、生稻芽、焦神曲等以助运化。⑦初诊或急症，可每日一剂，一日三服或四服；复诊病势已缓或慢性病，视具体情况，服3剂停1天或服2剂停1天或隔日1剂，目的在于“缓缓胃气”，把药物对胃气的影响降到最低。

十五、胃病重升脾气保胃气

在脾胃疾病中，主要以升降失调、气升不足为病因，在临床上较多见。李东垣在《脾胃论》中指出：“胃虚元气不足，诸病所生。”在治疗脾胃病中，只有升脾气，谷气才能上升，元气才能充沛，致使五脏六腑之气调和，生机旺盛阴火自降，阴阳气血调和，气化正常。方师在治疗脾胃病时，特别注意升提脾气，如临床上常用黄芪健中汤、四君子汤、补中益气汤等方化裁用药。

在脾胃病调治过程中，方师强调用药平和，不能过于寒凉、温热、苦燥、滋腻等，才能达到保护胃气的目的。否则过于寒凉则伤其脾胃之阳，临床出现胃中冷痛；过于温热则伤及脾胃之阴，而出现胃脘及腹中灼痛；偏于苦燥则耗伤阴津，而出现口干咽燥；偏于滋腻则有碍脾胃之运化，而出现胃脘胀满胸闷；味过于甘则使中满而泛酸。方师特别注意性味的调适，只有用药平和，才能升脾气保胃气。尤其对一些年迈体弱、病久、病重的患者，临床上多采取缓补、缓清、缓泻等方法，常在方中加用大豆卷、炒谷芽、炒麦芽、生姜、大枣等药物，使胃气得以恢复，能纳食水谷则才有生机，有胃气则生，从保胃气不伤胃气着眼，只有脾气健运气机调和，疾病就能向愈。

十六、论三焦气化

三焦一词，首见于《内经》。《素问·灵兰秘典论》说："三焦者，决渎之官，水道出焉。"指出三焦为六腑之一，与心包相为表里，为水液运行之道路。但十二官当中其余在解剖上有实体存在，三焦则例外。由于《内经》中对其内涵及形态表述不清，且《难经·三十八难》又提出了"三焦有名而无形"，《难经·二十五难》曰"心主与三焦为表里，俱有名而无形"之说，致使后世医家争论不休、众说纷纭。其争论焦点在于三焦有形无形，三焦为何形，三焦的功能为何。方师认为脏腑三焦为有名、有形、有用之腑。分布广泛（皮肤、大网膜、肠系膜等），充满了组织、器官腔隙，具有沟通各脏腑器官的功能，属组织器官之间相互联系沟通的组织。《素问·金匮真言论》曰："胆、胃、大肠、小肠、膀胱、三焦六腑皆为阳。"《素问·六节藏象论》曰："脾、胃、大肠、小肠、三焦、膀胱者，仓廪之本，营之居也，名曰器，能化糟粕，转味而入出者也。"《素问·五脏别论》亦云："夫胃、大肠、小肠、三焦、膀胱，此五者天气之所生也，其气象天，故泻而不脏，此受五脏浊气，名曰传化之腑。"张仲景《金匮要略·脏腑经络先后病脉证》亦云："……病则无由入其腠理。腠者，是三焦，通会玄真（表皮毛孔）之处；理者，是皮肤、脏腑之纹理也。"由上述可知，三焦为奇恒之腑，与胃、胆、小肠、大肠、膀胱五腑一样，既是营养物质的化源之处，又为饮食糟粕传导之道，具有泻而不藏的特点，故与其他五腑共称为"传化之腑"。

方师认为六腑三焦的功能：为原气之别使，主持诸气，是原气升降之道路。《灵枢·五癃津液别》曰："三焦出气，以温肌肉，充皮肤。"《难经·三十一难》云："三焦者，气之所终始也"。《难经·三十八难》："所以腑有六者，谓三焦也。有原气之别焉，主持诸气。"《难经·六十六难》："脐下肾间动气者，人之生命也，十二经之根本也，故名曰原。三焦者，原气之别使也，主通行三气，经历五脏六腑。"指出三焦为人体原气升降出入、通达脏腑的道路。原者，始也，初也。原气，即元气，是人体最根本之气。元气根于肾，通过三焦由下而上布敷全身、通达脏腑。三焦为元气之别使，具有沟通和运行宗气、营气、卫气三气的作用。三焦功能正常，气道通畅，则气的运行通利，脏腑功能正常。正如《中藏经·论三焦虚实寒热生死逆顺脉证之法》所说："三焦者人之三元之气也，曰中清之腑，总统五脏六腑，荣卫经络，内外左右上下之气也。三焦通，则内外上下左右皆通也，其于周身灌体，和内调外，营左养右，导上宣下，莫大于此也，又称玉海水道。上焦称上管，中则为霍乱，下则曰走腐。名虽三，而归一，有其名而无实者也，好曰孤独之腑。"

我们常说上焦、中焦、下焦为部位三焦，其与六腑之三焦，名称虽一，内涵迥异。是中医学对人体腹腔脏器分部定位的特定名称。如《灵枢·营卫生会》曰："愿闻三焦之所出？岐伯答曰：上焦出于胃上口，并咽以上，贯膈而布胸中……；中焦亦并胃中，出上焦之后，此所受气者，泌糟粕，蒸津液，化其精微，上注于肺脉，乃化而为血……；下焦者，别回肠，注于膀胱而渗入焉。"指出三焦可根据其部位不同而分为上焦、中焦、下焦三部分，而其功能亦分别为各脏腑相应功能的概括。故《灵枢·营卫生会》进一步将三焦的功能分别概括为“上焦如雾”“中焦如沤”“下焦如渎”。《难经》及后世医家在《内经》认识的基础上，将上焦、中焦、下焦的分部及功能作了进一步的探索与论述。如《难经·三十一难》说：“三焦者，水谷之道路，气之所终始也。上焦者，在心下，下膈，在胃上口，主纳而不出，其治在膻中；中焦者，在胃中，不上不下，主腐熟水谷，其治在脐旁；下焦者，当膀胱上口，主分别清浊，主出而不纳，以传导也，其治在脐下一寸，故名三焦。”由此可见，部位三焦是人体三个部位的概称。此三焦与相应的脏腑相关，上焦包括心肺，中焦包括脾胃、肝胆，下焦包括肾膀胱、大小肠等。三焦的功能亦是相应部位脏腑功能的概括，即“上焦主纳”“中焦主化”“下焦主出”，或“上焦如雾”“中焦如沤”“下焦如渎”。正如方师所说：上焦属气，吐故纳新，为心肺循环；中焦属血，受气取汁，变化为赤；下焦属渎，传导水液糟粕。张仲景认为腠理与三焦是一致的，他在《金匮要略·脏腑经络先后病脉证》中说：“病则无由入其腠理，腠者是三焦通会玄真之处，理者是皮肤脏腑之纹理也。”张仲景还创立了著名的小柴胡汤，和解表里，自内达外。六腑三焦，是人体的内脏器官之一，与其他五腑一样，具有传化饮食水谷、泻而不藏的特点，皆为有形之器。其功能有二：一是通行水液，为水液运行之道路；二是主持诸气，为元气升降之道路。三焦与心包通过经脉络属构成表里关系。三焦的功能特点为“以通为用”，若三焦闭塞，则会导致气滞不通，或水行受阻，而致腹胀满闷、小便不利，或水肿等症。

三焦辨证，是清代医家吴鞠通根据温热病的传变规律总结出的辨证方法。它不仅代表了上焦、中焦、下焦三个部位所属脏腑的病理变化与证候表现，亦基本上反映了温热病初期、中期、后期的病证特点。但温热病后期，由于温热邪气，久羁不退，耗伤阴液，导致肾阴亏虚，水不涵木，出现四肢抽搐，甚至瘛疭等肝风内动之证，即所谓“中焦病不治，即传下焦，肝与肾也”（《温病条辨·中焦篇》）。因而，温热病辨证中将部位与生理都属于中焦的肝脏，根据其病理表现将其划归下焦病证，即温热病的后期病证。在治疗上，方师遵循“上焦如羽，非轻不举”，多用桑叶、菊花、连翘等；“中焦如衡”，多用藿香正气之类；“下焦如渎”，多用大定风珠、三甲复脉汤。由此可见，六腑三焦与辨证三焦，名称虽一，实质迥然不同：一为人体内在脏器，乃水液运行之道路；一为疾病的辨证方法，是对温热疾病由浅入深、由上及下三个不同阶段的病理概括。

十七、论　痰　饮

（一）学术渊源

痰饮咳嗽病出自张仲景的《金匮要略》。痰饮病在临床上的应用面相当广泛。痰饮的内容，历史发展很大，细脉分支繁杂。例如中医学基础已把痰和饮放在病因病机中独立来谈论。由此作为病理机制看，痰和饮是疾病发生后生成的物质——病理产物。由于寒暑湿燥风五气及脏腑阴阳失调的偏差，机体产生了痰饮。

痰和饮在中医学上的认识：

作为病因来认识。痰和饮不同的病位构成了不同的病证，其病因不同，所产生的病症也不同。痰和饮为病因学的主要部分。在中医基础、辨证论治当中痰饮又有发展，后世比较繁杂。《金匮要略》中只是把痰饮咳嗽病提出，而后世把痰饮更广义化。

“饮”在《内经》上有“饮入于胃，……”的记载，而无“痰”字记载。“痰”在汉代产生，张仲景把“痰”作为医学记载，于《金匮要略》中有重要观念。痰饮的具体解释是“稠者为痰，稀薄者为饮”，均为津液化生。所谓无湿不成“痰”，“脾为生痰之源，肺为贮痰之器”。“饮”从证来看是津液所化生，从病来看是循环代谢的滞留物，所谓“饮邪”，停痰留饮。《金匮要略》痰饮有四，痰悬溢支，是饮邪归类的四大类，另外还有留饮，伏饮等饮证条文。而在病理演变联系上看，与《金匮要略》的水气篇更为密切，和水与气的推动循环有密切联系，像四肢面目浮肿，成为“溢饮”。

痰的学术发展，后世增益不少，如《金匮要略》中的痰饮、悬饮、溢饮、支饮。后世把痰归类为多种病因的解释，除去呼吸道、口腔吐出的黄白痰外，对于痰的辨证来说，更涉及广泛的内科方面，如风寒暑湿燥火，直至“痰迷心窍”。在病理方面的解释，如关节病方面叫“痰核走注”，瘰疬、瘿瘤又称为痰结。方师的意见：作为痰来说，有多种不同的解释，确实是医学的进展，反映当代医学的求实要求。例如：痰迷心窍、猝倒昏迷、不省人事等，关于中风病的解释，现代医学是脑出血、脑缺血、脑占位病变，反映当时的求实要求。痰火用化痰开窍法：痰核走注用改善循环，内吸收法，如攻痰，如甲状腺肿物、鹤膝风也是在科技理论有限的条件下归纳为“痰”。近代有人治疗肝病，提出“肝病从痰治”“治肝先治痰”。我们如何对待、继承和发扬中医的病理解释，应作为一个问题提出，古代提出有务实的要求：把不同的病理机制解释为痰，有“怪病不离痰”之说。受科学条件限制，从痰的角度找到一些化痰、攻痰系统指导实践，具有指导意义。

作为现代医者，需要掌握对“痰”的学说。关于痰证进一步探讨方法、探讨思路，要有现代医学的要求，不能再说“治肝先治痰”，过去就有“怪病不离痰”的说法，那么这种“治肝先治痰”的说法在历史发展上已经落后于现实。

痰饮在临床上分为痰悬溢支四类。

（1）痰饮：“其人素盛今瘦，水走肠间，沥沥有声，为之痰饮”，从内科角度讲，像消化道疾病，结合现代检查手段，“素盛今瘦”是由肠道吸收差的肠道疾病所致，尤其注意肠结核。

（2）悬饮：“饮后水流在胁下，咳唾引痛，谓之悬饮”。两胁疼痛为肝病，如肝硬化、腹水、门脉高压，就是“水流在胁下”。仲景的十枣汤、甘遂半夏汤，是峻猛剧烈的胃肠泻下剂，可引起脱水。近代有用舟车丸治疗肝硬化腹水的案例，容易引起肝性昏迷、肝功能衰竭，故而没有推广应用。

本人学习使用治疗肝硬化腹水还是用“五皮饮”（陈皮、茯苓皮、炙桑白皮、大腹皮、生姜皮）。另外可加水红花子15～20g，走水入血，无毒副作用。

（3）溢饮：“饮水流行，归于四肢，当汗而不汗出，身体疼重，谓之溢饮”，与水气篇接近，“病溢饮者，当发其汗，大青龙汤主之，小青龙汤亦主之”。小青龙汤在今天看来是用于呼吸道疾病，但呼吸疾病也可引起身体疼痛。大青龙汤应该是在风湿性关节炎、类风湿性关节炎的急性发作，“当汗出而不汗出，身体疼重”时应用。

（4）支饮：“咳逆倚息，气短不得卧，其形如肿，谓之支饮”，是指的呼吸道疾病。

（二）痰饮之辨治经验

仲景谈“病痰饮者，当以温药和之”，是因为无湿不生痰，脾为生痰之源，脾主中焦，湿为阴邪，所以“病痰饮者，当以温药和之”，这是指一般规律。

仲景先师治痰饮方有：苓桂术甘汤、已椒苈黄汤、大小青龙汤、五苓散，具有一定的临床意义与实践经验。如对于停痰留饮的慢性肾脏疾患，最后都用温阳药补气行水药治疗。对急性发作的水气停留，饮邪停滞病症治疗时，也不要忽略温热学说的应用。例如：患者高某某，因急性肾功能衰竭、无尿症住院。内科请方师会诊，方师认为此病在夏季，暑热伤气，气不化水，故采用了猪苓汤、益元散之类方剂，收效很好，此病人的溢饮（肾衰）是不能用“温药和之”的，而需用清热利水药方能获效。《温病条辨》也谈治痰饮，记载有六一散、益元散等方剂。叶天士、吴鞠通认为：三焦腠理，水谷之道路，水火之通路，暑热伤元、伤阴后，也可导致痰饮。另外仲景在《伤寒论》阳明篇中述：“若脉浮发热，渴欲饮水，小便不利者，猪苓汤主之。”猪苓汤中就有养阴的阿胶，此证就是因热伤气机而致的饮证。由此可见对于痰饮证“温药和之”的治则，应审证求因，不要千篇一律。

《金匮要略》中有苓桂术甘汤与小青龙汤对比的病案，是仲景唯一举例说明的条文，谈的是麻黄的应用。此条文对方师在气管炎中的治疗，用与不用麻黄很有提示。茯苓、桂枝、半夏、五味子是看病人的阳气虚否来选用。寒痰留饮，病人血虚，麻黄要慎用。“青龙汤下已，多唾口燥，寸脉沉，尺脉缓，手足厥逆，气从少腹上冲胸咽，手足痹，其面翕热如醉状，因复下流阴股，小便难，时复冒者，与茯苓桂枝五味甘草汤，治其气上冲”，条文说明此麻黄有汗无汗均可用，但汗出而喘谓实证可用麻黄，如血虚而喘则不能用麻黄，故不能用小青龙汤。麻黄禁忌：咽淋疮衄血汗寒。选用麻黄的生炙、量的大小，对喘息的病人须有斟酌的必要。

关于痰证的内容，最普通的治疗是二陈汤，其方化痰临床应用多端，加枳实、竹茹名温胆汤。二陈汤合小柴胡汤名柴陈汤。二陈汤加当归、熟地黄名金水六君煎。二陈汤加藿香、佩兰名加减正气散（吴鞠通）。

此外在风痰、寒痰、火痰推广的杂方，就出了痰证的边际。如治神志不清的牛黄清心丸，治中风、半身不遂的再造丸、活络丸，功效也是祛痰。祛痰、醒神、开窍为三宝，常用的药有竹黄、远志、白蒺藜、胆南星、清半夏、鲜竹沥、礞石滚痰丸等。

方师认为在痰核走注的治疗中，《外科证治全生集》的阳和汤、小金丹、西黄丸对瘰疬、结核、乳腺增生、骨髓炎等病的治疗都有深远的意义，但在抗癌的治疗上没有明显的效果。

另胸水不能算在悬饮中。从方剂学来讲有臌证丸，方中的甘遂、半夏有泻下作用。峻猛重药在什么场合用很重要，方师在门诊用到过小承气汤、大柴胡汤，治疗胰腺炎。重药适用于病房，因为可以观察。

《通俗伤寒论》关于痰证的用药思路较多，为时方派。《伤寒指掌》亦可以参考。

十八、论“荣卫”

自古洎今，医界同道于“荣卫学说”争论甚多，特别是在伤寒表证期有关风、寒、伤荣、伤卫之辨，立论纷纭，莫衷一是。

方师于临床辨证，读学古籍时，对这一问题略有所悟。兹细详之，以示同道。

“荣者血也，卫者气也，”行于外者为“荣卫”，行于内则为“气血”。气血源于水谷精微所生，实皆人体的正气输布所化。这是一元论与多元论的关系。由于我国古代科学发展水平所限，缺乏直观手段，但察同求异，得知机体感受表邪，其证候反映有汗、无汗之不同，最为重要。因于风性疏散，寒性收敛，故为风伤荣，寒伤卫之说；因于气血凝滞，汗出不得固表，故为寒伤荣、风伤卫之论，实则二者一而二，二而一，是体与用之所结合，并非两者水火不同之论。《内经》云：“阳生阴长，阳杀阴藏”“阴平阳秘，精神乃治”。疾病之所由成，缘乎于阴阳之所乖错，也是正常的“阴阳离合”与异常的“阴阳离合”不同而已。要知荣卫循环周身，行于阳二十五度，行于阴亦二十五度，“荣之所至，卫亦至焉”。证有表虚、表实之分，药有麻黄、桂枝之异，辨证中的，自可顺手，又何必泥于伤荣、伤卫单一的偏见呢！？

所谓桂枝汤方具调和荣卫之效，而麻黄汤组方中又必有桂枝。盖麻黄得桂枝其开表之用倍增，后世解表方剂引药之用葱豉、姜枣发汗解表，其大枣之用又何尝不为益荣之效呢！思此，单执荣卫之偏说者可以休矣。

古人先师示人以“见微知著”，故方师每于四时感冒，在宣散剂中，辅以甘平培中，随证引入，获效甚佳，是皆祛邪不忘扶正，扶正有助于祛邪，此乃标本兼顾之意耳。

十九、湿证的辨治

方师指出湿证包括了许多内容。风寒湿三种邪气常合而致病。张仲景治风寒湿的三个代表方是：桂枝附子汤、桂枝芍药知母汤、麻黄杏仁薏苡甘草汤。他的《金匮要略·痉湿暍病脉证并治》为后世湿热学说开辟了途径。清代王孟英《湿热条辨》对湿热作了全面的阐述。

方师认为湿邪如油入面，非常难治。湿邪侵害的方面非常广泛。可有湿留关节、湿滞中焦、湿郁化火、湿盛濡泻。对于湿邪的治则，方师认为：

（1）从表论，风能胜湿——可发汗。

张仲景在《伤寒论》中指出：“若治风湿者，发其汗，但微微似欲汗出者，风湿俱去也”“湿家身烦疼，可与麻黄加术汤发其汗为宜，慎不可以火攻之”。

（2）从里论，燥能除湿，芳香化湿——可凉解。用药有黄柏、苍术。

（3）治湿不利小便非其治也——可利尿，张仲景在《金匮要略》中指出：“太阳病，关节疼痛而烦，脉沉而细者，此名湿痹。湿痹之候，小便不利，大便反快，但当利其小便。”方用五苓散。

二十、散风通络与血活风自灭之理解

今随师给一位68岁男性患者赵某诊治，主诉右面瘫1周，方师拟散风通络法，处方：大川芎6g，北防风10g，荆芥5g，白芷4g，薄荷5g，炙甘草6g，川羌活3g，全蝎3g，白芍10g，当归10g，茯苓10g。并提出以下两个问题让学生思考。

1. 为何散风可以通络?

“面瘫”一病，中医认为是“风中经络”，现代医学认为是“周围神经麻痹”，有一机制是病毒侵犯了面周围神经，导致周围神经麻痹，出现面部肌肉瘫痪（患侧目睁不闭，额纹变浅，鼻唇沟变浅，口角歪斜，口角流涎，笑不自然，面部皮肤，肌肉麻木肿胀感），这些表现均为经络受阻的表现，经络受阻，气血不荣。而导致这些经络受阻之况是“风”邪的致病所为，与风邪的致病特点密切相关：风善行而数变，发病急速，变化多端，风性主动，病变部位多颤动，病变的部位多并且不固定、走窜。中医治则是寒者热之，虚则补之，实则泻之，风则祛之、散之。既然以上病变是风邪所致，就应采取散风通络，将侵入于经络之“风邪”驱散，则经络得以通畅，故曰“散风通络”，口眼歪斜可以复原!

2. 为何血活风自灭?

以上所用方剂，学生以为是川芎茶调散化裁而来。免细辛，过于辛燥，加全蝎，增强祛风通络之功效。经络是气血流行之通道，风邪侵袭经络，致使经络滞涩不畅，则血行亦同时受到制约，血行不畅，风邪所中之处，局部得不到营养物质的荣养，就要痿废不用。今方师在散风通络的药组中加活血之品：川芎、当归，疏通经络之中的不畅之血，血活则侵袭之“风邪”即散，另外，本例患者的处方中的白芍是防散风而伤阴；茯苓是祛经络中之湿痰，因血行不畅的同时会有痰湿伴随。思之明矣!

二十一、谈宣肺、肃肺、调和肺气法的应用

宣肺法是用具有辛散宣发、开泄肺气的药物，宣发肺气，促使卫气充肤温肉以卫其外，熏肤泽毛以散其邪。如麻黄、荆芥、苏叶、桑叶、牛蒡子、桔梗之类。多用于表邪郁闭之肺卫不宣之证。

肃肺法是用具有清肃下降肺气作用的药物，促使肺中津气下行而行肃降之权；或取降泄下行以祛痰下气，调畅气机升降之枢。如桑白皮、苏子、莱菔子、葶苈子、枇杷叶、杏仁、厚朴之类。多用于肺失清肃，气逆于上之证。

宣肺与肃肺之法各有不同的功能和适用范围。如同为咳嗽，若初病风邪束肺，卫气被遏，肺气不宣，则忌过早施用肃肺降泄之法，投之反能恋邪，或引邪入里。若病久咳，肺失清肃，或痰浊内阻，肺气壅塞，清肃之令不行，又忌宣肺之法，投之则气逆痰浊不降，反耗伤肺气。宣肺、肃肺针对两种不同病机而运用，二者又相辅相成。宣能促降，降能助宣，宣肃相济，肺气得畅。方师治疗咳嗽，强调肺气宜宣降，正像方师所谓“调和肺气”，用药宜辛开苦降，方师首选苏杏前桔。①紫苏：辛、温，发表散寒，行气宽中。②杏仁：苦、微温，苦泄降气，止咳平喘，润肠通便。《神农本草经》：“主咳逆上气，雷鸣，喉痹，下气，产乳，金疮，寒心奔豚。”③前胡：辛、苦，降气祛痰，宣散风热。《本经逢原》：“其功长于下气，故能治痰热喘嗽，痞膈诸疾，气下则火降，痰亦降矣，为痰气之要药，治伤寒寒热及时气内外俱热。按二胡通为风药，但柴胡主升，前胡主降有不同耳。”④桔梗：苦、辛、平，开宣肺气，祛痰，排脓。苏杏前桔同为辛苦之品，苏桔相配，偏于宣开；杏前相伍，重于下气。亦宣亦降，使气道通利，肺气宣畅则咳嗽自止。方师之“调和肺气”代表方剂为止嗽散，宣肃配合，治疗“诸般咳嗽”。止嗽散出自《医学心悟·咳嗽》，方师曰：本方由七味药物组成：一组为敛：炙紫菀、白前、百部。炙紫菀苦甘微温，归肺经。有收敛止咳的作用。方师特别强调此敛肺之作用不同于罂粟壳，而有化痰抗炎，减少气道分泌物，祛除炎症的病理反应的作用。白前：辛甘平，归肺经。祛痰，降气止咳，寒证、热证都可用之。百部：甘苦平，归肺经。润肺收敛止咳。一组为宣：陈皮、荆芥、桔梗。陈皮：辛苦温，归脾肺经。理气、调中、燥湿，化痰调理气机，宣发止咳。荆芥：辛微温，归肺肝经，祛风解表，止血。因肺外合皮毛，开窍于鼻，解表散寒也起到了宣发止咳的作用。桔梗：苦辛平，归肺经。开宣肺气，祛痰排脓。炙甘草在中间调和诸药。本方有宣有敛，宣敛结合，表里兼顾。治诸般咳嗽，原条文加减十余条，故临床使用频率高。其正常应用于外感咳嗽，经服解表宣肺药后咳久不愈者。故外感邪实，急性发作表证期，或内伤咳嗽如肺结核、老年慢性支气管炎等都应视具体情况化裁用之。

二十二、虚人病表建其中

随师临证见一60岁妇人，自述体倦乏力，气短汗出，恶风畏寒，食欲不振，面白少华，舌质淡，脉沉细。方师言此患者为表虚，虚人病表建其中，方师予以滋补汤加生黄芪15g，麦冬10g，枸杞子10g，浮小麦15g，6剂而瘥。

虚人病表建其中，有两方面的含义：

一方面，是上述病例所表现的情况，此表虚之表指的是体表，肌表，建其中的中，指的是体

内，内脏，内部的气血津液等。所以像本例患者由于内部的气血不足，表现的是体表的不足，畏寒、恶风、易汗出等，在这种情况下就需从内补益气血以固其表，故选用四物汤加四君子汤加上四味益气养阴补血收敛心肺之气的药味。这就是中医的一名言："有诸内者，必形诸外。"

另一方面，我认为是以下这种情况，就是表证和里证同时存在，而且里证是脾虚失运之况，如表证不急，亦应采用"虚人病表建其中"的治疗原则。亦即素有脾虚失运胃纳不佳，脘腹痞闷，大便溏薄，形体消瘦，不易耐受表邪之袭，故经常有患外感表证的情况。本条的虚人病表的"表"，我认为是表证，外感表证；而建其中的"中"，是指中焦脾胃，经常选用的方剂是黄芪建中汤、六君子汤等。脾胃为后天之本，人体在出生以后的表现，均赖以后天之本的不断摄取，吸收，输送营养，所以说人生命的质量如何，正气是否强盛，运动是否强健，思维是否敏捷……都与脾胃息息相关，故脾胃得健，正气内存，邪不可干。虚人病表建其中就是这个原理。

二十三、胃不和则卧不安

跟随方师为一位腹泻复诊病人诊治，这位病人经治疗腹泻已止，但尚有腹部隐痛，食欲欠佳，睡眠较差，入睡困难。在予以处方之后，方师言：此患者为"胃不和则卧不安也"。

"胃不和则卧不安"一语出自《素问・逆调论》："帝曰：人有逆气不得卧而息有音者，有不得卧而息无音者，有起居如故而息有音者，有得卧行而喘者，有不得卧不能行而喘者，有不得卧卧而喘者，皆何脏使然？愿闻其说。岐伯曰：不得卧而息有音者，是阳明之逆也，足三阳者下行，今逆而上行，故息有音也。阳明者胃脉也，胃者六府之海，其气亦不行，阳明逆不得从其道，故不得卧也。《下经》曰：胃不和则卧不安，此之谓也。夫起居如故而息有音者，此肺之络脉逆也，络脉不得随经上下，故留经而不行，络脉之病人也微，故起居如故而息有音也。夫不得卧卧而喘者，是水气之客也，夫水者循津液而流也，肾者水脏，主津液，主卧与喘也。帝曰：善。"

本段讨论了逆气的不同临床表现。主要表现区别在得卧不得卧，息有音无音，喘与不喘。共举出了6种临床表现，有3种临床表现作了病因分析，有三种未作论述，言"亦古之脱简也"。病因作了分析的三种临床表现：①人有逆气不得卧而息有音者，是由于阳明之逆所致；②有起居如故而息有音者，是由于肺之络脉逆也；③有不得卧卧而喘者，是由于水气之客也。病因未作分析的三种临床表现：①有不得卧而息无音者，我个人分析是脾虚胃弱，胃气上逆所致，胃气上逆不得卧，虚则息无音也；②有得卧行而喘者，得卧是说明无阳明之逆也，亦无水气之客也，还无肺气之逆也，行而喘是有心气虚，肺气虚而致；③有不得卧不能行而喘者，不得卧是因为有阳明气逆，水气之客，肺气上逆，二者不一定同时出现。但有这三种可能，可能是其中之一或是一二，或是一三，或是二三，或是一二三，应具体病具体辨证分析；我认为不能行是心气虚或肺气虚，或一或二或一二，喘为肺气上逆所致，肺气上逆的原由可有肺本身的病变所致，亦可由其他脏器之病累及肺脏所致；以上之二喘是虚喘，而之三喘是实喘或下虚上盛之喘，是有区别的。以上所言之"卧"，我理解为"卧位"，即平躺着。但现在大家理解"胃不和则卧不安"之卧为睡眠。我认为两种理解都有道理。其都是阳明气逆所致。"脾宜升则健，胃宜降则和"，这是脾胃正常的协作关系，胃气不和就是胃气上逆的又一说法，胃气上逆之病患，有呃声连连，亦可有恶心干哕呕吐等气逆之况，致使坐卧不宁，如果见于孩童，可见哭闹烦躁不安。睡眠亦同样会是不安稳，辗转反侧不易入睡，或多梦，或呓语等；现代医学亦认为，胃肠的运动与迷走神经有着密切关系，入夜迷走神经是处于兴奋状态，加之胃肠消化功能紊乱迷走神经则益加兴奋，影响人们的睡眠。通过学习本论，认为“不得卧”不都见于阳明气逆，还可见于水气之客，肺气上逆的情况，需要医生在临床诊疗中仔细辨证才是。

二十四、形寒饮冷则伤肺

方师认为“形寒饮冷则伤肺”，是导致咳嗽的一个重要病因之一。形寒是说人体有寒，此寒应从两个方面讲，一个方面是寒邪从外侵袭人体，导致形体有寒，另一方面是人体夙弱，正气不足，阳虚则外寒，但不论是外寒还是内寒，不论是实寒还是虚寒，均为阳气受病。饮冷，则是谈人们不注意饮食的调节，过量饮用或食用寒凉之品。不论是形寒还是饮冷，都属于寒伤阳气。为什么寒易伤肺呢？那就要从肺的生理特点来分析了。肺为五脏六腑之华盖，晶莹剔透，洁白娇嫩，这样一种组织结构，是经受不住各种邪气的侵袭的，尤其不耐寒伤，肺主气司呼吸，肺被寒所伤，阳气被遏，升降失司，则肺气不利，主一身之气的功能就要明显降低，所以要嘱病人生活要有规律，避免受寒，饮食要温暖得当，注意加强锻炼增强体质，目的是保护肺脏，保护人体的阳气不受损伤。既然饮冷伤肺，那么作为医生在处方用药时一是要针对病因治疗疾病，二是应用寒凉药物时要恰到好处，注意顾护肺气，这是值得注意的，再深一步讲，其他四脏的寒证亦易殃及肺脏，比如脾虚寒可波及至肺，又心肺同居上焦，心阳不足，亦会影响肺之阳气，肾阳不足，不能温煦，则肺脏亦会出现寒象，也就是说，要辨清病因病机，标本同治，重点放在起源之脏同时亦应顾及肺脏本脏之治。

二十五、治疗风寒湿痹注意保胃气

跟师临证学习中发现，方师在治疗风寒湿痹证，关节疼痛时，在辨证用药的基础上经常使用老松节、宣木瓜这两味药。《本草纲目》言松节“筋骨间风湿诸病宜之”。松节苦温，入肝肾经，能祛风湿利关节，适用于筋骨关节风湿痹痛，取其以节治节。木瓜酸温，入肝脾经，又可舒筋活络，又可和胃化湿。木瓜味酸入肝，性温又可通畅气血，所以木瓜能舒利筋脉，肝主筋为是；木瓜性温又可祛湿，所以能和胃，又可治湿痹。对于木瓜的作用，《本草拾遗》中予以高度概括，言：“强筋骨，下冷气，止呕逆，心膈痰唾，消食，止水利后渴不止，作饮服之。”松节、木瓜这两味药与川乌、草乌等大辛大热的祛风湿药相比较，治疗力量相对小，但药性温和，对脾胃刺激相对要小，尤其是木瓜，其本身就有和胃的作用，基于上述，这两味药经常出现在方师治疗风寒湿痹的复方之中，既达到治疗的目的，又不损伤正气。我体会因为风寒湿痹证是慢性病，需要很长一段时间的治疗方可有转机，故要使患者能坚持服药配合治疗，就要保护患者的胃气，能够比较长时间接受药物治疗，发挥药物疗效，以改善患者的生活质量。从以上治疗疾病的组方选药中我们可以体会到方师保胃气的理念渗透在其临床诊疗之中。

第二节　论　　方

一、补虚走表，不过用辛凉

方师在治虚人外感时，常讲“虚人病表建其中”。其“表”为外感表证，建其中的

“中”，指中焦脾胃，虚人外感是表证里证同时存在的病证。方师常选人参败毒散加减治虚人外感，并讲到“补虚走表，不过用辛凉”。方师认为上呼吸道感染后恶寒者，应首选人参败毒散。人参败毒散，又名败毒散，出自《太平惠民和剂局方》。主治气虚，四时伤寒温疫，憎寒壮热，风湿项强，身体疼痛，鼻塞咳痰，不问老少皆可服。组方：人参、茯苓、羌活、独活、柴胡、前胡、川芎、枳壳、桔梗、甘草各等分，加姜、薄荷煎服。具有益气解表，散寒祛湿之功。方中羌独活祛风除湿，配川芎行气活血，可解风寒湿外袭所致头痛及肢体酸痛。柴胡、前胡、薄荷宣表解热，枳壳、桔梗、茯苓宽胸理气化痰，甘草调中，生姜散寒。而方中人参补气，资鼓邪气从汗而解。方师认为治虚人外感，关键在方中人参一味扶正的应用，具有“补虚走表”之功。临床方师常选用党参、太子参替代人参，以补虚扶正。热盛时则选北沙参。患者因体虚外感风寒湿邪，所以方师强调“补虚走表，不过用辛凉”解表药。以防辛凉滞邪。

案例　邵某某，女，76岁

近日外感，微恶风寒，汗出胸闷，二便调，苔白，脉缓平。方师认为该患者年老体弱，属虚人夹感，拟法补虚走表。方用败毒散加减，处方：

太子参15g，荆芥5g，防风5g，薄荷3g（后下），茯苓10g，桔梗6g，炒谷芽10g，竹茹6g，陈皮6g，佛手6g，连翘10g，炙甘草6g。5剂，水煎服，每日1剂。

二诊：药后外感症解，遂拟方培中固表。

按语　方师根据患者年高体虚，虚人夹感，而选用败毒散方义而拟方。方中太子参补气以匡其正，防风、荆芥解表散寒，伍之薄荷、连翘、桔梗、竹茹清热利咽，而方中伍炒谷芽、佛手、陈皮、炙甘草，以增太子参补中培中之力。

二、外洗方的临床应用

方师在治疗皮肤疾病及妇科一些病症时，在内服中药汤剂同时，常配伍使用外洗方，以增强疗效。无论是皮外科，还是妇科所出现的皮疹瘙痒、外阴瘙痒、痔疮、肛裂等病变，其主要致病原因以湿热邪气为主。因此，方师所用外洗方之药，则具有燥湿清热止痒之功。

外洗方组方：苦参15～20g，蛇床子10～15g，枯矾10g，五倍子10g，川椒5g，生黄柏10～15g，水煎外洗。

主治病症：湿疹、皮疹、汗疱疹、皮肤瘙痒、外阴瘙痒、阴道炎、痔疮、肛裂、脂溢性脱发、子宫脱垂等。

加减应用：皮肤瘙痒常加土茯苓15g，马齿苋15g。脂溢性脱发加土茯苓15g，防风6g，白蒺藜12g。痔疮、脱肛加生地榆15g，生槐花15g。水煎外洗，每周2次，每次5～10分钟。

苦参：气味苦寒，归心、肝、胃、大肠、膀胱经。燥湿清热，主治湿热痢疾、湿疹、疮疡、白带、淋浊。杀虫止痒，可治疥疮、脓疱疮、皮肤瘙痒、阴道滴虫等。古今用方治风热疱疹最多。《肘后备急方》言：“小儿身热，苦参汤治之良。”孙氏仁存堂方：“大肠脱肛，苦参、五倍子、陈壁土等分，煎汤洗之。”御药院方：“遍身风疹痒痛不可忍，……用苦参一两、皂角二两，水一升，揉滤取汁用之。”可见苦参具有燥湿清热止痒的良好功效。

蛇床子：气味辛苦性温，归肾经。外用祛风燥湿，杀虫止痒。主治妇人阴中肿痛，男子阳痿湿痒，并能除痹气，利关节，治外疡湿热痒痛，浸淫诸疮。《金匮玉函方》：“妇人阴痒，蛇床子一两、白矾二两，煎汤频洗。”蛇床子内服能温肾助阳，外用可燥湿杀虫止痒，常与苦参配伍使用。

五倍子：气味酸而涩，归脾、肺经。能敛肺经浮热，为化痰渗湿降火收涩之剂。内以治脏，能敛肺止咳，固脱止汗。外以治肤，熏洗能祛风除湿杀虫。

川椒：气味辛热，归肺、脾、肾经。上入肺，发汗散寒；中入脾，暖胃燥湿消食；下入肾及命门，补火治气上逆。具有补火温脏，除湿杀虫之功。

枯矾：气味酸涩咸寒，归脾经。清热收敛，可治风痰、泻痢、痰饮、疮疡、脱肛、阴挺等。具有逐热祛涎，酸涩收敛之功。

黄柏：气味苦寒，归肾与膀胱经、大肠经。具有清热泻火，燥湿解毒之功。长于泻肾火，清下焦湿热。凡病因阴虚火亢而见骨蒸劳热、目赤耳鸣、盗汗遗精、消渴便闭，湿热所致的热痢、黄疸、淋浊、带下、痔血肠风、足膝肿痛、湿热疮毒等，黄柏皆可使湿热顺流而下。

方师选上六味药组成的外洗方，就是取其六味药均具有燥湿清热，杀虫止痒的作用。另选用外洗方式，则是避其药性之苦寒，顾护脾胃之意。

三、知柏地黄汤

知柏地黄汤出自《医宗金鉴》。

组成：熟地黄24g，山萸肉12g，山药12g，泽泻9g，茯苓9g，丹皮9g，知母9g，黄柏9g。

用法：用水煎煮诸药，汤成去渣取汁400ml，分2次，温服。

主治：滋阴降火。主阴虚热盛。

阴虚发热，于临床最为常见。《病机汇论》曰："所谓阴虚有三：肺胃之阴则津液也，心脾之阴则血液也，肝肾之阴则真精也。"临床以后者多见。阴虚发热，多因素体阴虚或热病之后，或久泻伤阴，或用温燥药物过多，导致阴液亏损，不能制火，阳气相对偏盛，而引发的内热。正如《素问·逆调论》谓："阴气少而阳气胜，故热而烦满也。"

案例　刘某，女，41岁，2003年7月5日初诊

患者半年来无明显原因出现低热，体温在37.2～37.8℃波动。每于傍晚发热，汗出阵发，瞬间即过。手足心热，纳可，二便调。舌红苔薄白，脉缓。既往有尿路感染病史。患者低热病程较长，热邪易伤阴液。阴液亏损，不能制火，则生内热。热迫津液外泄则汗出。方师拟方青蒿鳖甲汤加减，滋阴清热。处方：

银柴胡6g，青蒿10g，酒黄芩5g，知母6g，丹皮10g，炙甘草6g，熟地黄12g，当归6g，茯苓10g，车前子10g（包），滑石15g，生薏米15g，白茅根10g，佩兰5g。10剂，水煎服，每日1剂。

二诊：2003年7月22日。患者诉药后症状无明显改变，方师拟方知柏地黄汤加减，处方：

熟地黄12g，山萸肉10g，丹皮12g，炒山药12g，泽泻10g，茯苓12g，盐知柏各6g，青蒿10g，地骨皮10g，玉竹12g。10剂，水煎服。

三诊：2003年8月12日，患者诉药后手足心热好转，体温有2天正常。继服前方去青蒿，14剂，水煎服。

四诊：2003年9月2日，诉体温已趋于正常，时有汗出。方老嘱继服前方，调理2个月治愈。

按语　初诊时方老考虑患者为阴虚内热，以青蒿鳖甲汤加减治疗，但效果平平。二诊时方老改用知柏地黄汤加退虚热药，疗效明显。青蒿鳖甲汤主要以退虚热为主，用于热病后期热邪伤阴而余热不尽之低热。知柏地黄汤则着重滋阴，用于阴虚火旺、水不制火之低热。因患者病程较长，手足心热等阴虚症状明显，故以滋阴降火为主，少加清虚热药即有疗效。方中地骨皮善消虚热而退有汗之骨蒸，青蒿、丹皮可治无汗之骨蒸，使热透之于外。

四、炙甘草汤

炙甘草汤出自《伤寒论》。

组成：炙甘草四两（12g），生姜三两（9g）（切），人参二两（6g），生地黄一斤（30g），桂枝各三两（9g），去皮阿胶各二两（6g），麦门冬半升（10g），麻仁半升（10g），大枣三十枚（5～10枚）（擘）。

用法：上九味，以清酒七升、水八升，先煮八味，取三升，去滓，内胶烊消尽，温服一升，日三服。

功能主治：益气滋阴，通阳复脉，养血定悸。炙甘草汤是张仲景《伤寒论》太阳篇中的著名方剂。“伤寒，脉结代，心动悸，炙甘草汤主之。”方师认为伤寒应有恶寒、发热等表证，而本条中所见脉结代，心动悸的脉证，则表明病在太阳而累及少阴，太阳与少阴相表里。此时心动悸的少阴里虚证是主症、急症。根据急则治标的原则，以及伤寒实人病表发其汗，虚人病表建其中的原则，当治伤寒里虚。方老强调，太阳篇始于伤寒表虚的桂枝汤，而终于伤寒里虚的炙甘草汤，这正是体现了中医“邪之所凑，其气必虚”“无虚不受邪”的病因学说。

案例　张某某，男，68岁。2003年6月24日初诊

患者诉间断心悸2年加重半月余。2年前因胸闷心悸在北医三院诊断为“冠心病”。现心悸气短，乏力汗出。纳可，便调。脉结代，舌暗红苔白。既往高血压病。辅助检查：心电图：室性早搏，房颤。方老考虑该患者属心气大虚，心主阳气，以此鼓动血液的运行。若心气不足，则无以保持血脉的正常活动，故心失所养而发心悸。气虚卫表不固则汗出。心气亏虚，脉失所养，则脉来结代。故用炙甘草汤加减。处方：

党参10g，茯苓12g，炒白术10g，炙甘草6g，淡干姜2g，大枣4个，桂枝6g，麦冬10g，五味子3g，熟地黄12g，陈皮10g，百合12g。7剂，水煎服，每日1剂。

二诊：诉服第3剂时早搏减少，诸症均减轻。脉弦略数。继服前方加远志5g，10剂，水煎服，每日1剂。

按语　方老认为动重为悸，“心动悸”是指心跳动得很厉害。《医宗金鉴》说：“心动悸者，谓心下筑筑，惕惕然动而不安也。”结代脉的临床表现，则如《濒湖脉学》所云：“结脉，往来缓，时一止复来”“代脉，动而中止，不能自还，因而复动”。手少阴心主血脉，赖气血以温煦。若心之气血阴阳亏虚，脉失所养，鼓动无力，则见脉结代，心动悸之证。故凡气阴两虚的心悸，均可用炙甘草汤。方中炙甘草、人参、大枣补中益气，使气血生化有源。配生地黄、麦冬、阿胶、麻仁养心血，滋心阴，使血脉充盈。桂枝振奋心阳，配生姜温通血脉。诸药用清酒[即15%（*v/v*）米酒]煎服，可增强疏通经络，鼓动血脉的作用。

五、地黄饮子治疗痱证

地黄饮子出自《黄帝素问宣明论方》。

组成：熟地黄三两，巴戟天、山茱萸、肉苁蓉、石斛、炮附子、茯苓、石菖蒲、远志、肉桂、麦门冬各一两，五味子五钱，为末，每服三钱，加生姜、大枣、薄荷，水煎服。

功能：补肾益精，滋心开窍。

主治：喑痱证。

痱证包括中风痱证、类中风痱证。中风痱证是由中风后遗症所致，而以不自主运动为主要表现者称为类中风痱。

方师在治疗帕金森病、中风后遗症等疾病时，多用地黄饮子加减。方中熟地黄、山茱萸滋补肾阴；肉苁蓉、巴戟天温壮肾阳，共为主药。配以附子、肉桂之辛热，协上药以温养真元，摄纳浮阳；麦冬、石斛、五味子滋阴敛液，清虚火，并制附、桂之刚燥，共为辅药。菖蒲、远志、茯苓开窍化痰，为佐药。加生姜、大枣和营卫，小量薄荷以散风，以纠正诸药之呆滞。俱为使药。诸药合用，使阴阳平，痰浊化，窍开痰除，虚阳亦清，则喑痱可愈。

案例1　章某，男，62岁

初诊：患者患帕金森病3年，服用中西药物均无明显改变。现双手颤动，腿软无力，纳食量少，二便调。舌洁，脉弦缓。血压125/90mmHg。方老认为该患者久病多虚，虚则生风。宜用地黄饮子加减养阴通络息风。处方：

熟地黄12g，山萸肉10g，石斛10g，麦冬10g，五味子5g，菖蒲6g，远志5g，巴戟天6g，白芍10g，钩藤10g，丝瓜络6g，肉苁蓉10g，生薏米15g。7剂，水煎服，每日1剂。

方老认为方中白芍养肝阴，缓惊止颤，钩藤平肝散风，生薏米治关节挛痹，丝瓜络引经走络。去掉大辛大热的附子、肉桂。诸药合用，养阴息风通络。

二诊：患者自觉腿无力有改善，仍有手颤、纳少，继服前方10剂。

案例2　刘某某，男，84岁

初诊：患者2000年患脑梗死，未留后遗症。糖尿病史3年。现双腿乏力，纳可，大便秘结，三四日一行。眠差。舌洁，脉弦缓平。处方：

熟地黄12g，山萸肉10g，石斛10g，麦冬10g，炒山药10g，菖蒲6g，远志6g，肉苁蓉10g，桑寄生12g，川断10g，瓜蒌仁10g。10剂，水煎服，每日1剂。

二诊：患者诉药后无明显不适，病情平稳，继服前方10剂。

六、仙方活命饮临证应用

仙方活命饮出自《校注妇人良方》。

组成：白芷3g，贝母6g，防风6g，赤芍药6g，当归尾6g，甘草节6g，皂角刺（炒）6g，穿山甲（炙）6g，天花粉6g，乳香6g，没药6g，金银花9g，陈皮9g。

主治：疮疡肿毒初起而属阳证。

仙方活命饮有“疮疡之圣药，外科之首方”称谓。方师临证常以此方化裁治疗一些外科皮肤病变，如疖肿、痈肿、丹毒等疾患，常获良效。

1. 仙方活命饮治疗亚急性甲状腺炎

案例　女，50岁，2003年5月24日初诊

患者3个月来右颈部肿痛，可触及一1cm×2cm大小结节。夜间低热，体温在37.4～37.7℃。汗出烦热，纳便尚可。舌淡红苔薄白，脉弦平。半个月前在我院做甲状腺B超报告示：弥漫性炎症。确诊为亚急性甲状腺炎。住院1个月，服激素治疗，现仍有低热，症状改善不明显，求治于方老。本病方老诊断属瘿瘤，辨证为热郁上焦，痰凝气结。治法：清热散结通络为法。处方：

金银花15g，连翘15g，桔梗10g，橘叶6g，大瓜蒌15g，泽兰叶10g，白芷3g，当归6g，陈皮10g，生甘草6g，天花粉10g，蒲公英10g。10剂，水煎服。嘱禁食海鲜等发物。

二诊：体温已正常，右颈部仍肿大，疼痛缓解。继服前方加川贝5g，20剂水煎服。

三诊：患者右甲状腺结节已消，疼痛偶发。继服前方10剂而病愈。

患者前后服药2月余，使毒去、结散、肿消、痛止。

按语 虽然该病属中医"瘿瘤"范畴，但方老没有用治疗瘿瘤的软坚散结的常用治法，而是把其当作疮疡来对待，以仙方活命饮加减。立法独到，疗效独特，令人赞叹！仙方活命饮可用于治疗已成脓未溃的疮疡、痈疽。

2. 仙方活命饮治颈痈

案例　李某某，男，64岁，1998年9月22日初诊

患者诉项背痈肿疼痛20天。查：患者后颈项有4cm×4cm、4.5cm×5.0cm两个疖肿，局部红肿硬痛，未有破溃。不伴发热，食纳尚可，二便调和，既往糖尿病史20余年，常有皮肤疖肿发生。舌质红，苔白，脉弦平。方师认为患者有糖尿病史，素体湿热内盛，久病体虚，邪毒乘虚而入，导致经络不通，气血壅滞于颈项皮肤，形成肿块，发为颈痈。西医诊为：颈部蜂窝织炎。现痈肿初期，尚未成脓，故疖肿红肿热痛。方师辨为毒热上壅，发于肌肤。拟以清热解毒，软坚散结，活血行气法则。施以仙方活命饮化裁治之。处方：

金银花15g，蒲公英15g，连翘15g，苦桔梗10g，天花粉10g，防风10g，白芷5g，陈皮10g，瓜蒌15g，浙贝母6g，当归6g，生甘草10g。6剂，水煎服。

二诊：1998年9月29日，药后，颈痈红肿渐消，食纳尚可，二便调畅。舌苔白，脉弦平。初见疗效，继守前法，继服前方6剂。

三诊：1998年10月6日，前药后，颈部一疖肿硬结渐平，一疖肿脓头稍起未溃，局部皮肤红肿已消失；食纳可，二便调。舌洁，脉弦平。方师认为药后显效，继遵前法，上方加炒谷芽15g、炙甘草10g，6剂，以巩固疗效。后随访，患者又连服上方2周后，颈痈疖肿平复。

3. 仙方活命饮治丹毒

案例　黄某某，男，67岁，1998年9月3日初诊

患者诉左小腿外侧皮肤肿痛1周。查：左小腿外侧皮肤局部暗红肿胀，触之热痛；无发热，食纳可，二便调。既往有糖尿病史、脑动脉硬化病史。舌质略红，苔白，脉弦平。方师认为素体湿热内蕴，蓄久热毒发于肌肤，不得宣泄，导致气血壅滞于下肢，聚于皮肤，而见左小腿外侧皮肤红肿热痛，形成丹毒。因其热毒局限，故舌脉未及影响。方师辨为毒热下注，发于肌肤。拟以清热解毒，活血散结法则。施以仙方活命饮化裁治之。处方：

金银花15g，连翘15g，薄荷5g，苦桔梗10g，丹皮10g，熟地黄15g，泽泻10g，白花蛇舌草15g，车前子10g，土茯苓15g。6剂，水煎服。

二诊：1998年9月17日，患者服药后，左下肢外侧皮肤红肿疼痛已有减轻，食纳可，二便调。舌洁，脉平。仍守前法，以仙方活命化裁治之。处方：

金银花15g，连翘15g，蒲公英10g，薄荷5g，防风6g，白芷5g，陈皮10g，天花粉10g，丹皮10g，生甘草10g。6剂，水煎服。

三诊：1998年9月24日，患者述左小腿外侧皮肤红肿热痛基本消失，局部皮肤略有暗红稍肿，食纳可，二便调。舌洁，脉平。方师认为证法明确，施药有效，效不更方，继上方8剂巩固疗效。后随访病愈。

按语 案例2、案例3均有糖尿病史，素体湿热内盛，蓄久热毒发于肌肤。行于上，使气血经络壅遏不通，发为颈痈；行于下，气血壅滞，发为丹毒。虽病位不同，但病机均为热毒壅滞于肌肤，形成局部皮肤红肿热痛。故方师采用清热解毒，活血凉血，软坚散结的法则，选用仙方活命饮化裁治之。观方师所用之药，皆以清热解毒、凉血活血之品为主，软坚散结则选散结力缓的瓜蒌、浙贝母、天花粉等用之。方师言道：此因“症候未到时机，暂不用皂刺、山甲行气破血，软坚散结”。此举提示，方师在治疗疮疖痈肿的外科实证时，虽采用仙方活命饮方剂应用，但使用之时，侧重在于一是重用清热解毒药，如金银花、连翘、蒲公英等；二是方中软坚散结不用乳香、没药、皂刺、山甲以免刺激伤胃，而是选用天花粉、白芷、防风、浙贝母散结消肿；三是方中加的炒谷芽、炙甘草以养胃和中，体现方师治病重视顾护胃气的一贯观点。

七、麦味地黄汤临证应用

麦味地黄汤出自清代董西园《医级·卷五》。

组成：熟地黄24g，山萸肉12g，山药12g，泽泻9g，茯苓9g，丹皮9g，麦冬9g，五味子6g。

功能主治：滋肾养肺。用于肺肾阴亏，潮热盗汗，咽干，眩晕耳鸣，腰膝酸软。

案例1　王某某，女，56岁。2005年2月18日初诊

患者诉阵发心悸1年。患者1年来阵发心动过速，时发时止。发作时心率160～180次/分。每周发作3～4次。在四川当地医院做心电图示：室上性心动过速。患者平素自觉乏力，睡眠不实。大便不成形。舌苔薄白，脉弦缓。方师认为此为心肾气阴两虚，法当滋阴补肾，养心安神。处方：

太子参15g，酸枣仁12g，远志5g，茯苓15g，桂枝5g，炙甘草6g，熟地黄12g，麦冬10g，枸杞子10g，五味子5g，大枣4个，百合15g，炒山药10g，山萸肉6g，丹皮6g。20剂，水煎服。

二诊：2005年3月18日，诉服药后心悸发作次数减少，每周发作1次，发作时心率亦减少。继服上方加竹茹叶各5g，10剂，水煎服，每日1剂。遂回四川老家调养。

按语　肾为水火之宅，阴阳之根，寓元阴元阳。五脏六腑之阴阳均有赖肾阴、肾阳的资助和生发。心为火脏，居于上而属阳，以降为顺；肾为水脏，居于下而属阴，以升为和。若心肾不交，可造成心悸。方师认为心动过速引起的心悸，阴虚者多于阳虚。该患者为中老年女性，正处于绝经期，天癸已绝，阴液耗伤。故心失所养，神不得安。方用麦味地黄汤、生脉散、桂枝甘草汤合方，滋补肾阴，益气养心。又加入酸枣仁、远志、百合等养心安神，疗效显著。

案例2　肖某某，女，47岁

患者10余年来失眠反复发作，醒后不易入睡，多梦。耳鸣如蝉。口舌生疮。已停经2个月，末次月经日期：10月20日。血压150/90mmHg。舌红苔薄白。双脉平缓。既往高血压。辨证属心肾失交。治法：养心安神，育阴扶正。处方：

熟地黄15g，生山药15g，茯苓12g，炒枣仁15g，泽泻10g，丹参5g，知母6g，山萸肉10g，五味子5g，麦冬6g，川芎5g，远志5g，百合10g。7剂，水煎服，每日1剂。

二诊：患者诉药后已能入睡。仍有耳鸣，口疮。舌红苔薄白，脉平缓。处方：

炒枣仁12g，远志5g，丹参5g，麦冬10g，大枣4个，知母6g，炙甘草6g，五味子5g，川芎5g，茯苓12g，熟地黄12g，百合12g，莲子心3g，焦神曲5g，薄荷5g（后下）。7剂，水煎服，每日1剂。

三诊：患者诉药后失眠好转，口疮消失，耳鸣阵发。方老嘱继服前方14剂。

按语 《内经》谓："阳入于阴则寐，阳出于阴则寤。"阴气虚，阳不能入于阴，或阴不敛阳，则失眠。如《灵枢·大惑论》说："卫气不得入于阴，常留于阳。留于阳则阳气满，阳气满则阳跷盛，不得入于阴则阴气虚，故目不瞑矣。"该患者正值更年期，心主藏神，肾主藏精。心肾失交，虚火上炎，扰乱心神，故心神失养而发不寐。在治疗上，方老用了麦味地黄汤、酸枣仁汤、百合汤来加减化裁。前两次药重在育阴清热，虚火下降后，治疗重在安神养心。

八、银翘散临证应用

银翘散出自《温病条辨》，书中云："太阴风温、温热、温疫、冬温，初起恶风寒者，桂枝汤主之；但热不恶寒而渴者，辛凉平剂银翘散主之。"

组成：连翘9g，金银花9g，苦桔梗6g，薄荷6g，竹叶4g，生甘草5g，荆芥穗5g，淡豆豉5g，牛蒡子9g，芦根15g。

用法：《温病条辨》云，上杵为散，每服六钱，鲜芦根汤煎，香气大出，即取服，勿过煎。

功能：辛凉透表，清热解毒。

主治：温病初起表热证。方中以金银花、连翘为主药散热解表、清热解毒，薄荷、牛蒡子散风热、利咽喉，荆芥、豆豉辛温散邪，芦根、竹叶清热生津，桔梗宣肺利咽止咳，甘草调和诸药。诸药配伍，具有外散风热，内清热毒之功效，构成疏清兼顾，以疏为主的作用。

（一）发热

本方现代可广泛用于急性发热性疾病的初起阶段。方师曾讲道：表热为体若燔炭，应汗出乃散，故用解表药，使热从表走；中风之发热可用桂枝汤，温病之发热可用银翘散。桂枝汤和荣卫而散风邪则热退，而银翘散辛凉透表而热清。方师于临床中尊古而不泥于古，常言：有是证用是药。常告诫我们在临床中，无论内科、外科病证，外感发热、内伤发热，详辨寒热真假，分清主次，审察标本，细观传变，对热邪羁留在卫分、气分乃至血分，皆可以银翘散为主加减施之，治以辛凉宣透，引邪外出，退热常获奇效。方师强调退热使用银翘散，方中金银花、连翘二味作用重于清热解毒，与解表药合用，有清疏兼顾之效。以下为方师用银翘散治发热验案举例。

1. 气分热证

案例　王某某，男，62岁，1997年11月10日初诊

患者发热20余天，午后热重，伴头痛，食纳差，纳后恶心，大小便尚可。查体：体温37.8℃，舌质稍红，苔白厚，脉数。方师认为此患者虽发热20余天，但其症状仍属表证，温热之邪入气，则热而不寒，方师选用辛凉轻清之剂，以银翘散加味治之。处方：

金银花15g，连翘10g，薄荷5g（后下），芦根15g，北柴胡6g，川芎6g，豆豉10g，生甘草10g，苦桔梗10g，陈皮6g，焦神曲6g，竹茹5g。3剂，水煎服。

二诊：服药1剂热退。现无不适，食纳增，二便调和。舌苔白厚，脉数。方老认为余热未清，遂拟银翘散与清络饮化裁治之。处方：

金银花15g，连翘10g，薄荷5g（后下），竹叶5g，生甘草10g，丝瓜络10g，焦神曲10g，百合10g。5剂，水煎服。以固疗效。

按语 方师认为该患者虽发热20余天，但温热邪气仍羁留于卫表，则热而不寒，并言道：以六经辨证属太阳病，按卫气营血辨证为气分热证，邪热在表，尚未入里。“温邪上受，首先犯肺”（《温热论》），肺合皮毛与卫气相通。所以此证发热为风热犯表，气分热证，故拟银翘散加减，因药证相合，一剂热退。方中金银花、连翘为主辛凉解表，透肌清热，可散卫分热邪；辅以薄荷、苦桔梗、川芎疏散风热，清利头目，解毒利咽；柴胡、豆豉辛温配辛凉，可增辛散透表之力；佐以陈皮、焦神曲、竹茹理气和中，降逆止呕；甘草调和诸药。

2. 气分湿热证

案例　刘某某，男，58岁，1999年7月15日初诊

患者高烧1周不退。时查体温39℃，伴口干咽痛，口腔溃疡，纳少，尿黄，便干。曾服西药，因过敏而转求方老中药治疗。皮肤科诊为天疱疮。舌质红，苔白腻，弦细数。方师认为外感暑热，湿热内蕴，而致气分湿热，应属中医“发热”“口糜”证。治法：清热化湿。以银翘散加减治之。处方：

金银花15g，连翘12g，苦桔梗6g，豆豉10g，牛蒡子10g，薄荷5g（后下），生石膏15g（先煎），北沙参15g，麦冬6g，玉竹10g，生山药15g，竹叶5g，竹茹5g，芦根15g，生薏米15g，生甘草6g。7剂，水煎服。

二诊：药后高烧已退，但仍有低热，口腔溃疡不愈，食纳欠佳，大便已通。舌质红绛，苔白腻，脉弦细平。方老认为热邪渐退，热病伤阴，脾失健运。施清热养阴，化湿和中开胃之法，继前方去生石膏，加焦神曲10g。8剂，水煎服。

三诊：药后低热退，但觉口干，口腔溃疡依然，二便尚可。舌红少津，苔腻，脉弦平。辨证为热病伤阴，拟清热养阴之剂。处方：

金银花15g，连翘15g，生地黄10g，麦冬10g，玄参10g，玉竹10g，北沙参12g，薄荷3g（后下），牛蒡子10g，芦根15g，焦神曲10g，炒谷芽，生稻芽15g。8剂，水煎服。

四诊：药后病情稳定，口腔溃疡消失，时有腹泻。苔浊散腻，唇干，脉平。方老辨为湿热未尽，施以清热化湿，以调理巩固。处方：

金银花15g，连翘10g，竹茹叶各5g，芦根12g，豆豉10g，薄荷5g（后下），苦桔梗6g，蒲公英10g，佩兰叶6g，天花粉10g，生熟地黄各10g，焦神曲6g，生甘草6g。7剂，水煎服。

按语　该患者因天疱疮而高烧不退，方师认为其体质本属湿热内蕴，又外感暑热之邪，致使暑湿热邪郁遏气分引发高热，故以治风温初起之银翘散为主方，解表清热，透邪达表；配以生薏米、生山药健脾化湿清里。方中伍生石膏辛甘大寒，以增强透热生津之力。药后热退，但热病伤阴，脾失健运，故又于方中加生地黄、元参、玉竹、沙参、焦神曲、炒谷芽、生稻芽养阴生津健脾运化。后期方师认为烧退，湿热未尽，遂加蒲公英、佩兰清热化湿，以调理巩固。

3. 风温上犯证

案例　汪某某，女，45岁，1997年5月29日就诊

患者双颌下淋巴结疼痛伴发热1周。查双侧颌下淋巴结肿大触痛，以左侧为重；伴有食纳差，二便调和。舌质略红，苔白，脉弦平。西医诊断：双侧颌下淋巴结炎。中医辨证：风温上犯。施以辛凉清解散结法，遂拟《温病条辨》辛凉平剂银翘散加减治之。处方：

金银花15g，连翘10g，薄荷3g（后下），荆芥5g，豆豉10g，牛蒡子10g，白芷3g，丝瓜络6g，茯苓12g，陈皮10g，炙甘草6g。6剂，水煎服。

二诊：药后热退，颌下淋巴结肿痛减轻，但伴有胃脘胀满，时有腹泻。查舌洁，脉平。方师认为仍属风温上犯，继施辛凉清解散结法，服原方6剂，水煎服。

三诊：服前药后，双侧颌下淋巴结肿痛基本消失，现触之仅感轻度不适。食纳增，脘胀减，二便调和。舌洁，脉平。辨证同前，治法不变，继前方加减，巩固疗效。处方：

金银花15g，连翘10g，薄荷3g（后下），茯苓12g，陈皮10g，白芷5g，荆芥5g，牛蒡子10g，豆豉10g，菊花10g，丝瓜络6g，炙甘草6g。6剂，水煎服。

按语 方师认为时值春季，温邪上受，首先犯肺。而手太阴肺经络大肠，并与胃及喉相连，手阳明大肠经过颈部。故患者感风温时令，循经侵犯于颈部，则出现双颌下淋巴结肿大疼痛。该证虽以淋巴结肿大为主病，但却以发热、局部肿痛为主症，当属风温邪气袭表。故方师采用银翘散加减治之，皆因银翘散即能疏风清热解表，又能解毒消肿散结。

4. 风热内蕴证

案例 李某，女，72岁，1999年10月18日就诊

患者发热10余天。曾就诊于西医，效欠佳，遂求诊于中医。现持续低热不退，查体温37.6℃左右，伴有头痛，右侧胁腹隐痛，食纳尚可，尿少色黄，大便调。查体：右侧腹股沟压痛，可触及淋巴结肿大。舌质略红，苔洁，脉平缓略数。西医诊断：急性右腹股沟淋巴结炎。中医辨证：风热内蕴。方师辨为气分热证，施辛凉清解之法，拟银翘散加减治之。处方：

金银花15g，连翘10g，薄荷5g（后下），苦桔梗10g，茯苓10g，荆芥6g，蝉蜕5g，生甘草10g，车前子10g，竹茹叶各5g，芦根15g，丹皮10g。3剂，水煎服。

二诊：3剂药后热退，头痛消失，右侧腹股沟疼痛减轻，食纳可，二便均可。舌洁，脉弦缓。证属余邪未尽，拟法清解余邪。继服前方5剂水煎服。

三诊：药后舒畅，右侧腹股沟压痛基本消失，未触及肿大淋巴结，食纳可，二便调。舌洁，脉平。证治同前，继服前方5剂水煎服，巩固疗效。

按语 发热是临床常见的症状，可出现在许多疾病中。该患者发热因急性右侧腹股沟淋巴结炎所致。方师认为患者年高体迈，值夏秋之际，风热侵袭，阻于经络，使气血壅滞，蕴久发热，不通则痛，此发热应属温病范畴，病在气分，故首选银翘散加减施用，起到了辛凉清热，解毒散结双重功效。

5. 暑湿热证

案例 黄某，女，26岁，2004年7月1日初诊

患者近20天来发热、畏寒，体温在37.2～38.5℃波动，午后开始体温升高。到我院呼吸科就诊时查血常规：白细胞（3.3～3.9）$\times 10^9$/L，中性粒细胞百分比54%；血沉7mm/h。曾服抗炎药未见明显疗效。现发热、畏寒、出汗，咽痛，乏力，纳可，二便调。右腋下及颈部淋巴结疼痛。舌质红苔白，脉平缓。方师辨为暑湿热证，随拟方银翘散加减清热祛暑利湿。处方：

金银花15g，连翘10g，薄荷5g（后下），桔梗10g，竹叶10g，芦根15g，生甘草10g，淡豆豉10g，生薏米20g，滑石15g，藿香6g，酒黄芩5g，杏仁10g，牛蒡子10g。4剂，水煎服，每日1剂。

二诊：药后右腋下及颈部淋巴结已减小，体温37.3℃，仍有咽痛，舌苔稍腻，脉平缓。证轻效验，继服前方7剂，水煎服，每日1剂。

三诊：药后体温正常，右腋下及颈部淋巴结已不痛。继服前方加当归6g，10剂水煎服。嘱服2天停1天，以巩固。

按语 患者感受暑湿之邪，又因起居不慎，导致寒邪入里化热，暑湿热邪郁于上焦，气分有热，故发热、恶寒。湿性黏腻，缠绵难愈，湿邪为患常是湿郁化热，热在湿中，胶着难祛，故热势绵绵不已。午后阳气相对虚弱，湿邪更易聚集而阻遏气机，故往往热势较重。湿热熏蒸迫液外泄，腠理疏松，故有汗。热邪上扰，则咽痛。方师指出，《素问·热论》中曰：

"先夏至日者为病温，后夏至日者为病暑。"本证外有表寒，内有暑热，属于表里同病。当前正值暑季，用大量清热药，易于化寒；重用化湿药，易于助热，致使暑热不退，故宜湿热两解之。因热重于湿，故方用银翘散加生薏米、滑石、藿香、酒黄芩等清热利湿之品，使气分热清，暑湿得化。

6. 热入营血

案例　赵某某，女，45岁，2000年4月14日初诊

患者因多发硬化症在神经内科住院治疗，住院过程中出现药物过敏，持续高烧不退，虽用各种退烧药物均未能缓解，故邀请方师会诊。时见患者全身泛发皮疹，融合成片，疹红痒痛，持续高烧，体温高达39℃，口舌生疮，小便热痛，大便干燥，舌质绛红少苔，脉细数。方师辨为热入营血，随拟清营汤与银翘散加减施之。处方：

金银花15g，连翘15g，沙参10g，生地黄10g，紫草5g，赤芍10g，粉丹皮10g，蝉衣5g，元参6g，石斛6g，麦冬10g，薄荷5g，生甘草6g。3剂，水煎服，每日1剂。

二诊：高烧减退，体温降至37.5℃左右，全身皮疹融合成片，痒痛不已，舌红痛，口起疮，小便疼，大便干，舌红，脉细数。方师认为营血蕴热未清，继前方加减：

金银花20g，连翘15g，苦桔梗10g，牛蒡子10g，粉丹皮15g，生地黄10g，蒲公英15g，赤、白芍各10g，蝉衣5g，白茅根20g，丹参5g，紫草5g，元参6g，麦冬10g，生甘草10g。4剂，水煎服。较初诊加大清热解毒，透热凉血药量。

三诊：体温降至36.9～37.3℃，皮疹由鲜红变暗，疹渐退并脱屑。继服前方4剂。

四诊：体温正常，皮疹渐退，但右臂疼痛（多发硬化症所致）。方师仍拟前方加减：

金银花15g，连翘10g，白芍15g，生、炙甘草各6g，苦桔梗10g，怀牛膝10g，生山药15g，白茅根15g，丹皮15g，蝉衣5g，麦冬6g，生薏米20g，玉竹15g，百合12g。7剂，水煎服。随后观之，体温正常，皮疹已退。

按语　对此药物过敏性皮疹所致高热不退案例，方师认为证属温病热邪传入营血，应按卫气营血辨证而治，故采用清营汤与银翘散加减，清营解毒，透热养阴。方中重用金银花、连翘，是因二药善清热解毒，且芳香透达，能清宣透邪，可透热于外，使入营之邪不致郁遏于里，邪热进一步内陷，促其透出气分而解，方中配伍沙参、麦冬、元参、石斛、玉竹、生地黄、赤芍、紫草、丹皮等清营凉血，养阴解毒，达"入营犹可透热转气"（《外感温热篇》）之意。

（二）肌衄　风热伤营证（过敏性紫癜）

案例　王某某，女，26岁。2005年4月5日初诊

患者因外感后出现下肢红斑半年，加重10余天。在301医院诊断为"色素性紫癜性皮病"，未治疗。现下肢弥漫性红斑，压之不褪色，下肢肿胀，眼睑浮肿，咽红，纳便可。舌质淡红，苔薄白。脉平。尿常规：尿蛋白150mg/dl，红细胞满视野，白细胞3～5个/HP；血常规：（-）；尿蛋白定量测定：0.318g/24h（正常＜0.15g/24h）；Cr：（-），BUN：（-）。诊其为：肌衄；风热伤营（过敏性紫癜）。患者先有外感风热之邪，热入气分，伤及血络，"阴络伤则血内溢，阳络伤则血外溢"；血内溢此患者表现为尿血，血外溢表现为下肢弥漫性红斑，风热伤肺，宣发失常，水道不利则见眼睑、下肢水肿。治法：清气凉血，分利湿热。方拟银翘散加减。处方：

金银花15g，连翘12g，丹皮10g，白芍6g，茯苓12g，薄荷5g，桔梗10g，淡豆豉10g，芦茅根各10g，车前子10g（包），竹叶6g，荆芥穗5g，紫草6g，生薏米20g，炒山药15g。

7剂，水煎服，每日1剂。医嘱：忌海鲜、辛辣。

二诊：服药7剂，下肢红斑渐已吸收，自觉下肢肿胀，咽干。舌质淡红，苔薄白，脉平。前方有效，效不更方，继续清热利湿、凉血解毒。前方减紫草，加炙桑皮10g。15剂，水煎服，每日1剂。

三诊：服药15剂，现下肢有1～2个片斑、有时肿胀，咽干作咳。尿常规：潜血（++），红细胞0～2个/HP，蛋白质（+）。舌质淡红，苔薄白，脉平。患者出血证日久，必伤正气，而患者热象尚存，辨证为血热正伤。治以扶正凉血。处方：

当归10g，白芍10g，熟地黄12g，白茅根10g，车前子10g（包），荆芥穗5g，干荷叶6g，南藕节10g，太子参15g，炒山药15g，山萸肉10g，泽泻6g，茯苓12g。12剂，水煎服，服6天停1天。医嘱：忌海鲜、辛辣。

按语　“阴络伤则血内溢，阳络伤则血外溢”，血内溢此患者表现为尿血，血外溢表现为下肢弥漫性红斑。《灵枢·本脏》：“肾合三焦膀胱，三焦膀胱者腠理毫毛其应。”说明肾与腠理、毫毛相应。方老认为此证因风热之邪所伤，邪及气分卫分，《外感温热篇》中有“在卫汗之可也，到气才可清气，入营犹可透热转气……”的论述，故本案用银翘散治之，方中金银花、连翘、竹叶清热解毒；荆芥、薄荷、豆豉辛凉轻散解表，桔梗、甘草合用宣肺解表，芦茅根合车前子清热生津利水，加紫草凉血，则气分之热得清，内外之溢血得止。

（三）风疹　风热郁肺证

案例　王某，女，14岁，2005年4月7日初诊

患者1周来无明显诱因出现颜面及双臂红疹。到儿研所就诊，查肝功能异常，抗“O”升高，血常规：白细胞2.9×10^9/L。服抗过敏药未见明显疗效。双眼睑浮肿，颜面、双上肢片状红疹。纳可，二便调。咽红，双侧扁桃体Ⅱ度肿大。舌红苔薄白，脉细平。诊其为：风热郁肺风疹（过敏性皮炎）。

辨证分析：因春天易感受风热之邪，风邪上受，首先犯肺，肺主皮毛，风热之邪，侵及皮毛，热邪蕴于肌肤，故发皮肤红疹。肺主宣发，通调水道，内热之邪郁于肺脉，水道不利则双眼睑水肿。治法：宣肺解表，清热祛风。方拟银翘散合消风散加减。处方：

金银花15g，连翘10g，薄荷5g（后下），桔梗10g，竹叶10g，芦根15g，白茅根10g，紫草6g，蝉蜕4g，生甘草6g，牛蒡子10g，丹皮6g，生薏米15g。4剂，水煎服，每日1剂。医嘱：忌食鱼虾海鲜。

二诊：药后颜面皮疹大部分已退，时有瘙痒，症情平稳。舌红苔薄白，脉平缓。前方有效，继服前方6剂。2周后患者来告皮疹完全消退。

按语　方老认为此为风热郁肺化疹，方用辛凉平剂银翘散与《医宗金鉴》消风散合方。方中金银花、连翘清热解表，桔梗、牛蒡子、薄荷、蝉蜕宣肺散风，竹叶、芦根清热除烦，使热从小便排出，生薏米清热化湿，生甘草清热解毒，白茅根、紫草、丹皮活血凉血，方老遵“治风先治血，血行风自灭”之旨，加入血分药，意在散风止痒。全方辛凉清解，活血祛风。对风热郁肺型风疹确有良效。

（四）鼻窒

案例1　风热犯肺证

丁某某，男，49岁，1998年9月21日初诊。

患者于1997年9月出现多喷嚏，鼻塞不通，清涕，自以为是感冒，自服一些治感冒的中成药，如感冒清热冲剂、羚翘解毒丸等，短期内有所减轻，药力一过，又恢复原状。受异味刺激或受冷空气刺激后症状加重。遂到耳鼻喉科就诊，诊为“鼻炎”，服用一些“消炎药”，病情仍不稳定，欲用中药治疗，故前来中医求治。鼻塞不通，多喷嚏，清涕，口唇干燥、色红，声音重浊，呼吸略粗，鼻息不利，声音嘶哑。饮食、睡眠、二便正常。舌红，苔薄黄，脉滑数。中医诊断：鼻窒；风热犯肺。西医诊断：过敏性鼻炎。治法：疏风清热，宣肺利清窍。处方：银翘散加减。

生石膏15g，辛夷6g，苏梗6g，细辛3g，川芎6g，蝉蜕5g，生甘草10g，牛蒡子10g，荆芥6g，桔梗10g，薄荷5g，连翘10g，金银花15g。6剂，水煎服。

二诊：1998年10月8日，患者遵医嘱服上方6剂，入夜鼻畅，白日尚时有鼻塞，喷嚏减少，清涕减少。效不更方，乘胜治之，前方6剂继服。

按语 鼻为肺窍，外邪侵袭，肺先受之，鼻亦为之受过。异味或冷空气袭肺，肺气失宣，肺窍不利，则鼻塞不畅，喷嚏是肌体自我宣畅肺气的一种机制，只解决一时，未至根本；鼻流清涕，是说明未有明显之湿热象；舌红苔黄，说明有风热之邪扰肺，用银翘散切合病机。

案例2 肺胃蕴热证

李某某，男，18岁，2005年8月30日初诊。

鼻息不利2年。患者因鼻塞、流涕去协和医院就诊，诊断为鼻息肉，2004年7月行鼻息肉切除术，后鼻塞又发，经检查鼻息肉复发。既往哮喘病史。鼻塞严重，白黏涕，不闻香臭，用激素喷鼻剂维持，食纳可，大便正常，睡眠受鼻塞影响欠佳。舌质稍红，舌苔腻，脉象弦平。

辨证分析：患者年少肥胖，嗜食肥甘，上焦阳明湿热内生，郁积肺窍，使清气变浊，鼻窍失利，津液壅结，气血阻滞，涕浊凝聚，日久变生息肉。复又遭受风邪侵袭，肺气不清，久郁化热，上壅鼻窍，鼻道不利，津液壅结，变生息肉。中医诊断：鼻痔；肺胃蕴热。西医诊断：鼻息肉。治法：疏风清热。处方：银翘散加减。

金银花15g，连翘10g，川芎6g，薄荷5g，桔梗10g，芦根15g，牛蒡子10g，荆芥穗5g，菊花10g，白芷3g，辛夷花5g，苍耳子5g，生甘草6g，前胡10g，桑白皮10g。6剂，水煎服。

二诊：2005年9月6日，患者鼻塞好转，白黏涕，咳嗽，动则气喘。饮食正常，二便正常。舌质稍红，舌苔腻，脉弦平。前方减川芎、苍耳子，加淡豆豉10g，桑叶10g，杏仁10g，麦冬6g。6剂，水煎服。

三诊：2005年9月13日，鼻塞好转，白黏涕，咳嗽，动则气喘加重，白痰，饮食正常，二便正常。舌质稍红，舌苔腻，脉弦平。前方减桑叶、麦冬，加炙紫菀10g，炙百部6g，川芎5g。6剂，水煎服。

按语 鼻息肉现代医学多以手术摘除为治，但每多复发，应配合中药，防止复发。方老应用疏风清热之法治疗此顽症，取得很好的疗效。荆芥穗、薄荷、辛夷花都可引药直达病所，金银花、连翘清热，桔梗利呼吸。三诊加用炙紫菀、炙百部，增强止咳之力。

（五）消渴 上焦郁热证

案例 梁某某，女，79岁，2004年2月9日初诊

口干1月余。患者口舌发干，睡觉时明显，需频频饮水。自觉胃中气逆，大便干。舌洁，脉缓。

辨证分析：阴虚津亏，则口干。阴虚，虚火上炎亦口干。中医诊断：消渴；阴虚，虚火上炎。西医诊断：口干待查。治法：滋阴清热。处方：六味地黄汤加减。

熟地黄12g，炒山药10g，山萸肉10g，陈皮10g，茯苓12g，丹皮10g，大枣4个，麦冬10g，北沙参12g，玉竹10g，百合10g，白薇10g。10剂，水煎服。

二诊：2004年2月16日，患者遵医嘱服上方10剂，效果平平。仍口干，自觉咽干鼻热。舌质略红，脉平数。中医诊断：消渴；上焦郁热。西医诊断：口干待查。治法：清解上焦。处方：银翘散加减。

金银花12g，连翘10g，薄荷5g（后下），桔梗6g，竹叶6g，芦根12g，生甘草5g，麦冬10g，天花粉6g，北沙参10g。6剂。服药后诸症痊愈。

按语 方老在初诊时辨证为阴虚，用六味地黄丸加减，疗效不明显，更觉咽干鼻热。再辨证为上焦郁热，复诊改用清解上焦为法，用辛凉清解药佐以滋阴药，疗效满意。

九、黑逍遥散临证应用

黑逍遥散出自《医略六书·女科指要》。

组成：柴胡，当归，白芍，白术，茯苓，甘草，炮姜，薄荷，生地黄（熟地黄）。

功能主治：养血疏肝，健脾和中。肝郁血虚，胁痛头眩，或胃脘当心而痛，或肩胛绊痛，或时眼赤痛，连及太阳；及妇人郁怒伤肝，致血妄行，赤白淫闭，沙淋崩浊。

（一）梅核气　肝郁气滞证

案例　李某某，女，43岁，2006年1月5日初诊

患者胸闷3个月。3个月前因工作紧张出现胸闷，曾到心理咨询科就诊。在我院心内科查心电图：大致正常，未经系统治疗。现胸闷气短，咽部如物梗阻，月经提前7天，眠差易醒，多梦，心烦，纳可，二便调。察其：舌洁，脉弦平。诊其为：梅核气。辨证为：肝郁气滞证。西医诊断：胸闷待查；自主神经功能紊乱。

辨证分析：患者情绪紧张，气机不畅，则胸闷。肝郁乘脾，脾运不健，生湿聚痰，痰气郁结于胸膈之上，故自觉咽中不适如物梗阻，咯之不出，咽之不下。气滞胃失和降，则胃脘堵闷。气滞血瘀则月经不调；气机逆乱，扰乱心神，则心烦多梦。治法：疏肝理气。方拟黑逍遥散加减。处方：

当归6g，炒白芍6g，茯苓12g，炒白术10g，炙甘草5g，法半夏6g，干姜2g，薄荷5g（后下），陈皮10g，佛手6g，熟地黄12g，大枣4个。10剂，水煎服，服3天停1天。

二诊：服药10剂后，胸闷气短，咽喉梗塞感有所改善。眠差易醒，多梦，心烦，纳可，二便调。舌苔略厚，脉弦平。前方有效，效不更方，继续疏肝理气。前方减熟地黄加生地黄12g，连翘10g。10剂，水煎服，服3天停1天。

按语 初诊方中当归、白芍养血柔肝；白术、茯苓健脾祛湿；陈皮、半夏理气祛痰；炙甘草益气补中缓急；干姜和中；薄荷散肝热；佛手加强理气之力；熟地黄滋阴养血。复诊加连翘清心泻火。《金匮要略·妇人杂病脉证并治》："妇人咽中如有炙脔，半夏厚朴汤主之。"《三因极一病证方论》中四七汤开郁化痰，治七情之气也可主之。方老辨证施治，灵活运用黑逍遥散治之。黑逍遥散出自《医略六书·女科指要》，为治疗妇女临经腹痛之方剂。方老"师其法而不泥其方"，只要血虚有热者即可用之。

（二）心悸　肝郁脾虚证

案例　周某，男，33岁，2004年3月23日初诊

患者既往高血压史。3个月前无明显诱因突发心慌，到鼓楼中医医院就诊，做心电图示左室肥厚劳损，心脏彩超确诊为扩张型心肌病。予服美托洛尔等西药未见明显好转。现动则心悸气短，多汗乏力，胸闷。察其：舌体胖，舌红苔白。脉虚弦大。血压135/90mmHg。诊其为：心悸，肝郁脾虚证。

辨证分析：肝气郁滞，乘克脾土则脾气虚。脾气不足，中州健运失司，生化乏源，则心失所养，神失所藏而致心悸气短，胸闷乏力。气虚卫表不固则汗出。脉虚弦大为肝郁脾虚之征。治法：疏肝理气，益气健脾。处方：黑逍遥散加减。

当归10g，白芍10g，北柴胡5g，太子参15g，茯苓12g，白术10g，炙甘草6g，陈皮10g，半夏曲6g，炒谷芽15g，薄荷5g（后下），干姜2g，熟地黄12g，大枣4个。12剂，水煎服，每日1剂。

医嘱：避风寒，忌劳累。

二诊：2004年4月13日，患者自觉药后胸闷减轻，偶发早搏。舌洁，脉虚弦大。方老认为治疗初见效果，继予前方加黄精10g，12剂，水煎服，每日1剂。

三诊：2004年4月27日，患者诉心悸胸闷明显缓解。精神好。舌洁，脉虚弦大。方老嘱上方再加麦冬5g，15剂，水煎服，服2天停1天。1个月后患者来告，已无明显不适，能正常上班。

按语　方老审其脉证，认为该患者主要为肝气郁滞，乘脾土，中州健运失司，生化乏源，则心失所养，神失所藏而致心悸不宁。故用黑逍遥散加减疏肝理气，健脾培中。方中白芍、当归、养血柔肝，柴胡、薄荷疏肝解郁，太子参、茯苓、白术、炙甘草培补脾土，干姜、熟地黄、大枣与归芍相配意在调和气血。二诊、三诊又加入黄精、麦冬以加强滋补培中之力。全方看似无养心之药，但从调理气血入手，认证准，用药精，治疗心悸病同样有较好的疗效。

（三）黄褐斑　气血失调证

案例　洪某某，女，31岁，2003年11月20日初诊

患者面部黄褐斑6个月。2003年5月面部两颧处散在黄褐斑，为黄褐色斑点，不痛不痒。自觉双下肢酸痛，二便正常，月经正常。既往甲状腺功能亢进史。舌红，苔薄白，脉平缓。

辨证分析：患者肝气郁结，日久化热，熏蒸于面而发黄褐斑。中医诊断：黄褐斑；气血失调。西医诊断：黄褐斑。治法：理气养血。处方：黑逍遥散加减。

当归10g，白芍10g，茯苓10g，炒白术10g，炙甘草6g，薄荷5g（后下），柴胡5g，熟地黄12g，白芷5g，生薏米20g，地肤子10g，连翘10g。14剂，水煎服，隔日1剂。

二诊：2003年12月8日，药后黄褐斑颜色变浅，面部偶有红疹数个。双下肢酸痛。舌红，苔薄白，脉平缓。继发前方加苦参5g、金银花10g。14剂，水煎服，隔日1剂。

三诊：2004年1月5日，患者症状平稳，黄褐斑大部分已退。减薄荷、柴胡、熟地黄，加炒谷芽15g。14剂，水煎服，隔日1剂。

按语　方老认为本病主要为全身气血失调所致。故以黑逍遥散加减，疏肝和血。加白芷、生薏米、地肤子、苦参、金银花、连翘清热化湿排毒。全方标本兼治，气血双调。功效明显。

十、止嗽散临证应用

止嗽散出自《医学心悟·咳嗽》。

组成：桔梗（炒）、荆芥、紫菀（蒸）、百部（蒸）、白前（蒸）各1kg（各二斤），甘草（炒）375g（十二两），陈皮（水洗去白）500g（一斤）。共研细末，每服9g，食后，临卧时开水调服，初感风寒者，用生姜汤调下。

功效主治：宣肺疏风，止咳化痰。治诸般咳嗽。

方老治疗外感后久咳的病人，多习用止嗽散加减。止嗽散一方出自清代程国彭先生《医学心悟·咳嗽门》，他提示本方温润和平，不寒不热，即无攻击过当之虞，大有启门祛贼之势。他在方解中提出“客邪易散，肺气安宁，宜其投之有效”。他解释说肺为娇脏，肺气属金，遇热则咳，过寒也咳。只要有致病因素刺激它，它就带来咳的反应。方中药物一开一敛，帮助肺的宣发肃降，达到客邪易散，肺气安宁的目的，方老谓之调和肺气。方老首选止嗽散为调和肺气代表方剂，宣肃配合，治疗“诸般咳嗽”。方老曰：本方由七味药物组成：一组为“敛”：药用炙紫菀、白前、百部。炙紫菀苦甘微温，归肺经，有收敛止咳的作用。方老特别强调此敛肺非罂粟壳之作用，而有化痰抗炎，减少气道分泌物，祛除炎症的作用。白前：辛甘平，归肺经，祛痰，降气止咳，寒证热证都可用之。百部：甘苦平，归肺经，润肺收敛止咳。一组为“宣”：药用陈皮、荆芥、桔梗。陈皮：辛苦温，归脾肺经，理气、调中、燥湿，化痰调理气机，宣发止咳。荆芥：辛微温，归肺肝经，祛风解表，止血，因肺外合皮毛，开窍于鼻，解表宣散风邪也起到了宣肺止咳的作用。桔梗：苦辛平，归肺经，开宣肺气，祛痰排脓。炙甘草可调和诸药。本方有宣有敛，宣敛结合，表里兼顾，故方老以止嗽散为治咳主方，临证灵活加减应用治诸般咳嗽。

案例　王某，女，21岁

诉咳嗽反复发作10余年，加重3天。

患者自幼患慢性支气管炎，咳嗽少痰反复发作10余年。现因感冒后加重，咳嗽，白痰，咳痰不爽，纳食减少，二便调。舌洁，脉平缓。诊其为：咳嗽。西医诊断：慢性支气管炎急性发作。方师辨证为：风寒犯肺，肺失清肃。治法：疏风散寒，调和肺气。处方：止嗽散化裁。

苏子、梗各5g，陈皮10g，炙百部10g，白前10g，桔梗10g，荆芥5g，炙紫菀6g，炙甘草6g，北沙参12g，肥玉竹10g，炙枇杷叶6g，麦冬10g。7剂，水煎服，每日1剂。医嘱：注意保暖，预防感冒。

二诊：服前药后，患者咳嗽渐好，无痰，苔白，脉平缓，再方调和肺气。继前方加生薏米15g，12剂，水煎服，每日1剂。随访咳嗽已愈。

按语　患者自幼患慢性支气管炎，着凉感冒后，风寒上受，首先犯肺，肺失清肃，肺气不宣，故见咳嗽，咳痰不爽，方用止嗽散宣降结合，调和肺气；苏子、苏梗发表散寒，增强宣肺之力。患者虽然年轻，但自幼患慢性支气管炎，病情日久，反复发作，子病及母，脾气不足，运化失司，故见纳食减少，药用生薏米，健脾化湿，杜绝生痰之源；炙枇杷叶，归肺、胃经，取其“诸叶皆上，杷叶独下”之性，肺胃同治，一箭双雕。时值初秋，恐燥伤肺金，故加用北沙参、麦冬、玉竹，润肺止咳。

十一、川芎茶调散的临证应用

川芎茶调散出自《太平惠民和剂局方》。

组成：川芎、荆芥（去梗）各120g，白芷、羌活、甘草各60g，细辛（去心）30g，防风（去芦）45g，薄荷叶（不见火）240g。

用法：共为细末，每服6g，每日2次，清茶调下。亦可水煎服，用量按原方比例酌减。

主治：风邪头痛，或偏或正，或巅顶作痛，作止无时，或见恶寒发热，目眩鼻塞，舌苔薄白，脉浮者。

（一）面瘫　风邪中络证

案例　刘某某，男，48岁，2004年3月1日初诊

嘴歪11天。患者于2004年2月20日无明显诱因出现口眼歪斜，右眼闭合不良，右侧不能咀嚼，喝水下流，饮食可。二便正常。舌质淡红，舌苔薄白略腻，脉平。查体：右侧鼻唇沟变浅，伸舌居中。无眼震。中医诊断：面瘫病；风邪中络。西医诊断：面神经炎。

辨证要点：正气不足，风邪乘虚入中，痹阻气血，则嘴歪眼斜。治法：疏风活络。处方：芎菊茶调散加减。

羌活3g，防风6g，川芎6g，细辛2g，全蝎2g，白菊花10g，薄荷5g，炙甘草6g，白芷3g，当归10g，白芍10g，荆芥5g，茯苓10g。10剂，水煎服，每日1剂。

二诊：2004年3月16日，患者遵医嘱服上方10剂，病情好转。面瘫好转，喝水已不下流。继发前方10剂。

按语　方老治疗面瘫用药多选全蝎，也可蜈蚣（有副作用）、僵蚕（味苦）、白附子（苦且燥）选用或少用。方剂还可选择牵正散、九味羌活汤（解表搜风）、人参败毒散（免人参）、荆防败毒散加减。外用鳝鱼血涂抹患处，有一定效果，但太脏，不便使用。

（二）面痹风邪阻络证

案例　马某某，女，57岁，1999年5月17日初诊

患者述素有左侧三叉神经疼痛病史年余，时有发作。近左侧面颊疼痛，伴有左侧偏头痛加重1个月。食纳可，二便调和。舌洁，苔薄白，脉平。

辨证分析：患者久病体虚，邪风客于经络，使气血瘀滞，不通则痛。辨证属：气滞血瘀。西医诊断：左侧三叉神经痛。治法：祛风通络，活瘀止痛。处方：川芎茶调散加减。

川芎6g，细辛3g，白芷5g，生石膏15g（先煎），防风6g，生地黄15g，菊花10g，薄荷3g（后下），白蒺藜10g，炙甘草10g，丹皮10g。6剂，水煎服，每日1剂。

二诊：1999年5月31日，患者述服药后左侧面颊及头痛已有缓解，尚时觉左面颊不适感，食纳可，二便调和。舌洁，脉平。方师认为药后有效，证治同前，继服前方加丝瓜络6g，再进8剂，服2天停1天。

三诊：1999年6月13日，患者述经上药治疗，左侧面颊及头痛的症状基本消失，食纳可，二便调和。舌洁，脉平。方师嘱继服前方8剂以巩固疗效。

按语　《素问·痹论》言道："风寒湿三气杂至，合而为痹。"该患者左面颊疼痛，当属于痹证范畴。因其病史年余，方师认为患者久病体虚，腠理空虚，邪风客于经络，扰于头面，病位在上，使头面气血瘀滞，不通则痛，应属行痹之列。遂拟祛风通络，活瘀止痛之剂，以川芎茶调散祛风通络治之而获良效。

十二、小柴胡汤临证应用

方师研读《伤寒论》造诣湛深，对《伤寒论》中小柴胡汤方剂的临证应用具有独到精辟见解。《汤头歌诀》云："小柴胡汤和解功，半夏人参甘草从，更用黄芩加姜枣，少阳百病此方宗。"方师认为"少阳百病此方宗"的说法不妥。《伤寒论·辨太阳病脉证并治法》98条讲到的"伤寒中风，有柴胡证，但见一证便是，不必悉具"，引起后人很多争议。柴胡证有四个主要证候：胸胁苦满，不欲饮食，心烦喜呕，往来寒热。但除此四主症外，亦有其他的柴胡证，如《伤寒论·辨少阳病脉证并治法》263条"少阳之为病，口苦、咽干、目眩也"，264条"少阳中风，两耳无所闻，目赤，胸中满而烦者，不可吐下，吐下则悸而惊"，可见"柴胡证"千变万化。故临证治病要从理论上认识疾病，要具体病症具体理解，不能一见柴胡证，就使用小柴胡汤。

（一）少阳病和小柴胡汤证

《伤寒论·辨少阳病脉证并治法》269条"伤寒六七日，无大热，其人躁烦者，此为阳去入阴故也"，270条"伤寒三日，三阳为尽，三阴当受邪……"，告诉我们少阳位于半表半里，为疾病发展的转折点，往里入脏可以一下就亡阳；可以出表，是三焦通会玄真之处。《伤寒论·辨太阳病脉证并治法》96条"伤寒五六日，中风，往来寒热，胸胁苦满，嘿嘿不欲饮食，心烦喜呕，或胸中烦而不呕，或渴，或腹中痛，或胁下痞硬，或心下悸，小便不利，或不渴，身有微热，或咳者，小柴胡汤主之"。97条"血弱气尽，腠理开，邪气因人，与正气相搏，结于胁下，正邪分争，往来寒热，休作有时，嘿嘿不欲饮食。脏腑相连，其痛必下，邪高痛下，故使呕也。小柴胡汤主之"。99条"伤寒四五日，身热恶风，颈项强，胁下满，手足温而渴者，小柴胡汤主之"。100条"伤寒，阳脉涩，阴脉弦，法当腹中急痛，先与小建中汤；不差者，与小柴胡汤主之"等。可见小柴胡汤虽是少阳病的代表方剂，但用小柴胡汤不一定就是少阳病，因此不能说小柴胡汤证就能完全代表少阳病。

少阳病是因六淫邪气干扰所致，而六淫之中只有风寒之邪干扰才用小柴胡汤。故风证可用，寒证也可用（往来寒热），火证可以用（郁而化火），燥证可以用（柴胡加芒硝汤），如此确立了小柴胡汤的适应证。但病因不同，仍需用不同的药物治疗。如黄芩汤是治少阳火郁，热邪入肠必下痢；凉膈散是散三焦火郁，症候偏上的（膈属少阳）；麻杏石甘汤是治少阳郁火，热邪迫肺等。如此看来"少阳百病此方宗"和"有柴胡证，但见一证便是，不必悉具"条文所用小柴胡汤只是针对柴胡证而言。

（二）少阳与三焦

少阳病属半表半里证，因此柴胡证在表有寒热之症，在里有肝胆的反应。少阳有经、有脏、有腑、有手少阳三焦经、有足少阳胆经。《中藏经》言："三焦为表里出入的通道"，《难经》言："三焦者，水谷之道路，气之所终始也。"并认为三焦是"有名而无形"。上焦包括心肺，中焦包括脾胃，下焦包括肝肾。方师认为三焦虽没有图形说明，不好划分，但它沟通了各脏腑器官，其形同脏，功同于腑，有"孤腑"之称。三焦和胆同属少阳，又称"相火"。《素问·天元纪大论》言"君火以明，相火以位"；李东垣言"相火者，三焦胞络之火也"；张景岳则称为"命火"，在《三焦·胞络命门辨》中讲到"发源于命门，利于肝胆，游行于三焦”。方师认为“命火”是人体的精华所化生的动力、抗病能力，精气神的具体物质，需要通过三焦自里达表，所以三焦又称作半表半里。这是脏腑之间、表里之间、上下之间、气血之间、阴阳之间的一个界限，但不能够具体化分。六淫致病，病在少阳，皆因三焦火郁，气机不畅所致。在治疗上应随着病变部位不同，用药治疗有所区分。

（三）小柴胡汤的临床应用

小柴胡汤为和解剂，可和解表里。柴胡为小柴胡汤中主药，其苦辛微寒，为解表药，可引少阳的清气自内达表，有汗散的作用，又可和调肝胆，使相火得以清降。《神农本草经》中记载，“五脏六腑，寒热邪气”均可用柴胡。方师认为柴胡应用量，临证可伸缩在3g、5g、10g。《温病条辨》说：“温热误下，用柴胡汤，预后不良。”方师根据临证经验认为其“预后不良”是柴胡走散性能所致，这说明小柴胡汤的临床使用是有禁忌的，其禁忌证就是湿温病。因此，方师临证强调柴胡用量宜小，在湿热缠绵时不宜应用。方师在治湿温热病时，走表常选用芳香化浊之藿香、佩兰；对里湿热病，热重于湿则先清热用黄芩、黄连，湿重于热则利湿化湿选用茯苓、白术等。认为湿温之邪误用柴胡疏达腠理，不仅使邪气不解，反而有伤正气。故有温热学家“截阴”之说。通常临床使用的柴胡，分南柴胡、北柴胡、银柴胡、竹节柴胡。南柴胡疏解作用强，北柴胡汗散作用明显，银柴胡治虚劳、退虚热。

小柴胡汤中，柴胡为表药，黄芩为里药，半夏先降后升。用柴芩半夏祛邪，用参姜草枣扶正。扶正与祛邪并用，才称之为和解之剂。和者增益，解者解表、解散。方师将小柴胡汤灵活地应用于诸多病证。如：

（1）外感病：适用风寒外感，病在上焦者，强调有是证用是药。

（2）内伤病：胃肠病、肝胆胰病的常用之剂。官能症、病在中焦及下焦亦可用小柴胡汤。

（3）泌尿系疾病：尿路感染并败血症见往来寒热时，可用小柴胡汤。柴胡对肠道杆菌有作用，并可退虚热。方师在治疗尿路炎症时，常用逍遥散或自拟的和肝汤加熟地黄、茅根等治之，取小柴胡汤之意，常获良效。

（4）妇科月经病：《伤寒论·辨太阳病脉证并治法》144条：“妇人中风，七八日续得寒热，发作有时，经水适断者，此为热入血室……。”方师遇此证常以小柴胡汤化裁治之。

（四）小柴胡汤禁忌

方师告诫；湿温不可用柴胡，可用蒿芩清胆汤芳化。“渴不欲饮水者”是水湿不化内有停饮，不能用柴胡疏达腠理三焦。如三焦正气不足，须补中，中气得复，再用疏解（小建中汤条文），即“虚人病表建其中”之意。补后表未解，可再以疏达。脾虚不足之虚人，亦不能冒用柴胡剂，皆因柴胡有辛散之性，唯恐伤人正气。

十三、《伤寒论》治喘诸方的辨证运用

方和谦教授为著名中医内科专家，临证六十余载，颇有医名。先生幼承庭训，勤奋好学，熟读医典，崇尚仲景之学旁及各家学说，临证撮其精华而融会贯通，用药轻灵，立方简赅，疗效卓著。尤其是对仲景伤寒之学造诣湛深。对其中的诸多方剂有独到见解。下面方师结合自己的经验，谈了《伤寒论》治喘诸方的辨证运用。

首先方师认为喘是一种证候，是呼吸急促的表现，与肺有关。凡是能引起肺机能失调，气机不顺而上逆的各种因素，都可导致喘证的发生。因此，他说：“喘不离肺，但与其他脏

腑有关。”在《伤寒论》中与喘证有关的条文有20余条，其中部分条文有论无方，大部分条文有方有药，方药齐全，而且各具特色。纵观全书，综合分析仅有方药的条文分别介绍如下：

（一）有表邪存在的喘证：桂枝加厚朴杏子汤，麻黄汤

在《伤寒论》太阳篇首论喘证的是桂枝加厚朴杏子汤。其中包括有两条条文。一条说：“喘家作，桂枝加厚朴杏子佳。”另一条说：“太阳病，下之微喘者，表未解故也，桂枝加厚朴杏子汤主之。”前一条是阐述了素有喘疾之人，复感风寒之邪，内迫于肺致肺寒气逆而喘。后一条指出误下后正气不虚，表证仍在，邪气抗争于表，肌腠不宣，肺气不得肃降而喘作。这两条的病因不一样，但病机相同，所以用同一方药治疗。方师说本方是以营卫失调，中风表虚证为其前提，是属本虚标实之证。所以治疗上采用标本兼顾的方法，以桂枝汤调和营卫治其本，以厚朴、杏仁降逆平喘治其标。

麻黄汤证的喘是由于风寒之邪，侵袭机体，卫阳闭郁，营阴郁滞，皮毛闭塞，肺气不宣而喘作。方师认为本段条文是历来基础理论的重要内容，是辨风寒表实证的关键，为后世诸多方药的衍化发展做出过杰出贡献。但由于时代的变迁，现代医学飞速发展，使得疾病诊治亦有不断改变，许多病种在初期即被迎刃而解，因此于临床上原方不变的应用频率并不高。方师认为对待本条应师其法而不泥其方，灵活变通才能适应疾病谱的不断变化，跟上时代的步伐。

（二）外寒内饮的喘证：小青龙汤

原文说：“伤寒表不解，心下有水气，干呕发热而咳，或渴，或利，或噎，或小便不利，少腹满，或喘者，小青龙汤主之。”方师认为小青龙汤是治寒邪束表，水饮内停的代表方剂。外寒内饮相互搏击，壅塞于肺，则咳嗽喘息。在这个方证中，干呕，咳，喘为其主证。余渴、利、噎、小便不利、少腹满等或然证是随水饮所到之处的证候群。因此方师说这是临床上最为常见，行之有效的最好方剂。不管是咳喘证急或缓的发作，只要见到有水饮停蓄之征，本方临床疗效都是非常满意的。

（三）表里同病的喘证：葛根芩连汤

原文说：“太阳病，桂枝证，医反下之，利遂不止，脉促者，表未解也，喘而汗出者，葛根黄芩黄连汤主之。”这段条文讲的是由于误下之后，造成胃肠受伤，中气受损，虽有中气受损，但正气不虚，仍能抗邪，外邪尚未完全陷于里，而表证仍在。又可见到患者喘而多汗，知邪热已经内传，影响了大肠的传导功能，更由于肺与大肠相表里，里热壅盛，上蒸于肺则喘逆。也就是说其病为表里同病，治法亦用表里两解之法，以葛根芩连汤治疗。热清利自止，喘自平。方师说本条文中主证是下利证，喘是兼证。在临床上主要还是应用本方治疗现代医学所说的肠炎、痢疾等多见。

（四）内有郁热的喘：麻杏甘石汤，白虎汤，大承气汤

方师认为本条文所述之喘都是由于内热所引起，但引起内热的机制则不同，故治疗的方药也各异。麻杏石甘汤证之喘是由于汗不得法，或误用下法，使得邪热内传，病情较重。文中说：“……汗出而喘，无大热者，可与麻杏石甘汤……”。无大热者，是指表无大热，可是内有大热，而使肺热壅盛，气逆而喘。白虎汤与大承气汤也见喘证。这两首方剂同是出自《伤寒论》阳明篇。病到阳明阶段是邪正相争最剧烈的时期，它的性质是里实热证。阳明又

有经腑二证之分。白虎汤证是有热无积滞属于无形的实热，为经证，大承气汤证是有热有积滞属于有形实热，属腑证。白虎汤之喘是阳明经热独盛的表现，所以白虎汤重用石膏、知母使热清喘自平；大承气汤之喘是实热壅滞，气机不得通降，故腹满短气而喘促。大承气汤所主之证乃痞、满、燥、实、坚五症俱全。推究其机理，缘于胃肠实滞不去，实滞不去，缘于腑气不通，腑气不通，缘于燥热内扰。故大承气汤重用枳朴通其壅滞，复以硝黄攻其热结，则可使痞、满、燥、实、坚皆去，喘促自然平复。方师在分析以上三证之喘时说：麻杏石甘汤的喘是真正的本脏病，是客寒包火之证。其余白虎汤和大承气汤所见之喘是疾病在传变过程中的并发症。经过用白虎汤和大承气汤清热通腑治疗，所伴随喘满之证而自除。

（五）水热胶结的喘证：大陷胸丸

方师认为大陷胸丸是治疗结胸证的一种缓治方法，虽然它与大陷胸汤的证机相同，皆由于邪陷与水饮痰浊相结而成，它的性质是属热属实，但病变的部位不同。大陷胸汤病变部位在胸膈。大陷胸丸所现的证候反应邪结位置偏高，在胸膈以上，正像原文中所云："结胸者项亦强……"。由于邪结部位偏高，所以不用大陷胸汤而改用大陷胸丸，以图缓治。又因病位偏高，势甚于上，肺气不得舒展，可有呼吸迫促气喘等证。故仲景于本方中以葶苈、杏仁泻胸水利肺气，大黄、芒硝泻热破结，由于甘遂猛烈剧毒，所以另捣甘遂，配以白蜜解毒为辅助药物，可达既逐水破结，又不失峻药缓攻之目的。在方师所随诊治疗的呼吸道疾患中，如急、慢性喘息性气管炎引用葶苈、杏仁之病例也不鲜见。

（六）寒痰饮邪所致的喘证：苓桂术甘汤，真武汤，十枣汤，瓜蒂散，三物白散

方师认为这五首方剂中所出现的喘息一证都与水液代谢异常有关，水液代谢的异常变化是由肺、脾、肾、三焦的功能失调所致。苓桂术甘汤是由于误施吐下后损伤了脾胃之阳，致中虚水停。由于水饮内停导致一系列的病理改变。正如《金匮要略》所云："膈间支饮，其人喘满，心下痞坚，其脉沉紧。"又云："心下有痰饮，胸胁支满目眩。"再云："其人振振身瞤剧必有伏饮。"方用茯苓、白术以蠲饮气，桂枝、甘草以生阳气，正所谓病痰饮者，当以温药和之之义。真武汤是《伤寒论》少阴寒化证的主要方剂之一。原文中所说："腹痛小便不利，四肢沉重疼痛，自下利者，此为有水气。"这是主证。"其人或咳，或小便不利，或下利，或呕者"，是或然证。主证反映出内脏虚寒，阳虚不能制水，或然证是由于水寒之气所到之处而引发。但总之是脾肾阳虚，水寒内停所致。由于水饮内停，随气机升降，无所不到，水气上逆犯于肺，就可出现水寒射肺的咳喘之证。治疗时可在真武汤基础上加用五味子、细辛、干姜等，以温散水饮，收敛逆气而平喘。十枣汤、瓜蒂散、三物白散所见之喘，也是由寒饮，痰浊阻滞胸膈所致。十枣汤是由于风邪引动饮病，停于胸胁之间，《金匮要略》称为悬饮证。瓜蒂散所治为痰实阻于胸膈，上冲咽喉，影响气机调畅，出现不得息之候。由于邪结于上用瓜蒂散，也正是符合《内经》所指出的"其高者，因而越之"之义。三物白散的证候是说胸胁心下部位素有寒饮相结，而影响气机调畅而上逆，呈现喘息。用三物白散温散寒饮，破痰除结。方师在总结大陷胸丸、苓桂术甘汤、真武汤、十枣汤、瓜蒂散、三物白散这六种类型喘证时说："它们有一个共同的特点就是有水患痰饮为其病理特征。大陷胸丸是邪陷与水饮痰浊相结，性质是属热属实。苓桂术甘汤是脾虚水停，性质属虚属寒。真武汤用于喘证，那是肾阳虚衰之喘，往往病人已到了现代医学所说的肺心病危重阶段，已成痼疾，所见之喘必然是短气不足以息，端坐床上，肢肿凹陷没指等。此二方都是温阳化饮之剂，苓桂术甘汤病情较轻，真武汤病情严重。苓桂术甘汤是脾虚水停，真武汤是肾阳虚衰，水饮不

化，症情轻重有别，故治法相异。”方师还认为对于像十枣汤、瓜蒂散、三物白散这样的方药，虽然在理论上可以阐解，但在临床上应用确有顾虑。毕竟这是两千年以前的东西，虽然后世医家曾有应用如“臌胀丸”等治疗现代医学所说的“肝硬化腹水”所现喘息，但往往是正随邪亡，疗效并不理想。今后将如何对待，是否有广泛应用价值，更有待于考究。由于历史条件的局限，使得认识水平还不能有所突破和发展，但在科学技术水平一日千里的今天，是否还以它的方法症情作为标准和尺度，应该提出研究和讨论。这也是摆在我们面前光荣而艰巨的任务。如果我们应用这些古方治疗疾病，是否也应该从中西医结合，发扬祖国医学宝贵遗产的角度去学习和继承，以便和现代医学有更大的互补性，同时也是本着对人民负责的精神，亦更可扬长避短，为中国医药学做出贡献。

（七）邪踞半表半里的喘证：小柴胡汤

原文说：“伤寒五六日，中风，往来寒热，胸胁苦满，嘿嘿不欲饮食，心烦喜呕，或心中烦而不呕，或渴，或腹中痛，或胁下痞硬，或心下悸。小便不利，或不渴，身有微热，或咳者，小柴胡汤主之。”方师认为小柴胡汤中也可出现因咳致喘证。这就得从少阳病的病因病理谈起。它的病因是气血虚弱，肌腠疏松，卫阳不密，因而邪气直入。由于邪气侵入虚弱的肌体，呈现出一系列的病理变化，如胸胁苦满，往来寒热，心烦喜呕，嘿嘿不欲饮食。因为邪踞半表半里，它出与阳争则热，入与阴争则寒，其中的咳证就是与阴争时肺寒气逆证。咳急咳甚则可出现喘。咳喘时所出现的痰多是白泡沫状。因此在治疗时以小柴胡汤中去参、枣，生姜易干姜，加五味子，这样既可温肺，又可敛饮平喘。因此方师认为：“小柴胡汤虽未见喘，但喘自在其中。”

按语 以上分析了引起喘证的七种情况。总的来看，不管它的原因如何，却都能引起肺的功能失调，气机不顺而上逆。麻黄汤、桂枝加厚朴杏子汤之喘由外感表邪所诱发。小青龙汤之喘是由于外寒内饮相互搏击而作。葛根芩连汤的喘是表里同病。麻杏石甘汤之喘是客寒包火，邪热内停，肺热壅盛而上逆。白虎汤的喘是阳明经热独盛的表现。大承气汤的喘是由燥热内结，腹气不通所引发。大陷胸丸之喘是由于水热胶结不去。苓桂术甘与真武汤的喘是由于脾肾阳气虚衰，水饮不化上干于肺。十枣汤、瓜蒂散、三物白散的喘皆是寒饮痰浊阻于胸膈，三焦气化失司所致。小柴胡汤之喘是因咳甚而致，是由于体虚之人复感外邪所出现的邪正相争于半表半里之证。

从以上所阐述的喘息一证不难看出，从表到里，从寒到热，由实到虚，从五脏至六腑，都可引起喘证的发生。《内经》云：“五脏六腑皆令人咳，非独肺也。”那么我们是否也可引证，肺为五脏六腑之华盖，若脏腑功能失调，致使气机不畅而上逆，使肺清肃之令被扰，气急气促，则喘亦可随机而作。治喘者，自当不可见喘治喘，而忽略治病求本的意义。据此，我们应该从《伤寒论》对喘一证的辨治中得到启示，喘不只是肺的问题，它是一个全身的问题。喘只是肺部病变的外在表现，它的内因却是与脏腑功能失调密切相关。因此方师认为这启示对今后指导临床实践，对仲景学术思想的探讨更有其重要意义。

十四、论补中益气汤

补中益气汤出自李东垣《脾胃论》。其方用药普通，但组方及立方本旨有一定代表性及学术性，是经过多年实践成为脾胃学派的代表方剂。

《汤头歌诀》：补中益气芪术陈，升柴参草当归身，虚劳内伤功独擅，亦治阳虚外感因。

方解：名为补中益气，非全用补气之药，其中只有参、术、芪、草起到了补中益气的作用。人参：甘、微苦、微温，大补元气、补脾益肺。白术：苦、甘、温，补气健脾、燥湿利水。黄芪：甘、微温，生用益卫固表、实腠理，本方炙用补气升阳。甘草：甘、平，有“国老”之称，调和之意；生甘草，调和诸药，清热解毒；本方用炙甘草，调和诸药，补脾益气。当归：甘、辛、温，补血和血，走血分，作用随方剂及药用部位不同有所变化；补血用当归身，破血用当归尾，和血用全当归。陈皮：辛、苦、温，理气降逆，化痰止呕，《本草求真》云：“同升药则升，同补药则补，单用理气化痰。”升麻：辛、甘、微寒，升阳明胃气达表。方老应用此方，一般不用或少用升麻，因以前加工为蜜炙升麻，现在不经蜜炙，其性解表走窜。柴胡：辛、苦、微寒，行少阳辛解达表。当归、陈皮配伍，佐参、术、芪、草发挥最大效用。升麻、柴胡使药物补性通过自身代谢自里达表，既补又调和气血，使气血运行，达到升清降浊的目的。引药“姜枣水”。一般用生姜 3 片，大枣 4 个。诸药配合，补气为本，理气和中，升举清阳，以达于外。

药物用量：李东垣原方黄芪用量为0.6～3g，取其轻清上升之意，后世医家济急时，常常加大用量，可用到15～20g。升麻、柴胡用量不宜太大，最多不宜超过3g。因为内虚之证忌升散，借此二药只为升提下陷之清气。

立方本旨：升举清阳。治疗气虚清阳下陷之证。

应用：本方主要用于治疗饥饱劳逸内伤脾胃所致身热心烦、头痛畏冷、懒言少食、四肢困倦、自汗口渴、动则气短而喘、脉象虚大之症；或因中气不足，清阳下陷所致泄痢，或寒热似疟久不愈之症。正如《成方切用》所说：“烦劳内伤，身热心烦，头痛，恶寒，懒言恶食，脉洪大而虚，气短而渴，或阳虚自汗，或气虚致疟痢，脾虚，久不能愈，一切清阳下陷，中气不足之证。”《妇人良方》亦有“元气不足，四肢倦怠，口干发热，饮食无味，或饮食失节，劳倦身热，脉洪大而无力，或头疼发热，恶寒自汗，气高而喘，身热而烦”之记载。

加减法：腹中痛加芍药，缓中活瘀化瘀；恶寒冷痛，加桂心；恶热喜寒之腹痛，加生黄芩；恶寒喜热之腹痛，去芍药加益智仁、半夏；脐下痛加熟地黄；胸中壅滞，加青皮；心下痞，加黄连；头痛加蔓荆子，痛甚加川芎；巅顶痛加藁本、细辛；便秘加当归、元明粉；久痰嗽加麻黄；夏季痰嗽加款冬花、麦冬、五味子；虚人感受风湿而身痛加羌活、防风；久泻加茯苓、益智仁、肉豆蔻；不明原因低热加青蒿、银柴胡等。临床在升举清阳，补中培中的基础上复杂辨证，灵活掌握，起到异病同治的作用。

十五、论四君子汤

四君子汤为治疗气虚的基本方剂。主治面色䀮白、精神萎靡、言语声低、四肢倦怠无力、动则气短、食欲不振、大便溏泻、脉来虚濡等症。

本方以人参之甘温，健脾补气为主药；白术甘苦微温，燥脾补气，培益中焦为辅药；茯苓甘淡而平，渗湿健脾，兼能泻热以防参、术生热为佐药；甘草甘平，和中益脾为使药。脾为后天之本，人体生气之源。脾胃气足，中运健旺，饮食增加，生化机能加强，则其他四脏均能受益而身体自然健壮。本方甘温，甘合中焦之味，温助中焦之气，药性柔和，功效可靠，补而不烈，培本扶中，具有不偏不倚、谦正冲和之德，故以“四君子”名之。

本方加陈皮以理气开胃，名五味异功散，调理脾胃的效能更好。既能补气，又可免除一些人服补气药所致的胸闷、中满、少食等不良反应。常用于病后调理，益气健脾。在补气方中稍加理气药，则更能充分地发挥了补气药的作用。

本方加陈皮、半夏以燥湿除痰，名六君子汤，适用于脾胃气虚，中焦痰湿郁阻所致之呕恶咳唾、返吐涎水、饮食少进、胸脘发闷等症。若胸腹满闷，嗳气胀满，可加木香、砂仁，名香砂六君子汤，方中配木香以行气疏肝，配砂仁以温中醒脾，用于治疗脾胃虚寒及肝郁犯胃而致的胃脘疼痛或腹痛泄泻。六君子汤去参、术加归、地，又名金水六君煎。适用于肺肾虚寒，水湿上泛为痰，湿痰内盛，或年迈阴虚，血气不足，外受风寒，咳嗽呕恶，多痰喘急等症。

本方加木香、藿香、葛根，名七味白术散（钱乙）。方中木香、藿香芳香化浊，理气调中；配葛根解肌热而除渴。常用于治疗脾虚所致的泄泻、消化不良、肌热口渴等症。

本方合四物汤（熟地黄、当归、白芍、川芎）名八珍汤，主治气血两虚，中运不健，面色不华，阴血内亏，虚阳外越等。八珍汤中再加黄芪以助阳固表，加肉桂引火归原，名十全大补汤，适用于气血营卫俱虚之证。

本方加山药、扁豆健脾和胃，加姜、枣、粳米调和营卫养胃气为引，名六神散（陈无择）。主治小儿表热去后又发低热，再用解表药或凉药不效者。此证为表里俱虚，气不归原，阳浮于外所致。

方师临证极为重视培补后天，补益气血，四君子汤加减运用自如，并根据数十年临床经验自拟了滋补汤。该方在四物与四君的基础上去川芎加肉桂、陈皮、木香、大枣而组成。具有补脾肾之气于一身，并兼疏通之性的作用。全方补而不滞，滋而不腻。做到了补气养血，滋阴和阳，养心健脾，益肺护肾，柔肝和胃。方师经常用滋补汤化裁治疗各种常见病、疑难病，如贫血、中风后遗症、晚期癌症、糖尿病、冠心病、心律失常、肾脏病以及脾胃、肝胆病证等现气血虚损病变。

十六、“小方”的应用

今日随师临诊，有两位患者的处方用了9味药，另有两位患者的处方用了8味药（平时方师所处之方多为12～16味药）。

案例1　一位肾炎患者，自觉无明显不适，尿检蛋白（++），处方：白茅根15g，泽泻10g，车前子10g，茯苓15g，通草6g，荆芥穗5g，炒谷芽15g，桑寄生15g。

案例2　一位慢性浅表性胃炎患者，胃胀纳差，拟方：陈皮10g，焦三仙30g，法半夏10g，茯苓10g，莱菔子5g，砂仁3g（后下），炒谷芽15g。

方师言药味少的原因：①患者的病情不重，不要用过多药味药量，否则会导致药过病所，达不到治疗的目的；②患者病证无明显的寒热之象，不用过多地去思量散寒清热，互相佐使顾护等，仅用平和之品就足矣，药简药少而力专，何乐而不为？方师曾给我们讲过，古方中有“七方十剂”，七方中有大方、小方、缓方、急方、奇方、偶方、复方。各自有它的特点。大方力猛；小方力缓；缓方：缓中补虚；急方：急下急温，快速；奇方：为一味方；偶方：为两方合并用之；复方：指组方之药味多等。以上所举方师所用之方，应属“小方”之范畴，方力平和，不补不泄，不热不寒，缓而治之的一类方剂。我体会目前处于亚健康状态的人群，用小方的概率还是比较高的，其机理主要是通过小方平和的药方促使内在的生命机制活跃起来，协调起来，修复不协调的方面，关键所在是调动患者身体的内在因素来发挥治疗调整的作用。

十七、四妙勇安汤通脉痹

曾随师诊治一位左下肢静脉炎的老年女性患者，其就诊时病程已2年余，左小腿以下肤色紫暗，自觉疼痛；方老拟清热解毒，活血化瘀之法，处方：防风6g，当归10g，元参10g，金银花10g，二地黄各10g，怀牛膝10g，炙甘草10g，川芎5g，薄荷5g（后下），白芷6g，陈皮5g，天花粉6g。8剂。综观此方，是由四妙勇安汤化裁而组方。

四妙勇安汤出自《验方新编》，由元参三两，当归二两，金银花三两，生甘草一两，四味药组成。具有清热解毒，活血止痛之功用。方中以金银花为主药，以清热解毒；用元参为辅药，以滋阴清热；佐以当归活血和营；使以甘草和中解毒，全方共奏清热解毒，活血止痛之功效。药味虽简，但用药量大，力量专一，对热毒壅盛、瘀血伤络疾患最为适宜。四妙勇安汤系为治疗脱疽证的代表方。脱疽证多因寒湿侵犯，气血凝滞，阻于经脉，以致肢体缺乏气血濡养所造成。若延治、误治、失治，寒湿化热，热毒偏盛，可致患肢红肿热痛，甚至热盛肉腐，化而为脓，穿破溃烂，痛如汤泼火燃，并见身有寒热等证。脱疽证的临床症状一般以四肢，特别以下肢末端紫暗冰冷疼痛，后期足背和胫后动脉搏动消失，患肢末端坏死脱落为特征。所言之症状与现代医学的血栓闭塞性脉管炎相近似。内有毒热蕴积，病程绵长，耗伤阴血，以局部疼痛为主要特征，所以在治疗上首要是清热解毒，再者是活血化瘀止痛，缺一不可。但应注意，如果寒凝之象显著，不适宜用本方。以上所治病例，虽属下肢静脉炎，但具备有局部皮肤表面紫暗，自觉疼痛之血脉不畅之象，且病程已2年，定有耗损阴血之况，且无寒凝之象，故拟此方化裁颇为合适，此既有是证则用是方，不必拘泥其是否是脱疽证；且即使是脱疽证，亦未必能用此方。本方的应用体现了“异病同治”的临床用药思路：发病机理相同，不论内科外科的疾病，则论治（用药思路）亦相同。

十八、五积散的临床应用

五积散是治疗五积（寒积、食积、气积、血积、痰积）的方剂，由白芷、川芎、炙甘草、茯苓、当归、肉桂（表证重改桂枝）、白芍、半夏、陈皮、枳壳、麻黄、苍术、干姜、桔梗、厚朴、生姜、葱白组成（《太平惠民和剂局方》）。本方是一张发表温里、顺气化痰、活血消积的双解方子。因能散以上所言之五积，故得名五积散。所以对外感风寒，内伤生冷，身热无汗，头痛身痛，项背拘急，胸满恶食，呕吐腹痛以及妇女血分有寒，月经不调等都可选用此方。

曾跟师诊一患者，女性，74岁。主诉腹部有包块起伏不定，位置亦不固定，查体，一般可，脉平，腹软，肝脾未及肿物，方师认为此病为气积，为瘕证，拟以理气行滞，方选五积散化裁：陈皮6g，半夏6g，炒白术6g，藿香10g，香附6g，白芷5g，白芍10g，当归6g，川芎5g，炒枳壳6g，茯苓10g，炙甘草5g，苏梗5g，薄荷3g。10剂。本方中以二陈汤燥湿理气除痰，白芍、当归、川芎活血通经络；香附、枳壳、苏梗理气通滞；藿香、薄荷、白芷芳香化浊；全方组方合理有序，因痰浊易阻气道，故选二陈汤加白术、藿香、白芷、薄荷祛除痰浊，还气道通畅；因气滞后亦易致血瘀，故未见瘀血出现之时，先行养血和血活瘀通经。本证本为气滞，但理气药仅用三味，走上用苏梗（辛温，入肺脾经）、走中用枳壳（苦微寒，入脾胃经）、走下用香附（辛微苦平，入肝、三焦经），虽仅用三味药，亦考虑十分周全，疏通全身气机。

从上方看出，方老治本例气积，仅用三味理气通滞之药，缘由何在？是从病因病机全盘考虑，前将阻碍气机的障碍扫除，后将气滞之后易出现的血瘀疏通，再用上中下理气通积，可见方老用药潜方师于古人，又不拘泥于古人，在临床实践中灵活变通。

十九、枳术丸的临床应用

跟随方师为一位心中烦闷，胸脘痞满，纳差患者诊治，方师拟方为二陈汤方的基础上加用了枳实、白术这两味药。

方师言：枳术丸是李东垣在《脾胃论》引用其老师张元素根据仲景枳术汤之意化裁而来的一名方。组方很简单；白术二两土蒸，枳实一两麸炒为末，荷叶包陈米饭，煨干为丸。用于脾虚胃痞之疾。具有消痞除痰，健脾消食之功。

枳术丸一方是归于消导门之下。所谓消导，即消积导滞（气），见于脾虚不能健运，则气不流行，气不流行，则停滞而为积，会出现饮食减少，五脏无所资禀（脾胃为后天之本，生化之源），气血日以虚衰，所以要消导之，而不宜峻补峻攻。

方中枳实辛散温通，破气消积，泻痰导滞，消痞止痛；白术甘温补中，健脾燥湿，益气生血，和中消滞，因表止汗。枳实辛散性烈，以泻为主；白术甘缓补中以补为要。枳实以走为主，白术以守为要。二药合用，一泻一补，一走一守，一急一缓，相互制约，相互为用，以达补而不滞，消不伤正，健脾强胃，消食化积，消痞除满之功。

方师嘱在临床应用时，要根据病的具体情况，仔细辨证，来斟酌二味药的分量孰轻孰重。有这样几种情况：由于素质脾胃虚弱，运化无权，气机阻滞，饮食中积，是由虚致积，则应白术为主为重，健脾补虚，而枳实为辅为轻消积理气消痞；由于“饮食自倍，肠胃乃伤”，饮食不当，损伤脾胃，致运化失常，则应枳实偏重，白术偏轻，在消导之中，顾护脾胃不致继续受损伤。其中由于脾胃虚弱，运化失职，导致长久的有积停留，这种情况下，不会用一次或几次药就可以恢复正常，亦即不能速效，就可以比较长一些时间服用枳术丸，以缓补消痞，建议可以服用1～2个月。

方师说本方的化裁方很多，如半夏枳术丸，在枳术丸的基础上加半夏，以治因冷食内伤脾胃；木香干姜枳术丸，在枳术丸基础上加木香行气化滞，加干姜温中散寒，以除因寒滞气、消因寒食积；橘皮枳术丸，在枳术丸基础上加橘皮，治疗老人小儿元气虚弱，饮食不消；橘半枳术丸，在枳术丸基础上加橘皮、半夏，健脾化痰，理气消痞；香砂枳术丸，在枳术丸基础上加木香、砂仁，主治宿食不消、胸脘痞闷等，其中以香砂枳术丸应用为多，且有“香砂枳术丸”之中成药制剂。在临床中辨清脾虚食积痞满的虚实寒热、孰轻孰重，有针对性地治疗，会取得很好的疗效。

二十、二陈汤的临床应用

方师在临证中，治疗中风后遗症、痰阻眩晕证、脾运不健、胃失和降诸证经常选用二陈汤、涤痰汤等作为治疗的基本方，在此基础上，酌情加减化裁，临床疗效肯定。

首先分析以上几种病证，有一些共同点存在：

均有痰湿的临床表现：有中风患者因痰浊瘀阻经络，致半身偏废不用者；有痰涎阻遏清阳，致清窍昏蒙而眩晕者；有由于脾运不健，痰内自生，出现呕吐清水，腹泻等。

均有气机阻滞现象：痰阻经络致气机阻滞与气机运行不畅关系密切；痰阻所致眩晕之清

阳不升亦即是清气不升，是清气与痰互结滞留之咎；脾不健运，气机不畅，阻于中焦，则现脘腹胀满。

均有上逆之象：痰浊阻于经络之中风病，其病之根本为肝肾不足，加之痰浊阻遏阴津输布，更致肝肾津亏，致使肝阳上亢，这些患者往往伴有面红，目赤，声高气粗，易急易怒之况；眩晕之清阳不升，是痰浊上泛清窍为浊逆阻清；脾不健运则清气下陷，浊气上逆，见腹泻呃逆、呕吐、泛酸等临床表现。

综合以上分析再复习二陈汤及系列方，就不难看出，此证用此方为何以见功，这亦是中医学中的异病同治原则的应用案例。

首先看二陈汤（《太平惠民和剂局方》）组成：陈皮，半夏，茯苓，甘草（原方尚有生姜、乌梅，今多不用）。为何冠以“二陈”，因选用陈久之陈皮、半夏，则减少燥烈之性，可行气祛病而不伤正，故名二陈汤。《成方切用》分析此方确切至极：“半夏辛温，体滑性燥，行水利痰为君。痰因气滞，气顺则痰降。庞安常曰：善治痰者，不治痰而治气。气顺则一身津液，亦随气而顺矣。故以橘红利气。痰由湿生，湿去解痰消，故以茯苓渗湿为臣。中不和则痰涎聚，又以甘草和中补土为佐也。”

二陈汤的化裁方很多，主要有：

导痰汤：即二陈汤加南星、枳实，燥湿祛痰，行气开郁，由于南星能助半夏燥湿化痰，枳实能祛风痰降逆气，所以对于顽固性的胶结不化的老痰，此方之力量能有效地治疗。临证可见有痰涎壅盛，胸满痞塞，风痰上逆，头晕头痛，时发晕厥等。

涤痰汤：即二陈汤加南星、枳实、党参、石菖蒲、竹茹、生姜、大枣，益气化浊涤痰开窍，临床主治中风痰迷心窍，舌强不能言者。

金水六君煎：即二陈汤加当归、熟地黄、生姜，功效养阴化痰，临床主治脾湿生痰，肺肾阴虚，呕恶咳嗽等。

半夏茯苓汤：即二陈汤去陈皮、甘草，治水气呕恶。

砂枳二陈汤：即二陈汤加砂仁、枳壳，行痰利气。

二陈汤还有许多化裁方，我认为把握基本方的基本功效，又把握住相关疾病的病理机制，临床处方用药就会得心应手。

二十一、阳和汤临床应用

今随师给一位疑为末梢神经炎的患者诊治，患者的主诉症状是左手指疼痛，入夜益甚，需服镇痛剂方能入睡，局部未见红肿，皮温亦与对侧无异。据其入夜病甚，方师择取了阳和汤之法为其处方医治。

阳和汤治疗一切阴疽，如流注、贴骨疽，鹤膝风、脱疽等，只要具有阴寒证状的，都可服用，阳和汤具备温阳补阴，散寒通经的功用。该患者病证中入夜肢端痛甚可分析为阴血不足，阳气亦不足所致，阴血不足不能濡养筋脉，阳气不足，血脉凝涩不畅则疼痛，所以用阳和汤法，一方面补养阴血，一方面宣散通阳。方师拟方为：老松节、生麻黄、熟地黄、炒山药、山萸肉、丹皮、茯苓、玉竹、枸杞子、夜交藤、川断、当归、寄生、白芍。仅2味药是阳和汤中的药味：熟地黄大补阴血，麻黄散寒凝，宣畅阳气。但我认为具备了阳和汤的主治内容，所以我觉得是采用了阳和汤之法，但没有拘泥于此方。还有一点要说明，该患者的症状中除疼痛外，病变局部无红肿，无发热，无破溃亦是选择阳和汤的依据之一，漫肿无头，皮色不变，不热。

再复习一下阳和汤，由熟地黄、鹿角胶、白芥子、桂枝、炮姜、麻黄、甘草组成。《成方便读》："夫痈疽流注之属于阴寒者，人皆知用温之法矣；然痰凝血滞之证，若正气充足者，自可运行无阻，所谓邪之所凑，其气必虚，故其所虚之处即受邪之处。病因于血分者，仍必从血而求。故以熟地大补阴血……又以鹿角胶，有形精血之属以赞助之；但既虚且寒，又非平补之性可收速效，再以炮姜之温中散寒能入血分者，引领熟地，鹿胶直入其地，以成其功；白芥子去皮里膜外之痰，桂枝入营，麻黄达卫，共成解散之勋，以宣熟地，鹿角之滞；甘草……协和诸药……"一段文字，将阳和汤所治之病证的病因病机及组方思路，配伍用药的作用功效，叙述得有条有理，给人启发，再结合方师所治之病及所用之方，进一步体会到施其法而不泥其方之意义。这其中首先要熟悉所用之法与方的内在涵义，在临床应用时方能恰如其分。

二十二、半夏天麻白术汤的临床应用

今跟随方师为一位75岁老妇人诊治，其述头晕头痛，气短乏力，食欲不振，大便不爽，查其舌苔白腻，脉滑，方师认为其是暑热伤气，脾湿不运所致的气虚痰阻之眩晕头痛。处方择清暑益气汤与半夏天麻白术汤合方化裁加减之方；天麻6g，川芎6g，薄荷3g（后下），茯苓12g，夜交藤10g，炒白术10g，法半夏10g，炒谷芽15g，炙甘草6g，太子参15g，五味子6g，麦冬5g，焦神曲10g。6剂。以上所两张处方均为李东垣先师的名方。前者具有补益肺气，生津液，清解暑湿热邪的作用；后者则有健脾祛湿化痰益气助运之功效。前者正适用于此时之季，暑热伤及气阴，湿则伤中，脾运不健，湿则益剧；后者以祛痰息风为主要关键，故选半夏、天麻作为主要药味。

半夏天麻白术汤所治之病证应见有：头痛目眩，恶心烦闷，身重如山，四肢厥冷，称为痰厥头痛。其病理机制为：患者素有痰湿，又冒受风寒，湿痰厥逆上冲所致。李东垣先师这样言："太阴头痛，必有痰也，少阴头痛，足寒而气逆也。太阴少阴二经，虽不上循头，然痰与气逆，壅于膈中，头上气不得畅而为痛也。"本方的组成：半夏、天麻、白术、麦芽、神曲、苍术、人参、黄芪、陈皮、茯苓、泽泻、干姜、黄柏。方中半夏燥湿祛痰，降逆和胃；天麻息风镇痉，止头晕痛；黄芪、人参补中；二术健脾除痰益气；茯苓、泽泻泻热导水；陈皮调气，神曲、麦芽消食化积；干姜温运中寒；黄柏泻下焦之火，此二味应属于佐药，反佐之意，以防以上其他药味之温或寒，使人体能更顺利地接受发挥疗效。

方师为此患者选用了清暑益气汤与半夏天麻白术汤合方化裁治疗，恰如其分，似一把钥匙开一把锁之确切，75岁老年人，体虚可知，脾虚显在，加之适值暑湿之季，尤为显著，痰湿已非一日形成可见；气虚亦也存之于其身，气虚痰阻，清阳不升、清窍失荣定致眩晕头痛。以上所用之药味，健脾益气和中生津，祛湿化痰、升举清阳，疗效肯定。

第三节　论　　药

一、白花蛇舌草的临床应用

白花蛇舌草性味微苦、甘，寒。归胃、大肠、小肠经。有较强的清热解毒作用。用于治疗痈肿疮毒、肠痈腹痛、咽喉肿痛、毒蛇咬伤。据研究本品有抗炎抗肿瘤作用。给小鼠腹腔注射白花蛇舌草液可以出现镇痛、镇静、催眠作用。

下面介绍1例白花蛇舌草治疗口腔溃疡的案例。

案例　患者，女，52岁，2006年2月10日来我科就诊

诉口疮反复发作1年余。患者4年前因月经不规律，服激素后出现口疮，未到医院检查，间断服中药。疗效一般。患者绝经3年。现下唇可见黄豆大溃疡，疼痛，口干，纳可，大便干，胃胀。舌苔白，脉平缓。中医辨证属阴虚胃火，治以滋阴清热。处方：

熟地黄12g，麦冬10g，炒山药12g，陈皮10g，茯苓10g，丹皮10g，山萸肉10g，焦神曲6g，炒枳壳6g，白花蛇舌草15g，黑芝麻10g，大枣4个。6剂，水煎服。

二诊：患者诉药后大便软，溃疡处仍有疼痛。处方：

生地黄10g，麦冬10g，元参6g，白花蛇舌草15g，金银花15g，连翘10g，黑芝麻10g，焦神曲6g，茯苓10g，丹皮10g，炒谷芽15g，大枣4个，薄荷5g（后下）。15剂，服1天停1天。

后追访病人半年未再发作。

按语　患者正值更年期，属肝肾阴虚体质。虚火上炎，灼伤肌肤，故发口疮。阴虚生内热，热伤津液，肠道失濡，故口干、大便干。方师一诊中以滋补肾阴为主，病情改善不理想。二诊时改用增液汤滋养胃阴，加金银花、连翘、薄荷清上焦热，焦神曲、炒谷芽、大枣健胃和中。白花蛇舌草、黑芝麻是方老治疗口腔溃疡的对药，白花蛇舌草清热解毒而止疼痛，黑芝麻可以促进溃疡面的愈合，两者配伍应用，临床疗效较佳。

二、薄荷的临床应用

薄荷为辛凉解表药，归肝、肺经，有辛凉发汗之功，常用来治疗风热感冒，咽喉肿痛。清代黄宫绣《本草求真》中说“薄荷气味辛凉……辛能发散，而于头痛头风，发热恶寒则宜；辛能通气，而于心腹恶气痰结则治；凉能清热，而于咽喉口齿眼耳，瘾疹疮疥，惊热骨蒸衄血则妙。”方师用薄荷多后下，取其芳香之气。剂量一般为3～5g，幼儿用量为1.5g。

（一）治疗各类皮肤疾病

薄荷辛凉发散，能祛风清热。《本草纲目》谓薄荷“治瘰疬、疥疮、风瘙瘾疹”。方老常与金银花、连翘、生薏米、苦参等同用，治疗由风热引起的风疹、皮肤痒疹。

案例　李某某，女，14岁，2005年4月7日初诊

1周来无明显诱因出现颜面及双臂红疹。曾到儿研所就诊，服抗过敏药未见明显疗效。现双眼睑浮肿，颜面、双上肢片状红疹。纳可，二便调。咽红，双侧扁桃体Ⅱ度肿大。舌红苔薄白，脉细平。方师辨证属风热郁肺。治以清解祛风。方拟银翘散化裁。处方：

金银花15g，连翘10g，薄荷5g（后下），桔梗10g，竹叶10g，芦根15g，白茅根10g，紫草6g，蝉蜕4g，生甘草6g，牛蒡子10g，丹皮6g，生薏米15g。4剂，水煎服。

二诊：患者服药后颜面皮疹大部分已退，时有瘙痒，症情平稳。舌红苔薄白，脉平缓。前方有效，继服前方6剂。2周后患者来告皮疹完全消退。

按语　方师认为此为风热化疹，因春天易感受风热之邪。风邪上受，首先犯肺。肺主皮毛，故发皮肤红疹。方用辛凉平剂银翘散加减，辛凉清解，活血祛风，疗效明显。方中薄荷配合金银花、连翘清热疏风；生薏米、芦根、竹叶清热利湿，蝉蜕、牛蒡子透疹止痒；皮肤红疹系风热侵扰血络，故用白茅根、紫草、丹皮凉血解毒、活血祛风。

（二）治疗五官科疾病

薄荷为辛凉解表药，《本草纲目》谓薄荷“利咽喉口齿诸病”。凡急慢性咽炎、口腔溃疡、鼻炎、中耳炎、突发性耳聋、结膜炎、舌炎等五官科疾病，属于上焦郁热之证者，均可使用。

案例　方某，男，37岁，2003年2月23日初诊

1年来出现口干口苦，鼻干。咯痰量少，色白。纳可，二便调。舌质红，苔薄白，脉弦细。诊断为喉痹，属阴虚火郁。治以养阴清热祛火。予沙参麦冬汤合银翘散加减。处方：

沙参10g，麦冬10g，薄荷5g（后下），玉竹10g，金银花10g，石斛6g，百合10g，芦根12g，豆豉10g，白薇15g，丝瓜络5g，炙甘草5g。7剂，水煎服。

二诊：2003年3月2日患者自觉药后咽干、鼻干减轻，痰多色白。舌质红，舌苔白，脉平。治以清散上焦郁火。处方：

沙参12g，麦冬10g，薄荷5g（后下），玉竹10g，金银花10g，石斛6g，苦梗6g，芦根12g，牛蒡子6g，桑叶5g，丝瓜络5g，生甘草6g。7剂，水煎服。

2003年3月9日复诊，患者药后舒畅，咽干缓解，咽痛，痰多色白。二便调。继服前方加竹茹5g，12剂，水煎服。

按语　方师认为该患者因火郁上焦，火郁日久伤阴。热郁上焦。热邪伤阴，阴虚津液不能上乘，故口干口苦，鼻干。故方用沙参麦冬汤合银翘散加减，对慢性咽炎的治疗取得了良好的疗效。薄荷辛凉清解，使上焦火郁之邪得以散发。患者病程较长，已经出现阴虚之象，故方老不用黄芩、黄柏、夏枯草等苦寒药，而是用银翘散辛凉清解。正如吴鞠通所言：“治上焦如羽，非轻不举。”

（三）治疗呼吸系统疾病

呼吸系统疾病如上呼吸道感染、气管炎、肺炎、不明原因低热等，属风热犯肺者，均可使用。方师常用薄荷配桑白皮泻肺热，配地骨皮、银柴胡退骨蒸劳热。

案例　胡某某，女，28岁，2005年8月9日初诊

1个月前因外感后出现咳嗽，自服抗生素、止咳药疗效不佳。现咳痰色黄，发憋，咽干咽痛，纳可，二便调。舌红苔白，脉缓。诊为：燥伤肺气，肺失宣降。治法：宣肺润燥，止咳利咽。予杏苏散化裁。处方：

苏梗6g，桔梗10g，杏仁10g，前胡10g，陈皮10g，法半夏10g，茯苓12g，炙甘草10g，薄荷5g（后下），炙桑皮12g，炙紫菀10g，白前10g，炙百部10g，荆芥5g，酒黄芩3g。7剂，水煎服。

二诊：1周后复诊，患者诉咳嗽减轻。时咯痰，口干、胸闷。舌红苔白，脉滑。方师仍用前方去炙百部、荆芥、酒黄芩，加芦根15g，仍服7剂，病愈。

按语　本案患者为秋燥咳嗽，患者病在立秋刚过，秋燥气盛，燥邪犯肺，肺失宣降上逆作咳，并憋气；燥邪耗气伤阴，喉为肺系，失去阴津濡养，则有咽干咽痛；燥热伤肺，故咳吐黄痰。方老选此方宣肺润燥止咳。方中以荆芥解表，甘草、桔梗上开肺气，杏仁、前胡下降肺气，肺得清肃，喉塞即可宣通，咳嗽亦可止。用陈皮、半夏、茯苓合酒黄芩清化热痰，用薄荷配炙桑皮清肺热而化痰止咳，再加入炙紫菀、白前、炙百部等止咳化痰之品，使肺气得以宣降，黄痰可以祛除，咳嗽得以痊愈。

（四）治疗消化系统的疾病

薄荷还有消食下气、消胀、止吐泻的作用。《本草求真》谓："薄荷气味辛凉……辛能通气，而于心腹恶气痰结则治。"方师常与木香、川厚朴、藿香、佩兰等药同用，理气除胀。

案例　赵某，女，35岁，2004年9月28日初诊

患者八九个月来因饮食不节出现反酸，口中酸水。喝茶、喝咖啡后加重。纳后不适。二便调。舌红苔薄白，脉平缓。胃镜报告：反流性食管炎。诊为：胃虚气逆反酸（反流性食管炎）。治法：补中降逆。处方：香砂六君子汤加减。

党参10g，茯苓10g，炒白术10g，炙甘草6g，木香5g，藿香5g，苏梗6g，陈皮10g，薄荷5g（后下），焦神曲10g，大枣4个，炒谷芽15g，砂仁5g（后下），麦冬5g。6剂，水煎服。医嘱：饮食宜软、烂、熟、温。

二诊：2004年10月12日，患者药后反酸减轻，胃中舒适。食纳可，二便调。舌红苔薄白，脉平缓。继服前方12剂。

三诊：2004年10月26日，诉今日因饮食不调，时有反酸，急躁心烦。继服前方10剂，服3天，停1天。

按语　方师指出胃为十二经之长，水谷之海。胃气以下行为顺。患者因饮食不节，损伤脾胃。胃气亏虚，不降反升，故反酸。方老用香砂六君子汤加减，健脾理气，薄荷配藿香、苏梗降逆止酸，焦神曲、炒谷芽消食和中。全方在健脾的基础上降逆和胃，使中焦受损气机恢复，上逆的胃气自然下降。

（五）治疗脑血管疾病

薄荷能清肝明目，清利头目。汪昂《本草备要》曾指出薄荷能"搜肝气而抑肺盛，消散风热，清利头目"。方老常与天麻、钩藤、生石决明等配伍，治疗头晕头痛、耳鸣等病证。

案例　黄某，男，35岁，2005年10月13日初诊

1个月来因劳神出现头晕脑涨，到友谊医院就诊，确诊为高血压病。予服卡托普利半片（每片12.5mg），1日2次。疗效不佳。现头晕项强，心烦口干，眠差易醒，纳可，二便调。血压140/105mmHg。舌红苔白，脉平缓。诊其为：眩晕（高血压）；肝阳上亢。治法：平肝潜阳。方拟天麻钩藤饮加减。处方：

生石决明15g，钩藤10g，怀牛膝6g，天麻6g，生杜仲10g，夜交藤12g，石斛10g，茯苓10g，泽泻10g，丹皮10g，玉竹12g，薄荷5g，白菊花10g。7剂，水煎服。

二诊：药后头晕减轻，自觉心悸，腰痛，二便调。血压110/75mmHg。前方有效，效不更方。继服前方加桑叶10g，14剂，水煎服。

三诊：药后头晕减轻，时有头痛。已停用卡托普托。血压105/70mmHg。舌红苔白，脉弦平。方师再处方如下：

怀牛膝6g，天麻6g，生杜仲10g，夜交藤12g，石斛10g，茯苓10g，泽泻10g，丹皮10g，玉竹12g，薄荷5g（后下），白菊花10g，桑叶10g，炒谷芽15g，焦神曲6g。14剂，水煎服。

按语　《素问·至真要大论》谓："诸风掉眩，皆属于肝。"又《素问玄机原病式·五运主病》："风火皆属阳，多为兼化，阳主乎动，两动相搏，则为之旋转。"方师认为本病的发生不外风火痰虚之邪入侵。肝为风木之脏，体阴而用阳，主升主动。患者因劳神致肝阳上亢，清窍受扰，故发头晕项强。肝阳上亢，扰乱心神，心火上炎则见心烦口干，眠差易醒之证候。患者头晕脑涨因肝风上扰清窍所致。故本病治疗先以天麻息风止痉，清热平肝，以化肝风；石决明既平肝潜阳又泻肝火。牛膝活血通经，引血下行，盖“治风先治血，血行风自灭”之意。薄荷配菊花、桑叶，加强清肝明目、清利头目之功，如此配伍，使肝风得息，肝火得清，肝血得养，则无头晕眼花昏厥之症。用杜仲补肝肾，强筋骨，益精血，养血而补肝肾。用茯苓、泽泻健脾利水，夜交藤养心安神，因为神安则寐，寐则阳得入阴，阴阳相交，以抑孤阳之偏亢；加用石斛、玉竹养阴柔肝。如此配伍，肝肾得补，相火得清，阴阳得以调和。

（六）治疗各类属于肝气郁结之病证

如各类妇科疾病、肝胆类疾病、抑郁症、内分泌疾病。薄荷入肝经，与柴胡、陈皮等理气药配伍，以加强散郁调气之力。

案例　李某某，女，38岁，2006年4月10日初诊

患者月经经期延长4年。2002年行药物流产术，术后出现月经经期延长。在北京朝阳医院做宫腔镜检查示子宫内膜增生。末次月经日期：2006年3月27日，经期10天，色红，量中等。白带多，色绿，尿黄，纳可。舌红苔白。脉缓。治法：调和肝脾、调经止带。处方：黑逍遥散加减。

当归10g，白芍6g，北柴胡5g，茯苓10g，炒白术10g，干姜6g，大枣4个，薄荷5g（后下），炙甘草6g，熟地黄12g，车前子10g，莲子肉10g，芡实米6g，炒山药10g，炒谷芽15g。15剂，水煎服。

二诊：2006年 5月 11日，药后精神好转，月经4月27日来潮，经期7天。白带多，腰酸。舌红苔白，脉平缓。处方：前方加炒薏米15g，荆芥穗5g。15剂，水煎服，服2剂停1天。

按语　月经的产生是脏腑经络气血作用于女子胞的结果。月经的调节与肝脾肾三脏、冲任二脉及全身气血盛衰密切相关。患者因行药物流产手术致使冲任受损，肝气不疏，乘克脾土。脾为后天之本，气血生化之源，脾气虚，气不摄血，从而导致月经经期延长。脾气虚则带脉不固，故白带量多。该患者之经闭因行药物流产，故病因在肝气郁滞，失于条达。方师用黑逍遥散加减疏肝解郁，方中薄荷助柴胡理气疏郁；当归、白芍、熟地养血柔肝，再配炒白术、茯苓、炒山药、炙甘草健脾益气，使气行则血行，加车前子、莲子肉、芡实米涩经止带，共奏和肝脾气，养气血，调冲任之效。二诊加炒薏米、荆芥穗，以加强健脾止带之功。

三、腹泻病中升提药的应用

腹泻亦为泄泻。《内经》称“泄”，有“濡泄”“洞泄”“注泄”“下利”等。主要是由中焦脾胃运化功能失调和湿邪过盛所致。泄泻病证多见于现代医学的急慢性肠炎、消化不良、胃肠神经功能紊乱等消化系统疾病。脾升胃降，居于中焦，胃主受纳，脾主运化，可运化精微，化生气血，荣养五脏。若脾胃受病，水谷不能消化吸收，驻于肠间，顺势而下，以致泄泻。因此有“泄泻之本，无不由脾胃”之说。引起泄泻的原因：一为外感寒湿暑热之邪；二因饮食不节，误食生冷不洁；三因后天脾胃虚弱，升降失常，运化无权；四因久泄久病，损伤脾肾阳气；五因情志失调，肝气侮脾，致使脾虚湿盛，水湿内生，停于肠间下流，形成泄泻。由此可见泄泻一证，邪气以湿盛为主，脏腑以脾虚为本，湿盛困脾，脾虚生湿，两者互为影响。治疗上泄泻急症是以芳香化湿、清热利湿、淡渗利湿为主；慢性腹泻则以健脾、温肾、疏肝为主。脾主运化，主升清阳，统摄血液。而泄泻一证，皆因脾气虚，脾阳不升为主要原因。因此，方师临床治疗腹泻一证，除注重健脾温肾，和中化湿，祛暑湿寒热之邪外，常于方中加升举脾阳之药，如防风、白芷、葛根、升麻等。

（1）防风：辛甘微温，归肝、脾、膀胱经。防风为解表药，可祛风解表。因入肝脾二经，辛可散肝舒脾，可“升脾阳，而止泻”。《景岳全书》之痛泻要方中，即有防风。方师在治慢性腹泻、慢性结肠炎时，常选用此方。

（2）白芷：辛温，归肺、胃经。善能祛风解表，燥湿，通窍，止痛。辛散香燥，具有温升之性，可治寒湿腹痛。其味辛能胜湿而升脾阳。《温病条辨》的茵陈白芷汤，《太平惠民和剂局方》的藿香正气散中均有白芷一药。方师治感受暑湿之邪而致慢性腹泻时常加此药，有助提升脾气。

（3）葛根：辛甘性平，归脾、胃经。本品轻扬升发，既能解表散邪，解肌退热透疹；还能鼓舞脾胃阳气上升，升阳止泻，生津止渴，可治脾虚泄泻。如《伤寒论》中的葛根芩连汤即以葛根为主药。方师临证治腹泻，常用葛根升举脾阳。

（4）升麻：辛甘微寒，归肺、脾胃、大肠经。能疏风清热，解毒透疹，升举脾胃清阳之气。可治中气下陷之久泻。《脾胃论》中补中益气汤、升阳除湿汤中均有升麻治中虚久泻。方师临证见久泻不止，中虚不固之人，常选用补中益气汤加减，也多因方中升麻可升举下陷之脾胃清阳之气。

腹泻病证用防风、白芷、葛根、升麻等药，皆因其药味辛，辛能走表祛风，又能升阳止泻。方师于治腹泻方中加之以上诸药，可增益其效。

四、眼病用药特点

凡眼目之病，当察色以辨虚实。《景岳全书》言：“凡病目者，非火有余则阴不足耳，但辨以虚实，可尽之矣。”凡眼目病红肿赤痛，皆属火有余之证。如无红肿热痛，而或昏或涩，眩晕，或无光，或年老中衰，视力差等症，皆属阴不足也。热者请之，实者当泻，虚者宜补，治眼病之法当如此。

火有余，乃眼病风热实证之说。有外感风热所致，有热极生风扰目之说。表者宜散，热者宜清。肝气通于目，当肝郁化火，火郁发之，上行则见目赤肿痛、目痒、有分泌物。因此，治眼病火有余证，首先清肝泻火明目。

阴不足，皆为眼病虚证之根源。《素问·五脏生成》有“诸脉者皆属于目”“肝受血而能视”之说。肝开窍于目，肝肾同源，精血互生。治之当选滋养肝血，滋补肾精，精血为阴，可上荣注目。

观方师治眼病，凡见热证实证，均采用清肝明目之品。如桑叶、菊花、薄荷、蝉蜕、麦冬、石斛、生地黄、丹皮、金银花等，清热祛风，养肝明目。并设有外用熏洗方，组方：桑叶15g、菊花10g、蝉蜕2g，水煎熏洗眼目。方师在选用清肝祛火药时，不用苦寒之黄芩、龙胆草之类，而是常选金银花、连翘、菊花等辛凉清解之品。言遵吴鞠通“治上焦如羽，非轻不举”，药取轻灵，芳香清洌治风热实证。眼病虽属肝系胆，但病位在上，仍需金银花、连翘、菊花等清解，方中配生地黄、丹皮、麦冬、石斛等养肝清热以明目。凡见阴不足虚证者，则着重滋培肝肾。选药如生熟地黄、山药、枸杞子、山萸肉、当归、白芍、旱莲草、女贞子等滋阴明目。方中常加菊花、蒺藜、密蒙花等清散之品，使其方中滋而不腻，补而不滞。

眼目病位在上，风郁化热，故方师于方中常加祛风之药，如蝉蜕、防风、羌活。热郁血滞常加川芎、赤芍凉血活血。以及眼病常用药：密蒙花、白蒺藜、草决明、茺蔚子、沙苑子等养目明目。

案例　任某，女，34岁

主诉：右侧目珠疼痛3年余。每次目珠疼痛发作均与月经有关，每月多于经期及经后发作，目珠疼痛时伴有呕吐，现值经前期，食纳可，睡眠佳，二便调。舌洁，脉弦平。方师认为其辨证属肝血亏虚，风热扰目。治法：养肝目，清风热。处方：逍遥散加减。

当归10g，白芍10g，柴胡6g，茯苓10g，白术10g，丹皮15g，钩藤10g，薄荷5g（后下），菊花10g，枸杞子10g，草决明10g，炙甘草6g。6剂，水煎服。

二诊：药后行经目珠已不痛，偶感后头痛，纳便可，舌洁，脉弦平。继服原方6剂，以固疗效。后期随访，行经未见目珠疼痛。

按语　患者每次目珠疼痛发作均与经期有关，皆因经期血虚，肝经、目窍失养所致。肝主藏血，开窍于目，目珠得肝血所养而能视，肝主疏泄，能调理冲任之脉，任脉通利，冲脉血海得肝血充养，则月经应时而下。该患者病久，本已肝血亏虚，加之经血下行，更使血少而不能养目，血虚生风，阴虚生热，阴血不足，风热上扰，则目珠疼痛。肝失疏泄，气逆犯胃，使胃气失和而呕吐。因此，方师选择逍遥散疏肝养血，加钩藤、薄荷、丹皮、菊花清热祛风，草决明、枸杞子养肝明目。

五、苏杏前桔，调和肺气

紫苏味辛，性温，归肺、脾经。辛能解表，温能散寒，有走窜之性，能行气宽中。《本草汇言》称“紫苏，散寒气，清肺气，宽中气，安胎气，上结气，化痰气，乃治气之神药也”。

桔梗味辛，性苦平，归肺经。辛宣开肺气，苦降利胸咽，化痰导滞。《本草求真》称其“本贵通利，有寒邪阻塞，则气血不通，其在于肺，则或为不利，而见痰壅喘促鼻塞……”。

前胡味苦辛，性微寒，归肺经。苦辛下气宣散，能降气消痰，性寒能泻肺热。《本草纲目》称“前胡，其功长于下气，……气下则火降痰亦降，……为痰气要药”。

杏仁为苦辛，性温，归肺、大肠经。苦降润泻，辛温宣散，具有降气定喘，宣肺止咳，润肠通便的作用。《本草纲目》称其“主治咳逆上气，……治上焦风燥，利胸膈气逆，润大肠气秘”。

方师临床治疗呼吸道咳嗽一证，强调宣开肺气，清利肺气，旨在“调和肺气”。新病在表者，宣解开肺气，使邪从上从表而出；久病久咳、痰多者则清利肺气，使邪从下出，邪祛痰除，肺气通利，气道通畅则咳嗽止。方师根据病症，常选用止嗽散、二陈汤等化裁治之，并仿吴鞠通肺胃两治之杏苏散，治咳拟方首以苏杏前桔为主，紫苏桔梗相配，偏重开提；前胡杏仁相配，偏重下气。四药相辅，意在宣开苦降，“调和肺气”，以达止咳化痰之目的。

（一）苏杏前桔配炙紫菀、炙百部、炙桑皮、炙枇杷叶等，用于风热犯肺引动宿咳旧疾证

肺居于上，乃清肃之脏，风热之邪袭之，引发宿咳旧疾，使肺气壅遏不宣，气逆而咳。病尚在表，当宣解开肺气，清热化痰。

案例　郭某，男，36岁，1997年6月17日初诊

患者咳嗽2个月。素有慢性支气管炎病史。因感风热之邪，引动宿咳复发，曾服药诊治，咳证未解，现仍阵咳频作，咳痰色白量少；伴咽痒不利，食纳尚可，肛裂，二便调畅。方师诊其舌洁，脉平，辨证为风热犯肺之证，认为该患者素有咳疾，外感风热之邪侵于肺，致使肺清肃不利，气逆而咳，肺气不利，痰湿内生；风热犯肺上扰于咽则咽痒，肺热下注大肠，

而使肛裂复发。随拟宣肺止咳，清肺化痰之剂。处方：

炙紫菀10g，炙百部10g，苏叶5g，苦桔梗10g，杏仁10g，荆芥6g，白前10g，炙桑皮15g，炙枇杷叶6g，枳壳6g，炙甘草6g，白菊花10g。6剂，水煎服。

另肛裂外洗方：苦参30g，蛇床子20g，土茯苓15g，川椒5g，枯矾10g，五倍子10g。3剂，水煎外洗。

二诊：服药后咳嗽减轻，仅夜间偶咳，咽痒，肛裂愈，二便调和。舌洁，脉平。又拟前方加减10剂巩固疗效。

（二）苏杏前桔配二陈，用于痰湿阻肺咳嗽证

古云：肺为贮痰之器，脾为生痰之源。新感引动宿饮，痰湿内生渍于肺，阻碍肺气，气道不畅，则咳重多痰。病在肺脾，当清利肺气，化痰止咳。

案例　苏某，女，49岁，1998年1月6日初诊

咳嗽痰多加重1个月。素有支气管炎、肺间质纤维化病史。近因感寒，咳嗽加重，咯痰量多色白，伴胸闷，头晕，乏力，食纳尚可，二便调和。舌洁苔白，脉平缓。方师认为新感引动宿饮，辨证属痰湿阻肺，肺气不利之证。随拟理气化痰，调和肺气之剂。处方：

陈皮10g，法半夏10g，白茯苓10g，炙甘草6g，苏梗6g，炙紫菀10g，前胡10g，苦桔梗10g，杏仁10g，炙桑皮12g，炙枇杷叶12g，白芥子6g，炒谷芽15g。10剂，水煎服。

二诊：服药后咳嗽减轻，咯痰量少，唯遇风则咳，胸闷头晕犹存。方老于前方中加苏叶5g、荆芥5g，10剂再进，水煎服。药后病情平稳，时有咳嗽少痰，继方再服以巩固。

六、生、炙甘草的临床应用

甘草：别名国老，是甘味代表药。其味甘性平，归心、肺、脾、胃经。具有补脾益气，润肺止咳，缓急止痛，缓和药性的作用。

甘草因其炮制方法的不同有生、炙甘草之分，临床功效亦不相同。《本经疏证》曰："甘草之用生、用炙，确有不同，大率除邪气，治金创，解毒，皆宜生用。缓中补虚、止渴，宜炙用。"《普济方》曰："生甘平，炙甘温纯阳，补血养胃。"《药品化义》："甘草，生用凉而泻火，主散表邪，消痈肿，利咽痛，解百药毒，除胃积热去尿管痛，此甘凉除热之力也；炙用温而补中，主脾虚滑泻，胃虚止渴，寒热咳嗽，气短困倦，劳役虚损。此甘温助脾之功也。"可见，生甘草长于清火，以清热解毒、清肺止咳力胜；炙甘草长于温中，以甘温益气、缓急止痛力强。二者功效相异，故不能互为代用。如在银翘散、桑菊饮中清热；麻杏石甘汤、三拗汤中清肺止咳；桔梗汤、与绿豆同用之解毒都是生用。在炙甘草汤中益心气；小建中汤中缓急止痛；四君子汤中补益脾气等都是炙用，故临床多单用。方师撷取生、炙甘草二药药性之长，巧在方中同用二药，补中寓泻，扶正祛邪，疗效甚佳。

（一）生、炙甘草治疗口腔白斑

案例　石某某，男，39岁，2005年3月3日初诊

1年前双侧颊部口腔黏膜发现白斑。曾到协和医院就诊，确诊为口腔白斑。局部无明显不适。患者一般情况好，纳食可，二便调，舌质红苔薄白，脉平缓。中医辨证属湿毒蕴肤，以清解利湿为法。处方：

生、炙甘草各5g，生薏米20g，白花蛇舌草15g，白茯苓10g，蝉蜕5g，丹皮10g，玉竹

10g，金银花10g，炒谷芽10g，炒白术10g。15剂，水煎服。

二诊：患者左颊白斑已逐渐缩小，自觉口干，偶有牙龈出血，舌脉同前。继服前方加生地黄10g，再予15剂。

三诊：患者左颊白斑已愈，右侧也已变小，再投上方15剂，并嘱其一旦痊愈不用再诊，患者果未再诊。

按语　口腔白斑是中老年人较常见的口腔黏膜病，是口腔癌前病变之一。好发部位为两颊，其次是舌、唇、牙齿等处。口腔白斑是口腔黏膜的白色角化性损害，一般无自觉症状。方老认为脾主肌肉，脾主运化水湿，脾开窍于口。脾失运化，湿停毒郁，发于口腔黏膜，黏膜受湿邪侵蚀，故发白斑。方老谨守病机，用生薏米、白茯苓、炒白术健脾化湿，白花蛇舌草、金银花、生甘草清热解毒，炙甘草、炒谷芽温中健脾和胃；玉竹养阴清热，丹皮泻阴中之火，凉血活血，两者活血化瘀通络，补而不燥，可加强局部的血液循环，促进黏膜愈合。配蝉蜕祛风，以皮达皮。方中生甘草清热解毒，炙甘草补中且调和诸药，二药相配，祛邪以扶正。

（二）生、炙甘草治疗红皮病

案例　赵某某，女，61岁，2005年2月1日初诊

患者皮肤瘙痒伴多皮屑3年，加重1个月来诊。于3年前皮肤瘙痒，色暗红，多皮屑，肤热，遇热痒加重，多方求治，进展不大。1年半前皮肤科诊断为“红皮病”，予以口服激素，外用丁酸氢化可的松、硅霜等药物，仍痒、屑俱在。近1个月来天气炎热，症情又有加重，口干、便干、溲黄。诊见痛苦面容，面部、胸背部及四肢皮肤色暗红，表层有鳞屑，触之皮肤粗糙少弹性，皮温正常。口干、便干、溲黄。舌质暗，舌苔白，脉沉滑数。中医辨证属风热伤营，治以祛风清营解毒。处方：

苦参10g，土茯苓15g，赤芍10g，干生地15g，玄参10g，苦桔梗10g，生甘草10g，炙甘草10g，北防风10g，黄柏10g，牛蒡子10g，生石膏15g（先煎），炒薏米20g。6剂，水煎服。

二诊：自觉肤痒减轻，口干、便干均有改善，脱皮屑量减少，皮肤尚缺乏弹性。服用前方后已使病情有转机，故效不更方，继续服用6剂，皮疹渐愈。

按语　本案患者年逾60岁，气阴俱虚，肝肾不足，脾不健运，肌肤失荣，病程三载，久病入络，气血瘀滞不畅，导致肌肤进一步失养，出现肌肤甲错，脱皮屑；又正值暑热夹湿较盛之季节，风热之邪外袭，引发痼疾加重；口干、便干、溲黄，均为热病伤阴之象；舌暗、苔白脉滑则为血瘀湿阻之象。方老遵“治风先治血，血行风自灭”之旨，选用赤芍、干生地、玄参凉血清营之品，苦参、黄柏、石膏清热燥湿泻火，土茯苓解毒除湿，防风祛风胜湿。方中生甘草取其解毒之功用，配桔梗组成桔梗汤宣散风热，炙甘草健脾补中固本，防苦寒之品伤正，二药合用以达扶正祛邪之目的。

（三）生、炙甘草治疗咳嗽

案例　刘某某，男，20岁，2005年7月12日初诊

患者咳嗽1个月来诊。平素喜食寒凉、甘甜，辛辣之品。近1个月食生冷后出现咽部不适，咽痒作咳，痰少，曾到西医院就诊，诊断为“咽喉炎”，予抗生素口服效不佳，现仍咽痒，咳嗽，痰少，纳食可，大小便调，咽略红，扁桃体不大，听诊：双肺呼吸音清。舌洁，脉缓。中医诊断为咳嗽。辨证属火郁伤津，肺窍不利。治法：养阴清热，利咽止咳。处方：

北沙参10g，麦冬10g，苦桔梗10g，丝瓜络6g，板蓝根10g，生、炙甘草各5g，玉竹10g，马勃5g，元参6g，生地黄10g，薄荷5g，连翘10g，茯苓10g。7剂，水煎服。

二诊：患者药后咽痒咳嗽好转，无痰，舌苔薄白，脉缓平，食欲稍差，前方再进7剂而病愈。

按语 患者平素喜食寒凉之品则伤肺气，多食辛辣之品易生火热之邪，上蒸咽喉，熏灼肺脏，炼津液为痰。由于饮食偏好，使脾脏健运失常，饮食不能化为精微，反而酿成痰浊，阻塞气道，使肺失宣肃出现咳嗽。方老以调和肺气入手，利咽泻火。方中用沙参、麦冬益胃，元参、生地黄增液，连翘、板蓝根清热解毒，马勃、薄荷、丝瓜络清咽利肺，生甘草、桔梗相配组成桔梗汤解毒宣肺，利咽泻火，治疗咽喉之疾，炙甘草补中健运、调和诸药而收功。

七、石斛、麦冬的临床应用

（一）石斛

石斛味甘淡性微寒。归胃、肾经。有滋阴养胃，清热生津，益肾、壮筋骨、明目等作用。

常用于温热病后期，因高热而阴津受伤，出现口渴舌燥、食欲不振、舌质发红、舌苔黄黑等症状，可用本品滋养胃阴、清热生津、止渴除烦。但本品治疗温热病，不可用之过早，以免滋补敛邪。也可用于阴虚津亏，虚热不退。且石斛又能助湿，如湿温尚未化燥舌苔厚腻、便溏者也需慎用。

（二）麦冬

麦冬味甘微苦，性微寒。归肺、心、胃经。具有润肺养阴，益胃生津，清心除烦，润肠通便等作用。

阴虚内热，烧灼肺津，肺阴不足，肺热咳嗽，干咳少痰，烦热口渴，或痰中带血，舌红少津，脉象细数等，可用本品滋阴润肺，清热治咳。常配合桑叶、杏仁、沙参、麻仁、阿胶珠、枇杷叶、天冬等同用。对肺结核、支气管炎、百日咳等病出现阴虚肺热咳嗽者，均可应用。

心阴虚而心中烦热、心悸、心慌、失眠、舌红、脉细数等，常以本品配黄连、阿胶、贝母、生地黄、元参、丹参、珍珠母、远志等同用。心气心阴两虚，出现气短倦怠，口渴汗出，脉微、弱欲绝而虚脱者，可配生脉散同用，以益气养阴敛汗而固脱。

生津益胃：本品有养胃阴、生津液的作用。温热病后，津液耗伤，胃阴不足而口燥咽干、食欲不振、大便数日不行者，可配合元参、细生地、玉竹、冰糖、瓜蒌、生大黄、火麻仁、枳实等同用。润肺利咽：肺热阴伤，咽喉干痛，声哑失音、舌燥口渴者，可与元参、生地黄、桔梗、甘草、山豆根等同用。天冬、麦冬皆能滋阴，但天冬甘苦大寒，偏于清热降火，兼能滋肾阴、降肾火。麦冬甘而微寒，偏于润肺宁心，兼能养胃阴、止烦渴。腹泻便溏、舌苔白腻、消化不良者，均不宜用。

方师处方经常石斛与麦冬配伍同用，常用于阴虚内热而发生干咳、盗汗、低烧、口渴、舌红脉细数等症，可用石斛、麦冬配生地黄、百合等；阴虚津亏，虚热不退，石斛、麦冬配白薇、银柴胡、地骨皮等；肾精不足而致目昏目暗、视力减退，常用石斛、麦冬配合生地黄、熟地黄、山萸肉、菊花、枸杞子等；因肾阴亏虚而腰膝酸软，两脚麻木痿痹者，也可用石斛、麦冬配牛膝、川断、熟地黄、炒山药、生（炒）薏米、木瓜等。

案例　成某某，男，42岁，2009年1月15日初诊

患者因睡眠欠佳，心情郁闷，在我院诊断为“焦虑抑郁状态”10余年，一直未系统治疗，求治于方老。诊见患者入睡困难，每日睡眠3～4小时，胸闷，胃脘不适，性功能减退，二便尚可。舌质稍红，苔薄白，脉缓。中医诊断为郁证，辨证属肝气郁结。治法：疏肝理气解郁。处方：和肝汤加减。

太子参15g，炙甘草6g，土白芍9g，炒白术9g，茯苓9g，当归12g，北柴胡5g，香附5g，苏梗5g，薄荷5g，陈皮10g，竹茹10g，石斛6g，麦冬6g。7剂，水煎服。

二诊：患者药后睡眠好转，每日睡眠5～6小时，胃脘无不适感。舌洁，脉缓。前方再进10剂。

按语 患者肝气郁结，不得条达，且有气郁化火，上扰心神之象，故见精神抑郁，不寐，舌质红；厥阴肝经循少腹，挟胃，布于胸胁，绕阴器，因肝气郁滞，气机不畅，肝络失和，故见胃脘不适，胸闷，性功能减退。方师用和肝汤和肝柔肝，理气解郁。以太子参易党参补气生津；加陈皮、竹茹理气和胃、清热除烦；石斛、麦冬滋阴清火，方师说石斛在此偏于泻肝火，麦冬偏于泻心火。

八、炒谷芽、生稻芽的临床应用

炒谷芽、生稻芽是方师喜用对药之一，两者均有消食和中，健脾开胃的作用，擅消米面薯蓣积滞。用于食滞证，脾虚食少，消化不良。

炒谷芽：北方习用粟的颖果发芽后作谷芽用。甘，温。归脾、胃经。消食和中，健脾开胃。用于食积不消，腹胀口臭，脾胃虚弱，不饥食少。炒谷芽偏于消食，用于不饥食少。焦谷芽善化积滞，用于积滞不消。方师处方喜用炒谷芽，用量为15g。作用为消食健脾、顾护胃气、防止其他药物滋腻。

生稻芽：性甘、平。归脾、胃经。消食化积；健脾开胃。用于食积停滞；胀满泄泻；脾虚少食；脚气浮肿。作用和缓，助消化而不伤胃气。南方多用。与谷芽相须为用，提高疗效。

生用长于和中，炒用偏于消食，故方师常同时使用，芽类药物具有的生发作用不容小觑。

案例1　罗某某，男，62岁，2005年5月20日初诊

患者因老伴儿去世，过度劳累忧伤，1年中出现晕厥3次。行走时胸闷、心悸，乏力，失眠，夜尿多，纳可。舌质红苔白，脉弦平偶结代。既往高血压、冠心病、陈旧性心肌梗死病史。动态心电图示：心律不齐、房早、室早。

辨证分析：患者忧伤过度，耗伤气血。心气虚，心脉失养，故胸闷、心悸、乏力。中医诊断：晕厥；心气亏虚。西医诊断：冠心病，高血压。治法：补益气血。处方拟香砂六君子汤加减。

党参12g，茯苓12g，炒白术10g，炙甘草6g，陈皮10g，法半夏5g，木香3g，砂仁5g（后下），大枣 4个，百合 10g，郁金5g，炒谷芽15g，生稻芽12g，远志5g，炒枣仁12g，苏梗6g。10剂，服3天停1天。

二诊：2005年6月3日，患者遵医嘱服上方10剂。患者诉药后仍有心悸，头晕，晨起加重，二便正常。舌质红苔白，细平。前方减远志、炒枣仁、苏梗，加玉竹10g，熟地黄12g，当归5g。10剂，服3天停1天。

按语 方老指出，阴阳之气不相顺接则发为厥。清阳不升，浊火不降，清浊相干，轻者为厥，重者为逆。厥有寒厥（阳虚）、热厥（高热）、气厥（气滞、气虚）、血厥（血虚）、痰厥、食厥。本案例患者之晕厥当属气厥，故宜调理气血。

案例2　刘某，女，22岁，2005年7月14日初诊

患者因住校就餐，饥饱不均出现胃脘胀痛5年，加重3天。到中央级医院就诊，经胃镜检查，诊断为慢性胃炎，用药不详，疗效不明显。仍胃脘胀痛，饥饿时明显。恶心，无反酸、呃逆、呕吐。腹胀，头晕，纳呆，二便调，睡眠正常。舌淡红，苔薄白，脉平缓。胃镜（2002年）示：慢性浅表性胃炎，反流性食管炎，幽门螺杆菌阴性。中医诊断：胃脘痛；胃虚气滞。西医诊断：慢性胃炎。

辨证要点：患者经胃镜检查，诊断明确。长期饮食不节造成脾胃虚弱，运化、受纳功能减退，气机不畅，则胃脘胀痛不适、腹胀。胃气以降为顺，胃气不降则恶心，清阳不升则头晕。故病位在脾胃，病性为虚实夹杂。治法：补中和胃。处方：香砂六君子汤加减。

党参10g，茯苓10g，炒白术10g，炙甘草6g，陈皮10g，法半夏6g，砂仁5g（后下），焦神曲6g，莱菔子5g，炒枳壳6g，干姜2g，大腹皮5g，藿香5g，炒谷芽15g，大枣4个。4剂，水煎服。

二诊：2005年7月18日，患者遵医嘱服上方4剂，胃脘胀痛好转，已无恶心，仍感腹胀，纳食可，二便调。舌淡红，苔薄白，脉平缓。治法：理气和胃。前方加佩兰6g。7剂，水煎服。

三诊：2005年8月1日，患者遵医嘱服上方7剂。胃脘胀痛消失，仍感腹胀，口干，纳少，二便调。舌淡红，苔薄白，脉平缓。胃痛已愈，仍腹胀、口干，说明气机不畅，前方减佩兰，加生稻芽10g，木香3g，郁金6g，香附6g。加郁金、香附疏肝理气，木香行气调中。7剂，水煎服。

按语　患者脾胃虚弱，用香砂六君子汤健脾益气和胃，补后天之本，滋气血生化之源。方老在香砂六君子汤的基础上，加枳壳行气宽中除胀；莱菔子消食降气；炒谷芽、焦神曲消食和中、健脾开胃；大腹皮下气宽中；干姜温胃止呕、藿香解暑化湿止呕；大枣补脾和药。准确运用经方，根据季节特点，灵活加减用药。

案例3　安某某，女，50天，2009年1月12日初诊

患儿腹泻20余天，水样便，每日5次以上。曾到儿童医院就诊，予蒙脱石散、枯草杆菌二联活菌颗粒等药物，效果欠佳。方师予炒谷芽20g，水煎服，5剂。嘱乳母服用，每日1剂，同时喂患儿2小勺。

二诊：5剂后患儿大便正常，乳母述其乳汁颜色由浅黄转为白色。

按语　小儿先天禀赋不足，后天失养，易造成脾胃虚弱，但患儿年龄太小，对汤剂不耐受。考虑其正在母乳喂养，乳母进食肥甘厚味，其乳汁也难于消化而造成患儿腹泻，方师用一味炒谷芽，乳母服用消食和中，小儿服用健脾化积，可谓一箭双雕。

九、山药的临床应用

山药味甘、平，性温，归脾、肺、肾经，功效益气养阴，补脾肺肾。

方师谓山药健脾益肾有人参之功，无人参时可代替，但力量偏弱。《本草正》：“山药能健脾补虚，滋精固肾，治诸虚百损，疗五劳七伤，第其气轻性缓，非堪专任。”故补脾胃常配白术、党参、茯苓、扁豆、莲子肉、炒芡实等，用于脾胃虚而大便虚泻难愈、四肢疲乏无力、脉虚等症；益肺气常配合党参、五味子、黄芪、陈皮、白术等，用于肺气虚而致的气短乏力、懒言声低、自感胸中气少、右寸脉虚等症；强肾固精常配合生地黄、熟地黄、山萸肉、五味子、锁阳、金樱子等用于肾虚而滑精、遗精等症。

补脾胃、益肺气、治带下用炒山药，强肾生精、治消渴用生山药。白术燥湿健脾、益气生血之力大于山药，山药补肾强精之力大于白术。炒薏米、炒山药均能健脾止泻，但薏米偏于利湿以燥脾，山药偏于补脾肾而固涩。对于阴虚火旺而导致脾虚泄泻者，如只用白术、薏米之类治疗，易致肾阴受伤，最好用山药配莲子、芡实等以实脾，则补脾而不妨于肾。用山药时，有时可产生气壅、腹中胀闷、食欲不振等副作用，这时可配用一些陈皮、砂仁，以防其副作用。山药在病例中为常规用法，不再一一举例。

十、玉竹的临床应用

玉竹味甘性平，归肺、胃经，有滋阴润肺、生津养胃的功效。常用于肺胃阴伤或燥邪伤肺而致的咳嗽少痰、咽干舌燥、燥热口渴等症。多与沙参、麦冬、桑叶、杏仁、石斛、元参等同用。

温热病后期，因高烧时伤耗了胃阴而出现口渴舌燥、食欲不振、胃部不适等症，可用本品配合沙参、石斛、麦冬、冰糖、生麦芽等同用。据近代研究，玉竹有降血糖的作用。

玉竹养阴偏在脾胃，性平而不害胃，虽养胃阴但不妨脾阳，作用缓和但不滋阴敛邪。方师说玉竹有人参之功，还有活瘀的功效。玉竹与石斛均能养阴，但玉竹甘平滋润，养肺胃之阴而除燥热，补而不腻。石斛能清肾中浮火而摄元气，除胃中虚热而止烦渴，清中有补，补中有清。故方师对于阴虚有瘀的患者喜用玉竹。

案例　关某某，女，64岁，2004年3月9日初诊

胸闷气短2个月，患者面色白，活动后气短乏力，手足麻冷，大便干燥。既往史：PTCA术后（2002年、2003年各植入一支架），肺栓塞史2个月，糖尿病史。舌洁，脉弦缓。中医诊断：胸痹；胸阳痹阻。西医诊断：冠心病，肺栓塞，糖尿病。

辨证分析：阳气虚衰，胸阳不振，气机痹阻，故胸闷气短。阳虚，四末不荣，故手足麻冷。治法：扶正培元。处方：炙甘草汤合四君子汤加减。

人参5g，麦冬6g，五味子5g，桂枝10g，熟地黄12g，大枣4个，茯苓12g，炒白术10g，陈皮10g，木香5g，百合10g，火麻仁6g。6剂，水煎服。

二诊：2004年3月16日，患者遵医嘱服上方6剂，诉效果明显，手足冷、麻木好转，舌麻，饮食可，舌洁，脉缓。治法：益气温阳。处方：

人参5g，桂枝10g，茯苓12g，木香5g，麦冬6g，熟地黄12g，炒白术10g，百合10g，五味子5g，大枣4个，陈皮10g，火麻仁6g，玉竹10g。6剂，水煎服。

三诊：2004年3月23日，患者舌麻好转，饮食可。舌洁，脉缓。血压、血糖稳定。治法：益气温阳。处方：前方减火麻仁。12剂，水煎服。

四诊：2004年4月6日，患者遵医嘱服上方12剂。诸症减轻。活动后气喘，每天吸氧4小时，舌洁，脉缓。治法：益气温阳。处方：

人参5g，桂枝10g，茯苓12g，木香5g，麦冬6g，熟地黄12g，炒白术10g，百合10g，五味子5g，大枣4个，陈皮10g，火麻仁6g，玉竹10g。12剂，水煎服。

五诊：2004年5月11日，患者遵医嘱服上方12剂，效果明显，病情好转。现骑车活动无气短，自觉无乏力，饮食可，二便正常，舌洁，脉缓。治法：益气温阳。处方：前方加炙黄芪10g、当归5g。15剂，水煎服。

按语　炙甘草汤又名复脉汤。出自张仲景《伤寒论》太阳篇："伤寒，脉结代，心动悸，炙甘草汤主之。"方师认为动重为悸，"心动悸"指心跳动得厉害。《医宗金鉴》曰："心动悸者，谓心下筑筑，惕惕然动而不安也。"结代脉的临床表现正如《濒湖脉学》所说："结脉，往来缓，时一止复来""代脉，动而中止，不能自还，因而复动"。手少阴心经主血脉，赖气血以温煦，如阳虚不能宣通脉气，阴虚不能荣养心血，而致脉失所养，鼓动无力，症见心动悸，脉结代，均可用炙甘草汤。方中用炙甘草、人参、大枣益气以补心脾；干地黄、麦冬甘润滋阴，养心补血；姜、桂、酒通阳复脉，滋而不腻，温而不燥，共收益气复脉，滋阴补血之功。又用四君子汤益气健脾，强壮中焦。人参一般情况下，可用党参代之，用量可稍加大。对虚弱重症，仍需用人参。气虚兼手足畏冷，喜着厚衣者，可用红人参。兼有口干者，可用白人参、玉竹滋阴活瘀。

十一、椿皮的临床应用

椿皮，又名椿根白皮，是香椿树的根皮，其色白。始载于《食疗本草》。另有樗白皮是臭椿树的根部或枝杆部的内皮，始载于《新修本草》。樗白皮和椿根皮来自两种不同科属的植物。但在历代本草中每见合并叙述。例如：《本草备要》中称为“椿樗白皮”。《本草蒙筌》中记载“谟按：汪石山曰：椿、樗二木各有两种……，叶皆相同，香臭无别。医者所取，皆在白皮，故入药无问椿、樗，但择皮白者采收，不必以香臭为泥也。”我国目前使用此商品多将樗白皮、椿根皮统称为椿白皮或椿根皮，二者功用主治大体相同。

椿根皮性味苦涩寒，入胃、大肠经。有燥湿清热，涩肠止泻，固下止带或涩精止遗，驱虫杀虫之功能。常用于久泻、久痢、便血、崩漏、带下。《本草纲目》中记载：“椿根皮色赤而香，樗白皮色白而臭，多服微利人。盖椿根皮入血分而性涩，樗白皮入气分而性利，不可不辨。其主治功能虽同，而涩利之效则异……，凡血分受病不足者，宜用椿根皮；气分受病郁结者，宜用樗白皮，此心得之微也。”在方师行医数十年的经验中，用以治疗妇女体虚引起的月经过多及产后出血不止，效果较好。尤其是本品味涩有收敛的作用，经过蜜制后，治疗久泻久痢，更见显效。如患有慢性痢疾或结肠炎的病人，症见腹痛绵绵，大便每日数次，质稀而黏，或有脓血便者，每予香砂六君子汤加椿根皮合用，常获捷效，患者反应良好。但此药性寒味苦，脾胃虚寒者应慎用。

（一）椿皮治疗血尿

案例　刘某某，女，40岁，2005年3月1日初诊

患者4年前因肉眼血尿在“协和医院”诊断为IgA肾病，反复发作。现下腹疼痛3天，腰痛，下肢浮肿（±），尿频，大便正常。舌洁（质淡红苔薄白），脉弦缓平。尿常规：尿蛋白（+++），潜血（+++），红细胞5～10个/HP。中医诊断：血尿；肾气虚。治法：滋培。处方：

生黄芪15g，党参10g，炒白术10g，炙甘草6g，当归10g，陈皮10g，焦神曲10g，炒谷芽15g，北柴胡5g，茯苓15g，大枣4个，椿根皮15g，熟地黄15g，炒山药15g，荆芥穗5g。15剂，水煎服。

复诊：患者药后无腹痛，腰痛好转，下肢不肿。尿常规：蛋白（++），潜血（++），红细胞1～2个/HP。久病宜缓缓图治，前方再进15剂。

按语　方老应用椿根皮不拘于便血、崩漏，对于尿血也有很好的疗效。

（二）椿皮治疗腹泻

案例1　卓某，女，32岁，2008年11月6日初诊

腹泻数年，加重1个月。患者数年来腹泻，食生冷易发。近1个月腹泻加重，大便每日6～7次，里急后重，便内有白色黏液，胃脘隐痛，纳少，乏力。舌质胖大，苔薄白，脉细缓。中医诊断：腹泻，脾胃虚弱。治法：健脾益胃。处方：

陈皮10g，土白芍10g，防风6g，炒白术10g，炒山药12g，椿根皮12g，焦神曲6g，木香3g，生薏米20g，炒谷芽15g。7剂，水煎服。

案例2　张某，男，58岁，1997年3月初诊

患者因工作紧张劳碌，一日三餐无规律，且饮食不节。症见腹痛绵绵，大便每日三四次，大便质稀而黏，肛门灼热感，经北京医院检查，诊断为急性结肠炎。经西药治疗1月余，未见明显缓解。遂请中医会诊。患者舌苔白腻，脉弦细。方师诊其为：肠胃湿热。治法：清利湿热，涩肠止泻。处方：

藿香6g，陈皮10g，厚朴10g，炒枳壳10g，炙甘草6g，生薏米15g，木香5g，法半夏10g，椿根皮10g，炒白术10g，炒谷芽12g，黄连5g。5剂，水煎服，每日1剂。

二诊：患者服药后，腹痛基本缓解，大便每日1次，但仍不成形，纳食正常。脉弦缓，舌苔薄白。方师认为患者肠胃湿热已除，继以和中健脾为主。处方：

藿香6g，陈皮10g，白茯苓10g，炒枳壳10g，炙甘草6g，生薏米15g，木香5g，法半夏10g，椿根皮10g，炒白术10g，炒谷芽12g，焦神曲6g。5剂，水煎服。患者药后诸症悉除。

按语　方师说：治疗腹泻仲景先师多用白头翁、秦皮，但方师嫌其味道太苦，喜用椿根皮。

十二、丹参的临床应用

丹参是临床常用药味之一。方师应用其治疗多种疾病：冠心病、脑血管疾病、妇科疾病、外科疾病等。

丹参苦微寒，入心、心包经，说明其为入血分之药味。能活血祛瘀、调经、清血热、除烦满。第一，从归经上讲，丹参是治疗心脏疾患的要药，其功效已被现代医学所证实。在治疗冠心病，脑血管病的中成药中，许多均有丹参的成分，如复方丹参片、复方丹参滴丸、丹七片、安神补心胶囊、心可舒、丹参注射液等，并且临床疗效肯定。方师在治疗冠心病，脑血管病时处方中经常配伍应用这味药。第二，丹参入血分，则显而易见治疗妇科病经常应用之，方师对于月经不调之中的月经量少不畅或瘀滞不畅经行腹痛的患者，经常用自拟经验方和肝汤加丹参，但一般用量为6g，方师用此药比较谨慎，认为丹参苦寒，量大则反使血滞，量小则既起到活血化瘀调经的作用，不致出现副反应；并认为"丹参一味，功同四物"，是在四物汤的功用为凉血活血之时，两者功用相同，四物汤组方应为：生地黄、赤芍、当归、川芎，这样是比较贴切的；至于四物汤为养血补血和血之时，两者就迥异了。第三，就是用于痈肿疮毒方面，丹参苦寒故可清血分之热，又加之有活血祛瘀之功，用于因毒热燔灼，气血壅滞而形成的痈肿，但此时用量就宜大，否则对于壅塞之况就无冲击之力了。所以方师在把握丹参的用量时，是根据不同的病情，不同的体质，酌情加减，认为不是量越大效越好。

案例1　潘某，女，55岁

患者右小腿红肿，疼痛3天。口干，大便干。舌红苔薄白，脉平。诊断：丹毒急性期。治法：清热解毒。处方：

金银花15g，连翘15g，丹参15g，薄荷5g（后下），天花粉10g，蒲公英15g，白芷4g，陈皮10g，青橘叶10g，生甘草10g，白菊花10g。6剂，水煎服，每日1剂。

二诊：6剂后局部肿渐消，效不更方，继前方7剂。

按语　本方中丹参用量较大，作为君药之一，在此方中起到重要的治疗作用。

案例2 王某某，女，37岁，2006年1月5日初诊

患者无明显诱因月经3个月未至，末次月经日期：2005年10月15日。在酒仙桥医院做妇科B超：（–）。透环：（–）。平素月经经期4～5天，周期27天，量中。现性交后出血，腰痛，腹胀，纳可，大便干，3～4日一行。察其：舌洁，脉缓。

辨证分析：肝主疏泄，若肝气郁结，气机不利，则腹胀；影响冲任，可造成月经不调。方师诊其为：经闭；冲任失调（月经失调）。治法：和解。拟和肝汤化裁。处方：

党参12g，云苓12g，白术12g，大枣4个，炙甘草6g，当归10g，苏梗6g，薄荷g（后下），柴胡5g，香附6g，坤草10g，丹参5g，熟地黄10g，山萸肉10g，川芎5g，泽兰叶10g，炒山药10g。7剂，水煎服，每日1剂。

二诊：服药7剂，腹胀好转，腰痛，大便2～3日一行。舌洁，脉缓。前方有效，效不更方，继续和解活血通经。前方加王不留行10g、茜草6g。7剂，服1天停1天。

三诊：服前药7剂，月经至，大便调，腰痛，情绪不佳。舌洁，脉缓。治法：两和肝脾。方拟滋补汤化裁。处方：

党参12g，云苓12g，白术10g，炙甘草6g，熟地黄15g，白芍10g，当归10g，肉桂3g，木香5g，大枣4个，生黄芪10g，赤芍6g，丹皮10g，茜草6g，丹参5g，坤草10g，怀牛膝6g。12剂，服2天停1天。

按语 初诊和肝汤加熟地、炒山药、山萸肉补肾；坤草、丹参、泽兰叶活血调经。二诊加王不留行、茜草加强活血通经之力。方师治疗月经病，月经前以疏肝为主，月经后以补肾为主，故三诊用滋补汤化裁，阴阳双补，气血两资。方师此处用丹参，取“一味丹参饮，功同四物汤”之意。丹参归心经，补性不大，质轻，一般用量为5～6g，养心神，活瘀调经。此案用丹参，亦见其疗效。方师妇科常用的活血药为丹参、坤草，言其力量较平和；重者也用桃仁、红花，方师认为桃红对于心血管疾患作用不大，偏重于妇科活血。

十三、鸡血藤的临床应用

鸡血藤苦甘性温，既能活血又能补血。具有活瘀通经止痛，利关节的功效。《本草纲目拾遗》中记载其“壮筋骨、已酸痛，和酒服；治老人气血虚弱，手足麻木，瘫痪；……妇人经水不调，赤白带下，……妇女干血痨及子宫虚冷不受胎”。方师临床多习用逍遥散加鸡血藤活血化瘀止痛，治疗慢性阑尾炎、结肠炎、慢性尿路感染，疗效显著。对于肢体关节疼痛也多用鸡血藤，其既能活血又能补血，活瘀止痛，利关节。

案例 李某某，男，40岁，2003年5月12日初诊

患者1个月来间断右下腹痛，热胀感，大便干。查体：腹软，肝脾未及。右下腹麦氏点压痛（+）。舌质红，苔厚腻淡黄；脉平缓。辨证：肝郁气滞；治法：理气止痛。处方拟逍遥散加减。

当归10g，白芍10g，北柴胡6g，茯苓10g，陈皮10g，干佛手6g，台乌药6g，炒枳壳10g，木香5g，苏梗5g，鸡血藤10g，大枣4个。6剂，水煎服，每日1剂。

二诊：诉药后疗效明显，服1剂后右下腹痛即缓解。继服前方加党参6g，白术6g。6剂，水煎服，每日1剂。

按语 方师认为肝主疏泄，右下腹为足厥阴肝经循行之处。肝气郁滞不疏，气机不畅，不通则痛。气郁日久生热，故有热胀感。肝脾之气郁结，导致传导失常，则大便干。故用逍遥散化裁。方中柴胡、陈皮、枳壳、苏梗疏肝解郁，乌药、佛手、木香理气止痛，芍药、甘草和里缓急以止痛。当归、大枣养血和中。复诊时肝气郁滞之症已解大半，又加党参、白术健脾培中。方中加鸡血藤活瘀止痛。

十四、枸杞子、麦冬的临床应用

枸杞子和麦冬是方师喜用的对药之一。

枸杞子：味甘性平，归肝、肾、肺经。有滋补肝肾，明目，润肺的功效。方师说其既是养阴之品，又可从阴中助阳，方老用之滋补肝肾，且价格比山萸肉便宜，可谓物美价廉。

麦冬：味甘、味苦，性微寒。归肺、心、胃经。有润肺养阴，益胃生津，清心除烦的功效。入滋补汤中与党参配伍，有生脉散之意，能养心阴补心气。两药相配，平补肝肾之阴且清心除烦。

案例　郭某，女，54岁，2004年7月22日初诊

患者于2002年出现口干、咽干，目涩，午后下肢沉重，面色灰暗，在协和医院诊断为：干燥综合征。治疗效果不佳。未婚，月经可。舌质暗红，舌苔薄白，脉细。

辨证分析：患者为女性，阴虚体质，肝肾阴虚，精血不足，阴精亏耗，津液不能正常敷布，孔窍、关节、皮肤失于濡养，则眼干、口干、关节疼痛、肤黑。

中医诊断：燥毒证；肝肾阴虚。西医诊断：干燥综合征。治法：滋补肝肾。处方拟滋补汤加减。

党参12g，茯苓9g，炙甘草6g，当归9g，熟地黄12g，白术9g，木香3g，陈皮6g，大枣4个，肉桂3g，枸杞子10g，麦冬 10g，生黄芪 15g，佩兰 10g，石斛10g。10剂，水煎服，服2天停1天。

二诊：2004年8月5日，患者遵医嘱服上方10剂，病情好转。咽干减轻，仍目涩，关节窜痛，午后下肢沉重。舌红，少苔，脉细。治法同前。前方加天冬6g，北沙参10g。10剂，服2天停1天。

三诊：2004年8月15日，患者遵医嘱服上方10剂，效果明显，病情好转，诸症减轻，舌红，少苔，脉细。效不更方。继发前方10剂，服2天停1天。

按语　干燥综合征是以外分泌腺病变为主的全身慢性炎症性结缔组织自身免疫病。可名之燥毒证。因目前现代医学对其病因病机尚无确切系统的认识，故无满意疗效和方法。方师认为其与肝、脾、肾三脏阴阳失调有关。人体津液运行，赖气载输，元气不充，津液少供，故健脾益气以助运，养肝以藏血，补肾阴则津水有源，燥可自润。方师用滋补汤加益气养阴之药，取得良好的疗效。

十五、补气药与理气药的临床应用

方师对补气药、理气药从单味药到方剂的使用阐述了个人的经验。在临床中方师常用的补气药有人参、黄芪、白术、茯苓、大枣、黄精、山药等；常用的理气药有陈皮、厚朴、莱菔子、香附、乌药、藿香、紫苏、青皮、木香、白芷、枳壳、砂仁、薄荷等。

中医学说对气的解释是多种的。方师认为气的实质是代表一种机体动态的反应。在古代气不仅在医学上用，从哲学、科学方面都曾有过气的解释，总而言之，气是在有形态的物质基础上的功能活动。《幼学》中说："宇宙之间，混沌初开，气之轻清者，上升为天，下降者为地。"医学上用气来解释很多现象，分析各种物质状态，称作阴阳之气、四时之气等。如阴气、阳气，哲学上记载于《易经》，医学上记载首见于《素问·阴阳应象大论》："阴阳者，天地之道也，……，故治病必求于本，本于阴阳。"四时之气记载于《素问·四气调神大论》《素问·五脏生成》《素问·经脉别论》等篇章中。气有一元化、多元化概念，一元化是对气多种现象的分析，正常的气称为"正气"，疾病的病气称为"邪气"。《内经》云："正气内存，邪不可干""邪之所凑，其气必虚"。

李东垣言道，元气、谷气、卫气、荣气、清气，升发诸阳上升之气，精气，包括气血精液，均此一气化生，此为正气。从病的角度讲，《内经·邪气脏腑病形》言："百病皆生于气。"治疗应以调气，调气又有补气、泄气、疏解等不同治疗方法。从五脏六腑到分类用药，气血可作为疾病的主体来看，也可以作为一个用药的方针来看。气虚则补之，气实则泻之。

（一）补气药

人参：近代使用的有人参、党参、上党参。人参为吉林野山参，还有种植人参、高丽参等，均可大补元气。党参临床应用最多，还有孩儿参（太子参）比党参温补性差，可用到15～30g。经验：一般状态下，补中益气党参最佳，用量为10～15g。虚证、脱证、急症、不足等情况下用人参，如抢救中独参汤的使用，生脉饮中人参的使用。蒸晒者为红人参，温补作用强，未晒制的为白人参、高丽参，补气作用更强。人参使用一定要去芦。无论人参、党参、太子参、高丽参、红人参均具有补中培中的作用，而西洋参温补不如人参，但具有补气生津作用。

人参在方剂中的应用：如炙甘草汤，《伤寒论》177条："伤寒脉结代，心动悸，炙甘草汤主之。"始于表虚终于里虚。炙甘草汤方剂中有人参，用在里虚，补气治里。又如生脉散出自《千金方》，治暑热伤气之虚证。后世将生脉散制成口服液、注射剂，用于补气养阴，治疗气阴两虚证，方中人参补气治虚。另如《太平惠民和剂局方》的保元汤，方中有人参、黄芪、炙甘草。人参与黄芪相伍补气培中，固托止汗，固护后天的元气。而由参术苓草组成的四君子汤不温不燥，气味平和，为补气的基础方。《脾胃论》中补中益气汤作为补气的代表方剂，侧重调理脾胃之气，方中的当归和血，陈皮理后天的脾胃之气，柴胡、升麻升举清阳，使脾胃之气达于外，使参术芪草之补益之性达于体外，使该方补而不滞。人参具有补元气的作用，感后体虚可以用人参一两；产后体虚可以用红参一两，使产后恢复期缩短，这就是独参汤的使用。

黄芪：有生炙两种，具有补气固托，健脾止汗功效。生则固表，炙则健脾、益气培中。黄芪固表止汗有实腠理之功，为止汗峻补之剂。参芪合用，谓之保元汤培补元气。治中风有参附汤、芪附汤、术附汤，用之益气回阳救逆。黄芪每每与防风同用，是因黄芪得防风配伍效果更好。如玉屏风散，防风走表，黄芪实腠理，防风得黄芪走表作用加倍。外科痈疽出现阴证时，坏死组织不能脱落，不能返阳，此时重用黄芪可以扶正。又如贞芪扶正颗粒，可以作为肿瘤手术后恢复期用药，重在益气调补后天。在当归补血汤中黄芪30g，当归6g，其意义在于重用黄芪，发挥以气生血的作用，达气血双补的目的。在急症中，配人参——参芪术附，可用于回阳救逆。

白术：苦温性燥，能除湿健脾，为补脾要药。药用有炒白术、生白术之分，炒则性燥，燥湿健脾，生则性稍缓。祛湿之所以健脾，因脾主运化水湿，为后天之本，白术健脾既能祛湿，脾虚作胀，白术不能离也。仲景用白术健脾除湿的方剂有五苓散、枳术丸（《金匮要略·水气病脉证并治》)。《伤寒论》："太阴之为病，腹满而吐，食不下，自利益甚，时腹自痛"可用理中汤，方中亦有白术。另外，张仲景在妊娠安胎方面的安胎散（《金匮要略》)，则是由当归、白术组成，因白术有安胎、保胎的作用。凡有脾气不足，白术尽可应用。但当病壅滞之时，用白术还应加炒枳壳、木香、砂仁等行气药，以增白术补之又不壅滞之力。

茯苓：松树根多年化生的物质，有赤茯苓、白茯苓之分，中心没有变化的部分叫茯神木，外皮叫茯苓皮，性甘淡平，甘能益脾气，淡能渗水湿，并具有安神培中作用。但补益之性不及白术。其补性在四君子汤中为臣佐药，脾虚之人可用其益脾渗湿之作用。在治肾虚病中也可作臣佐药，如六味地黄汤中，配山药以泻肾浊。而茯苓配酸枣仁、柏子仁、远志则可安神定志。

大枣：甘平，补益脾阴。仲景有苓桂姜枣汤，通过益心气，健脾气，治心下悸。仲景在气逆证中也用枣，如《金匮要略·奔豚气病脉证治》："奔豚，气上冲胸，腹痛，往来寒热，奔豚汤主之。"又如逍遥散中大枣的应用，可缓脾气。尤其大枣在峻泻药中配伍使用，如十枣汤可起到缓大戟、甘遂毒药之猛烈的作用。

黄精：性甘温，脾肾双补。可替代熟地黄、当归，但其性壅滞。如九转黄精丸中，当归走血，黄精走气，为气血双补方剂，性偏温热，因此，外感风寒偏温者尽量不用。

山药：有生炒之分，质滑性涩，固托止泻，固遗精。所以参苓白术散中炒山药为要药，肺脾肾俱补。六味地黄丸中也有山药。如缺人参时，山药可以代替人参，固托止汗补虚。

（二）调气药（理气药）

紫苏：降气，在咳喘痰证里应用，在其他胸腹疾患中也有应用。如藿香正气散中有紫苏。紫苏有降气止痛的作用，可缓解平滑肌痉挛，因能缓解胎痉，有安胎之用，故胎孕不忌。在表紫苏能发汗，在里能调经，和当归、川芎同用，散血活瘀调营；配杏仁、白芥子、莱菔子，能消痰定喘；苏梗配砂仁和胃宽中，因此方师在和肝汤中就加有苏梗。

厚朴：为木本，又叫川厚朴，苦辛温，为理气的代表药。呼吸系统中咳喘病症常应用此药，如仲景之经方桂枝加厚朴杏子汤可治"喘家作"，以及"发汗后，腹胀满，厚姜半甘参汤主之"。在实方中宜常用此药，如平胃散（苍术、厚朴、陈皮、甘草）、大承气汤（大黄、厚朴、枳实、芒硝）。方中厚朴行气作用强，如果真气不行，定要慎用、少用，或不用。

陈皮：苦辛，同补药则补，如补中益气汤；同泻药则泻，除痰润肠如泻肠丸，降逆止呕，如二陈汤。陈皮是理气药中使用最广泛的。但陈皮性燥，阴气大伤者少用。橘核可用于疝气及外生殖器的疾患。橘叶在气机阻滞肿胀的病症，如乳腺炎、附睾炎、斜疝的应用效果均有良好的反应。

香附：药性缓和。与川芎相对应，川芎为血中之气药，香附为气中之血药。与乌药相比，均为理气药，胸腹部理气常用药，香附偏于和调肝胆，乌药顺气，偏于胸腹腔气滞。含有香附的方剂如越鞠丸（芎苍曲附栀），可行六郁之气。含乌药的如乌药顺气，为化瘀理气，胸腹止痛的常用方剂。艾附暖宫丸主治妇科月经不调，故香附誉为妇科常用药。

白芷：气温味香散，上走头面，散湿止痒，能通窍走表。从木香与白芷来看，诸香皆有散之用。如外科病证：丹毒、乳腺炎常用，方如仙方活命饮。另吴鞠通在腹泻中也有应用，《温病条辨·中焦篇》就有茵陈白芷汤。白芷治疗功能性头痛，也有一定疗效。

枳壳：枳壳性缓，枳实性猛。仲景《伤寒论》诸方中均用的是枳实。消化疾患中，缓则用枳壳，如保和丸、枳术丸，可促进新陈代谢。枳壳与陈皮为同一植物，枳壳、枳实、陈皮、青皮均有调气作用。

薄荷：先凉后温。临床上，头痛走表应用；里证开郁亦用，如逍遥散；痔漏、肠风、疟疾都可使用。

方师再三告诫：治气要重视五脏之气，肺脾肾之气，也称为上中下三元的三焦之气。《灵枢》："上焦开发，宣五谷味，中焦受气取汁，下焦肾间动气。"气药外可走表，内可行里，补虚泻实，以气当先。但要注意"气有余便是火""气要不足便是寒"。补虚要注意化寒，泻实要注意清降。气不足，肺脾肾兼顾，气实通理三焦之气。

十六、消导药的运用思路

跟师临证学习中，观方师在处方之中，经常用到炒谷芽、焦神曲、莱菔子、鸡内金、焦山楂、炒麦芽等药味。一看便知是消导药，是消化饮食，导行积滞的药物。但这些药在方师处方中所发挥的作用远超出了消导的范畴。详述如下：

（一）和胃

（1）来看病的患者中老年患者居多（60岁以上），其中胃本腑疾患者，由于年高脾胃运化能力下降，运用这些药物（均在健脾胃的复方中出现，而不是单独应用）起到了增强脾胃运化动力的功效。

（2）患者来诊治其他系统的病证，如冠心病、高血压、脑血管病、哮喘、肾系病证等时，亦由于患者多年高体迈，脾胃脏器功能减弱之故，在处方中选用这些药味中的1～2味，来帮助脾胃运化吸收食物和接受治疗的用药（针对所治上述病证的药物），增强体质和使药物发挥应有的治疗作用。

（3）防患于未然，所治之病证是热证，或是需滋补之证，为防苦寒滋腻，碍胃伤胃，而选用此类药中的1～2味。

（二）行气

多种原因导致的气机不畅，出现的脘腹胀满，胸胁不舒，比如肝气郁滞，痰湿阻遏气机，脾虚气滞，肺气不利壅滞等，选用这类药，如莱菔子、炒谷芽等加入主方中，可协助调畅气机。

（三）化痰

由于脾胃运化失职，则易生湿生痰，在健运中州的主方中，加入炒莱菔子、焦神曲、焦山楂、鸡内金、炒谷芽等又可加强化痰之力，同时又有健中助运之功，一举两得。

（四）通腑

老年人易出现便秘，很是痛苦，在养阴润肠通便、益气健脾通便、疏肝理气通便的处方中配以炒莱菔子、炒谷芽、炒麦芽等可增强通便之力，又因其不是强力泻下药，所以又不伤正气。既治疗了便秘，又保护了胃气。

十七、"姜"的临床应用

1999年10月14日，随师临诊中，有一位男性患者，66岁，患腹泻病已有4周，每日3～5次，腹中冷痛伴腹鸣，疲倦乏力，面色萎黄无华。方师处方：滋补汤加炮姜5g、伏龙肝10g、炒谷芽15g、焦神曲10g。滋补汤扶助中气正气，炮姜、伏龙肝温中散寒止泻，炒谷芽、焦神曲健脾助运。

方师在临床上用“姜”的概率是很高的，他说仲景先师就为我们树立了典范。在仲景先师所著《伤寒论》中共拟用113方，其中用生姜者有37方，用干姜者有23方。体现了其对人体的胃气、阳气重视的程度非同一般。

临床用姜要把握好分寸。姜在临床应用中有生姜（煨姜，生姜皮）、干姜（炮姜）之分，其功用是不尽相同的。

生姜辛、微温，入肺、脾、胃经，因其气味辛窜，故有走而不守的特点。其一可发汗除寒解表，如见伤寒头痛，伤风鼻塞可用其发汗解表通窍；其二温中止呕，前人认为其是呕家圣药，因其有开郁散气，辟恶除邪之力，主要是针对胃寒呕吐，有一些止呕药亦每用姜汁炒，以增强作用，如姜汁炒竹茹，姜汁制半夏等；其三有散寒止咳的作用，辛则入肺，又能散湿，对于风寒咳嗽又有痰湿者佳，李时珍对生姜亦有评价：“姜辛而不荤，去邪辟恶，生啖熟食，醋酱糟盐，蜜煎调和，无不宜之，可疏可和，可果可药，其利博矣！”

干姜大辛大热，入心、肺、脾、胃、肾经。其特点是守而不走。第一，因其大辛大热，可回阳救逆，与附子配伍应用，更增回阳之功，在《伤寒论》中四逆汤、白通汤、姜附汤皆用干姜。第二可温脾胃之阳，脾胃虚寒之腹痛、呕吐、泄泻均用之得效，如理中丸方；又如半夏泻心汤、黄连汤、乌梅丸等所治的寒热错杂证中温中散寒均用干姜。第三，可温肺化痰，干姜辛热既能温肺以散寒，又能燥湿以化痰，双重作用。第四，可温经止血，用于虚寒所致出血症，此时多炮黑姜为宜。元素对于姜有评价：“干姜气薄味厚，半沉半浮，可升可降，阳中之阴也，又曰：大辛大热，阳中之阳，其用有四，通心助阳，一也；去脏腑沉寒痼冷，二也；发诸经之寒气，三也；治感寒腹痛，四也。”是对干姜的临床应用言简意赅的总结。

煨姜，是生姜煨熟而用之，温中之力增强，多用于脾胃虚寒之证。

生姜皮，辛凉和脾，利水消肿，取其皮以行皮之义，“五皮饮”这张利水方中就有生姜皮（陈皮，茯苓皮，生姜皮，桑白皮，大腹皮）。

炮姜，炮焦者称为炮姜，又名黑姜，其性温和，温而收敛所以多用于虚寒所致的泄泻、出血不止等病证。

综上所述，方师在治疗此例患者之泄泻所用炮姜即是用“姜”的一典型案例。

十八、紫草的临床应用

对一些中药的临床应用，我们都是按照教科书所学而用。跟师学习后，通过看方师处方用药如何使用（在什么病证用什么药，怎样配伍，用量怎样），以及方师对临证用药的指导和分析，我们对中药的临床治疗作用进一步加深了认识，应用也更加得心应手。

曾跟师侍诊遇有一位患者，梅某，女，47岁，颈两侧淋巴结炎症史已月余，曾服用西药抗炎药，但局部仍可触及肿大之淋巴结，有压痛感，体温正常，觉胃口不适，大便不畅，脉平舌洁。方师处方：金银花15g，连翘10g，蒲公英10g，紫草5g，青橘叶6g，生甘草6g，白菊花10g。7剂。方中金银花、连翘清热解毒；蒲公英清热解毒散结消瘀；青橘叶行气疏肝消肿散毒；白菊花疏风清热、解毒走上；用青橘叶和白菊花则是考虑病变在颈两侧，故用疏肝胆经之热结的药味，则其效果更好。生甘草在此主要作用是加强解毒之力，次之则有调和诸药之用。而紫草是凉血，解毒透疹之用，在此用之不甚理解。再仔细思之，刚才所言之药味不管是清热解毒还是理气散结，还是疏散风热，均为入气分之药物，患者病程已月余，“久痛入络”，且淋巴结之形成，亦与血行不畅有密切关系，故应有活血化瘀解毒的药味，紫草入血分，凉血活血，又能解毒，恰好能承担此任。还有一点亦应注意，紫草能滑肠作泻，故脾弱溏泻者不宜使用，可本位患者不但不泻，反而不畅，用紫草就更为妥帖。细微之处亦可显现出方师对药物特性掌握得是非常娴熟，所以临证用药上皆是丝丝入扣。

十九、荆芥穗、南藕节配伍治血尿

2000年2月24日随师临证，一位39岁女性患者杜某，有慢性肾炎病史，现症为腰痛膝软乏力，尿常规检查，镜检血尿，红细胞10～15个/HP，舌洁，脉缓。方师拟补肾养阴利尿止血为法，方用六味地黄汤加味：熟地黄15g，炒山药15g，丹皮10g，泽泻10g，茯苓12g，山萸肉10g，车前子10g，麦冬10g，百合15g，荆芥穗5g，南藕节15g，薄荷3g（后下）。8剂。针对腰痛、膝软乏力等肾虚的情况，用六味地黄滋肾阴培补；麦冬、百合养阴扶正；车前子利水；而荆芥穗、南藕节在本方用以治疗血尿，用之切中肯綮。荆芥入肝经走血分，有升提升发升散的作用，而用芥穗则这种功效就更为突出。水与血均以下行为常，因病致下行之血离经则耗血伤气，气虚则升举之力受限，故在治疗上应将下行离经之血升提，升发，使其归经，方师在方中用荆芥穗，是针对本例患者尿血病机的止血之方的具体体现。南藕节涩平，入肝、肺、胃经，具有收涩止血、化瘀的功能；也就是说，藕节虽止血但不会留瘀血。《本草纲目》中言：“藕节能止咳血唾血，血淋溺血，下血血痢，血崩。”方师还认为藕节中有孔洞，故其能通畅气机，这亦可能是不留瘀的原因所在。方师在治疗尿路疾患中的血尿经常用及此味药。在本例患者的治疗方剂中用荆芥穗、南藕节，特点是一升提一涩收相互配伍，对于止血尿相得益彰。

二十、伏龙肝的临床应用

跟随方师诊治一慢性溃疡性结肠炎复诊患者宋某，女，64岁，患者患本病已久，近日加重，腹痛，稀便色黑，每日2～3次，既往有便血史。方师认为该患者为脾虚失运，伤风下血，故拟健脾温中、祛风止血法。处方；煨葛根10g，北防风10g，炒白术10g，白芍10g，焦神曲10g，茯苓15g，炙甘草6g，荆芥炭5g，伏龙肝15g，炒谷芽15g，莲子肉10g，椿根皮10g。6剂，水煎服。方中炒白术、茯苓、炙甘草、莲子肉健脾化湿止泻；防风、白芍为痛泻要方之主要药味，祛风缓急；葛根、防风上行升举，亦祛风；焦神曲、谷芽健中开胃；荆芥炭、伏龙肝、椿根皮为收敛止血之味。其中伏龙肝入肝、脾经，就是灶心赤土，因其色赤如肝，故以肝为名，味辛气温无毒。土为万物之母，故此土能补人脾胃。《本草求真》中言：“书言吐衄崩带、尿血遗精、肠风可治者，以其失血过多，中气必损。得此[伏龙肝]微温调和血脉也[调中、止血，燥湿]。”此味药用在以上之患者为确切，其有中虚脾湿出血，均为伏龙肝所能治之范畴。

二十一、白芥子的临床应用

方师在治疗咳喘痰的患者时，经常使用白芥子这味药，应用在复方之中。白芥子专入肺，气味辛温，能治胁下及皮里膜外之痰，非此不达。辛能入肺，温能散表，痰在胁下，皮里膜外，得此辛温以为搜剔。还是那句话，“病痰饮者，当以温药和之”。白芥子，就是具备了这温散的功用。治肺之寒痰，以三子养亲汤为表率，白芥子主化痰下气宽中，紫苏子主降气定喘止嗽，莱菔子主消食开痞降气，根据痰气食孰轻孰重来择谁为君药，亦即药量宜重用。此方是治老年人的咳喘痰的方子，所以取名“养亲”。老年人五脏均有虚损，尤以脾胃较弱，运化失司，易生痰，易食积，痰食又易阻遏气机，所以本方痰气食同治，确为针对脾胃运化不佳所致之痰。以上为治肺之痰，又言其能治皮里膜外之痰，亦可认为是无形之痰，比如痰阻经络所致的肢体麻木不仁；现代医学所言的脂肪瘤我以为亦应归为“皮里膜外”之痰。但是白芥子大辛大热，中病即停，不能久服，久服则耗损真气，如果肺阴虚火旺者忌用。所以并非咳喘痰均宜用此味药，要辨清情况再下药。方师在用此味药时，用量亦很谨慎，一般5～6g，我想亦是考虑不要耗伤正气之意。

二十二、地骨皮临床应用

今跟师临诊学习中，方师治一位50岁女性患者袁某，患有慢性荨麻疹，服中药后，病情尚为稳定，所用方药：当归10g，蝉蜕5g，茯苓10g，赤、白芍各5g，丹皮10g，生地黄10g，地肤子10g，苦参6g，生薏米15g，金银花15g，连翘10g，白茅根12g。8剂。从以上方药分析该患者的治则为清热祛风，凉血和血、渗利祛湿。今日患者述尚时有遇热则皮疹又现且色红，局部发热且有瘙痒感，查其舌红、苔薄白，方师嘱在前方中加地骨皮12g，并言以上体征舌象表明其尚有阴虚血热，应在前方清热凉血的基础上加强这方面的药力。

地骨皮是枸杞的根，以根入土深而皮甚厚，力能至骨，故名。味甘、淡，性寒。入肺、肾两经，具有清热凉血利肺，退骨蒸劳热的功用。临床中多用于治疗清肺热止咳如泻白散（《小儿药证直诀》）、调月经先期如清经散、退虚热低热如清骨散，用于治疗皮肤病的组方尚为数少见。今用于治疗荨麻疹之缘由：本品味甘气寒，既能养阴又能清热，故凡有阴液不足又有内热者均可应用；今本案例患者遇热则皮疹再起且红热瘙痒，说明其有热，舌红一说明有热，二说明伤阴，故在原方中加地骨皮确切无疑。李东垣曰：地为阴，骨为里，皮为表，服此即治内热不生，而于表浮游之邪，无有不愈。此为表里上下皆治之药，而于下为尤切焉。但脾胃虚寒者禁服，亦为学习理解之用。

二十三、沙参的临床应用

春季是阳气升发的季节，体内已渐有热生，方师曾讲“冬至一阳生，外虽寒内已有热”，更何况春气萌发，大地萌动之日呢？春季多风，尤以近二年，自然环境的变化，风尤多，风力尤大，多风则干；方师认为，春季以来临床来诊的患者中伤阴者偏多，表现的症状有口干舌燥、咽干、唇干、思饮、便干等，例如今日方师就在来诊的23位患者的处方中均书以北沙参这味药，且量较大，12～15g，以养阴润燥；在这23位患者中有肺系疾患气管炎、肺炎，心系疾患冠心病、高血压，神经系统疾患脑梗死后遗病、神经衰弱，消化系疾患胃炎、肠功能紊乱、便秘，妇科疾患月经不调、子宫肌瘤等。为什么举这些例子，用以说明六淫之邪伤害于人波及范围大，各病种患者均可受损伤。

再说北沙参，沙参有南沙参、北沙参之别，两种参的功用相似，南沙参力较薄。沙参甘，微寒，入肺、胃经，润肺止咳，养胃生津，是肺胃系疾患的主要药味。《本草纲目》曰：“沙参甘淡而寒，其体轻虚，专补肺气，因而益脾与肾，故金受火克者宜之。”既然是肺胃系疾患的主要药味，那多系统的病证，为何也用及沙参这味药？盖有风有热有燥必伤及阴津，而伤损之途经，一般是“上先受之”，亦就是从口鼻而入，首先进入肺脏，故使用北沙参十分确切，一是清凉润燥、润补已伤之津，二是根据目前气候的特点，防患于未然，治未病是以。

二十四、细辛的临床应用

跟随方师临诊的过程中，哮喘、痹证、头痛、三叉神经痛等的处方中经常出现一味药：细辛。虽其用量一般不超过3～5g，但其作用远远超过了用量的权重。

细辛，为马兜铃科多年生草本植物细辛的全草，因其根细而味辛而得名，性味辛温，善于走窜发散。首先是能发表散寒，是指发散在表之风寒：一则风善行而数变，风邪致病位无定处，游走不定，而且风邪致病发病迅速，变化无常，不及时祛除，亦就是发散，就易导致风邪引致其他的病变，造成患者的更大痛苦，如能及时发散侵袭之风邪，是防变治疗的一种有力的手段；二则寒性凝滞，人之一身气血津液的畅通运行，是依赖阳气的推动，寒袭则阴盛伤阳，阳气受伤，不得舒展推动，则气血津液运行缓慢，甚则凝滞不通，不通则痛，如风寒所致头痛、身痛、肢体关节等的疼痛；三则湿性重浊，黏滞不爽，亦是因为其是阴邪，耗损阳气，使气机阻滞不畅，即所谓湿阻气机，针对这种重着、缠绵、黏腻的病证，必用辛以散之，热以燥之，阴得散解则可不凝，从以上可以看出，细辛的辛温之性，足以针对以上所言之风、寒、湿邪，然其用量极应注意，有“细辛不过钱”之说，因为细辛味厚性烈，古代现代医家均用之极慎重，因为过量可致气塞命倾。

方师在治疗咳喘病时经常使用细辛这味药，主要体现在小青龙的思路之中，每多用量为3～5g，以其发散沉寒痼痰，并配以麻黄、陈皮、半夏、干姜等药味，其用量虽小，但其能量大，起到了自外入里，又自里达外的带动作用，在治疗风寒湿痹证时亦经常用及细辛，是体现在独活寄生汤的思路之中，经常配以羌活、独活、防风、威灵仙等药味，均起到了很好的治疗作用。

第四节　论　诊　治

一、论　脉　诊

脉诊在中医诊断学望、闻、问、切四诊中占有重要地位。《难经》二十难以前所述均为脉论，张仲景《伤寒论》则以平脉法、辨脉法贯穿始终，李时珍《濒湖脉学》中全面记载了27种脉象。方师认为人们常说的号脉，其实应为候脉。号脉者，候脉也。候，指尺度、度量问题。我们记载时间长短用时候，记载季节冷暖用季候，记载脉象变化就要用脉候。脉分三部九候，三部指寸、关、尺。九候指浮、中、沉三候加寸关尺为九候。

脉之根本，气血为先。《难经》讲道：“有胃气则生，无胃气则死。”而《素问·脉要精微论》则言：“四时皆以胃气为本。”《医学心悟》对于诊脉则有精辟论述，指出：“脉有要诀，胃、神、根三字而已。人与天地相参，脉必应乎四时。而四时之中，均以胃气为本。”四时之脉中“必兼有和缓悠扬之意，乃为胃气”，“凡诊脉之要，有胃气则生，胃气少曰病，胃气尽曰不治”。认为脉贵有神，“当于中候求其神气”，“中候有力，则有神矣”。“神气不足，犹当察其根气。根气者，沉候应指是也。三部九候，以沉分为根，而两尺又为根中之根也”。

方师认为胃脉见缓。人体正常脉象以缓为主。有缓脉则预后好。正如《医学心悟》中所论："心、肝、脾、肺、肾虽各主一脉，而和缓之象必寓乎其中乃为平脉，否则即为病脉。"故方师经常用"平脉""缓脉"来判断病情的轻重及预后。对于那些因外感、饮食不当或情志不遂而患病的病人，虽然身体有病，但其脉象平缓，说明病位较浅，病情不重。而对于那些虽然有器质性疾病在身的病人，如糖尿病、慢性乙肝、冠心病等，只要脉象平缓，说明其预后较好。即所谓"人病脉不病"。有些患者虽然自觉症状不重，但脉象却有失和缓，说明其病位较深，病情较重，预后较差。如不及时调治，出现无根之脉，或无胃气之脉象，则为不治之疾。故古人有"人病脉不病曰生，脉病人不病曰死"之说。

方师最后指出，关于古书中所记载的左脉寸关尺主心肝肾，右脉寸关尺主肺脾命之说，其科学性有待进一步论证。我们在临床亦不能机械掌握。另外，对脉候原理的掌握一定要灵活机动。要根据季节、温度、年龄、性别等差异来做判断。

二、脉象的整体思维观

脉象的诊察方法叫"脉诊"，其与"舌诊"同为具有中医特色的诊察疾病的手段。方师临证注重体察脉象，以作为了解、判断、分析人体整体情况的一个方面。是用其判断正气的强弱，亦就是胃气的强弱有无。《难经》中言："人之有尺，譬如树之有根，枝叶虽枯槁，根本将自生。脉有根本，人有元气，故知不死。"方师经常教导学生治疗疾病要注意保胃气，机体的存在以胃气为本，邪正交争，只要正气不败，就可以扭转病情。正如张仲景先师在《伤寒论》中说："凡病，若发汗，若吐，若下，若亡血，亡津液，阴阳自和者，必自愈。"就是说虽然有病，胃气尚存，人体自身就能够有能力逐渐达到阴阳平衡。"人病脉不病曰生，脉病人不病曰死"论点的提出，亦是依据胃气学说而来。人病脉不病以"缓"字表达，"缓"是不快不慢，平和有序，不急不躁之意。表明人体正气存内，邪不可干。在跟方师临诊的病案记载中，经常能看到"脉平"的记录，"平"即平和，和缓之意，脉平亦即缓脉。脉平代表着六脉平和，有两层意思：一层是患者身体素质不错，因外感、饮食不当或情志不遂等病因而致患病，人病脉不病，稍事调理，很快即愈；另一层是判断预后，一些患者有病在身，如冠心病、溃疡病、肾病等，但六脉不急不躁，相对平和，说明虽然有病在身，预后是好的，只要积极治疗，可以调整在阴阳基本平衡状态。从以上可以看出方师并未按右脉寸关尺主察肺脾命，左脉寸关尺主察心肝肾，而是以脉象作为对人体整体状况进行判断的一个依据。

三、应诊重在四诊合参

方师应诊首先总揽全局，四诊合参，辨证施治。方师常说：人体是一个有机的整体，局部的病变可以影响及全身；内脏的病变，可以从五官四肢、体表神态、舌脉等各个方面反映出来。《丹溪心法》曰："欲知其内者，当以观乎外；诊于外者，斯以知其内。盖有诸内者形诸外。"因此只有通过四诊等手段，诊察疾病显现在各个方面的症状和体征，才能全面了解疾病的病因、病机，为辨证论治提供依据。方师说：望、闻、问、切是了解疾病的四种方法，各有其独特的作用。《内经》曰："望而知之谓之神，闻而知之谓之圣，问而知之者谓之工，切脉而知之谓之巧。"此四诊，乃诊病之要道，应有机结合，不可偏废。方师临诊非常重视四诊合参，从患者一进诊室开始，就仔细观察其外在表现，亲切详尽询问病史、症状、细可及居住环境、工种、喜好，使患者心情放松，畅所欲言，做到心中有数，再看舌切脉。

于舌而言，《笔花医镜》曰："舌者心之窍，凡病俱现于舌，能辨其色，症自显然。舌尖主心，舌中主脾胃，舌边主肝胆，舌根主肾。"然舌质、舌体的变化有时受外界因素影响，如光线、食物等，故方师常说"有者求之，无者有之"，结合其他，综合判断；也有疾病征象未反映到舌上或有些舌象是患者本身体质使然，非疾病的反映，方师概言之：舌洁，洁，清洁之意。

于脉而言，《素问》曰："五味入口，藏于胃以养五脏气，气口亦太阴也。是以五脏六腑之气味，皆出于胃，变见于气口。"《难经》曰："寸口者，五脏六腑之所终始，故法取于寸口也。"一般情况下，"有是脉即有是病"，但脉象也常常受体质、环境、兼病的影响，故有舍证从脉或舍脉从证之辨。方师候脉，深得脉学精髓，候脉首先候脉有无胃、神、根。《素问·平人气象论》中，根据"人以水谷为本"的道理，提出"有胃气则生，无胃气则死"的论点。只有胃气充足，才能正常腐熟水谷，水谷精微输送到全身，生理功能才能正常发挥。胃气在脉象上的表现正如《素问·玉机真脏论》所言："脉弱以滑是有胃气。""弱"为和缓之意，"滑"为流利之意。《灵枢·终始》又言："谷气来也徐而和。"张景岳言："大都脉来时，宜无太过，无不及，自有一种雍容和缓之状，便是有胃气之脉。"《医学心悟》不但强调平人之脉要有胃气，而且还要具备"有神""有根"。所谓"有神"就是指脉象和缓有力，所谓"得神者昌，失神者亡"；"有根"指尺部沉取，仍有一种从容不迫，应指有力的脉象。从《内经》来看，脉有胃气和有神是一致的。有根亦如《难经·十四难》所云："人之有尺，譬如树之有根，枝叶虽枯槁，根本将自生，脉有根本，人有元气，故知不死。"方师诊脉常言：脉平缓，脉平谓之人病脉不病，此脉缓非缓脉，而指脉来从容和缓，是有胃气，有神根的表现。说明患者正气不虚，受邪表浅，预后良好。方师诊脉，是在诊患者之脉有无胃、神、根，以确定治病之大法，是扶正还是祛邪；以确定患者预后，是顺证还是逆证。

四、外感热病，法宜宣解

方师撷取《伤寒》、温病学之精华，指导自己的临床实践，在外感热病的诊治中形成具有方氏医学特点的宣热透解法。宣通表里，疏达三焦，达到引邪外出，邪去正安之目的，是对中医汗法治疗的充实和发展。在临床应用时应掌握六个要点：

（1）首辨寒热，不可混淆。外感热病的治疗虽同用宣解之法，确有辛温、辛凉解表之分，临证应首当辨析，免致药不中病，贻误病机。

（2）宣透为主，寒温并用。宣热透解，重在一个"透"字。"透"即是引邪外出，使新感之邪不致入里面内陷，内伏之邪易于疏汇而达表。透要出其毛孔，令邪从汗出，定要透达。方老常用薄荷、荆芥、防风、菊花、豆豉等质辛散温凉宣透之品，尤擅用豆豉和豆卷透表，体现处方遣药的妙意。

（3）药取轻灵，芳香清冽。方老遵吴氏"治上焦如羽，非轻不举"之意，应用宣热透解法。其解表之品，药取轻灵，选发汗之药至清至淡，芳香清冽，功专宣开肺气，以能透达肌腠，驱邪外出为目的。

（4）药证相宜，防邪传变。宣热清透之剂的应用，其药味和力量要做到药证相宜。如银翘散，用于治疗温病初起之感冒，银翘用量为6～10g，取其辛凉疏解之功；而治疗急性腮腺炎之重疾，则取其清热解毒之力，银翘用量可达20～30g。同时，要注意谨守病机，防邪传变，对复杂的症候在表证之时得以确诊，及时诊治以免贻误病情。

（5）选方遣药，注意时令。方老特别强调"必先岁气，无伐天和"，故宣热透解法的运用，应当根据时令气候和外感六淫的不同，选择不同的方药。

（6）外感热病，注意保津。方师遵吴氏“存得一分津液，便有一分生机”的思想，视养阴保津为治疗外感热病的重要原则。提出“治伤寒注意存津，治温病重在养阴”的观点。在采用宣热透解法时，选用微辛轻清之品，疏肌解表而不伤津。若津液已伤，则加入天花粉、玉竹、麦冬、百合等，兼顾阴津。若津液大伤，须投以大剂量保津养阴之品，佐以宣达透解之辈，务求邪得透达而受损之阴津复常。

五、辛宣苦降，调和肺气论治咳嗽

咳嗽是肺系疾患的一个常见病症。是指肺气上逆，经喉中冲击声门而发生呛声的病症。其病因一是由外感风寒暑湿燥火六淫之邪犯于肺，二是脏腑功能失调而影响于肺，二者均可导致肺之气机不利，宣降功能失常，肺气上逆而作咳嗽的病症。外邪致咳多为实证，内伤咳嗽多为虚证、虚实夹杂证，且又多夹痰邪作祟。故治咳嗽离不开清解表邪，宣开苦降，行气化痰，补肺利肺，以调和肺气。

方师临证治咳嗽，根据肺气宣降之特性，强调治肺要“辛开苦降”。处方用药，首以苏杏前桔为主，而随其病症加味用之。苏杏前桔同用，其紫苏辛温走散，“散寒气，清肺气，宽中气，安胎气，上结气，化痰气，乃治气之神药”（《本草汇言》），桔梗辛苦平，开宣肺气，利胸咽，化痰浊，导肠滞，启癃闭；紫苏、桔梗相伍，偏重开提。前胡苦辛微寒，“其功长于下气，……气下则火降痰亦降，……为痰气要药”（《本草纲目》），杏仁苦辛温，苦降润泻，兼能宣散，具有降气定喘，宣肺止咳，润肠通便之功；前胡、杏仁相配偏重下气。方师治咳首选苏杏前桔，意在既可宣开，又可苦降，一宣一降，使肺之气道通利，宣降功能复常则咳嗽止。方师临证治咳常用止嗽散、杏苏散、银翘散、桑菊饮、华盖散、小青龙汤加减，诸方之中多含有苏杏前桔之品，体现了方师治咳，顺其本脏之性，寓意宣开苦降。

案例　沈某某，女，78岁

初诊主诉，咳嗽咳痰半个月。患有慢性支气管炎，近因受凉以致咳嗽发作，咳痰色白，伴有胸闷，纳便可，舌苔薄白、脉沉细数。证属风寒犯肺，肺气失宣。方用止嗽散化裁以宣肺止咳化痰。处方：苏梗6g，桔梗6g，杏仁12g，前胡6g，枳壳10g，陈皮6g，白芥子6g，北沙参10g，炙紫菀10g，炙百部10g，白前6g，百合12g，炙甘草6g。随证化裁服用18剂，咳嗽咳痰缓解。此方的使用正体现了方师苏杏前桔，宣开苦降，调和肺气之意。

六、和肝调气治咳喘

咳喘病为多发病、常见病，在众多的内科疾病中占有重要的位置。方师说“咳喘病”不是确切的病名概念，在中医教材中没有这个疾病名称。历代文献中也是分别论述的。其咳嗽是肺系病患的常见证候；哮是哮证，喘为喘证。在临床上有时确很难将三者截然分开。通常是哮必兼喘，但喘未必兼哮。哮以声响言，喘以气息言。喘促而喉中如水鸡声者谓之哮，气促而连属不能以息者谓之喘。哮有宿根专主于痰，喘作为一种症状可出现在许多疾病当中，但如果喘成为某一疾病主证时，就称为喘证。哮与喘多同时并存，故称哮喘。它们三者的病因病机虽各不尽相同，但其共同特点都是通过肺将证候表现于外。这正如古代医家早已指出的，“咳证虽多，无非肺病……”“咳嗽不止于肺，而不离于肺也”“阴争于内，阳扰于外，魄汗未藏，四逆而起，起则熏肺，使人喘鸣”“肺病者，喘息鼻张”“肺病者，喘咳逆气”，等等。

对于咳喘病的治疗，治标多以宣肺祛痰为主。治本多从肺、脾、肾着手。但方师还说，除此之外，我们治疗咳喘还应注意到肝在发病中的作用，咳喘与肝有关。《素问·经脉别论》说：“喘出于肝。”《灵枢·本神》亦云：“愁忧者，气闭塞而不行。”《灵枢·经脉》又指出：“肝肺与经络相连，肝经循行，其脉布胁肋，而胁肋为肝之分野，循喉咙之下，其支者复从肝别贯膈，上及于肺。”肝气升发，肺气肃降，升发与肃降互相制约，互相协调，则人体气机升降正常。若肝气郁结，失其疏泄之职，就会影响肺气的肃降而致咳喘。方师再说，七情的变化直接关乎内脏，有些人喘病的发作与精神因素的变化密切相关。七情太过，就会影响脏腑正常生理功能，使脏气不和，营卫失其常度，气迫于肺不得宣通而为喘。《病机汇论》曾说：“若暴怒所加，上焦郁闭，则呼吸奔迫而为喘。”方师还强调指出，痰是哮病的宿根，七情精神因素太过也是痰饮产生的原因之一。忧思，郁怒，惊恐，喜乐过度，皆可引起营卫痹阻，气血败浊为痰，为涎为饮。如《儒门事亲》说：“愤郁不得伸，则肝气乘脾，脾气不化故为留饮。”七情之病多从肝起，盖肝主疏泄，郁怒伤肝，肝气横逆既能乘脾土，影响脾的运化功能。肝郁化火，或肝阴虚，肝火亢盛，可炼液为痰，甚至反侮肺金，暗耗肾水。方师在临床上每遇到这类病人多用自创的“和肝汤”化裁治疗，使肝复条达，气机疏畅，咳喘缓解而奏效。

和肝汤处方：当归、白芍、白术、柴胡、茯苓、薄荷、生姜、炙甘草、党参、苏梗、香附、大枣。

案例 王某某，女，28岁。患者自述因其婆母家平素养猫，环境不洁，与之发生矛盾，情绪经常不佳，每于吵嘴后咳喘必然复作，发作时胸胁满胀，叹息为快，痰量略多，心中烦躁，易怒，呛咳，咽喉堵塞感，纳差，在多次的治疗中，对上述情况了解不详，未加注意，疗效总是不满意，每次总是需较长时间才能缓解。经详细询问病史后，按肝失条达，气机不畅，浊气上逆而调治，用和肝汤加减治疗。方药：当归10g，白芍10g，炒白术10g，柴胡10g，茯苓15g，薄荷6g，炙甘草10g，党参10g，苏梗10g，苏子10g，合欢花15g，绿萼梅10g，瓜蒌15g，炙桑皮10g，陈皮10g，4剂。药后胸满气憋，心情郁闷减轻，咳喘好转，余症均有转机。二诊时效不更方再进3剂。病情平稳，改用中成药调治巩固。以后每因气郁咳喘发作时，用此方化裁均可获效。

按语 方师自创的和肝汤是在逍遥散的基础上变化而来。逍遥散为疏肝理脾的常用方剂，为肝郁血虚之证而设。它体用兼顾，肝脾同治，立法用意很为周到。而方师在此方基础上加用党参、香附、苏梗、大枣四味，使其和中有补，补而不滞，既保留了逍遥散疏肝解郁，健脾和营之内涵，又加重了培补疏利之特色。在临床上方师用它可治疗多种疾病。以和肝汤治疗咳喘的急性发作，又是方师的一大特色。方师就是抓住了因七情所伤，上焦郁闭，肝气横逆以乘脾土而生痰浊的特点。本方应用时在原方的基础上加重了舒解宽胸理气化痰之剂，使肝复条达，气机疏畅，咳喘缓解而好转。

七、气虚水运不利论

跟师临诊学习中，遇一64岁老年女性患者，以双下肢浮肿数月为主诉求治于方师，经检查尿常规未见异常，同时患者还伴有气短乏力，双下肢沉重酸软。方师分析此病人之下肢浮肿是由于气虚而导致水液运行不利，故拟补气利水法，方用：茯苓15g，白茅根15g，车前子10g，陈皮10g，泽泻10g，生黄芪15g，炒白术10g，大腹皮6g，炙甘草5g，太子参12g，炙桑皮10g。8剂。分析本方以生黄芪、太子参、炒白术、炙甘草补气健脾以运水湿而治本；茯苓、陈皮、炙桑皮、大腹皮（五皮饮未用生姜皮）加上白茅根、车前子、泽泻理气淡渗利水而治标。全方组成思路清晰，抓住气虚浮肿之根本，兼治标证，是标本同治的典型病案。

方师说本例患者下肢浮肿的原因是气虚。而为什么气虚则水运不利呢？首先要明确中医学中“气”的概念。总体来说“气”可分为功能与物质两大概念。功能的“气”是指脏腑组织的活动能力，如五脏之气、六腑之气、经脉之气等；从病理角度讲是指脏腑的功能失调引起的病状，如“胃气之逆”“肝气郁结”等。物质的“气”是指体内流动着的富有营养的精微物质，如水谷之气等。属于功能之“气”有大气、原气（元气）、宗气、卫气、中气等；属于物质之“气”有精气、津气、营气、清气、浊气。因而可见“气”在中医学中的概念是比较复杂的，亦是深奥的，深奥就在于它是一种空间思维，看不见，触摸不着，是要通过一些生理和病理现象来分析出来，即使是属于物质的“气”，亦是要以医者结合患者临床表象分析而得出的。本例患者所言之气虚是指功能之“气”而言。气为血帅，亦可为水帅，推动血液和水液的运行，如气旺则血液、水液运行顺畅而不会出现瘀血和水肿；反之如果气虚无力，则血液，水液运行缓慢则会出现血瘀和水肿的病状，这是气虚水运不利的病理之一。其病理之二则是与参与水液代谢脏器的功能失调——“气虚”有关。如肺气虚，不能正常敷布水液、通调水道；脾气不足，不能正常运化水湿，致水湿内停；肾气不足，气化功能下降，水液代谢受阻等都是导致水运不利的原因机制。所以本例患者的下肢浮肿是通过补气以利水运，且本方的补气药中，又多为入肺、脾经之味，如太子参、生黄芪、白术、甘草；故本方的应用思路是同时从以上两个机制入手来达到益气运水消肿之治疗目。

八、异病同治话滋补

方和谦老师从医六十余载，擅长运用补益滋培之法治疗常见病和疑难杂症。其自创的滋补汤用于多种疾病屡获良效。此将滋补汤的临床应用介绍如下：

（一）滋补汤的组方特点

滋补汤的组成：党参、白术、茯苓、甘草、熟地黄、白芍、当归、肉桂、陈皮、木香、大枣。滋补汤是由四君子汤与四物汤化裁而来。为气血虚弱之证而设。方师在此二方基础上免川芎加肉桂、陈皮、木香、大枣四味，使其既保留助阳补气养血和营之内涵，又加重了培补疏利之特色，从而拓宽了补益剂的用途。

滋补汤的组方特点是根据与气血化生有密切关系的脏腑功能而设。其中心主血脉，依靠心气的推动，故用党参甘温益气以补心。当归辛甘温润以助心血。苓、术、草、枣健脾益气以和中，培补后天之本。熟地黄、白芍滋阴补肾以填精，精血互生以涵肝木，木得血养而不枯荣，更助后天。佐入肉桂，陈皮，木香，以调上、中、下三焦，纳气归元。这样就可获其补而不滞，滋而不腻，上下通达，气血得资之效。上述特点使滋补汤成为气血兼顾，心、肝、脾、肾同治的有效方剂。临床上广泛应用于气血两虚的病证。

（二）临床应用

1. 滋补以益气养血

方师临床上运用本方治疗最多的是脾胃虚弱而致气血不足之证。脾胃为后天之本，气血生化之源。一旦脾胃功能失调，必然影响其生化功能而致病。方师应用本方治疗脾胃失调而致气血两虚证就是抓住增强生化来源的特点，用滋培之药以复脾胃生化之常态。诸如临床上所见的缺铁性贫血、营养不良性贫血均可用滋补汤治疗。

方某某，女，24岁，因头晕乏力4个月就诊，见证：头晕心慌，气短乏力，纳少便溏，月经量多，面色淡，舌体胖，质淡。脉沉细无力。化验：血红蛋白56g/L，红细胞1.68×10^{12}/L，血清铁蛋白7.8μg/L（正常值12～150μg/L）。西医诊为缺铁性贫血。方师认为是脾胃虚弱不能上奉于心。投滋补汤加黄芪、麦冬、炒谷芽，连服4周，症状好转，血红蛋白上升到110g/L，红细胞2.57×10^{12}/L，患者正常上班。

2. 滋补以荣筋骨

肝藏血，肾藏精，肝肾同源，精血互生，肾虚则肝血不足，血不荣筋则筋骨软弱，腰膝酸软，身痛倦怠。方师临床上凡是见到妇女产后肝肾两亏而致血不荣筋，关节疼痛者，多以此方取效。

宋某某，女，26岁。因产后周身关节疼痛3个月就诊。见证：身疼，怕冷喜暖，腰膝酸软，面色不荣，舌质淡红，脉虚细无力。拟气血两亏，肝肾两虚，以滋补汤加桑寄生、枸杞子、黄芪、山药连服20余剂而痊愈。

3. 滋补以益气强心

气为血帅，血为气母，气与血相互依存，相互滋生。心主血有赖心气的推动，脾统血，为气血生化之源。若由于心脏本身病变或久病脾虚化源不足，都可成为气血两虚之证，方师在临床上若见到风心病、冠心病、心功能不全等致心气大虚，血不养心之证亦可用滋补汤治疗。

夏某某，女，63岁。因冠心病史10余年，反复发作来诊。见证：胸闷胸痛，气短乏力，心慌心悸；尤以活动明显加重，易汗，下肢浮肿，舌淡，脉虚细不齐。诊为心气大虚，血脉不畅。以滋补汤加黄芪、丹参、麦冬、五味子。服药月余，诸症悉减，可以外出活动。

4. 滋补以治消渴

消渴一病与现代医学中的糖尿病颇为相似。阴津亏损，燥热内生是消渴病发生的基本病理变化。病变主要在肺、脾（胃）、肾三脏，尤以肾为主。清热生津，益气养阴为基本治疗法则。方师认为本病主要与脾、肾关系最为密切。饮食失调，或久病脾胃功能受损，中焦运化失司，散津功能失职，不能上归于肺，而使津液不布。肾为先天之本，久病肾气不足，后天房劳伤肾，耗伤元气，不能生化蒸腾，故而难达云行雨施之妙，而发为消渴。凡遇此病，用本方化裁每每奏效。

宋某某，女，67岁。因糖尿病5年，症状加重就诊。见证：口干口渴，身倦乏力，腰酸腿软，心悸易汗，下肢浮肿，尿频，视物模糊，眩晕耳鸣，舌嫩少津，脉虚细。拟诊为肝肾两虚，气阴两伤。治以滋补汤加黄芪、麦冬、沙参、五味子。服药月余，诸症减轻，后以丸剂巩固。

5. 滋补以和中止泻

脾胃为后天之本，气血生化之源。同居中焦，为气机升降的枢纽。由脾胃升降配合共同完成饮食水谷的消化和吸收。若由于久病损伤脾胃，则无权受纳，升降失常，会引起一系列病理变化。泄泻就属病理变化之一。方师凡见到泄泻日久而致脾肾两亏，气血两虚者，也用滋补汤治疗。

李某某，男，28岁。因腹泻半年不愈来诊。见证：晨起即泻，腹痛隐隐，脘腹怕冷，易倦乏力，不耐劳累，形体瘦弱，面色不荣，舌淡脉细无力。证属脾肾两虚，中焦失运，治宜温补脾肾，和中止泻，以滋补汤加莲子肉、炒薏米、防风、焦神曲，20剂泻止。

按语 人体阴阳气血贵在调和、充盛。所谓“阴平阳秘，精神乃治”，气血冲和，百病不生。方师自创滋补汤可以心、肝、脾、肾同治，补气与养血益精并举。其方配伍严谨，立法有度。虽用药似乎平淡无奇，然临床疗效甚佳。古人云："气血乃人身之至宝。"来源于先天，资生于后天，充实于脏腑血脉，运行于全身。人之形体赖血液以充养，一切生命活动须气血以维护，气血旺盛则形、色、精神俱佳，身体矫健矣。方师巧妙灵活运用滋培补益之法，以常达变，得心应手，谨守病机，治疗多种疾病可获异病同治之效。

九、肝胆病重在和调升降

肝主疏泄而又藏血，其性升发，故肝的病变发生多因肝主疏泄功能障碍，藏血功能失职。肝胆病机主要表现为其疏泄之性不能畅达，气血逆乱，升降之机受阻。所以临证治疗应始终贯彻疏通气血，和调升降之法则。方师采用和解法治疗肝胆病症，就是顺其"木郁达之"的特性，以和调肝胆升降之机，使气血运行畅达，复肝胆生化之常态。和解法的提出，本源于《伤寒论》中少阳病柴胡证。伤寒邪气在表可以汗之，邪气入里可以泻下，而位于半表半里少阳证，既不能单纯发汗，又不能独用吐泻下法时，和解表里的和解法则应运而生。方师认为和解剂的主要功能，是和解少阳以治寒热往来于外，调和肠胃以治寒热相搏于中，调和肝脾以治土木不和之证。诸如《伤寒论》中治疗心下痞的五泻心汤，就是调和肠胃，调其寒热的和解剂。又如四逆散、逍遥散的临床应用，则是和调肝脾的和解剂。而和解少阳病的小柴胡汤则更是和解剂的代表方剂。此方中柴胡可疏少阳之郁滞，黄芩苦寒可清胸腹蕴热，两药合用可以解半表半里之邪，生姜、半夏用以和胃降逆，党参、甘草大枣可以益气和中。诸药合用，使寒热并驱，而攻补兼施，达到疏利三焦，调达上下，宣通内外，和畅气机之功。方师临床治肝胆疾病，如慢性肝炎、胆囊炎、更年期综合征等病时，常施以小柴胡汤加减。但更多的还是采用自拟的和肝汤加味辨治。《医学心悟》讲道："有清而和者，有温而和者，有消而和者，有补而和者，有燥而和者，有润而和者，有兼表而和者，有兼攻而和者，和之义则一，而和之法变化无穷焉。"方师将和解法应用于肝胆病证的治疗，就是要和其肝胆疏泄失常所致的不和之证。并根据肝体阴用阳，又易升散，其病多见实证、虚实夹杂病证的特点，提出了以"和为扶正，解为散邪"扶正祛邪并用的治疗法则。"大抵肝为刚脏，职司疏泄，用药不宜刚而宜柔，不宜伐而宜和"（《类证治裁》）。所以在临床上方师运用自创的和肝汤化裁，以和调肝胆本脏疏泄失职之用，疏散入侵的湿热寒邪，以及阻塞的升降气机，来达到扶正与祛邪并进的和解作用。

方师在和解法上的用药以不妄用苦寒清利之品、破气行滞之味为原则。因此在自拟的和肝汤方中是以当归、白芍为君以养血柔肝。柴胡、香附、薄荷、苏梗疏肝解郁，调三焦之气为辅。佐以党参、茯苓、白术、甘草甘温益气，健脾和胃以助养肝体。组方既遵仲景"见肝之病，知肝传脾，当先实脾"之旨，又施有"肝欲散，急食辛以散之""肝苦急，急食甘以缓之"之用。使本方既养又疏，木郁通达。临证加减治疗肝胆病症，可以调和气血，疏理肝脾，体用结合，补泻适宜。达到了"疏其血气，令其调达，而致和平"的目的。如湿热盛者可加茵陈、山栀、虎杖等清热利湿；气滞甚者可加炒枳壳、厚朴、川楝子调畅气机；痰结血瘀者可加半夏、丹参、水红花子活瘀化痰散结。

十、肝胆病要注意滋培脾肾

肝血有赖于脾胃的滋生，脾胃运化又需肝胆的疏泄相助。两脏相互依赖，木具疏土之职，土有培木之德。临床上若肝胆受病，疏泄失常，久必影响脾胃的升降运化，出现肝脾不调、肝胃失和之证。脾失健运气血生化无源，又能影响肝的气血阴阳的濡养补充，形成肝脾两脏的虚证。因此方师治疗肝胆病症，经常强调“见肝之病，……当先实脾”，指出“大病必固脾胃”，同样适用于慢性肝胆疾病。如方师在治疗慢性肝病、肝硬化时，就指出“见肝实脾，去胀化湿”。临证则采用四君子汤益气健脾，五皮饮利水消胀。重视培中固本的作用。这正应《慎斋遗书》中所言“肝病即脾病，肝病当缓其中”，培中实脾以治肝。临床常选用党参、黄芪、茯苓、白术、炒谷芽、陈皮、半夏曲等，甘温健脾以杜其变。

“肝肾同源”，精血可互生。慢性肝胆疾病常肝病累及于肾，出现肝肾阴虚，两脏同病之证。因此方师临证治疗注重滋补，培元固本，常肝肾同治。施以滋补汤加枸杞子、麦冬、北沙参等滋补肝肾之阴。滋补汤方中当归、白芍、熟地黄补肾填精，养血柔肝为君；党参、茯苓、白术、甘草、大枣健脾益气，培补后天为辅；佐入肉桂、陈皮、木香可调上中下三焦气机，纳气归元。或运用和肝汤加生熟地黄、枸杞子、北沙参、麦冬、桑寄生、杜仲等，以达益肾养肝而固其本。

方师治疗肝胆疾病，在疏肝和解之际，同样重视先后天的滋培，“是知脾、肾两脏，皆为根本，不可偏废”（《医学心悟》）之理。遵循《内经》“邪之所凑，其气必虚”的准则，“虚则补之”。认为慢性肝胆疾病，多为“大病体虚”，虚实夹杂之证。而“治虚邪者，当先顾正气，正气存则不致于害，且补中自有攻意”（《类经》）。在治肝本脏病时，重视滋培法的应用，可以起到顾护脾胃，肝肾同治，培本益元的功效，有助于肝胆升、散、疏泄，使当升者升，当降者降，恢复肝胆春生不息之机。

十一、和解法论治胁痛

肝胆位于右胁下，其经脉分布于两胁。肝性易动而主疏泄，若因情志抑郁，或暴怒伤肝，皆能使肝失条达，疏泄不利，气阻络痹而致胁痛的发生。正如《金匮翼·胁痛统论》所言：“肝郁胁痛者，悲哀恼怒，郁伤肝气。”《灵枢·胀论》中亦言：“胆胀者，胁下胀痛，口中苦，善太息。”因而可以看出肝胆有病，胁痛是为主症。胁痛证的发生与肝胆气机郁结，升降失调，枢机不利关系最为密切。方师认为郁则经气逆，经脉闭阻，“不通则痛”。其胁肋疼痛走窜，时痛时止，多属肝郁不疏，气机阻滞。气病可致血病，当气郁日久，则血流不畅，会导致气滞血瘀，阻塞胁络，而使胁痛发作。也可因为久病体虚，肝的阴血不足，使肝的经络失其濡养，而胁肋隐隐作痛。又可因湿热病邪侵犯肝胆，使肝胆失于疏泄条达而引起胁痛。由此可见肝失条达，气机郁滞为胁痛的首要病机。胁痛常见于现代的急慢性肝炎、肝硬化、急慢性胆道疾患以及肋间神经痛等病的范畴。方师使用和解法治疗胁痛，关键在于抓住“疏其血气，令其调达，而致和平”的原则，使用条达舒畅之药以疏肝理气，调和气血，可恢复肝胆升降之机。临证常运用和肝汤、柴胡疏肝散、小柴胡汤加减治之。如瘀血阻络加丹参、鸡血藤化瘀通络；阴血不足加北沙参、生熟地黄、石斛等滋阴养血；湿热阻络加茵陈、栀子、虎杖等清热利湿。因此和解法可以通过调和阴阳气血，分利湿热，通经活络达治胁痛的目的。

案例 王某，男，60岁。肝功能异常史。初诊主诉：右胁肋胀痛1个月，伴嗳气，腹胀，食欲差，身乏力，小便可，大便调。舌苔厚白，脉弦缓。生化检查为谷丙转氨酶370U/L，乙肝五项阴性。中医诊断为胁痛。证属肝郁气滞，横逆犯胃。投以和肝汤加茵陈15g、炒栀子10g、陈皮10g、炒枳壳10g。以疏肝理气，和胃降逆。连服12剂胁痛腹胀渐消，食欲增加。

又继复12剂，诸症消失，复查谷丙转氨酶恢复正常。

按语 肝气郁结，升发不及，势必影响脾胃升降功能，使当升不升，当降不降，气机阻滞，湿热内生，而引发上述诸症。方师治疗慢性肝病患者，注重顾护脾胃之气，甚少投入过于苦寒解毒之剂；升散疏达之时，仍拟培中助之。如和肝汤中的当归、白芍以养本脏为君；党参、茯苓、白术、甘草、大枣健脾和胃以实脾助肝为辅；因患者是以胁肋胀痛为主，气机阻滞，湿热内蕴为因，所以又加陈皮、枳壳疏肝郁逆之气，佐以茵陈、栀子清利湿热之邪，使邪去正复，肝气畅达，达和解法治疗胁痛的目的。

十二、清热利湿，和调肝脾治黄疸

黄疸一证，是以面、目、身肤熏黄为主证。早在《内经》中就有论述。《素问·平人气象论》说："溺黄赤，安卧者，黄疸，……目黄者曰黄疸。"黄疸病症的主要病机在于时气疫毒，湿热、寒湿邪气内侵，或酒食不节，劳倦内伤，导致肝胆脾胃功能失调，致使寒湿阻遏，湿热蕴蒸，气机郁滞，胆疏不利，使"胆伤则胆气败而胆液泄，故为此证"（《景岳全书》）。由此可见黄疸病之病机主要为肝胆脾胃功能失调。肝木与脾土相互为用，木疏土，土培木。脾土运化失职，则湿热内生，可熏蒸肝胆，加之外侵的疫毒湿热，两邪相和，阻塞气机，更使肝胆枢机不利，胆汁溢于肌肤，发为黄疸。因此方师认为"其病起于湿土，而成于风木"是为关键，治之应"见肝实脾"，和调肝脾。汉代张仲景在《伤寒论》《金匮要略》书中针对黄疸证就病因病机、辨证施治方面曾进行了专章的论述。如《伤寒论·辨阳明病脉证并治》篇中指出："阳明病，……此为瘀热在里，身必发黄，茵陈蒿汤主之。"在《金匮要略·黄疸病脉证并治》篇中又将黄疸分为谷疸、酒疸、女劳疸、黑疸四种。认为其发病主要为湿热之因，与中焦脾胃功能密切相关。因此提出了清除湿热，泄热通腑，淡渗利水，解表清里，和解枢机，健脾益肾等治疗法则。创立了茵陈蒿汤、栀子柏皮汤、茵陈五苓散、麻黄连翘赤小豆汤等方剂并沿用至今。方师临证治疗黄疸，仍是遵循仲景"见肝之病，知肝传脾，当先实脾"的基本法则。在邪实之际，以清利祛邪为主时，仍重视脾胃的培补，以防微杜渐。常用两和肝脾的和肝汤与清利湿热的茵陈蒿汤、麻黄连翘赤小豆汤进行加减施用。治疗黄疸证则是采用清利湿热祛邪为主，和调肝脾和解为辅，可获良效。

案例 郑某，女，72岁。面目皮肤黄染8天。伴食欲差，腹略胀，小便色黄，大便尚可。舌苔黄腻，脉弦缓平。既往有胆囊结石病史。近日B超检查为肝弥漫性病变，脾稍大。腹部CT检查为多发性肝囊肿，右肝内结石。生化检查为谷丙转氨酶123U/L，谷草转氨酶163U/L，总胆红素6.4mg/dl，直接胆红素3.0mg/dl，间接胆红素3.4mg/dl。西医诊断为原发性肝硬化，阻塞性黄疸，多发性肝囊肿，肝内胆管结石。中医诊为黄疸，证属肝胆湿热。治以清利湿热，和解肝胆。方用和肝汤加茵陈蒿15g，郁金10g，黄柏10g，土茯苓15g，连翘15g，焦三仙各10g，赤小豆15g，枳壳6g。加减服用24剂黄疸渐消，食纳增加，腹胀减轻。后于前方中去土茯苓、连翘，加太子参、炒谷芽以健脾运化，培补中州。又继服24剂，症情趋于平稳。生化检查均好转。

按语 该患者年高体弱，脾胃虚弱，又值暑湿热季发病，内外湿热之邪郁阻中焦，熏蒸于肝胆而致面目肌肤黄疸。肝胆失疏，势必影响脾胃，使其运化失常，气机升降受阻而出现腹胀、纳差、舌苔黄腻诸症。正如《素问·六元正纪大论》中所言："溽暑湿热相薄，争于左之上，民病黄瘅而为胕肿。"方师认为黄疸虽为湿热所致，病以邪实为主，但患者年高体弱，胃气已衰，故清利湿热药用也不可太过寒凉，以免损伤脾胃之气，须"见肝实脾"，佐以甘温助培。故方师运用和解法，以茵陈蒿等清利湿热，散除病邪为主，和肝汤和调肝脾为辅；后加太子参、炒谷芽以培中固本；组方中扶正以助祛邪，可恢复肝胆升发自然之态，使病机转复。

十三、培补脾肾，行气活血治臌胀

臌胀证是因腹部胀大如鼓而得名。早在《灵枢·水胀》中就清楚地说明臌胀病是以“腹胀身皆大，大与肤胀等也。色苍黄，腹筋起”为其特征。方师认为臌胀证的病机，关键在于肝脾肾三脏的功能障碍。脾居中焦，为运化水湿之枢机。肾居于下，可以温化蒸腾水液。肝主疏泄，调畅气机，可使三焦水道畅通。由于肝气不能条达，遂使气血凝滞，可导致脉络壅塞，造成脾肾运湿化水功能障碍，使气、血、水淤积于腹内而形成臌胀。导致臌胀产生的原因，一是情志所伤，使肝失疏泄，气机不利，血液运行不畅，以致肝之脉络为瘀血所阻滞。肝郁气结，逆犯脾胃，导致水液运化失调，水湿内停，与瘀血互结，阻滞于中焦。二是酒食不节，湿热滋生，直接损伤脾胃，使脾胃升降之机失调，清阳当升不升，浊阴当降不降，清浊相混，壅塞于中焦。脾土壅滞则肝木失疏，气血郁滞不行，则水湿停聚。三是因为劳欲过度，伤及脾肾，脾伤则不能运化水谷，无以资生化源，而使气血不足，水湿内生；肾伤则气化不利，不能温运水液，使湿聚水生，气血凝滞。也可因为黄疸、积聚病症治疗不当，日久湿热之邪伤脾，使中气亏耗，水湿停滞。总之臌胀病机复杂，临床症状变化多端，证候重叠交错，虚实夹杂。初起主要为气机阻滞，兼少量水湿，是为实证。但臌胀病多缓慢发病，迁延日久，至中晚期则是以虚实夹杂或以虚证为主。实证“腹中常痛，外坚内痛，按之不陷，法当疏利”(《风痨臌膈四大证治》)，应以攻下行气逐水为先。虚证“时胀时减，气虚留滞，按之则濡，法当温药和之”，是以补脾温肾攻补兼施为主。方师提出“脾湿多胀”，皆因“诸湿肿满，皆属于脾”，“脾胃不能运化而胀”(《风痨臌膈四大证治》)。土虚不能制水，是因为水受制于脾，但肾本为水脏，命门火衰，如不能温养脾土，可使水液不得蒸化，则水湿内停。《太平圣惠方》书中讲道：“夫水气心腹鼓胀，由脾肾二脏俱虚故也。”因脾肾失其运化，湿聚于内而为水，气机阻滞而为胀，气滞血运受阻而为瘀。可见臌胀病症的病理变化不外气结、血瘀、水裹。因此方师临床治疗主张“见肝实脾，去胀化湿”，培中温肾，利水化瘀，补虚兼顾祛邪，从根本而治。常以实脾饮、滋补汤、和肝汤化裁施用。行气加厚朴、枳实、大腹皮；化瘀加水红花子、丹参；利水加车前子、五皮饮。臌胀虽为水湿停聚，但治疗用药易利水伤阴，故方师常于方中加北沙参、石斛、麦冬等以养阴柔肝，防治于先。

案例 杨某，男，50岁。肝硬化病史3年。近因上消化道出血曾住院治疗。现症腹部胀大，腹水征阳性，面色不荣，肠鸣便溏，四肢乏力。舌苔微腻，脉虚细弦。生化检查仅谷丙转氨酶增高。B超提示肝弥漫性病变，脾大，腹水。证属肝郁气滞，脾虚不运，水湿内停。拟以疏肝健脾，利水消胀。方药：生黄芪12g，太子参15g，茯苓10g，炒白术15g，陈皮10g，茯苓皮10g，大腹皮10g，冬瓜皮10g，水红花子15g，炒枳实10g，南藕节10g，车前子10g，泽泻10g。服药12剂后腹胀、腹水减缓，体力略增。又继服24剂，诸症减轻。在原方基础上加减继服巩固。

按语 患者久病体虚，脾虚运化失职，水湿不能泄利，土壅木郁，气机阻滞，故腹胀腹水，水湿内困，水走肠间而肠鸣；升降失常，清浊不分则便溏；脾虚气血不足，而面色不荣，四肢乏力；苔腻，脉虚细弦均为肝郁脾虚湿盛所为。方师是以“见肝实脾”之法，化湿祛胀。方中生黄芪、太子参、茯苓、白术健脾培中为君，茯苓皮、大腹皮、冬瓜皮、泽泻、车前子行气利水为辅，水红花子、南藕节活血化瘀为佐，陈皮、枳实行气通利为使。方药君臣佐使相辅，健脾培本，行气利水，活血化瘀，升清降浊，补中祛邪，有攻补兼施之用。

十四、“春日多病眩晕”，当从肝肾论治

眩晕证有虚实之分，因有痰火风瘀虚之辨。时值春三月，眩晕病屡见。方师言道：“春天善病眩晕，治疗当从肝肾论治”。是因为“春三月，此谓发陈”（《素问·四气调神大论》），阳气上升，万物生发。《素问·金匮真言论》曰：“东风生于春，病在肝，俞在颈项，……故春气病在头。”五脏之中，肝主春，又具有升发之性，此季当中，如不注意摄养之道，易导致肝升散失当，失于疏泄不能畅达，木郁阳亢，化火生风，上扰清窍，而致眩晕发作。脑窍为髓海，肾主藏精、生髓而通于脑，且肝肾同源，精血互生，若肾精亏损，脑窍失养，或肝郁化火伤阴，阴虚阳亢，导致下虚上实，发为眩晕。肝郁气滞，木郁土壅，脾失运化，化生痰湿，肝风夹痰，上扰清窍，而致眩晕发作。因此有“诸风掉眩，皆属于肝”“无痰不作眩”“无虚不作眩”等论。

肝木主春，性喜条达，恶抑郁，如逆之则伤肝，肝郁化火生风，气血并走于上，风痰夹行则发为眩晕，此为风痰作祟，为实证。方师常用半夏白术天麻汤或二陈汤治之。例：王某，男，68岁。因头晕头昏就诊。CT示脑右侧内囊后肢血栓，纳便尚可，舌苔白，脉沉弦平。方师考虑该患者年迈体弱，脾胃失调，内生痰湿，肝郁失疏，痰气上扰清窍，而致眩晕。故施以半夏白术天麻汤加薄荷、钩藤、寄生疏肝息风，化痰清窍，使头晕缓解。

肝为风木之脏，体阴而用阳，肝之阴阳失衡，阴亏于下，阳亢于上，则见上盛下虚之眩晕。上盛者多用天麻钩藤饮、逍遥散化裁治之，以疏肝平肝潜阳；下虚者，则常用杞菊地黄汤、地黄饮子或滋补汤加减治之，以调补肝肾，补下清上。肝郁失疏，气郁化火，上扰清窍，则以疏肝、养肝、调肝为主，方用逍遥散、和肝汤加减化裁治之。

总之，方师认为眩晕一证，多发于年老之人，其体已虚，邪盛只是外在表现。故以肝肾为主治本，兼顾祛风火痰瘀之邪。强调滋补肝肾，育阴潜阳，固本以达养肝息风治眩晕的目的。

十五、眩晕当以治虚为先

现代医学的高血压病、脑动脉硬化症等一系列引起头晕的病证，相当于祖国医学“眩晕”的范畴。本病的病因及治疗历代医籍记载颇多，早在《素问·至真要大论》就有“诸风掉眩，皆属于肝”之说，《景岳全书·眩晕》指出：“眩晕一证，虚者居其八九，而兼火兼痰者不过十中一二耳。”强调了“无虚不作眩”的理论基础，方师根据多年的经验，对于眩晕在治疗上多考虑“当以治虚”为主，其次治痰治火治风。

如气血亏虚，则见眩晕，动则加剧，劳累即发，面色萎黄或㿠白，唇甲不华，发色不泽，心悸少寐，神疲懒言，饮食减少，舌质淡脉细弱。气虚则清阳不展，血虚则脑失所养，故头晕且遇劳加重，心主血脉，其华在面，血虚则面色萎黄或㿠白、唇甲不华，血不养心则心神不宁，故心悸少寐，气虚则神疲懒言、饮食减少、舌质淡、脉细弱均为气血两虚之象。治疗补养气血健运脾胃。方用自拟滋补汤化裁。党参、茯苓、白术、当归、熟地黄、白芍、肉桂、陈皮、大枣、木香、炙甘草。

如肾精不足，症见头晕而见精神萎靡，少寐多梦，健忘，腰膝酸软，遗精，耳鸣，舌质红，脉弦细。精髓不足，不能上充于脑故头晕，精神萎靡；心肾失交故少寐多梦健忘；腰

为肾之府，肾虚则腰膝酸软、耳鸣、遗精。阴虚则舌红脉弦细。治疗补益肝肾，方用杞菊地黄汤加味。药用熟地黄、泽泻、茯苓、菊花、山药、丹皮、山萸肉、桑寄生、怀牛膝、五味子、白芍。

如肝阳上亢，症见头晕耳鸣，头痛加剧，面时潮红，急躁易怒，少寐多梦，口苦，舌红少苔，脉弦细。肝阳上亢上冒清窍，故见头晕头痛。劳则伤肾，怒则伤肝均可使肝阳更盛，故见头晕头痛较甚，急躁易怒，口苦，舌红少苔，脉弦细均为阴虚阳亢之象。治疗平肝潜阳，滋养肝肾，方用天麻钩藤饮加减。药用天麻、钩藤、生石决明、菊花、怀牛膝、草决明、石斛、茯苓、二地黄、夜交藤、珍珠母、枸杞子、沙苑子。

按语 眩晕是临床上常见的病证，病情有轻有重，其发生的病机虽颇复杂，但归纳起来不外风、火、痰、虚四方面。方师在治疗眩晕时，审因论治，运用灵活，认为急者多偏实，缓者多偏虚，且以虚证或本虚标实较为常见。故在治疗眩晕时“当以治虚”为先。

十六、漫谈高血压

高血压系现代医学病名。在临床上见到的病人很多，方师指出在临床上只要见到高血压就有不少中药处方，总以大量潜阳重镇或清热降火之剂动员患者服用。或又说“生白芍、生杜仲、怀牛膝、生石决明、草决明、白菊花、白蒺藜等多类药物有降压作用”。还有某些庸俗之谈说：“米醋泡鸡卵，食治本病。”引起大量的药物浪费并给患者带来很多不必要的麻烦。

方师谈到测血压是体检手段，通过人体血压情况，用以测知身体各部器官生理、病理的活动状态。在现代医学上，尚有原发性高血压、继发性高血压等不同。原发性高血压又有缓进型与急进型的区别；继发性高血压多为症状性高血压，治法都不可千篇一律。而我们中医治病又岂能离开“辨证论治”，单从某方、某药而为治呢？

大部分高血压病人固然是脉见强大有力或强劲的，然而个别患者也有沉弦而细，或虚弦无力的。有的病患脉证相应，也有的病患脉证不相应。脉证之间的取舍也需溯本求源，判断标本所在。方师曾治一动脉硬化症心脏病患者，非但不宜潜阳重镇，且当滋补先天，引火归原。服桂附、地黄饮子数十剂得效。又患者张某某，患慢性肾炎、肾性高血压，经服真武汤数月而复。当然方师并不反对肝阳上亢，肝风弛张时的血压升高，需以潜镇降逆为治的应用，认为作为中医学术体系来说，可以引入血压计，借为判别疾病的诊具。但不应忽略我们传统治病总则——辨证施治，这是很重要的。

十七、补肾阴治便秘

2000年1月20日跟师临诊，诊治一位68岁男性糖尿病患者，主要症状是大便干秘，手足发麻，口舌发干，舌暗红少津，脉沉细。方师认为本患者辨证属气阴两虚，肾阴精虚损，拟以益气养阴补肾方：生黄芪15g，北沙参15g，党参10g，熟地黄15g，石斛10g，炒山药15g，山萸肉10g，女贞子12g，旱莲草10g，火麻仁10g，枸杞子10g，知母6g。8剂。方中生黄芪、北沙参、党参以补气为主，兼以养阴；知母清热泻火，还有滋肾的作用；火麻仁润肠通便；其余药味在方中占主导地位的均为滋养肾阴之品。肾开窍于耳及二阴，肾主二便。肾虚阳衰釜底无薪，脾不健运，则见泄泻；而肾阴不足，肠液枯涸，则又可致便秘。又肝肾同源，肾阴不足波及至肝，肝阴亦虚损，肝主筋，肝阴不足，不足以荣养筋脉，则四肢发麻。所以本例患者，不论是便秘，还是手麻足麻、口舌发干，均是肝肾阴虚所为，故方中用六味之多补养肾之阴精，是抓住了本例患者便秘之根本病机。这六味药中有三味是六味地黄丸中的三味静药：熟地黄、炒山药、山茱萸；而旱莲草、女贞子之二至丸又是一个补肾益阴的药少力专之方。女贞子甘平，冬至日采，其色青黑，益肝补肾；旱莲草甘寒，夏至日采，汁黑，入肾补精，能益下而荣上，强阴而黑发。因分别在冬至、夏至采摘，故名二至。两药同用，补肾强腰，强壮筋骨，强壮肾阴，还可乌须黑发，对本例患者的肾之阴精不足而致的便秘，以二至丸配入方中正好契合。

十八、不寐辨治

不寐，就是一般所说的“失眠”，古代文献中亦有称为“不得卧”或“不得眠者”，是以经常不易入寐为特征的一种病证。不寐的症状表现不一：有入睡困难，有睡中易醒，醒后再寐，有睡眠不实，时寐时醒，有彻夜不能入寐者。

方师认为，由于生活节奏的加快，竞争加强，人们的心理压力越来越大，但人们的心理承受能力不尽相等，产生这样那样的心理障碍，是当前来就诊的多数不寐的诱发原因。从中医理论上讲，导致不寐是由于机体内在气血、精神、脏腑功能失调等，为七情致病，属内伤的范畴。脏腑功能失调不外思虑过度伤及心、脾胃、肾，导致心肾阴虚，心肾不交，心神失养，阴虚火旺，热扰心神，心胆气虚、胃中不和影响睡眠等。

对于心脾两虚之不寐，症见多梦易醒，体倦神疲，饮食不佳、面少华者，方师多用自拟经验方滋补汤加安神之味，如酸枣仁、夜交藤等，滋补汤（党参、茯苓、白术、炙甘草、当归、白芍、熟地黄、木香、陈皮、肉桂）补气健脾养血以安神，再加以安神之药味治疗不寐则效果更佳。

对于阴虚火旺之不寐，症见心烦不寐，头晕，耳鸣，口干渴，心悸，腰痛者，多用知柏地黄汤、黄连阿胶汤化裁，滋阴降火、益肾安神。

对于心胆气虚之不寐，症见心悸多梦，时易惊惕者，多选用酸枣仁汤加味化裁，酸枣仁养肝益胆，知母清胆宁神。此方在治疗不寐证中，方师应用的频率比较高，其他证型的不寐也有许多时候用酸枣仁汤化裁而治，如心肾不交型就以本方配合六味地黄汤来应用，疗效显著。

对于胃中不和影响睡眠者，症见脘闷不舒、嗳气频频、大便不爽、脘腹胀痛，多选用自拟经验方和肝汤（当归、白芍、北柴胡、茯苓、白术、炙甘草、党参、薄荷、香附、苏梗、生姜、大枣）加味治疗，和肝汤疏理肝气，调和胃气，养血和血，对因为胃气不和而导致的不寐有很好的调节作用。

十九、口渴辨治

1999年2月1日，随师为一10岁男童医治。其家人代述病情：口渴，但不想饮水，饮水后则干哕，时呕吐，食欲不振，舌质淡，白苔，脉缓滑。方师认为是脾不健运，水饮内停所致。处方以五苓散化裁：茯苓15g，泽泻10g，炒白术6g，猪苓6g，焦神曲10g，连翘10g，陈皮6g，炒谷芽10g。方中茯苓、猪苓、泽泻、白术淡渗利水，使水从小便而出；陈皮、焦神曲、炒谷芽健脾和胃，降逆止呕；因为水湿停留时间久易生热，方师在方中用连翘清热和中。

方师言口渴一症，所致病因不同，临床应仔细辨析，大致有以下几种：

（1）阳热炽盛，灼伤阴津之白虎汤证：大热，大汗出，大渴，脉洪大，四大主证，特点是其口渴极甚，烦渴引饮，欲大量饮冷，当急以白虎汤清肺胃实热。

（2）热盛津伤，出现渴欲饮水不止者，是由于热盛灼伤阴津，肾水衰少不能制盛火之炎故燥而渴，应益水治火，《金匮要略》消渴篇中用文蛤五两以治之，咸凉润下，退火治热，生津止渴。

（3）肾阴虚损，以上2种口渴，一是邪热炽盛，尚未伤及肾阴，当急以清邪实之热；二是若邪热已伤及肾阴，则清热生津并举。此第3种是素体阴虚，所见之口渴与上不同，口渴思饮，但饮不多，或仅是漱漱口而已，或夜间口干甚，此是肾水亏虚，不能上承所致，本证肾水不足是主要病机，故治法当滋补肾水为要。

（4）体内有蓄水的五苓散证：渴欲饮水，水入即吐，其机理是脾运不健，水湿内停，不能为胃敷布津液，则出现口渴欲饮水，或不欲饮水；水饮停于中焦，饮水则满而上逆，以至于水入即吐，此为水逆，应以五苓散化气行水，水去则渴、吐自止。方中茯苓、猪苓、白术、泽泻淡渗利水，使水从小便而出；桂枝辛温扶阳，化气行水。方中服法还嘱多饮暖水，使其汗出，是为表里分消之法。

综上分析，见有口渴一症时，要仔细辨证，分清是实是虚，是热是寒，是阴虚还是水停，分而治之。

二十、治疗皮肤病以治风先治血为法

时值冬末初春，皮肤瘙痒症、慢性荨麻疹发病率上升。患者表现为皮肤瘙痒，反复发作，时隐时现。祖国医学文献里又称瘾疹、风瘙痒。《圣济总录》曰："身体风瘙而痒，搔之隐隐而起。"《素问·四时刺逆从论》："少阴有余，病皮痹隐疹。"《金匮要略》："邪气中经，则身痒而隐疹""风气相搏，风强则为隐疹，身体发痒"。本病发作急，来势快，疹块骤然而生，迅速消退，伴有剧烈瘙痒，具有"风候"的特点、常与寒或热相兼，搏于肌肤腠理；或因饮食不当，"湿热内蕴，化热动风"；或素体虚弱，气不足则卫外失固，风邪乘虚而入，血不足则虚热生风，肌肤失养。其病因病机多因一个"风"字，故方师治疗本病常以"治风先治血，血行风自灭"为法：血虚者，养血息风；血热者，清热凉血。常用方剂：四物汤养血；玉屏风散益气固表；酌加玄参、丹皮、南藕节等凉血；苦参、生薏米、车前子等清湿热；地肤子、蝉衣、白蒺藜等祛风止痒。共奏良效。

二十一、益气养阴解顽疾

方师曾诊疗一畏寒患者。马某某，女性，70岁，退休工人。阵发性畏寒3年，时有畏寒前心后背发冷、颤抖，发作持续约几十分钟到数小时不等，伴舌痛，纳少，恶心，二便调，舌嫩红少苔，脉沉缓。方师认为其舌痛，属气阴不足所致，遂拟益气养阴之法，处方：党参10g，茯苓10g，炒白术10g，炙甘草6g，陈皮10g，法半夏6g，当归5g，熟地黄12g，木香3g，砂仁5g，焦神曲5g，大枣4个，麦冬6g，肉苁蓉10g。7剂。复诊：患者服药后，症状有所减轻，仍有畏寒颤抖症状，胃脘部不适，尿频，舌头仍痛，舌嫩红，脉平缓。方师认为前方有效，继服，减法半夏，加白芍6g，8剂。服2天停1天以调理。三诊：患者自觉此次药不理想，症状回到以前，发作性寒冷，颤抖较重，全身酸痛，夜间不能入睡，舌嫩红有裂纹少津，舌头疼痛加重，恶心、纳少、脉缓。方师提示：畏寒怕冷，是典型的阳虚表现，属脾肾阳虚，因此改用滋补汤加生黄芪15g，枸杞子10g，麦冬6g，焦神曲5g，浮小麦15g，干姜3g，百合12g。温经散寒，补气健脾，以达温经散寒止痛之功。

方师说：气是构成人体、维持生命活动的最基本物质，人体脏腑、诸窍、精、血等都是由气聚而成的有形之质。而元气、宗气、卫气等无形之气，则具有推动脏腑的功能活动的作用。气属阳，有推动、温煦、固摄、防御的功能，气的运动称为气机，升降出入为气的运动形式，气的病理多为气虚、气滞、气脱、气陷。气根据来源、作用、部位分别有不同的名称，包括元气、宗气、营气、卫气。元气、宗气、营气、卫气之间是可以相互转化的，这些统属“正气”范围，患者畏寒怕冷，舌质红嫩少苔，明显一派气阴两虚，胃气不足之征。故方师初诊拟方健脾补气、滋阴和胃，以滋培后天之气为先。当症有反复，阳虚生寒，阴阳均受损时，方师改用滋补汤加味，养胃生津，以培土生木，益气生津，使水火相济，阴阳平衡。

二十二、高龄患者注意肾阴肾阳同补

今跟师临诊中，方师治疗了两位高龄患者，虽然所患疾病不同，但在治疗思路、处方用药方面确有其相同之点。一位是81岁的老者张某，患有老年腿麻脚麻症，脉弦平，舌略红。拟以补肾荣筋，处方：熟地黄12g，茯苓10g，泽泻10g，山萸肉10g，炒山药15g，枸杞子10g，麦冬6g，桑寄生10g，肉苁蓉10g，巴戟肉6g。8剂。另一位患者是88岁的老妪赵某，患有老年性心脏病，心慌气短，膝软乏力。拟以补肾益心，处方：熟地黄15g，桑寄生15g，枸杞子10g，川断10g，肉苁蓉10g，补骨脂6g，山萸肉10g，丹皮6g，巴戟肉6g，大枣4个，太子参15g，益智仁10g。8剂。分析两张处方，均从补肾入手，不单补肾阴，还温补肾阳。补阴以六味地黄汤为主，加枸杞子、麦冬；补阳则都用了巴戟肉、肉苁蓉，后者还有补骨脂、益智仁等。方师认为：①高龄老人，从生理的衍变过程中，肾阴肾阳均已衰败，“女子七七，任脉虚，太冲脉衰少，天癸竭，地道不通，故形坏而无子也”“男子七八，肝气衰，筋不能动，天癸竭，精少，肾脏衰，形体皆极。八八则齿发去”。更何况年已逾80高龄，肾精极度匮乏已成定局，所以在治疗用药中，必应顾及肾之阴阳。当然现在的生活条件好了，人们的寿命相对延长了，但内脏的生理衰减是必然的，科学尚未达到让人们永葆青春的水平。②异病同治。许多高龄老人，所患之疾不尽相同，但发病机理有许多相同之处，其中之一就是肾精（肾阴肾阳）衰败。以上述两位患者为例，腿麻脚麻，是由肝肾阴虚不能荣养筋脉，肾之阳气不能温通血脉，血脉不畅所致；心慌气短，是由下元肾阳不足，不能温复心之阳气所致，膝软乏力亦为下元肾精虚损，无力充养而为。所以在治疗用药上的原则是一致的。③虽为温补肾阳，但所用之药味，均为温和之品，巴戟天辛甘微温，补肾壮阳强筋骨；肉苁蓉甘咸温，补肾壮阳、润肠通便。

从以上几味补肾药的应用中可以看出，对于以上两位老年患者，在补肾阳之中，亦寓意着补肾之阴，理由是：药本身温润可以养阴；阳中求阴，阴阳是相互消长相互转化的。通过方师以上分析，我体会到在治疗老年患者时，一定要把握好其本身不足的病机与所患疾病的关系，亦就是把握好关键所在，以合理用药。

二十三、舌心少苔伤胃阴论

今随师遇一位右三叉神经痛的61岁女性老年患者，据其所述是因拔牙而起局部疼痛不敢触摸，查其脉缓平，舌少津，舌心少苔，方师谓其胃阴受伤，在活血祛风通络方中加麦冬10g，葛根10g，以生胃之阴津。

舌诊是中医诊断疾病的重要方法之一。主要是观察舌质与舌苔的变化。望舌质有颜色、形态的改变，主要反映人体脏腑的虚实、气血的盛衰，舌苔为胃气所生。而病苔，是胃气夹邪气上蒸而成，有苔色、苔质等异常变化，主要反映病位的深浅、疾病的性质、津液的存亡、病邪的进退和胃气的有无。

舌为心之苗，脾之外候。如何理解？心为君主之官，主神明，人的思维思想意识，是靠大脑的活动来表现的，古人认为这是“心”的功能，而思维、思想意识的表达，其方式之一就是语言的表达，离不开舌体的运动，由此而言之，舌为心之苗，反之大脑出现病变，神昏即现谵语，中风则现语言謇涩，亦是舌为心之苗的明证。脾之外候不单是指舌，也指口唇，首先是脾主四肢、肌肉，舌、口、唇均为肌肉组织；再者胃主受纳，接受饮食物的第一步，亦即第一站就是口，通过牙齿的咀嚼，咬肌的运动，舌体的搅拌而送入食管，且知香品味亦要由舌体来完成。脾胃是相表里的脏腑关系，共同来完成水谷精微的运化与转输，共称为人体的“后天之本”。

而“后天之本”的具体表现就是胃气的有无。胃气的有无是判断死生的依据：“有胃气则生，无胃气则死”。这就是生命存在与否的分水岭。而判断胃气的有无，主要看舌，包括舌质和舌苔的变化；其次看脉，有无生机；再次看体征，比如久病，尪羸之躯，频频作呃，无药可挽，则属危恶险之候，说明胃气衰败，命将倾矣！

前人在长期临床实践中发现舌的一定部位与一定的脏腑相联系，并反映着相关脏腑的病理变化。舌尖反映心肺的病变，舌边反映肝胆的病变，舌中反映脾胃的病变，舌根反映肾的病变。对临床诊断有一定的参考价值。但不能拘泥，还要注意整体地看，全面地看。

此例患者舌心少苔，舌中为脾胃，舌苔为胃气所生，现舌中心少苔，说明胃气不足，胃气的概念包括胃的运化功能和胃的物质基础“胃阴”。言胃阴伤损是正确的，胃的运动功能下降，生化之源减少，胃阴的储备就无疑要减少，所以患者表现出来的是胃阴虚损之象。本患者还有舌体整体少津之况，亦为胃阴受伤，舌面上位置的分布虽有一定的临床诊断参考价值，但也要应整体全面地分析，因为肾阴、心阴、肺阴、肝阴来源于后天之本，胃阴的转化，脾气的敷布，所以胃阴的匮乏反映着整个机体的阴津受损，急以扶正益阴为要。养胃阴之品推以玉竹、石斛、沙参、麦冬、太子参、生地黄、山药等味，在养胃阴的药味中可以看出，多具备气阴同补之功，养阴益气共奏，方师提醒学生在养阴益胃之时还要注意有动感的药物配伍，亦就是现代医学称之为“胃动力药”，如陈皮、砂仁、炒谷芽、焦三仙、炒莱菔子、广木香、香橼等，一是以防滋阴药碍胃，二是推动胃阴的运化、敷布于周身，源源不断发挥其“后天之本”的作用。

二十四、论消渴与糖尿病

消渴是以多饮、多食、多尿、身体消瘦，或尿浊、尿有甜味为特征的病证。消渴之名，首见于《内经》。《灵枢·五变》说：“五脏皆柔弱，善病消瘅。”指出五脏虚弱是发生消渴的重要因素，并认识到饮食不节、情志失调等是其致病因素。《素问·奇病论》中指出：“此肥美之所发也，此人必数食甘美而多肥也，肥者令人内热，甘者令人中满，故其气上溢，转为消渴。”《灵枢·五变》说：“怒则气上逆，胸中蓄积，血气逆留……转而为热，热则消肌肤，故为消瘅。”

后世医家在临床实践的基础上，根据本病的“三多”症状的轻重，把本证分为上、中、下三消。张仲景在《金匮要略》中立消渴专篇，并最先提出三消症状及治疗。在上消，“渴欲饮水不止者，文蛤散主之”。在中消，“渴欲饮水，口舌干燥，白虎加人参汤主之”。在下消，“男子消渴，小便反多，以饮一斗，小便一斗，肾气丸主之”。

消渴病相当于现代的糖尿病。糖尿病是一组临床综合症候群，主要为胰岛素依赖型糖尿病（1型）和非胰岛素依赖型糖尿病（2型）。前者消瘦突出，后者多肥胖。由此可见，《内经》消瘅病与1型糖尿病较为相似，而张仲景消渴病类似糖尿病。但消渴并不等于就是糖尿病，它还包括尿崩症、肺结核、不明原因肥胖、消瘦、顽固性尿路感染等病。

方师认为在治疗糖尿病时，补肾不如补脾。《慎斋遗书》中谓：“先天之气赖后天之气以助之，后天之气赖先天之气以资之。”方老临床多用参芪配地黄汤。常用药有生黄芪、山萸肉、熟地黄、枸杞子、天花粉等。

案例　高某某，男，50岁，2004年5月31日初诊

患者诉1周前体检时发现血糖增高，空腹血糖12.4mg/dl。无明显自觉症状，二便调。舌红苔薄白，脉缓。方师拟方以调理为主，处方：

太子参15g，茯苓12g，山萸肉10g，炒山药12g，枸杞子10g，石斛10g，麦冬10g，玉竹10g，北沙参12g，熟地黄12g。12剂，水煎服，每日1剂。

二诊：患者诉易出汗、下肢浮肿。舌红苔薄白，脉弦缓。方师嘱继服前方加生黄芪15g，浮小麦20g。15剂，水煎服。

三诊：患者出汗、浮肿症状缓解，查空腹血糖8.2mg/dl。继服前方15剂。以后患者一直以此方调理，病情平稳，空腹血糖控制在6～7mg/dl。

按语　方老临床立足脾肾，以六味地黄汤合沙参玉竹汤加减。二诊时患者出汗、下肢浮肿为卫表不固，方老加生黄芪、浮小麦益气固表止汗。前后调理半年，疗效明显。方老还曾治疗一名糖尿病肾病，双下肢浮肿的患者，以金匮肾气丸加减，治疗3个月，浮肿尽消。由此可见，对糖尿病的治疗，脾肾两脏最为关键。虽然其病机大多属阴虚燥热，但也有属阳虚者。临床必须辨证治疗。

二十五、方师论治糖尿病足

糖尿病肢体血管病，多见于下肢，以闭塞性血管病为主，为大、中、小血管循环障碍，其中微血管病伴有感染是引起足坏疽的一个重要原因。据报道，糖尿病因下肢血管病变行截肢者为非糖尿病者的15倍，50岁以上者高达40倍。为糖尿病致残的主要原因之一。糖尿病足，相当于中医“脱疽”范畴。

祖国医学所记载的“脱疽”“脱骨疽”“脱骨疔”等证候，相当于现代医学的多种动脉狭窄或闭塞而导致的趾（指）脱落坏死性疾病，包括了血栓闭塞性脉管炎、动脉硬化闭塞症、糖尿病性坏疽等疾病。有关脱疽的记载，最早见于《内经》，当时名为“脱痈”。《灵枢·痈疽》谓：“发于足指，名脱痈。其状赤黑，死不治；不赤黑，不死。不衰，急斩之；不则死矣。”这对脱疽后期腐烂、坏死、发黑的症状特点，以及预后判断、治疗方法的描述颇为准确。

关于脱疽的病机，方师认为正虚是其发生的主要内因。《灵枢·营卫生会》云：“老者之气血衰，其肌肉枯，气道涩，……。”老者气血虚，易脉道阻塞，故动脉硬化性闭塞症并肢端坏疽常见于40～50岁以上中老年人。清代王清任在《医林改错》中指出：“元气既虚，必不能达于血管，血管无气，必停留而瘀。”内因是致病的主要方面，但外在因素是其致病条件。方师认为血遇寒则凝，《素问·举痛论》曰：“经脉流行不止，环周不休，寒气入经而稽迟，泣而不行，客于脉外则血少，客于脉中则气不通，故卒然而痛。”说明寒邪易伤人经脉，造成气血涩滞，出现疼痛。现代医学也认为血栓闭塞性脉管炎与受寒关系密切。此外，饮食劳倦也是本病的重要外因之一。《素问·生气通天论》谓："高粱之变，足生大丁。"

清代鲍相敖《验方新编》中的四妙勇安汤，是一直为后世沿用至今的治疗脱疽的养阴活血通络之名方。方师常与仙方活命饮合方加减，用于治疗脱疽溃烂、热毒炽盛而阴血耗伤者。方中重用金银花以清热解毒，其具有广谱抗生素的作用；忍冬藤尚兼通经络，清湿热止痛。玄参能清热养阴、解毒散结，与甘草配伍，更起较好的协调作用。当归补血调经、活血止痛，是治疗脉管炎、静脉炎不可缺的必用药。对于发病时间长、正气亏虚，热邪较轻的患者，方师常用滋补汤加入金银花、白芷、大黄等发挥托里消毒的作用。

案例1　何某某，男，64岁，1997年10月27日初诊

患者右下肢肿胀疼痛20余天。患者20余天前因外出旅游，行路爬山较劳累，出现右下肢肿胀疼痛。因其自知既往有下肢静脉曲张合并下肢静脉炎病史，每遇劳累即现下肢肿胀疼痛，故自行服用抗生素（药名不详）1周，并注意休息，病情有所缓解，但尚未彻底，稍久立，或稍多行，则肿胀疼痛加剧，今来中医求治。查精神倦怠，表情痛苦，双下肢可见迂曲隆于肤面的静脉，膝以下为著。右下肢近膝关节内侧红肿，扪之发热有压痛，右下肢胫前可见轻度指凹性水肿。食纳尚可，大便干，小便黄。舌体胖大色红，薄黄苔，脉象弦滑数。中医辨证属瘀热阻络。治法：清热解毒，活血化瘀。方以四妙勇安汤加减。处方：

当归10g，金银花15g，防风10g，白芷3g，陈皮10g，连翘15g，鸡血藤15g，赤芍10g，丹皮15g，生甘草10g，天花粉10g，生黄芪15g，生地黄10g，玄参10g。8剂，水煎服。

二诊：1997年11月17日，患者诉已连续服用上方16剂。右下肢肿胀疼痛已明显减轻。右下肢近膝关节内侧红肿热消失，右下肢胫前已无水肿。舌质红，薄白苔，脉弦缓。方师予继投前方8剂，继续治疗巩固疗效。

案例2　肖某，男，81岁，2003年7月14日初诊

患者双下肢浮肿伴左足大趾溃烂2个月。既往糖尿病史20余年。现病史：2个月来左足趾溃烂、坏死，疼痛、行走不利。右手指肿胀，颈项不适，大便秘结。舌苔薄黄，脉缓。患者面色萎黄，体瘦神疲。方师认为此为元气不足，经络失养，拟方扶正调理。处方：

滋补汤加生黄芪15g，麦冬10g，车前子10g，泽泻10g，生薏米20g，金银花20g。12剂，水煎服，每日1剂。

二诊：2003年7月28日，患者诉药后双下肢浮肿减轻。舌脉同前。继服前方12剂，水煎服，每日1剂。

三诊：2003年8月11日，诉药后双下肢浮肿缓解，足趾溃烂面积减小。后背出现大片红疹。舌苔白，脉缓。方老嘱继服前方加连翘10g。12剂，水煎服，每日1剂。

后患者一直服用上方调理，2004年初又来治它病，诉左足趾溃烂坏死已愈合，疼痛已不明显。右手无肿胀，活动好。大便调。患者精神尚佳，面色红润，体重增加，且能缓慢行走。

二十六、酸枣仁汤治疗抑郁症

随着现代社会的发展，抑郁症的发病率越来越高。心理、精神致病因素也越来越受到人们的重视。

抑郁症属于中医"郁证"范畴。《内经》中就已有关于五气之郁的论述。如《素问·六元正纪大论》说："木郁达之，火郁发之，土郁夺之，金郁泄之，水郁折之。"郁证初起，总属情志所伤，气分郁结。日久则可耗伤营血，心神失养。郁证多由肝气郁结所致，《证治汇补·郁证》指出："郁病虽多，皆因气不周流，法当顺气为先。"而对于气血虚所致的郁证，则应以补益为法。

与方师临诊时曾治一抑郁症患者，女，38岁。平素思虑过多，善忧喜悲，心烦眠差。舌淡红苔白，脉缓。方师拟方以酸枣仁汤加减，养血安神。处方：

百合15g，浮小麦20g，陈皮10g，竹茹5g，炙甘草6g，炒枣仁12g，大川芎5g，知母6g，淡豆豉10g，薄荷5g（后下），玉竹10g。12剂，水煎服。

二诊时患者诉焦虑缓解，心情较为平稳。于是按原方再投12剂，以固疗效。

另有一位65岁女性患者，是合成纤维厂会计。半年前因腔隙性脑梗死，遗留左半身活动不利，不能继续工作。思想过度焦虑，近1个月出现烦躁、恐惧，精神不安，坐立不定，夜寐不宁。舌淡暗苔白，脉平缓。方老处方如下：

生龙牡各10g（先下），白芍10g，炙甘草10g，薄荷5g（后下），陈皮10g，茯苓10g，莲心5g，竹茹叶各5g，石斛10g，夜交藤12g，远志5g，炒枣仁10g，百合12g，知母6g。12剂，水煎服。

二诊：神情平稳，烦躁、恐惧减轻，眠差。继予前方12剂调理。

本例患者病情较重，且有恐惧、坐立不定等心气浮越的表现，故加用生龙牡镇静安神；白芍、石斛养血柔肝；夜交藤、莲心、远志宁心安神。

酸枣仁汤出自《金匮要略·血痹虚劳病脉证并治》："虚劳虚烦不得眠，酸枣汤主之。"方中重用酸枣仁补肝养心安神，佐川芎调血养肝，知母滋阴清热除烦，茯苓、甘草培土养肝，和中宁神。张仲景用本方治肝血不足而致的虚烦失眠。而方师用此方治疗抑郁症，在临床亦取得了良好疗效。

二十七、方师论治尿路感染

尿路感染属中医淋证，张仲景在《金匮要略·消渴小便不利淋病脉证并治》中对本病的症状作了记述："淋之为病，小便如粟状，小腹弦急，痛引脐中……"。

方老认为本病急性期属实火，用导赤散、萆薢分清饮、猪苓散（清利膀胱气化）治之。急性期可兼有表证，发热。《灵枢·本脏》："肾合三焦膀胱，三焦膀胱者，腠理毫毛其应。"膀胱为足太阳之腑，故五苓散放在太阳篇。因有表证，可用解表药，辛凉解表用银翘散，辛温解表用五苓散。血尿用芥穗或荆芥，疏解表路，缓解体内痉挛（泰山磐石饮中用荆芥）。此法为升清阳，如补中益气汤用升麻，李东垣止泻用羌活、防风，痛泻要方用防风，葛根汤治腹泻，均为升清阳之法。单纯里热属心火移热于小肠（手太阳经），下焦湿热用导赤散。

慢性尿路感染可用逍遥散、和肝汤加减。肝主疏泄，下腹为厥阴所司。肝主疏泄，斡旋周身阴阳气血，使人的精神活动、水谷运化、气血输布、三焦气化、水液代谢皆宣通调达。故肝脏疏泄失常，影响膀胱气化功能，则尿频、尿痛。三焦为水液代谢之路，治三焦主要以和解为法。加乌药顺气，下腹疼痛加小茴香、荔枝核行气止痛。腰痛加熟地黄、杜仲，补肾强腰。对于慢性肾盂肾炎、慢性膀胱炎的患者，大多有小腹不适、腰酸腰痛的症状，方师在临床亦用此法治疗，多获满意疗效。方老曾治一名65岁女性患者，三四个月前因尿路感染出现尿频，小腹痛，尿后明显。腰部不适，下肢浮肿不明显。在我院泌尿科诊为膀胱炎。舌洁，脉弦稍数。尿常规（-）。方用和肝汤加白茅根12g，熟地黄12g，台乌药10g，车前子10g（包），10剂。药后腹痛好转，继服前方去台乌药，加炒杜仲6g，川断6g。前后调理2个月，诸症趋于稳定。

二十八、解毒排脓治脓胸

脓胸患者，男，52岁，现住院引流抗炎治疗中，有支气管扩张病史30年。长期发热不退，体温在38.3～38.8℃，下午体温高，欲配合服用中药治疗，查其脉弦数，方师拟以解毒排脓，并说：脓尽自愈。处方：桔梗10g，北沙参15g，生、炙甘草各10g，丝瓜络6g，生薏米30g，金银花20g，青连翘15g，蒲公英10g，天花粉10g，白芷5g，陈皮10g，炒谷芽20g，6剂。服完6剂后患者述体温已逐渐下降。方师予以前方加鱼腥草15g，继服6剂。

脓胸一病中医学称其为肺痈，是毒热内蕴，蕴久化腐成脓，可见咳嗽，胸痛，吐痰腥臭，是一种较难治的病证。方师经常使用的是桔梗汤（桔梗、桑白皮、贝母、瓜蒌、枳壳、当归、薏苡仁、防风、黄芪、杏仁、百合、甘草、生姜）（《成方切用》）。方师所用方中有桔梗汤的药味，还可见仙方活命饮的行踪：如金银花、陈皮、白芷、甘草、天花粉。桔梗为主药，开提肺气解毒排脓；金银花清热解毒，陈皮行气化痰，白芷散风消肿，天花粉清肺养胃；方师在处方中，生、炙甘草同用，用之巧妙，生甘草清热解毒排脓，炙甘草扶正补中，调和诸药，在治疗肺痈这个病证中大显身手，异曲同工。薏苡仁，生用清热解毒化湿利肺健脾扶正，亦是具有攻补兼施的功用。复诊中加鱼腥草意即加大清热解毒排脓之力。

脓尽自愈，对此医理的理解，不能等待脓自行排尽，而是要采取积极的方法；清热解毒化痰排脓，增强患者的抵抗力（因长期发热，精华物质腐败成脓，都是对机体的一种消耗），使已成之脓尽快排尽，而且通过治疗杜绝新生之脓，这时体内之脓逐渐排尽，肺痈这个病证即向愈了。

在讲到脓尽自愈时，方师同时还讲到脓已成，必排脓，不仅肺痈，其他痈疽，如乳痈等相同机理，可用大瓜蒌、佩兰叶等；如脓出不尽，用黄芪托补；痈疮不尽，注意清热解毒及托毒。

方中方师还运用了北沙参，以补气养阴，扶助正气，丝瓜络，疏通经络，给脓排出一个通道；连翘、蒲公英辅助加强金银花清热解毒，炒谷芽和中益胃，扶助后天以培土培金。

二十九、滋燥养营汤治疗老年皮肤瘙痒症

跟方师诊治一位96岁高龄老者高某，其述气喘、痰黏、便秘、皮肤瘙痒，脉虚缓，方师认为此患者为高龄老叟，肝肾虚损，气阴两亏，风燥在表，同时言：爪枯、肤燥、风秘，用滋燥养营汤。方师拟方：生熟地黄各10g，白芍10g，玄参10g，苦桔梗6g，炙甘草10g，防风6g，土茯苓10g。6剂。

滋燥养营汤原方组成：当归，生地黄，熟地黄，炒芍药，酒炒黄芩，秦艽，防风，甘草。治疗热灼肺阴，血虚外燥，皮肤干燥，爪甲干枯，以及风热内扰，血虚肠燥，大便不通的风秘证。

本案患者年已近百，肝肾亏损、阴精干枯不言而喻。加之其并气喘痰黏，说明有风热袭肺，热灼肺津，痰黏气喘见之；肺主皮毛，肺阴被灼，不能敷布阴津，则皮毛、肌肤干枯不荣而燥；肝主筋，肝肾阴津枯涸，肝血亏虚，则见爪枯；肺与大肠相表里，肺阴亏损不能敷布于肠，则肠燥便秘，阴血不足则风燥，故见皮肤瘙痒。

见病人及病证，分析其缘由，与滋燥养营汤所治之证契合，十分贴切，方师在方中加元参养阴生津润燥通便，桔梗宣肺利气排痰，土茯苓清热解毒除湿止痒。原方中的白芍养血润

燥，生熟地黄滋肾水而补肝，防风散风而不燥，全方共奏滋阴润燥养营之功用。

《成方切用》中还言，（在论述其病因病机时）炎灼肺金，血虚外燥，皮肤皱揭，筋急爪枯，或大便风秘。肺主皮毛，肝主筋爪，肝血不足，风热胜而筋燥，故外见皮毛枯槁，皮肤燥痒，内有筋急便秘之症，（在论述药味功用时）当归润燥养血为君，黄芩清烁肺之火而退阳，艽防散肝胆之风而不燥。风药多燥，艽防味辛能润，又秦艽能养血荣筋，防风乃血药之使，吐血血崩，皆用为使。甘草甘平泻火，入润剂则补阴血为佐使也。给临床用本方提供了理论依据。

从跟师学习诊治这位高龄老人，有一深刻体会，一定要把握住患者关键主症和其相关主要病机，以及针对主要病机的治疗思路和相对应的方药，即理法方药序贯而出，这需要在临床实践中努力学习、体会、总结。

三十、清络饮与温病重在养阴

跟方师诊治一位6岁男童，该患儿于11月27日初诊，当时因发热5天，体温在38℃上下波动，伴有咳嗽，咽痛，方师予以清宣肺气，利咽止咳，拟桑菊饮化裁：桑叶、桑皮各6g，白菊花10g，桔梗6g，苦杏仁10g，芦根15g，青连翘10g，薄荷3g（后下），白前10g，生甘草6g，白芥子4g，炒枳壳6g，焦神曲6g。4剂。今日复诊，其家长代述，服上药3剂后热即退，现体温已降至正常，咽已不痛，咳亦减轻，今日来诊以求巩固。方师言，目前患儿病已基本告愈，尚有一些余热，故今选吴鞠通之清络饮方之法，清其余热，此时不宜过用苦寒之品，以免伤阴，是施其轻清之法，而不拘泥于其方。拟方如下：金银花10g，连翘5g，丝瓜络5g，焦神曲6g，薄荷3g（后下），桔梗6g，杏仁5g，炙桑皮10g，炙甘草5g。3剂。在讲到吴鞠通之温病学时方老谈到，伤寒重在存津，温病重在养阴，伤寒下不厌迟，温病下不厌早。这是温病与伤寒在治疗原则上的根本区别。这其中有社会的客观因素，不同的社会背景，所出现的疾病特征就有明显的区别，在仲景年代，战争动乱，天灾饥荒，民不聊生，所患疾病主要是仲景总结的“伤寒”病，以伤阳为主，见有阳虚、气虚；在吴鞠通时以“温病”为主，温病是伤阴为主，而且是自始至终地伤阴。所以针对不同的疾病治疗原则也是不同的，而且侧重点亦是不同的，伤寒重在存津，是因为伤寒病易伤阳气，在伤阳的同时津随阳脱，保护一分津液就是保护一分胃气，有一分胃气就有一分生机，所以“保胃气存津液”是贯穿《伤寒论》始终的思路，所以后人总结出“伤寒重在存津”。而温病从一发病，自始至终都在耗伤阴液，所以保护阴液是至关重要的，故后人总结出“温病重在养阴”。清热法就是一种养阴的方法，因为热病耗阴，热清则耗阴之因祛除，阴不再伤，故亦是一种养阴的方法，当然还有清热养阴并举，热退后以养阴为主也均是养阴的手段。以上男童所患疾患为温病范畴，要注意顾护其阴，善其后之治清其余热，以免余热伤阴，亦即养阴之举。通过本案例的学习，学生受益匪浅。

三十一、理气化痰养阴生津祛梅核

跟随方师诊治一位梅核气患者陈某，女，49岁。主诉；咽喉如堵，舌麻，似咽有痰，咯之不出，咽之不下，口舌咽干，舌质红，薄白苔，脉平。方师予以理气化痰、养阴生津之法，拟方：陈皮6g，枳壳6g，炙枇杷叶6g，射干5g，石斛6g，北沙参10g，苏梗6g，薄荷5g，法半夏6g，炙甘草6g，苦桔梗6g，丝瓜络6g。6剂，水煎服。方中陈皮、枳壳、苏梗、半夏、桔梗理气化痰，枇杷叶、石斛、玉竹养阴，射干利咽化痰，薄荷疏散风热，丝瓜络通络化痰，炙甘草和调诸药。方师讲对梅核气一病所言：《通俗伤寒论》中讲得好，多种原因均可导致此病，比如肺气不利，胃气不和，痰气互结，阴虚等。所以本例患者不是按传统之法仅理气化痰，而是针对肺阴不足，肺气不利之症使用上方。

方师分析梅核气一病，多由七情（喜、怒、忧、思、悲、恐、惊）气郁所致，痰气互结于咽喉部，症见咽喉如堵，或自觉咽中有如梅核大小的异物堵塞，吞之不下，咯之不出，或见胸胁苦满，或咳，妇人多患此病。在现代医学中慢性咽炎患者，每每与本病症状相似，或见于现代医学中的神经衰弱、癔病、更年期综合征等，故在临床上要具体问题具体分析。情志不遂所致本病当以理气（疏理肝气）化痰为主要治疗手段，因为七情之病易致人痰聚气结，气机不得升降，结于咽部则似异物如堵，首选之方为四七汤（姜半夏，姜厚朴，茯苓，紫苏，加姜枣煎），亦可选用橘叶、瓜蒌、旋覆花、竹茹、绿萼梅等理气降气化痰疏郁等药味；如因素质肺阴不足，虚火上炎，煎津为痰浊，此时当以养阴为先，兼以清热化痰如今日所治本例患者；若胃气不和所致本病，如咽喉如堵一症外，尚有胃部症状，如胃痛胃堵等，当以和中理气为重，兼以化痰理气利咽；如属现代医学咽炎的范畴，因咽为肺的门户，故在用药方面多应考虑宣肺利肺，肃肺，利咽，理气化痰，还有重要的一点是注意适量选用清热解毒滋阴润肺之品，如金银花、牛蒡子、元参、浙贝母等。通过方老分析梅核气一病的治疗，可以说明对于中医的病证一定要做到辨证施治，通过辨证施治又能对一个病证总结出高一层次的规律性的诊疗内容。

三十二、疏肝理气健脾化痰治瘿气

在跟随方师临床诊治中，遇有甲状腺结节患者或是甲状腺功能亢进（简称甲亢）患者，方师多以和肝汤为基本方，再根据患者不同的体质，局部的情况酌情加味，比如解毒散结的蒲公英、白花蛇舌草；软坚散结的牡蛎；益阴养血的枸杞子、玉竹、麦冬；活血化瘀的鸡血藤等。

下面谈谈我个人的理解和认识。

首先从甲状腺结节、甲状腺肿大、甲亢的成因来讲。在现代医学中，以上是几种不同的疾病，由不同的原因导致，比如，碘缺乏、激素代谢紊乱、腺体的功能失调，现代医学的治疗是根据不同的病因入手。在中医学中这几种病证都与气、血、痰的运行不周，郁结互结密切相关。病名为“瘿气”。多见于青年、中年女性患者较长时间的情志不遂，抑郁不舒，气机滞涩，血行不畅，湿邪内蕴，久而成痰，痰气互结，气滞血瘀于颈部，则见此病证。还会伴有月经不调，胸胁满闷不舒，喜长叹息等一系列气滞痰阻血瘀气象。

在中医脏腑学说中，肝主疏泄，疏泄气血，疏泄脾胃，脾胃又主运化水湿，肝疏则气血畅行，脾胃健运，水谷得以化为精气，敷布周身。反之肝气郁滞则气行不畅，血运不周，水湿不化而成痰，痰气互结，气血郁结，则成结节、肿块。

所以治疗本病的关键在于疏肝健脾。和肝汤是方师的经验方，以逍遥散为基础，加党参、香附、苏梗、大枣，两和肝脾，肝疏则气血得畅，脾胃得健运，水谷得以正常运行，而不致成湿成痰郁滞。

综上所析，运用和肝汤作为基本方治疗甲状腺结节等病证的关键点：一是抓住了致病的病因病机，二是抓住了疏肝理气、健脾化痰的治病根本。至于加味的应用，就要在于临床中灵活掌握和运用了。

三十三、刚柔既济疗郁证

患者靳某，男，61岁，因工作变动，多方面不适应，心中不畅，自觉心理压力较大，久之则食欲不振，易烦易怒，心神不安，坐卧不宁，夜寐辗转反侧不能安眠，于3月5日初诊，方老认为其属中医学中的“郁证”，由于长时间的情志不遂，焦虑所致，肝失疏泄，肝气犯胃，肝郁化火，扰动心神，故应治以疏肝解郁、理气宁神之法，方选柴胡疏肝饮化裁，北柴胡6g，炒枳壳10，白芍10g，炙甘草10g，苏梗5g，桔梗5g，法半夏10g，厚朴6g，茯苓10g，丹参6g，炒枣仁12g，百合10g。共用了14剂后，患者复诊，述服药后情绪好转，较前平稳，纳食量渐增，唯睡眠尚较差。根据此况，方老认为患者肝郁之况有所好转，拟酸枣仁汤养肝宁神：酸枣仁15g，茯苓15g，知母10g，川芎6g，炙甘草6g，焦神曲10g，麦冬10g，百合10g，炒枳壳10g，白芍10g，陈皮10g，苏梗6g。7剂。

从以上患者初诊和复诊，可以看出方老治疗郁证分两个步骤：先疏肝解郁为主，佐以养肝宁神（柴胡疏肝饮疏肝解郁，加茯苓、炒枣仁、百合养肝宁神）；待复诊时肝郁之象已有转机，则进一步加强养肝柔肝宁神，以之为主，佐以疏肝理气解郁之味。两步相辅相成，急则治标之肝郁，但不忘肝为刚脏，性喜条达而恶刚燥，如单纯疏肝理气，理气药多为辛燥之品，怕肝阴受损，故疏肝为主辅以养阴柔肝；缓则养肝柔肝宁神，又不忘疏肝理气，巩固已解之郁以畅达，这样刚柔济济之用药，相得益彰。

结合当下竞争激烈的年代，工作生活快节奏的年代，患郁证的病人日渐增多，方师治疗此病证的思路可以作为治疗本病的指导原则。

三十四、方师临床经验摘录

跟随方师出专家门诊，方师讲了几点很重要，整理如下：

（1）中虚善饥，从一中脘不舒的病人谈起，该患善饥，但食之不多，自觉体倦乏力，大便不调，舌脉尚属正常，方师予以滋补汤加焦曲麦各10g，炒谷芽15g，培补中焦佐以助消。方师说中虚多为气虚，因中焦空虚，故易有饥饿感，但由于中虚，消化能力欠佳，故食之不多，与胃有实火消谷善饥迥然不同，故勿见善饥就予以清胃火，应详细辨析，否则治之谬矣！

（2）方师言夙有喘证如在暑季发生外感，则为暑、湿、热夹杂而致，病性较为复杂，故喘证患者在暑季更应注意予防感冒，因慢性喘证患者，素体肺肾亏损、气阴不足，在秋冬春季易感风寒，多为内虚补寒证，易辨认好入手；而暑热季节，高热湿重，消耗正气，而湿热虚夹杂，清热过则助湿，化湿多则易助热，体虚之人过清则伤气，过化湿则伤阴，故治时较棘手，所以嘱慢性喘证患者，注意增强体质不要贪凉，预防感冒是很重要的。但作为医生而言，遇夙有喘证又在暑季发生外感的患者一定要详查病史、仔细辨证、判明虚实，把握好祛邪扶正、清热化湿之孰轻孰重之度。

（3）掌握连翘在保和丸中的遣药思路。保和丸是朱丹溪治疗饮食轻伤的一张方子，由山楂、焦神曲、茯苓、半夏、陈皮、炒莱菔子、连翘共七味药组成，山楂消肉食，神曲治伤酒和胃，莱菔子下气消面食，茯苓渗湿健脾，陈皮、半夏健脾和中化痰，连翘在此清热，全方合力，从而消除胃里的积滞，以恢复胃的冲和之气。方师提出应注意连翘在本方中的作用机理，从表面上看，连翘与治疗食积似乎无关，但如果了解了食积在体内易生湿热，湿热阻遏气机，气郁也易生热，就可知晓连翘在本方中的确切作用了，可谓是未雨绸缪之举。

三十五、急扶脾肾之阳以挽生命

跟随方师诊治一位年已七旬之老妇人赵某，既往肺心病史，近因天气变凉，偶感凉燥，咳唾倚息不得卧，胸憋气闷，咯痰不爽利，午后低热，37.3～37.5℃，气短、口干、乏力、眩晕、畏寒、心悸、小便不利、大便溏薄、双下肢指凹性水肿，已请西医医生看过病人，诊断：肺炎，心力衰竭。予以抗炎、强心、利尿之治。患者家人又专请方师看病人，欲求中药予治，意为中西合治，以求速有转机。方师看过病人，语当应急扶脾肾之阳，处方：太子参20g，麦冬10g，五味子10g，炮附片6g，炙甘草10g，炒白术10g，大枣4个，2剂。我自己在遇到此类急危重症之时，思路较乱，有无从下手之感。今跟方师诊治这位病人明确了一点，要抓住病人致病致命的关键所在，换句话说，如果不去解决这个问题，病人就有生命危险。如这位病人，久病顽疾缠身，又有外感之况，是虚人病表，按常规治疗表证的治法是有表先解表，但虚人病表就要扶正解表了，还有一个原则：虚人病表建其中。而方师未用以上方法，而是急扶脾肾之阳，是药中肯綮。细细想来，的确是这样，“阳气者，若天与日，失其所，则折寿而不彰”。阳气是人体一生一身的根本，没有了阳气，人体就不复存在了，即“阴阳离决，精气乃绝”。此老妇人，年过七旬，阳气不足显而易见，外邪侵袭，阳气愈加不足，畏寒、便溏、浮肿、心悸气短均为阳气重度受损之况，肾为先天之本，脾为后天之本，急扶脾肾之阳，是急扶人生命之根本，极是！

三十六、苓桂术甘汤治眩晕

跟随方师诊治一位47岁女性患者盖某。患者主诉；眩晕，头木多日，西医诊断为脑供血不足，脉细缓，舌质淡红，苔白，方师拟方：茯苓15g，桂枝10g，炒白术10g，炙甘草10g，北沙参15g，玉竹10g，百合12g，炒薏米15g，丝瓜络6g，酸枣仁15g。8剂，水煎服。不难看出，此方为苓桂术甘汤化裁而来的。苓桂术甘汤是《金匮要略·痰饮咳嗽病脉证并治》中治疗痰饮所致眩晕的方剂。“心下有痰饮，胸胁支满，目眩，苓桂术甘汤主之。”痰饮是水湿所生，当用温药健脾阳，助气化，使湿除饮去，即“病痰饮者，当以温药和之”。心下是胃之所在，胃有水饮，故胸胁支撑胀满饮阻于中，阳气不能上升，故头目眩晕。所以用本方温阳化饮，健脾利水。方中茯苓淡渗利水，桂枝辛温通阳，二药同用，可通阳利水；白术健脾燥湿，甘草和中益气，二药相合，又能补土制水，所以本方为痰饮的主治方剂。本例患者之眩晕用本方，我认为女性患者年已四十有七，脾肾均有不足，脾不足则化湿之力和利水之力均有下降，湿阻则头晕，头木之症亦是由于清阳不升，经络不畅所致。方师加炒薏米以助健中化湿利水之功。用丝瓜络以助通络升清阳。北沙参、玉竹、百合是养阴益气生津之味，考虑本患者有脾虚痰阻，同时这个年纪的女性多阴液亦有亏损，故在健脾化湿通阳之时，佐以养阴生津，以防湿去又伤阴津，故方师开以处方时思维缜密抓住主证，兼顾次证，关键解决，又不出其他弊端，可谓遣方用药周到全面，同时还有治未病的思路在处方中体现。

三十七、甘麦大枣汤治疗女性更年期综合征

据统计，我国女性更年期年龄从45岁开始到55岁左右（一般认为，女性在45～55岁由中年步入老年，月经逐渐终止，这个过渡阶段称为更年期），平均绝经年龄为49.5岁，个别

早的可提前到39岁，晚的到60岁。女性更年期年龄会因人而异。

女性更年期综合征临床表现可见有月经不规律，情绪易波动，潮热面赤，多汗，睡不好，眩晕，腰酸腿软乏力等，还有一些患者疑虑多、主诉多，针对这样一组患者，方师经常选用的是用和肝汤加味予以治疗，和肝汤有疏肝理气解郁，调和气血，健脾益气之功用，在加的药味中方师多用熟地黄、麦冬、浮小麦、酸枣仁、百合、合欢花等益肾养阴安神之品，对妇女更年期综合征有着很好的治疗调理作用，患者服用后反映很好，情绪平稳，睡眠好转，潮热汗出现象减轻等。我体会除了和肝汤以上的作用外，其中还有甘麦大枣汤的功用（和肝汤：当归、白芍、党参、炒白术、茯苓、北柴胡、苏梗、陈皮、香附、大枣、炙甘草、生姜、薄荷）。

甘麦大枣汤出自《金匮要略·妇人杂病脉证并治》。组方：甘草三两，小麦一升，大枣十枚。具有养心安神，和中缓急的功用。用于治疗妇人脏躁病。“妇人脏躁，喜悲伤欲哭，象如神灵所作，数欠伸，甘麦大枣汤主之”（《金匮要略·妇人杂病脉证并治》）。脏躁属于情志之病，多由抑郁过度而致心气不足，肝气不和而引起，症状可见易惊，情绪易于波动，睡眠不安，烦闷急躁，或悲伤欲哭，或精神恍惚。符合女性更年期综合征、抑郁症、神经官能症等的临床表现。方师认为此病虽有虚火，不宜苦降；又非大虚，无需大补。

《内经》中有“肝苦急，急食甘以缓之”“心病者，宜食麦”这样的论述，是对于心肝受伤、脏阴不足证候治疗原则的指导，具体实施即是运用甘平之味以缓肝急和调养心气。方中甘草能和中缓急，小麦味甘微寒，养心气而安神，大枣甘平质润，补益中气，并润脏躁，心肝阴复，则脏躁易解。女性更年期综合征的患者在和肝汤的疏补相济的作用中，再加之甘麦大枣汤甘润滋养，养心安神的功用，疗效是肯定的。

三十八、血尿辨治

跟随方师为一位“血尿”的老妇人诊治，所用处方为方师之自拟方：白茅根20g，泽泻15g，车前子10g，茯苓15g，荆芥穗6g，干荷叶6g，南藕节15g，苦桔梗10g，生炙甘草各6g，生熟地黄各10g，炒山栀6g。7剂。我体会方师这张处方是治疗标症的一方，针对血尿来止血，意寓先解决出血之现象，使外流之精华得以及时止住，后则找其出血的根源再治其本。方中白茅根、南藕节是方老经常使用的止血药味，例如肾小球肾炎、尿路感染、紫癜肾所出现的血尿（包括肉眼血尿和镜检血尿）在治疗中经常使用该药味。

白茅根味甘性寒，此药的特点是甘不腻膈，寒不伤中，清热泻火，清瘀利水，专理血病，凡一切吐血衄血，血瘀血淋，血崩血闭，并哕逆喘急烦渴，黄疸水肿等症，因火因热而成者，服之热除而血自理，火退而气与水即消矣，是清热凉血止血的药味，此例病人为老年妇女，故选此味药又能治疗其血尿，又不致伤病人之正气胃气；经以上分析，本药用于由热导致的血尿为宜。

藕节味涩平，入肝、肺、胃经，具有收涩止血，化瘀的功用，用于多种出血证，对于吐血、衄血、咳血、唾血、血淋、溺血、下血、血痢、血崩诸血证均有治疗作用，李时珍治血淋胀痛欲死，用藕节捣汁，调血余炭服。又因为藕节亦可视为食品，故对脾胃有益无害。

再看组方中其他药味的功用；泽泻、车前子、茯苓，是淡渗利水，保持尿道通畅，使邪有出路；荆芥穗、苦桔梗这两味药在此应用很是微妙，本为解表化痰之味，在此应用是取其升提之功用，升提欲出之血，亦可视为止血之一法；干荷叶辅助白茅根、南藕节凉血止血；生甘草、炒山栀为清热泻火之用，生地黄凉血，熟地黄补血为扶正之意，炙甘草在此方中扶正并调和诸药发挥各自的功用而不伤正，一药两举。

还有一点要提及，就是在制方遣药时，方师有一原则，既要治病又不能伤正，时时都在注意保护胃气。如白茅根、南藕节这两味止血尿的主药的选择，就说明这一点，还有荷叶、生甘草的使用，既清热凉血又有和中补中之用，炙甘草的应用就更体现出这一原则了，这也是方师经常提及学生们的注意点。

三十九、面痤辨治

跟随方师学习期间，不乏因颜面生疮前来就诊的青年男女。究其原因：其一工作紧张，精神压力较大，这在当今的市场经济的条件下，竞争意识不断加强是很必然的；其二生活水平的提高，食品中脂肪和糖的含量比例加大，进食海鲜的概率亦明显增高，有些体质是对异体蛋白十分敏感的，易产生过敏现象；其三青春期是内分泌旺盛的阶段；其四由于紧张导致睡眠不好，情绪急躁，月经不调等。又加之面痤这一病证，影响人们的相貌美观，故只得求助于医生（其中有的先用一些化妆品效果不佳，或用了皮科的一些外用药效果也不明显，方才想到用中药以里治外），所以来求中医治疗的患者的病程一般都不会很短的。

从跟随方师学习诊治面痤过程，看到的案例疗效是肯定的，采用内服中药汤剂治疗，以达到恢复外部皮肤正常之目的。这是符合中医“有诸内者，必形诸外”的理论的。反之，从人体外部的变化，也能分析内部病变的位置和性质。

面痤一般的表现是皮疹色红，疼痛，表面时有少量淡黄色分泌物，皮疹在面部分布不均匀，以额部、口周为多且聚集，这些表现说明体内有毒热、湿热，尤其与脾胃湿热为多，可想而知，还有小便黄，大便干，舌红苔黄，脉数等毒热之征象。故方师在方中主要是以清热解毒凉血散瘀为主，多选用金银花、连翘、蒲公英、白花蛇舌草、丹皮、生地黄、赤芍、生甘草、竹叶、元参、生薏米、薄荷等。如有睡眠不好一方面是热扰心神，以上清热之品从另一角度讲亦可安神，再一方面可选知母、酸枣仁、百合、夜交藤来安神。如为女子，又加之月经不调。女子发病还有一个特点就是每至月经期前中后则面痤骤然增多，故在清热解毒凉血散瘀的基础上还要注意调整月经；并嘱患者多食清淡食品如青菜、水果，少食辛辣、油腻、海鲜等食物，并嘱咐患者劳逸结合，调整情绪，充足睡眠，这样综合调治效果更佳。

四十、坏疽辨治

随方师给一位左足趾坏疽的病人治疗，方师用滋补汤加金银花15g、连翘15g、生黄芪15g、瓜蒌仁15g。滋补汤是八珍汤免川芎加陈皮、木香、肉桂、大枣而成。用滋补汤是因为坏疽一病，病程长，气血必耗，故当以扶正为要，正气盛方有抵邪之力。用金银花、连翘不难看出是在补益气血的基础之上攻邪：清热解毒，在坏疽一病局部疮疡腐败溃烂，非解毒清热之味不能。而瓜蒌仁用以润肠通便。一是患者素体便秘，二是通过排便使邪有出路。生黄芪在此用之甚妙，它不仅是在八珍汤扶正的基础上加强扶正益气的功用，更重要的是托毒外出，祛腐生肌，这是其他药味所替代不了的功效。

黄芪甘、微温，入脾、肺经。具有补气升阳、固表止汗、托毒排脓、利水退肿之功效，在上方中应用托毒生肌的基础是黄芪能鼓舞生发之气，故对于痈疽正气不足，久不溃破或溃久不收敛者，用以托毒收敛，在此时应用生黄芪是最佳选择。《本草正义》中这样描述黄芪；“黄芪具春令升发之性（春秋两季采摘），味甘气温色黄，皆得中和之正，故能补益中土，温养脾胃，凡中气不振，脾土虚弱，清气下陷者最宜。其皮味浓质厚，力量皆在皮中，故能直达人之肤表肌肉，固护卫阳，充实表分，是其专长，所以表虚诸病，最为神剂。”

四十一、标本同治上下同调法之验证

随师出诊遇一位耳鸣患者来复诊，患者为58岁女性王某，述其耳鸣嗡嗡数日，服用方师予以所处之方8剂后，已基本消失，今继求巩固。方剂组成：熟地黄10g，生山药10g，丹皮10g，泽泻10g，茯苓12g，山萸肉10g，菖蒲6g，川芎5g，薄荷3g（后下），炒谷芽15g，焦神曲6g，从上方的十一味药中，不难看出是六味地黄丸原方（但不是原量）再加2组药，一组为菖蒲、川芎、薄荷。另一组为炒谷芽、焦神曲。下面分析本方是以怎样的机理治疗此例患者的耳鸣的。

六味地黄丸是钱乙将金匮肾气丸减去桂附，专治小儿先天阴虚及男子妇人肾阴不足，虚火上炎的证候，如腰酸足软，自汗盗汗，咳嗽发热，耳鸣咽干，以及失血失音等证。众所周知，本方中的六味药为三补三泻。三补：熟地黄滋阴补肾，补血益精；山萸肉补益肝肾，涩精止汗；山药补脾胃益肺肾。三泻：丹皮泻君相之火；茯苓渗湿健脾；泽泻利水渗湿泻膀胱热。

再言本例患者，年已五十有八，肝肾虚损可知，其耳鸣一症即是由于下元精亏，不能上荣清窍所致（肾开窍于耳故也），除耳鸣一症外，还可分析出其还伴有腰膝酸软、眩晕、视物发花等肝肾阴虚所致之症。用六味地黄丸为主组方实为确切，治其根本。

另一组药，川芎、菖蒲、薄荷，用之甚妙。川芎，为血分中气药，上行头目，助清阳之气，为少阳之引经药（耳为少阳胆经循行而过）；菖蒲，“其开心孔，通九窍，明耳目，出声音，总取辛温利窍之力，心孔开，九窍利，中痈疮之毒可解”“辛能开窍……菖蒲实为宣气通窍之剂”；薄荷，辛凉，辛能发散，凉能清热。此三味药的特点就是在于味辛走上，上行清窍，宣畅清窍，载药上行荣养清窍。本组药与主方六味地黄丸对照鲜明，一治下，针对根本，填补肝肾之精，一治上，辛香开窍，一针对本，一针对标，互为补充，相互协调。

还有一组药：炒谷芽、焦神曲。六味地黄丸中，虽有三补，亦有三泻，但仍虑其腻膈，故用炒谷芽、焦神曲调养中焦胃气使脾胃能够更好地接受药物消化吸收直达病所。

本张处方从药味上看是一些常用的方剂、常用的药物，但仔细分析起来，确有其分析病情、解决问题的思路和方法，我们学的就是通过现象看本质，学习方师诊病的思维方法和思辨特点。

四十二、疏肝疗浮肿

在以往的跟师学习心得笔记中分析过浮种的病因病机、辨证论治等都是围绕着肺脾肾三脏立论。而今要学习方师用疏肝的方法方药治疗浮肿，是从今随师给一浮肿患者所拟之方引发。

本例患者是一位71岁的老年男性宋某。双下肢浮肿已数月，并伴有胸胁脘腹胀满气窜，大便不畅，小便不利。方师予以处方；和肝汤加车前子10g，泽泻10g，熟地黄15g，白茅根12g，丹皮10g，8剂。方中车前子、泽泻、白茅根淡渗利水消肿显而易见。而主方为何用和肝汤来治浮肿呢？和肝汤的组成是当归、白芍、白术、柴胡、茯苓、薄荷、生姜、炙甘草、党参、苏梗、香附、大枣。具有养血柔肝，疏肝理气，健脾培中的功用。

肝脏为五脏之一，主持着疏泄功能，疏泄包括两方面的内容，一是疏泄情志，一是疏泄脾胃，此两方面的疏泄均是以调理气机为核心，气机畅达，情志舒畅，气和调顺，脾胃升降之功能则正常有序。水液的代谢靠肺的通调敷布，脾的运化传输，肾与膀胱的开阖来完成，而这些脏腑的功能，是靠气的调节才能完成以上所言之各种程序。气进一步而言亦可认为是各脏腑的功能表现，而肝的疏泄气机是从两个方面来完成的，一方面直接疏达气之运行，另一方面是通过疏理脏腑之气，使脏腑功能正常来发挥疏达气机的功能，如肝疏泄脾胃，脾胃之气和顺调达，则脾主运化水谷的功能则强健，亦就是脾升则健，胃气降则和。用疏肝来治疗浮肿不难看出，一是以气直接推动水液之代谢，二是通过疏泄脾胃来运化水湿，亦就是说从直接与间接两个方面来调节水液的代谢。再从另一角度而言，肝气疏达，肝气调顺，肾与膀胱之气不乱，亦是间接地来治疗浮肿的一个方面。

四十三、感受非其时之气之治

跟师诊治一位54岁王姓女性患者，其主诉：头晕恶心身疼1周，查其脉缓，苔白厚腻，方师言其感受四时不正之气，应拟芳香化浊之法。处方：藿香6g，佩兰6g，金银花15g，荆芥6g，薄荷5g（后下），淡豆豉10g，生甘草6g，蝉衣3g，白菊花10g，焦神曲10g，苦桔梗10g。7剂。

方师所言四时不正之气，何为？可以认为是“非其时而有其气”，比如现正值冬季，但是从该患所表现的临床症状上看是感受了湿浊之邪气，湿本为夏季所表现出来的季节特点，而在冬季表现出来则为非时之气，所以易导致人们生病。

方师言对于本患者的治疗应拟芳香化浊之法，那为何芳香之法和芳香之药味可以化浊？浊，是秽浊不清之意，多指人体的分泌物，排泄物秽浊不清之意，这与湿邪有密切的关系。脾主运化，运化水湿和水谷，外湿或内湿侵袭人体，导致脾运失职，就会引起一系列湿症：胸腹痞满（湿阻气机），呕吐泛酸（湿伤脾胃，气逆而为），大便溏薄（湿邪下注，清气下陷），少食体倦（湿困中阳），口甘多涎，舌苔白滑（脾湿内蕴）。李时珍说：“土爱暖而喜芳香。”芳香化湿的药物，多属辛温香燥之品，不但可以祛湿，还可以悦脾，脾得温香，健运恢复，化湿燥湿，湿浊渐去，内得安宁，故芳香之品是通过健脾悦脾来达到祛除湿浊之邪的，故言“芳香化浊”。在四时所见的不正之气以湿浊为其主要成分时，比如暑湿、湿温霍乱等，都可选用芳香化浊之法，方剂中的药味可酌情加减。从此患者的治疗思路扩展，人们在外出旅游时，感受山涧瘴岚之气者，亦可考虑应用芳香化湿辟浊之方法，常用的芳香化浊药有藿香、佩兰、厚朴、白蔻仁、砂仁、苍术等，还有前面所讲的茵陈、白芷亦具有此功效。方师嘱咐在应用这些药时要注意阴虚血燥及气虚者宜谨慎从事为妥。

四十四、柔肝温经治痛经

跟方师为一位19岁女性患者治疗痛经，此患者于今年夏季有过食寒凉史，经行腹部疼痛喜暖怕寒。方老嘱咐其在月经将至之时服以下之方，意在月经来潮前针对痛经早期施治。方师拟和肝汤、温经汤（《金匮要略》）合方化裁，处方：和肝汤（当归、白芍、北柴胡、茯苓、炒白术、炙甘草、薄荷、党参、香附、苏梗）加丹参6g，炒吴萸3g，大枣4个，川芎5g，淡干姜3g，桂枝5g，麦冬5g，养血柔肝，温经散寒止痛。温经汤出自《金匮要略·妇人杂病脉证并治》中，用以治疗一位50岁的妇人下血数十日不止，其病是由于曾经有过半产，腹中尚有残留的瘀血，而导致少腹里急，腹满等。由于本病是腹中有残留瘀血所致，应当以祛瘀之法，但祛瘀的药物多是攻血下瘀，但是患者年已五十，冲任皆虚，天癸已绝之时，攻下的药物不适宜，所以应该用温经的方法，使瘀血得温则行，所以温经汤的功用就是温经养血，和营祛瘀，扶正祛邪。方中吴茱萸、桂枝、生姜温经暖宫；阿胶、当归、川芎、芍药、丹皮养血和营祛瘀，麦冬、半夏润燥和胃降逆；甘草人参补益中气。方师在治疗本案例患者时运用了温经汤的温经散寒、养血活血，和肝汤的养血柔肝和血、理气调经止痛之法；方中药味具体的功用分析如下：当归、白芍、丹参、川芎养血和营祛瘀；炒吴萸、淡干姜、桂枝温经散寒；陈皮、香附、苏梗疏理气机，理气在本例患者的治疗中有两方面的作用：第一理气可以止痛，第二气行则可推动血液运行，亦即活血以祛瘀，以助温经散瘀之力，从而达到从不同的角度来祛瘀止痛的效果。从以上合方应用分析可见，不仅可以治疗五十之妇女患者，以方测证，无论其年长还是年少，凡是有因寒致瘀、致腹痛的女性患者之痛经，均可选拟和肝汤与温经汤合方加减的思路来用药。

四十五、调补肝肾之阴，清上焦之火治疗久病之口疮

有一位67岁女性患者来方师门诊求治，其口腔溃疡反复发作已数年，此次又作月余，此次为下齿龈处溃疡，局部烧灼疼痛甚，影响进食，伴舌体疼痛，口干喜饮，大便偏干，舌少苔乏津，脉细小数，方师处方：白花蛇舌草15g，粉丹皮10g，黑芝麻15g，生熟地黄各10g，白芍10g，茯苓15g，蝉衣5g，生、炙甘草各5g，蒲公英12g，炒山药15g，川军炭5g。8剂，服2天停1天。

分析方师所用之方的思路以学习之。首先本方治口腔溃疡不是使用传统的清胃泻火之法。而是采用了调补肝肾之阴，清上焦之火的滋阴清热之法。本患者年已近古稀，且舌上少苔乏津，肝肾之阴虚损显而易知，阴虚则易生热，虚热上扰，则口腔溃疡经常发作，口疮出现为标，其根源在肝肾阴虚，所以本方思路是标本兼治，这是其二。方中黑芝麻、生熟地黄、白芍、山药滋补肝肾之阴；白花蛇舌草、丹皮、蒲公英、生甘草、川军炭则清上焦之热；蝉衣在此用之极妙，其本为辛凉解表药，在此用以疏散上焦之火，使热邪有出路；川军炭缓泻通腑，又可使热从大便中排出，也是热邪的另一条出路，这一上一下相互呼应。在方中也能体现出顾护胃气之思路，患者年事已高，滋补清热均有碍胃气，故方中用炙甘草、炒山药护脾胃，通腑未用生大黄，而是选用药性缓和的川军炭。通过学习，认为面对病人，要综合分析，比如年龄、体质、病情、气候等多方位的因素，不能一上来就用一般的传统的大众化的治疗方法，比如这位病人用清胃散会是什么样的结局，故要动脑筋，严格又灵活地掌握辨证施治的原则。

四十六、治疗老人虚人便秘以扶正为先

跟方师门诊学习，以便秘为主诉者多为老年人，方师认为老年人脏器衰减功能下降，气血阴阳均不足，故亦可为虚人，故对老人虚人的便秘，方师是以调补为先，滋润为治。

脾胃虚弱运化失司，气机不畅出现的便秘，伴有食欲不振，脘腹胀满，倦怠乏力，一般以香砂六君子汤加当归、瓜蒌仁、火麻仁等，健脾益气，调畅气机，润肠通便。

肾开窍于二阴，肾阴不足、不能濡润，亦会出现便秘，对此证型是以六味地黄加瓜蒌仁、火麻仁、肉苁蓉等，滋阴补肾润肠通便。

肝血不足，脾胃失和引发的便秘，则以和肝汤加润肠药，养血柔肝和胃通便，例如来诊

的一位67岁的老妇，述大便秘结，同时伴有胃脘部不适，纳后不舒，方师则拟方：和肝汤（当归、白芍、北柴胡、茯苓、炒白术、炙甘草、薄荷、党参、香附、苏梗）加炒枳壳10g，焦神曲10g，大瓜蒌15g。6剂为治。

气血阴阳均不足之便秘，气短乏力、精神不佳、面萎黄少华、排便少气无力，大便数日一行，则应用滋补汤（党参、茯苓、炒白术、炙甘草、当归、熟地黄、白芍、木香、肉桂、陈皮）补益气血阴阳，使正气及脏腑之运转功能有所改善，再加上润肠通便药瓜蒌仁、火麻仁、肉苁蓉、黑芝麻、当归，或养阴润肠药味麦冬、百合、石斛、生地黄等。

总之，便秘在老年人中是常见病、多发病，给他（她）们造成了许多身体上和精神上的痛苦，在临证中，一定要把握好老年人的特点，从调补入手，补而不滞，滋而不腻，滋润通腑，切忌攻伐！

四十七、痛泻要方治疗慢性结肠炎

跟师在给一位67岁女性患者诊治慢性结肠炎时用了痛泻要方加味；陈皮10g，白芍10g，防风10g，炒白术10g，炒薏米15g，广木香5g，佩兰叶10g，焦神曲10g，炒谷芽15g，川黄连5g，大枣4个，伏龙肝15g。患者有结肠炎史十余载，每遇寒凉则腹痛腹泻日4～5次，稀溏便，便前腹痛著伴腹急便急，便后则舒。此次因衣着不当受凉又作，前来求医。痛泻要方的组成是白术、白芍、陈皮、防风四味药。白术补脾温中，芍药和肝缓急止痛，防风则在此方中功高可言，辛能散肝，香能舒脾，风能胜湿，为理脾引经要药，陈皮辛能利气，炒香则燥湿醒脾，使气行则痛止。本方所治之痛泻是肝气犯脾所致，肝失疏泄，脾虚失运，本例患者素体脾虚（慢性腹泻史十余载足以证明）。再加之受寒更加重脾虚之况，寒则气滞，不通则痛，阳气不足，升举力不足，则脾气下陷则腹泻，便急。痛泻要方，其关键是在痛上做文章，几味药均围绕着痛来发挥作用，从以上功用即可看出。为了加强健脾的作用，方师在这个基本方的基础上加了炒薏米、大枣，用广木香、伏龙肝是行气暖脾之用，而焦神曲、炒谷芽则和胃助运，脾虚不运则易生湿，所以在健脾的药群中加佩兰芳香化湿，则治疗思路更全面。对于腹痛和泄泻的不同表现的缘由，古人亦有总结，水泻而腹不痛者湿也；痛甚而泻，泻而能减者食积也；泻水腹痛肠鸣，痛一阵，泻一阵火也；或泻或不泻，或多或少者，痰也；完谷不化者，气虚也。应记清。

四十八、百合病的治疗

跟师临诊学习，诊治一位67岁的女性患者杨某，半年前曾行胆囊切除手术，术后渐出现睡眠不佳，心中烦闷，多思虑，不愿与人交谈，对各种事物不感兴趣，易汗，纳差，今前来求治，方师予以养阴清热安神法，拟方：百合15g，生地黄10g，知母6g，玉竹10g，炒枣仁12g，麦冬10g，枸杞子10g，浮小麦15g，炙甘草5g，大枣4个，白芍10g，当归6g，炒谷芽15g，半夏曲5g，远志5g。以百合为主药，配生地黄为百合地黄汤，配知母为百合知母汤，分析方师是依据百合病的治则和用药。

“百合病”病名出自《金匮要略·百合狐惑阴阳毒病脉证治》。百合病，是以主治药物百合而命名。百合病的主要症状，经文载：“论曰：百合病者，百脉一宗，悉致其病也。意欲食，复不能食，常默然，欲卧不能卧，欲行不能行。欲饮食或有美时，或有不用闻食臭时。如寒无寒；如热无热。口苦，小便赤，诸药不能治，得药则剧吐利。如有神灵者，身形如和，其脉微数。”本病的病理机制，主要是阴虚内热，身体虚弱，致使心失所养，心神不宁。故用百合为主药，清热养阴，补虚安神，清气分热，《本草求真》言其“功有利于肺心，而能敛气养心，安神定魄，然究止属清邪除热利湿之品，因其气味稍缓，且甘中有收，故于心肺最宜，而不致与血有碍耳”；生地黄甘寒养阴，清血分之热，这是百合地黄汤。如见百合病治疗不当，津液进一步损伤时则用百合知母汤，百合补虚，清热，养阴，安神，知母清虚热以生津液。

今日来就诊的患者的病史症状符合百合病，方师考虑其病程长，伤津明显，故百合地黄汤、百合知母汤同时都用上了，而且加强了养心安神的力量，予炒枣仁、浮小麦、远志等，并注意和中开胃，予炒谷芽、半夏曲。

通过以上跟师学习，认识到临床和书本记载的病证不会完全一致的，关键是了解疾病的发病机理，把握住这个关键，遇有同一病机的病证，就可选用一类方剂，即所谓“异病同治”，这亦是向老师学习的重要内涵之一。

四十九、和肝养血祛风治疗震颤麻痹

跟师临诊遇有一帕金森病患者，男，62岁，李某。临床症状有手抖（不自主颤抖），双手臂痉挛，汗多，腿肿，面部表情显呆滞。

震颤麻痹又称帕金森病，是发生于中年以上的黑质和黑质纹状体通路变性疾病。临床主要特征为进行性运动徐缓、肌强直、震颤及姿势反射丧失。至于引起黑质变性的原因至今不明，本病的主要症状包括震颤、肌强直、运动徐缓及姿势反射丧失，孰先孰后，因人而异。震颤多自一侧上肢的远端开始，然后逐渐扩展到同侧下肢及对侧上下肢。下颔、口唇、舌及头部一般均最后受累，上肢的震颤常比下肢重。

根据本病的主要症状和发病过程的特点其应属于中医“中风”的范畴，但是属于缓慢的发病过程，应为“虚风”的范畴，与肝肾逐渐虚损密切相关，肝肾之阴血不足，不能很好地荣养筋脉，筋脉失养，则出现颤抖、强直。从本病中年以上发病，亦可分析出是肝肾不足（女子六七阳脉衰于上，面始焦，发始白；七七任脉虚，太冲脉衰少。男子五八肾气衰，发堕齿槁；六八阳气衰竭于上，面焦发鬓斑白；七八肝气衰，筋不能动）。从症状缓慢进展分析出，肝肾逐渐虚损，如再得不到很好的治疗补充，筋脉失荣进一步加重，表现的症状亦逐渐加重，具有“虚风”的特点，应属于“虚风”的范畴。

方师给予这位前来求治的帕金森病患者的处方是：和肝汤加钩藤15g，全蝎3g，石斛6g。7剂。本患除有“风”的一系列症状外，还有多汗、腿肿的症状，分析应属气虚所致，方中当归、白芍、石斛养血益阴，和血柔肝、养肝、补肝，党参、茯苓、白术、炙甘草、大枣健脾益气，柴胡、苏梗、香附疏肝和肝，双钩藤、全蝎祛风止痉。全方有针对本虚之组合，亦有针对标症之药味，相互配合补中有疏，疏中有和。这种病是慢性病程，方师嘱患者坚持服用1个月后再调整处方继续治疗。

五十、夙喘新感之治

侍诊于方师，诊得一位夙有喘疾，近日喘咳又有加重之患者，痰白质黏不易咯出，痰量较多，胸憋气闷，口舌发干，肺部听诊可闻及哮鸣音。师言：其夙有喘疾时久，肺气已虚，陈疾固痰郁积膈上而化热，疑其又感外邪，所致今日之病状。处方依定喘汤之意：炙麻黄5g，苦杏仁10g，炙甘草10g，炙桑皮15g，苦桔梗10g，白前10g，炙紫菀10g，鱼腥草15g，炙百部6g，白果10g，款冬花10g，陈皮10g，法半夏6g，麦冬10g，百合15g，北沙参15g。7剂。从以上方中可以看出，定喘汤未用黄芩和苏子，还能看到有止嗽散的药味和功用，还有百花膏的方剂组成和二陈汤的主要药味。从方师这张处方的组成，可以这样理解：病人的病情复杂，既有夙喘又有新感，既有气虚又有阴伤，既有虚寒又有痰热，亦即虚实寒热俱全，方师之处方思路周全，突出一个原则就是祛除导致咳喘的病因。在《医学心悟》咳嗽节下有这样的论述，对人很有启迪。“肺体属金，譬若钟然；钟非叩不鸣，风寒暑湿燥火，六淫之邪自外击之，则鸣。劳欲情志饮食炙煿之火，自内攻之，则亦鸣。医者不去其鸣钟之具，而日磨锉其钟，将钟损声嘶而鸣之者如故也。钟其能保乎？”以上方为例，定喘汤是治肺虚感寒，气逆膈热而作之哮喘；止嗽散温润和平，不寒不热，可治诸般咳嗽；百花膏为治咳嗽不已，或痰中带血，虚人尤宜，故对本例患者素体肺气虚弱之咳嗽很是适宜；二陈汤之二陈均在，是针对导致咳喘的痰积而去，陈皮利气（善治痰者，不治痰而治气），半夏行水利痰，湿去则痰消，除以上所分析之方剂中药味外，上方中还有鱼腥草，辅助化胶结之痰并助排出；麦冬、北沙参显而易见是针对其肺虚而用，补气养阴，还有一功用就是，因其育阴滋润，可以湿化膈上郁热胶固之痰，以利排出，通过以上之综合分析，可以看出面对一位病人，在理法方药的一系列诊疗过程中需要综合多方面的知识，基本功要扎实，不断地捶打磨炼，多动脑，多读书，练就一身真功夫。为每一位病情复杂的患者，找出症结，用药准确有效，解除他（她）们的疾苦。

五十一、疏肝补肾治遗精

跟师临诊，遇到一位遗精求治之中年男性患者，夙有前列腺炎病史，睡梦多，阴部时有窜痛感。方师予以处方：和肝汤加熟地黄15g，车前子10g，芡实米10g，莲子肉10g。8剂。

遗精有梦遗与滑精之分，在证候上虽有轻重的区别，而发病的原因基本上是一致的，多由肾虚不能固摄，君相火旺，或湿热下注，扰动精室，而致遗精。在治疗上，应以补肾滋阴，清化湿热，养心安神，温补固涩为主。

而从治疗本例遗精患者的处方分析，方师并未全部应用传统的治疗方法，而是从其兼夹症阴部时有窜痛感，进一步分析病机，与肝之疏泄不利有着密切关系，肝之经脉布两胁，循少腹，绕阴器，会阴部正为肝之经脉循行而过之部位，其窜痛是为肝之疏泄不利，肝气不疏不柔之结果，故其治疗思路当以疏肝和肝为主要手段，再加上传统的补肾固精的思路：熟地黄、芡实米、莲子肉等。从治疗本例患者的治疗思路分析，首先就是要抓住主症，亦是患者的主诉，最痛苦最需要得到治疗的病证，再者要分析与主证关系密切的兼夹症，说其为关系密切亦可理解为有左右主症的能力；举上患者之例，由于肝之疏泄不利，气机不畅，影响精室，导致遗精，而遗精又直接与肾的固摄不利有关，肾司前后二阴，肾又主先天之精，故此例患者在疏肝和肝的同时固肾固精。结论：辨证论治要从整体入手，对主症进行分析，把握其病因病机。传统的治疗方法，亦就是常规的辨证分型（实际上教科书上的辨证分型中亦体现了整体思维观念，但与今日题目所讲的辨证从整体观入手的看问题的角度不同）要掌握这是治病的基础，但又不能完全拘泥于其中，要多方位、多层面分析问题，避免犯“头痛医头，脚痛医脚”的错误。

在用药物治疗本病的同时，方师还嘱咐患者一定要在平时生活起居规律方面、精神情志调养方面进行很好的配合，其中节思寡欲尤为重要。

五十二、黄土汤治疗齿衄

跟方师为一位经常齿衄的老年女性患者治疗，患者症见除经常齿衄外，还伴头晕乏力，阵阵心悸，时有烦热，睡眠不佳，面色萎黄无华少泽，形体消瘦肌肤少华，舌体胖嫩，色淡红，脉象沉细，曾在当地（其为安徽省人）医院检查发现血小板减少（数值不详），今到我院给其检查血常规结果为：白细胞6.2×10^9/L，血红蛋白129g/L，血小板计数300×10^9/L，分析其齿衄的原因尚需进一步检查以明确诊断。

从中医病机分析有二：一为肾之精血不足，虚热内生，伤及血络；二为脾气不足，不足以固摄，则血行脉外。从以上所述其症状与体征亦支持其为：脾肾两虚，气血不足，虚热伤络。方师经以上分析，拟其治法：补益脾肾，清热止血。拟方思路宗张仲景《金匮要略》之中的黄土汤。具体拟方为：熟地黄15g，生山药15g，山萸肉10g，石斛10g，白芍10g，侧柏炭6g，当归6g，南藕节15g，伏龙肝15g，炒山栀10g，黄芩6g，大枣4个。8剂。方中用熟地黄、山萸肉、白芍、当归养血补血；生山药、大枣健脾补脾益气；伏龙肝，即灶中黄土，用以温中止血；而侧柏炭、南藕节固涩止血，助伏龙肝止血之力；石斛、白芍育阴；炒山栀、黄芩用以清热凉血泻热，以平虚扰于上之火。言其补肾，是前三味药为六味地黄丸的三味补药、静药益肾之精血。再看黄土汤的药味组成：甘草、干地黄、白术、熟附子、阿胶、黄芩各三钱，灶心黄土一两。具有温阳健脾，养血止血之功效。方中用白术、附子温阳健脾，地黄、阿胶养血止血，而阿胶、地黄得白术、附子的配伍，则不致滋腻呆滞；黄芩防温燥太过，用于反佐；甘草调中。方师所拟之方与黄土汤之药味不尽相同，但治疗宗旨是一致的，就是以温补之法来止血，而不是单纯地用以固涩止血；在温补止血之中，兼以清热，但两者又有比较明显的不同：黄土汤法中的清热药是用于制约温燥药偏多，防温燥太过；而方师之方中的清热，所用之药味，药量均较黄土汤为多，如炒山栀清泻三焦之火，石斛养阴以清热，黄芩清上焦之火，所以方师所拟的方中清热药就不仅防温燥，而主要是清其虚浮于上的虚火，因为我们前面分析的此例患者的病机有两条，一条是脾肾不足，需要补益，另一条是由于阴血不足，易生虚热，虚热上扰现齿衄，故应清热宁络，需加强清热之力，而不是黄土汤中的黄芩仅为反佐之用。方师之方中未用附子，一是阳虚不明显，二是虚热之象较明显，未用白术，而是用的生山药健脾，原因亦为二,一是白术偏燥，二是生山药既健脾，又补肾，在本例患者的脾肾均损症中用之更为确切。方师引鉴一张名方，是结合病人，提出一个思路，一个分析病证，解决问题（亦就是理法方药）的过程，即施其法而不泥其方，并据病情灵活加减应用之。比如此例患者是齿衄，属血证范畴，故要分清虚实寒热，寒者多虚，热者多实。本例患者无明显寒热，但以虚为著，且为脾肾两虚，方师将黄土汤的温阳健脾，养血止血的思路巧妙地衍生为补益脾肾，且加强清热凉血的力度（根据本例患者热象较明显的情况），亦即将反佐的药物之用加大力度就起到治疗作用，故将黄土汤单方面的止血思路扩展为三方位或是多方位的止血思路。

五十三、身瞤动之辨治

跟方师诊治一位45岁男性患者李某，其主诉为自觉全身瞤动，体倦乏力，眩晕时作时止，病程月余。询问起来，有紧张劳累史，查其面色萎黄少华，舌质淡嫩，脉沉细。方师认为其劳累耗伤正气致气血不足，气阴两伤，筋脉失于濡养，则出现身瞤动之临床症状，治则为：补气养血，益气养阴以荣养筋脉。处方拟：滋补汤加枸杞子10g，麦冬10g，百合12g。8剂。

瞤，音顺，指眼皮掣动，也是肌肉跳动的形容词。而身瞤动，是指身体的肌肉掣动。导致此临床症状发生的原因有：发汗太过，阳气和阴液受伤，肌肉失去温煦与濡养；阳虚失去促进津液产生的正常功能，气液不足，肌肉失去濡润。

《伤寒论》中第82条对“身瞤动”的发生原因之一：即过汗而阳虚水泛，以及治法进行了论述。原文是这样的：“太阳病，发汗，汗出不解，其人仍发热，心下悸，头眩，身瞤动，振振欲擗地者，真武汤主之。”表证过汗，阳气衰微，寒水内动，以致水气上乘，则为心悸，头眩；卫阳外亡，不能温煦经脉，故身瞤动，振振欲擗地，亦是《伤寒论》中第67条中描述的“发汗则动经，身为振振摇者”的意思。但前者的病情显然重于后者，究其病因皆由阳虚不能化水所致；肾为水火之脏，主化气而利水，治水气必先治肾，故用真武汤温补肾阳利水为方药及治法。以上是阳虚不能制水，阳虚不能温煦经脉，水泛则为邪气，无成为津液，经脉得不到正常的濡润，则出现身瞤动。这是从正面推论而得到的结论，那么从反方向推论呢？就会得这样的结论：凡是导致经脉得不到正常的温煦和濡养者，都会发生身瞤动，换言之，身瞤动这一临床症状的出现，是经脉得不到正常濡养的结果。比如气血不足，阴津亏损，均可使经脉失养，而致使肌肉跳动，即出现“身瞤动”之症状。对临床中出现的一组证候、症状，要仔细加以分析，不论用正向推论，还是反向思维之排除法，均不失为辨证论治的过程。比较而言，反向思维之排除法，疆域更显得宽阔，治疗起来就更加全面，更易取得临床疗效。比如今日所看之病者，如果我为本例患者治疗，首先想到的是《伤寒论》中的真武汤方；而方师认为其“身瞤动”之经脉失养，是由于气血不足，气阴两伤而导致，故使用的是滋补汤益气养血，再加滋阴柔筋之品。经过以上案例的学习和分析思考，感觉到在辨证论治方面的思路又有新的收获。

第三辑 名师篇

第六篇　方和谦论著

第一章　方和谦讲稿

第一节　十方解析咳痰喘

各位同学，早上好！承蒙国家中医药管理局要我给大家介绍呼吸系统中医临床经验。“学而后知不足，度而后知长短”。个人学识有限，作为一个中心发言人，感觉很荣幸，因此在这里就不揣简陋，欢迎大家批评指正。

大家一看那个“提纲”，匆促之间没有怎么系统，自己的思路还是从方剂学的角度来谈一谈个人在实践之中的经验教训。所以选出来一、二、三,三个大课题，八九个处方。一看就是其中（有）杏苏散、银翘散、桑菊饮、白虎汤、麻杏石甘、小青龙汤、定喘汤、苏子降气（汤）等。但是在分系统来说，我这里就提了三个大概的提纲。

头一个是辛凉平剂、辛凉轻剂、辛凉重剂的临床应用；第二个是止嗽散的应用临床经验；第三个是小青龙汤、定喘汤、苏子降气汤等的临床应用。集思广益，实际上在系统上都是按照中国医药学的基础来认识指导实践。那么在介绍之初，大家首先碰一碰头，谈一谈呼吸系统有关的认识。

先谈肺系疾患的机制。呼吸系统是现代医学的解剖生理部位。那么从我们中医学说的角度来说，它和中医学中肺-脏腑学说有极其相应的观念、观点、认识。也可以说呼吸系统指的是中国医学肺的辨证论治。我们就重点地交换一下有关肺的认识内容。首先在藏象学说中，肺主气，司呼吸，开窍于鼻，它在功能方面通调水道，下输膀胱；肺朝百脉，外合皮毛。它的功能作用我们学术上叫作肺主“治节、清肃”之类。虽然这是古典医学上这样记载的，但是我们把它从直观上的认识谈一谈肺主气的问题。知道这个肺功能是在呼吸、喘气，但是肺为气之本，它怎样主气呢？我们前人在这方面发挥很多了。一个是肺主一身之气，什么是“一身之气”？各位同学，我们看到中医学说这个整体观念，对于呼吸道的认识，怎么样来汲取“一身之气”。因此对于气来说，应该有比较明确的分析。肺是气道，主“一身之气”，肺为气之本，那么肺主气，司呼吸，又可以指导呼吸，是肺的动作，出气叫呼，进气叫吸。司呼吸大家可以理解为我们的前人秦越人老先生，不是《黄帝内经·素问》，是《难经》,《难经》上秦越人扁鹊先生说：“人一呼脉行三寸，一吸脉行三寸，呼吸定息，脉行六寸。人一日一夜，凡一万三千五百息,（脉行五十度,）周于身。漏水下百刻，……为一周也，故五十度复会于（手太阴）。寸口者（，五脏六腑之所终始，故法取于寸口也）。”所以独取寸口，以决死生。那么这个司呼吸不但是它的动作，要完成它的动作呢，“呼出心与肺，吸入肝与肾。呼吸之间，脾受谷味……"，也是《难经》上说的。并不是有一道通路呼出心与肺，吸入肝与肾，但是它的动作我们（说有）指导这个气化作用，我们前人有所认识。我们说一点关于气来说，上焦开发，宣五谷味，怎么样？"熏肤，充身，泽毛，若雾露之溉，是谓气"。《灵枢·本脏》还说："中焦受气取汁，变化而赤，是谓血。"它也要受气。还说："真气者，所受于天，与谷气并合而充身者也。"还有，"宗气出积于胸中，（出于喉咙），以贯心脉而行呼吸焉。"据此大家一看，前人没有解释小循环，但是他说："宗气积于胸中，以贯心脉而行呼吸焉。"他说："真气所受于天，与谷气并，而充身者也。"我们看看我们老祖先对于血气分析（是怎么认识的），昨天我就抽了一个血气分析，他在这寸口脉上给我插了一针，他说取动脉血，他取得不好，结果氧分压大夫说140，我明天还要在这跟大家见面呢，我氧分压140，那我二氧化碳的结合力怎么样啊？我一想：真气者，所受于天，与谷气并合而充身者也……真气内存，才邪不可干，所以还得去跟大家见面。所以司呼吸，开窍于鼻，那么肺气通天。鼻、咽喉、气道直至肺泡，所以才能朝百脉。肺朝百脉，外合皮毛，通调水道，下输膀胱，为水之上源，等等。这里不多赘述了。呼吸系统和现代医学的生理解剖，我们老祖先给我们留下的宝贵遗产我们应该继续发挥，继续提高认识。所以肺系疾患就是以上的这些机制从鼻咽开始，直至下呼吸道。那么在上呼吸道就叫作上感，到下呼吸道就出现了不同的辨证论治。就由于发生以上这些机制受到干扰，受到病因刺激。什么是病因？各位同学，我们老祖先也留下很多的认识："夫人禀五常，因风气而生长。风气虽能生万物，亦能害万物，如水能浮舟亦能覆舟。若五脏元真通畅，人即安和。客气邪风，中人多死（千般疢难，不越三条）。一者，经络受邪入脏腑为内所因也。""若人能养慎，不令邪风干忤经络，适中经络，未流传脏腑，即医治之；病则无由入其腠理。腠者，是三焦通会元真之处（为血气所注）；理者是皮肤脏腑之纹理也。"不管是从口鼻也好，从皮毛也好，我们张仲景老先生已经在《金匮要略》开宗明义地第二条提出来了。人禀五常，受病之因，那么这种病因刺激干扰了肺的机制，这不就是病因学吗？所以谈到呼吸系统疾患，有关肺系疾患的认识，恰恰有所相应。所以我在提纲中就说，就是说说从上焦到中焦，从体表到临床常用的这些内容分析分析。

肺系疾患的机制探讨先搁到这，下面我（再）谈谈处方学，处方学我想在第三个提纲的最后一个就是杏苏散的论治。司空见惯，大多数同学对杏苏散应该熟悉很多了，这里不妨说他是肺系疾患也好，其实我们学术中接近的类方不止杏苏散了，参苏饮也是解表宣肺的药物，九味羌活汤也是解表，治四时感冒。所以提示杏苏散也有一个思路、理念，就是说感冒与肺系疾患的间隔问题。怎么看法？我们看看不管是五版教材、六版教材，前面感冒当中提的是风寒感冒、风热感冒，后面又有咳嗽、哮喘的专门分类，我这里不是讲解内科学。我这里就提示一点，为什么我选定杏苏散在肺系疾患里说呢？从张仲景辛温解表药里头，麻黄汤里就有喘了："（太阳病）头痛发热、身痛腰痛骨节疼痛，恶风无汗而喘者，麻黄汤主之。"桂枝汤里不是没有喘，"喘家作，桂枝汤加厚朴、杏子佳"；"阳浮而阴弱，阳浮者，热自发，阴弱者，汗自出；啬啬恶寒，淅淅恶风，翕翕发热，鼻鸣干呕者，桂枝汤主之。""喘家作，桂枝加厚朴杏仁"，它也影响到呼吸道。说经验的话，各位同学，我在临床辛温解表的情况下还不怎么开桂枝汤、麻黄汤，我大量（用）的是荆防败毒散，我是师其法而不泥其方。再交流一下，不是说门人学孔圣，孔子作揖我也作揖，孔子迈四方步我也迈四方步，那么要接待外宾的时候，我看你握手礼也还得执行，是不是？我们就不是一个单纯桂芍生姜三两，红枣十二枚，甘草二两，连十一枚红枣都不行，那样来学习了。但是不依规矩不能成方圆，不依六律不能正五音。人家作词写曲的时候要想这调名动听，他还得知道宫商角徵羽，辨宫辨徵，才有一个上下的节奏。学习是这么学来的，应用方面个人揣度具体问题还得具体分析。所以现在要提的是什么问题？要提的问题在肺系疾患，今天这个机会谈杏苏散。就是说感冒与肺系疾患的界限。感冒，感是感想、感觉、感动、感受；冒是冒受，病位不具体，病名不具体，你说病位在哪？冒风冒雨，我们“冒着敌人的炮火前进”，这就是我们的国歌。感冒，邪之所凑，其气必虚，你绝不能看诊断书。突出感冒的特点，确实是一个当前普通感冒？流行性感冒？某些疾病的前驱期，都可具有感冒的症状。我说我遇见肝炎也有前驱期，也可以有感冒的反应。但是感冒和肝炎差距很大，肝炎它骤然混乱的时候，那这个体表反应都来。感冒与呼吸道的界限应该来说，传经的不是感冒，这样看各位在实践中，今后再验证。感冒不传经，感冒虽然是轻病，但是不能不重视。素质较好。感冒有没有死亡呢？死亡多见于合并症、并发症。所以在肺炎疾患当中，我就选定了杏苏散来交流交流。杏苏散当初吴鞠通先生的《温病条辨》是这样写的：“燥伤本脏，头微痛，恶寒，咳嗽稀痰，鼻塞，嗌塞，脉弦，无汗，杏苏散主之。”因为鼻为肺窍，所以属于肺系疾患。咽部为肺系，鞠通先生在杏苏散下也写着：“本方统治四时伤风咳嗽，通用之方。”不是我说的，我不敢掠人之美。吴鞠通怕后人给他注解错了，他自己注解到这一条说：“统治四时伤风感冒，咳嗽。”他说：“燥伤本脏，燥伤肺，轻则为燥，重则为寒，化气为湿，复气为火。”这些问题还要看当时的季节、岁月、天时，那么气象学因人、因时、因地制宜，记住杏苏散也好，记住苏杏前橘皮二陈，加上枳壳、生姜、甘草、大枣。用的时候主要是苦温甘辛，以及燥伤本脏这些凉燥。要是温燥的话，您就得改用桑杏汤了，所以必须说这几天我们北方的气候就是秋分以后，很少的雨，那么就凉燥当令。直至现在，我们学习中医的同道一定要注意，二十四节气。现在是冬至之前，天干物燥，气候又凉，所以正是凉燥之时。小雪、大雪、冬至，等到冬至一阳生，再看气候变化究竟是冬伤于寒，还是秋伤于湿，冬生咳嗽，还是凉燥伤人，燥伤本脏啊？所以立秋、处暑、白露、秋分、寒露、霜降、小雪、大雪、冬至，在一段的季节气候，杏苏散当令，成为统治四时伤风感冒，影响肺系的时候，觅此方以治之。若燥气化火，无痰之患，就得改用桑菊饮、桑杏汤了。最后一句话结论就是各位同学“必先岁气，勿伐天合”，所以之一还在求实。所以《时病论》也好，雷少逸的《时病论》，他以“春伤于风，夏生飧泄；夏伤于暑，秋必痎疟”（为论）。他就为这个编了一部书，叫作《时病论》。那么读《温病学》对于燥伤本脏的事情燥伤本脏，是（轻则为燥），重则为寒，化气为湿，复气为火。风寒暑湿燥火的演变，随人而异。随什么人而异呢？邪之所凑，其气必虚。人之禀赋不同，那么由此望闻问切四诊观察结合起来应用苏杏散。

下面苏杏散暂且先搁到这，话分两头了。我这个提纲上最后我把苏杏散挪到头来，我是要提示大家关于银翘散、桑菊饮、白虎汤，吴鞠通老前辈给我们留下的很丰富的经验硕果，我在应用上验证。鞠通先生说，他作《温病条辨》不是和张仲景的学说对立，他说是羽翼仲景。他说：“温邪上受，首先犯肺。”在银翘散、桑菊饮、白虎汤提示了这么三句话：太阴之为病，脉不缓不紧而动数；或两寸独大，尺肤热，头痛，微恶风寒身热自汗，口渴或不渴而咳，午后热甚者，名曰温病”；“温病者，始于上焦，在手太阴”。又说太阴温病，（风温、温热、温疫、温毒、冬温）初起恶风寒者，桂枝汤主之。在这里我提点意见，我个人体会，我真没碰到一个初起恶风寒者的病温，桂枝汤主之，我也没给人那么使用（过）。有人教学为了说，说这个可能还没发烧，没烧起来，就这时候找您瞧病来了，初起恶风寒者，桂枝汤主之。还是吴鞠通先生本着仲景之说不敢上违经旨，是怎么的，最后他说不恶寒但热者，辛凉平剂银翘散主之。是吧，那是温病学说的银翘散。同时提出来的辛凉平剂银翘散。又说：太阴风温，但咳，身不甚热，微渴者，桑菊饮主之，辛凉轻剂。再往后就提到太阴温病，脉浮洪，大汗，白虎汤这么说是辛凉重剂，白虎汤主之。这是轻剂、平剂、重剂，就谈这三者的观点。是不是您到赛特买东西，买领带，这是三毛的，那是六毛的，这是一块的，我是不是要一块的，我瞧着病人我就（说）：你就省了，得那白虎汤（证）吧，我干脆连平剂带轻剂都好了，我给你开白虎汤得了。那么就是说这是等级的差别，质量的差别，轻平重，是不是这样呢？提提个人的临床看法，在辛凉平剂，我就有这样的经验教训：有一个老太太，70岁左右，身体很虚弱，那天晚上找我去看病，我这么一看，舌苔白厚腻，有点体温，脉搏两寸独大，尺浮弱。问她还真是头疼微恶风寒，而咳者，有点咳嗽。因为她有慢性气管炎病史，一看，这没错，初起微恶风寒，桂枝汤主之，您过去了，不是，您就是辛凉平剂银翘散了，您轻剂也不够，您买这个中间的。开了银翘散，一剂，开了三药剂，吃了一剂，家属半夜两点就找我来了。说吃了您的药以后就全身出汗，手脚冰凉，您再给去看看吧。我到那儿去一看，这位病友的门头是凉的，没体温了。辛凉平剂达到目的了，手脚也凉了，脉也沉下去了，直出凉汗。这可怎么好啊，再进一步的就脉微而绝了。得了，您给我，我身体那时（候）还比较壮实呢，骑着车咱们俩奔东四永安堂药店，自己掏腰包，您先给来一两高级人参，回去独参汤煎水，已其厥逆。再辛凉平剂银翘散换来独参汤，急复元气，病人第二天早晨来信了：吃了您这个药，这大夫真灵，自己付费，自己给病人买药，吃了以后手脚也暖和了，也不咳嗽了，这是什么病呢？这不是故事吗？扪心自问。我就感受到这银翘散是辛凉平剂吗？是不是？我这一两人参，现金都掏出去了。最近（有一位）病人，64岁，住在我们北医三院，请我去会诊，家属请我去的，中间是一个保健中心，虽然我是医务工作人员，是北京朝阳医院的主任医生，也不是没有点资历。这保健中心说她在北医三院，这老太太住了这么长了，发烧不退，好，去看看。一看呢，这个病人就有点舌苔白。北医三院已经把所有抗生素（都用了），住了两个月了，住呼吸科，把所有抗生素都停了，说再观察几天。不知道是什么性质的，反正肺部是炎性阴影。我这么一看，这个是辛凉平剂银翘散，开三剂，银花、连翘、薄荷、桔梗、竹叶、芦根、荆芥、牛蒡子、淡豆豉、生甘草，而且还多用芦根，要求芦根后下。这老太太吃了三剂，体温稳定性的接替地向下滑。复诊，再吃三剂。第三次，复诊……我这只有银翘散，没有激素，这是最近一次成功的病例。一个成功的病例，一个失败的教训，就可见第一，初起恶风寒者，桂枝汤主之。我说这个不能采纳，不是反驳吴鞠通先生，读书不可泥于句下。到现在行医时间这么长了，没有见过温病初起恶风寒的桂枝汤证。一个是辛凉平剂和轻剂桑菊饮，和重剂白虎汤，不是轻、中、重，一、二、三等的质量问题，说我给您第一代头孢不行，现在我给您上第三代头孢吧，不是这个问题。恐怕大家想想看看，恐怕还是辨证问题。

下面提一提有关重剂的内容，白虎汤。他说：太阴温病，脉浮洪，舌黄，渴甚，汗大出，口大渴，大汗，面赤恶热者，辛凉重剂，白虎汤主之。下面又说：“太阴病温，脉浮大而芤。”（芤）就是草字头上加一个孔，孔丘明，孔老先生的，孔老师的孔字：芤为中空，状如葱叶，“汗大出，微喘，甚至鼻孔煽着，白虎加人参汤主之。”“脉若散大者，急用之倍人参。”则这是鞠通先生所写的《温病条辨》当中是辛凉重剂。只怕真要遇见这样的病，各位同志，这白虎加参汤好还是麻杏石甘汤好？您想是在这个热邪迫肺，都到了鼻孔煽了，这时候这肺夹火郁之证已经迫在眉头，单纯清阳明，清可以吗？温邪上受，首先犯肺，逆传心包。没传心包的，肺的化源到了鼻孔煽的情况下，恐怕还得给肺主气，司呼吸加点助力。我在这里也提供大家一个病例：7岁幼儿，我看病例在朝阳医院都有，高热咳喘，憋。诊断：急性肺炎。鼻翼煽动，多种抗生素热不退。这个不是咱们中医一方面的治疗了，没有停西药，不像刚才那老太太似的，她把抗生素都停了。这个呢，没有停西药，请中医会诊，双方携起手来相得益彰，扬长避短，开麻杏石甘汤安宫牛黄丸。因此就想到一句话：鞠通先生这个白虎汤改制，在李时珍《本草纲目》上他发明写道，这发明人应该是李时珍。麻黄虽发汗重剂，实发散肺家火郁之药也。所以这个不用白虎加参，用麻杏石甘汤，肺家火郁，热邪迫肺，应用麻杏石甘送下安宫牛黄，那么患儿得救了。所以个人体会，第一，初服桂枝汤时不再重服；第二，辛凉平剂也不是单纯地和轻剂、重剂药物的质量的加等，而辛凉重剂的应用我个人认为还在重加麻黄了。7岁幼儿使了生麻黄五钱，具体类推，加重的石膏用量。麻杏石甘汤服下以后，病机缓解，按照温病发再养阴清肺进行调治。所以我提示就是麻杏石甘汤在手太阴肺经证治，要比白虎汤、白虎加参的辛凉重剂更为有利。

再说说麻黄的应用。麻黄汤（组成）是麻黄、桂枝、杏仁、甘草，麻杏石甘（汤）（组成）是麻黄、杏仁、石膏、甘草。在少阴病始得之，反发热，麻黄附子细辛汤（麻附辛汤），所以这个麻黄的应用还要看配伍方面如何佐使。张仲景说：汗出而喘，无大热者，麻杏石甘汤主之。他说在这两条文，是不是老先生怕后人记得不够，给您多说一句？我体会还应该读《伤寒》学，确实应该是逐字逐句地深入。《太阳》上篇说：发汗后，不可更行桂枝（汤）；汗出而喘，无大热者，可与麻黄杏仁甘草石膏汤。《太阳篇》见了麻杏石甘汤。还有一条在哪儿见到了？在《厥阴篇》，“下后不可更行桂枝汤，汗出而喘，无大热者，可用麻黄杏仁甘草石膏汤”。所以仲景先是谈麻杏石甘，在《伤寒论》里头是在误治变证，变化的变，在误治变证的系列条文中遇到的。他一条文就是一个病例，共397条没白话，每条都有病例。所以他是在太阳表证期病机的演变，甚至于说这个是误治变证，汗后不可更行桂枝汤，汗出而喘，无大热者。在太阳表证出现的这个问题，在《厥阴篇》里头提出麻杏石甘汤的使用，下后，热邪内陷，热邪迫肺，他是吃了三承气了，还是吃了某些市场上的泻下药了，就不太清楚了。不可更行桂枝汤，出现了汗出而喘，用了麻杏石甘，这个下后尤其重了，病侵厥阴了，所以排在《厥阴篇》。大家一看，但是没有温邪上受，首先犯肺，逆传厥阴之说，可是他在热厥证当中，凡厥者，阴阳气不相顺接，便为厥；厥者，手足逆冷至也。在热厥证当中，遇到了麻杏石甘汤证。所以他不是重复废话，是在《厥阴篇》也构成了人们在热厥证的热邪迫肺，麻杏石甘汤。我在初学中医就在笔试的时候，那时候是饭碗的问题，老师考的题目就是寒厥、热厥辨。这个题就得在一小时内交卷，所以读仲景书397节书，也可以作为一个病人看，也可以作为397个病人看。成为经典著作，言之不爽。辛凉重剂，恐怕麻杏石甘汤的使用率要比白虎加参的应用率要高一些。

谈了杏苏散、银翘散；轻剂、平剂、重剂之应用。至于桑菊饮的使用，我认为是病情要轻，配成了桑菊感冒片，也可以。至于银翘散，要是说单纯地就配成了银翘解毒，只是说没有处方权的人也可以卖给他。要是银翘散的应用，这里提到一个问题，银花、连翘、薄荷、桔梗、竹叶、芦根，您薄荷、芦根写出一个“后下”还执行不执行，不执行都给倒到一块了，那么现在就是这样开法。芦根这味药的应用，一定是重用芦根，最好是鲜芦根。我建议我们呼吁呼吁，提倡供药的方面还是应该采用鲜芦根应用。这个芦根中空，能有甘寒之润，不但是能（有）解表汗的作用，而且还有养胃阴的作用。所以我们作为医务人员，不妨也得药要亲尝，也弄点芦根煎水，煎成淡黄色，您尝一尝，它的五气入味，各归所喜。酸先入肝，甘先入脾。它还是有不同的作用。您再用点干燥的芦根煎一煎，尝一尝，它苦，也有芦根味，苦甘寒。所以在这里就提示您给人家做了一碗黄瓜片汤，您要是鲜黄瓜片呢，您得先把汤的调料调成了，然后再把黄瓜片撒里头，趁着黄瓜片漂着的时候，赶紧端锅出勺，这黄瓜汤成了。出勺之后呢您撒上一把芫荽菜，北京叫香菜，不知道各位的方言叫什么，哎，香气大发，那么这个饭馆开张，要拉住客，给人吃第二回。你要老早的连黄瓜片都搁到碗里头，再把香菜都给它搁里头，那么一咕噜一煮，浓煎，应该后下，您先下里头了，您这碗黄瓜粥我看人家患者要退货了，您说是不是？所以鞠通先生在《温病条辨》银翘散的煎服法写着：煎好了之后下去芦根，“香气大发”这四个字。香气大发呢，这个辛凉平剂，起到辛凉平剂的作用。以上拉家常谈了谈辛凉轻剂、辛凉平剂以及我个人的意见，辛凉重剂的补充。有教训的病例，也有成功的病例，在坎坷不平的医学道路上，就是碰到的这些事呢跟各位同学（谈谈），以求指正。

现在我们谈提纲上的第二个大题：止嗽散的临床用药分析。止嗽散这个配方出自清代程钟龄先生的《医学心悟》，这个配方是由七味中草药组成，应该说创始人是程钟龄。这七味药的内容在《医学心悟·咳嗽门》里头头一张处方，写一个止嗽散，处方有紫菀、白前、百部、陈皮、桔梗、荆芥、炙甘草等七味药组成。大家看这个处方，下面的主治也很简单，它是治诸般咳嗽，诸位同学，诸位同学的诸，般是一般的般，治诸般咳嗽。这就很笼统了，在作用上说，它是调和肺气。我学这个止嗽散的时间是在1953年才开始学到，离现在不短了。1953年正当没有贯彻党的中医政策，当时的时机正是中医科学化，那么政府执行的呢，我是上了北京中医进修学校，那个时候所学的就是在北京大学医学院学到的，就是一些医学生理、解剖、传染病的内容。但是教学相长，开卷有益，也不无小补。但是如何打造中医的模型，如何地继承发扬整理提高还处在朦胧之中。可是这个学习方面呢，当时中医进修（学校）它把止嗽散配成合剂了。当时有像老前辈朱颜大夫，于道济，于老大夫，在门诊上应用，效应比较好。就是这时候我也在那学习了。这么多年来，临床应用作为一个主要方子使用临证加减有效，愿意在这里互相交流。止嗽散的作用药效，个人体会到，其中紫菀、白前、百部成为一组药。紫菀、百部它是蜜炙过的，炙紫菀、炙百部。在原方上白前也要蜜炙，可是现在市场上开炙白前买不到，暂且就都用的是白前，生白前。这三组药物我个人体会，这方解是我自己提示的，它所谓调和肺气，紫菀、白前、百部在药物学中看来也是止嗽除痰，止咳润肺等等。我体会在临床上它起到收敛抑制。但它不是镇咳药，不是像可待因似的，他是在药物的润肝还润肺的情况下能够缓解、缓冲气道，缓解气道的紧张状态，减少分泌物这样的一个情况下的应用。紫菀、白前、百部光减少气道的分泌物，缓解还不行，还得达到肺主宣发肃降（的作用）。它这里应用就是陈皮、桔梗、荆芥这三味药构成一个什么呢？疏通、通畅气机的宣发作用。因此我个人体会它是在呼吸道的通气功能有所帮助，最后达到了宣敛结合，扶正达邪。用甘草一味药有“国老”之称，调和诸药。所以应用面相当广。那么在方解中，程钟龄老先生也比较个人很得意这个处方，他自己在方解当中说：“此方系予苦心揣摩而得也”，就是经过了揣摩，提手加一端右边，它也经过了多少年的实验而得到的。他提示本方“温润和平，不寒不热，既无攻击过当之虞，大有启门驱贼之势”。这个不必详记，有原书在，回去各位同学印证原书就可。他说到这儿，他说：“客邪易散，肺气安宁，宜其投之有效（欤）。”这是程钟龄老先生他在方解中自己提出来，此方是老先生多年实践的，系予，予就是我的（意思），“系予苦心揣摩而得也”。所以这个方的知识产权还是程钟龄的。他解释说肺为娇脏，娇气的娇，肺为娇脏，肺气属金，遇热则咳，过寒也咳。只要有致病因素刺激它，它就带来咳的反应。那么这个方的应用呢，一开一敛，帮助肺的呼吸动态，容易达到客邪易散，肺气安宁，所以投之有效。那么我选这个处方，什么意思？程钟龄先生在止嗽散的加减法当中有十七八条之多。他说这个方子解表也可以，加羌活、防风。那么润肺的也可以，加生地、麦冬，其中大约有十七八条之多。不能一一地列举，自己看原书就可以了。我在这儿提示这个方子的应用，在机制上什么时候使用，银翘散其不能用，杏苏散其不能用，慢性的久咳不能有很好的效果。所以提到这儿，就是说止嗽散配成合剂也好，制成处方，临床加减也好，带点解表的呢可以宣通肺和皮毛；带点温润的呢可以滋阴润肺；带点健脾的也可以，（因为）肺为贮痰之器，脾为生痰之源，甚或带点滋补身体的呢，那么肺盛炼光津液也可以考虑加点滋补的。因此，对于止嗽散跟大家交流我个人看法，它适合于善后，解表证的善后。呼吸气机善后可以滋培养阴，慢性恢复期的调治需要临证加减，对于止嗽散的学习有这样的体会，提供给大家临床参考。因为你要是对于本方有用，将来你可以成为一个止嗽散名方的推荐者，你可以成为止嗽散公司控股，这是一个源源而进的这么一个思路。但是你要知道止嗽散这个配方确实有很高的使用率各位参考。在早期、前驱期不能用，在后期和晚期需要加减使用，最好是在前驱期过去以后，表证急性期缓解，而尚有需要调和肺气的时候采用本方较为合适。本方怎么起到调和作用？关于这个和解两个字我在这里累赘几句，愿意给大家提供参考。我应该说中间路线是没有的，我们医生治病，不是正气战胜邪气就是邪气压倒正气。但是正气战胜邪气呢就是好转，向愈，痊愈。要是邪气战胜正气呢，那么就是无效、恶化，太平间，所以这个邪正是没有和解的。这个称为和解之剂，怎么解释？方有和解之方，如“小柴胡汤和解供，半夏人参甘草从，更用黄芩加姜枣，少阳百病此为宗”。这是汪昂老先生《汤头歌诀》当初教人的。这个也是少阳百病此为宗，为什么病进来了全是小柴胡，我不敢开。我说只能伤寒五六日，胸胁苦满，嘿嘿不欲饮食，心烦喜呕，开小柴胡。有柴胡的四主症，有柴胡的兼见证，这少阳百病此为宗可以。要是少阳火郁，三焦内热，您能开小柴胡吗？柴胡、黄芩、半夏、生姜、草枣，不成。所以方有和解之方，药可没有和解之药，您查《中药学》，它分门别类解表药，清热药，这柴胡是解表药，它放在解表药里头。黄芩是降火药，黄芩它放在降火药里头；生姜草枣这是补药，调和营卫，哪有和解药呀？正气和邪气不是正气战胜了邪气，就是邪气战胜了正气，对不对？那么和解方和解意思是什么呢？和解两个字怎么讲？您思考思考，我个人的拙见大小二数之和，三加二等于五,一加二等于三，这是大小二数之和。什么叫解？您查查《词源》，查查字典，解开、解放、解散，那就是散了，解。所以这个和解二字只能作为加加减减，改善机制、当时的不良状态。而不能够认为是正气跟邪气和解了，这是敌我矛盾。所以邪正之间没有和解，药无和解之药，方有和解之方。大家您看是不是这么一个局面？方有和解之方之用呢就是扶正达邪，这是共同的一个目的。药具一性之偏，热者寒之，寒者热之，虚则补之，实则泻之，不虚不实，以经取之。尤其《灵枢经》上说：“盛者人迎大三倍于寸口，虚者人迎反小于寸口。”总而言之，调其寒热，适其寒温，以达其所，这是和解这两个字的意思。所以在和解之中，汪老先生说：“少阳百病此方宗”，见的全是“是病不是病，一律藿香正”，那么全是小柴胡是不合适的，是必须得有立场，有原则，有病因，有病机，有病位。止嗽散的调和肺气就是这么一个调和肺气，并不是说您吃点止嗽散就不咳了，很简单的认识，应该深入地理解肺的开合机制。从而说太阳为开，阳明为合，少阳为枢，关于开合枢的理论留待参考，话分两头，这个止嗽散暂时就解释到这儿。临床加减希望各位同道随症运用，随症治疗。

下面我再谈一谈，经过了表证期，到了止嗽散期，要是还不痊愈，善治者治皮毛，其次治经络，其次治脏腑。您要是老不好，您这个病换句话说可就留根了，是不是？我用药的分量是像止嗽散的常用量就是按照这个《中药学》讲义的常用量，临床紫菀、白前、百部，现在是蜜炙，那么就是10g上下，一般都是指常用量。另外荆芥、桔梗、陈皮、橘红，这是荆芥吧疏表不宜太过，那么5～10g；桔梗一般我只开10g；橘红也是10g；陈皮通用理气之药；炙甘草5～10g，都是这样一个排列法，基本上就是《中药学》讲义他们介绍的临床常用量。一般药物处方总在八味药到十二味药左右较多，个别的处方的应用我认为能删繁的去繁，能取简的取简，不要庞杂。

下面第三个问题，就是小青龙、苏子降气、定喘汤的应用。谈到第三个问题呢，不妨说，这个病就缠绵了，持续时间长了，经久不愈，反复发作。其次治皮毛，其次治经络，治五脏者，半死半生矣。半死半生也得治啊，这就是说，这个（要和）病人一起来共渡难关，但是要加强治疗，加强护理，注意养生之道。慢性机制出现，不一而足，但是重点来说，应该说是喘、咳、痰、哮，这是肺的症状。肺系疾病，五脏六腑皆令人咳，非独肺也。肺之令人咳，但是肺为娇脏，不平则鸣。有病因刺激，咳也可以叫咳嗽。现在就是说有声无痰这是咳，有痰无声谓之嗽，今则咳嗽俱称，总是气逆气道不利。气道不利呢阻迫以后出现的，以求一快，要痛快了，因此就出现了咳嗽，这是咳的机制。讲到哮呢，喉间有声谓之哮鸣。张仲景先生对哮鸣的说法就是在《金匮要略·肺痿肺痈咳逆上气篇》上说："咳而上气，喉中水鸡声，射干麻黄汤主之。"（本篇12条）我不知道这个水鸡，没怎么注意这个水鸡声，但是这个"吼吼"地出现了，可以听到的声音。在这里我就提议，包括我在内，这个闻诊我们在一定阶段还得学习听筒（听诊器）的使用。比如干鸣音、湿鸣音、水泡音，病愈的极轻的捻发音，在恶变当中的笛状音，我认为暴露一下思想，应该说拿起听筒，拿来主义，不是说就是只能三个手指头摸脉，听筒则不用，那我是中医吧，我不这样看法。我临床上什么听筒、X光、CT扫描我全用，你要追这个根，我就给你开，CT、ECT，你查去吧。所以关于哮鸣的机理、机制，肺主气司呼吸，它带来一些声调的变革称为哮鸣。痰，我认为这是分泌物。当然我们的《痰饮篇》里头甚至于讲痰饮学的时候，这怪病不离于痰，稠者为痰，稀者为饮。痰的存在不一定都是在呼吸道，但是以呼吸道为主，是分泌物。其他的痰结、瘰疬，西医所说的结核，什么骨结核，这也按痰治。它这痰有广义之痰，有狭义之痰。所以对于痰结来说，应该承认它是占位。需要排走的，需要自己能排出去，那就是说，它的稀薄痰、淡黄痰、血性物，总之它的促进很顺利的，越憋在里头越难过。所以早期、前驱期，病位要深了，它痰咳不出，呼吸都费力了。那么到恢复期的时候，自然痰稀了，痰出来了，里头的机制向好转了，这个痰就少了。所以痰是病理性的产物，但是痰要是不出，痰又成为某种致病的原因，就是痰占在中间了。没有病理机制，不会出现停留的痰结。可是痰结的存在又导致某些疼痛、胸闷、哮鸣，某些症状的反应。所以现代医学用了吸痰器，用了抽痰捶背，左侧卧、右侧卧，帮助它的引流，这也是必要的。关于喘的问题，解释不一，没有一个绝对的对于喘的形容。因为什么呢？一呼一吸脉行四至，呼吸定息脉行五至，漏水则下百刻。人一分钟十八呼，那么呼吸不足，他也很难过。上气气逆，也可以叫喘，病人在主诉中给你说喘得难受，那么呼吸加快也叫喘。所以这个上气、气逆、短气、气促，再结合着看，我们可以说是喘咳，哮喘，痰喘，喘鸣，咳喘等。所以关于这个喘的解释下一个绝对的定义，不如结合其他症状来看，供参考。哮喘、痰咳，这个是肺本身的机制障碍。有这样的机制障碍形成了短期不能痊愈，或者是暴发型的，这里我自己的个人经验，应该还是从《伤寒》学小青龙汤药剂比较普遍的使用的多，使用率较多，在这里就谈一谈关于小青龙汤的理解。小青龙汤是张仲景原方，张仲景在《伤寒》太阳篇两见，见两条，40条："伤寒表不解，心下有水气，干呕发热而咳，或渴，或利，或噎，或小便不利，少腹满，或喘者，小青龙汤主之。"叫水饮射肺。下一条（41条）紧挨着又说："伤寒心下有水气，咳而微喘，（发热）不渴，（服汤已，渴者，）此寒去欲解也，小青龙汤主之。"仲景先师，看来在急性期前驱期有此病例，应用小青龙汤。其后，在他的《杂病论》当中，《金匮要略·肺痿肺痈咳逆上气篇》也遇见小青龙，他说："肺胀咳而上气，烦躁而喘，（脉浮者，心下有水，）小青龙加石膏汤主之。"（本篇11条）再往下，在他《痰饮咳嗽病篇》说："病溢饮者，当发其汗，大青龙汤主之，小青龙汤亦主之。”（本篇32条）下面还有《痰饮咳嗽病篇》，他说：“咳逆倚息不得卧，小青龙汤主之。”（本篇36条）咳逆倚息不得卧，谓之支饮，所以支饮的咳喘小青龙汤也可以应用。所以它这个使用机制还是得辨证论治。那么小青龙汤由八味药组成，平常就叫作姜桂麻黄芍药甘，细辛半夏兼五味，《长沙方歌括》就是说：“桂麻姜芍草辛三，夏味半升记要谙，表不解兮心下水，咳而发热句中探。”这是陈修园的说法。那么这八味药呢，我个人看，麻黄桂枝辛温达表，行水；干姜、半夏温散寒饮；细辛、五味子通阳敛肺；白芍、甘草敛阴顾护，顾及的顾，顾问的顾，敛阴顾护。从这里来看，提示了小青龙汤在表证期的咳喘它有通阳辛散的作用，可以解表。所以仲景先生“表不解，心下有水气，干呕发热而咳”，可以应用。这个麻黄3g、6g都可以，桂枝6g、10g也可以，麻黄毕竟是开表，有效的，一般的呢，（我）使到6g，10g的时候也有，很少。干姜、半夏，半夏可以使到10g，干姜就热一点，少取一点6g。麻黄不过两，细辛不过钱，我看也得再具体问题具体分析。细辛可以用到3g、5g，都可以。五味子平常用的机率、克数不多，尝一尝五味子，酸敛，以酸当先，那你就是说你行你事我行我事吧。白芍呢5～10g，炙甘草5～10g都可以，这是方剂的应用。拉回来再说说小青龙汤在四诊上怎么看，您说您这机理到底您看小青龙汤可以看见什么症状？我个人看小青龙汤您要是细研究浮肿可以用，因为什么？张仲景写了病溢饮者，当发其汗。溢饮，水走四肢了，其面如肿。面色晦暗的也可以。阳虚，面色红润的也可以，虚阳上扰，其面翕热如醉状，在苓甘五味姜辛半夏汤上提到了。舌苔白的可用，苔滑腻的可用，舌质略红的也可用，因为它久病阳虚，但是不是干燥红润，望诊的看法就是这样。面色、舌苔，还有还可以看到他病人咳逆不已。当然以听诊，闻诊就是咳嗽，咳嗽病人喘，气逆，喉鸣。问诊，病人就是痰饮，自已也说有痰不出，痰多，痰涎多。切诊，张仲景这些里头都没有谈到脉，我们要是旁通博采，小青龙汤的脉，第一，伤寒太阳表证脉浮紧的可用，“太阳病，或已发热，或未发热，必恶寒，体痛，呕逆，脉阴阳俱紧者，名曰伤寒。”伤寒表不解，伤寒表解了，脉浮紧的可用。第二，小青龙汤不见得就是浮，脉沉的也可用。沉潜水蓄，脉沉，病则有水。脉快不快，次数怎么样？每体温增高一度，脉搏增加十次。现在没有多少体温，但是它机制当中数则为热，数则为虚，各位同学咱们都遇到过吧。数则为热，每体温增高一度，脉搏增加十次，现在没有热，您见到过心律不齐，心律不整，要到了奔马律了还数则为热，还开大承气吗？心脏都“呱啦哒，呱啦哒，呱啦哒”，那个数脉出现，岂不是应该大补元气，急回阳气，于无回有之象啊。得一个结论，愿意在这里交流。我们采纳（的）方法就是证有定形，脉无定体。请同学们参考这个意见，是不是这样说法？只要你看到了这个症状，是这个证，你可就得辨证论治，辨证施治。这个脉象你不能强调，说没这个脉，他在脉情上来看，具体问题具体分析。说你这么一说，老方你就干脆把中医脉学推翻了得了，那就脉无定体。脉沉的也用，脉浮的也用，脉数的也用，脉迟的也用，但是强调症有定形，脉无定体啊。脉为根本，这个诊脉的重要（性），请看《难经·第十四难》：“人之有尺，（譬）如树之有根，……。脉有根本，人有元气，故知不死。”就是他的预后较好。所以《医学心悟》程钟龄老先生也说：诊脉的方法三步九候，是胃、神、根，胃气、神气、根本。所以你每天诊脉看病，有的人占时间长，有的人一摸，走！大夫，您这给我看完了吗？怎么这么一呼噜我就走了？不行，下边病人还等着呢，还有时候病人都等到十二点啊，是不是？这个病一看，动数发息，不满五十，短期未知决诊，九候曾无仿佛，所谓窥管而已。五十次，这一百次也得多诊，就是通过脉气流经，以判断预后良好，（还是）预后不良，这是诊脉的原理。证有定形，脉无定体，脉为根本，必须详察。所以小青龙汤辛温达表，外解风寒，里边内蠲停饮，他的病因我们可以看到了。病因是寒，而且古人说，形寒饮冷则伤肺，恚怒气逆上而不下则伤肝，久坐湿地，强力入水则伤肾，这是《难经》的五邪所伤。现在不背书就说这事，形寒饮冷，他受寒。第二个，病机，张仲景先生说了，此为有水气，病机就是水气内停。水气内停呢您照片子去吧，看这胸水，那个不是。此为有水气，病机，这个水气是什么？三焦者，决渎之官，水道出焉。那么这样呢上焦开发，中焦受气，下焦决渎，这个水气所以表不解，心下有水气，咳而微喘，发热不渴等等。有水气咳而微喘，发热不渴等等。您就是以经解经，已解出来了，此为有水气。病位在哪？心下，心下有水气，心下，上焦气机不利，所以病位影响在哪？形寒饮冷则伤肺，病机是有水气，心下的病位影响到肺系，咳而上气此为肺胀。张仲景说了，他没写肺气肿，我们也不能解释肺胀就等于肺气肿，但是就是说，很难，目如脱状，症状就出现了。病因有了，病机有了，病位有了，影响有了，症状就出现了喘咳痰喽。综合肺脾两脏阳虚运水无力，形成了小青龙汤证了。那么有没有禁忌？也有禁忌，小青龙汤的禁忌应该说张仲景的书都没有病例记载，就是小青龙汤提出来误治病例了。大家读《金匮要略》："咳逆倚息不得卧，小青龙汤主之。"是张仲景的亲身体会呢还是看到别人误治了？"青龙汤下已多唾口燥……气从小腹上冲胸咽"，改用苓甘五味姜辛半夏汤了。那一段一系列的条文就是误治的辨证，在张仲景书就举了这么一个病例，就在小青龙汤下。《伤寒论》《金匮要略》没提过病例记载。我们现在应该强调病例记载，应该强调初诊、复诊。所以仲景先师在青龙汤的应用就是要如果下焦阳虚，您仅补中焦之阳，不顾下焦之阳，能导致真武汤的病证。所以青龙汤下后出现叫作冲气病，冲气，那么用的是苓甘五味姜辛半夏直至水去呕止，其人形肿者，加杏仁主之。其证应内麻黄，以其人遂痹，故不内之。请看《金匮要略》原文，小青龙汤，望闻问切四诊观察就介绍到这了。

下面谈谈定喘汤和苏子降气汤，我是这么学的。定喘汤，定喘白果与麻黄，款冬半夏白皮桑，苏杏黄芩（兼）甘草，（肺寒痰热）喘哮尝。定喘汤出在明版《摄生众妙方》。定喘汤我学的是这样的目的，就是对于肺系疾患的加减法，学定喘汤背了汤头歌，主要学习是什么呢？款冬花的应用，白果的应用，桑白皮的应用，黄芩的应用。其他的都在别的方剂有了，定喘汤里款冬花的止喘作用，我认为药效较好，每用10g，它加在小青龙汤里也可以使，加在二陈汤里头祛痰定喘也可以使，加在桑杏汤里头也可以使，所以款冬花据文献考证书上有麻的作用，麻痹的作用，可是我应用款冬花比较好，白果现在不好开，您开10g白果，他连皮带仁全给你砸到一块了。原先咱们白果去皮，现在不去皮，你让他上超市买啊。家属得去炒作一番，所以这个白果呢，3g到10g都开过，那么按照这个《本草求真》说，白果还是不能熟用，应该用生白果。可是咱们国家老百姓吃白果呢，去皮还上火烤，蘸着馒头吃，味美。所以白果的应用还待参考。不过白果的药效和核桃仁都有润肺止喘的作用。桑白皮可以利肺气，滑利祛痰，我使的炙桑皮多，生桑皮使得少，大人小孩都用，每用3～10g，那么看急病慢病缓解（期）。所以大家时时刻刻注意，临证选药有方为宗，"定喘白果与麻黄，款冬半夏白皮桑，苏杏黄芩兼甘草，肺寒痰热喘哮尝"。这个黄芩的使用在使用率上不是太高，在阳虚的病人膈热肺寒，这个黄芩有苦寒降火的作用。可是黄芩也能伤正，黄芩用过了，仲景有例，叫除中病，而且还预后不好。所以三黄：大黄、黄连、黄芩，黄芩清热的作用不得不重视。最后再说这个苏子降气，苏子降气我请同学还是记下汤头歌诀。"苏子降气橘半归，前胡桂朴草姜依，下虚上盛痰嗽喘，亦有加参贵和机"。它治虚阳上攻，气不升降，上盛下虚，痰涎壅盛的这个痰喘证。苏子降气祛痰，痰喘，那么在这就是怎么解释苏子降气？给大家说一个笑谈。那年下放到北京的东郊永乐店，接诊一个老太太。我们是同吃同住同劳动，是首都医科大学的学生，一起到这家，老太太在床上，她旧式家庭，屋子窗户纸糊得很严，通风力差。床前头一个热炕，热炕上一个炉子，地炉子，上头有些炉灰，干什么使，吐一口痰，床头桌上一壶酽茶，很浓的香喷茶沏着。一个沙丁鱼的罐子里全是烟叶子，她自产自销。一根大烟袋，前头是铜锅，后头是玉嘴。我一进门，"大夫来了，您给我看看。您抽啊！"我说老太太我不会抽烟，"您不抽我可就抽了"，就在这抽了。一袋烟说几句话："我这胸闷气短，吐痰，您瞧这一地。"好，让我抽我说我不抽，我说您这窗户这么严您得通点风啊。哎，有时候回来就揭开点纸，通通风，一天到晚就酽茶来一口，烧着那一嘴唇焦唇干，咳了一堆痰，这就苏子降气和小青龙（证）。小青龙治哮喘，苏子降气治痰喘。苏子降气橘半归，后来我给老太太说了，我说您生活得改变，别没有事就得抽烟袋解郁闷。好，当时悟出来了，各位同学，《经脉别论》告诉我们："饮入于胃，游溢精气，上输于脾，脾气散精，上归于肺，通调水道，下输膀胱。"最后一句话："合于四时五脏阴阳，揆度以为常也。""食气入胃，浊气归心，淫精于脉，脉气流经，经气归于肺，肺朝百脉。"她这不是饮入于胃了，茶入于胃，她那不是游溢精气了，而是烟入于胃。饮入于胃，烟入于胃，上输于脾，脾气散茶，脾气散饮，脾气散烟，上归于肺。肺说了我不能朝百脉了，我也不能司呼吸了，烟茶全来了，受不了。您天天这么搞，您请大夫去吧，这样合于四时五脏阴阳，揆度以为不常也。是不是？所以开了苏子降气汤，老太太吃了很满意。我说您得饮入于胃，茶入于胃，上输于脾，脾气散精，脾气散茶，脾气散烟，上归于肺。您这个通风、采暖，这样还可以进行升降。不然苏子降气汤的升降，司于药理，各位同学，关于升降的问题《至真要大论》说过："出入废则神机化灭，升降息则气立孤危，故无不升降，无不出入。"表里出入上下都被烟茶给干扰了，所以出现苏子降气汤证。在这儿给大家提到，要注意升降出入的机制来缓解肺系疾患的，长期治疗。此外，关于病人的邪正虚实，其他还有肺心病，参脉饮，三子养亲，人参平肺，人参泻肺，很多的治疗……我们祖国医学浩如烟海。学时甚短，学然后知不足，度然后知长短。简短之处不揣冒昧，欢迎批评指正。

第二节　论三焦气化

今天说说三焦气化得了。三焦在学说里头了，中医学术里它是一个器官，可是在学术界，历来呢，那么有很多的不同的见解。在《黄帝内经·素问》中说，十二官里头就提到了，《灵兰秘典论》，谈到了"三焦者，决渎之官，水道出焉"，在十二官，就是十二脏，十二脏呢，它分脏腑，可是在他并列的时候呢，又提到十一脏，他说，"凡十一脏，取决于胆也"，所以在这，我就不写了，大家自己看着互相看一看得了，"心者，君主之官，神明出焉"，是吧，"肺者，相傅之官，治节出焉"，"肝者，将军之官"，是吧，"谋虑出焉"，这是各器官有各器官的本能。反映到三焦呢，叫作决渎，决渎呢可以写俩字了，这是做买卖，卖货的卖（的渎），俩点（的决），三焦决渎，"三焦者，决渎之官，水道出焉"。那么在这儿讨论的时候，讨论什么问题呢，讨论我们知道尽管和现代解剖某些器官呢有不同的认识，但终归器官是器官，它有它的实体在，你不管是心脏也好，肺也好，肝也好，脾也好，是吧，胃也好，大肠也好，小肠也好，膀胱也好，胆也好，包括心包，只是在这个解剖部位上没找着三焦，所以后人就提到三焦的名形问题，名是名称，形是形态，是讨论很久了。"三焦者决渎之官，水道出焉"呢，凡十一脏取决于胆也，把胆的认识呢又提高到一个相当位置的水平。当然现代人呢，胆都切除了，还生活得挺好，其实是胆切除了，只不过是胆囊切除了，并不是不分泌胆液了，尽管是胆囊切除了，但是分泌胆液存在，要是没有胆液可不能活着，也活不长，那么这个对于肝系统的毛细胆管到胆总管，进肠以后的粪胆原等等的，可能胆红素等等的，他的化合作用就不是单纯的一个胆囊摘除问题了。凡此十一脏取决于胆也，其实看来呀，哪个器官呀，缺如了，都不可能成为一个完整的生活过程了。所以在器官上，人们说，心为君主之官，是国务院系统，肾为作强之官，它看具体问题呀，学术上，具体问题在哪儿用，胃呢，为水谷之海，仓廪之本，所以提供这十二官的研究啊，这个三焦提到议事日程来呀是值得讨论了。我们在学习时候，有关三焦的三焦学说呀，只不过是一个器官的认识而已，可是呢后来的学术发展，构成了整体观念的辨证论治的整体思想呢，竟然在清代的上半叶，有了吴鞠通先生，在医疗的急性热病过程中呢，构成了三焦学说，所以呢，他的思路呢，提给我们研究中医过程中呢，像吴鞠通这样的科学大家，历代有几个呢？与吴鞠通前后同一时期的有，“卫气营血”的叶天士先生，所谓“在卫汗之可也，到气才可清气，入营犹可透热转气”，是吧，那卫气营血辨证，当多种抗菌素那么已经处于危难之秋的时候，那么往往呢运用我们中医学说呢，像治疗高热“三宝”，治疗营血证型的犀角、羚羊，安宫牛黄（丸），紫雪散，局方至宝（丹），解决了很多危难病症。那么至于在解表宣肺问题呢，能够不能够实验上对于肺部器官的疑虑的SARS问题，现在也不可多见了，那么这样呢就成为一个卫气营血结合临床辨证。所以在提到这个问题的时候，大家要注意，根据我的经验，凡此十二官者，不能相失。各器官在用到它的时候都提到主要的位置了，比如说脾胃，脾摘除了，胃切除了，肠切除了，但是毕竟是一定的损失过程，至于仓廪之官，胃为水谷之海，这人要是没有后天之本呢供给营养，虽然他做了胃切除，他也是四分之三的切除，虽然他做了肠切除，他只是相当大的代价损失，要是根本要胃绝了，我们看仲景先生这个医生，最后是胃气先绝呀，腹胀如鼓啊，二便不通，等到最后要通的时候他也是奄奄一息了，他的结果，说要看他的时候就是《伤寒论》厥阴篇的最后一条，厥阴篇的最后一条“伤寒，哕而腹满，视其前后，知何部不利，利之则愈”。大家要读《伤寒论》您要是不明白张仲景条文的程序，王叔和的撰次，要是王叔和给《伤寒论》撰次，《伤寒论》原文的撰次张仲景的咱们不知道了，汉阳出土的文物只是部分，那个时候纸张，文字纸笔不像今天这么容易，要今天这么容易还能多抄两句，张仲景是写在羊皮上了，是吧，出土文物，“伤寒，哕而腹满，视其前后，知何部不利，利之则愈”，这个就是要利不下来，最后就厥阴病的晚期，这就是病已发展到厥阴了，这个腹满不同于“太阴病，腹满而减，复如故”。好像前几天看到一个腹满患者，开过小承气汤，吃了就好了，好了他又腹满，这是脾虚，要是脾胃之气全衰了，这个腹满不好为愈。那么说到这儿，话要分两头，十二官的作用以及《素问·灵兰秘典论》对于十二官来说呀，他的评价，他的分工不要就看到啊，心为君主官，肺为相傅之官，脾为仓廪之官，肾为作强之官，肝为将军之官，而且看到凡此十一脏者，最后他把胆举到第一位，看到吗，是不是，凡此十一脏者，取决于胆也，所以根据这个前途呢，鞠通先生做了《温病条辨》，叶天士先生说了这几句话，后世王孟英《温热经纬》，叶天士本人没有发明没创作，叶天士全是徒弟给做的。正如李时珍一样，李时珍没看到他的《本草纲目》，他早没了，李时珍去世后，他儿子归置那个大柜子，归置出这部分，这不是出土文物，这是死人的遗物，就一瞧有这么多写作，请来县令，县令才上奏朝廷，编了李时珍的《本草纲目》，是不是，大家看看《本草纲目》的前言，可能知道这个事。所以这个叶天士先生没看到他的卫气营血辨证成为以后的辨证论治的纲领之一，和脏腑辨证并论。那么今天我谈了三焦的目的是什么呢，就是说引起大家注意的三焦的名形问题。如果说我们中医都是从脑子里头一想就出来了，我说也不能想得这么周到，两千年来还这么往下传呢，那么说到有形的三焦器官在哪儿，怎么划呢？在这里头应该给大家再提一下，就是三十八难，《难经》，三十九难，今天因为黑板的关系也不一一写了。就是大家呢，在会后啊去查一查，《难经》，三十八、三十九难，可能要是误差只是条文的误差，三十八（难）说："脏皆有五，腑独有六者何也？" 那么大家都知道，五脏心、肝、脾、肺、肾，六腑胆、胃、大肠、小肠、膀胱、三焦。脏有五，五脏配五腑，可以配上了，这三焦配哪儿？心配小肠，肺配大肠，肝配胆，这在解剖部位完全可以找到了，肾和膀胱是在尿路上也可以理解了，脾与胃老百姓倒都谈到，可在解剖部位上呢，脾与胃以膜相连，实际上今天来说，脾切除了的人大有人在，网状内皮细胞不要了，要是血小板过剩，白细胞在某些问题上也会出现异常。但是作为脾为后天之本的话就不见得是单纯一个脾脏一块肉的问题了。所以这个三焦就没有配对，当然我们器官学说有很多的本脏问题呀在多处有所争论，《难经・三十八难》说脏有五，腑独有六何也，他写了那么一句话，他说有名而无形，名形问题，我认为他所谓有名而无形，不等于是无物，他要是承认无形论，那他就引导中医走向唯心论了，可是他提到三焦有"原气之别使"，他又说三焦呢"主持诸气"，他说"主持诸气"就是今天我谈到的这个气化问题，各位同志们都知道这个，既然是三焦这"焦"字呢，唐容川在《医经精义》里头把这"焦"呢就加一月肉（旁），认为古时是这样的写法，说文解字是不是这么写，这意思还是有，还是有块物质，是个肉体，还是熘肉片的那个部分呢，还是软炸里脊的那块部分呢，是吧，这个三焦他说古作"膲"，所以他在学习的时候呢，他心肝脾肺肾都找着实物了，那么这个没找着呢，他是中西汇通啊当时，他是清朝末年，唐容川医书五种，一共是注解了《伤寒论》《金匮要略》《血证论》《医经精义》《本草问答》，写了那么五部著作，他走了，那么今天来看呢，这种说法还不够，我列举一下，他说的三焦是大网油组织，我呢，看到呢大网油组织是不是组织学呀，是不是结缔组织呢，还是什么，我看不能一一指出，而华元化，华佗在《中藏经》上有这么一段，我念一念，大家听一听，他说，《中藏经》华元化，这个现成的，华元化的著作呀市场上还有，他叫华氏，五种几种，三种吧，这个华元化《中藏经》上说呢，你有书都不读，你买了书何着搁哪儿成了陈列馆呢，我劝大家呀读一本买一本，买一本读一本，要不然您一下买那么多呀，您开图书馆馆长，读不完。《中藏经》上说，"三焦者，人之三元之气也"，元气，就是纪元前，公元多少年的元，三焦指人的三元之气，号曰中清之腑，胆叫中精之腑，内藏精汁，这个是清华大学的清，三焦叫中清之腑，他说总统五脏六腑。这三焦这权利还不小，"荣卫经络，内外左右，上下之气也"。三焦者，人之三元之气也，号叫中清之腑，总统，这总统在国家来说就是元首了，三焦是总统五脏六腑，荣卫经络，内外左右，上下之气也，接着华佗说呢，三焦通，则内外左右，上下皆通，三焦要是通畅，内外左右，上下全通，皆通。其于周身，在全身的作用是灌体，什么叫"灌"，灌溉的灌，灌溉身体，其于"周身灌体，和内调外，荣左养右"，荣嘛，荣卫之气嘛，养，营养，和内调外，荣左养右，导上宣下，这一个有机体的全身的总体的作用莫大于此也，这个器官莫大，最大了，这是华佗说的。三焦通，则内外左右，上下皆通，在周身灌体，内外左右，和内调外，荣左养右，导上宣下。导上，宣，宣传的宣，宣下，莫大于此也。又叫作玉海水道，三焦的别名呀，叫玉海，王字加一点，水道，它是走水的，在上焦叫三管，管道的管。中则名霍乱，就是传染病霍乱那俩字，也是脾胃不和，脾气不升，胃气不降，上吐下泻，中则名霍乱，下则曰走哺，走道的走，哺，哺乳的哺，名虽三，而归为一，叫三管也好，叫霍乱也好，叫走哺也好，有的是从病理上提的，有的是从生理上提的，而归一，有其名而无形者也。号曰叫作孤独之腑。那么，张景岳先生啊，就把这一段加了注释了，他说，脏腑有相合，三焦曰孤腑。脏腑有相合，这个合，心合小肠，肺合大肠，肝合胆，脾合胃，肾合膀胱。三焦没得可合，那叫作孤腑，这个孤腑俩字怎么解释，孤啊，不是坏字眼儿，我也当不了孤，今天没有当孤的了，孤是什么意思呢，孤是个坏字眼儿，过去是没有母亲叫哀，没有父亲叫孤，写讣闻出讣告啊，叫孤哀子谁谁谁，父母都没有了写孤哀子。可是一个是最不好的，这是下坡路，上坡路就是皇帝叫自称孤，对不对，孤家寡人那。是不是，所以这个孤字啊，三焦啊，它这个德政可大了，张景岳解释是孤之腑也，脏腑有相合，三焦曰孤腑。张景岳提议了，我认为还合适，大家有工夫看一看《景岳全书》《三焦包络命门辨》，这个道理是什么呢，我们在极朴素的一个认识论下的前代那么一个没有工具，没有显微镜，那么一个解剖的部位，《灵枢经》上说，八尺之士，可剖而视之。不可能不承认中医有解剖学，但是多少年来，解剖学对于无机体的解释和有机体的解释，决不能把活人剖而视之。景岳先生说，各器官组织之间的相互沟通联系的组织，如果说心肝脾肺肾，胆胃大肠小肠膀胱它互相沟通，必须得有一个组织来相互沟通呢，所以你说三焦是淋巴好啊，是血管好啊，是神经好啊，是结缔组织好呢，是不一而得的，他说内腔以外，探囊取物，你都把物都取出来了，你别忘掉那个囊，探囊取物，囊也是一个物，那么就是沟通心肝脾肺肾的水火道路的作用，相互沟通组织关系的组织。那么，我们学说上就叫作三焦。因此呢，我认为，三焦是孤腑，三焦是缺它不成，缺它，心脏就独立了，肝脏就独立了，他没有相互的接触，而这种的组织作用是三焦。脏腑有相合呀，三焦曰孤腑，那么，这形状就是不好画也不好绘，而三焦呢，孤腑之说呀，因此呢，比如说上焦在《灵枢·决气篇》上说过，"上焦开发，宣五谷味，熏肤，充身，泽毛，若雾露之溉"，这叫什么，对不对，我们中医讲了半天，就叫气化，"上焦开发，宣五谷味，熏肤，充身，泽毛，若雾露之溉，是谓气"。"中焦受气取汁，变化而赤，是谓血"。下焦如渎，那就是化糟粕，走二便，大家一看这个呢，"上焦开发，宣五谷味，熏肤，充身，泽毛，若雾露之溉"，这条我们可不太陌生了，这条我们在60年代是天天得背。各位大夫您知道，一个人有动脉静脉，通过心脏进行血液循环，通过肺部进行呼吸，这叫作吐故纳新，早晨背一遍，晚上背一遍，那时我还上大食堂还得背一遍，"大海航行靠舵手，干革命靠毛泽东思想"，不念，不念您那小本本一会一撤您就外头了，您甭在屋里待着了，是不是，它就叫作吐故纳新。这"上焦开发，宣五谷味"，是不是得通过心肺循环呢？我们讲光知道大循环，心肺还有个小循环呢，小循环出来呢，"熏肤，充身，泽毛，若雾露之溉"，全身各部都得养化，是谓气。"中焦受气取汁，变化而赤，是谓血"，是造血器官、骨髓细胞，您造血器官、骨髓细胞也好，肾主骨藏髓也好，完成的一个全部的机能，没有饮食营养，是满足不了的，所以也不只是再生障碍性贫血，今天说您吃点肝吧，缺铁性贫血，是不是，明天说呢，营养不良性贫血，消化不良性贫血，心脏病贫血，大概这个脾与胃，消化道的机能包括肠，叫作转化而出入者也。转化，牛吃了草它出了牛奶；人呢，五谷杂粮，五谷为养，五菜为充，五果为助，那么吃了樟茶鸭以后，您呢可以有这个精气神了，您中焦受气了，取汁了，变化为赤了，是谓血。构成了一个组织就不单纯是脾胃的问题了，他还得经过消化，到了小肠乳糜管，经过了吸收，转入了肝脏过滤，水液还经过了一氧化碳、二氧化碳、钾、钠、氯的平衡。这一组织在我们对于肝功、肾功，直至现在生化还在进步，就我刚来朝阳医院的时候，我们没有这么些化验条，这位大夫知道，是不是，我们现在有多少化验条了，不但生化、免疫、DNA全来了。所以，我，你说我是中不中，西不西，也是一路走一路学，到现在，我犹认为我"学然后知不足，度然后知长短"，我还不够了，没有那时间了，您说哪儿还有那么多时间学呀，所以我说真得抓紧时间。那么返回来，三焦是主持诸气而无形，去了十二官以外的十一官，就三焦这一官，它就是结构起来呀，五脏六腑的组织学构成了这一器官。请大家呢，在我们中医学说方面，吴鞠通先生指出三焦辨证，今后的学说发展在历史的过程中，我们是一个病，一个证，理论、思路研究，可以提供一个整体观、辨证观一个观点。那么，再回来说，仲景先生，医圣，对于三焦如何看法？请大家就看到张仲景最直接了言的说的是《金匮要略·脏腑经络先后篇》的第二条，也来不及写了，我说说您大概有点印象，《金匮要略·脏腑经络先后篇》头一条是见肝实脾，大家都听说过，“上工治未病，何谓也？见肝之病，当先实脾，四季脾旺不受邪，即勿补之；中工不晓相传。夫肝之病，补用酸，助用焦苦，益用甘味之药”，这也是预防为主了。那么结合今天的肝脾治，也有意义，门脉高压，脾大。那么第二条，仲景先生就在病因学上给《三因方》提供了学术基础，第二条张仲景说“人禀五常，因风气而生长，风气虽能生万物，亦能害万物，如水能浮舟，亦能覆舟，千般疢难，不越三条”，一个就是外因的，一者，经络受邪入脏腑，为内所因也，二者，四肢九窍，血脉相传，为内所因，里边的沟通受病，三者，房室、金刃、虫兽所伤，那就是患者他自己不爱护自己了，车水马龙，车祸，烧伤，甚至于乱搞等等，以此详之，病由都尽。要是人能养慎，务令邪风干忤经络，适中经络，未流传脏腑，即医治之，那么这个是表里内外的通路，仲景先生说了，病则无由入其腠理。这个有点意思，“腠者，是三焦通会元真之处；理者，是皮肤脏腑之文理也”。《金匮要略·脏腑经络先后篇》第二条，《脏腑经络先后篇》是《金匮要略》二十二篇中的第一篇，张仲景说完三因，外因，内因，不内外因，外因风、寒、暑、湿、燥、火；内因呢，七情六欲，四肢血脉相传；不内外因呢，就是一些天灾人祸，病则无由入其腠理，“腠者，是三焦通会元真之处；理者，是皮肤脏腑之文理”，那么大家一瞧，三焦通会元真之处，别把它看得太深，它这文字啊，说起来这古文的深那，这古文是最浅，元真是什么，汗毛孔，就是表皮，这个腠理，腠是三焦通汇元真之处，自里达外的一些空隙间隙，理者，是皮肤脏腑之文理也，所以从内脏器官也有文理。我们今天读到的，我学的时候啊，已经是50年前的解剖学了，还说肝小叶，肾小管，肾球体，肝毛细胆管，肺泡，心脏的横纹肌，胃肠的平滑肌。那么张仲景先生还没这个呢，他就说三焦通汇玄真之处，从里达外，理者，是皮肤脏腑之文理也，那么，这个时候张仲景已经对于三焦有所研究了，三焦腠理，就是通路，通路的结构。可是没有这个结构啊，这个有机体呀，没有生活的能力，有这些结构能够组织构成了一个有机体的生理活动。那么，三焦，《难经》上说“主持诸气，有名而无形”，仲景说，“腠者是三焦通汇元真之处，理者，是皮肤藏府之文理也”因此，腠理与三焦是一致的，这个腠理呢，这个腠，也是一种肌肉的组织，有机体的组织。由此，仲景先生对于三焦的运用已经开拓了小柴胡汤，《伤寒论》第97条，是小柴胡汤的原文下，张仲景怕人给他注错了，他自己做了一段注解，叫“血弱气尽，腠理开，邪气因入，与正气相搏，结于胁下。正邪纷争，往来寒热，（胸胁苦满），休作有时，……。”那么，张仲景先生才说呢，这个小柴胡汤的病理呢，病在腠理，自体达外，可表可里，半表半里，提供了你小柴胡汤的治疗。“血弱气尽，腠理开，邪气因入”，那就是受邪了，自己不管是打一场篮球也好，是跑一趟环城赛也好，反正最后是气血不足了，与正气相搏，邪气因入，往来寒热，“脏腑相连，其痛必下，邪高痛下，故使呕也，小柴胡汤主之”。《伤寒论》药第97条，是谁解释呢，就知道这个小柴胡汤是手少阳三焦药，足少阳胆药都可以，小柴胡汤和解表里，自内达外，半表半里，最后这个怎么好啊，小柴胡汤，您说小柴胡汤是发汗药是泻下药？我说它和桂枝（汤）麻黄汤不一样，桂枝汤以后呢叫作得汗而解，当然不能大汗淋漓了，起码它，桂枝证，荣卫表和呀！他吃了桂枝汤以后呀，你别看这五味药，桂枝、芍药、生姜、甘草、大枣，大枣可以熬枣粥，生姜，今天我们吃了炮姜牛肉，是不是，也吃了，也出了点汗，这是正汗，桂枝汤调和荣卫的，但微微似欲汗者，解也。张仲景写上了，吃了桂枝汤以后没让你禁饮食，那病人拿了桂枝汤吃了好也不敢吃别的东西了，吓得那么害怕，张仲景说了，啜稀粥少许，您吃完桂枝汤以后啊，你稍微呆两分钟啊，多喝点粥以助药力，可您可不能和酸梅汤啊，一喝酸梅汤桂枝汤没劲儿了，“但微微似欲汗者，解也”。麻黄汤吃了以后呢，麻黄、桂枝、杏仁、甘草，不出汗是你治错了，你错治了，你绝对错治了，要出了汗是治对了，得汗出热退，恶寒而后已。有一分恶寒，便有一分寒邪在，一分恶寒，一分表未解。麻黄（汤）以后可以用桂枝汤，所以叫作表实证，桂枝汤以后还可以再吃桂枝汤，叫作表虚证，要是麻黄汤错治，表实证你给表虚证那是火上浇油了，“体若燔炭，汗出乃散”。桂枝汤要给了麻黄汤也错了，虚实之弊，本来就表虚还用麻黄，那必致亡阳大汗。所以，小柴胡（汤）之腠理表解，小柴胡（汤）在里头，吃了小柴胡汤，就如同我说吃了和肝汤，也可能拉点稀，柴胡这味药的特点，柴胡苦辛微寒，没有和解药，只有解表药，柴胡是解表药，苦辛微寒，它劫肝阴，它只走达于表，它是发汗药；黄芩呢，这是苦寒药，张仲景有黄芩汤，厥阴篇里说，凡以黄芩汤撤其热，你非给他治趴下不成。泻得他没劲儿了，第二天要脱水了，所以，小柴胡汤在148条这伤寒论上说，“设不了了者，得屎而解”，叫阳微结证。大便秘的，尽使郁李仁、瓜蒌仁、火麻仁、五汁饮，增液汤，您记着，便秘的病人有柴胡证，柴胡证的叫阳微结证，“伤寒五六日，头汗出，微恶寒，手足冷，心下烦，口不欲食，大便硬，（脉细者，）此为阳微结，必有表复有里也。脉沉，亦在里也。汗出，为阳微；假令纯阴结，不得复有外证，悉入在里，此为半在里半在外也”。即小柴胡汤，“设不了了者，得屎而解”，阳微结证。您要说“阳微结”只能和同行说，您要和病人说你是“阳微结证”，病人该反了，什么我得了结症了，这是兽医吧。只有兽医才说得了结症了，那么人医，书本上写的阳微结，它是少阳气机不畅，三焦腠理不和而引起来的便秘，用小柴胡汤，那黄芩发挥了作用，所以人的闷郁呀，叫郁闷过力了，有的是不吃东西，有的是，当它的自主神经失调的时候，他也大便秘结。张仲景先生读了这个“撰用素问、九卷、八十一难、阴阳大论、胎胪药录，并平脉辨证为伤寒杂病论，合十六卷”，叫“感往昔之论丧，伤横夭之莫救，乃勤求古训，博采众方”，您读了《伤寒论·序》，医古文要考您这节书了。张仲景在柴胡证下衍通了腠理病，三焦。在辨证论治，整体观念的认识前途开辟了理论观念的建设，吴鞠通先生组成了三焦辨证，他提到了，刚才说了，上焦如雾，中焦如沤，下焦如渎。那么上焦病呢，治上焦如羽，银翘桑菊之类，非轻不举；治中焦呢，对，这位大夫说了，如衡，非平不安，治下焦如权，非重不沉。所以上焦呢是银翘桑菊之类；中焦呢，藿香正气加减正气散，芳香化浊；下焦，到了下焦呢，就是热病，急性热病的晚期了，抽搐、惊厥，要是急性的呢，没有生命存在了，要是慢性的，后遗症来了，不管您是大脑炎、乙脑、脑膜炎，到了那时候气血不足，大定风珠，小定风珠，三甲复脉，二甲复脉，一甲煎，治下焦如权。所以，《难经》最后结论说：“三焦者水谷之道路，气之所终始也”，三焦者水谷之道路，又有一本书上说，“三焦者水火之道路，气之所终始也”。所以这个关于火的认识，正常局面下，随时都有需要火的存在，但是不能超越了一定负荷，这就叫作什么呢，相火为用，以位，位置的位，座位的位，“君火以明，相火以位”。它是不超负荷的过用，像阴虚火旺的火，君火者，李东垣先生讲，下焦包络之火也，关于火的探讨，咱们留在（以后），话分两头，现在还说三焦，三焦是水谷之道路啊，水谷之道路，除去饮食营养，循环，继而作为消化吸收，“饮入于胃，游溢精气，上输于脾，脾气散精，上归于肺，通调水道，下输膀胱，水精四布，五经并行，合于四时五脏阴阳，揆度以为常也。”作为水火之道路，就是他发挥了用能以后的先后天的不断补偿的新陈代谢作用，今天我呢拉杂着说了这么一小时的三焦气化，关于这个气化的作用啊，就在三焦的气机运化过程中，而整体的气化作用啊，学问太深了，《天元纪大论》上说呀，“物生谓之化，物极谓之变”，所以《黄帝内经·素问》从《天元纪》以后到《六节藏象》《至真要》，一部分是结合现实谈到运气，司天在泉，一部分就走入机械的唯物，就容易把这中医运气学说给曲解了。成了今天得什么病，今天必须得什么病，谁知道2000年后出了SARS病毒了，到这儿，作为我的结论提供大家，三焦学说的运转广泛地听取各位同学、同志的意见，我们就先说到这儿吧，我准备得也不充足，暂请大家，请我们这位大夫多听取意见，您告诉我，当面不好提，也不征求意见了，因为什么呢，征求意见大量的都是以经解经，好不好，因为这么些来呢尽谈药、治法，摆摆学术观点认识，这是我学习中医的基本论点大家看一看，好不好，到此为止。

第三节　浅谈补中益气汤

咱们今天是漫谈性质，可以随时提问，没做什么准备，先谈一个题目算是本课主题，从方剂学开始我谈的题目是，本来我想是谈临床应用等等，我这个方剂学题目是“浅谈补中益气汤方”，下面是临床应用还是理论研究都不够，所以题目就说到这，我就是谈谈补中益气汤，那么从哪谈起呢？这个，头一个说说补中益气汤方解，第二个再谈谈他这个立方的情况，这叫立方本旨，本来的本，要旨的旨，第三个再说说辨证情况，分这么3个题，既有联系又有分隔地来说一说，大约一个半小时或超过一点。其中不管是听不清的，或者学术上疑问问题，各位同志随时提议，咱们就随时切磋琢磨。

那么说起补中益气汤，是个普通的方子，在中医处方学里头，这个方子出自千余年来李东垣先生《脾胃论》，李东垣先生他系统著作有《脾胃论》《内外伤辨惑论》，那么平常叫作《东垣十书》，那就是包括东垣先生自己归纳汇总他自己读过的书籍，比如《汤液本草》啦，《外科精义》呀，他不但是详于内科，而且还详于外科，但是呢，归根结底，从李东垣这个人，这个老前辈一生呢，他在医学卓著来说他还是专于治疗脾胃病，那么他所著的《东垣十书》里头，就是《脾胃论》成为一家之言的名著，这是李东垣这个著有补中益气汤方的配方的，也可以说是发明人，著作人，元代李东垣先生。

那么这个补中益气汤的结构来看是普普通通的几味中草药合成，为什么（说）它在医学界成了一个很主要的学习标（杆）的呀？它就是因为补中益气汤它在结构构成，在学术见解有一定的代表性，有一定的学术性。因此呢，经过了多少年来的实践，人们就构成了一个所谓脾胃学派的一个主要方剂啦，指导着实践，有一定的学术意义。大家呢，在方剂学中曾经罗列过这个配方，那么记起来呢，是八味中草药。我在年轻的时候学这个补中益气汤是从这个《汤头歌诀》上学的，“补中益气芪术陈，升柴参草当归身，虚劳内伤功独擅，亦治阳虚外感因。”这个呢目的就是便于记忆，平常你要是说补中益气汤啊，就可以复述一下它这个歌诀，《汤头歌诀》呢是清代清初的休宁汪讱庵先生的编著。我倒不是推崇《汤头歌诀》，你呢，要是读学中医呢，从启蒙的时候一直到运用的过程当中，书里有一句话呀，汤头歌的大夫，汤头歌大夫治病不治病呢，当然呢，“熟读唐诗三百首，不会吟诗也会诌”，说您那不会平仄韵，不会起承转合，但是你弄熟了呢，也有个自然规律。因此从“四君子汤中和义，参术茯苓甘草比，益以夏陈名六君，祛痰补气阳虚饵”，读到补中益气呀，“补中益气芪术陈，升柴参草当归身，虚劳内伤功独擅，亦治阳虚外感因，”它下面给你著出了，那么虚劳内伤是它的主题，但是呢，不是有这样一句话说“实人病表发其汗，虚人病表建其中”，中医的辨证施治啊，不是说都是某一病用某一方，但是在运用辨证原理的时候呢有着一定的变迁、变化。“实人病表发其汗，虚人病表建其中”。因此，那么在补中益气你说是解表药呢，还是补中药呢，你还怎么用呢，它的适用范围就是辨证的基础上呢扩大了，有他的一定的适用意义。记得我在宽街中医院，看病出门诊的时候就碰到了七老八十的一位老病人，家属陪伴，那么正好分诊护理同志分到我这儿了，分到我这呢，那时候我自己也年轻，临床经验不多，我还带着实习同学，西学中医班的同学。那么一问病人就说发烧、发冷、咳嗽、鼻涕，但是他反映的恶寒多，发热少，而且这个病友呢，脉气虚缓无力，由之在百般的警惕之下，干脆一个病人不看了，我呢三十来岁，请请楼上卢老大夫会会诊吧，卢老请下来以后看了看病人，问问病人还是有一点汗，没有底气，身体虚弱，就提醒我，“实人病表发其汗，虚人病表建其中”，说这个咱们干脆补中益气汤为主，再加点儿透表的药，加点儿芦根，豆豉这一类的药，把病人放走了，那三天以后病人还很满意地回来了，表证也解除了，身体稍有不适，又开了点儿养阴补元气的药，病人全面恢复了。为什么这个病人我记得这么牢靠呢，说明当时的思想意识，就在“实人病表发其汗”，以及“虚劳内伤功独擅，亦治阳虚外感因”上提高了警惕，要不然也犯“虚虚实实”之误。那么甚至于会有不良的治疗结果，所以那个请会诊的目的，给大家暴露暴露思想，当时是不是你看不出来，老太太这个其热不扬啊，有虚象的表证反应，也看出来了，你要这么虚心向老大夫请教，这不是一个很好的事情吗，都虚心请教了也忙不过来呀，老大夫，彼一时也，此一时也，当时的支配思想啊，不单纯是学术请教，还有一个支配思想呢，就是推诿责任。你们知道吗，我今天不是说咱们是谈学，不是让大家都推诿责任，可是要看好了呢，都有功劳，要看不好的时候呢，是不是？我曾经请谁会诊了，病人结果不好呢，是收入住院，是如何如何，也不是我一个人的肩膀上扛着担着，有这么一种思想去支配你去找人家会会诊。所以呢，把这种思想情况跟大伙一说，这个负责任是一样，不负责任是一个思想认识，仅供参考。这是弦外之音，再拉回来说，方解当中我们就进入临床实际，方名叫补中益气汤，是不是一系列的全都是补药，补中焦，那么益气的药，也诚然不全是，你看到补中益气芪术陈，升柴甘草当归参，我们说其中的呢，就是“参”“术”“芪”“草”，这几味药合成呀，煎煮起来，那么饮入于胃啊，这就是补中益气汤，参、术、芪、草。人参：气味甘，微寒，无毒，大补元气；白术：甘，温，燥湿健脾；生黄芪：实腠理，生用固表，炙用补中，补元气，固表，补中，生用作用反映固表、固脱止汗，蜜炙后专门有补中、培中的意义，生黄芪甘温，这里头在本草学、药物学上大家都能够理解；炙甘草：他用的是炙甘草，甘草这味药呢，有“国老”之称，过去咱们开中药写“国老三钱”，这个指的就是甘草。为什么叫国老呢，好像是调和主义，老先生老前辈为了不打架，用国老之称，甘草这味药，是炙甘草调和诸药，偏补，生甘草调和诸药，清热解毒。所以你比如说开银翘散，这个不能是炙甘草，银花，连翘，薄荷，桔梗，竹叶，苇根，荆芥穗，淡豆豉，生甘草，你不能写炙甘草，配合他的药本身就是清热的。在补中益气汤里的应用，用的是炙甘草，参术芪草补中益气的作用，那么他处方的特点呢，他把参术芪草的补中益气的作用能够发挥在药效当中，那原作李东垣先生的特点就是提出来配伍了当归，陈皮。当归这味药，当归炖鸡，当归炖肘子，实际上当归这味药，它不是补药，在药房的讲究的时候还有当归头、当归尾、当归身。《汤头歌诀》它写了“补中益气芪术陈，升柴参草当归身”，那么现在我们呢，开归尾归头不分了，一律从斗子里去抓了。那么当归这味药呢，苦、辛，它能够和血，走血分，它从补药呢，有补中益气汤，单用当归黄芪两味药呢，叫当归补血汤，那么著名的四物汤，是地芍归芎，四物汤中它的补血恐怕以熟地黄当先，当归是配伍药，引入血分。现在的市销的呢，《医林改错》的活血化瘀也没离开叫“血府逐瘀生地桃，红花甘草壳赤芍”，那里的当归呢，还是活瘀的作用，所以当归这味药是走血分，具体的用法还是随着方剂有一定的变迁。陈皮也不是补药，陈皮化痰，理气，是辛开苦降，有升有降，降逆止呕，所以“二陈汤用半夏陈，益以茯苓甘草臣”。二陈汤里有陈皮，平胃散里有陈皮。苍术，厚朴，陈皮，甘草。润肠丸仅陈皮草，有个处方叫润肠丸，就是陈皮甘草。所以对于习惯性便秘，不一定都是芦荟胶囊，他要是气机不顺的时候，陈皮甘草也能合成丸剂。所以关于陈皮来说呢，有一个中药学（书）叫《本草求真》，咱们个人不同的学习，有人是读《本草备要》，有人是读《本草纲目》，《本草纲目》怎么读呢，就是当工具书了，李时珍先生当然1872种，他积累多少年，写成了《本草纲目》。那么我们后来学医的人呢，都是四五百味药吧。《本草求真》是黄宫绣著者，它解释陈皮解释得好，“同升药则升，同补药则补，同泻药则泻，单用化痰理气”。所以当归和血，陈皮理气，再加上升柴参草当归身，升麻，柴胡，这两味药，是完整的一个补中益气汤了。升麻这味药清肝，有点儿苦性，升麻不是大凉药，微苦。柴胡是苦辛微寒，升麻呢升阳明胃气达表，柴胡行少阳辛解，这么一个处方，升麻升阳明胃气达表，柴胡行少阳辛解，也是自里达表。您查本草药物学，大家说柴胡不是和解剂吗？不是小柴胡汤是和解药方，“小柴胡汤和解供，半夏人参甘草从”，而且还说呢，“更用黄芩加姜枣，少阳百病此方宗”，我认为它这个错，说得不是太合适，少阳百病不能都是小柴胡汤，张仲景也不是把小柴胡汤定为少阳病专方，以后有机会再谈这个。就说柴胡还是辛解剂，你到现在的中药学方有和解之方，药无和解之药，有和解剂，小柴胡汤和解剂，逍遥散和解剂，六和定中（丸）和解剂。但是，这个和解，与这个药物本性来说，是不合适的，您读过咱们中药学，算上五版教材，它没写柴胡是和解剂，列在解表剂里头，柴胡可以解表发汗，走少阳自里达表，那么现在配成柴胡安瓿剂、小柴胡汤方成药这都是可以，但是柴胡本身不是和解，它是辛解，那么为什么叫作和解剂呢，这个“和”字是个加号，大小二数之和，这个“解”字呢，是个减号，是不是？您给我和解和解吧，可以，药里头有补的，有泻的，有寒的，有热的，这是它在具体应用上，在和解剂专题再说。比如小柴胡汤里有柴胡，有黄芩，又有参，那么也有半夏，药不会和解的，药都是一偏之性，不是补就是泻，这样呢，把这些药经过加工，形成了一杯药液，给病人投入到胃肠以后呢，药反应什么作用，大家可以理解了，这个补中益气汤的药味，这个参术芪草是起到补药的作用，起到补性的作用以后，到哪儿去，就是要使这个参术芪草的作用发挥出来，那么当归陈皮和血理气，这就是佐使性的一组配伍，那么升麻柴胡呢，使得药物的补性通过周身的代谢起到自里达表，所谓“饮入于胃，游溢精气，上输于脾，脾气散精，上归于肺，（肺朝百脉）通调水道，下输膀胱”，下面这几句话很重要了，《内经·素问·经脉别论》：“合于四时五脏阴阳，揆度以为常也”。那么，这个药物，他吃这些内服药进去以后呢，既有补性，又有调和气血，让它在气血运行了，升麻柴胡呢自里达表，达到了升清降浊，这个机制可就非同一般了。当然给各位提醒了，也不会忘记我们中医中药在补药当中呢，佐使药用完以后，处方学里头每每加入了很普通的两味引药，引用姜枣水和服，那么这个中药店你一写姜枣，它固定的常规就是生姜3片，大枣4个，或者是生姜3片，大枣3个，还得看你有大有小呢。那么这样呢，是吃三服，是吃两服，是吃五服，那么补中益气汤可以说是补气为本，理气和中，还有陈皮呢，当归呀，有升麻呀，有柴胡呀，补气为本，理气和中，再有一句行话，叫作“升举清阳以达于外”。

补中益气汤从方解上没有一味药一味药再去推敲了，也不必要，为了节约时间，归根结底参术芪草起到补中益气的作用，当归和血，陈皮理气，加上升麻，柴胡，补气为本，理气和中，升举清阳达于外的方剂，这就是一杯补中益气汤，可以发挥补中益气的作用。开处方的时候别忘了引用生姜，大枣。这个生姜大枣，为什么叫引，过去有时候开点儿银翘解毒，引用薄荷，薄荷不是后下吗，那么要上中药店去买银翘解毒丸的时候呢，他是包4丸银翘解毒丸的时候，另外给你抓一把也没要分量的鲜芦根拿家去，芦根煎点儿水一喝，香喷喷，我看芦根熬完了跟藕汤一样，小孩儿非常地爱喝，现在那干芦根在药斗子里不定落了多少天的土了，熬起来草末子味，他都不预备（鲜芦根）了。这个“引”字是什么意思，从文字学角度说，引一点直接到一线，这叫引，引长，牵引。不是增加，是两头。我在朝阳医院工作，您工资给我不足，或者别处有比这还多的，我今天在朝阳，明天我把柜子收拾好了，我卷铺盖了，跟经理说也好，跟科主任说也好，咱们再回吧，那边还有点事，来不了了，另有高任了。悄悄地，走不能说那边钱多，这边钱少，这叫引退。药引子也就是弥补弥补长短，所以不在主题而能够达到主题的目的，引长、引短、引退、牵引，这个是药引的作用。那么在这里头补中益气汤就是姜枣水煎服，现在生姜怕拿家吃去，医院中药房生姜不预备了，让病人在家自己切，在某种情况下，也阻碍着我们药效的发展。最近我又琢磨了一个招，干脆你不是不给生姜了吗，我开点儿干姜，我就使2g，不给生姜，我就开2g的干姜，你爱报销不报销吧，你让病人回家自己弄，有的病人还煎药，有的病人还代煎，这种先煎后下的问题。方解就到这儿。

进一步就说《脾胃论》,《脾胃论》李东垣先生，又叫李明之，对于组成补中益气汤的时候，他提出，经过多年实践，提出立方本旨，我们平常也提过这个问题，“升清阳”的问题，补气的问题，升举清阳，实际上大家不要把这个问题看得很难，所谓“升陷”，阳气下陷，它是一个抽象的解释，它反映什么？反映大家在一开始学习中医的时候就读到了阴阳学说，阴阳学说大量的接受的就是《黄帝内经·素问》的《阴阳应象大论》,《阴阳应象大论》:“阴阳者，天地之道也，万物之纲纪……生杀之本始，神明之府也”“故积阳为天，积阴为地”。它反映什么呢，它说“清气上升，浊气下降”“清阳出上窍，浊阴出下窍，清阳发腠理，浊阴归五脏，清阳实四肢，浊阴归六腑”。我们每一位带有生命的机体时时刻刻地就在不断地清气上升，浊气下降。要是清浊相干呢，就出现病态，那么当饮食劳倦超越了一定负荷的时候，脾胃不足，饮食不能为肌肤（输送营养），它的精华不能正常供应周身，阳气下陷入阴中，吸收不了，精华化生不了，反而起不了正常的阳气作用，叫阳气下陷。脾者，为胃行其津液者也，太阴阳明论，胃是六腑之一，脾胃，大肠，小肠，三焦，膀胱转化而出入者也。那么由于饮食失节，劳逸所伤，该吃的时候不吃，到饭店吃饭，不能装了还往里装，脾胃之气也因为这个不能转运了，那不能运转了呢，再有好的营养也不能吸收了，阳气下陷，带来一系列的反应。不但饮食劳倦伤脾，而且反映到情志方面也可以，忧愁思虑则伤心，饮食劳倦则伤脾，恚怒气逆，上而不下则伤肝，在情志的影响也带来脾胃的功能失常，导致清阳不升，浊火不降，浊气不降。李东垣先生就谈到了这种治疗的时候应用的补中益气汤。关于东垣的补中益气汤，从病理机制上就提到了气的一元化及气的多元化，他说在《脾胃论》补中益气汤的条文里，在《内外伤辨惑论》的条文里，他说“夫元气，谷气，荣气，卫气，清气，生发诸阳上升之气，此数者，皆饮食入胃上行，胃气之异名，其实一也。”实际上我认为，我们中医学说它还是对立的统一。一元化与多元化的具体应用，它还看在什么情况下来反映什么情况下的具体情况。谈到元气来说，这是一个地平线，这个地平线，上面能够生存，下面能够扎根，上面能发芽，这个象形会意字“元”，记载时间具体的指标，今年是公元2004（年），是这个元字。那么日积月累的第一天，叫“元旦”，就是意味着能够生生不已，它不是一个循环推论，而是一个不断前进，所以它成为一个螺旋形的上升，那么这个叫“元气”。谷气，大家说了，你今天上这来跟大家座谈，谈谈补中益气，因为我有谷气，要中午没吃包子，没有谷气就谈不了了。所以要想不断前进，光是先天之气不行，还得依赖着生活不断地补充，这就是“谷气”。行于内为气血，行于外为荣卫，荣是滋养，滋荣，在内为气血。那桂枝汤补荣和卫。这时荣气，卫气，清气，皆是诸阳上升之气，以至于肾气，脾气，皆胃气之异名，其实一也。所以，有一句话叫“大病宜顾脾胃”。不管怎么样，这个人食欲要是能够不断地接受（食物），这个病愈后比较好。这个人要是胃气一衰，那么败象就多了。所以立方本旨，东垣补中益气汤起到了升清阳的作用。他提出了：夫元气、谷气、荣气、卫气、清气、生发诸阳上升之气，皆胃气之异名，其实一也。在一定程度下，大病必顾脾胃。所以在举例的时候，他谈到了，《内经·素问·经脉别论》上说，“饮入于胃，游溢精气，上输于脾，脾气散精，上归于肺，通调水道，下输膀胱”。还有谈到饮食。“食气入胃，散精于肝，淫气于筋，食气入胃，浊气归心，淫精于脉，脉气流经，经气归于肺，肺朝百脉”。那气血运行循环没有能看到蛋白、碳水化合物、脂肪啊，但是，饮入于胃，食气入胃，能够供应周身的营养需要。行于内为气血，行于表为营卫，那么在精气神的解释下，又叫作“元气”，在心肺（则叫心肺）功能之气。还有呢，比如宗气，“宗气积于胸中，出于喉咙，以贯心脉，而行呼吸焉”。出于《灵枢·邪客篇》。我们两千年前的祖先对于心肺循环就是这样形容的。在60年代，不是读语录嘛，一个人有动脉静脉，通过心脏进行血液循环，这叫作“吐故纳新”。所以这个心肺循环，是宗气。“宗气积于胸中，出于喉咙，以贯心脉，而行呼吸焉。”所以这个反应这个立方本旨“阳气下陷入阴中”，再往下他提到有的体温升高了，是甘温除热；有的是清阳不升，出现一系列的症状的时候，都是这个原理。请大家参考一下《内经·素问·经脉别论》关于气机的解释来体会，理解。这里的下陷，不是具体的胃下垂，或者是子宫脱垂，来解释这个补中益气汤。那样是丢掉了，狭隘了补中益气汤的作用。不等于补中益气汤没有子宫脱垂、胃下垂的验例，但它绝不是（仅指脱垂、下垂），那要是说痤疮也吃补中益气，是不合适的。请大家注意，实际上是一个气机的认识，饮食不能为肌肤（输送营养），好多的精华没有接受下来，这叫“阳气下陷入阴中”呈现了一系列的病情病机状态。他举出来用补中益气汤来调治，这是立方本旨。最后提出来，“损者益之，劳者温之，下陷者举之，今立补中益气汤”。所以，由于饮食劳倦，情志内伤等等，造成了一系列的症状，损者益之，劳者温之，下陷者举之，今立补中益气汤。

关于补中益气汤方解，立方本旨，机制都谈了，实用方面谈谈这个辨证的问题，东垣先生在补中益气汤下没有把机制谈了，这个病人到底反映了什么样的症情，没有系统的，具体说明。因为机制出来了，可以带来不同的疾患反应。所以补中益气汤既可以治腹痛泄泻，也可以治腹胀便秘，它就是在机制上谈到了。而具体辨证问题，没有系列说明，而后世的作者很多人谈到，它的辨证要在中医“同病异治”“异病同治”的原则下来探讨这个问题了。所以我自己在这个问题上呢，征引了《成方切用》这个著作，它说适应证：烦劳内伤，身热心烦，头痛恶寒，懒言恶食，脉洪大而虚，气短而渴，或阴虚自汗，或气虚不能举元（是精神不振的意思），致疟痢脾虚，久不能愈，一切清阳下陷，中气不足之证。还有一段呢是：元气不足，四肢倦怠，口干发热，饮食无味，或饮食失节，劳倦身热，脉洪大而无力，或头痛发热，恶寒自汗，气高而喘，身热而烦。这是《薛立斋医案·妇人良方》里抄录下来的，妇科学里头也谈到补中益气汤的使用。从此看来，这个“同病异治”“异病同治”，在补中益气汤里很重要。但不能一早上都开补中益气汤打发走病人。你怎么不好，人说不爱吃，懒言恶食，补中益气汤。说你怎么不好，我有点肚子不好，肠炎腹泻，补中益气汤。这位怎么不好，官能症，没劲，四肢倦怠，补中益气汤。“是病不是病，一律藿香正气，”全是藿香正气，那可不成。要注意在辨证论治的基础上来探讨证候反应。察知是否中气不足，清阳下陷造成的。采用补中益气汤。例如，肺心病，气高而喘，端肩膀，这个时候当然不是开麻杏石甘了，而是大病必顾脾胃。那要是说辛温散表的，急性的外感病也要开补中益气汤，也是不合适的。我记得我也鲁莽过，在还没步入医疗机构呢，有一次我有一个教文化的老师，他呢是急火牙痛，我看他口干发热，好像脾虚，是老头，那个时候不会使，不注意到这个中气下陷。我给他开了点补中益气汤类的药，好啊，一吃，第二天，越吃越肿，那时没用清热解毒来进行消肿止痛。所以误用也是值得警惕的。一定要辨证正确。不是说了，一个是脉洪大而无力，再有一个呢，脉洪大而虚，气短而渴。要是说白虎汤呢，也是“四大”，大烦，大渴，大汗，那是阳明里热证。和补中益气汤证不能一样，辨证的问题要抓住一点。

关于诊脉，诊脉这个问题，是我自己多少年积累的经验，验证了“脉无定体，证有定形”。学习中医呀，这个诊脉千万不要拘泥于这28部脉，浮沉迟数，长短滑涩，虚实芤革，你要是这么样去找，必止于呆板、胶固，必须得灵活掌握机动。“脉无定体，证有定形”，具体应用呀，脉为根本，气血之先，必须有的时候舍脉从证，有的时候呢，叫舍证从脉，病人脉证相应，大部分愈后好。脉证不相应，大部分愈后难。有表证见表脉可以，有表证见里脉，比如说：“少阴病始得之，反发热，脉沉者，麻黄附子细辛汤主之。”这是少阴病见了表证。太少两感，麻黄附子细辛汤也用麻黄解表，但是一个沉脉，这个就不能用麻黄汤解表了，麻黄附子细辛汤主之。还有，“热深厥深”，比如说得了痢疾，应该是高热的病人，体温到了39℃、40℃了，这时候他的脉啊并不是很快了，几乎都快摸不着了，由于他末梢循环不好了，阳气不能达表，中医说这是“热郁”。“热深厥深”，它反而这个脉又细又沉，这样的我们也遇到过。这样的疾患就是“脉无定体”，说明这脉要是固定呢，你这补中益气汤见什么脉，补中益气汤要是清阳不升的时候，它就脉无力，也洪大，但不见得多么洪大。“热深厥深”是一个例子，中医的脉学来说，一般解释数脉，是数则为热，迟则为寒，这是正常的规律。异常的规律，我举个在医院会诊有时碰到的例子，病人已经到了心衰一定程度的时候，他可以出现“奔马律”，他那时的脉还是“数则为热”吗？那不是了。体温升高一度，大概脉搏增加十次。那么，几乎要是脉搏跳到一百三四十次的时候，您就得考虑心衰的问题，心脏的功能问题，还能去清热吗？所以，“数则为热”，文献资料上也有说脉数为热，反之脉数为寒。迟则为寒，重症的承气汤证可以见沉迟脉，在《伤寒论·阳明篇》的急下问题上，就有着这样的记载。所以我们祖先对于用脉的辨证认识已经有了很长时期的实践教训了，所以你要说哪一个病，哪一个证，见怎样的脉情，它不是常规的。浮为在表，要是浮而无力，虚浮的脉象来说，并不一定是表证。脉无定体，我再给你举个简单的例子，比如说桂枝汤，桂枝汤说是“太阳中风，阳浮阴弱，阳浮者热自发，阴弱者汗自出，啬啬恶寒，淅淅恶风，翕翕发热，鼻鸣干呕者，桂枝汤主之”这是主条，叫“阳浮而阴弱”，后来编讲义说桂枝汤脉缓，缓为中风，太阳表虚证，脉紧为伤寒。张仲景后来其实有一个桂枝新加汤，“发汗后，身疼痛，脉沉迟者，桂枝加生姜各一两，人参三两，新加汤主之”，那是什么脉，那是脉沉迟。所以这个就得看证，证辨得合适，跟脉有没有相应，有一定的机制原理来认识这脉，“脉无定体，证有定形”，再把《伤寒论》里的小柴胡汤你定定它的脉，小柴胡汤一个是弦脉，一个弦细，还有的条文写着“脉浮细而嗜卧者，外已解也设胸满，胁痛，与小柴胡汤”还有呢，阳微结，那一条，小柴胡汤是脉沉紧。所以你要把这一集中啊，柴胡汤证的脉象有沉紧脉，有浮细脉，有弦细脉，还有伤寒脉弦细，头痛，发热，属少阳。等到小柴胡汤的具体条文上，仲景没写脉，就写了伤寒柴胡四主症。所以在这些问题上，读书的时候我劝大家要追问一个为什么，是不是张仲景写柴胡汤的时候落下写脉了，落下了，不是，他考虑到伤寒有柴胡证，但见一证便是，不必悉具。不必悉具，但见一证便是，你说见了一个病人来了就开小柴胡，能成吗？你得抓住重点、主证，能代表他的疾病的性质才能给他送医送药。所以这个补中益气汤的这个脉，微脉、缓脉、细脉、弱脉、浮脉、大脉、洪脉都可以见得着，那么，再通过这些证型来规定补中益气汤的适用，“证有定形，脉无定体”，“脉为根本，气血之先”，主要要看这脉。在这儿说一下，这个脉叫脉象，不叫脉形，对不对，没有说脉形的，这个形跟象可不一样，象是老不像，您照相也是，没个不走板，除非就王大夫在这儿，就是她叫王某某，您再用多好的相机，我说它也走样，它叫象。这形就不一样，形体，它尺寸改动不应该有差。那么这个脉象呢，要看什么呢，要看脉最好的，叫作胃气，这个头几天呢，有的同志跟他们说过，说正常脉，什么叫正常脉，说“有胃气则生，无胃气则死”，《素问·平人气象论》“四时皆以胃气为本”。《内经》上，《脉要精微论》，诊脉以胃气为本，脉贵有神，是神佛的神的意思，它就是有力，有缓力，怎么缓，都在医者本人的体会。所以用那个，是用计算机呀是怎么样啊，是侦查呀，目前还不能代替了中医诊脉，还得三个手指头啊，去候脉，咱们叫作候脉，时候的候，是吧，这个候就指的时候的意思，平常，你给我号号，不是号，并不是说病人来了非得挂你一个特需专家号，你才给看脉，是候脉，刚才说记载时间的长短，这个候脉，记载季节、气候，叫作候脉。记载时间长短叫时候，记载季节的长短的叫季候，记载脉情的叫脉候，脉有三部九候，这么个候脉。脉贵有神，脉有胃气，脉有根本，这是你再自己体会体会，看看这患者的脉情，可以治是不可以治，脉证相应不相应，来运用的中医脉学，并不能够就是背那二十七个字眼，二十八部脉里《濒湖》的就能够说多少多少，所以诊脉的体系要抓住胃、神、根，来进行反映病情，那么这样啊，来进行他的辨证施治，同病异治，异病同治，这点似乎较难，但是你在实践当中来进行体会，完了，第三个辨证。

下面呢，再提就是关于补中益气汤也不是说“桂芍生姜三两同，枣十二枚，甘（草）二两”，那样呆板地应用，必须要灵活加减，我看李东垣他自己在《脾胃论》体系补中益气汤的加减，也有好多，在这里给大家读一读。补中益气汤加减，他说腹中痛，加芍药，他使的分量比较小，我们还是按照临床常规呀，进行灵活加减，那么这个腹中痛加芍药啊，可能呢，是芍药能缓中，活瘀，化瘀，或者是肠痉挛，或者是某部分的气滞，行血化瘀，可以。恶寒冷痛，这个他举出来了，说这人怕冷，疼，肚子疼，加桂心，就是肉桂，还得去皮；要恶热喜寒呢，腹痛，怕热，喜欢寒，寒凉的，这个时候加生黄芩；偏寒时候的肚子疼，他说去芍药，加益智仁，益智仁、生姜、半夏；他说脐下疼，那么脐下疼是哪些地方疼，加熟地黄，要是再疼不止，还可以加肉桂；胸中壅滞，胸中觉着气机壅滞，加青皮，不但用陈皮，他还用青皮；胁下痛，可以多加点柴胡；心下痞，加黄连，治胃；头疼，加蔓荆子；头疼重，加川芎；头的部位，要巅顶疼加藁本；有的还可加细辛，他叫苦疼，就苦于头疼，加细辛。所以从这里看，补中益气汤的灵活运用，这个加减呢有好多。他说大便秘，所以便秘也可以，一般中气不足，没有力气排便，加当归，元明粉；久痰嗽，长期咳嗽，要加麻黄；在夏季，痰嗽，他说加款冬、麦冬、五味子。那么就是通过了这些个加减法的掌握，你就可以看出啊，在升举清阳，补中培中的基础上，对于补中益气汤的掌握还不是一个单方单药的应用，而是一个在同病异治、异病同治复杂辨证的基础上，来灵活掌握。这个补中益气汤，基本上，就个人体会提到这儿。还有一点就是什么呢，我在运用这个补中益气汤的时候，一般我用的升麻机会少，为什么呢？升麻本身还是很好用的，在60年代以前，50年代，咱们这儿中药房还做加工，比如说开点炙升麻，他那时候有锅没炉子，还有小砂壶，还真是弄点蜜，抓点升麻呀给炙一炙，补中益气用的是炙升麻，后来他不加工了，所以我对于升麻的感情也远了，没法用，这升麻解表药，要是升麻呢，没经过蜜炙，在补中益气汤它解表的作用怕它窜，所以我使的较少，可以和大家说明一下，说您讲了半天，怎么您柴胡可用，怎么升麻您用的几率很少，没有炙的，现在你开炙升麻也没人做，包括同仁堂的也不做。升麻的这味药是升胃提阳，过去在麻疹季节的时候，这个闷疹不出，高热，有一点升麻就行，升麻葛根汤，钱乙，再加芍药甘草，这升清阳，闷疹不出是很好用的。此外，升麻有止泻、解表、退热、发汗。柴胡，现在是，我们用的都是北柴胡，这柴胡也有讲究，好像张仲景时候用的是川柴胡，总之，柴胡是稳定性的药。在这儿补充一下，升麻的应用，今天简单地做了一个补中益气汤的方解，做了一个补中益气的立方本旨，做了一个补中益气的辨证，附带着谈了谈加减法，大家们看看还有什么提问，都不要客气，我们是座谈性的。

提问：我想问问您，您那个五六十年代的朝阳医院的中医科看病的时候和现在看病，从病人的人群，从他那个病证的特点，年代变化了几十年，这个病种上有什么特别的变化，然后现在看病，我们有时候要特别注意的地方，从它的病因病机，病种，比如说疾病种类，有什么常见病、多发病。

方老回答：有点不同了，五六十年代看病啊，我们碰到的这个急性病比现在要多，比如急性胃肠炎、腹泻，那时候没有肠道门诊，后来才添了肠道门诊，应用中药，我还应用过，当时煎药取药藿香正气加减，还采纳过针药并用的，肚子疼，胆囊炎，取足三里、三阴交，扎一扎，当时有缓解的，现在看来少了。这是50年代、60年代，逐渐的，急性病的会诊率也挺多，急诊室也去，也有用中医中药西医西药配合治的。现在我看，那个时候也号召西学中，所以他们也应用。在以后，疾病谱的发展也不同了，你看流脑、肺炎、痢疾这都有，随着传染病的疫情。肝炎大部分都采用中医中药，后来就成立了肝炎门诊，咱们本院还成立过肝炎病房，我都介入过，那个时候感觉像糖尿病不上中医，冠心、高脂也没有多少，后来渐渐地同位素用得也多了。高脂血症、高胆固醇血症来了，糖尿病来了，冠心病也来了，在一定的阶段就产生了一定的疾患的集中。60年代还有职业病我们也接触，铅中毒、汞中毒、矽肺，现在也跟职业病一分家，再加上职业病防护，（职业病）也少，尤其是近来，我看糖尿病、癌症、高脂这是一个。市场上也不同，50年代你要看皮科，不是一个主要科，近年来皮科开始也兴旺，尤其是美容，黄褐斑、痤疮，趋向也比以前多了。所以你这提问很值得警惕，如何随着新的疾病谱的改变。另外就是中成药，中成药也日新月异，比如说很多的剂型改进，好像近来它在管理上三类药容易批，二类药，新创的批得少了，新创的近年来就批了一个地鼠骨酒代替虎骨酒，恐怕销路也不畅。别的，剂型改进以后，你看中药房上的货架也琳琅满目了，原先就是寒痛乐，麻仁润肠用得多，六味地黄用得多，现在有胶囊的，液体的，安瓿，其他的，呼吸道的，更值得我学习。所以中成药的品种可能得超过五六十年代的一倍，就那么多，丹参滴丸，丹参片，那时候哪儿有，那时候的通宣理肺都是丸子。

提问：您能说说那个甘温除大热怎么理解，和补中益气汤之间关系。

方老回答：它在解释上叫作阴虚火重，它也是阳损及阴，阴损及阳。还是先有中气不足，清气下陷，最后呢，伤耗了阴分，出现了虚火状态，所以补中益气汤呢，在调整了机体的中气下陷机制之后，热源恢复了，至于说甘温除大热，大热到多少度，我看还是一种低烧状态，或者是自觉烦热。李东垣先生叫作阴火得以乘其土位，实际上我们体会，由于气虚下陷损及阴分，以至出现烦热、劳热等等，可以应用，看看能不能理解这个。在解释上，由于气虚，疾病的反映，阴阳互相的相关，阳损及阴，阴损及阳，阴损及阳，阳损及阴，能理解点不。所以它在辨证上是烦劳、烦热、心烦等等。

最近我也有个思想看法，我看咱们那个中医科的书格子里头有一本新书，那一厚本子叫内科临证，鉴别诊断，《中医临床证候鉴别诊断》，他的证候鉴别诊断，在我们基础学上，对于证候鉴别，最好的书籍呀，现在《伤寒论》还不能够退位，还得读《伤寒》，《伤寒论》的证候鉴别还是个基础。你看这个关于表里、虚实、寒热、阴阳的性质，定性、定位，这《伤寒论》，大家有工夫，还是得捡起来，像那种伤寒论选读，太不够，我再补充几句话，你比如《伤寒论》厥阴篇有这么一条，“凡厥者，阴阳气不相顺接，便为厥，厥者，手足逆冷者是也”，这就是《伤寒论》张仲景先师，厥的机制。在《内经》上不是有一专篇，《内经》有风、痹、痿、厥四大论，风论、痹论、痿论、厥论。张仲景对于这厥呢，指“凡厥者，阴阳气不相顺接，便为厥，厥者，手足逆冷者是也”。大家看到了，阳虚的厥证，寒厥，今天早上我还看了一个阳虚的寒厥，糖尿病、冠心病，他钓鱼台的，跑到我家去了，我开了“金匮肾气”“附子汤”，他的手足青至节，末梢都紫暗紫暗的，手冷，脚也冷，倒不是太急，慢性心衰，心功不全，他阳虚得寒厥。我们过去看到发热的病人，高热，所谓厥深热深。儿科也常见，脑炎也常见，热厥，其他病要热极了也可以厥，热厥。病人要是肝郁气滞，气死人不偿命，真能气死，也有气厥。还有急性的，凡是气厥、血厥、血虚寒厥，痰厥等等这病挺多的这个厥证，它在机理上出现厥的时候，都是阴阳气不相顺接，所以这一条“凡厥者，阴阳气不相顺接，便为厥，厥者，手足逆冷者是也”。病越重，它反映的手足逆冷也越重，换句话这个机理，阴阳气怎么接呢？怎么叫“阴阳气不相顺接”，我们说这个“阴阳气不相顺接”是经络气血运行，“人一日一夜，凡一万三千五百息，脉行五十度，周于身。漏水下百刻，”这是八十一难第一难，秦越人提的，阴阳气相顺接，手足三阴三阳，经络学顺接，心与小肠相表里，肺与大肠相表里，同样也得达到一个功能循环的任务，这也是脏腑经络气逆，哪儿有障碍，有机制的不通，都可以不相顺接，便为厥，“厥者，手足逆冷者是也”，因此，这句话你觉着挺难，实际上不难，你给他掉一个，“凡不厥者，阴阳气相顺接，便为不厥，不厥者，手足不逆冷是也”。你这样就能理解阴阳气不相顺接了。那么，这阴阳气指的是什么呢？言人身之阴阳呢，体表属阳，体内属阴；言脏腑之阴阳，六腑为阳，五脏为阴；身半以上属阳，身半以下属阴，这样来看看气血，这一整个，整体气血运行。最后，《内经·素问》写的，“升降息则气立孤危，出入废则神机化灭”，中医学基础，中医研究院编的，写的是升降出入，就这两句话，他做了一大堆文章，神机化灭，无不出入，无不升降，就是一个表里上下，“升降息则气立孤危”，神机，他都用这些古代的古汉语的叙述来形容这个，什么叫气立，这棵（植物）天冷，搁到屋里也没人整理，要整理，它的叶儿不应该耷拉着，不打蔫儿，有芽子出来了，它这气立不够，它的神机也不行，“根于外者命曰气立，根于中者命曰神机”，内部的运转叫神机，外部的运转叫气立，你挺着精气神，别窝腰，天柱骨别倒。这样，不气立了，神机，能够谈谈五脏六腑正常运转，一给油门就发动，它可以燃烧、氧化，就转起来了，“根于中者命曰神机，根于外者命曰气立”。所以关于辨证的证候诊断还得在伤寒学的基础上，张仲景奠定了不只是治疗伤寒病的基础，成为了中医辨证学的基础。所以对于397条，87味药的应用还是下点功夫好。

提问：我对这个神机气立不明白，神机根于内根于外，它跟阴阳应该是统一的对吧？

方老回答：对。

提问：但是现在有一种学说，它单门提出来神机气立学说，和阴阳学说，和五行学说是相并列的，您觉得中医在这个老祖宗的路上，因为老祖宗的书很少，在老祖宗的书里是不是有这种中医学说的认识，因为现在咱们中医理论的认识就是阴阳、五行。从这儿发展来的，他现在提出来，中医为什么到现在不好往下发展了呢，就是对这个神机气立的认识不够，但是要是根据《内经》的这个说法，它神机气立跟阴阳应该是统一的。

方老回答：统一的。

提问：还有没有神机气立，在老祖宗的书里有没有什么别的认识？

方老回答：我认为神机气立别把它抽象了，一定得有基础认识。谈医学，谈阴阳学说，也不能脱离开实体的变化，不要把它搞成玄学，有这么看法，要不然的话，恐怕解释就太迂回了。

提问：就是用现在的阴阳理论完全可以解释神机气立的问题？

方老回答：对，可以解释，再看发展。

提问：李奇编的教材，天津那个，他特别推崇这个神机气立，结果他说那个没人懂，他要写到中医学教材的总论导论里，导论里讲阴阳五行，他非要写那里面，他讲神机气立，有的东西确实听不懂，因为读老祖宗东西太少了，才疏学浅。

方老回答：对，弄得太玄了。

提问：就他一个人明白，给他做了很多工作，给他搁到参考资料里面，他挺有意思，他很多观点确实很难用现代中医学来解释他的治病的观点。他病人也很多，也很忙，他自己也长肿瘤，他也做了手术，也吃自己的汤药。

方老回答：实际上很朴实的东西，你买一根香菜，这个香菜支支愣愣，从地里拿上来的，这是好香菜，气立。

提问：您觉得现在，我们看病的水平和老中医差距越来越大，这个根本问题在什么地方？是对古文的阅读能力差还是对古书籍阅读的量少？

方老回答：我觉得量也不够，阅读能力不会差，就是缺乏穷源，追根。现在学院的教学就这么教来的，他没有前后综合读熟了，你看我这个397条，原来就是能一条一条地把它背熟记熟，把所有的伤寒的恶寒证都给系列起来，四逆汤的恶寒是什么样的，葛根芩连汤的恶寒是什么样的，现在每天你没有功夫综合，再有它各家学说，你就伤寒病理论，成无己这么说的，吴昆这么说的，徐灵胎这么说的，他没有时间，连书都没有，他怎么参考。

第四节　从小柴胡汤的证治探讨辨证学说中“半表半里证”的研究

辨证论治理论体系中，八纲辨证是一项很重要挈领性很强的关键内容。就其中表、里、寒、热、虚、实、阴、阳诸纲，无论是历代著作，或近年阐解，都有着很多很透彻（的）诠释。唯于各纲证联属，错杂结合，虽然是辨证中较普遍运用的“半表半里证”，但至今尚乏明确分析。医者莫衷一是，实有进一步探讨的必要。笔者学识有限，谨就所知，谈一谈个人意见，不当之处，尚希教正。

一、“半表半里”证的溯源

“半表半里证”其说法多出于注解《伤寒论》各家，如金代成无已《伤寒明理论》说“伤寒邪气在表者，必渍形以为汗；邪气在里者，必荡涤以为利，其于不外不内，半表半里，既非发汗之所宜，又非吐下之所对，是当和解则可矣”。又清代《医宗金鉴》说：“邪传少阳宜和解，汗、吐、下三法皆在所禁，以其邪在‘半表半里’，而角于躯壳之内界，在半表者，是主气之为病也。”按照辨证法的观点，历来哲学论述，中间路线是绝对不存在的，那么辨证学说中的这半表半里证其含义将概括些什么样的内容？从而在其治法方面也引出所谓“和解法”一端。具体思路和医学实践，的确是值得深思的。溯本求源，关于“半表半里证”仲景原文中早有启发。按《伤寒论》太阳篇148条说：“伤寒五六日，头汗出，微恶寒，手足冷，心下满，口不欲食，大便硬，脉细者，此为阳微结。必有表，复有里也。脉沉亦在里也，汗出为阳微，假令纯阴结，不得复有外证，悉入在里，此为半在里半在外也。脉虽沉紧，不得为少阴病。所以然者，阴不得有汗，今头汗出，故知非少阴也，可与小柴胡汤。设不了了者，得屎而解。”原文中就小柴胡汤适应的“阳微结”证候，不止一次地辨析，提出表里问题，就其论点以别于八纲辨证的表里同病。所以反复强调“必有表”“复有里也”，“此为半在里，半在外也”，乃是阳郁所致之患。虽然仲景书中没有直接提示出“半表半里证”，然而在其词义严谨的《伤寒论》原文内却早已孕育着这一幽妙的学术观点。仲景后，各家为了剀明原理，推广和发展辨证学说的临床指导意义，因此就直接提出“半表半里证”这个鲜明的含义词。不仅有着历史意义，而且在实践方面也是具体发展了“八继辨证”的灵活运用，增辟了“半表半里证——治以和解法”，成为学术上一个专门的分证问题，是从仲景学术典籍中开创来的。

二、“半表半里”的病位和病机问题

“半表半里证”在辨证理论体系中既已客观存在，同时又是不可或缺的环节。因此，对于“半表半里证”的病位和病机就有必要做一实质性的探讨。

毋庸置疑，“证”是我国医学诊断中独特的理论之一，“证”的客观存在应以形态变化为其物质基础。“半表半里”的具体位置仍然要本着“藏象”学说予以进一步的分析。仲景《伤寒论》原文97条云：“血弱气尽，腠理开，邪气因入，与正气相搏，结于胁下，正邪分争，往来寒热，休作有时，嘿嘿不欲饮食，藏府相连，其痛必下，邪高痛下，故使呕也。小柴胡汤主之。……”此外关于腠理的解释《金匮要略》云：“腠者是三焦通会元真之处……理者是皮肤脏腑之文理也。”

以上记述足资显示出半表半里之所司不外是腠理、三焦、胆及其所属经络系统等器官的综合系统观。“半表半里”具体的生理活动也正是上述各器官的表里内外雌雄相应，气里形表之相成的具体体现。

不难理解“八纲”中的“表”“里”两纲是反映着病位问题的。那么，“半表半里证”同样也应该是个病位问题。而“半表半里”的学术观点在辨证学说中，却又构成了独立的分证，自然就应与八纲辨证“表”“里”相互关系临床错杂交织运用的问题有所异别，对这方面的研讨，目前也少有文献述及。实际上八纲中的表里同病，是疾病过程中机体上有着两种不同病变的同时存在。如表寒里热，表热里寒或表虚里实、表实里虚等均是。而“半表半里证”的病变，临床虽然也有表里证，但它是由一方面病因导致来的。例如：往来寒热、胸胁苦满，嘿嘿不欲饮食，心烦喜呕等证候不能用八纲“表”或“里”的分证来解释，而要提为“半表半里证”这是人们所常知的。此外临证中还有些个别症情与表里同病极相近似，而终属“半表半里”者，如前述“阳微结"病情就是很明显的实例。这种同中求异，异中求同，掌握好治病的关键，仲景书里是不为罕见的。而我们医者就要依赖敏锐的眼光，把握病机，所谓“有者求之，无者求之”的含义，也端在此。

三、“半表半里证”研究的展望

“半表半里证”在辨证论治理论体系中，已有了其特定的分证意义，它不能与“八纲辨证”学说中的任何一纲相等同；也不能视为其目属；在治疗法则方面，它突出地引出来“祛邪扶正”。“扶正祛邪”“邪正分争”的辩证统一观，对这种病证的治疗必须在解表、清里法之外，另议治中的治则“和解法”，指导临床，随证施治，治疾愈病，确乎是有其应验的。同样，“半表半里”在脏腑学说里，虽然它的定名近似抽象，但也已构成了脏腑、表里、内外、上下、升降等有机的相互联系，因此，作为我国医学科研思路重点之一，有必要从形态结构以及其机能的认识理解方面，再做进一步的研究和探索，这样或可于我国医学理论方面的学术发展将有所促进。

第五节　从方剂学的角度读一读中医对气管炎病的治疗

气管炎是一种最常见的呼吸道疾患，罹病较重，发病率增高时，每可影响生产，若形成慢性发作，终年不愈，也可妨碍健康，当前卫生部门对这种病的防治很为重视。

中医学术对本病的治疗属咳喘痰饮病门，谓内科杂病类，发病有暴有急；有缓有慢；暴急多兼外感流行；缓慢多兼痼疾停饮（俗称为老慢支）。此外，还有非缓非急，病程持续阶段，就要缓急兼顾，抓紧医治。

治疗咳喘的配方，历代文献资料很多（多是内服药方剂）。我科根据中医辨证论治原则，按照理法方药为指导，对本病的处置一般尚称顺利，现仅就临床常用有一定效验的配方，选录十则（亦称止咳十方），从方剂学角度谈一谈个人体会，请大家批评指正。

这十个配方是：一、参苏饮（出宋《局方》）；二、桑菊饮；三、银翘散（出《温病条辨》）；四、麻杏石甘汤（出《伤寒论》）；五、华盖散（出宋《局方》）；六、杏苏散（出《温病条辨》）；七、止嗽散（出《医学心悟》）；八、小青龙汤（出自《伤寒论》）；九、定喘汤（出《卫生宝鉴》）；十、苏子降气汤（出《局方》）。

十个配方的运用，分四个方面进行介绍。

一、表证寒热不已的解表剂（抗炎、抗感染、抗生素）

本组四首方剂，（所治）都为急性发作，除咳喘症外，多伴有畏寒发热，头身不适等体征，其中：

寒重——参苏饮（辛温宣肺，理气除咳）
苏、前、梗、葛——解表宣肺
陈、半、苓、草、枳——通畅气机
人参、木香——补气（服2～3剂可缓解）

热重——桑菊饮
桑、菊、翘、薄——清热解表
杏仁、苦梗——化痰宣肺
生甘草、芦根——透表和中
（以上：辛凉轻剂）

银翘散
银、翘、牛、薄——清热解表
芥、豉——发汗散热
竹叶，清里热；桔梗，宣肺热
（以上：辛凉平剂）
生甘草、芦根——透表和中

麻杏石甘汤

生麻黄、生石膏——解表宣肺，清热泻火 ⎫
苦杏仁——利肺除痰 ⎬ 辛凉重剂
生甘草——调和诸药 ⎭

可兼上两方并用

二、促进气道通畅，改善气急、气逆——宣肺剂

（解痉、抗炎、减少分泌物）

喘哮——华盖散（以止咳喘急发为宜）

生麻黄、炙桑皮、紫苏叶——利肺止咳喘

杏仁、陈皮、半夏、茯苓、炙甘草（二陈汤）——理气化痰

痰咳——杏苏散（以止痰嗽急发为宜）

苏、杏、前、桔、枳 ⎫
陈、半、苓、草 ⎭ 宣肺利气化痰

三、急期已缓，但久不痊复，止嗽化痰、调和肺气、宣敛并用——止嗽散

调和肺气 ⎧ 炙紫菀、炙百部、炙白前——敛肺 ⎫
　　　　 ⎩ 陈皮、桔梗、荆芥——宣肺 ⎭ 炙甘草——和中

四、慢性咳喘发作阶段

1）小青龙汤：治水饮射肺，以哮喘为主症的通剂（解痉止咳喘，散饮除痰）。

2）定喘汤：化痰平喘，以宿喘气促为主症的通剂（利肺除痰）。

3）苏子降气汤：化痰降气逆止咳喘，以祛痰涎为主症的通剂。

以上三者可交替应用。

小结：

1）以上十个方剂都是我用历代医籍著名的经验方，通行全国行之有效的方剂。

2）十个方剂的选用，要根据中医辨证论治来掌握。审证以确，按方投用，以获理想的疗效。

3）进一步的科学探讨，改变剂型，可通过科学方法对本方药的改进，予以提高。

4）气管炎引起的肺心病变，或者某些既往以及其他疾患所致的咳喘证，还要另选成方或加减配伍引用，不在此列。

第二章　方和谦论文

参加流行性乙型脑炎治疗工作的点滴体会

北京中医学校　方和谦

流行性乙型脑炎，是一种夏季急性传染病，在党的中医政策英明指导下，几年来，引用中医方法治疗这种疾患，曾取得不少成绩，很多危急沉重患者，得到救治。笔者在去年夏季参加了本病的抢治工作，兹将个人的一些不成熟体会，介绍如下，希望大家指正。

一、发病情况与季节气候的影响

本病的流行，我地区每年以8月为极期。这个时期的气候，正是小暑、大暑的节令，湿热正盛，引用中医对“暑温”“伏暑”“暑风”“暑厥”症的治法治疗本病，原则上是正确的。因为结合乙型脑炎病的病情，确是属于外感热性病温热性质的疾患。但是我们医者在掌握这方面的知识与临床相结合的时候，还有必要注意到当时的具体气候情况，以做参酌，这方面也是很重要的。因为大自然气候环境的变迁，是不可能在同一季节时期、同一地区，总保持着一定的气候常度，前人说的“有至而不至，至而太过，至而不去……”等有关气候变化的问题，正是针对这种现象提出来的。例如：根据报道，1955年石家庄市治疗脑炎，发病偏于暑温证型者较多，而1956年北京市的发病又多夹湿邪，湿热为浊之患；去年我们参加本病治疗时，发现患者又偏于表邪闭郁，无汗喘促者为多，入院的危重患者，常先伤于肺气之化源（呈呼吸衰竭状态），而不同于前数年的心神内闭，内闭外脱症（心力衰竭状态），所以在医疗处理上就采取了透表达邪、清热解毒的治法，每收到预期效果。

附　病例（一）

孙某某，女，5岁，1963年9月9日入院。经西医确诊为流行性乙型脑炎（危重型）。

1963年9月9日上午：患者于9月5日开始发病，早期曾有高热、嗜睡、恶心，旋由市立儿童医院转来我院。

现症状：患儿热盛神昏，体温39.3℃，苔白，舌质淡红，脉浮数，重候乏力，咳呛，气促，息短，皮肤干燥无汗，小便不利，抽搐，意识不清，肢厥，颈项强直，时或烦躁，时或嗜睡。证系表邪闭郁，肺气失宣，邪热阻遏，气阴两伤，拟以宣透表邪、辛凉清热、育阴法。

连须葱白五寸，淡豆豉三钱，银花五钱，连翘四钱，丝瓜络三钱，鲜芦根一两（后下），黄芩三钱，栀皮三钱，天花粉四钱，冬桑叶四钱，杭菊三钱，西洋参二钱（先煎）。

9月9日晚：患儿药后，已得微汗，神志偶有清楚表现，手足回暖，阳气得以运行，体温下降至38.5℃，表闭虽开，里热耗津之势未除，气短、息促、烦躁、抽搐均减轻。肺胃热盛，议再清透，并佐入通络法。

银花五钱，连翘四钱，鲜芦根八钱（后下），鲜茅根一两（后下），生石膏一两，黄芩三钱，知母二钱，小生地三钱，丹皮四钱，竹叶三钱，钩藤五钱，全蝎三钱，蜈蚣五条，西洋参二钱，栀皮二钱。

9月10日上午：患儿经前两方后，热势续呈阶梯形下降，苔薄白，脉滑数，体温37.3℃，议前法加减化裁，邪热得清，药亦减量。

银花五钱，连翘四钱，知母二钱，黄芩三钱，生栀二钱，竹叶二钱，钩藤三钱，鲜芦根一两（后下），桑叶三钱，生石膏六钱（先煎），生扁豆四钱。

9月11日中午：患儿神志已清醒，未抽，脉象缓细，苔薄白而润，体温持续在37℃上下，时有烦躁，仍宗前法辛凉清络并用。

银花四钱，连翘三钱，生栀皮二钱，鲜芦根八钱（后下），鲜佩兰四钱（后下），生石膏四钱（先煎），生扁豆五钱，竹叶二钱，滑石四钱，生甘草一钱，淡豆豉三钱。

9月12日以后，患儿自经透表达邪及服前药后，证候稳定，体温基本正常，意识清楚，二便佳，乃以吴氏（《温病条辨》）清络饮法加减（银花、瓜络、芦根、竹叶、扁豆、六一散），按方四剂，至9月15日停药观察，9月18日痊愈出院。

由此看来，季节气候的演变与乙型脑炎的发病症情是有着密切关联的。六淫的邪气伤人，六气而只感一气的就可发生一气之为患；如若复以两气以上的则可有两气以上之病证，随其素质与所受邪气之轻重多寡以为转机。虽然本病是符合“暑温”“伏暑”“暑风”“暑厥”的疾患，而我们对于前人的“必先岁气，勿伐天和”的示戒，还不应当机械地拘守固执，必须根据辨证施治原则，结合病情灵活对待，才不致发生错误。

二、关于治疗乙型脑炎的辨证施治问题

为了总结本病经验，首先要经过现代医学的实验诊断、物理检查等加以确诊，这是很必要的。但是在中医治疗上，仍必须通过中医辨证方法，进行症情分析，以决定治则用药。

整体观察，辨证施治，是中医几千年来所积累的宝贵经验。乙型脑炎病既属温病范畴的疾患，毋庸置疑，当然要运用温病学说的辨证方法来进行诊断。但这还不够，因为温病的辨证，是从“六经辨证”的基础上发展起来的。正如创立“三焦”辨证纲领的吴鞠通先生，已经自称其立论是羽翼仲景之意，不应单纯地依靠温病学说来辨证。所以医治乙型脑炎疾患，仍需要将“三焦”“卫气营血”和“六经”等辨证方法比较全面地综合运用。这种说法，并不是把“伤寒”和“温病”的关系，从病因学上等同混淆起来。关于“伤寒”和“温病”的病因学问题，前人有过很多讨论，这里不加重赘。简言之，辨证的问题，是要以有机体临床客观“证候”反映的存在为依据的。“卫气营血”“三焦”辨证，对疾病的传变层次，以及其影响或涉及的内脏气机的活动，从生理到病理都有着具体的分析；而“六经辨证”又有着“合病”“并病”“表里相传”等错综复杂关系。就当前学术发展来看，二者基本上都是中医对外感热性病辨证上不可分割的理论。例如王孟英氏在其所编的《湿热论》中对“痉厥”证的机理分析时，就有着这样的记载，篇中说：“……伤寒之痉自外来，证属

太阳，治以散外邪为主；湿热之痉自内出，波及太阳，治以息内风为主。盖三焦与肝胆同司相火，中焦湿热不解则热盛于里，而少火悉成壮火，火动则风生而筋挛脉急，风煽则火炽而识乱神迷，身中之气，随风火上炎，而有升无降，常度尽失，由是而形若尸厥……”据此可知，在温热学说已经大大地发展之后，温热学家也不是墨守一家之言的。疾病的演变，是多种多样的。有机体在发病以后，绝不会有始终不易之情，而医者治疾愈病，更不能有一方一法可赅之理，这种机动应用辨证方法的原理，同样在乙型脑炎病的治疗方面，也是应该注意到的。

附　病例（二）

史某某，女，11个月，1963年8月31日入院，病历号18768。经西医确诊为流行性乙型脑炎（重型）。

1963年8月31日夜，发病3天，高热39.3℃，嗜睡，神昏，阵抽，无汗，息促，舌苔白薄滑，舌质略红。病邪在表，热迫于内，三焦少阳相火俱盛，项强筋急，脉弦滑数，指纹偏紫在气关以上，议取宣泄解表，清透里热之剂。

大豆卷三钱，淡豆豉三钱，鲜芦根四钱（后下），银花三钱，蝉衣一钱，连翘二钱，竹叶一钱，钩藤二钱，桑叶二钱，栀皮二钱。

9月1日中午：患儿体温下降（38.5℃），微汗，苔浅薄白，脉滑数，下黄稀黏便，尿淡黄，仍有嗜睡项强，议清透略加化浊。

银花三钱，连翘三钱，鲜芦根五钱（后下）淡豆豉三钱，菖蒲二钱，荷叶三钱，鲜佩兰，三钱（后下），淡竹叶钱半，钩藤三钱，桑叶三钱，菊花三钱。

9月2日：患儿已见清醒，热势继呈阶梯下降，继昨方去菖蒲、荷叶，加栀子皮钱半，以清少阳三焦膈热，入晚体温37℃。

9月3日：热势趋平，能哭闹，颈抵抗轻度，舌苔白薄，尿淡，脉滑略数，议上方增损为治。

银花三钱，连翘二钱，竹叶一钱，鲜芦根四钱，桑叶二钱半，蝉衣二钱，灯心一钱，钩藤二钱。

9月4日：患儿诸症俱已稳定，纳食及二便均佳，体温36.6℃，项强缓解，脉势稍数，善哭 闹，热邪初退，舌洁，再议退余热和胃法。

丝瓜络二钱，扁豆衣二钱，生谷芽二钱，灯心一钱，竹叶一钱，净蝉衣二钱，桑叶二钱，银花二钱。

患儿在9月5日以后，又连续服上方加入生扁豆、生稻芽、焦神曲诸味，连续3剂，停药观察，至9月14日痊愈出院。

附　病例（三）

代某某，男，7周岁，1963年9月2日入院，病历号18786。经西医确诊为流行性乙型脑炎（中重型）。

1963年9月2日夜初诊：发病4天，脉滑数，苔白滑，嗜睡懒言，面少赤，发热39℃，无汗早期曾有呕逆，不渴，头痛重，微有谵语。证属暑湿夹感，三阳邪热闭阻之象，拟取透表化湿。

鲜芦根八两（后下），豆豉四钱，扁豆衣三钱，荷叶三钱，六一散三钱，鲜佩兰三钱，竹叶二钱半，银花四钱，连翘二钱半，桑叶三钱

9月3日晨：夜间急服药后，症势未见转机，热有续增之势，头痛较重，嗜睡无汗，脉舌依前，再取辛凉透解。

鲜芦根一钱（后下），豆豉四钱，扁豆衣三钱，鲜佩兰四钱，生栀皮二钱半，银花五钱，连翘三钱，竹叶二钱半，生石膏六钱（先煎），桑叶四钱。

9月4日：昨药后表热得退，证势趋佳，嗜睡、头痛均见轻减，二便佳可，拟方竹叶石膏汤配入清热解毒法。

淡竹叶二钱，生石膏八钱（先煎），栀子三钱，黄芩三钱，知母三钱，连翘四钱，桑叶三钱，银花四钱，鲜芦根五钱。

9月5日：试体温已正常，惟苔淡黄而厚，舌尖稍红，头痛已减，轻度嗜睡，脉滑略数。症情已入稳途，拟昨方化裁，予3剂，每日1剂。

银花四钱，连翘三钱，生栀皮二钱，竹叶二钱，丝瓜络三钱，冬桑叶三钱，蝉衣钱半，滁菊二钱，灯芯一钱。

9月8日：症状消失，查体均正常，未予处方，停药观察1周，痊愈出院。

三、讨　　论

1．关于痉厥神昏的辨证问题

以上介绍的三个病例，前两例均有发痉抽搐、意识昏迷症状，第一例四肢厥逆尤重，第三例则仅呈嗜睡状况。这些症情，都应分属于手足厥阴经的证候。但在医治过程中，三例都没有用过香窜窍或潜镇止痉药物，且表解热退后，各证也亦次第随之缓解。从病机上分析，热病痉厥谵妄，的是风火交煽，神明失主，气机阻遏所致，《内经》所谓“掉眩”“瞀瘈”“鼓栗”“强直”之类均是，仲景也说过厥者是阴阳气不相顺接的缘故，但是临床还应参之脉舌给药。综观三例患者，虽症见神昏抽搐，然均未见有舌绛紫干、脉势沉伏之候，况原则上温病治法当以辨舌为主，因此三个病例的投药，应当舍证从乎脉舌之诊。其所以三例的风火内盛，实均由于表闭热盛不能透达而来，并非邪陷或厥阴不足之候，自当仍以透解外邪为首要。如投紫雪、安宫之类，反易引邪深入；若用潜镇止痉，更可固敛表邪。《内经》谓“其在表者，汗而发之”，正是这三例的用药道理。

2．三个病例的具体比较

第一例孙某平，暑邪兼感，体质略差，表闭尤重，症势险恶，所以肢厥无汗，呛咳息促，热邪耗阴，脉息重候乏力，因取葱鼓汤配入辛凉宣解兼洋参以养胃阴，汗解后，继投凉解透络而安；二例史某英，年甫11月，虽暑邪兼表，无汗脉数，但阵抽已呈惊风之征，除透达外，或偕蝉衣，或偕桑菊、钩藤之属，以熄肝风，医治尚称顺手；三例代某立，其证候较一、二例为轻，邪火虽盛，正气未乏，始终只用辛凉重剂，宣透暑热为治。

3．今后的意见

流行性乙型脑炎是现代医学的病名，中医治法首应强调辨证施治。我们几年来的经验，有些患者是用清热、解毒、养阴方法治愈的；有些是用利湿清热法治愈的；年前我们医治本病时，不拘于温病“禁汗”“禁下”的问题，一般多采用透表得汗而解，个别病例，也有用攻逐法的。祖国医学对外感热性病的治法多端，为了能够摸索出乙型脑炎病的中医治疗规律，还必须进一步地观察总结，积累资料。依靠广大医界同志们的努力，集思广益，定能收到提高的效果。

《中医杂志》1964年7期

论 痰 饮

首都医科大学附属北京朝阳医院　方和谦

方和谦教授从医60余年，融会贯通诸家而精于仲景之学，临床擅治多种疑难杂症。对呼吸系统、心脑血管及肝胆系统疑难杂症的治疗有独到之处。

一、学术渊源

痰饮咳嗽病出自张仲景的《金匮要略》。痰饮病在临床上的应用面相当广泛。痰和饮不同的病因构成了不同的病证。其病因不同，所产生的病证也不同。痰和饮为病因学的主要部分。在中医基础、辨证论治当中痰饮又有发展，后世比较繁杂。《金匮要略》中只是把痰饮咳嗽病提出，而后世把痰饮更广义化。

“饮”在《内经》上有“饮入于胃……”的记载，而无“痰”字记载。“痰”在汉代产生。张仲景把“痰”作为医学记载，于《金匮要略》痰饮有四，痰悬溢支，是饮邪归类的四大类。另外还有留饮、伏饮等饮证条文，而从病理演变看，与《金匮要略》的水气篇更为密切，和水与气的推动循环有密切联系。像四肢面目浮肿，成为“溢饮”。

后世把痰归类为多种病因的解释，除去呼吸道、口腔吐出的黄白痰外。对于痰的辨证来说，更涉及广泛的内科方面。如关节病方面叫“痰核走注”：瘰疬、瘿瘤又称为“痰结”。

二、临床认识

痰饮：“其人素盛今瘦，水走肠间，沥沥有声，谓之痰饮。”从内科角度讲，像消化道疾病，结合现代检查手段“素盛今瘦”是由于肠道吸收差的肠道疾病所致，尤其注意肠结核。

悬饮：“饮后水流在胁下，咳唾引痛，谓之悬饮。”两胁疼痛为肝病，如肝硬化、腹水、门脉高压，就是“水流在胁下”。仲景的十枣汤、甘遂半夏汤，是峻猛剧烈的胃肠泻下剂，可引起脱水。近代有用舟车丸治疗肝硬化腹水的案例。容易引起肝性昏迷、肝功能衰竭导致没有推广应用。本人治疗肝硬化腹水症还是用五皮饮（陈皮、冬瓜皮、大腹皮、赤小豆皮和生姜皮）。另外可加水红花子15～20g，走水入血，无毒副作用。

溢饮：“饮水流行，归于四肢，当汗出而不汗出，身体疼重，谓之溢饮。”与水气篇接近。“病溢饮者，当发其汗，大青龙汤主之，小青龙汤亦主之。”小青龙汤在今天看来是用于呼吸道疾病。但呼吸道疾病也可引起身体疼痛。大青龙汤应该是在风湿性关节炎、类风湿性关节炎的急性发作“当汗出而不汗出，身体疼重”时应用。

支饮：“咳逆倚息，气短不得卧，其形如肿，谓之支饮。”是指的呼吸道疾病。

三、辨治经验

仲景谈“病痰饮者，当以温药和之”，是因为无湿不生痰，脾为生痰之源，脾主中焦，湿为阴邪，所以“病痰饮者，当以温药和之”。这是指一般规律。

仲景先师治痰饮方有：苓桂术甘汤、己椒苈黄汤、大小青龙汤、五苓散。具有一定的临床意义与实践经验。如对于停痰留饮的慢性肾脏疾患，最后都用温阳药、补气行水药治疗。在治疗急性发作的水气停留、饮邪停滞病症时，也不要忽略温热学说的应用。例如：患者高某，因急性肾衰竭、无尿症住院。内科请我会诊，我认为此病在夏季，暑热伤气，气不化水，故采用了猪苓汤、益元散之类方剂，收效很好，此病人的溢饮（肾衰）是不能用“温药和之”的，而需用清热祛水药方能获效。《温病条辨》也谈治痰饮，记载有六一散、益元散等方剂。叶天士、吴鞠通认为：三焦腠理，水谷之道路，水火之通路，暑热伤元、伤阴、后，也可导致痰饮。另外，仲景在《伤寒论》阳明篇中述：“若脉浮发热，渴欲饮水，小便不利者，猪苓汤主之。”猪苓汤中就有养阴的阿胶，此证就是因热伤气机而致的饮证。由此可见，对于痰饮证“温药和之”的治则，应审证求因，不要千篇一律。

《金匮要略》中有苓桂术甘汤与小青龙汤对比的病案，是仲景唯一举例说明的条文，谈的是麻黄的应用。此条文对我在气管炎中的治疗，用与不用麻黄很有提示。茯苓、桂枝、半夏、五味子是看病人的阳气虚否来选用。寒痰留饮，病人血虚，麻黄要慎用。“青龙汤下已，多唾口燥，寸脉沉，尺脉缓，手足厥逆，气从少腹上冲胸咽，手足痹，其面翕热如醉状，因复下流阴股，小便难，时复冒者，与茯苓桂枝五味甘草汤，治其气上冲。”条文说明此麻黄有汗无汗均可用，但汗出而喘谓实证可用麻黄，如血虚而喘则不能用麻黄，故不能用小青龙汤。麻黄禁忌：咽淋疮衄血汗寒。选用麻黄的生炙、量的大小，对喘息的病人有斟酌的必要。

关于痰证，最普遍的治疗是二陈汤，其方化痰。临床应用多端，加枳实、竹茹名温胆汤。二陈汤合小柴胡汤名柴陈汤。二陈汤加当归、熟地名金水六君煎。二陈汤加藿香、佩兰名加减正气散。

此外，在风痰、寒痰、火痰推广的杂方就出了痰证的边际。如治神志不清的牛黄清心丸，治中风、半身不遂的再造丸、活络丸也是祛痰。祛痰、醒神、开窍为三宝，常用的药有竹黄、远志、白蒺藜、胆南星、清半夏、鲜竹沥、礞石滚痰丸等。个人认为在痰核走注的治疗中，《外科证治全生集》的阳和汤、小金丹、西黄丸对瘰疬、结核、乳腺增生、骨髓炎等病的治疗都有深远的意义，但在抗癌的治疗上没有明显的效果。另胸水不能算在悬饮中。从处方学来讲有臌证丸方中的甘遂、半夏有泻下作用，峻猛重药的应用在什么场合用很重要。本人在门诊用到过小承气汤、大柴胡汤治疗胰腺炎。重药适用于病房，因可以观察。

《通俗伤寒论》关于痰证的用药思考较多，为时方派。《伤寒指掌》亦可以参考。

（选自《中国百年百名中医临床家丛书·国医大师卷》之《方和谦》）

《中国民间疗法》2011年第4期

日本在针灸医学科学研究上的成就

北京朝阳医院中医科　方和谦节译

日本对我国针灸医学的研究已有悠久的历史，不少的医学家在针灸医学的研究工作上进行了顽强的斗争和不懈的努力，使针灸医学的研究工作得到了不断的发展，取得了很大的成绩。为使我国医学界能够较全面地了解日本对针灸医学研究的情况和成就，特将间中喜雄先生在《现代汉方医学大观》上所发表的《国际针（灸）医学的情势和日本对针灸医学科学研究的成就》一文节译介绍于后：

直到明治末期，日本对针灸术的研究仍被视作格外个别的事。仅以之为民间疗法，就其残存部分与按摩术共同成为教授给盲人做职业的教材而已。因此操此术者只要经过“府”或“县”比较简单的资格测验即可执业。几乎罕有以理论或科学作为研究对象的风气。

明治初年群马县县立医院大久保适斋氏所著的《铖治新书》，在医界中传为以西洋医学解述针灸的疗效，殆系最早的研究人物，其著作多散逸不可复得。该氏引用长针，着重对于交感神经的影响，由是有刺激交感神经节的手法。

到明治40年（1907年），三浦灌之助教授发表了“关于针疗”的研究档，在学术界有力地开辟了研究针灸的道路。但从今日来看，就针疗本质部分的研究，尚少阐及，竞止限于概况的结论而已。

由大正年间到昭和初期（1914年以后），有水野、藤井、橙田、原田、青地、时扶、原、山下、长门谷、潼野、驹井等医家，不顾一般医学界的不关心和嘲笑态度，虽对针灸医学一般的作用，如关于血液成分，灸痕之组织学、生理作用，对酸中毒的影响等，主要以动物为其研究之对象，并且对其病理状态和健康状态做了调查研究，并由此而获得了学位。但关于针灸最本质的部分，即病体状态的观察，刺激部位（刺激点）问题，临床观察等大都未得到解决。

如将上述作为针灸第一期的研究阶段，则第二期，即在昭和中期以后其研究工作就有了进一步的开展，具体表现在进行了全面问题的重点研究；采用新式的研究方法，派得力的医学家来指导研究机关对针灸医学作了专门的研究工作；普通一般的针灸家都掀起了研究的风气，有关进一步临床观察的报告会逐渐增多起来（如学会、讨论会、研究会、讲习会等）。尤其是战争失败以后的时期，因为占领军对于长期“鄙视针灸”的问题采取了应付自流的态度，故对针灸理论及其科学化的研究要求益为热烈迫切了。与这些风气相适应，到处都开始创办了针灸的研究组织及杂志等工作，以新式的针灸医学理论，西欧样式的针术学习班为针灸医学上有力的支持，当时医学家轻视针灸学术的思想亦随之逐渐减少，而热心研究针灸的人相应增加起来。前京城大学药理教授大沢胜关于灸术奏效的机转及其火伤的热能力作用系统地进行了研究，并且教授学徒至今仍在继续着这样的工作；已故东大生理教授桥田邦彦曾主办过日本医学研究会，强调了东洋医学的重要性，他是一位最得力的学术家，是从间接对针灸的爱好进一步成为直接的爱好者，不辞辛劳地在研究针灸的工作上给予很大的帮助，很多人受到了他的影响；千叶医大眼科教授伊东弥在该校设立了东洋医学研究室，许多都成了学术研究家；东大治疗学讲师板仓武博士，在同爱医院内科创设成研究室，对许多针灸学家进行了研究指导工作；日大药理教授寺田文治郎依据针疗的影响，对氨基酸的增减进行了研究。

此外作了间接地与研究针灸相关工作的学术家有冲中教授（自律神经）、高木教授（发汗反射作用的研究）、小野寺教授、松永教授（关于压痛点的研究）、石川（太）教授（广泛性的关于内分泌的研究）等人。这些研究内容，结合到直接研究针灸的工作上，其希望是日近一日了。此外还有七条、代田等近百人分别或共同进行了全部解剖学的研究、经络问题、热度感觉测定法、平田氏带、热度刺激、关于脉诊的研究，关于灸丘诊点的观察、临床的观察、关于特殊的刺激点和特殊手法的研究以及理论的考稽等各项专业研究。

在研究机关方面，计有千叶医大的东洋医学研究室、日本东洋医学会、东亚医学协会、东方治疗研究所、日本针灸治疗学会、东大医学部生理学教室的日本针灸学会、京大生理学教室的针灸谈话会等。

出版刊物方面，定期与不定期的已停刊五种外，继续出版的有《日本医道》《汉方的临床》《自律神经杂志》《临床针灸学》《针灸之治疗》《日本东洋医学会志》《日本针灸治疗学会总会论文集》等。此外在个人著作方面有本间著的《针灸实用经穴学》《经络治疗谈话》；代田著的《针灸治疗基础学》《针灸治疗临床学》；间中著的《给医学界的针术入门》；长演著的《针灸医学》；柳谷著的《校定十四经俞穴学》《针灸医术的门径》；驹井著的《经络经穴学》等著作。

从上述昭和中叶即第二期以后日本针灸医学动态说明是异于第一期的针灸研究工作的，其第一流的针灸家们要求向系统研究的方向迈进，从基础的研究以至临床观察，特别是以经络俞穴为焦点的研究中心的方向是很明显的。同时与高等学校有关系的研究机关，京大生理学教室之展开研究，不顾医学会等的轻视，相反的爱好针灸关心针灸的医学家却日益增多，也是第二期的一个非常明显的特征。日本向着这条道路来研究针灸医学，在各方面研究团体的真诚合作，团结大同，为设立一个中央研究机关（组成研究学术组）乃是目前日本医学界爱好针灸医学者所迫切希望的事情。

《中医杂志》1957年第6期

生病起于过用

首都医科大学附属北京朝阳医院中医科　方和谦

我今年86岁，经常有人问我养生之道。这个问题从中医学的理论上讲，首要的问题是顺应自然。人与自然界其他生物一样，其生命都要经历生、老、病、死这一自然规律。作为个体的人，不可能青春永驻，都会过渡到衰老、生病与死亡的阶段。问题是如何预防生病，如何延缓衰老，从而达到延年益寿的目的。我们的先师张仲景在《金匮要略》中谈道："夫人禀五常，因风气而生长。风气虽能生万物，亦能害万物，如水能浮舟，亦能覆舟。"分析这段经文，可以看出先师给我们提示出的是，"生病起于过用"。"过用"是指过度使用。在我们日常生活中，如饮食、起居、工作、锻炼等诸方面，一定要掌握"度"的尺寸，过度就会生病，过度就会影响寿命。以下就这方面的体会谈谈自己的认识。

饮食方面

我主张多吃些大众食品，要荤素搭配，合理饮食。我不主张过分地去追求时尚，经常地或大量地服用保健品或药膳。在中医药理论中，"药"与"食"本是同源的，许多食物本身也是药物。所谓"大毒治病，十去其六；常毒治病，十去其七；小毒治病，十去其八；无毒治病，十去其九"。食物无毒，用以疗疾可以达到最理想的疗效。然而每个人的身体情况不同，各种保健品或药膳未必适应自己的身体需要，不当地服用保健品或药膳也会对身体产生损害，甚至威胁生命。我曾经见到一例因超量服用胡椒粉而致中毒死亡的患者。所以任何保健品或药膳的选用，都要问一问它适合哪些病、哪些症，是否适合自己的体质与病症，最终还要在专业人士的指导下服用，适可而止，切忌盲目服用。

起居方面

《吕氏春秋》中云："流水不腐，户枢不蠹。"人要健康就要活动，就要起居有常。我每天晚上10点左右睡觉，早上6点左右起床，保证充足睡眠。我平时没有专门的体育锻炼方式，除了每天上下班的工作外，我还经常干一些家务活，如上街买菜、做饭等，尤其爱好研究烹饪、菜肴，一则可以缓解工作压力，舒展筋骨；二则可以调节心情，畅通气血。形体锻炼，一定要依据自身条件，选择适当的方法。要注意“度”的掌握，过度的活动或劳作，亦会损害身体。

心理方面

我遵从《中庸》的“发而皆重节，谓之和”，此处的“和”就是指“和谐”。意在指出人与人相处要和谐，要合理对待矛盾，以平常心对待各种事情，不因为名和利与同事、朋友之间闹矛盾，以宽阔的胸怀对待他人，心情好，对人和谐，亦能长寿。总之，人的生活中做任何事都不能太过，无论是饮食、起居、锻炼等，都要以“适度”为好，过了“度”就会影响健康长寿。“生病起于过用”，这就是我对养生的一点体会。

《中华养生保健》2011年2期

先父方伯屏医事二三

首都医科大学附属北京朝阳医院　方和谦

一、渊　　源

先父方伯屏，字金城，祖籍山东省掖县西北郊村人。幼年务农，因家道中落，贫困不能自给，随姑丈流落京师，时当晚清末叶，初为饭肆学徒工，每工余好学不倦，得京都清太医院名医赵云卿老师垂青（新中国成立后首任中医司司长赵树屏先生的尊严），遂许为门弟子，除每日工时维持生活外，昼夜暇余，无问风雨酷暑，皆就赵师家习医，从不间辍。旋又拜古涿鹿谈镜人中医老先生，亦以师侍之，谈老师法明代医学周慎斋学派，得清代名医陈贞乙的薪传。溯自明代慎斋之后，其继起者有陈希阳、查了吾、胡慎柔、陈嘉楚诸先生，当时皆以道术继世，获盛德令名以去。慎斋先生的再传继起者，尚有周诚生、孙元甫、许文豹、薛理还诸师等，亦均名高海内，陈贞乙之后至谈师，历史转瞬，逾清季鼎革而至民国初年，已迭经数世了。

先父习医有成，当代卫生政策隶属京师警厅卫生处，考试及格即悬壶京师历卅年余，随中医界之坎坷，则先父之业术，亦备尝艰辛，彼时曾与诸同道共事者，先辈中如曾受聘于孔伯华老先生兴办的北京国医学院和施今墨老师主办的华北国医学院任《伤寒论》讲师，迄今同学诸师兄行世者，也皆大部耄耋之年了。

先父从医，坚好钻研，曾自豪云：“坐拥书城，手不释卷。”一以教学刻苦学习，一以自勉努力，好学不倦，每遇难症，则昼夜翻卷，必求一是，以得济生之道。我兄弟二人俱承庭训，亦以医行，随诊侍读，参与诊务。耳鬓厮磨，潜移默化，得继先君遗志，奈何天不假年，先父自年四旬以还，医事益繁，诊务教学几无所暇，名声既望，遂劳瘁成疾，不幸早殁，于1948年秋，罹患肝疾逝世，享年仅五十七岁。其余编有《影印明钞本医家秘奥》，当民国庚午嘉平月措资付梓于世。此外先君行医尝云："习医必须明易。"诲人明理，告人要多读《周易》，排除迷信，见其遗言于马彬清氏老子道德经序。马氏书当时也已付梓于世。

和谦与先家兄鸣谦庭训之余，寒窗诵读历二十年左右。星空之夜，与诸师兄弟启木鱼，宛如诵经然，别无他意，实为书声朗朗，增加反复思考而已。先父屡诫读书不可"囫囵吞枣，不求甚解。学医要首谙仲景《伤寒》《金匮》之学，上及《内经》《灵枢》《八十一难》《神农》《本经》，均为基本，然后旁及唐宋金元各家"。先君曾以明·王肯堂《医统正脉全书》议为基础教材，其参考验方则以孙润之氏著辑之《医学汇海》为临证手本，至于伤寒、温病学派之争，则多从辨证中着眼，不可拙于主观，正吴鞠通氏自云其编著条辨，实系羽翼仲景，断不可以寒、热、温、凉混同一炉。先君终前尤嘱后学要广读医案之学，他首重明《薛立斋医案全集》，以其基本理论抓着关键，且科目广泛，内、外，妇、儿，兼及口齿、眼科，多所研究，是由博而专，由专返博的正确认识我轩岐学术要领，晚年医疾又尝针药并重。有一慢性喉痹病人，不仅为内服药调治，更且以"病在上，取之下"，刺足三阴交穴，竟得立竿见影之效。由此每告后学，谓习医不谙针灸经络之学，不能为全材耳。

二、树　德

先父业医，首重医德，破除迷信，经常与诸师兄称颂《千金方·大医精诚论》，引为座右铭，并云："医者服膺于此，不得稍有疏忽。"他在其自办的哲理医学讲习班中，每当课前、课毕时，尝述及"医德即人道也"，"范仲淹不为良相，则为良医"，要以"知之为知，不得强不知以为知，而自误误人"。这些以身作则的示范，即在精神文明的今天，令人回忆仍为我个人拳拳的榜样。先君教讲，每日必自读《伤寒论》仲景原序一通遍，询之则谓其仰慕仲景先师的懿范，虽然论序之作，或不出仲景之手，于史无可追考，且其宗权观念与当代历史背景有关，但序中悲天怜人之情，力戒骄躁，为医不得粗心，"按寸不及尺，握手不及足，短期未知决诊，九候曾无仿佛？"的教诲是不得不令人警惕的。在旧社会中，我父医例虽收薄资，如遇贫困则一概免费施诊，至家道稍可自给时，还自配"万灵百效膏"与"七味保婴散"（一种消导积滞的方药），向广大病患施送，昼夜急诊，不避风雪，经常深夜出诊，为广大患者解除痛苦成为自己的夙愿，这些优良传统风格，和谦每于夜思，犹愿与同侪诸师兄弟所共勉。

三、学 与 思

先君治学医道有年，遗留方案医例多端，唯以历史演变，大多散落，所存甚寥，兹仅就其手集中所示分析一二，以见其学术造诣。

（一）关于逍遥散立方定名的意义

先君云：逍遥散肝经血药也，东方风气入通于肝，夫风者，阴阳变动之气也，热极生风，寒极生风，阴阳平则治，极则变，变则风动，应之于肝，动则血散。

逍遥散之用当归、白芍，是活血也，血虚则肝枯，枯而风动之，木郁则达之，通之也，散之也。

逍遥散之术苓，是治脾湿而郁者也。

逍遥散之用柴胡，是疏三焦之郁，气郁则风动，若其用甘草是和诸药也。

逍遥散之用丹栀，是风火交郁，是散风又清火者，是偶方也。

“逍遥”为大风之名，大风且能散去，况些小之风乎？！方之为古，诚不磨也。

（二）上气作喘活血之议

上气为病，肾不纳气，有因瘀血滞碍气道，行血而气得纳，用“化抵当汤”方，真妙方也。

方药：酒大黄钱半，莪术一钱，穿山甲珠三片，红花二钱，广桃仁三钱，粉丹皮二钱，全当归三钱，牛膝三钱，夜明砂三钱。

先父曾自编歌诀云：

抵当原为攻血方，夜明甲珠莪大黄；

桃仁红花牡丹归，牛膝治血形不伤。

按本方之用以治上气喘息，采用活血行瘀，和谦每拟于心血痹阻的气闷、气喘患者，往往获效，寥寄数语，以俟诸同道共飨。

《北京中医药》1988年第4期

中风病的防治

首都医科大学附属北京朝阳医院　方和谦

一、预　　防

“治未病”是中医学的优良传统。对中风病的早期预防，免致成患，前人多有论述。如明·张三锡《医学准绳六要》记载：“病之生也，其机甚微，其变甚速，达士知机，思患而预防之。庶不至于膏肓，即中风证，必有先兆。中年人但觉大拇指时作麻木，或不红，或手足少力，或肌肉微掣，三年内必有暴病，急应屏除一切膏粱厚味，鹅，肉，面、酒，肥甘生痰动火之物，即以搜风顺气丸或滚痰丸，防风通圣散时服之，及审气血孰虚，因时培养，更远色戒性，清虚静摄，乃得有备无患之妙。肥人更宜加忌慎口绝欲，人参汤加竹沥煎膏，日不辍口方是。”据此可知，防胜于治，而且在防病的具体措施上，注意生活起居，较药饵尤为重要。因此医疗预防的卫生宣传古代医家就很重视，我们认为防治原则应注意如下几点。①眩晕：高巅之上，惟风独到，本虚标实，上盛下虚。诸风掉眩，皆属于肝。当滋肾平肝，息风清虚火。②振颤，摇头，手指麻木。诸暴强直，皆属于肝。肝主筋。当镇肝息风，通络活瘀，养血濡筋。③癫仆、语謇、耳鸣、呛逆：结合年龄、症状可予化痰，开窍，降逆，因症施治。

二、治　　疗

中风治疗是复杂的，且愈后多留有后遗症，终身致残。治法应分辨标本虚实，轻重缓急，投药行针，或针药并用，以期达到病愈为目的。如昏仆，面赤气粗，痰涎壅盛，牙关紧闭，舌强不语，脉寸关皆盛，或沉弦有力，此为闭证，当以芳开化痰。如苏合香丸配局方至宝丹豁痰开窍，每服各1粒，兑入竹沥水30～60g温服。不能口服者可鼻饲。若昏仆，不省人事，目合口张，四肢冷，撒手遗尿，或两颧略红，汗出痰壅，脉浮大无根，或沉细而弱，此为脱证。治当固本为急，多投参、芪、术、附之类，略配菖蒲、远志、山萸、五味子固脱豁痰。脱症预后多不良。不论是闭症，或是脱症，醒后视其风火、痰、瘀，孰轻孰重，随宜调治。兹将个人常用方药，介绍如下：①疏通经络：大秦艽汤、小续命汤、独活寄生汤。常用药：秦艽、川芎、二活、寄生、桑枝、木瓜、防风、防己等。②活瘀行痹：补阳还五汤。常用药：地龙、当归、桃仁、红花、鸡血藤、牛膝、丹参、益母草、威灵仙、赤芍等。③镇肝息风：镇肝熄风汤、建瓴汤。常用药：桑叶、菊花、蝉衣、薄荷、草决明、生石决明、白芍、白薇、钩藤、全蝎等。④养阴扶正：地黄饮子、六味地黄汤（丸）、天王补心丹。常用药：生熟地、生山药、麦冬、天麻、玉竹、石斛、沙参、枸杞、远志、夜交藤、首乌、参、芪等。⑤化痰止痉：僵蚕、南星、半夏、竺黄、白蒺藜、地龙、蜈蚣等。

《辽宁中医杂志》1984年第9期

中风浅谈

首都医科大学附属北京朝阳医院　方和谦

中风是指猝然昏倒，不省人事，苏醒后留有半身不遂后遗症；或不经晕厥，由浅而深，以致肢体不用，贻为后遗之患。本病近年发病逐渐增多。影响健康及生产。对本病的防治.中西医学都很注意，作者不揣浅陋，仅就所学，就正于广大医界同志。

一、关于“中风”病病名的问题

《素问·生气通天论》云：“汗出偏沮，使人偏枯。”同书《风论》中又云：“……风者，善行而数变……”以及“风中五脏六腑之俞，亦为脏腑之风……”，“各人其门户所中，则为偏风”。据此则知“中风”为肢体运动障碍的疾患。该疾以“风”字立名，实寓“风性多变”病起卒暴之意。后汉张仲景在《伤寒论》《金匮要略》中，沿用了“中风”这一病名，其于伤寒学说所指乃是“太阳表虚证”，与本病的肢体运动障碍疾患是迥乎不同的，而《金匮要略》书中“中风历节病篇”的中风，乃指本文所讨论的中风病，书中说：“夫风之为病，当半身不遂，或但臂不遂者，此为痹……”这说明著者不仅承袭了“中风”这一病名，而且还就肢体运动障碍的“中风”与“痹证”也作了辨证的分析，从证候反应上更提出“风”与“痹”划分的辨证依据。

两汉以后，代有名家，不只从临证治疗方面有所发展。即在病名的采用上，对本病进一步的分析认识，也有很多增辟。例如《巢氏病源论》中，“风病诸候”项下除“中风”候外，还有“风癔候”“风口噤候”“风舌强不语候”“风失音不语候”“风口喉候”“风偏枯候”等；唐·孙思邈《千金方》中说本病有“偏枯、风痱、风懿、风痹”之分，偏枯谓为半身不遂；风痱谓身无疼痛，四肢不收；风懿谓奄息不知人：风痹谓诸痹类风状也，这些虽属因证定名，但也说明了古代医者仔细观察病情，勤奋钻研，与现代医学神经系统对本病病变定位的看法，颇有等同的观点要求。

唐宋以后，由于学术的发展，对本病在认识上产生了分歧。在医治和病名讨论中，也产生了很多不同的论点，如元代王履有“真中”“类中”的学说，明代张景岳有“非风论”的论点，都为各抒己见，代表一家之言，然而就中风病当以突然昏仆不省人事，或口眼歪斜，语言不利，半身不遂为主症，迄今仍为我医界所尚。

总而言之，对于“中风病”这一名称的引用，学术方面，是有其很重要历史因素的，辨证方面，对于机体运动障碍乃至神昏等的病症表现又是有一定逻辑意义的，由于我国医学发展条件的限制，其病名反应具体性方面虽然不强，但它引导了我国医学辨证学术的认识论，其唯物实用方面的意义还是很深刻的，这就又成为我们中国医药传统学派所独具的风格，直至今日也是我们继承这份医学文化遗产的重点，但是我们决不能满足于现时，今后还要通过科学研究，更广泛地引用现代科技知识，继续对这一病种门类（这一学科）予以发展前进。

二、关于“中风”病的病因病机问题

中风病的病因病机，历代各家抒见不一，例如宋·陈无择《三因极一病证方论》载：“夫风为天地浩荡之气，正顺则能生长万物，偏邪则伤害品类，人或中邪风，鲜有不致毙者……，随其并合，尤宜历辨，……”这是主以外邪所中的前贤论粹。至后河间主火，其云：“中风瘫痪者，非谓肝木之风实甚而卒中之，……，由五志过极，皆为热甚故也。俗云风者，言末而忘其本也”。又东垣主气，其云：“中风者，非外来风邪，乃本气病也，凡人年逾四旬，气衰之际，或因忧喜忿怒，伤其气者，多有此疾。……亦是形盛气衰而如此。”又丹溪主痰湿生热，其云：“……湿土生痰，痰生热，热生风……”以上的论点，虽见解不同，但也各有所本。至元·王履“真中”“类中”的划分，似有赘叙之嫌，其说概为学术发挥，实际河间、丹溪、东垣当时定遇是症，而后始立其说，三师所论，于本病的防治，确有很多裨益，到了明代张景岳又提议“非风论”也多是“中风”非外感风邪所致，乃由内伤积损颓败而然，则本患在内科学范畴当以内伤杂病分类、题旨渐明，非为六淫外感所致，其有气候失宜，并发外感病者，外感之邪也只可称为本病的诱发因素。

递于清代，有《医林改错》著者王清任，专主以气虚血瘀，有叶天士专主以内风立论；民初有名医张山雷，也主“内风”；近代张锡纯先生所著《医学衷中参西录》与张山雷氏意思相近，又为参考现代医学立论的先驱者。

综上情况，历代医家对本病的认识各有不同，但证之实践，却又不乏应验。因此，切不可冒乎截然对待，以免挂一漏万，影响学术进展。我们现代的中医工作者应参照近代医学神经科的病理检测，如用电子断层扫描来确诊定位、外科颅内手术治疗等。国际上也在从中药中广泛地采集治疗本病的有效药物。我认为我们既要注意到继承发扬，通过实践不断提高我们固有的论证，更应敏感地觉察到边缘科学的相互促进，以求更高标准地提高我们祖国医学的医疗质量和理论水平，关于此点个人认为也是钻研研究本病病因病机的一个重要环节。

三、关于中风病的防治

中风病的治疗，我认为首要应从预防着手，因为本患早期发病时多有征兆，如能见微知著，则防胜于治，前人有年老但觉手指麻木，三年之内必有风疾之说。诸如眩晕、振颤、癫仆、耳鸣、语謇、呛咳、尿失禁等证候的出现均为中风先兆。故及早地结合病情，防微杜渐，临证应用药饵防治此疾是十分重要的。至其投方选药，仍当辨证风、火、痰、虚，兹不重赘。初发本患急期多呈“闭”“脱”之候，虚实参差，闭证宜开，脱证宜固，倘如闭与脱夹杂而见者，又当开窍固脱并用，闭证偏于热候可用局方至宝丹、安宫牛黄丸开窍醒神，少配菖蒲、郁金、莲子心煎汤化服亦可，如其吞药困难，可采用鼻饲纳入，药宜量少力专，以求速效：如若湿痰闭阻，证无热候，宜取苏合香丸，姜汁竹沥水送服，夹虚者再入参芪保元以固摄正气；如有脱症较重，见“五绝”候者，证多难医，预后较差。迨急期缓和，神识渐清，视其瘫痪的轻重程度，选针择药，须抓紧投治，以促其恢复之机，投治愈早，贻患愈轻，若迁延岁月，数月至经年以上，多成后遗症终身不愈。前人对本病治法轩轾较多，然当从实践应验，现将个人通常的临证配方简介如下：

①疏通经络。对肢体活动障碍者，常取大秦艽汤、小续命汤、独活寄生汤，选用秦艽、川芎、二活、桑寄生、桑枝、木瓜、防风、桂枝、防己等药立方投治。②活瘀行痹。对麻木不仁，肢节疼痛者，则以桃红四物汤、补阳还五汤为基本方，选用当归、芍药、桃仁、红花、鸡血藤、牛膝、丹参、益母草、威灵仙配伍成方。③镇肝息风、化痰止痉。即以镇肝熄风汤、建瓴汤、天麻钩藤饮为首选方，选用桑叶、菊花、生决明、钩藤、全蝎、僵蚕、地龙、竺黄、蜈蚣等随宜应用。④滋培扶正。本患伤阴者多，耗阳者少，仍以河间地黄饮子、六味地黄汤（丸）、天王补心丹方，其常用药有生熟地、生山药、大麦冬、天麻、玉竹、石斛、北沙参、枸杞子、远志、夜交藤、何首乌等，择药选投，以上用药还要注意因人、因时、因地制宜，日服或隔日服，注意固护胃气，不可过服伤正，仅抒己见，仅供参考。

四、病案举例

案例1　邓某某，男，67岁。

1982年5月8日上午自觉肢体乏力，头颈部痛甚，继则大汗淋漓，行动不便，神志尚清。遂由同事送入医院。查体：双侧跟腱、膝腱反射消失，巴氏征阳性，瞳孔不等大，口唇紫绀，呵欠连连，额纹展开。中午进入昏迷状态，神志不清，鼾睡，呼之不醒，尿失禁。当时急诊除静脉输葡萄糖、甘露醇外，未作明确诊断。1周后，仍昏迷鼾睡，呼之能醒，有时恍恍惚惚，遂出院由中医治疗。

患者面色红赤，神识昏愦，鼾睡，左半身不用，自汗出，痰多而黏，色黄，不能自唾弃，1周未进食，尿失禁，大便稀溏，量多，臭秽，脉动数、结代，舌质正红、苔黄腻布满舌面。辨证：肝胆蕴热，蒙蔽清窍。

治法：化痰开窍，清热利湿。

处方：青蒿12g，黄芩12g，陈皮12g，半夏15g，茯苓15g，竹茹12g，枳壳12g，青黛3g，滑石15g，菖蒲15g，白芷12g，2剂。

上方加减8剂后，神清，汗止，面色转淡，左侧肢体仍感麻木无力，时有失语，健忘，脉来渐缓，舌淡红，黄苔已化，尚现白腻，里热渐除，惟痰湿未去，再拟豁痰开窍法，并配合针灸治疗。

处方：半夏12g，陈皮12g，胆星12g，甘草10g，党参20g，茯苓15g，竹茹12g，菖蒲12g，枳实12g，3剂。

首针健侧，以补无病之手足，培补经络之气血，选穴如下：

合谷、曲池、肩髃、百会、风池、肾俞、环跳、风市、阳陵泉、足三里、绝骨、申脉。

再选穴如下：针患侧，用泻法，泻其邪气，引邪外出。

申脉、昆仑、足三里、阳陵泉、风市、殷门、环跳、肾俞、风池、百会、肩中、天宗、肩髃、曲池、足三里、支正、合谷。

原方加减服20余剂，配合针刺月余，患者神志清楚，记忆力恢复，语言自如，活动较随意，可从事简单家务劳动，随访1年未见复发。

按语 患者年逾半百，素体肥胖，又嗜食肥甘，喜烟酒，少劳作，可知痰湿阻于中焦，此为发病之内因：素体多病，下元亏虚，稍有不慎，外感于邪，此为本病之外因。病经1周，邪已化热，热与湿合，熏蒸肝胆，蒙蔽清窍，发为本病。痰湿之体，可缓图之，邪热为当前急务，当从标治，以防热盛伤阴更生他变。故选用蒿芩清胆汤，清热利湿，和胃化痰。药后燥苔化为白腻，湿热之邪已去一端，故再用涤痰汤，以豁痰开窍，芳香化湿治其本。

案例2　南某某，男，62岁，干部。

患者素有高血压病史。缘于工作繁累，于1982年7月20日，因左手麻木，眩晕，呕逆，行路困难，来急诊室，经诊为高血压危象，脑动脉硬化症，收入观察室，留观治疗。

当时测血压（右）210／120mmHg，神志清，语言稍钝，体胖，体温正常，心率96次／分，律齐，未闻及病理性杂音，两肺呼吸音正常，肝脾触诊不满意，神经系统检查，除左手握力差，左下肢膝反射略亢进外，未引出其他病理反射。

用西药常规治疗1日，未见进退，急约中医科会诊，查脉弦大略数，面色潮红，体胖，舌苔浊腻，左半身不遂，无寒热易汗等症。食纳尚可，语言稍钝，唇沟居中，尿便尚可。症系类中初起，湿热夹滞中焦，肝风暴张，谨拟清利湿热，潜阳息风。

处方：大秦艽10g，白蒺藜10g，桑枝30g，桑寄生15g，白僵蚕6g，双钩藤15g，菊花10g，瓜络10g，天麻10g，酒芩6g，清半夏10g，生薏米20g，4剂。

另处活络丹1粒，冲化（二煎无）。

1982年7月25日再诊：患者服药两剂后，病机稳定，自动离观察室，出院用中药治疗。

测血压180/100mmHg，行路稍觉有力，惟仍头晕，左手麻木，语言尚不自如，脉候略为弦缓，但仍有劲力。仍主前方免天麻，加宣木瓜10g，白术10g，6剂。

1982年8月1日三诊：诸症益佳，行路渐有力，腑气通畅，苔薄黄腻，脉弦缓有力，尚左上肢麻颤感，握力渐增，效不更方。前方继服6剂，免活络丹，每日增服牛黄清心丸1粒。

1982年8月10日：自测血压160/100mmHg，病势趋平，未见严重后遗症，嘱戒酒、腻、肥甘，改投天麻丸、愈风宁心片。依言善后。至两月后随访，症情未复发。

按语 本例病患为风痰卒中，肝脾蕴热夹湿，以热盛于湿。故早期均以开痰清络，潜阳息风，坚持服用，使亢盛之邪，得以遏止。因用药得力、终至效不易方。以清心息风的牛黄清心丸善后，嘱加强护理戒饮食油腻，防暴喜暴怒，尤为至重，以至龙雷之火得所潜，而急症缓解。

按例3　魏某某，男，69岁，工人。

1982年11月10日，中医门诊搀扶上楼，语呆，右半身不遂3日，神清，不能行站，眩晕，右臂窜痛，无寒热急征，便秘，苔白厚腻，脉弦滑稍数。不渴不欲饮，纳呆，少精神。

患者身体瘦弱，有高血压病史。患病后曾针灸治疗未效，来求诊。

辨证：瘦人多火，情素急躁，每日操劳，年高体迈，精气先亏，先天之阴不足，虚火妄动。腑气不畅，升降失调，为致厥之机，厥则风动，经络痹阻，为痰、热、湿邪干清窍。所以先拟三化汤加减，通腑化痰，再议通络。

处方：川酒军10g，宣木瓜10g，厚朴6g，元明粉6g（分冲），大瓜蒌15g，桑枝3g，桑寄生15g，桑叶10g，双钩藤15g，石斛10g，菖蒲6g，远志10g，3剂。

另处牛黄清心丸2丸，分吞。

11月14日出诊：服前药便得通利。3日来，每日软便一次，精神舒畅，肢体活动略有力，此病机未再加重。语言尚困难，语言不清，脉弦劲有力，苔腻稍轻，仍依痰、火、湿为治。

处方：桑枝30g，桑寄生15g，桑叶10g，双钩藤15g，石斛10g，白芍12g，牛膝10g，夜交藤15g，酒芩6g，黄柏10g，秦艽10g，川芎10g，茯苓12g，宣木瓜10g。

另处牛黄清心丸10丸，日服1丸。

11月21日三诊：家属代诉：患者药后病情平稳，右下肢有动意，右手指能轻微活动。仍依前方，服6剂，并嘱自动加强锻炼。

11月28日四诊：本患服药舒畅，惟肢体活动恢复缓慢，语言稍有清楚。病情缠绵，难从速效，嘱家属随时换方，变化随诊。继又配合针刺医治，急症得以遏止，依方通络清腑化痰，达半载之久，随访病患，已能自理生活。

按语 病生卒中，邪在经腑，早期以通腑泄邪，致痰、火、湿有去路，上逆之势得缓，但病已成而后治之，非一朝一夕所能恢复，只要治疗投的，养正祛邪，本患病复，需以时日。

《北京中医》1985年第6期

中风证治

广州中医学院 邓铁涛，北京中医学院东直门医院 杨甲三，
南通市中医院 朱良春，南京中医学院附属医院 徐景藩，
苏州市中医院 奚凤霖，北京朝阳医院 方和谦，
南京市中医院 谢昌仁，北京中医学院东直门医院 王永炎，
北京宣武中医医院 刘春圃，广州中医学院附属医院 陈沛坚，
广东省中医院 刘茂才，河北医学院第二医院 刘新武，
北京市延庆县中医门诊部 鲁玉合，南京铁道医学院附院 窦国祥

邓铁涛（广州中医学院）：历代医家对中风的论述比较丰富，然综合而观之，可分昏迷、偏瘫、口眼㖞斜三大类辨证论治。

（1）昏迷：以突然昏倒，不省人事，或发热或不发热为主要表现。

阳闭证：可针刺十二井（刺出血）、人中、太冲、丰隆（均用泻法）。并用安宫牛黄丸或至宝丹及清肝降火、滋阴潜阳之剂，内实热者急用承气汤加减，通下可以清上。

阴闭证：可针刺太冲、人中、丰隆（均用泻法）。并用苏合香丸及息风豁痰之剂。

脱证：可艾灸关元、神阙（隔盐灸，不拘壮数）并用参附汤。若属肾亏而虚阳浮越，足冷面赤者用地黄饮子（细心灌服或鼻饲）。凡适用安宫牛黄丸、至宝丹、苏合香丸而病人无吞咽反射者，可用凉开水溶化，不停地点于舌上，可以见效，我常用此法以抢救昏迷患者。

（2）偏瘫：①肝阳亢盛者，宜平肝息风，用羚羊角骨汤（自拟），羚羊角骨25g，钩藤15g，白芍22g，地龙22g，石决明30g，天竺黄10g，云苓10g，杜仲12g，牛膝15g。兼热盛者，可加黄芩、莲子心、生石膏，兼痰可加胆星、全蝎、僵蚕；兼失语者加全蝎、菖蒲，或合至宝丹。②气虚血瘀者，治以补气祛瘀通络，用补阳还五汤，或黄芪桂枝五物汤。若兼失语则加全蝎、菖蒲、远志，或合猴枣散（成药）。若以血瘀为主而气虚不甚者，可用王清任

通窍活血汤加减。③阴亏血虚者，宜养血滋阴，用地黄饮子。若兼失语者，加天竺黄、菖蒲、生葱。针治：以调和经脉，疏通气血为原则。偏瘫者，上肢取肩髃、曲池、外关，下肢取环跳、足三里、阳陵泉、绝骨、三阴交；失语者，取通里、涌泉、廉泉、哑门。

（3）口眼㖞斜：①风痰阻络者，宜养血祛风通络，用秦艽牵正汤（自拟）：秦艽18g，川芎10g，当归10g，白芍15g，生地20g，云苓15g，白附子10g，僵蚕10g，全蝎10g，羌活10g，防风6g，白术12g。兼热者加生石膏、黄芩；痰多者，去生地，加胆星；血虚者，加熟地、鸡血藤。针灸：针地仓、颊车、攒竹、合谷（均取患侧）、太冲，久病者当用灸法。②阴亏阳亢者，宜滋阴平肝潜阳，用钩藤饮加减（自拟）：钩藤12g，牡蛎30g，牛膝15g，天竺黄12g，全蝎10g，石决明30g，天麻10g，首乌20g，杜仲12g。针灸：地仓、颊车、合谷（均取患侧）、太冲。（邓中光记录）。

杨甲三（北京中医学院东直门医院）：中风，其本为阴亏内燥，气血逆乱；其标为风火交煽，痰瘀壅滞。当属本虚标实、上盛下虚之证。吾在中风病治疗时，尽管见证多端而终须把握壮水涵木以补其下，平肝息风以清其上这一总原则。同时，再根据不同兼证佐以通络、行瘀、祛痰等法。处方配穴可应用局部与远道相配合的方法。曾治一老妪，肝阳素旺，烦劳郁怒，陡然卒中跌仆，目不识人，舌强不语，口角流涎，小便失禁，右手废用。家属虑其溺湿床褥，每次就诊执意坐位行针。乃尽取头项风池、风府、哑门、百会、前顶、后顶、通天、神庭诸穴，未及兼旬，病已去半。可见，头项部腧穴的功效是不容忽视的。临证时，根据病情的轻重、缓急，按照“急则治其标，缓则治其本”的原则，特拟定如下两张处方：

方一：百会、前顶、后顶、通天、列缺、照海、支沟、悬钟、足三里、合谷、阳谷、曲池（均双侧）。

先针健侧，后针患侧。中等刺激（得气后再反复捻转、提插3～5次），留针20分钟，隔日针刺。头部五穴、列缺、照海、悬钟、足三里、太冲均用补法，余穴用泻法。

方二：百会、前顶、后顶、通天、风池、列缺、足三里、三阴交、八邪、八风（均双侧）。

列缺、足三里、三阴交用补法，余穴用泻法。其他针刺操作同上。

以上二方均有壮水涵木、平肝息风之功。方一以治本为主，治标为辅，意在补下清上，多用于中风恢复期、老年患者；方二以治标为主，治本为辅，意在清上补下，多用于中风急性期或病情反复发作时。

随症加减法：失语加哑门、风府；神志失常加神庭、本神，吞咽困难加风府、廉泉；眩晕加天柱、申脉，振掉加脑空、脑户、申脉，偏盲加率谷透颅息，面瘫加地仓、颊车、下关，肩痛加肩髃、肩髎。夹痰湿者加中脘、天枢，气阴虚者加灸气海、足三里，有戴阳症者加灸关元。卒中昏沉，痰涎壅滞、牙关紧闭者，当去恶血，急以三棱针刺十二井穴。

朱良春（南通市中医院）：中风在急性发病时，主要有两种类型：一是肝阳上亢，内风肆扰，二是痰热壅盛，蒙窍阻络。内风肆扰则抽搐瘛疭，蒙蔽清窍则昏仆不知人事，横窜经络则㖞斜不遂，肢体偏瘫；痰热内盛则面赤烦躁，喉际痰鸣，便难。

至于治疗，就本人临床体会，凡见头胀而痛，甚则昏愦，面赤目红，烦躁口干，口秽喷人，大便秘结，舌红、苔黄糙腻，脉弦滑者，是内有痰热，熏胃扰心之征，应急予通腑泄热，化痰通络，往往收效较好。余常选用生大黄、芒硝、陈胆星、全瓜蒌、寒水石、石菖蒲、竹沥、黛蛤散等品。由于腑气通畅，痰热泄化，神昏烦躁自除。其抽搐甚者，可加羚羊粉0.6g（分吞）。言语謇涩，半身不遂者，宜重用黄芪，配合地龙、丹参、赤芍、豨莶草、威灵仙、炙远志、石菖蒲、炙全蝎3g（研末，分二次吞）。如偏瘫仍不恢复，可加用虫类药，如广地龙、炮山甲、炙乌梢蛇各等分，研磨成极细末，装胶囊，每服5粒，每日3次，能促进痿废之恢复。若面色晦暗，神昏不语，喉中痰鸣，舌苔白腻或浊腻者，可用苏合香丸一粒，温水化开，鼻饲以进，能温化痰浊，开窍复苏。

徐景藩（南京中医学院附属医院）：中风的特点是突然发病，临床所见，出血性中风急性期以风、痰、火（热）为主，恢复期则以风、痰、瘀为主；而缺血性中风，不论急性期或恢复期均以风、痰、瘀为主。由于卒然发病，胃肠满，风阳痰火主要在身之上部。釜底抽薪，上病取下，通其腑气，导热下行，实为救治出血性中风之要法。根据证候，或用凉膈散去薄荷，或用小承气汤合羚角钩藤汤，或用礞石滚痰丸去沉香。可鼻饲灌服，或减少药味，以硝、黄为主药，加大剂量，进行灌肠。笔者经验之得，由通腑而抢救成功者不少。

至于缺血性中风急性期，当以息风化痰，活血通络为法，药如钩藤、明天麻、菊花、白蒺藜、竹沥半夏、陈皮、桑枝、地龙、丹参、赤芍、红花、豨莶草之类。若言语不清，神情呆滞，加菖蒲、远志、矾水郁金等。少数重症病例有气粗神糊及苔黄腹满便秘者，亦可随证采用一二剂通腑方药。

恢复阶段（不论出血性或缺血性），其治疗不外搜风通络，化痰行瘀，益气养血，培补肝肾等法，应辨证选用。王清任名方补阳还五汤主要适用于恢复期无风阳痰火，其脉细而不弦者。若舌红无津，肝肾阴亏者，当仍以选用地黄、首乌、杞子、萸肉、牛膝、桑寄生等补益肝肾之品为宜。尝闻人谓，补阳还五汤乃中风恢复期之“特效方”，笔者管见，并不尽然，治病遣方，仍当遵循辨证原则为要。

奚凤霖（苏州市中医院）：笔者用本院自制验方“通腑醒脑散”（配方：生大黄、巴豆霜、牛黄、朱砂、石菖蒲油等。其中生大黄通降下行，巴豆霜畅利肠道，两者配伍，一寒一温共奏开导通下之功。牛黄、菖蒲、朱砂等品镇惊安神、清热化痰及辟浊开窍，诸药协同，以达到通腑醒脑的目的，每服一支（含0.6g），治疗中脏阳闭证，多见卓效。中脏阳闭为中风之险证，乃风火痰热之邪上扰清窍而致内闭。此时应集中药力解决病人的昏迷为当务之急，取“通腑醒脑散”灌服或鼻饲，药后少则30分钟，多则3～4小时，常能排出多量积粪，往往神志即随之清醒，症状相应减轻，苔垢渐化，出现转机。若服药后大便解不多，可再续服一次。若服药后，虽然便通而神志仍不清者，可加至宝丹或安宫牛黄丸一粒研服，前者偏于开窍，后者着重清心豁痰。一候神志复清，即可随证选方加减施用。

方和谦（北京朝阳医院）：中风之证型不一，变化多端，处治上必须辨证论治，不可胶执，以免刻剑之弊。

中风急性期，晕厥昏迷，当辨闭与脱，开闭固脱是急务。我在临证中开闭常用安宫牛黄丸、局方至宝丹，或苏合香丸配用竹沥水、生姜汁送下（不能口服者可鼻饲），随证选药；固脱不离参、芪、术、附以及生脉饮之类。

年前曾治一八旬老妪，素体健，因其孙女车祸，极忧促发左半身不遂，未经晕厥，余初以脉弦，肝风内动，投潜镇之剂，症缓肢体有所恢复。继因年迈阴亏，病榻中形成虚秘腑实，苔腻，夜寐多谵妄，遂改用小承气通腑，药后大便畅解，但精神又呈萎靡，病变转成阳气速衰，神不守舍之候，遂又改用参、芪补元，精神好转。后调治历三月之久，逐渐康复，因年事关系，遗有轻度运动障碍。以上案例可说明中风病情，见症错综复杂，我辈业医者，当博采众长，以广其诊治。

谢昌仁（南京市中医院）：治疗中风务必紧紧抓住主要矛盾，如急性期病人昏迷，病情危笃，此刻应以清肝息风，化痰开窍为主，促使病人尽早清醒脱险。我常用石决明、钩藤、僵蚕、天竺黄、川贝、全瓜蒌、黄芩、连翘、郁金、菖蒲等。抽搐加全蝎，另服羚羊角粉，痰多加橘络、陈胆星，另服猴枣散，便秘加大黄、风化硝。

笔者认为通腑泄浊是治疗中风的有效方法。由于宿滞中困，热积肠腑，心神受蒙难清。此时采用大承气汤，常可转危为安。中风急性期病人往往伴有发热，笔者对此作了较多观察，其因有三：一是感受风温，致痰热蕴肺而患肺炎，其证为发热，咳嗽气喘，痰不易出，法宜清肺化痰，方用银翘散、苇茎汤合参。二是血随气逆，血热内燔，共证为壮热，神昏不语，法宜清营凉血，方用清营汤、犀角地黄汤化裁。三是积热夹滞，其证为发热，便秘，苔腻口臭，法宜清腑通便，方用凉膈散、承气汤。

王永炎（北京中医学院东直门医院）：我院自1972年以来开展了中风病的临床研究，运用中医辨证论治的方法系统观察治疗病人500余例，取得了比较满意的疗效。现将证治方案简要介绍如下。缺血性脑卒中常见有四证，四证均见半身不遂，偏身麻木，口眼㖞斜，言语謇涩。①风痰瘀血痹阻脉络。见眩晕，舌质暗淡、苔薄白或白腻，脉弦滑。治拟平肝息风，化痰活络。药选钩藤、菊花、瓜蒌、胆南星、丹参、赤芍、鸡血藤等，随症加减。②痰热腑实。见朦胧昏睡，便干便秘，眩晕，痰多，舌质红或暗淡苔黄腻，脉弦滑。治拟通腑化痰为先，药选大黄、芒硝、全瓜蒌、胆南星，待大便通泻后，改清化痰热活络法。药选全瓜蒌、胆南星、丹参、赤芍、鸡血藤等。③气虚血瘀。见口流涎，汗出，乏力，气短，便溏，心悸，手足肿胀，舌质暗淡、苔薄白或白腻，脉细弦滑。治拟益气活血。药选黄芪、太子参、丹参、赤芍、鸡血藤等，随症加减。④阴虚风动。见烦躁失眠，重则神识昏蒙，眩晕，耳鸣，手足心热，舌质红绛或暗红、少苔或无苔，脉细弦或细数。治拟育阴息风为主。药选生地、玄参、麦冬、珍珠母、生牡蛎、丹皮、丹参等，随症加减。

出血性脑卒中的常见证候也归纳为四种：①风火上扰清窍。平素多有眩晕、麻木之症，情志之火相激，病势突变，神志障碍多是朦胧嗜睡，偏瘫肢体强痉拘急，便干便秘，舌质红绛、苔黄腻而干，脉弦滑数。治拟清肝息风，滋阴潜阳。药选羚羊角粉、钩藤、夏枯草、生地、白芍、生牡蛎、生石决明、丹皮、大黄等，加静脉滴注丹参或复方丹参注射液40～60ml，兑入10%葡萄糖溶液250ml，每日1～2次。②痰浊蒙塞心神。突然神志不清，偏瘫肢体瘫软不温，甚则四末冰冷，面白唇暗，痰涎壅盛，舌质暗淡、苔白腻，脉沉滑或沉缓。治拟涤痰降浊，辛温开窍。药选半夏、茯苓、制南星、厚朴、附子、陈皮、菖蒲、郁金等，同时灌服或鼻饲苏合香丸一丸。③邪热内闭心窍。起病骤急，神志昏愦，偏瘫肢体强痉拘急，项强身热，躁扰不宁，舌质红绛、苔褐黄干腻，脉弦滑数。治拟清心泻肝，辛凉开窍。药选丹参、黄连、麦冬、连翘、钩藤、菊花、龙胆草、丹皮、大黄、羚羊角粉、生石决明、生牡蛎等，同时灌服或鼻饲安宫牛黄丸1丸，或加静脉滴注清开灵注射液20～40ml，兑入10%葡萄糖溶液250ml，每日1～2次。④元气败脱心神散乱。突然神志昏愦，肢体瘫软，手撒，肢冷，汗多，二便自遗，舌痿、质紫暗、苔白滑，脉沉微。治拟回阳固脱，予大剂参附汤急煎灌服或鼻饲，同时静脉滴注生脉注射液20～40ml，兑入10%葡萄糖溶液250ml，每日2～3次。通过临床观察发现，有相当数量的病例，在急性期的3～5天内，出现痰热腑实证。短者在6小时以内，长者2～3天，舌苔由薄白、白腻转变为黄苔或黄腻苔，而后腹胀，腹中积有燥屎。此刻若能据证立法及时投以通腑化痰之剂，可望取得好的疗效。

刘春圃（北京宣武中医医院）：我治疗中风分以下三个阶段：

（1）在发病3～5天之内，症见神昏，鼻鼾，面赤，痰喘气粗，失语或语謇，一侧偏瘫，便秘，血压不稳定或升高，舌质红、苔黄厚，脉弦实有力。此时治疗以清心凉肝，开窍醒神，豁痰息风为法。药用：生石膏、生石决明、菖蒲、郁金、钩藤、胆草、知母、黄柏、胆星、远志、川牛膝、瓜蒌、丝瓜络，另配安宫牛黄丸1粒，冲服。若神昏、痰涎壅塞时，可同时配苏合香丸1粒冲服；若神昏、手足抽动者，可加羚羊粉1g冲服；若大便燥结如球状者，可加元明粉、川军；脑出血神昏者，可加花蕊石；烦急、舌红绛者加莲子心。

（2）发病在1周以后，病情缓解，见症为神志渐清或已清，头痛头晕，失语或语言謇涩，烦躁口干，一侧偏瘫，血压偏高，大便干或正常，脉弦滑，舌质红、苔黄者，药用：生石膏、草决明、桑寄生、丝瓜络、郁金、菖蒲、红花、川牛膝、鸡血藤、伸筋草、知母、黄柏、瓜蒌、远志、胆星。牛黄清心丸2粒，冲服，每煎1粒。若热势渐平，神志未清，可用局方至宝丹1粒研服。痰盛黏稠可加海浮石、橘络、天竺黄。

（3）恢复期，病情较稳定，神志清楚，语言清利或欠利，偏瘫的肢体已能活动，尚不自如，二便调，舌质淡红，苔白或薄黄，脉滑兼弦，此时以益气达络为法。药用：生黄芪、生石膏、桑寄生、丝瓜络、杜仲炭、川牛膝、知母、黄柏、伸筋草、鸡血藤、木瓜、威灵仙、络石藤、狗脊。丸药配牛黄清心丸、再造丸研服。便燥者，可用郁李仁、元明粉；头痛头晕去黄芪加草决明、胆草、白薇，痰盛者加瓜蒌仁、化橘红；心烦者加寸冬、钩藤。

陈沛坚（广州中医学院附属医院）：近几年来，我们开展中医急诊工作，用中医中药抢救治疗近60例中风病人，收到较好疗效，现将治疗方法介绍如下：

中脏腑急性期之治疗：患者突然昏仆、不省人事、半身不遂，病情危重。属闭证者，兼有面赤身热，口臭气粗，牙关紧闭，双手握拳，肢体强痉，躁扰不宁，二便均闭，舌苔黄腻，脉弦滑或滑数，其证属实；属脱证者，则有面白身冷，气息微弱，目合口张，双手撒开，汗出不止，二便自遗，肢瘫舌痿，脉微欲绝，其证属虚。针灸治疗：属闭证者可针刺人中、太冲、涌泉、丰隆、内关等穴，强刺激；属脱证者，采用艾灸关元、百会、神阙、气海等穴；血压高时针双侧太冲，用泻法，还可配合针百会、足三里、三阴交、曲池等穴；脑水肿针大敦、脑户（向下斜刺），用泻法。对一些反应强的穴位，如十宣等，不宜选用，以免引起患者躁动及血压上升而发生再出血。

中药针剂：属闭证者，可用醒脑静或清开灵针10～20ml，溶于5%～10%葡萄糖溶液250～500ml内作静脉点滴，每日1～2次；属脱证者可用：丽参注射液4ml，加入50%葡萄糖溶液40ml中静脉注射，1日2～3次；参附针或生脉针10～20ml加入5%～10%葡萄糖溶液500ml内静脉点滴，1日1～2次。

中成药灌服或鼻饲：阳闭者用安宫牛黄丸（或清心牛黄丸代）、紫雪丹、至宝丹其中一种，每次1丸（支），1日2次；阴闭者用苏合香丸，每次1丸，1日2次。

中风急性期患者，多有大便秘结，腑气不通，我们常采用安宫牛黄丸、紫金锭、紫雪丹保留灌肠，中药灌肠方为：生大黄30g（后下），芒硝15g，枳实15g，厚朴12g，槐花30g，白芍20g，甘草6g。体质弱及年老患者药量酌减。

灌服或鼻饲中药汤剂：阳闭者，用羚羊角、菊花、夏枯草、白芍、龟板、石决明、生地、丹皮；阴闭者用半夏、茯苓、橘红、竹茹、菖蒲、胆星、枳实；脱证用人参、附子。在辨证施治的原则下，采用多方面的综合治疗措施，这是我们治疗各种危重症的经验之一。此外，我们还改变了每天只服1剂中药的惯例，采取每天服2～3剂中药，以保证24小时之内，患者血液中能保持一定的药物浓度，这样更有利于扶正祛邪，达到治疗目的。

刘茂才（广东省中医院）：我以祛瘀涤痰，开窍通络作为中风病的基本治则，临床常选用补阳还五汤与涤痰汤合方随证加减。涤痰加牛黄粉、天竺黄、海浮石、海藻等；祛瘀加田七、土鳖虫、毛冬青、虎杖、乳香、没药、益母草等；开窍通络加麝香、地龙干、蜈蚣、细辛、鸡血藤、制川乌等。若卒中暴厥、神识不清，或头痛剧烈、呕吐、抽搐等（脑水肿或颅内高压），重则加入大黄、元明粉等泻下通腑之品，或用大承气汤煎水灌肠，以醒脑安神。

如近治一男性71岁高血压病者，突然意识不清，面色潮红，呼吸气粗，右侧肢体瘫痪，左侧上下肢时而躁动，大便秘结，舌苔黄腻舌质红，脉浮弦紧。诊为出血性中风（肝阳上越，痰瘀蒙蔽清窍，闭阻脉络），治以泻肝通腑，涤痰祛瘀为主。药用：大黄、元明粉、龙胆草、虎杖、牛黄粉、麝香、制胆星、毛冬青、益母草、赤芍、桃仁等，煎水内服，并以大承气汤煎水灌肠，药后日解大便10余次，第二天神志逐渐转清，继续以上方加减调治半月，病者在人扶持下，可以慢步行走，临床在此治疗基础上若能配合针灸，或静脉点滴盐酸川芎嗪或毛冬青甲素之类，以化进血脉流畅，调和气血，其效则更佳。

刘新武（河北医学院第二医院）：中风，发病仓猝，突然倒仆，不省人事、余常以自拟通络活血汤（当归尾10g，鸡血藤30g，丹参20g，红花15g，乳香10g，没药10g，桃仁10g，甘草10g）加味治之。如一男性患者，体重近100公斤，形体丰腴，因其平素喜食肥甘，嗜饮酒浆，血压常在（200～140）/（120～110）mmHg之间，某日因怒动肝火，肝阳上亢，血随气升，上扰于脑，骤发暴厥，鼾睡不醒，呼之不应，气息奄忽，先给以通关散吸鼻取嚏，瞬时自苏，唯左半身沉重不遂，步履维艰，舌蹇难言，溲赤便干，苔黄腻，脉弦数有力，给以通络活血汤，加石决明30g，郁金20g，莲子心20g，川军5g，滑石10g，水煎服，以清心开窍，活血通络降压服10剂后，可弃杖自行，20剂后，诸恙皆瘥。

通络活血汤，是我40余年来临床常用的有效验方。曾对25例中风病做了临床验证。有较高的疗效。

鲁玉合（北京市延庆县中医门诊部）：在治疗中风证中，个人常用的原则是：凡属因热夹痰、夹瘀的郁闭证，常先以豁痰、息风、开窍之法以救其急。给予安宫牛黄丸、羚羊粉、竹沥水、生姜汁灌服或鼻饲。痰热腑实型，则以通腑化痰，给予三化汤（《活法机要》方）合镇肝熄风汤加减。痰瘀留滞经络的半身不遂者，则是辨证分型，针药并用，头、体针交替，再加马钱子吞服，用以通络。因此药为剧毒品，每一批炮制品个人均尝服后，才用于患者。开始从每次0.2g，1日2次试服，在无张口不利的情况下，2周后每次增为0.3g，直至增至每次0.5g后，不再增量。若出现不良反应即停服。曾治高某，女，71岁，突感头晕头痛，意识逐渐朦胧，昏不识人，口角向右歪斜，手足偏左不用，大便2天未解。舌苔白黄腻微干，舌质稍红，两脉弦滑。血压170/100mmHg。拟通腑化痰佐育阴息风之法，方用三化汤合镇肝熄风汤加减。药用：大黄10g，川朴10g，枳实10g，羌活5g，炙甘草10g，怀牛膝30g，生白芍15g，天冬10g，代赭石15g，生龙牡各20g，玄参15g，钩藤20g，菊花15g，豨莶草20g。水煎2剂。服药后，神志稍清，大便通，左下肢活动度稍增。舌苔白，舌质稍红，两脉弦。再以清心开窍，镇肝息风之法调治，并加服制马钱子0.2g，1日2次。以上方为基础，随症加减，前后共治疗3周，获基本痊愈。

窦国祥（南京铁道医学院附院）：中风病人经抢救转危为安后，往往因过食高脂厚味，促使病情恶化、导致死亡。有一王姓老人，中风后神智方醒，食欲初开，稍能说话，其女儿爱父心切，急以鸡、肉、蹄等品补之，不出1周，病复发，救治无效而亡。中医认为油腻炙煿之品，稠黏胶结，熏灼脏腑，阻滞气机，生热酿痰，痰湿再度阻塞经络，促使病情复发和加重。故中风病人之饮食应以清淡为主，多进新鲜蔬菜，少食多餐，不宜过饱，忌烟酒、辛辣、容易胀气的食品。

《中医杂志》1986年第4期

中医释“非典”

方和谦

“非典”是医学界新增的病名简称，全名是非典型性肺炎，国际上译名叫“SARS”，其所致病症震动面较大，病情之烈，足以引起全人类卫生界的高度重视。

“非典”病毒是一种新发现的病原体，它叫“冠状病毒或新型冠状病毒”，中医界的治病是按照传统医学对病因学的认识，虽没有实体的解释，但依据其流行感染情况的剧烈，应称之为“疫疠之气”，因为中医学所说的疫症，就是指的有流行传染而所谓“疫疠”，当属于烈性传染，危害人类严重的病种，故称“疫疠”之气，大体上指为挨门沿户其发病无一幸免。且病情危厄，往往危及生命。“非典”病当属中医学术中“疫疠”之患。

“非典”病就其防治来说，由于科学条件的进步，不论中西医学都须尊重科学，本着时代的进步来研讨对本病防治的方法，总结治疗经验知识，以期达到最好的效果，两种医学理论知识，应当相辅相成，在“非典”的防治中发挥作用，而不得有疆域之分，一己之见，影响防治的疗效。关于“非典”的症型，发病症候，就中医学术来说当属“春瘟”病范畴，从始发到中期都是体表的反应为著，如咳嚏畏寒、发热，头疼身痛等均是，参之脉候、舌诊，应用宣鲜的药剂进行早隔离早治疗，至于病势缠绵，病情较重就应极其重视，因为祖国医学早就观察到“温邪上受，首先犯肺”，后期其传变每每“逆传心包”，高热不解，肺气失清，宣降不利，肺的化源不利，可导致生命垂危，就要发挥辨证施治的原则进行抢救性的治疗。

在目前科技水平针对“非典”还没有专门的特效药时，人们运用现代医药学的对症支持疗法外，引用中医药辨证治疗，中西医学并重来抗击“非典”，探讨发挥总结治疗经验，应是当前一个很好的途径。

虽然“非典”是一个新发病种，新认识到的病原，但其发病影响人体失常状态，病候表现在中医界的辨证论治原则下，可以探究出很多的医治方药“因人，因时，因地”随症治疗，如能在临床上总结出一套有效方药，相信是会有益于对本病的防治的。

《中国健康月刊》2003年第6期

专题笔谈：中风证治研讨

方和谦主任医师（北京朝阳医院）：①中风昏迷，应当首辨“闭”“脱”。闭证宜开，脱证宜固。此常证常法，兹不赘述。临床又有“闭”“脱”俱见者，每由闭证不开，正气不支所致。治之则应闭脱两顾，而施以开固并行之法，我尝治多例昏迷不省、汗多遗尿之闭脱并见患者，用参芪保元汤送服安宫牛黄丸，而转危为安。②中风偏瘫，古有“左气右血”之说，而临证验之，并不确切。缘血随气行，气为血帅，血之所至，气亦并焉。故中风昏迷，一旦苏醒，或未经昏迷，初即偏瘫者，治之总宜气血两顾，疏通经络，俾气血通行，经脉流畅，而瘫痪之体，易于康复。至于用方遣药，则应首先审脉，中风病“弦”为主脉，若弦劲有力，当选滋潜育阴通络之剂，常用石决明、桑寄生、桑枝、石斛、钩藤、赤白芍、白蒺藜、天麻、木瓜、牛膝、鸡血藤等；若脉见虚弦，则还应注意培本，因肝主筋，肾主骨，故培本则以补益肝肾为主，药用生熟地、黄精、何首乌、枸杞、山萸肉等，仿河间地黄饮子加减。中风病弦为本脉，而要之以弦而兼缓，为脉证相应之顺脉；若但弦无缓，或沉弦细涩，或急大数疾，则均为病情严重之逆脉，非邪气旺盛，即正气虚衰，每成贻患沉疴。

王永炎主任医师（北京中医学院）：近10年来，我院共收治急性缺血性脑卒中病人312例，根据症状、舌象、脉象的临床观察，主要分为四类证候：即风痰瘀血痹阻脉络证，痰热腑实风痰上扰证，气虚血瘀证和阴虚风动证。其中属痰热腑实风痰上扰证者158例，占50.6%。这类病证，急性期多为本虚标实，而以标实为主。其病机为，初由痰瘀互阻而中焦壅滞，升降失常，进而肝失疏泄，气郁化火，故发病后多数病从阳化，邪热风火充斥三焦，而终致痰浊化热腑气不通。其见证为，半身不遂，偏身麻木，或口舌歪斜，或舌强言謇，或神志不清，腹部胀满，便干便秘，舌苔黄腻，脉弦滑而大等。治之之法，应通腑化痰为先，方以自订“化痰通腑汤”主之：全瓜蒌15～30g，胆南星6～10g，生大黄10～15g（后下），芒硝10g（分冲）。服至大便泻腑气通为度，不宜过量。然后再予清化痰热活络之剂。运用本法所治158例，半个月内的总有效率为82.3%。凡药后大便得以通泻，黄腻苔渐化者，在2～5天内半身不遂与神志障碍症状，均有明显的好转。通过临床观察，我们认为针对痰热腑实证而施以化痰通腑法治疗，一可使腑气通畅，气血得以敷布、以通痹达络，促进半身不遂的好转；二可使阻于胃肠的痰热积滞得以降除，浊邪不得上扰心神，克服气血逆乱，而防止内闭；三可急下存阴，以防阴劫于内，阳脱于外，致发抽搐、戴阳等变证。

任徵五副主任医师（北京市崇文区中医医院）：我对中风后遗症的辨证论治，临床分为四型：①肝阳上亢型：症见头痛眩晕，耳鸣，面赤气粗，急躁易怒，半身不遂，手足重滞，口眼㖞斜，或言语不利；舌苔薄黄，脉象沉弦。治以平肝潜阳、降火息风之法，药用赭石、胆草、菖蒲、郁金、牛膝、地龙、草决明、茺蔚子、鸡血藤、钩藤等。②痰浊阻络型：症见头晕昏蒙，胸闷恶心，少食多寐，肌肤不仁，手足麻木，或伴口眼㖞斜，语言不利，甚则半身不遂；舌苔白腻，脉象弦滑。治以清热化湿、涤痰通络之法，药用礞石、菖蒲、胆星、清夏、胆草、郁金、陈皮、竹茹、丹参、太子参等。③肾虚精亏型：症见眩晕耳鸣，精神萎靡，心悸气短，腰膝酸软，或伴舌喑失语，口眼㖞斜、半身不遂，甚则小便失禁；舌苔薄白，脉象弦细。治以补肾利窍之法，药用熟地、山萸、肉苁蓉、黑附子、桂枝、石斛、巴戟、菖蒲、远志、牛膝等。④血瘀脉络型：症见眩晕神疲，面色少华，少气懒言，体倦乏力，肢凉而麻，或口眼㖞斜，言语謇涩，半身不遂；舌苔薄白，脉象沉细。治以益气活血、化瘀通络之法。药用生芪、当归、川芎、赤芍、桃仁、红花、牛膝、地龙、桂枝、甲珠等。

曲溥泉副主任医师（北京中医药大学附属护国寺中医医院）：中风有“真中”与“类中”之别。近世中风以类中者为多，究其因多以肝肾之阴有伤，阴精亏于下，虚阳僭于上，一旦感受外风，则引动内风，窜行莫制，迅即突发斯疾。加之丰腴之质，痰火素盛，风痰相引，内火弛张，故病势多危重，治之亦棘手。若体较实、证较轻者，治之尚可应手。其治则多宜育阴柔肝、开窍豁痰、通经达络之法。药用生熟地各15g，赤白芍各15g，桑寄生30g，木瓜12g，络石藤12g，天麻9g，威灵仙12g，桃杏仁各9g，地龙12g，鲜九节菖蒲12g（和凉开水捣汁兑入，无鲜者可用石菖蒲9g）。若面赤大渴、脉象数大、舌赤苔糙者，加生石膏30g，羚羊角、犀角各3g（另煎兑服），安宫牛黄丸1丸分2次化服；痰涎壅盛、语言謇涩者，加郁金9g，竹沥15g（冲服），牛黄清心丸1丸（化服）；口眼㖞斜、半身不遂者，加苏合香丸1丸（化服），或大活络丹1丸（化服）。每日1剂。如症象逐渐缓解，而遗有半身不遂，或语言不利者，可予益气养血、活血通络佐以化痰之剂以缓图之。药用：生芪12～30g，当归12g，桑寄生30g，地龙12g，豨莶草12g，鸡血藤15g，威灵仙12g，竹茹12g，木瓜12g，橘红9g，川芎3g，白花蛇1～2条（无则以蕲蛇12g或乌梢蛇12g代之亦可，唯力稍逊耳）。丸药如再造丸每日上下午可各服半丸或一丸。生芪用量应依据病情循序递增，一般由9～12g逐渐增加，最多每剂可用至30～60g足矣。对于恢复患者的肢体活动当有裨益。此为先师孔伯华的积年经验，余多年沿用，均取得了不同程度之疗效。

孙伯扬副主任医师（北京中医医院）：临床诊治中风，我常用以下三法：①清热化痰泻火法：适用于痰热夹肝火上扰证。轻者症见半身不遂、语言欠利、神志昏蒙，或胸闷恶心，或烦躁便秘；舌红，苔白腻或黄腻，脉象滑数。可用黄连温胆汤加菖蒲、远志、郁金为基本方，而随证加味。重者多由肝阳风动，气火升腾，痰浊上扰而致窍闭神昏。可先予牛黄清心丸，再继进镇肝熄风汤加减。一俟热清痰化，再视具体病情，而随证治之。②活血化痰通络法：适用于痰瘀阻络之病证。如症见患肢僵硬，或屈伸不利，或关节肿胀，而肤色变暗等；舌质暗淡，或兼瘀斑，或舌下青紫。治之应活血化痰同时并施，常用僵蚕、白芥子、桂枝等伍于活血药中，化痰散结、温经通络，以冀痰去而瘀易除，经温而血易行。若病久或症见气虚者，尚须与益气养血药如黄芪、当归同用。③益气化瘀法：适用于因虚致瘀之病证，代表方剂如补阳还五汤。本方若用于中风恢复期和后遗症，以半身不遂为主，或兼凉麻无力，或兼语涩流涎，此时应重用黄芪，一般为30～60g以上，效用更佳。若瘀血之中又兼痰阻者，方中尚须配伍化痰通络药；若患侧无寒凉感者，可加僵蚕、桑枝、白芥子；患侧有凉感者，可加桂枝、白芥子。本方若用于中风初起而仅见半身无力，或稍感手臂麻凉，或有头晕，语言稍有不利等，可减方中化瘀之桃仁、红花，加祛风活络之桑枝、丝瓜络，黄芪用量不宜大，以10～15g为好。此症较重，兼见痰火或肠热便秘者，则应先予清化痰热、泻火通秘，俟痰化热清之后，再用本方。

陈大启副主任医师（北京市第二医院）：诊治中风，临床我常用以下数法：①经腧不利者，用葛根汤或桂枝加葛根汤；②气滞厥逆者，用四逆散加减；③气滞血虚者，用逍遥散加减；④气滞血瘀者，用大柴胡汤（或去大黄）合桂枝茯苓丸加减；⑤三焦气化失调者，用小柴胡汤加减。⑥气阴两虚者，用生脉饮加减；⑦肝肾阴虚者，用六味地黄汤加减；⑧阴血不足、筋脉失养者，用芍药甘草汤加减；⑨气虚血瘀者，用补阳还五汤加减；⑩肝阳上亢者，用镇肝熄风汤加减；⑪若见陈寒痼冷、脾肾阳虚者，干姜、附子、肉桂等辛燥之品，亦可随证选用，在所不忌。⑫善后调理：若脾胃虚弱者，用六君子汤加减；肝肾虚弱者，用六味地黄汤加减：虚羸少气者，用竹叶石膏汤加减。

梁安荣主治医师（北京朝阳医院）：西医治疗脑出血，虽有人主张尽量少用止血药，可是一般习惯还是以用止血药为主。当前中风后遗症患者较多，可能与此有关。而事实上，脑动脉血管破裂后，所形成的血肿，本身就能堵塞血管，再加上凝血机制的作用，而自行止血。所以说在用活血化瘀的方法上兼用止血法是必要的。也就是说在治疗闭证与脱证的正治法中，再加入适量的既能活血化瘀又能止血之药，如云南白药、三七面、蒲黄、茜草等，这对于制止出血、消除血肿，以及整个病情的改善，都会大有裨益，较之单纯使用开闭、固脱等的传统方法，效果为好。

《北京中医》1987年第5期

第七篇　学术传承研究

第一章　传承方法与研究

一、传承谱系

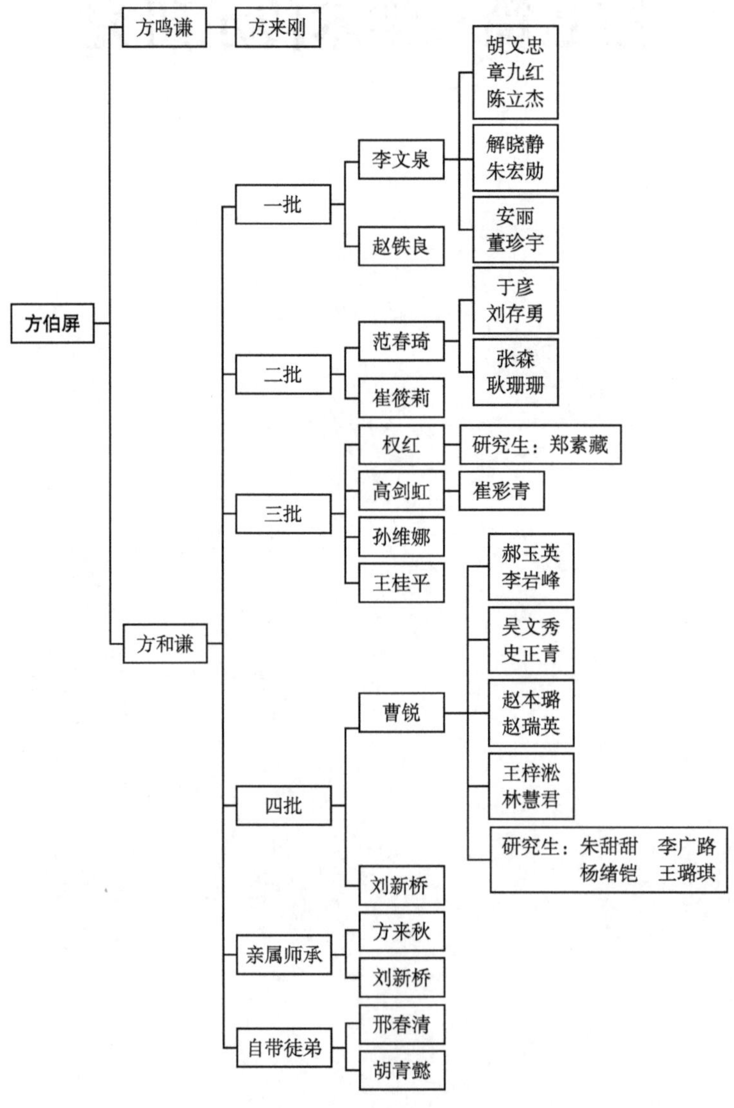

图7-1-1　方和谦传承谱系图

二、传承方式

方和谦教授学术传承主要有三种方式：师徒传承、家族传承和院校教育。其中前人最为重视的师徒传承占主要部分。方和谦教授从1991～2009年先后担任第一、二、三、四批全国老中医药专家学术经验继承工作指导老师，亲自带徒培养国家级徒弟10名，组成稳定的师承队伍。其弟子为再传师承导师的有首批继承人李文泉教授、二批继承人范春琦主任及四批继承人曹锐主任，他们的继承人为全国第五至七批、北京市第六批师承人员及朝阳区第一、四、七批师承人员。家族传承人为其女儿及外孙。院校教育主要为首都医科大学硕士研究生的培养。目前传承队伍中老、中、青年龄层次分明，传承方向继续将学术继承、发展与创新相结合，每个培养周期严格遴选优秀的继承人进入传承队伍，形成了较为完整、稳定、合理的传承培养模式与体系。

三、传承工作室建立

传承工作室的建立为方和谦学术思想与学术经验的传承提供了稳定的平台与支撑。2007年10月，经北京市中医管理局批准，首都医科大学附属北京朝阳医院成为北京中医药薪火传承“3+3”工程建设单位，在中医科挂牌成立“方和谦名老中医工作室”。2011年工作室以成绩“优秀”通过北京市中医管理局的验收。2011年6月，成立“方和谦名家研究室”，同期共同建设“国医大师方和谦传承工作室”。2013年5月，由方老外孙刘新桥医生牵头，在北京安贞医院成立了名医工作室分站，扩大了传承工作范围。2014年10月，国医大师方和谦传承工作室以“优秀”通过北京市中医管理局验收。2023年，工作室成为首批北京中医药薪火传承“新3+3”工程项目，获批成立方和谦“三名”传承工作室。工作室的负责人及主要组成人员为方和谦教授第一至四批学术继承人及其传人。方和谦工作室的建立与中医科的学科建设、人才培养、临床、科研、教学紧密结合，在传承工作中提高了整个团队的综合素质和水平。

四、传承方法

方和谦教授的学术思想传承方法包括跟师学习、系统整理理论及临床资料、立项科研课题、借助信息挖掘技术进行数据挖掘、新药研发、开展临床应用研究等。通过多样化的形式，全面整理了方老的学术渊源、学术成长资料、临床病例资料，形成了资料档案和数据库。通过不断深入挖掘方老临床病例资料，借助信息挖掘技术系统提炼了方和谦的学术思想及临床经验，再通过流行病学方法开展临床应用研究，将名老中医的经验逐步转化为临床应用证据，推动了方老学术思想不断深入传承与发展。下面简要介绍几种传承方法。

（一）跟师学习

传统的跟师学习是中医师带徒过程中有效且不可替代的传承模式。徒弟通过全程跟师临证，在口授心传中真切感受方老的医德、医风，领悟方老如何将中医理论应用于临床实际。方老的弟子李文泉已经成为首都国医名师，曹锐成为北京市优秀名中医，他们不断总结实践着方老的学术思想、临证经验，坚持带徒育人，已成为全国及北京市级老中医药专家学术经验继承工作指导老师，将方和谦学术思想持续发扬推广，目前已传承至第三代。

（二）课题立项

通过两项国家级课题的立项，以高屋建瓴的角度，深入、系统、科学地总结了方和谦教授的学术思想与临床经验，对整个传承研究起着重要的指导作用。“十五”国家科技攻关计划“名老中医学术思想、经验传承研究——方和谦学术思想及临证经验研究”，通过建立采集工作站、建立数据库、病历结构化，把方老临床病案分为回顾性、前瞻性、典型医案，进行标准采集，用数据挖掘技术，分析挖掘了方和谦教授500余份临床有效医案，系统深入总结了方和谦教授的成才经验、临证思辨特点及学术思想。“十一五”国家科技支撑计划，在“十五”基础上，对方老经验方和肝汤在治疗“甲状腺结节（良性）”“慢性胃炎”“功能性便秘”三个不同病证同属肝脾（胃）不和证型，进行病证结合、异病同治的临床应用研究，并对上述三种病在和肝汤基础上的加减用药辨证施治规律进行研究，从循证医学角度验证名老中医经验方的临床疗效，实现由“经验”向“证据”的转换。两项科研项目均获北京市科学技术委员会及中华中医药学会科技进步奖。传承队伍的成员积极参与科研项目，在工作中深入学习总结方老经验，与此同时队伍成员的科研能力及业务水平得到了极大提高。

（三）数据挖掘

通过前期课题研究，构建了方和谦临证信息数据库，与中国中医科学院广安门医院联合开展“方和谦学术思想及临证经验研究”。采用基于图论的数据挖掘方法、无尺度网络、关联规则、聚类分析、判别分析等方法，对方和谦临床医案进行数据挖掘。分别对方和谦教授自创经验方滋补汤、和肝汤进行数据挖掘。传承团队不断继续整理方和谦教授临床病历，进行深入挖掘与推广。

五、专病传承研究

中医学术思想的传承要重视创新，张仲景有“勤求古训，博采众方”之训，刘河间“六气皆从火化”，其“法之与术，悉出《内经》之玄机”，无不体现了学术思想传承的连续性、继承性和创新性。方和谦教授的弟子们在传承方老学术思想的同时，也不断将方老的学术思想继承发扬创新，临床应用于各系统疾病的防治中。

（一）“安和五脏治胸痹”

方和谦教授的学术思想强调“燮调阴阳、以平为期”的生理观，注重通过调和，使脏腑阴阳的偏盛偏衰归于平复，促成“阴平阳秘”，保持阴阳的相对平衡。李文泉教授继承方老“扶正祛邪、以平为期”的思想指导，治疗胸痹时将整体观念贯穿诊治始终，指出胸痹之证治疗除注重本脏病变外，更应注重调节心与其他脏腑之间的阴阳失衡。她在传承方老“五脏相关治心病”学术经验基础上，总结多年临证治疗胸痹经验，提出了“安和五脏治胸痹”的辨治思路。自拟了益气养心通络方、养心化痰通络方、养心补肺通络方、养心解郁通络方、养心滋肾通络方五个经验方，分别从心、从脾、从肺、从肝、从肾治疗胸痹之证，并拟定了参七茶系列，分别为参七荷叶茶、参七麦冬茶、参七玫瑰花茶、参七枸杞茶，作为养生保健茶，临床应用取得较好疗效。

（二）“三维辨证治咳嗽”

方和谦教授治疗咳嗽时，注重对于层次关系的理解，一是疾病的病情，二是所涉及的脏腑，三是疾病所在的部位，认为依据层次治疗咳嗽的观念，应依时间分清疾病病情、依功能辨明涉及脏腑、依结构定位所在部位，并将调气、化痰原则贯穿其中。因此，传承团队在继承方老学术思想上，归纳方老“时间-功能-结构”三维辨证体系，从时间维度上，分清咳嗽初期、中期、末期逐渐变化的阶段与过程，采取扭转截断法阻止咳嗽进展；从功能维度上，辨明肺至脾、肾、心、肝的脏腑传变次序与相互功能联系，采取多脏同治法调和五脏气血；从结构维度上，精准定位鼻、咽、喉、气管、支气管、肺、食管、胃等病变部位。

（三）“燮理阴阳，调神养脏”治不寐

方和谦教授治疗不寐时，强调以阴阳为本，心、肝、脾胃为标，和解脏腑之虚实，不忘痰、瘀作祟，本《内经》“其治疗补其不足，泻其有余，调其虚实，以通其道而去其邪则愈”之法。在心则补心气，养心血，清心火；在肝则养肝血，滋肝阴，疏肝气，平肝阳；在脾胃则健脾和胃，益气养血，调畅中焦；兼有痰饮、瘀血，则加强化痰祛湿、活血化瘀，遣方用药上注重调畅气机中药的配伍，选药平和，补中有泄，忌苦寒败胃、辛散伤阴。团队成员在继承方老治疗不寐的学术思想的基础上，结合当代社会节奏快，人群精神压力大的特点，注重清热安神、交通心肾药物的使用，拓展了方老治疗不寐经验方药的运用范围。

第二章　传承成果

方和谦教授传承团队通过30余年努力，坚持不懈地继承、学习、挖掘方老的临证经验，总结方和谦学术思想为“燮调阴阳，以平为期”的生理观、“正气为本，扶正以祛邪”的治疗观，以及方老对和解法“和为扶正、解为散邪”的创新认识。在传承过程中对方和谦教授自创名方滋补汤、和肝汤开展了科学、规范、系统的临床研究。截至2023年，传承团队先后承担参与国家级、市局级课题20余项，获得市局级科技进步奖4项，培养学术经验继承人30余人，硕士研究生5名。

传承团队共发表论著60余篇，出版学术著作10余部，如《方和谦学术经验集》《诊余漫话》《国医大师卷：方和谦》《方和谦论著集》《方和谦医案医话集》等，并制作《国医大师方和谦讲伤寒论》视频光盘，广泛推广和传播了方和谦教授的学术经验，在学界反响良好，对临床医生有较强的指导作用。

现将方和谦教授及其传承团队所获荣誉、奖项、专利、承担参与科研项目、继承人及研究生毕业论文总结整理如下。

一、方和谦及继承人荣誉

方和谦

自1990年起被国家中医管理局确定为第一、二、三、四批全国老中医药专家学术经验继承工作指导老师。

1993年荣获国务院“有突出贡献专家”称号，享受国务院政府特殊津贴。

2007年被评为“全国老中医药专家学术经验继承工作优秀指导老师”及“北京市老中医药专家学术经验继承工作优秀指导老师”。

2009年被人力资源和社会保障部、卫生部和国家中医药管理局评为首届“国医大师”，同年获北京市政府“首都国医名师”荣誉称号。

2010年北京朝阳医院赫曦厅立“国医大师方和谦”铜像，予以纪念。

李文泉

2007年中华中医药学会授予“全国首届中医药传承高徒奖”。

自2012年起被国家中医管理局确定为第五、六、七批全国老中医药专家学术经验继承工作指导老师。

2017年获北京市政府“首都国医名师”及“同仁堂中医大师”荣誉称号。

2022年获得首都中医药“杏林耕耘50年”荣誉称号。

范春琦

2011年起被北京市朝阳区卫生健康委员会确定为“北京市朝阳区中医薪火传承人才培养工程”指导老师。

2021年起被北京市中医管理局确定为北京市第六批中医药专家学术经验继承工作指导老师。

2021年荣获北京市中医管理局“优秀名中医”荣誉称号。

曹锐

自2011年起被北京市朝阳区卫生健康委员会确定为第一、四、七批“北京市朝阳区中医薪火传承人才培养工程”指导老师。

2019年获评为“奉献朝阳的中医药薪火传承人（学术经验指导老师）”。

2020年获评为首都中医“文化自信学术自立服务自强”榜样人物。

自2021年起被北京市中医管理局确定为北京市第六批中医药专家学术经验继承工作指导老师。

2021年荣获北京市“优秀名中医”荣誉称号。

2021年荣获北京中西医结合学会40周年“突出贡献专家”称号。

2022年荣获“为民办实事榜样人物暨首都杏林健康卫士”奖。

赵铁良

2022年获得首都中医药“杏林耕耘50年”荣誉称号。

崔筱莉

第二批全国老中医药专家学术经验优秀继承人。

高剑虹

第三批全国老中医药专家学术经验优秀继承人。

自2022年起被北京市朝阳区卫生健康委员会确定为第八批“北京市朝阳区中医薪火传承人才培养工程”指导老师。

二、科研成果奖项

北京市中医管理局科技进步奖二等奖，扶正固本治疗肺心病急性发作期气阴两虚型免疫功能改善的临床研究，1993年，李文泉、赵铁良。

北京市科学技术委员会科学技术奖三等奖，方和谦学术思想及临床经验的数据挖掘与临床应用研究（2007中-3-007），2007年，李文泉、范春琦、权红、高剑虹、孙维娜、王桂平。

中国中医科学院中医药科学技术进步奖三等奖，名老中医临床诊疗信息采集和经验整理挖掘研究，2008年，李文泉。

北京市科学技术委员会科学技术奖三等奖，基于临床数据挖掘的中风病证治规律研究与应用（2014中-3-003），2014年，李文泉、曹锐。

三、获批专利

国家知识产权局，治疗风湿性类风湿性关节炎的组合物及其制备方法和应用，ZL2019 10927101.6，2021年，曹锐、权红。

国家知识产权局，治疗痰热壅肺证的儿童成人共用中药制剂及其制备方法，ZL2019 10959521.2，2021年，赵铁良、曹锐、权红。

四、传承团队承担参与科研项目

科技部，“十五”国家科技攻关计划，名老中医学术思想、经验传承研究——方和谦学术思想及临证经验研究，2005年，李文泉。

科技部，“十一五”国家科技支撑计划，名老中医学术思想、经验传承研究——名老中医方和谦经验方“和肝汤”治疗甲状腺结节（良性）、慢性胃炎、功能性便秘的临床应用研究，2006年，李文泉。

北京市教育委员会，益气通络法对免疫肝纤维化大鼠细胞信号转导的干预，2006年，章九红。

北京市中医管理局，深入继承与系统宣传名老中医方和谦学术思想的研究，2006年，权红。

北京市中医管理局，针对急性缺血性心脑血管事件发生前高血压病合并血糖异常高危人群“风”“痰”“瘀”证中医早期综合干预研究，2009年，曹锐。

北京市中医管理局，感染后咳嗽的证候分型及方氏利肺汤对感染后咳嗽的气道炎症、气道高反应性的研究，2009年，信彬。

北京市中医管理局，方和谦经验方“加味和肝汤”治疗慢性浅表性胃炎的临床应用研究，2011年，权红。

北京市中医管理局，加味和肝汤对脑卒中后抑郁患者血浆单胺类神经递质影响的临床研究，2013年，张杨。

北京市科学技术委员会，方和谦教授加味和肝汤治疗抑郁症临床验证研究，2013年，陈勇。

北京市中医管理局，“滋补汤”维持治疗气血两虚证结直肠癌的临床研究，2013年，严冬。

科技部，国家科技支撑计划，缺血性中风“病证结合”早期干预方案的临床评价研究，2014年，曹锐。

首都医科大学，“加味滋补汤”治疗慢性阻塞性肺疾病稳定期的临床应用研究，2014年，权红。

北京市中医管理局，不同时点加用加味香砂六君子汤联合四联疗法治疗幽门螺杆菌感染的疗效比较，2015年，解晓静。

卫生部公益行业专项子课题，基于rs-fMRI下针刺语言康复训练综合治疗卒中后运动性失语的疗效评价研究，2016年，曹锐。

北京市医管局，基于CTA联合TCD评价化痰祛瘀汤对急性脑梗死患者侧支循环改善的临床研究，2016年，朱宏勋。

北京市医管局，“加味和肝汤”对肝郁脾虚型功能性便秘患者P物质和NO浓度影响的研究，2016年，郑金粟。

北京市中医管理局，“和肝汤”对非糜烂性反流病患者SP、CGRP影响的临床研究，2016年，安丽。

北京市中医管理局，肺心安预防慢阻肺急性发作疗效与安全性评价研究，2018年，权红。

北京市医管局，“黄连-黄芩”子母同治对心肝火盛型高血压患者“肠-交感神经系统轴”的影响及临床疗效观察，2019年，董珍宇。

北京市科学技术委员会，基于真实世界“毒损脑络”中风病复发关键环节诊断技术的优化研究，2019年，曹锐。

北京市卫生健康委员会，健脾通络解毒法干预慢性萎缩性胃炎的长期临床疗效评价研究，2020年，曹锐。

北京市医管局，“加味和肝汤”治疗非糜烂性反流病伴焦虑抑郁状态的临床研究，2020年，安丽。

北京朝阳医院，基于网络药理学的和肝汤治疗功能性消化不良十二指肠微炎症的机制研究，2021年，赵静怡。

首都医科大学，和肝汤对功能性消化不良十二指肠微炎症和肠道菌群作用的研究，2021年，赵静怡。

北京市医管局，和肝汤颗粒治疗功能性消化不良（脾虚气滞型）的临床研究，2022年，赵静怡。

北京市医管局，短疗程加味和肝汤治疗胃食管反流病（肝胃不和证）疗效及复发率的临床研究，2022年，卢迪。

北京朝阳医院，宣透解毒颗粒治疗轻型新冠感染者的有效性和安全性的随机双盲安慰剂平行对照临床试验，2023年，曹锐。

五、继承人及研究生论文题录

（1）对方和谦教授常用治法的探讨，第一批继承人李文泉

（2）方和谦治疗咳喘病经验，第一批继承人赵铁良

（3）方和谦以保胃气为核心的临床整体思维方法解析，第二批继承人范春琦

（4）方和谦学术思想在肝胆病证的应用，第二批继承人崔筱莉

（5）方和谦教授治疗心系疾病学术思想，第三批继承人权红

（6）方和谦教授治疗中风病学术思想及经验总结，第三批继承人高剑虹

（7）感悟中医　调和阴阳，第三批继承人孙维娜

（8）方和谦教授治疗咳喘病思路浅析，第三批继承人王桂平

（9）方和谦·姚乃礼学术思想与临床经验总结，第四批继承人曹锐

（10）方和谦教授学术思想与临床经验总结，第四批继承人刘新桥

（11）李文泉教授学术思想与临床经验总结及治疗失眠的临床研究，第五批继承人胡文忠

（12）李文泉教授辨治咳嗽医案分析，第五批继承人章九红

（13）李文泉学术思想与瓜蒌薤白类方应用的临床经验总结，第六批继承人朱宏勋

（14）李文泉学术思想与临床经验总结，第六批继承人解晓静

（15）清心泻火法治疗心肝火盛型中青年原发性高血压的临床研究，2021届硕士研究生朱甜甜

（16）基于数据挖掘技术探究曹锐教授治疗眩晕辨证思路和处方规律，2022届硕士研究生李广路

（17）基于数据挖掘分析曹锐教授治疗失眠规律与用药特点，2023届硕士研究生杨绪铠

第三章　经验数据挖掘

第一节　补法及滋补汤的数据挖掘

一、补法的概念及源流

补法是中医治病八法之一，是选用具有补益、滋养、强健等作用的药物，根据配伍原则组成方剂，来补充人体气血阴阳不足，恢复身体健康为目的的一种治病方法。《素问·至真要大论》曰："虚者补之""损者益之"。

补法的适应证主要是虚证，包括阳虚阴虚或气虚血虚。补法的运用，主要以药物疗法为主。其具体可分为补阳、补阴，或补气、补血，或阴阳气血并补三大类。《素问·阴阳应象大论》曰："形不足者，温之以气；精不足者，补之以味。"较早地指出了补法的使用原则和方法。《难经·十四难》曰：损其肺者，益其气；损其心者，调其营卫；损其脾者，调其饮食，适其寒温；损其肝者，缓其中；损其肾者，益其精。"指出了五脏分补的原则与方法。《神农本草经》为补法提供了药物基础。其书收集360余种药品中，补益药有70味左右。张仲景所著《伤寒论》《金匮要略》更是创制较多的补益方剂，并有具体的临诊指征阐明，如温中健脾胃的理中丸、人参汤；补心益血脉的炙甘草汤；养阴的黄连阿胶汤；补肾的肾气丸；健脾的小建中汤等。王冰在注解《素问》时，明确指出，治无阳之虚，应"益火之源，以消阴翳"；治真阴之竭，应"壮水之主，以制阳光"。这对后世补阳、补阴学说有深远影响。金、元时期"补土派"大家李东垣重视脾胃理论，创立了升阳益气的补中益气汤。朱丹溪主张"阳常有余，阴常不足"，倡导滋阴学说，被后世尊为滋阴派的代表。明代是温补学派的鼎盛时期。薛己、赵献可、张介宾、李中梓、孙一奎等以脾胃、肾、命门等并重，形成了温补派。其中以张介宾最擅用补法，他认为大凡诊病之初，必当先察元气为主，所谓"养正积自除"。对如何补益人体的阴阳水火深得其中奥妙，指出"善补阳者，必于阴中求阳，则阳得阴助而生化无穷；善补阴者，必于阳中求阴，则阴得阳升而泉源不竭"。他根据阴阳互根的道理，总结出施补原则和行之有效的补益方剂——左归饮和右归饮。至清代的叶天士、吴鞠通又从治温病角度，提出"留得一分津液，便有一分生机"的调养胃阴的治疗原则。

二、方和谦对“补法”的认识

方老继承方氏医学偏重滋补的特点，在反复研习《伤寒论》《金匮要略》仲景学说的同时，深入学习东垣先生《内外伤辨惑论》和《脾胃论》。并根据数十年的临证经验提出了“大病体虚，要重在培中”“大病必顾脾胃”的学术论点。他善于应用“扶正培本”法顾护人体正气，强调应以正气为本，而其中尤其重视脾肾在脏腑活动中作为先后天之本的重要作用。他曾明确指出：“治病之关键在于扶正培本，扶正就是扶助正气、补益气血阴阳；培本就是培补脾肾，恢复脏腑正常的生理功能。”方老对补法的认识有三方面。

（一）益气血重在补脾胃

脾主运化，胃主受纳，脾胃化生气血精微以营养周身，脏腑得养，从而维系着正常生理活动，保证机体充满生机和活力。正如《明医杂著》所说：“若人脾胃充实，营气健壮，经隧流行，而邪自无所容”“脾胃一虚，四脏俱无生气”“人之胃气受伤，则虚证蜂起”。所以脾胃虚弱，必影响他脏功能。基于以上认识，方老认为补益气血，必须从补脾和胃，培补后天之本入手，故临证总以“调补脾胃之气”为准则，达到补益气血、扶助正气的目的。方老在临证施治时，特别注意顾护脾胃之气。他指出，胃这个脏器像个袋子，主腐熟消化，司新陈代谢。所消化之物由胃入肠，故胃气以下行为顺，脾气以上升为和。胃为十二经之长，为后天之本。人之生活存在，是以胃气为本。《内经》讲到“脾王四时”，四气均以胃气为本，所谓有胃则生，无胃则死，所以百病皆可以因脾胃虚而生。邪正交争，只要正气不败，就可以扭转病情，胃气败则为绝症。脾胃受损，则使百药难以施用，五脏六腑难以荣养，而诸病丛生。正如《明医杂著》曰：“人之一身，脾胃为主，故洁古制枳术之丸，东垣发脾胃之论，使之常以调理脾胃为主，后人称为医中王道，厥有旨哉！”方老研究伤寒之治，其制方用药概括起来“保胃气，存津液”是其特点。因此方老治病用药极为重视“顾护胃气”，提出“大病体虚，重在培中”“大病必顾脾胃”的观点。在他治病的方剂中经常见有炒谷芽、香稻芽、焦神曲、炒莱菔子、砂仁、鸡内金、百合、麦冬、玉竹、石斛、大枣、甘草等和中养阴益气之品。对于久病虚证及老年人感受外邪的治疗，方老更强调“虚人病表建其中”，顾护胃气即可扶正祛邪。但用药需循序渐进，药性平和，用量宜轻，不温不燥，不滞不腻，不攻不泻。他认为通过保胃气，可使脾胃健运，肺气调畅，肝气和解，肾气充盈，五脏安康。方老治热病，遵吴氏“存得一分津液，便有一分生机”的思想，视养阴保津为其重要原则。他提出“治伤寒重在存津，治温病重在养阴”，他在解表透热或清热解毒剂中，常加入花粉、玉竹、麦冬、百合、石斛等药以顾护津液，皆是重视脾胃的具体体现。

（二）补阴阳应当益肾

五脏六腑虽有阴阳之别，但肾为元阴元阳之所居，是全身阴阳之本原。五脏阴阳之虚衰，皆要影响肾之阴阳。故治疗阴阳虚衰之证，方老认为应当注意益肾。凡阳虚之证，无论卫阳心阳脾阳，均与肾阳有关，治疗均应适当温肾之阳；凡阴虚之证，无论心肺肝胃之阴，均易涉及肾阴，治疗中当据证滋肾之阴。且应注意阴阳互根的关系，所谓“善补阳者，必于阴中求阳，则阳得阴助而生化无穷；善补阴者，必于阳中求阴，则阴得阳升而泉源不竭”。

故肾气丸右归饮之中，以六味补阴，桂附温阳，所谓水中补火也；左归饮之中，熟地黄、山药、枸杞子之养阴，又伍鹿角胶、菟丝子之温肾，以防阴凝不化也。这样才能阳生阴长，生化无穷。方老对于五脏虚衰之证，自制滋补汤乃以四君、四物加肉桂等，脾肾两补，而经过加减用于各种虚证治疗，反映了方老重视脾肾的学术见解。

（三）补脏腑注意五行相生

调补脏腑的基本原则，即《难经·十四难》所云："损其肺者益其气，损其心者调其营卫，损其脾者，调其饮食，适其寒温，损其肝者缓其中，损其肾者益其精。"根据各脏腑的特点及其虚损情况进行调治。其中尤应注意各脏腑间的相生关系，即所谓"虚则补其母"的间接补法，如培土生金、补火助土、滋水涵木等。但相互滋生中，方老认为最重要莫过于先后天之本的作用。因为脏腑之生机在肾，补养在脾。故方老临证诊病，必先察脾胃是否健旺，继思气化是否正常。脾胃不和则先调脾胃，方能为进一步治疗创造条件，在后期则多考虑益肾。一般脏腑失调、脾肾俱虚时，方老先补脾以资化源，后益肾以固根本，如此周密的处置，何虑正气之不复。基于以上认识，方老遵扶正培本之大法，将脾肾阴阳气血融为一体，创制滋补汤，以益气养血、补益脾肾、顾护阴阳为宗旨，临证中以其为补法之基本方剂，广泛应用于气血两虚、阴阳失调的病证，治疗各种疾患，屡见其效。

三、"补法"的数据挖掘研究

（一）补法类别

本研究显示502份病历中有补法病历146份，共1077诊次。其中补脾286诊次（26%）、补气208诊次（19%）、补肾154诊次（14%）、补阴115诊次（11%）、补心96诊次（9%）、补血92诊次（9%）、补肝84诊次（8%），补肺19诊次（2%），补胃14诊次（1%），补阳9诊次（0.8%）。方老临床应用补法包含心肝肺脾（胃）肾五脏以及气血阴阳等诸多方面，尤其注重补益脾肾、补益气阴。

（二）补法所治疾病

本研究显示146份补法病历中所治中医病证共77种。其中频度居前11位的为：眩晕52次（13.7%）、痹证47次（12.5%）、心悸45次（11.9%）、胸痹40次（10.6%）、不寐40次（10.6%）、胃痛37次（9.8%）、喘证29次（7.6%）、泄泻25次（6.6%）、痞满23次（6.1%）、头痛21次（5.6%）、消渴19次（5.0%）。

所治的西医疾病共161种，其中频度居前10位的为：神经官能症58次（17%）、高血压病57次（16%）、慢性胃炎40次（12%）、糖尿病39次（11%）、冠心病34次（10%）、慢性气管炎33次（10%）、脑梗死29次（8%）、心律失常20次（6%）、胃十二指肠溃疡16次（5%）、肺源性心脏病16次（5%）。可见补法所治病种多为慢性疾病，范围较广。

（三）补法所治中医证候

本研究显示补法所治的中医证候共89种。其中中医证候频度居前12位的为：气虚61次（18%）、气滞55次（16%）、肝肾阴虚40次（12%）、脾胃虚弱49次（11%），肝脾不调24次（7%）、阴虚22次（6%）、血虚21次（6%）、血瘀21次（6%）、痰浊20次（6%）、阴虚火旺

20次（6%）、心气虚12次（3%）、湿阻11次（3%）。补法所治证候有虚证、虚实夹杂证，可兼夹气滞、血瘀、痰浊、湿阻，其中气滞出现频次最多。

（四）补法所治临床症状

本研究显示补法所治临床症状共52条，其中频度居前13位的包括：舌苔薄白399次（23%）、脉缓371次（23%）、脉弦152次（9%）、睡眠差119次（7%）、乏力114次（7%）、头晕77次（5%）、气短76次（5%）、心悸65次（4%）、胸闷65次（4%）、脉细59次（4%）、咳嗽46次（3%）、纳差45次（3%）、腹胀41次（3%）。临床出现乏力、头晕、气短、心悸、胸闷、纳差、腹胀、咳嗽等症状时方老多用补法。

（五）补法所用中药

本研究显示补法中常用中药共219味。其中频度居前16位药物为：茯苓605次（12%）、炙甘草505次（10%）、大枣469次（9%）、陈皮423次（8%）、炒白术415次（8%）、麦冬388次（7%）、熟地黄360次（7%）、当归356次（7%）、党参322次（6%）、木香235次（6%）、焦神曲234次（5%）、薄荷231次（5%）、炒谷芽221次（4%）、白芍218次（4%）、枸杞子201次（4%）、山药170次（4%）。频度居前48位药物见表7-3-1。

表7-3-1　补法前48位中药统计表

药物	频次	药物	频次	药物	频次	药物	频次
茯苓	605	炒谷芽	221	紫苏梗	109	远志	72
炙甘草	505	白芍	218	丹皮	106	佩兰	70
大枣	469	枸杞子	201	生黄芪	98	炙黄芪	64
陈皮	423	山药	170	泽泻	96	郁金	63
炒白术	415	百合	164	制香附	93	桔梗	61
麦冬	388	柴胡	130	五味子	92	生地黄	59
熟地黄	360	肉桂	129	玉竹	84	砂仁	58
当归	356	薏苡仁	126	酸枣仁	84	桂枝	57
党参	322	石斛	123	生姜	82	竹茹	54
木香	235	太子参	120	川芎	78	炒枳壳	52
焦神曲	234	山萸肉	111	桑寄生	77	丝瓜络	50
薄荷	231	法半夏	110	干姜	73	防风	49

（六）补法核心方

补法药物配伍在103次以上的无尺度网络图见图7-3-1。由图7-3-1可以看出补法最常用药物即补法的核心方由10味药物组成：茯苓、炙甘草、大枣、陈皮、炒白术、熟地黄、麦冬、党参、当归、木香。这也是方老自拟滋补汤的药物组成。

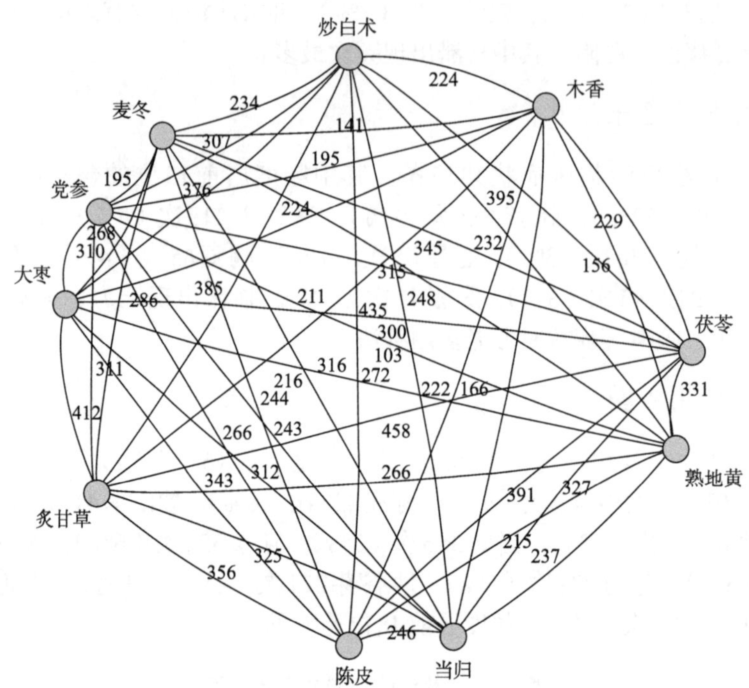

图7-3-1　补法药物配伍在103次以上的无尺度网络图

四、滋补汤的数据挖掘研究

（一）方源

方老在《金匮要略·血痹虚劳病脉证并治》补法九方的基础上，加以概括总结，自拟滋补汤作为补虚扶正的基本方剂。本方由四君子汤合四物汤化裁而来，在两方的基础上，减川芎，加肉桂、陈皮、木香、大枣四味，集脾肾气血之补于一身，又具疏通之性，有阴阳双补、气血两滋之功，又无滞腻之弊。

（二）组成

党参9g，炒白术9g，茯苓9g，甘草6g，熟地黄12g，白芍9g，当归9g，肉桂3g，陈皮9g，木香5g，大枣4个。

《素问·调经论》曰："人之所有者，血与气耳。"气与血均来源于先天，资生于后天，充实于脏腑经脉，运行于全身。人之形体赖气血以充养，一切生命活动须气血以维护。滋补汤是在八珍汤的基础上去川芎加肉桂、陈皮、木香、大枣而成。专为气血虚弱而设。其中肉桂有增强心阳、旺盛命火之功，从而使气血阴阳并补。《医宗金鉴》谓："去川芎行血之味，而补血者因以奏其功。此善治者，只一加一减，便能旋转造化之机也。"方中用四君子汤之党参、茯苓、白术、炙甘草补脾益气，培后天之本；四物汤之当归、熟地黄、白芍滋阴补肾，养血和肝固先天之本；佐肉桂、陈皮、木香、大枣温补调气，纳气归元。全方既有四君四物之气血双补之功，又有温纳疏利之力，使全方补而不滞，滋而不腻，补气养血，调和阴阳，养心健脾、柔肝和胃，益肺补肾面面俱到，又顾护先后天之本为先，更以调补中州为主。方中药味虽平淡无奇，但配伍严谨，立法有度。其专为虚证而设，不管临床表现如何，但见气血不足，五脏虚损之候，即可灵活加减应用，恢复脏腑功能、改善临床症状。

（三）主治

气血不足，五脏虚损。各种贫血证、中风后遗症、肾衰竭、心功能不全、癌症术后或放化疗后等虚损重症。

（四）滋补汤临床应用数据挖掘

1. 滋补汤主治的病证分析

（1）滋补汤主治中医病证分析：滋补汤主治中医病证37种，其中频度居前11位的为：心悸20次（22%），痹证15次（17%），虚劳13次（15.6%），胸痹8次（9.4%），水肿7次（7.7%），泄泻6次（6.6%），眩晕6次（6.6%），汗证5次（5.5%），胃痛4次（4.4%），喘证4次（4.4%），腹痛3次（3.3%）。此数据说明滋补汤所治中医病证范围广泛，涵盖了心、肝、脾、肺、肾五脏的虚证。体现方老善于灵活运用滋补汤，有异病同治之效。

（2）滋补汤主治中医证候分析：滋补汤主治中医证候共48种，其中频度居前12位的为：气虚66次（32%），血瘀29次（14%），血虚24次（12%），元气虚18次（8.7%），肝肾阴虚15次（7.3%），阴虚14次（6.8%），气滞9次（4.4%），筋脉失养8次（3.8%），肝脾两虚7次（3.4%），脾胃虚弱6次（2.8%），阴虚火旺6次（2.8%），痰浊4次（2%）。此数据说明滋补汤所治中医证候与滋补汤立方之初衷一致，以气虚、血虚、元气虚为主，其虚实夹杂的兼夹证候主要为血瘀、气滞、痰浊等。另外，由气阴两虚导致的阴虚证候也占有较为重要部分。

（3）滋补汤主治西医疾病分析：滋补汤主治西医疾病频度居前10位的为：脑梗死13次，高血压12次，糖尿病11次，冠心病10次，神经官能症5次，糖尿病足5次，血栓性静脉炎5次，肺癌4次，慢性支气管哮喘4次，血管性痴呆4次。

2. 滋补汤主治的临床症状分析

滋补汤所治临床症状出现频次前18种：脉缓77次，舌苔白64次，乏力37次，气短33次，心悸22次，睡眠差25次，出汗19次，脉弦19次，纳差15次，口干13次，脉沉12次，脉细10次，麻木9次，苔黄9次，胸闷9次，恶寒8次，腹胀8次，心慌8次。以乏力、气短、睡眠差、心悸、出汗为其主症，纳差、胸闷、口干、麻木、恶寒等为兼症。舌苔白或黄，脉缓、沉细为其舌脉特征。

3. 滋补汤所用药物分析

滋补汤原方11味中药，数据库出现频度在129～146次的前10味药物与原方完全吻合，出现频次在11～124次的20味药物为麦冬、枸杞、焦神曲、炒谷芽、百合、生黄芪、炙黄芪、五味子、薏苡仁、山药、玉竹、石斛、桑寄生、川芎、浮小麦、山萸肉、续断、炒酸枣仁、金银花、佩兰，以养阴、消导、健脾、补肾药物为主，体现了方老治疗气血两虚证时，注意顾护阴津、顾护脾肾的治疗思路。

4. 滋补汤临床应用的核心复方挖掘

（1）滋补汤方药加减运用变化频次统计：根据滋补汤方药加减运用变化频次统计表（表7-3-2），能够直观地总结出核心复方的组成。

表7-3-2　滋补汤方药加减运用变化频次统计表

药物	频次	药物	频次	药物	频次	药物	频次
炒白术	145	炒谷芽	49	金银花	11	防风	7
大枣	145	生黄芪	33	丝瓜络	11	木瓜	7
茯苓	145	炒枣仁	28	佩兰	11	生稻芽	6
陈皮	145	炙黄芪	25	白芍	10	连翘	6
当归	145	薏苡仁	25	怀牛膝	9	柴胡	6
炙甘草	145	五味子	24	干姜	8	法半夏	6
党参	144	玉竹	23	生地黄	8	桂枝	5
熟地黄	140	炒山药	21	车前子	8	泽泻	5
木香	136	桑寄生	19	桑枝	8	芦根	5
肉桂	130	石斛	19	远志	8	白花蛇舌草	4
麦冬	123	川芎	16	莲子心	7	黑芝麻	4
枸杞子	107	续断	14	薄荷	7	白薇	4
焦神曲	59	山萸肉	13	郁金	7		
百合	57	浮小麦	13	北沙参	7		

（2）滋补汤临床应用的核心复方挖掘：方老在临床应用滋补汤时，一般多在该方基础上加减配伍。应用无尺度网络规律和基于图论的网络分析方法，总结出核心复方的加减。

1）治疗痹证核心方滋补汤加薏苡仁、桑寄生、防风（图7-3-2）：肝主筋，肾主骨。肝藏血，肾藏精，肝肾同源，精血互生。肾虚则肝血不足，血不荣筋则筋骨软弱，腰膝酸软，身痛倦怠。方老临床上凡是见到肝肾不足的老年性骨关节病、妇女产后关节疼痛者，多以此方取效。

2）治疗心悸核心方滋补汤加百合、枸杞子、麦冬、酸枣仁（图7-3-3）：心主血，脾统血，气血两虚，心失所养，神无所依。对于气血两虚的心悸气短、胸闷乏力患者，包括冠心病支架、搭桥术后的患者，方老用本方治疗取得了良好的疗效。同时，本方还可以养心安神，治疗不寐。

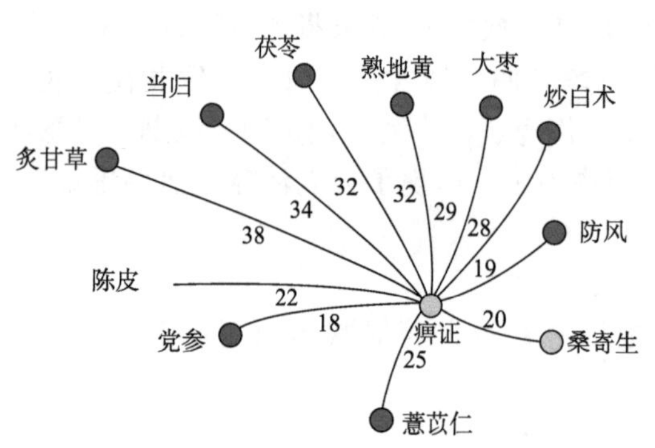

图7-3-2　治疗痹证核心方网络图

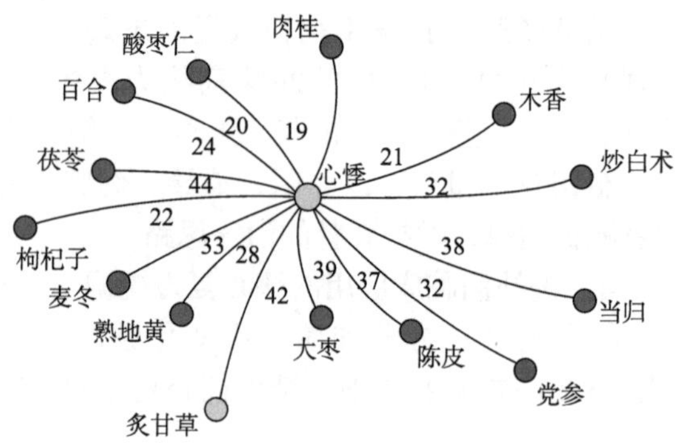

图7-3-3　治疗心悸核心方网络图

3）治疗眩晕核心方滋补汤加枸杞子、麦冬、石斛、天麻、竹茹（图7-3-4）：眩晕病因病机可概括为“风、火、痰、虚、瘀”。故前人有“无虚不作眩”“无痰不作眩”的论点。方老认为眩晕证“下虚者必从肝治，补肾滋肝、育阴潜阳”（《临证指南医案》）。因此采用本方补肝肾之阴，培本固元，以调气血阴阳，滋培止眩晕。

4）治疗咳喘核心方滋补汤加麦冬、法半夏、五味子、干姜（图7-3-5）：肺为气之主，肾为气之根。肺主呼气，肾主纳气，肾虚下元气根不固，气不归元而上逆于肺，则喘促，短气。方老认为治喘要先辨虚实；而治疗虚喘，则应辨明病位。肾虚多加用金水六君煎；脾虚加香砂六君子汤；肺虚多加用生脉散化裁。

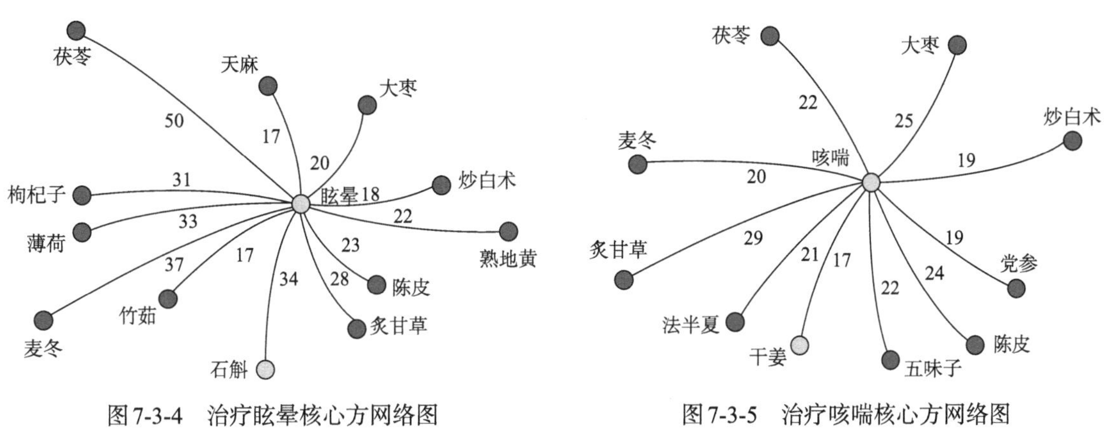

图7-3-4　治疗眩晕核心方网络图

图7-3-5　治疗咳喘核心方网络图

第二节　和法及和肝汤的数据挖掘

一、　和法的源流及概念

尚“和”是中华民族文化思想的核心：中国哲学中有致中和、和为贵，中庸论强调和解、融合、和顺；中国建筑中的四梁八柱和谐对称；中国音乐中也有五音和谐、鸾凤齐鸣；中国社会理想和谐社会、大同世界等。

“和法”可视为尚“和”思想在中医学的体现。和合是生命活动的最佳状态，是健康的核心。古人认为“和”是良好健康的一种总的概括。同时，“和”是五脏活动的最佳状态，如《灵枢·脉度》中说：“肺气通于鼻，肺和则鼻能知臭香矣，心气通于舌，心和则能知五味矣，肝气通于目，肝和则能辨五色矣，脾气通于口，脾和则能知五谷矣，肾气通于耳，肾和则能闻五音矣。”破坏“和”的状态即为病，在认识疾病的发生时，《内经》将其归结为“不和”。如《素问·生气通天论》中说：“凡阴阳之要，阳密乃固。两者不和，若春无秋，若冬无夏，因而和之，是谓圣度。”治病就是恢复“和”。和法立法的基本出发点应该立足于恢复人体原有的“和”的状态。“和法”既非蛮补又非专攻，而恰合“勿伐天和”之要旨，具有广泛的和解、调和、和顺、和谐作用，故具有中国医药学的鲜明特色。《内经》曾总括全部治法为“谨和阴阳，以平为期”。和法具有调和表里、上下、气血、三焦、脏腑等多病位和阴阳、寒热、虚实等多病性的作用，为中医学多靶点综合调整的范例。

（一）和法源流

现代中医的许多治法源于《内经》。以八法为例，除和法之外，均可在《内经》中找到明确的源头。金代成无已作《伤寒明理论》，才明确提出和法，并指小柴胡汤为和法代表方剂，和之证、法、方、药始得对应于柴胡证上，成为一明确的与汗、下等法并列的治法。明代张介宾立八略，将和法扩大，谓“和方之制，和其不和者也”，“和之为义广矣”，无论补、行、温诸法，凡能“调平元气”者，均为和法。清代程钟龄在《医学心悟》中提出医门八法，将和列为八法之一，和法指通过和解与调和的方法使半表半里之邪或脏腑、阴阳、表里失和之证得以解除的一类治法。

（二）和法概念

和法有狭义、广义之分。狭义的和法只限于针对少阳证的治法；广义的和法是具有和解作用的治疗方法，是适应证较为广泛，而且又比较特殊的治法。从临床实践来看，和法不会出现明显的发汗、催吐、泻下等作用，也不表现出对机体有明显的补益作用，也不偏于祛痰、化瘀、逐水、除湿等。和法是利用药物的疏通调和作用，以达到解除病邪目的的治法，属于调整人体功能的一种方法。

二、方和谦对和解法的认识

和法为八法之一，“和解”乃少阳病治疗大法。前人未有将和法直接列入扶正之法者。方老对少阳证与和解法有深刻的认识，他认为少阳介乎表里之间，即在太阳阳明之间，临床上提出“半表半里证”的概念。方老认为：“所谓半表半里，不单是指一种界限，也不仅是指病位，而主要是指辨证，即半表半里证。半表半里证有这样的特点：表证初解，表里交错，内无实邪，邪气未尽，正气不足。在治法上当扶正祛邪，表里兼顾，此法就叫作和解法。”方老受少阳病用和解法的启发，将这一认识“扩展到脏腑之间、上下之间、气血之间、阴阳之间，凡是有邪气侵袭、正气不足、邪正交错的状态，均可运用和解法来治疗”。这不仅扩展了对和解法的认识，而且在临床应用上取得了良好的疗效。方老对和解法之应用极为重视，亦十分广泛，经多年潜心研究和临床实践，提出“和为扶正，解为散邪”的精辟见解。扶正，即为调理脏腑功能之正气；散邪，实际是针对外来寒热之邪和失调之气机而言，这一观点是方老对和解法的深入认识及创新，反映了方老重视扶正培本的治疗原则以及气机升降出入在病机变化中重要地位的学术思想。

方老认为邪正双方是一对不可调和的矛盾，不是正气战胜了邪气，就是邪气战胜了正气，即所谓“邪之所凑，其气必虚，正气存内，邪不可干”。对“和解”的理解，方老认为：“和，我个人的拙见如一加二等于三,三加二等于五，是大小二数之和。解，字典之意为解开、解放、解散。所以这个和解二字只能作为加加减减，改善人体的体质和疾病的不良状态，而不能够认为是正气与邪气和解了，两者是敌我矛盾，邪正之间不可能和解。”并认为“药无和解之药，方有和解之方”，因为“药具一性之偏，热者寒之，寒者热之，虚则补之，实则泻之，不虚不实，以经取之。如人们常用的生姜草枣这是补药，可以调和营卫，而不是和解药”“而和解之方都是调其寒热，适其寒温，以达其所，通过和解调理，扶正以祛邪，达到一个共同的目的”。

三、和法的数据挖掘研究

（一）研究方法

“十五”期间，科技部立项攻关计划“基于信息挖掘技术的名老中医临床诊疗经验及传承方法研究”，对全国百名名老中医经验进行总结。方老作为此计划的研究对象，课题组采用中医临床个体化诊疗信息平台和相关技术，应用统一标准的数据信息采集方法，形成了方老临床诊疗信息数据库。对采集的502份病例中有关应用和肝汤的病例进行了分析挖掘。

1. 病历采集

以中医临床个体化诊疗信息平台为基础，建立适用于方老临床诊疗信息采集的结构化病历模板。

根据课题组统一制定的《名老中医临床信息采集方案》，详细记录门诊病历资料，将502份病历的临床数据按照《结构化名老中医临床信息采集系统数据录入规范》，录入结构化临床信息采集系统中，形成方老病历数据库，并导入数据仓库。

2. 数据的分析挖掘方法

（1）数据的整理：为了分析挖掘的要求，首先要对结构化的信息进行整理。对病历中的症状、体征、检查信息形成“最终术语”、字段名（值）统一的信息；对诊断、证候及治法先按照国际和教科书的标准进行统一、归纳或拆分成有相对独立含义的“证素”，最终形成证候、治法词段库；在对方剂的方名进行规范的基础上，应用类似于单素证的方法，将方剂拆分成单方进行分析；方中所用中药进行归纳并明确其类别、功能、性味与归经。

（2）数据的分析方法：数据录入、整理后形成用于分析的数据仓库。数据的分析，采用以下方法。

1）基于BO（Business Objects）的数据分析挖掘方法：应用BO的智能平台，建立方和谦教授多维数据及语义层，利用水晶报表、WebIntelli等软件制作数据分析的通用模板。确定方老经验的核心要素，方-证、方-病、药-症关系。

2）基于图论的网络分析数据挖掘方法：方老的药物处方配伍经验和面向特定病证的核心复方是重要的临床诊疗经验。基于复方药物组成的网络结构特点，采用基于图论的网络分析方法发现方老所用处方的药物配伍结构和核心处方内容。无尺度网络作为复杂系统研究的一种实证现象和方法，对基于网络研究复杂现象和复杂系统的方法具有很大的推动作用。具有宏观无尺度现象的网络在拓扑上存在幂率现象，即节点的度分布服从幂函数分布。应用无尺度网络规律和基于图论的网络分析方法，总结方老用药的集中趋势、关键的药物组配结构、核心药物、药对等信息，从而分析出临床核心复方信息，进而总结出复方的临床适应证及方证相关信息。

3）人机结合、以人为本的分析方法：数据的整理、分析及挖掘知识的解析和表述过程，坚持人机结合，以人为本的原则，数据整理工作由课题组人员完成，保证临床术语的表达符合方老的习惯，分析结果的审核要与方老本人反复沟通最终确定并认可。

（二）和法类别

502份病例中和法类别共15种，其中频度居前10位的为：和中65次、调肝64次、和胃63次、和脾49次、调和肺气26次、调理21次，和解18次，调和肝脾11次，和血7次、调和气血6次。

从中可以看出方老应用和法包含调和肝、胃、肺、脾、气、血等诸多方面，反映了方老对和法全面深入的认识，他将脏腑之间、上下之间、气血之间、阴阳之间，凡是有邪气侵袭，正气不足，邪正交错的状态，均运用和解法来治疗。

（三）和法所治疾病

502份病例中和法所治中医疾病共279种。其中中医病证频度居前10位的为：胃痛29次、咳嗽25次、痞满24次、眩晕21次、胁痛15次、不寐12次、泄泻11次、胸痹11次、腹痛10次、月经不调10次。所治的西医疾病共94种，其中频度居前6位的为：慢性胃炎26次、气管炎21次、消化性溃疡11次、支气管哮喘6次、糖尿病足病6次、神经性头痛3次。说明和法涵盖病种多，范围广。

（四）和法所治中医证候

和法所治的中医证候共48种。其中中医证候频度居前10位的为：气滞55次、肝脾不和33次、肝气郁27次、肺失宣降22次、气虚22次、脾胃虚弱21次、痰浊21次、肝胃不和19次、脾胃不和16次、血瘀15次。可以看出所治证候属虚实夹杂。

（五）和法所治临床症状

和法所治临床症状共271条。临床症状和体征包括：乏力、腹胀、气短、纳差、胸闷、睡眠不好、脉平缓、脉弦、苔白等。说明方老应用和法所治临床症状虚实兼见，并概括总结了常见的症状。

（六）和法所用中药

本研究显示和法中所选用中药共280味。其中频度居前13位药物的为：茯苓250次、炙甘草223次、大枣207次、陈皮169次、炒白术177次、薄荷154次、焦神曲144次、党参128次、当归127次、紫苏梗119次、麦冬113次、白芍108次、炒谷芽104次。

和法药物配伍在125次以上的无尺度网络图见图7-3-6。

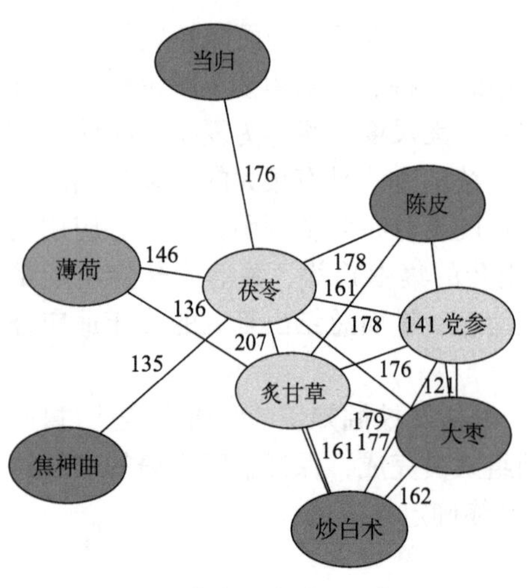

图7-3-6　和法药物配伍在125次以上的无尺度网络图

由图7-3-6中可以看出和法最常用药物，即和法的核心方由9味药组成：茯苓、炙甘草、大枣、陈皮、炒白术、薄荷、焦神曲、党参、当归。与和肝汤药味出入不大，加了焦神曲等健脾和胃之品。图7-3-7为配伍最多的药物组成的17味核心方，所配药物有：紫苏梗、麦冬、白芍、炒谷芽、柴胡、法半夏、制香附、熟地黄。此配伍即可防止和肝汤中某些药物刚燥之性，又健脾和胃，体现方老“时时顾护脾胃”“保胃气”的观点。可见方老和法用药有扶正（益气健脾药）祛邪（疏肝理气消导药）两组并重的趋势。

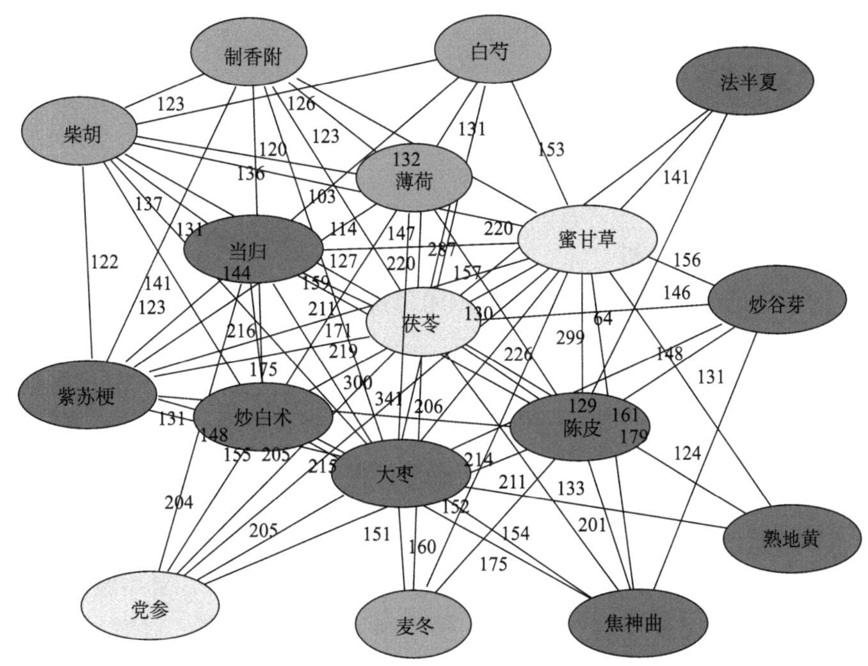

图7-3-7　和法药物配伍在119次以上的无尺度网络图

四、和肝汤的数据挖掘研究

（一）方源

和肝汤为方老自创的经验方，由《太平惠民和剂局方》逍遥散化裁而来。逍遥散为疏肝理脾的常用方剂，为肝郁血虚之证而设，它体用兼顾，肝脾同治，立法用意十分周到。方老在此方的基础上加用党参、香附、苏梗、大枣四味药，使其和中有补，补而不滞，既保留了逍遥散疏肝解郁、健脾和营之内涵，又加重了培补疏利之特色，从而拓宽了逍遥散的用途。

（二）组成

当归12g，白芍12g，白术9g，柴胡9g，茯苓9g，生姜3片，薄荷3g（后下），炙甘草6g，党参9g，苏梗9g，香附9g，大枣4个。

和肝汤的组成有三个特点：其一，本方以当归、白芍为君药，养血柔肝。肝为刚脏，体阴而用阳，以归芍阴柔之品涵其本。其二，本方以柴胡、薄荷、苏梗、香附为臣药，柴胡、薄荷疏肝以解郁，加入苏梗、香附不仅降肝之逆，且能调达上、中、下三焦之气，四药合用有疏肝解郁，行气宽中之功，此所谓“肝欲散，急食辛以散之”，以辛散之剂遂其性。其三，本方以参、苓、术、草四君为佐药，甘温益气，健脾和胃。遵仲景“见肝之病，知肝传脾，当先实脾”之旨，又收“肝苦急，急食甘以缓之”之用，达到以甘温缓急杜其变的目的。上述特点使和肝汤成为一个调和气血、疏理肝脾、体用结合、疏补适宜的方剂，在临床上广泛应用于肝脾失和的病证。

（三）主治

肝郁血虚，脾胃失和，两胁作痛，胸胁满闷、头晕目眩，神疲乏力，腹胀食少，心烦失眠，月经不调，乳房胀痛，脉弦而虚者。

（四）和肝汤临床应用数据挖掘

1. 和肝汤主治的病证分析

和肝汤在502例病历中应用频次176次占第二位，成方的第一位，是治疗多种疾病的有效方剂。

（1）和肝汤主治中医病证分析：和肝汤主治中医病证共24种，其中频度居前11位的为：瘿瘤14次、胁痛13次、腹痛11次、胃痛11次、心悸11次、月经不调11次、痞满9次、眩晕9次、不寐7次、胸痹7次、郁证7次。

此数据说明和肝汤所治中医病证范围广泛，涵盖上中下三焦、气血经络各部位的病证，体现方老善于灵活运用和肝汤，有异病同治之效。

（2）和肝汤主治中医证候分析：和肝汤主治中医证候共31种，其中频度居前9位的为：气滞79次、肝气郁51次、肝脾不和39次、痰浊24次、气虚18次、血瘀17次、湿阻10次、肝郁脾虚9次、血虚9次。

此数据说明和肝汤所治中医证候与和肝汤立方之初衷一致，以气滞、肝郁、肝脾不和为主，其证候特征为虚实夹杂。

（3）应用和肝汤所见临床症状分析：应用和肝汤所见临床症状居前16位者如表7-3-3所示。

由表7-3-3可以看出用和肝汤所见症状以睡眠不好、乏力、胸闷、气短、头晕、腹痛为主，症状虚实共见。舌苔洁、白，脉平缓、弦为其舌脉特征。

表7-3-3　数据库中应用和肝汤的症状及频度表

症状	频度	症状	频度
脉平缓	100	腰痛	18
舌（苔）洁	60	苔白	17
睡眠不好	32	腹胀	14
乏力	28	心悸	12
胸闷	26	腹痛	10
脉弦	23	头痛	10
气短	21	纳差	10
头晕	18	咽干	8

2. 和肝汤对应的常用治法

应用和肝汤对应治法共51条，其中频度居前11位的为：理气68次、疏肝49次、调肝45次、和脾38次、健脾24次、清热20次、化痰18次、解郁18次、活血16次、散结16次、止痛15次。说明和肝汤的主要功效为疏肝、理气、健脾。

3. 和肝汤所用药物的分析

（1）和肝汤方药加减运用变化频次统计表（表7-3-4）

表 7-3-4　和肝汤方药加减运用变化频次统计表

药物	频次	药物	频次
紫苏梗	173	郁金	24
茯苓	172	枸杞	22
白术	171	炒枳壳	19
柴胡	171	蒲公英	18
大枣	171	炒枣仁	16
生甘草	171	百合	16
制香附	170	丹参	15
当归	170	川芎	14
白芍	169	瓜蒌	14
薄荷	168	佛手	14
党参	165	白茅根	13
生姜	152	泽兰	13
陈皮	84	木香	12
焦神曲	52	薏苡仁	12
麦冬	51	炙黄芪	12
熟地黄	44	山药	12
连翘	37	远志	11
炒谷芽	29	桔梗	11
石斛	26	玉竹	11
金银花	25	车前子	11

（2）和肝汤加减配伍网络图：用无尺度网络的数据挖掘方法对和肝汤药物之间及加减变化进行分析。和肝汤加减配伍在20次以上的药物网络图见图7-3-8。

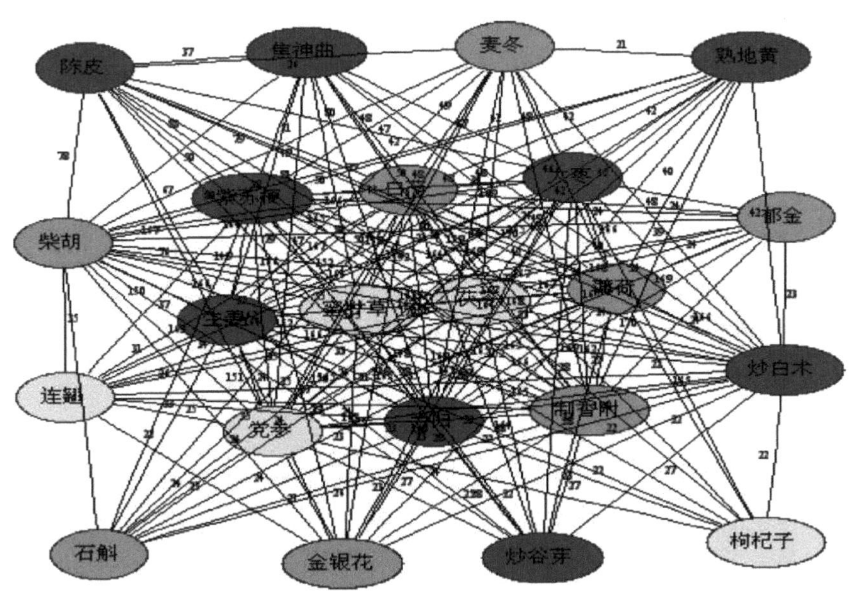

图 7-3-8　和肝汤加减配伍在20次以上的药物网络图

从表7-3-4分析，和肝汤原方12味中药，数据库出现频度在152～173次的12味药物与原方完全吻合，出现频次在19～51次的9味药物为麦冬、熟地黄、连翘、炒谷芽、石斛、金银花、郁金、枸杞、炒枳壳，以理气、消导、养阴、清热药物为主，反映和肝汤药物加减配伍的趋势。

第三节　相关疾病的数据挖掘

在方和谦教授百年诞辰将要来临之际，我们对方和谦教授本人及其弟子所记录的纸质病历进行了数据录入，一方面有利于资料数据的保存，另一方面也是希望再进一步对方和谦教授的临床经验进行进一步的挖掘，此次数据新录入781名患者病历，与既往的数据合并后，共有1300余名患者病历，共计4000多诊次。因时间仓促，此次我们仅对其中的肺系疾病、脾胃肝胆病、脑系疾病进行了一些简单的数据分析，现陈述如下，希望对读者有所裨益。

一、肺系疾病病案分析

1．肺系疾病构成情况

方和谦教授病案数据库中肺系疾病病案共405人，886诊次，涉及中医咳嗽、喘证、发热、感冒、鼻渊等10余种诊断，涉及西医诊断支气管炎、哮喘、上呼吸道感染、肺心病、咽炎、肺气肿、支气管扩张等20余种诊断。具体详见表7-3-5。

表7-3-5　肺系疾病病案涉及中、西医诊断名称及诊次（诊次≥5次）

序号	中医疾病诊断	诊次	序号	西医疾病诊断	诊次
1	咳嗽	361	1	支气管炎	329
2	喘证	266	2	哮喘	117
3	发热	53	3	上呼吸道感染	80
4	感冒	37	4	肺心病	67
5	鼻渊	27	5	咽炎	64
6	喉痹	21	6	肺气肿	62
7	肺胀	11	7	支气管扩张	58
8	咳血	10	8	肺间质纤维化	34
9	咯血	8	9	肺炎	31
10	鼻衄	7	10	过敏性鼻炎	21
11	肺痿	6	11	感染后咳嗽	21
12	痰饮	6	12	气管炎	16
13	虚劳	6	13	发热	15
14	悬饮	5	14	慢性阻塞性肺疾病	15
			15	鼻炎	14
			16	肺结核	10
			17	鼻窦炎	8
			18	特发性肺含铁血黄素沉着症	8
			19	肺癌	7
			20	胸膜炎	6
			21	支气道扩张	6
			22	结核性胸膜炎	5

2. 肺系疾病中医证候构成分析

肺系疾病病案886诊次，涉及中医证候（诊次≥5次）主要有肺失清肃、痰湿、风热、风寒、气阴虚、肺失清肃兼有痰湿、痰热、肺阴虚、外邪犯肺、肺气虚、气滞痰阻、肺脾气虚兼有痰湿、肺失清肃兼气阴虚、火热、寒邪、余热未尽、肺胃不和等。具体详见表7-3-6。

表7-3-6 肺系疾病病案涉及中医证候诊断名称及诊次（诊次≥5次）

序号	证候名称	数量
1	肺失清肃	175
2	痰湿	94
3	风热	87
4	风寒	45
5	气阴虚	39
6	肺失清肃兼有痰湿	28
7	痰热	25
8	肺阴虚	18
9	外邪犯肺	17
10	肺气虚	14
11	气滞痰阻	13
12	肺脾气虚兼有痰湿	12
13	肺失清肃兼气阴虚	12
14	火热	12
15	寒邪	10
16	余热未尽	10
17	肺胃不和	9
18	气阴虚兼痰湿	8
19	肺气虚兼痰湿	7
20	肺热	7
21	肺脾两虚	7
22	火热阴虚	7
23	气滞夹暑	7
24	肺脾气虚	6
25	肺肾虚兼痰湿	6
26	暑湿	6
27	肺失清肃兼有风寒	5
28	肺肾阴虚	5
29	脾肾两虚	5
30	阴虚	5

肺系疾病病案886诊次，将每个诊次的中医证候再具体拆分为中医证素，进行统计分析，涉及中医证素主要有（诊次≥5次）：肺失清肃、痰湿、风热、阴虚、气虚等。具体详见表7-3-7。

表7-3-7　肺系疾病病案涉及中医证素名称及诊次（诊次≥5次）

序号	校正名	诊次
1	肺失清肃	270
2	痰湿	204
3	风热	107
4	阴虚	102
5	气虚	92
6	肺气虚	84
7	风寒	67
8	气滞	42
9	痰热	36
10	肺阴虚	33
11	火热	30
12	脾虚	27
13	暑湿	22
14	外邪犯肺	19
15	肺热	15
16	血虚	14
17	肾阴虚	13
18	肾气虚	11
19	胃阴虚	11
20	余热未尽	11
21	寒邪	10
22	风邪	9
23	脾肾虚	9
24	肺胃不和	8
25	肺脾虚	7
26	心气虚	7
27	肺肾虚	6
28	肝气犯肺	6
29	暑热	6
30	肝脾不和	5

3. 肺系疾病用药分析

方和谦教授肺系病案886诊次，中药使用次数由多至少排序依次为（次数≥100次）：炙甘草、陈皮、桔梗、茯苓、半夏、麦冬、白前、杏仁、炙紫菀、炙桑皮、薄荷、百合、大枣、苏梗、前胡、五味子、炙百部、北沙参、太子参、荆芥、炙枇杷叶、连翘、苏子、芦根、炙麻黄、生甘草、焦神曲、白芥子、炒谷芽、生黄芪、干姜、白果、生白芍、款冬花、丝瓜络等。更加具体情况，详见表7-3-8。

表 7-3-8 肺系疾病病案涉及中药使用频次（诊次≥10次）

序号	药物	总计	序号	药物	总计
1	炙甘草	621	46	当归	69
2	陈皮	613	47	竹茹	68
3	桔梗	602	48	石膏	67
4	茯苓	480	49	桂枝	63
5	半夏	426	50	佩兰	62
6	麦冬	413	51	生薏苡仁	57
7	白前	390	52	生地黄	54
8	杏仁	359	53	桑叶	52
9	炙紫菀	353	54	木香	48
10	炙桑皮	321	55	淡竹叶	46
11	薄荷	313	56	枸杞子	40
12	百合	274	57	瓜蒌	38
13	大枣	269	58	生姜	37
14	苏梗	253	59	川芎	34
15	前胡	252	60	藿香	33
16	五味子	248	61	荆芥穗	32
17	炙百部	219	62	地骨皮	31
18	北沙参	213	63	紫苏叶	31
19	太子参	190	64	炒山药	30
20	荆芥	187	65	黄芩	29
21	炙枇杷叶	187	66	薤白	29
22	连翘	185	67	辛夷	27
23	苏子	166	68	蝉蜕	26
24	芦根	152	69	肉桂	26
25	炙麻黄	151	70	浙贝母	25
26	生甘草	144	71	牡丹皮	24
27	焦神曲	142	72	藕节	24
28	白芥子	139	73	砂仁	23
29	炒谷芽	137	74	诃子肉	21
30	生黄芪	132	75	知母	20
31	干姜	124	76	胖大海	19
32	白果	120	77	炒薏苡仁	18
33	生白芍	119	78	葶苈子	15
34	款冬花	101	79	川贝母	14
35	丝瓜络	100	80	青蒿	14
36	金银花	98	81	白芷	13
37	鱼腥草	98	82	北柴胡	13
38	熟地黄	97	83	防风	13
39	党参	92	84	天花粉	12
40	玉竹	92	85	郁金	11
41	细辛	87	86	泽泻	11
42	菊花	79	87	石斛	10
43	炒白术	75	88	通草	10
44	炒枳壳	75	89	炙黄芪	10
45	淡豆豉	69			

4. 肺系疾病主要方剂

根据方和谦教授肺系用药情况分析，总结方和谦教授治疗肺系疾病（诊次前十位的中医证候）的主要方剂，详见表7-3-9。

表7-3-9　方和谦教授治疗肺系疾病（诊次前十位的中医证候）的主要方剂

序号	证候名称	方剂名
1	肺失清肃	止嗽散加减
2	痰湿	二陈汤或三子养亲汤加减
3	风热	桑菊饮或银翘散加减
4	风寒	小青龙汤或荆防败毒散或华盖散加减
5	气阴虚	沙参麦冬汤合生脉饮加减
6	肺失清肃兼有痰湿	止嗽散合二陈汤加减
7	痰热	温胆汤或麻杏石甘汤合三子养亲汤加减
8	肺阴虚	百合固金汤或沙参麦冬汤加减
9	肺气虚	滋补汤

5. 分析总结

以上资料，对方和谦教授治疗肺系疾病405人，共886诊次的情况进行了分析。方和谦教授对于肺系疾病强调肺主气，司呼吸，主宣发肃降，通调水道的生理功能，谨守肺主宣发肃降失常的病机进行治疗。资料中涉及咳嗽、喘证、发热、感冒、鼻渊等10余种中医病证及西医支气管炎、哮喘、上呼吸道感染、肺心病、咽炎、肺气肿、支气管扩张等20余种疾病。以上病证的辨证以肺失清肃、痰湿、风热、风寒、气阴虚、痰热、肺阴虚、外邪犯肺、肺气虚、气滞痰阻证候为多见。其中肺失清肃证达175诊次，为肺系疾病的主要证候，亦为肺系疾病的主要病机。从拆分的证候证素分析，痰湿、风热、风寒、气阴虚、气滞、痰热、肺气虚、火热为主要证素，由此可分析肺系疾病的病因，其中包括外感和内伤两方面。由此可知方老在治疗上是针对病因病机选方用药才可达药到病除之效。

资料对方和谦教授治疗肺系疾病的选方用药方面进行了分析。肺系疾病中咳嗽为主要症状，资料中咳嗽证达361诊次。而咳嗽的病机为“肺失宣降，上逆作咳”。故方老对咳嗽之肺失清肃采用宣肺、肃肺、调和肺气法。宣肺法是用具有辛散宣发，开泄肺气的药物宣发肺气，促使肺气卫其外，而散其邪；肃肺法是用具有清肃下降肺气作用的药物，促使肺中津气下行而行肃降之权，或下气祛痰，调畅气机升降之枢。针对调和肺气的思路，方老选择的代表方剂是止嗽散，他认为其方“宣肃配合，治疗诸般咳嗽”。而资料中止嗽散是肺失清肃证的主要方剂。止嗽散中7味药，一组为敛——紫菀、白前、百部；一组为宣——陈皮、荆芥、桔梗；炙甘草调和诸药。本方有宣有敛，亦宣亦降，使气道通利，肺气宣畅而咳嗽自止。而方老在此方中多加杏仁。从其资料统计中可了解以上8味药，在肺系疾病的治疗中使用频次在350～600次以上。因此用止嗽散加减化裁，对肺系疾病的主症及病机治疗有重要作用。

总结肺系疾病诊次靠前的中医证候治疗的主要方剂，痰湿证用二陈汤或三子养亲汤加减，风热证用桑菊饮或银翘散加减，风寒证用小青龙汤、荆防败毒散或华盖散加减，痰热证用温胆汤或麻杏石甘汤合三子养亲汤加减。结合以上证候方老常用药物分析：化寒痰常用半夏、陈皮、白芥子、苏子、细辛；化热痰常用前胡、桑白皮、炙枇杷叶、瓜蒌、黄芩、浙贝母；散风寒常用麻黄、荆芥、淡豆豉、紫苏、桂枝；散风热常用连翘、金银花、柴胡；清肺热常用黄芩、鱼腥草、生石膏。对脏腑功能失调所见肺系疾病分析：气阴两虚证常用沙参麦冬汤合生脉饮加减；肝郁气滞证常用和肝汤加减；暑湿证常用藿香正气散加减；肺肾两虚证常用六味地黄汤加减。相应证候方老常用药物分析：益气养阴常用沙参、百合、麦冬、太子参、黄芪；疏肝理气常用陈皮、薄荷、苏梗、柴胡、郁金；祛暑化湿常用藿香、佩兰、半夏、茯苓；补益肺肾常用生地黄、熟地黄、炒山药、党参。以上对证所举常用中药在资料中体现使用的频次均较高，以此可了解方老治疗肺系疾病选方用药的习惯与特点。另外在药物分析中可见炒谷芽、干姜、大枣、焦神曲、生白芍、炒白术、茯苓、炒山药这些健脾和胃的药有较高使用频次，说明方老治疗肺系疾病十分重视脾肺母子相关，且“脾为生痰之源，肺为储痰之器”，治肺需调和肺气，同时要调和脾胃，肺脾同调，才可使肺气宣畅，气道通利，诸邪得散，痰湿得除，疾病痊愈，这也是方老治疗肺系疾病的特点之一。

二、脾胃肝胆病病案分析

1. 脾胃肝胆病构成情况

方和谦教授病案数据库中脾胃肝胆病病案共357人，851诊次，涉及胃痞、胃脘痛、泄泻、胁痛、腹痛等10余种中医诊断，涉及胃炎、腹泻、便秘、消化不良、溃疡性结肠炎、肝炎、肝囊肿、黄疸、口腔溃疡、肠上皮化生等20余种西医诊断。具体详见表7-3-10。

表7-3-10 脾胃肝胆病病案涉及中、西医诊断名称及诊次（诊次≥5次）

序号	中医疾病诊断	诊次	序号	西医疾病诊断	诊次
1	胃痞	179	1	胃炎	279
2	胃脘痛	152	2	腹泻	46
3	泄泻	133	3	便秘	37
4	胁痛	75	4	消化不良	32
5	腹痛	72	5	溃疡性结肠炎	31
6	便秘	40	6	肝炎	30
7	呃逆	36	7	肝囊肿	27
8	黄疸	29	8	黄疸	27
9	口疮	27	9	口腔溃疡	26
10	呕吐	14	10	肠上皮化生	26
11	反酸	9	11	胃肠功能紊乱	25
12	纳呆	9	12	慢性胆囊炎	20
13	胆石	9	13	十二指肠溃疡	28
14	虚劳	8	14	胆囊炎	18
15	喉痹	8	15	肝内结石	18
16	肝着	8	16	肝硬化	17
17	脾系病	8	17	腹痛	17
18	郁证	7	18	胆囊结石	17
			19	阑尾炎	16
			20	肠炎	14
			21	肝功能异常	14
			22	胆结石	23

续表

序号	中医疾病诊断	诊次	序号	西医疾病诊断	诊次
			23	反流性食管炎	13
			24	胃溃疡	13
			25	结肠炎	11
			26	直肠癌术后	10
			27	肠易激综合征	10
			28	顽固性呃逆	8
			29	脂肪肝	7
			30	胆囊息肉	7
			31	胃下垂	7
			32	结肠息肉	7
			33	胃神经官能症	6
			34	胰腺炎	5

2. 脾胃肝胆病中医证候构成分析

脾胃肝胆病病案851诊次，涉及中医证候（诊次≥5次）主要有肝郁脾虚、脾胃虚弱、脾胃不和、肝郁气滞、脾胃湿热、气血两虚、脾虚肝旺、肝阴虚火旺、肝郁脾虚兼有湿热、肝郁脾虚兼有湿邪等。具体详见表7-3-11。

表7-3-11　脾胃肝胆病病案涉及中医证候诊断名称及诊次（诊次≥5次）

序号	证候名称	数量
1	肝郁脾虚	188
2	脾胃虚弱	125
3	脾胃不和	58
4	肝郁气滞	56
5	脾胃湿热	21
6	气血两虚	20
7	脾虚肝旺	15
8	肝阴虚火旺	13
9	肝郁脾虚兼有湿热	12
10	肝郁脾虚兼有湿邪	11
11	肝郁痰湿	9
12	肝郁血瘀	9
13	肝胆湿热	8
14	肝郁暑湿	7
15	脾阳亏虚	7
16	胃阴虚气逆	7
17	肝火上炎	6
18	脾虚湿热	6
19	胃阴虚	6
20	肝气郁胃阴虚	5
21	脾肾阳虚	5
22	痰湿	5

脾胃肝胆病病案851诊次，将每个诊次的中医证候再具体拆分为中医证素，进行统计分析，涉及中医证素（诊次≥5次）具体详见表7-3-12。

表7-3-12　脾胃肝胆病病案涉及中医证素名称及诊次（诊次≥5次）

序号	证素名称	数量
1	脾虚	398
2	肝郁	339
3	脾胃不和	96
4	气虚	70
5	肝火	54
6	湿热	60
7	血虚	40
8	痰湿	39
9	阴虚	37
10	胃阴虚	29
11	血瘀	25
12	湿邪	22
13	脾阳虚	21
14	胃气上逆	14
15	肾阴虚	12
16	肝阴虚	10
17	气逆	10
18	气郁	10
19	暑湿	9
20	肾虚	7
21	肾阳虚	7
22	心气虚	7
23	肾气虚	6
24	肺气虚	5
25	津亏	5

3. 脾胃肝胆病用药分析

方和谦教授脾胃肝胆病病案851诊次，中药使用次数由多至少排序依次为（次数≥100次）：茯苓、焦神曲、陈皮、炙甘草、炒白术、大枣、炒谷芽、党参、薄荷、法半夏、木香、紫苏梗、当归、炒白芍、香附、佩兰、砂仁、炒枳壳、北柴胡、麦冬、炒莱菔子、郁金、太子参、藿香、焦麦芽、熟地黄等。更加具体情况，详见表7-3-13。

表7-3-13　脾胃肝胆病病案涉及中药使用频次（诊次≥10次）

序号	药物	总计	序号	药物	总计
1	茯苓	652	38	生甘草	51
2	焦神曲	568	39	生稻芽	48
3	陈皮	533	40	醋鸡内金	47
4	炙甘草	517	41	干姜	47
5	炒白术	493	42	石斛	46
6	大枣	467	43	丹皮	45
7	炒谷芽	370	44	玉竹	44
8	党参	331	45	炒山药	42
9	薄荷	293	46	生白芍	41
10	法半夏	257	47	茵陈	40
11	木香	254	48	盐车前子	39
12	紫苏梗	249	49	桔梗	37
13	当归	248	50	生黄芪	37
14	炒白芍	247	51	泽泻	37
15	香附	220	52	炮姜炭	36
16	佩兰	207	53	北沙参	35
17	砂仁	207	54	合欢皮	34
18	炒枳壳	198	55	生地黄	34
19	北柴胡	178	56	川芎	32
20	麦冬	156	57	川楝子	31
21	炒莱菔子	139	58	黄柏	28
22	郁金	129	59	白芷	27
23	太子参	121	60	焦山楂	27
24	藿香	119	61	天花粉	27
25	焦麦芽	114	62	炙黄芪	27
26	熟地黄	103	63	炒苍术	25
27	炒薏米	79	64	赤小豆	24
28	连翘	76	65	佛手	23
29	竹茹	74	66	玄参	21
30	丝瓜络	69	67	防风	20
31	百合	68	68	莲子肉	19
32	肉桂	67	69	白花蛇舌草	18
33	生姜	67	70	生白术	18
34	枸杞子	55	71	土茯苓	18
35	生薏米	53	72	炒酸枣仁	17
36	乌药	53	73	椿根皮	17
37	姜厚朴	51	74	小茴香	17

续表

序号	药物	总计	序号	药物	总计
75	半夏曲	16	88	远志	13
76	瓜蒌子	16	89	大腹皮	12
77	伏龙肝	15	90	豆蔻	12
78	鸡血藤	15	91	煅赭石	12
79	荆芥炭	15	92	藕节	12
80	栀子	15	93	全瓜蒌	11
81	白茅根	14	94	菊花	11
82	荔枝核	14	95	五味子	11
83	旋覆花	14	96	淡竹叶	10
84	火麻仁	13	97	葛根	10
85	芦根	13	98	黄连	10
86	生山药	13	99	金银花	10
87	山萸肉	13	100	元胡	10

4. 脾胃肝胆病主要方剂

根据方和谦教授肺系用药情况分析，总结出方和谦教授治疗脾胃肝胆病所用的主要方剂。详见表7-3-14。

表7-3-14　脾胃肝胆病主要方剂

序号	证候名称	方剂名
1	肝郁脾虚	和肝汤
2	脾胃虚寒	黄芪建中汤加减
3	脾胃不和	香砂六君子加减
4	湿热证	四妙丸加减
5	气血两虚	滋补汤
6	肝阴虚	一贯煎加减
7	胃阴虚	益胃汤加减
8	脾虚痰湿	二陈汤加减
9	肝郁血瘀	金铃子散加减
10	肝胆湿热	小柴胡汤合茵陈蒿汤加减

5. 分析总结

以上资料，对方和谦教授治疗脾胃肝胆病357人，共851诊次的情况进行了分析。方和谦教授对于脾胃肝胆病特别强调脾胃为后天之本，调理脾胃不仅可以治疗脾胃系统疾病，也可以治疗其他脏腑疾病，在疾病的诊治过程中，要顾护脾胃之气，注重脾胃为气机升降之枢纽，强调脾升胃降的生理特性，临证用药时，注意影响脾胃纳化升降的原因。临床数据看，资料中涉及胃痞、胃脘痛、泄泻、胁痛、腹痛等10余种中医诊断，涉及胃炎、腹泻、便秘、消化不良、溃疡性结肠炎、肝炎、肝囊肿、黄疸、口腔溃疡、肠上皮化生等20余种西医疾病。中医辨证以肝郁脾虚、脾胃虚弱、脾胃不和、肝郁气滞、脾胃湿热等证候为多见。其中肝郁脾虚达188诊次，为脾胃肝胆病的主要证候，亦为脾胃肝胆病的主要病机。从拆分的证候证素分析，脾虚、肝郁、脾胃不和、气虚、肝火为主要证素，由此可分析脾胃肝胆病的病因。方和谦教授在治疗上针对脾胃的生理特点及病理病因病机的特征进行选方用药，达到药到病除之功效。

资料对方和谦教授治疗脾胃肝胆病的选方用药方面进行了分析。脾胃肝胆病中胃痞、胃脘痛为主要症状，资料中胃痞、胃脘痛频次最高，二者的主要病机多为"肝郁脾虚"，方和谦教授对肝郁脾虚之胃痞、胃脘痛采用调和肝脾法，以和肝汤治之。和肝汤是方师积多年临床经验，在逍遥散基础上所拟之方，逍遥散为疏肝理脾的常用方剂，为肝郁血虚之证而设，它体用兼顾，肝脾同治。方和谦教授在此方的基础上加用党参、香附、苏梗、大枣4味药，使其和中有补、补而不滞，既保留了逍遥散疏肝解郁、健脾和营之内涵，又加重了培补疏利之特色，从而拓宽了逍遥散的用途。其药物组成：当归12g，白芍12g，白术9g，柴胡9g，茯苓9g，生姜3g，薄荷3g（后下），炙甘草6g，党参9g，苏梗9g，香附9g，大枣4个。全方具有和肝健脾之功效，针对肝郁血虚，脾不健运之证候。数据资料中亦显示和肝汤方中中药使用频次很高。

总结脾胃肝胆病诊次靠前的中医证候治疗的主要方剂，肝郁脾虚采用和肝汤加减、脾胃虚寒采用黄芪建中汤加减、脾胃不和采用香砂六君子加减、湿热证采用四妙丸加减、气血两虚采用滋补汤加减、肝阴虚采用一贯煎加减、胃阴虚采用益胃汤加减、脾虚痰湿采用二陈汤加减、肝郁血瘀采用金铃子散加减、肝胆湿热采用小柴胡汤合茵陈蒿汤加减。结合以上证候，方和谦教授在脾胃肝胆病治疗中常用药物如下：健脾常用党参、茯苓、炒白术、炙甘草、焦神曲、陈皮、炒谷芽、砂仁等药物；疏肝理气常用当归、炒白芍、北柴胡、薄荷、紫苏梗、炒枳壳等药物；益气常用党参、茯苓、炒白术、炙甘草、太子参、黄芪等；清肝火常用薄荷、栀子、菊花等；清湿热常用茵陈、栀子、黄柏；养血常用当归、炒白芍、大枣；痰湿常用二陈汤；养胃阴常用沙参、百合、麦冬、太子参；活血化瘀常用当归、川芎、香附、郁金、丹皮；祛湿邪常用薏米、厚朴、车前子等，夏天则常用藿香、佩兰祛暑湿；温脾阳常用干姜、肉桂。以上对证所举常用中药在资料中体现使用的频次均较高，以此可了解方和谦教授治疗脾胃肝胆病选方用药的习惯与特点。总的来说，方和谦教授治疗脾胃肝胆病十分重视肝脾之间的关系，以脾胃为中心，和肝健脾，中焦脾胃健运，其气机升降调和，治疗其他疾病时也特别注意顾护脾胃之气，正气存内则诸邪得散，疾病痊愈。这不仅是方和谦教授治疗脾胃肝胆病的关键，也是方和谦教授治疗其他系统疾病的一个重要特点之一。

三、脑系疾病病案分析

1. 脑系疾病分布情况

方和谦教授病案数据库中共纳入脑系疾病病案 351例，共 780诊次，涉及中医疾病诊断、西医疾病诊断情况如表7-3-15所示。

表7-3-15　脑系疾病中西医诊断分布情况（诊次≥5次）

序号	中医疾病诊断	诊次	序号	西医疾病诊断	诊次
1	眩晕	201	1	脑梗死	96
2	不寐	132	2	高血压病	84
3	头痛	88	3	头痛	66
4	中风	64	4	失眠	55
5	郁证	61	5	抑郁症	37
6	耳鸣	53	6	神经衰弱	35
7	痹证	45	7	神经性耳鸣	32
8	痿证	26	8	自主神经紊乱	30
9	口僻	24	9	脑供血不足	28
10	脑鸣	6	10	脑动脉硬化	28
11	耳聋	5	11	眩晕	22
			12	面神经麻痹	18
			13	颈椎病	16
			14	三叉神经痛	15
			15	神经官能症	14
			16	吉兰-巴雷综合征	12
			17	脱髓鞘病	10
			18	脑出血后遗症	7
			19	多发性硬化	7
			20	神经性尿频	6
			21	脑梗死后遗症	6

2. 脑系疾病中医证候分布情况

脑系疾病病案780诊次中相关的中医证候（诊次≥5次）有肝肾阴虚、痰湿阻络、肝气郁滞、肝火上扰、气虚血虚、心肾不交、心神不宁、风邪上犯、脾虚失运、心气虚、肝郁脾虚、气虚血瘀、湿热内蕴、肝风痰湿、脾虚心气虚、气郁痰湿、肾气虚、痰湿血瘀、气郁血虚、肾阴虚、肺失清肃、风热外袭。具体如表7-3-16所示。

表7-3-16　脑系疾病病案相关中医证候分布情况（诊次≥5次）

序号	证候名	数量	序号	证候名	数量
1	肝肾阴虚	233	12	气虚血瘀	16
2	痰湿阻络	61	13	湿热内蕴	14
3	肝气郁滞	56	14	肝风痰湿	13
4	肝火上扰	54	15	脾虚心气虚	10
5	气虚血虚	54	16	气郁痰湿	10
6	心肾不交	34	17	肾气虚	10
7	心神不宁	29	18	痰湿血瘀	9
8	风邪上犯	25	19	气郁血虚	7
9	脾虚失运	23	20	肾阴虚	6
10	心气虚	18	21	肺失清肃	6
11	肝郁脾虚	17	22	风热外袭	5

将每个诊次的中医证候再具体拆分为中医证素进行统计分析，所涉及主要中医证素详见表7-3-17。

表7-3-17　脑系疾病病案相关中医证素分布情况（诊次≥5次）

序号	证素名	数量	序号	证素名	数量
1	肾阴虚	272	11	心肾不交	35
2	肝阴虚	244	12	肝风	34
3	肝火	154	13	心神不宁	33
4	气郁	154	14	心气虚	30
5	气虚	123	15	肾气虚	29
6	血虚	115	16	湿热	29
7	痰湿	95	17	心阴虚	8
8	脾虚	77	18	肺失清肃	7
9	血瘀	53	19	热邪	7
10	风邪	37			

3. 脑系疾病用药分布

方和谦教授脑系疾病病案中共使用中药100种，其中使用频次≥100次的有32种，更多具体情况详见表7-3-18。

表7-3-18　脑系疾病病案相关中药使用频次（频次≥10次）

序号	中药名	频次	序号	中药名	频次
1	茯苓	612	19	焦神曲	158
2	炙甘草	426	20	远志	155
3	薄荷	419	21	桑寄生	152
4	白芍	385	22	竹茹	152
5	麦冬	341	23	天麻	139
6	大枣	299	24	紫苏梗	114
7	陈皮	291	25	首乌藤	113
8	熟地黄	292	26	木香	112
9	枸杞子	279	27	丹皮	109
10	炒白术	264	28	玉竹	108
11	干石斛	262	29	炒谷芽	107
12	当归	254	30	丝瓜络	106
13	川芎	246	31	北柴胡	102
14	百合	234	32	肉桂	101
15	炒酸枣仁	189	33	山萸肉	95
16	党参	186	34	泽泻	92
17	白菊花	175	35	白蒺藜	90
18	钩藤	162	36	法半夏	87

续表

序号	中药名	频次	序号	中药名	频次
37	生甘草	86	69	白薇	23
38	知母	82	70	鸡血藤	23
39	炒枳壳	82	71	川断	22
40	炒山药	81	72	荆芥	21
41	生地黄	77	73	芦根	21
42	浮小麦	75	74	全蝎	21
43	香附	74	75	蝉蜕	20
44	石菖蒲	71	76	酒苁蓉	20
45	丹参	70	77	白芷	18
46	北沙参	69	78	北细辛	18
47	太子参	67	79	黄芩	18
48	桑枝	65	80	炒苦杏仁	17
49	山药	65	81	合欢皮	17
50	生杜仲	60	82	炒薏米	16
51	莲子心	54	83	荆芥穗	16
52	佩兰	53	84	盐车前子	16
53	五味子	53	85	草决明	15
54	牛膝	51	86	白茅根	14
55	生薏米	51	87	川羌活	14
56	生姜	48	88	沙苑子	14
57	木瓜	44	89	炙黄芪	14
58	桔梗	42	90	干姜	13
59	连翘	41	91	生石膏	13
60	珍珠母	36	92	淡豆豉	12
61	防风	34	93	密蒙花	12
62	竹叶	31	94	炒杜仲	11
63	郁金	28	95	炒莱菔子	11
64	炒白芍	28	96	火麻仁	11
65	牡丹皮	27	97	葛根	10
66	桑叶	27	98	桂枝	10
67	黄芪	26	99	金银花	10
68	生稻芽	25			

4. 脑系疾病主要证候所用方剂

根据方和谦教授脑系病验案用药情况分析，总结方和谦教授治疗脑系疾病主要证候（诊次前10位的中医证候）的主要方剂如下（表7-3-19）。

表7-3-19　方和谦教授治疗脑系疾病主要证候及方剂

序号	证候名	方剂名
1	肝肾阴虚	杞菊地黄汤加减
2	痰湿阻络	温胆汤加味
3	肝气郁滞	和肝汤加减
4	肝火上扰	天麻钩藤饮加减
5	气虚血虚	滋补汤加减
6	心肾不交	麦味地黄汤合定志丸加减
7	心神不宁	酸枣仁汤加减；温胆汤加减；和肝汤加减
8	风邪上犯	川芎茶调散加减
9	脾虚失运	香砂六君子汤加减
10	心气虚	滋补汤加减；炙甘草汤加减

5. 分析总结

以上资料显示，对方和谦教授治疗脑系疾病351人，共780诊次的情况进行了分析。方老治疗脑系疾病的病种广泛，中医病种涉及了眩晕、不寐、头痛、中风、郁证、耳鸣、痿证、口僻等多种疾病，西医病种则涵盖了脑梗死及脑梗死后遗症、高血压病、头痛、失眠、抑郁症、自主神经紊乱、眩晕、面神经麻痹、三叉神经痛等西医神经内科常见疾病，也包括如吉兰-巴雷综合征、脱髓鞘病、多发性硬化等专科疑难病症。分析资料显示，方老治疗脑系疾病之发病以肝肾二脏功能异常为首要原因，肾为先天之本，主藏精而生髓，脑又为髓之海。若肾精不足，必然脑髓空虚，清窍失养；又“肝肾同源”，精血互生，肾精肾阴亏损，不能濡养肝体，可使水不涵木，阴不维阳，阳亢上扰，动而生风，发为眩晕、头痛、耳鸣，甚至于中风之状；肝为风木之脏，体阴用阳，其性主动易升，开窍于目，主筋，藏魂。可因情志不舒、恼怒太过引起肝郁气滞，导致清阳不升、浊阴不降，以致脑窍失养，发为头晕、头痛、耳鸣、不寐等病症；还可气郁化火，灼伤气阴，导致肝阴不足，造成阴不潜阳，风阳上扰头目发为脑系疾病。在资料中显示，肝肾阴虚（233例）、痰湿阻络（61例）、肝气郁滞（56例）、肝火上扰（54例）、气虚血虚（54例）、心肾不交（34例）为主要证型。其中，气血两虚、心肾不交、心神不宁，也是方老治疗不寐之常见证候。风邪上犯、脾虚失运、气虚血瘀、湿热内蕴、肝风痰湿、气郁痰湿等证候则进一步体现了方老对脑系疾病中医病机的深刻认识。

结合拆分后的证素分布结果来看，既有肾阴虚、肝阴虚、气虚、血虚、脾虚等本虚证素，也有肝火、气郁、风邪、湿热、痰湿、血瘀等标实证素，一定程度上体现了方老治疗脑系疾病“明辨虚实，急则治标，缓则治本；侧重脏腑，肝肾为主，不忘心脾”的诊疗思想。

参考方药分析的相关结果，方和谦教授治疗脑系疾病时重视对肝肾的补养，常选用杞菊地黄汤作为补益肝肾的基础方，辅以麦冬、石斛、百合、玉竹加强扶正养阴作用，加丹皮、知母等清退虚热，若有阴虚阳亢上扰脑窍者，多与天麻钩藤饮合方加减为治。同时，方老也重视对气机升降的调理，常以和肝汤作为主方加减以疏肝解郁，健脾和胃，畅运中焦气机，令清阳得升，清窍得养而病愈。和肝汤由方老遵《伤寒论》小柴胡汤和解法，以逍遥散为基础进行加减而来，方中柴胡、薄荷、紫苏梗、香附、谷芽疏肝解郁，当归、白芍养血柔肝，两者配合，令肝气恢复条达。肝气不和，势必伤脾，故而用白术、茯苓、生姜、大枣、炙甘草、党参、陈皮来健脾益气。诸多药材，恐碍胃气，故而用神曲和谷芽来和胃。对于气血两虚的脑系疾病患者，方老则常选用经验方滋补汤作为补气养血的基础方加减，该方由四君子汤与四物汤化裁而来，去川芎加肉桂、陈皮、木香、大枣四味，使其既保留助阳补气养血和营之内涵，又加重了培补疏利之特色，是心、肝、脾、肾同治的良方，对兼有肝肾不足者常配伍桑寄生、枸杞子、黄芪、山药；兼有心气虚、血不养心者常配伍黄芪、丹参、麦冬、五味子；兼有饮食积滞者常配伍炒谷芽、焦山楂、焦神曲等。风邪夹其他六淫邪气上犯头面是脑系疾病的主要外因，方老常以川芎茶调散为主方辨证加减治疗，夹湿重者常加丝瓜络、藿香、佩兰，夹火重者加桑叶、金银花、白蒺藜，夹寒重者加葛根、桂枝。方老认为现代人多因饮食不节，嗜食肥甘厚味，伤及脾胃，脾胃运化失司，痰浊内生，或因情志所伤，肝气不舒，肝郁日久化火，灼伤津液为痰。痰浊导致各个脏腑功能失调，气机经脉运行不畅，或停于脏腑，或留于经络，或滞于脑窍，而发头痛、眩晕、中风、痫证、郁证、不寐等各种脑系疾病。方老常选用温胆汤作为化痰祛湿的主方，根据具体病证之不同，或与半夏白术天麻汤合方加减治疗痰湿头痛；或与定志丸合方治疗痰浊阻络、阴阳失和的失眠；或与和肝汤合方加减治疗肝郁脾虚、痰湿内阻的郁证；或与滋补汤合方加减治疗中风后遗症。

综上所述，方老治疗脑系疾病多从内伤角度出发，重视肝肾二脏的辨证，兼顾心脾二脏的调养，其中肝肾阴虚、痰湿阻络、肝气郁滞、肝火上扰、气虚血虚、心肾不交是方老辨治脑病的核心症候群，杞菊地黄汤、温胆汤、和肝汤、滋补汤、天麻钩藤饮、川芎茶调散、麦味地黄丸、酸枣仁汤、香砂六君子汤、炙甘草汤等是方老治疗脑系疾病的常用中药处方，在遣方用药时方老注重对气机的调理，常配伍苏梗、郁金、陈皮、炒谷芽、焦神曲等，这也体现了方老治病重视脾胃气机的学术思想特点，值得后辈研究学习。

第四章　学术研究相关文章

第一节　理论经验总结

“宣、燥、疏、补”四法治咳喘——从方和谦老师学医有得

北京联大中医药学院　胡青懿

咳喘病证乃是临床上常见、多发病之一，发病初期往往不被人们所重视，待反复发作久治不愈方才引起重视，常已致呼吸困难，呼多吸少，甚至张口抬肩，鼻翼煽动，不能平卧，严重者可致喘脱，造成终身痼疾。方老治疗咳喘病证有宣、燥、疏、补四法，在运用四法时又始终贯穿着调气化痰之法。具体运用归纳起来即：外邪束肺重在宣，痰湿犯肺重在燥，气郁咳喘重在疏，肾虚咳喘重在补。

一、轻清宣肺法

外邪侵袭机体时，肺即首当其冲，受累最多，故其病早期常为外邪束肺，肺失宣降的证候，如头痛、鼻塞、流涕、咽痒、语声重浊、咳嗽声高，甚则气喘等。在此阶段，方老治以解表轻清宣肺。多取清宣上浮之药，如麻黄、荆芥、桑叶、杏仁、芦根、桔梗等，主张用药应以轻灵为贵，不主张药量过大或妄投辛散、酸敛重浊之剂，因轻清灵动之品可开宣上焦。正像温病学家吴鞠通先生早已指出的“治上焦如羽，非轻不举”。选辛温、辛凉或辛甘淡之品以发表宣肺，透邪外出。方老强调要辨证清楚，若为伤寒之候，则以参苏饮、华盖散为佳；若为风热之候则以桑菊饮、银翘散、麻杏石甘汤为佳。若兼发热，不能一见发热就用凉药，否则易致肺气遏抑，使气机阻塞，可在辛温宣散药中适当加辛凉透表或清热解毒之剂，但要以轻清上浮之品为佳，如双花、连翘、薄荷等。风热咳喘治宜辛凉之剂，方老常在大队辛凉药中，略加一两味辛温宣散药，使邪气易被驱除。如桑菊饮、银翘散清热透表时加用白前、苏叶、苏梗、陈皮等。临床上方老最喜用止嗽散，并把它作为治外感咳嗽的通用方，在止嗽散的基础上加减化裁，风热咳喘时与桑菊饮、银翘散合用加黄芩、鱼腥草、生石膏等；风寒咳嗽时加麻黄、桂枝、细辛等辛温之品，同时酌加枳壳，于宣肺之中加理气之品，意在使气道通利，邪气易被驱除；燥热明显时减辛温之品，加沙参、麦冬、天花粉等；痰浊咳喘

则与二陈汤合用。

案例1 叶某某，女，30岁，教师。半个月前偶感风寒，引起咳嗽气喘，经西药治疗后，病情未控制，就诊时仍咳嗽，咳声重浊，咽痒，胸闷憋气，喉中痰鸣，有白痰不易咳出，舌苔白腻，脉略数，听诊双肺背部有少量干鸣音。证属：风邪犯肺，肺失清肃。治以宣肺化痰，止咳平喘。方以止嗽散加减：荆芥6g，炙紫菀10g，白前10g，炙百部10g，杏仁10g，苦桔梗10g，陈皮10g，苏梗6g，鱼腥草15g，前胡6g，炙桑皮15g。服药6剂后咳嗽憋气已明显减轻，咽不痒，余症减轻。在原方基础上加麻黄4g，6剂而愈。

二、燥湿化痰法

脾失健运，聚湿生痰，痰湿犯肺，发为咳喘，治以健脾燥湿化痰、止咳平喘，方用二陈汤、苓桂术甘汤或香砂六君子汤化裁。但此时患者已有宿根，而成痼疾，易反复发作。方老的经验是运用治湿之法，犹如斩草除根，要除之务尽，需长期调治方可。在服药的同时还要严加纠正患者的嗜烟嗜酒或暴饮暴食或饮食生冷等不良生活习惯，以免给治疗用药增加困难。

案例2 冯某某，77岁，退休工人。患者有慢性支气管炎病，病史长达20余年，咳喘反复发作，近1周加重。就诊时症见咳嗽，气喘，胸闷，喉中痰鸣，脘腹胀满，咳痰量多色白，较易咯出，夜寐欠佳，畏寒，舌苔白腻，脉弦缓。证属痰浊内缠，肺气不宣，治以燥湿健脾，止咳化痰。方以二陈汤加味：陈皮10g，法半夏10g，白茯苓12g，炙甘草6g，杏仁10g，炒枳壳6g，苏梗6g，薄荷3g，太子参15g，炒白术10g，白前10g，苦桔梗6g，桂枝6g，炙紫菀6g，夜交藤15g，大枣3个，冬瓜仁15g。服药5剂后，患者咳喘减轻，胸部舒畅，痰减少，舌洁脉平缓。继服上方5剂，咳喘基本平复，痰量不多，以香砂六君子汤调理善后，并嘱病人勿食生冷之物，注意寒暖，预防感冒，防止咳喘病证复发。

三、疏肝宣肺法

肝郁化火，或恼怒伤肝，易上灼肺金，使肺失宣降而致咳喘。正如《病机汇论》所说："若暴怒所加，上焦郁闭，则呼吸奔迫而为喘。"方老临证遇之多用自创的和肝汤加减化裁治之，使肝复条达，气机调畅，则肺之宣降功能复常而咳止喘平。和肝汤由逍遥散化裁而来。方以归、芍为君，养血而柔肝；柴胡、薄荷疏肝以解郁；佐入苏梗、香附不仅降肝气之逆且能调达上、中、下三焦之气；并佐以四君甘温益气，健脾和胃。该方体用兼顾，肝脾同治，和中有补，补而不滞，既保留了逍遥散疏肝解郁，健脾和营之内涵，又加重了培补疏利之特色，拓宽了逍遥散的用途。

案例3 王某某，女，28岁，工人。于生气后咳喘发作，发作时胸胁胀满，叹息为快，痰多，心中烦躁，易怒呛咳，咽喉堵塞感，纳差。以往治疗，由于未从此因着手，而疗效总是不满意。此次来方老处就诊，经详细询问病史后，按肝失条达，气机不畅，浊气上逆而调治。方以和肝汤加减治疗：当归10g，白芍10g，炒白术10g，柴胡10g，茯苓15g，薄荷6g，炙甘草10g，党参10g，苏梗、香附各10g，合欢花15g，绿萼梅10g，瓜蒌15g，炙桑白皮15g，陈皮10g，4剂。药后4天，胸闷憋气，心情郁闷减轻，咳嗽好转，余证均有转机，二诊时效不更方，再进3剂，病情平稳，改用中成药调治巩固。以后每因气郁而咳喘发作时，用此方化裁均可获效。

四、补肾敛气法

“肺为气之主，肾为气之根”，凡肾虚不能固摄于下，每致肾不纳气，气浮于上，发作咳喘。治宜补肾敛气，降气平喘。肾阳不足者，则取补肾纳气归元之法，用人参生脉散、人参胡桃汤、金水六君煎等化裁；属肾阴偏虚者，宜滋肾纳气，麦味地黄丸等化裁，总以固本为主，标本兼顾。

案例4 宋某某，女，41岁，农民。患者有慢性支气管炎病史30余年，并发肺源性心脏病，1周来病情加重。初诊患者面色紫暗，唇舌紫绀，大口喘气，咳声低微，气短不足以息，身有虚汗，喉中痰鸣，不易咯出，口舌干燥，不欲饮水，胃脘不舒，尿不畅，便先干后软，双肺听诊有干湿啰音，双下肢有凹陷性水肿，舌质紫暗，舌嫩少苔，脉虚细数。诊为元气大虚，气阴两伤，痰浊阻于肺络，治以大补元气，益肾补阴，化痰降逆。处方：红参20g（先煎），麦冬、五味子各10g，白茯苓15g，炙甘草10g，山萸肉15g，紫丹参15g，苏子、厚朴各10g，代赭石15g（先煎），沉香面1.5g（冲），补骨脂15g，炙紫菀10g，冬花10g，车前子（包）30g。3剂后，患者精神好转，咳喘气促明显减轻，虚汗减少，纳少量稀粥，痰易咯，下肢浮肿渐消，原方不变，继服5剂。三诊时病情明显好转，再服上方5剂，然后用中成药善后调理而愈。

《北京中医》1996年第6期

曹锐教授应用和肝汤治疗心悸经验

北京市朝阳区中医医院针灸脑病科，首都医科大学附属北京朝阳医院　赵本璐，曹锐

曹锐教授，主任医师，硕士生导师，国家级名老中医经验继承传承人，北京市朝阳区中医药薪火传承学术经验继承工程第一、四、七批指导老师，从医30余年，师从于国医大师方和谦、姚乃礼等名医，临床经验丰富，治学严谨，对心脑血管病及呼吸系统疾病的研究有独到的见解。笔者有幸随师临诊，聆听老师教诲，见证其临床疗效，现将老师临床应用和肝汤加味治疗心悸经验介绍如下。

一、心悸病名的历史沿革和病因病机

心悸表现为患者自觉心中悸动，惊惕不安，多因劳累、紧张或情绪激动而诱发。现代医学多见于各种原因引起的心律失常，如心动过速、心动过缓、房/室性期前收缩、心房纤颤、病态窦房结综合征、预激综合征及心功能不全、神经官能症等。

《黄帝内经》中无心悸病名，但可见“惊”“惕”“惊骇”等名称的记载，认为本病病因为宗气外泄，心脉不通，突受惊恐，复感外邪等。《伤寒论》和《金匮要略》中称之为“惊悸”“心动悸”“心中悸”“心下悸”。隋代巢元方《诸病源候论》中记载：“风惊悸者，由体虚，心气不足，心之府为风邪所乘，或恐悸忧迫，令心气虚，亦受于风邪，风邪搏于心，则惊不自安，惊不已，则悸动不定。”至宋代陈无择则认为心悸为饮停于心下所致。成无己提出：“心悸之由，不越二种，一者气虚也，二者停饮也。”而清代李用粹认为心悸是心血不足

加痰郁所致。王清任《医林改错》则认为瘀血内阻导致心悸怔忡。综上所述，心悸的病因不外乎虚实两个方面，虚证多因气、血、阴、阳亏虚，心失所养而致心悸，实证多因痰热、水饮、瘀血导致气血运行不畅而致心悸。随着现代社会生活及工作节奏加快，患者多伴有情志因素，存在紧张、焦虑、抑郁等精神心理因素，导致肝气郁结，肝主疏泄，肝之疏泄不利，气郁化热，热扰心神，心神不宁而发为心悸。正所谓“肝性急善怒，其气上行则顺，下行则郁，郁则火动而诸病生矣”。此病因导致的心悸在临床中屡见不鲜。

二、曹教授调肝健脾治疗心悸的依据

曹老师在临床中重视调理肝气，认为气郁为重要的内在致病因素，而肝主疏泄，调畅气机，肝气条达则气机调畅，百病不生。正是朱丹溪“气郁为百病之先”思想的体现。

（一）养肝血疏肝气以调心

曹师认为心悸的发生，病位在心，但与肝、脾关系最为密切。肝主藏血，心主血脉，肝血充足，肝之疏泄功能正常，有助于心之行血，故曹师在治疗上重视养肝血以柔肝阴。肝主疏泄，能调畅气机，若肝气郁结，气机不畅，气滞则血行不畅，日久导致血瘀，心脉瘀阻，血行不畅亦可致悸。曹师认为肝属木，心属火，肝与心为母子关系，若肝之阴血不足，肝失疏泄，母病及子，可出现血脉不充，心气不足，心神失养，故出现心悸。

（二）益脾气化痰湿以养心

曹师认为，脾主运化，脾气健旺则气血化源充足，心神得养。脾虚运化失调，痰饮内停而致悸，痰郁日久而化热，又可见痰火扰心之心悸。老师认为心属火，脾属土，心与脾为母子关系，脾虚血少可出现子盗母气，导致心血失养，心神不安而发为心悸，临床常出现母子同病。

三、和肝汤的方证及应用

和肝汤是国医大师方和谦在古方逍遥散基础上，重新组合创出的方剂，具有养血柔肝、健脾益气、疏肝理气之功效。本方在逍遥散基础上加用党参、紫苏梗、香附、大枣以益气健脾，且方中党参、茯苓、白术、甘草为四君子汤组成，故加大了培补脾土之力，正所谓“见肝之病，知肝传脾，当先实脾”。本方以当归、白芍为君，养肝血、柔肝阴；柴胡、薄荷疏肝解郁，佐以紫苏梗、香附降肝气，调畅三焦之气。曹老师以和肝汤疏肝理气，养血柔肝，益气健脾，使肝气条达，肝血充足，肝体得以滋养，则肝之疏泄功能正常，气血调和，心血充盈，心得血养，心神得安。同时，脾土得以健运，化源充足，气血充盈，心神得养。老师在诊疗时强调四诊合参，辨证论治，临床上兼心气亏虚，心血不足的患者，多表现为心悸不安，活动后加重，伴见气短、乏力、自汗等症状，舌色淡、苔白，脉细，治疗上应补血养心，益气安神，本方可重用党参，或加用黄芪益气，并加用酸枣仁、合欢皮、夜交藤等养心安神之品；兼阴虚的患者多表现为心烦急躁、口干、盗汗，舌红少津、苔少，脉细数，治疗上应滋阴清火，养心安神，可在本方基础上加用生地黄、麦冬、玉竹等滋养心阴；兼心阳不振的患者多表现为心悸、胸闷、喘息，动则喘甚，舌淡、苔白，脉沉无力，应温补心阳，安神定悸，可加用桂枝温振心阳，龙骨、牡蛎重镇安神；兼有水饮的患者，多见胸闷脘痞，肢体水肿，小便短少，应振奋心阳，化气行水，可加用黄芪益气，葶苈子泻饮；兼有痰火的患者，多表现为心悸易惊，烦躁易怒，大便秘结，舌红，苔黄腻，脉弦滑，治疗上要清热化痰以安神，可加用瓜蒌、枳实、竹茹化痰热；心火亢盛的患者，可依病情，加用淡竹叶、黄连、栀子清心火；兼有湿热的患者，可加用茵陈、虎杖清利肝胆湿热；兼有血瘀的患者多表现为心悸伴胸闷、胸痛，舌紫暗或有瘀斑，脉涩或结代，治疗上要活血理气通络，可加用丹参、赤芍活血化瘀，降香理气止痛。

四、医案举隅

于某某，女，51岁，2019年12月27日初诊。患者近2个月反复出现心悸气短，无胸痛，时有头昏沉感，健忘，口苦，两胁胀，情绪急躁，睡眠差，易醒。月经不规律，末次月经日期：11月20日，纳食可，大便不成形，日1～2次，易疲劳。舌暗红，苔薄白，脉弦细。既往：无心脏相关疾病病史，查心电图未见异常。诊断：心悸；肝旺脾虚，肝火扰心证。治以疏肝理气，健脾清心。予和肝汤加味：醋柴胡10g，香附10g，紫苏梗8g，茯苓15g，炒白术12g，党参10g，当归10g，炒白芍15g，薄荷6g，茵陈15g，麦冬12g，合欢花12g，夜交藤15g，淡豆豉10g，淡竹叶6g，防风6g，炒谷芽15g。7剂，水煎服，日1剂，分2次口服。

二诊：心悸、乏力均较前好转，睡眠时间较前延长，前方加珍珠母30g平肝潜阳，镇惊安神，继服7剂。

三诊：患者心悸、头晕、情绪均较前好转，睡眠时间明显延长，可达5～6小时，继服前方7剂巩固疗效。

按语 患者为中年女性，平素急躁易怒，易焦虑，日久肝失疏泄，肝气郁结，郁久化热，肝火扰动心神，故见心悸；肝旺乘脾，脾气亏虚，水谷、水液运化失职，故见泄泻。方予和肝汤疏肝理气，益气健脾，加用茵陈清肝热，利湿热，炒谷芽健脾和中，鼓舞胃气，淡竹叶、淡豆豉清心除烦，麦冬滋养心阴，合欢花、夜交藤解郁养心以安神助眠。患者泄泻，考虑肝旺乘脾，脾虚泄泻，予加用风药防风燥湿止泻，取痛泻要方之意。全方共奏疏肝理气健脾，清心安神之效。

五、小　　结

应用和肝汤加味治疗心悸是在调肝健脾的基础上辨证加减用药，是中医整体观念的体现。和肝汤组方包含了经典方剂逍遥散及四君子汤，且在此基础上加用紫苏梗、香附理气和胃，疏肝解郁，用药十分精当。心悸为多种疾病的症状，临床遣方用药应详审病因病机，辨证论治，拓宽治疗思路，灵活调整用药，提高临床疗效。

《中国中医药现代远程教育》2021年第12期

方和谦保胃气安五脏的学术经验

首都医科大学附属北京朝阳医院　范春琦

跟师临诊，学习医术，最要注意撷其要领，汲取精华，日积月累，集腋成裘。现将我三年来随师的临诊心得简介如下，以供同行参酌。

方和谦教授幼承父学，精通《伤寒》《金匮》，博采众方，如东垣《脾胃论》、叶桂《温热论》、吴瑭《温病条辨》等。擅长于培补当先，尤以补后天之本为见长，并注意汲取现代医学之精华，形成了独具特色的以保胃气为核心的整体思维的学术理论和学术思想。

脾胃同居中焦，为后天之本。这一脏一腑，一升一降，一纳一化，形成相互制约、相互为用、相互协调的密切的又相互平衡的关系。共同完成人体的三种功能：一是人体饮食营养的输布，靠脾主运化、胃主受纳来完成，这些营养物质是人体生命活动的源泉；二是脾胃为气血生化之源，气血的生成由脾胃运化水谷精微而来，为人体的物质基础；三是脾胃为气机升降之枢纽，脾胃居于中焦，脾升则精微营养心肺，输布全身，下达肝肾，胃降则糟粕下行排出体外，形成一个气机升降的整体。

胃气，是后天之本。所言及之"本"，就是"生命之根本"。正如《内经》中所说："人以胃气为本。"人以胃气为本，不仅指人体的生命活动要靠脾胃所运化的水谷精微来推动，而且还指如先天禀赋不足，也可以通过调理脾胃来补充之。也就是说调理脾胃可以治疗脾胃系统疾病，也可以治疗其他脏腑疾病。可见保胃气关乎先后天之本，十分重要。进一步讲，脾胃之气不伤，人体就健康，或少生病或不生病，即使生病，如果胃气不伤，食欲不损，病情虽重，也有转机；反之，则终有不可救之之日。方和谦教授临证注重脾胃的保健和治疗，亦就是脾胃的调理，以保胃气，安五脏。古人云："常以调理脾胃为主，后人称为医中王道，厥有旨哉！"

一、临证制方遣药，纳化升降，关乎脾胃

（1）脾胃本脏有疾，及时调理治疗，至关重要，因为脾胃健则五脏皆荣，脾胃弱则五脏俱损。方师在治疗脾胃病时辨证论治为要，制方遣药，以促进脾胃升降之功能，气逆则降，气滞则通，气虚则补，气陷则升，使逆乱之气归复，至升降有序，恢复到"清阳出上窍，浊阴出下窍，清阳发腠理，浊阴走五脏，清阳实四肢，浊阴归六腑"的正常生理局面。制方遣药时，药味清灵，理气适中，以防理气药之香燥太过耗伤阴津；苦寒之味用时适量，中病即止，以防寒凉太过耗损中阳；大辛大热之品用之极慎，以防变生它疾；培补时药力缓和，循序渐进，补而不滞，脾胃易于接受，故临床疗效显著。方师认为，药物治疗疾病的机理是"五味入胃，各归所喜"，以药一气之偏治病之一气之偏，而达到治病祛邪的目的。但有利亦有弊，偏则易伤正，故选择药物时要谨慎，以不伤正气为原则，亦即保胃气之意。举例以说明之。随师诊治一位65岁女性患者，西医诊断为"慢性浅表萎缩性胃炎"，以胃脘饱胀、嘈杂不舒、嗳气频作月余为主诉，餐后胀加著，嗳气后则舒，无泛酸，大便不畅，舌质正常，舌苔薄白，脉弦缓。辨证属脾胃不和，气机阻滞。立法：健脾和胃，理气消胀。处方：陈皮10g，法半夏6g，焦曲麦各6g，老苏梗6g，砂仁3g，茯苓10g，白术10g，莱菔子6g，香附米6g，旋覆花10g，炒枳壳6g，广木香5g。患者服用本方8剂后，胃脘舒畅，诸症悉除。分析

本方：组成为香砂六君子汤去参草，虑其可增脘胀而不用之，因“甘能令人中满”，又该患者虽然年事已高，虽虚而不著，用茯苓白术足矣。而其又是以气滞气逆为主要病机，故采用以下调气之方案：苏梗宽胸和中；陈皮、砂仁、莱菔子、广木香理气健脾和中；炒枳壳、香附米疏肝理气和中，肝能疏泄脾胃，肝气畅则胃气和；法半夏、旋覆花降胃气之逆而和中；焦曲麦、莱菔子消食导滞而和中。综观全方，虽均为常用之药味，但思路清晰可见，配伍严谨，多方位用药，抓住脾胃升降纳化之关键，以求速效。再者，方中理气药味有9味之多，但药量均轻，既能除病，又不伤正，两全其美。

（2）治疗其他脏腑之病时，仍谨守病机，辨证施治，遣药处方之字里行间时时显露出调理脾胃之贯穿于临证中的保胃气思路。举例以明之。随师给一位44岁的女性尿路感染患者张某诊治，症见尿频，尿急，尿疼，尿灼热感，小腹拘急不适，尿检见白细胞满视野，舌红苔薄黄，脉细数，此属“热淋”，拟清热通淋之法：白茅根15g，车前子10g，茯苓10g，泽泻10g，萹蓄10g，广木通5g，炙甘草10g，焦神曲10g，苦参5g，百合10g。为防苦寒清利之味伤气损阴，故方中用百合、炙甘草养阴益气和中，焦神曲和中益胃，保护后天之本。

在疾病的诊疗过程中，要时时顾护脾胃之气，这是方教授经常告诫学生处方时的原则。在处方中经常见有：炒谷芽、香稻芽、焦神曲、炒莱菔子、砂仁、鸡内金、百合、麦冬、玉竹、石斛、大枣、甘草等和中养阴益气之味。脾胃为后天之本，是接受谷物和药物的重要转输脏器，是人体出生以后赖以生长生存的根本、根源、源泉，如用药不注意顾护脾胃，或损伤了脾胃，谷物化生受约，正气受损，抵抗力下降，再好的药物也同样不能运化，又谈何药至病所，药到病除？

（3）在制方遣药时，每一味药都要仔细斟酌，同样功用，用哪一味药更好？举例：随师治一位70岁老妇，口干口渴，气短乏力，腰酸腿肿，予以补肾养阴，益气利水，组方：生熟地各10g，生山药10g，泽泻10g，山萸肉10g，丹皮10g，车前子10g，天花粉10g，太子参15g，麦冬10g，五味子5g，生黄芪15g，猪苓10g。在本方中利水消肿用猪苓配泽泻而未用茯苓者，猪苓专入膀胱肾经，除湿利水，下降之味；茯苓，虽亦为渗利之味，可以祛湿，但是茯苓为入气分且上行之品；此位患者之肿为肾阴不足开阖不利所致，病变在下焦，故用猪苓更有优势。用猪苓配泽泻，还有一优势而言，因利水则易燥，然泽泻气平，味甘而淡，尚有润存，两者同用，润燥适均，无偏损之患。虽然如此，也不能久服，肿消即去之，否则易损津耗液，后患无穷。

二、虚人注意扶助中气

（一）体虚之人应“虚则补之”

在补益（补气，补血，补阴，补阳，补肝肾，补心肺，补脾胃，补心脾）中扶助中气贯穿于其中。中气建立，生化之源充盛，机体抗病能力增强，靠自身的调节逐渐达到阴阳平衡。正如张锡纯所言：“脾为后天之本，能资生一身，脾胃健壮，多能消化饮食，则全身自然健壮。”

滋补汤的应用就充分证明了这一点。滋补汤是方教授经常使用的一张自拟方，由党参、茯苓、白术、炙甘草、熟地、白芍、当归、肉桂、木香、陈皮、大枣组成。可以说是“八珍”去川芎，加肉桂；亦可以说是“十全大补”去川芎、黄芪，加木香、陈皮、大枣，为气血双补之方。综观全方，特点是：温而不燥，滋而不腻，补而不滞。既补虚又和脾胃。对于临床所见体虚之人，如气血虚弱，脾胃不足，大病初愈，癌症术后或放化疗后的患者，多选用本方作为基本方，守方数十剂甚至上百剂，每可取得可喜的疗效。

癌症的种类繁多，涉及多系统多学科，但也有其共同点，其一是机体抵抗力下降，免疫功能失调，体内处于一个失衡状态，如再加上思想上的负担，症状就会更多，病情更复杂；其二，经过手术或放化疗后，人体的正常组织也要受到损伤，亦即中医所言之元气受伤，在此时治疗就不能头疼医头，脚痛医脚，而要抓住根本：正气虚损。“上下交损，当治其中”。在滋补汤中，有六君子汤（木香易半夏）加大枣、黄芪，肉桂扶助中气，培补元气，四物汤（去川芎），补血生精，从而提高癌症患者机体的免疫功能，提高抵御疾病的能力，提高生活质量。“虚人病表建其中”。随师给一素质体虚复感外邪之老年妇人诊治，症见：恶风头疼身疼，体倦乏力，气短汗出，食欲不振，面白少华，舌质淡，脉沉细，予以滋补汤加生黄芪15g，麦冬10g，枸杞子10g，浮小麦15g。扶正以驱邪。正所谓“正气存内，邪不可干”。体质增强方得驱邪外出之力，否则予以解表发散则正气益损，邪不得外出，反而乘虚入内扰乱气血，加重病情。

（二）大病初愈的患者要注意饮食的护理，保护胃气

每遇大病初愈，患者及其亲属往往觉其体虚，予以肥甘厚味等滋补之品。但是他们没想到这与那些滋补药品一样，不但不能协助恢复体力，反而会使胃脘呆滞，食入难化。这是因为大病初愈的病人胃气尚弱，不耐滋腻。从而运化之源匮乏，又谈何调养？正如《内经》中对热病恢复期的禁忌有这样的论述：“热病少愈，食肉则复，多食则遗，此其禁也。”方教授每遇此况均嘱病人及其家属，胃气尚弱，要是勉强进补，非但不消化反而增加了脾胃负担，易诱发原病复发。所以嘱此类病人以节制饮食为要。

（三）根据老年人的生理病理特点用药，保胃气，安五脏

老年患者的生理特点是五脏皆虚，病理表现在抗病能力降低，自我调节恢复能力不足而致脏腑精气易损难复，因此易于发病。在治疗方面，应采用扶正祛邪固本法。老年人脾胃功能较弱，不任重补，故采用从容和缓法以补之。此法用药特点概括为：循序渐进，药性平和，用量宜轻，不温不燥，不滞不腻，不攻不懈，长服无弊。

三、养生提倡调理脾胃

随着人们生活水平的提高，人们对生活质量的要求亦随之而提高。嘱病人注意在养生中调理脾胃是很重要的一个方面。

（一）注意情志的调节

情志的异常变动易致脾胃运化功能失常而生病，如暴怒、忧郁则伤肝，肝气郁结，疏泄不利，横逆犯胃或克伤脾土；又如多愁善感，思虑万千则耗伤脾气，脾运不健，派生多种疾病。故告诫患者，要注意调节情志，遇事冷静，不急不躁，不怒不悲。心理素质健康可使病后体质恢复快且发病概率下降，这在养生中占有很重要的位置。早在《内经》中就有这样的论述：“虚邪贼风，避之有时，恬淡虚无，真气从之，精神内守，病安从来。是以志闲而少欲，心安而不惧，形劳而不倦，气从以顺。”

（二）注意饮食的调节

不适当饮食易损伤脾胃。比如暴饮暴食，嗜酒过量，过食寒凉或辛辣等。因此应根据自己的年龄，身体素质情况，气候情况，居住环境等来选择适当的食品搭配，而且还需注意饮食要有规律有节制。比如前面所讲过的大病初愈的病人或年高体迈的患者，脾胃功能较弱，不宜滋腻峻补，而应清淡缓补。又如孩童，自制力较薄弱，故家长应掌握孩子的进食量，使其养成良好的生活习惯。

（三）顺应四时调理脾胃

《内经》中提出“天人相应”的理论，说明我们人体的脏腑、经络、气血是随着四时的交替而进行着相应的调节。故我们在调理脾胃的养生过程中也要顺应四时的变化规律来调节。“春夏养阳，秋冬养阴。”春季是生命萌发的时令，自然界万物生机勃勃。夏季是自然界开花结果，长势旺盛的阶段。故在此两季要保养阳气以适应生发长养的规律，调理脾胃的养生过程就是调整生活时序，情志舒畅，早睡早起，适当锻炼身体，调节饮食，这样肝脏疏泄通畅，脾胃运化正常，疾无从而起。秋季，是自然界万物成熟而收获的季节。冬季，自然界进入万物蛰藏的时令。故在此两季要平定情志，适当减少活动，保暖避寒，适量服用滋补之品。这样顺应四时阴阳消长的变化规律来调理脾胃，使脾运得健，他脏得以充养，周身气血调和舒畅，人体方得健康长寿。

总之，保胃气，则脾胃健运，生化气血，调养肺气，补益心气，和解肝气，充盈肾气，以使五脏安康，是一个应用于临床的好思路、好方法。

《北京中医》2000年第3期

方和谦临证用药特点

首都医科大学附属北京朝阳医院　权红，李文泉

全国著名中医学家方和谦教授从医60余年，积累了丰富的诊疗经验，临床疗效显著，其遣方用药有独到之处，现将其特点归纳如下。

一、药少力专，举重若轻

方老的处方看似平淡无奇，用量也少，然药少力专，配伍得当，实乃举重若轻。方老的处方药味都在10味左右，对各种证候，都抓住主证而治之。如治疗外感热证，方老取药轻灵，芳香清冽，遵吴氏“治上焦如羽，非轻不举”之意，应用宣热透解法，其解表之药选用金银花、连翘、菊花、桑叶、芦根等至清至淡之品，功专宣开肺气，以透达肌表，驱邪外出。在药量的应用上，做到药证相宜。如用银翘散治疗感冒，银翘用量6～10g，取其辛凉疏解之功；而治疗腮腺炎，银翘的用量达20～30g，取其清热解毒之力。

二、配伍得当，量效适宜

方老选方用药十分讲究配伍，他认为：每一味药物的配伍与选择，医者不能因其繁而简之，斟酌一方一药，一克一钱，以希达到最佳治疗效果。如在解表透热、清泄里热时，常佐以养阴之品，防其刚燥伤阴；疏肝理气时，常配以白芍，防止辛散走窜；养阴寓动，稍加助阳和胃之品，防其滋腻；助阳寓静，稍加养阴之品，防其亢烈。此所谓"善补阳者，必于阴中求阳，则阳得阴助而生化无穷；善补阴者，必于阳中求阴，则阴得阳生而泉源不竭"。在药剂的用量上，急证一般投药3剂，慢证一般投药5～7剂，观察患者用药后的反应，指导下一步的治疗，谓之"探探路子"，一旦见效，则"效不更方"，守方化裁调之。方老强调，选方用药不能千篇一律，要做到一人一方，随证加减，此是中医辨证论治的具体体现，也是中医治病之精髓所在。如曾治一血尿患者，方老治疗所选药物不论是清热解毒药，还是凉血止血药，基本上都是"走尿路"，归膀胱经的药。清热药用白茅根、牡丹皮、竹叶等；止血药用荆芥穗、荆芥炭，因其本身有止血作用，又取"肾合三焦膀胱""腠理毫毛其应"之意，表药治里病，缓解脏腑的紧张而奏效。又如治一咳嗽患者，伴有胃部不适，方老选用归肺、胃经的枇杷叶，取其"诸叶皆上，杷叶独下"之性，肺胃同治，一箭双雕。

三、选方遣药，注意时令

方老对疾病的诊断治疗十分强调"知时论证"。临床十分注意时令用药，每当更替节气，必于诊时提醒医生患者，并在处方之中加入当令药物。方老认为，"人与天地相参，与日月相应"，要做到"必先岁气，勿伐天和"，要因人、因时、因地制宜。如一年二十四个节气，各有其气候特点，所患疾病亦有其季节性。如暑季患病，暑为阳邪，升散开泄，易伤津液；暑多夹湿，其性黏滞，易阻遏气机。故暑季用药应注意清热、化湿、理气、养阴药物的加减应用，常用药味有藿香、佩兰、竹叶、芦根、石菖蒲、郁金、滑石、通草、苍术、白芷、厚朴、麦冬、石斛等；如惊蛰之际，少阳当令，积聚了一冬的郁火夹岁气升发，方老此时对虚证用自拟滋补汤时去肉桂，对肝郁脾虚证用自拟和肝汤时去柴胡，以防燥热助阳；且每于方中加竹茹清热除烦、莲子心清心去热。药物用量也根据时令而变，如和肝汤中的柴胡用量，春季时，柴胡由9g减至5g；暑湿季节则去柴胡不用，防其苦辛升发及劫阴之弊；进入秋季则逐渐加量，由5g到9g。这充分体现了"天人合一"的整体观，做到"知时论证"，药效甚佳。

四、顾护胃气，保存津液

方老推崇李东垣的《脾胃论》，临证时时顾护脾胃之气。方老指出："胃这个脏器像个袋子，主腐熟消化，司新陈代谢。所消化之物由胃入肠。故胃气以下行为顺，脾气以上升为顺。胃为十二经之长，为后天之本。百病皆可以因脾胃虚而生。邪正交争，只要正气不败，就可以扭转病情。胃气败则为绝症。脾胃受损，则使百药难以施用，五脏六腑难以荣养，而诸病丛生。"因此，方老治病用药极为重视"保胃气，存津液"，提出"大病体虚，要重在培中""大病必顾护脾胃"的观点。在他治病的方剂中，经常见有炒谷芽、生稻芽、焦神曲、炒莱菔子、砂仁、鸡内金、百合、麦冬、玉竹、石斛、大枣、甘草等和中、养阴、益气之品。对于久病虚证及老年人的治疗，方老更强调"虚人病表建其中"，顾护胃气即可扶正祛邪。但用药需循序渐进，药性平和，用量宜轻，不温不燥，不滞不腻，不攻不泻，长服无弊。通过保胃气，使脾胃健运，肺气调畅，肝气调和，肾气充盈，五脏安康。方老治热病，遵吴氏“存得一分津液，便有一分生机”的思想，视养阴保津为其重要原则。他提出，“治伤寒注意存津，治温病重在养阴”，故在解表透热或清热解毒剂中，常加入天花粉、玉竹、麦冬、百合、石斛等以顾护津液。在注重合理配伍的同时，他十分注意汤剂的口感，味过苦的药物尽量少用，如板蓝根、僵蚕、龙胆草等；气味难闻的药物尽量不用，如乳香、没药等。并主张医生应亲口品尝药物的味道，用药时才有切身体会。初诊或急证，可每日1剂，1日3服或4服；复诊病势已缓或慢性病，视具体情况，服3剂停1天或服2剂停1天或隔日1剂，目的在于“缓缓胃气”，把药物对胃气的影响降到最低。

《中国中医药信息杂志》2008年第9期

方和谦谈《伤寒论》治喘诸方运用

北京朝阳医院中医科　赵铁良

方和谦老师是北京名中医，临证近50载，颇有医名。先生幼承庭训，兼崇仲景之学以及名家学说。用药轻灵，立方简赅，疗效卓著。他对仲景学术理论进行过深入研究，造诣甚深，对其中许多方剂有独到见解。现将他对《伤寒论》治喘诸方的应用，介绍一二，以资交流。

一、表里同病的喘证，葛根芩连汤

“太阳病，桂枝证，医反下之，利遂不止，脉促者，表未解也，喘而汗出者，葛根黄芩黄连汤主之。”这段条文讲的是由于误下之后，造成胃肠受伤，中气受损，但正气不虚，仍能抗邪，外邪尚未完全陷于里，而表证仍在，又可见到患者有喘而且多汗，知邪热已经内传，影响了大肠的传导功能。更由于肺与大肠相表里，里热壅盛，上蒸于肺则喘逆。其病为表里同病，治法亦用表里两解之法，以葛根芩连汤治疗，热清利自止，喘自平。方老认为本条文所现之喘是兼证，而不是主证。主证还是下利证。因为它是误下之后首先造成胃肠受伤，中气受损，邪热内传，影响了大肠的传导功能，又因肺与大肠相表里，间接影响肺而致喘。所以下利为主，喘为次证。在临床应用时主要还是以现代医学所说的肠炎、痢疾等为其主治者多见。

二、水热胶结的喘证，大陷胸丸

方老认为大陷胸丸是治疗结胸证的一种缓治方法，虽然它与大陷胸汤的证机相同，皆是由于邪陷与水饮痰浊相结而成，病性属热属实，但病变的部位不同。大陷胸汤病变部位在胸膈，大陷胸丸邪结位置偏高，在胸膈以上。正像原文所云：“结胸者项亦强……”。由于邪结部位偏高，所以不用大陷胸汤而改用大陷丸以图缓治。病位偏高，势甚于上，肺气不得舒展，可有呼吸急促气喘等证。故仲师于本方中以葶苈、杏仁泻胸水利肺气，大黄、芒硝泻热破结。由于甘遂峻猛有毒，所以别捣甘遂，配以白蜜解毒为辅助药，可达既逐水破结，又不失峻药缓攻之目的。在方老所治疗的呼吸道疾患如慢性喘息性气管炎急性发作时以引用葶苈、杏仁，兼以清降利肺之病例也不为鲜见。

三、邪踞半表半里的喘证，小柴胡汤

“伤寒五六日，中风，往来寒热，胸胁苦满，嘿嘿不欲饮食，心烦喜呕，或心中烦而不呕，或渴，或腹中痛，或胁下痞硬，或心下悸，小便不利，或不渴，身有微热，或咳者，小柴胡汤主之。”这条原文，方老认为小柴胡汤中也可出现因咳致喘证。这就要从少阳病的病因病理谈起，病因是由于气血虚弱，肌腠疏松，卫阳不密，因而邪气直入。由于邪气侵入虚弱的肌体，呈现出一系列的病理变化，如胸胁苦满，往来寒热，心烦喜呕，嘿嘿不欲饮食。因邪踞半表半里，出与阳争则热，入与阴争则寒，其中咳证就是与阴争时肺寒气逆证，咳急咳甚则可出现喘。咳喘时所出现的痰多为白色泡沫状。因此在治疗时以柴胡汤中去参、枣，生姜易干姜，加五味子。这样既可温肺，又可敛饮平喘。

《中医杂志》1994年第35卷第9期

方和谦应用小柴胡汤法思路小析

首都医科大学附属北京朝阳医院中医科　范春琦

笔者有幸跟师系统学习医术，受益匪浅，现就导师方和谦临床应用小柴胡汤法思路作一小析。

一、少阳与少阳病

一提及小柴胡汤，一定联想到少阳与少阳病，以及和解的治法，因为“小柴胡汤和解功……，少阳百病此方宗”，将其间的密切关系表达了出来。

少阳的定位包括胆、胆经、三焦。胆附于肝，内藏精汁而主疏泄，故名“中精之腑”。胆腑清利则肝气条达，脾胃自无贼邪之患。足少阳胆经行于头身两侧，外近太阳经，内临阳明经。手少阳三焦是水火气机的通道，气化的场所。对于三焦，《难经·第六十六难》如是说：“脐下肾间动气者，人之生命也，十二经之根本也，故名曰原。三焦者，原气之别使也，主通行三气，经历于五脏六腑。原者，三焦之尊号也，故所止辄为原。五脏六腑之有病者，皆取其原也。”《难经·第三十八难》中亦言：“所以腑有六者，谓三焦也。有原气之别焉，主持诸气，有名而无形，其经属手少阳。此外腑也，故言腑有六焉。”人体的形态结构，五脏六腑，奇恒之腑，四肢百骸，将其联系沟通，表里内外出入的通路就是三焦。

张仲景言腠理“腠者，是三焦通会元真之处，为血气所注；理者，是皮肤脏腑之文理也”，也说明了三焦的联系通路作用。

少阳的生理功能是由其阳气实现的，少阳阳气的功能有温煦长养作用（对五脏六腑的功能都有促进）、疏通全身气机的作用（协调表里）、调畅情志作用。胆气疏泄正常，则枢机运转，三焦通畅，水火气机得以自由升降，才能实现上焦如雾、中焦如沤、下焦如渎的正常生理局面。

“少阳之为病，口苦、咽干、目眩也。”外邪侵犯少阳，胆火上炎，枢机不运，经气不利，进而影响脾胃，出现口苦、咽干、目眩，还可出现往来寒热，胸胁苦满，嘿嘿不欲饮食，心烦喜呕，脉弦等证。称为少阳病。

但是从上面所提及的少阳的定位和其生理功能特点而言，少阳的范围广泛。从经脉言，少阳包括胆腑、足少阳胆经和手少阳三焦经。就三焦而言，包括上焦心肺，中焦脾胃，下焦肝肾，胆腑又与肝脏互为表里，腑病又可及脏。所以说少阳病不仅是口苦、咽干、目眩，往来寒热，胸胁苦满，嘿嘿不欲饮食，心烦喜呕，脉弦等证，还应包括人体的脏腑气血经络诸多方面的疾病，这样理解和认识才更全面。

二、小柴胡汤与柴胡汤证

小柴胡汤一方出自《伤寒论·辨太阳病脉证并治》第96条，其原文为：“伤寒五六日，中风，往来寒热，胸胁苦满，嘿嘿不欲饮食，心烦喜呕，或胸中烦而不呕，或渴，或腹中痛，或胁下痞硬，或心下悸，小便不利，或不渴，身有微热，或咳者，小柴胡汤主之。”

小柴胡汤由柴胡、黄芩、半夏、人参、生姜、甘草、大枣七味组成。是治疗风寒之邪客于少阳的半表半里证的代表方剂。其中柴胡苦辛微寒，解经邪，舒展少阳气机，疏解肝郁；黄芩苦寒，泻三焦火，清腑热，泻肝胆火；半夏，苦辛，苦则降逆止呕，辛则助柴胡疏通气郁；参草枣扶少阳正气，助长正气，祛除邪气；补太阴脾气，以防邪气内传；生姜化痰消饮，和胃降逆。全方具有和解表里、升清降浊、通调经腑、枢转少阳之功，扶正祛邪之力。在药味上寒热并用，在治法上攻补兼施，攻而不伤正，补而不留邪。

何为柴胡汤证？怎样掌握认识柴胡汤证？有认为“口苦、咽干、目眩”“往来寒热，胸胁苦满，嘿嘿不欲饮食，心烦喜呕”是柴胡汤证，均可用小柴胡汤治疗。柴胡汤证中的胸胁苦满，是为少阳经气阻滞所致；嘿嘿不欲饮食，是少阳枢机不利的原因；心烦喜呕，原由肝胆火郁，火逆犯胃作呕；口苦，是肝胆火味属苦；咽干，是少阳邪火上扰；目眩，少阳之经起于目锐眦，又肝开窍于目，现肝胆火郁则目眩。老师告诫我们，仲景先师在论述柴胡汤证时有这样一句话：“伤寒中风，有柴胡证，但见一证便是，不必悉具。”要仔细领会其中含义。小柴胡汤为枢机之剂，凡寒气不全在表未全入里者，皆可服之，证不必悉具。也就是说，其病位是在少阳枢机之处，就可选用小柴胡汤，但要注意加减用药，因方无定品。其深一层之内涵是要把握好小柴胡汤的应用法则。从中医学理论的高度来认识柴胡汤证。亦就是抓住证的关键依据所在，诊断明确，治疗就会有的放矢，而少出偏差。老师还强调指出，柴胡汤证是少阳病之一，少阳病不都是柴胡汤证。掌握认识柴胡汤证，是要掌握一种分析问题和解决问题的方法，思路要宽阔、灵活。

仲景自注柴胡汤证的病因在于“血弱气尽，腠理开，邪气因入”；病机则在于“与正气相搏，结于胁下。正邪纷争，往来寒热，休作有时，嘿嘿不欲饮食，脏腑相连，其痛必下，邪高痛下，故使呕也”。因此而言，医者通过掌握病与证的病因病机，来准确把握病与证，不仅是少阳病和柴胡汤证，临床上其他病与证的掌握都是这个规律。这样医者就可准确地掌握问诊之关键，把握住既细致又精当之立法处方遣药。

老师认为，柴胡汤证又是一个短暂的局面，很快就会发生各种变化，所以应用小柴胡汤要灵活掌握，注意随证加减。如兼表证用柴胡桂枝汤，兼里证用大柴胡汤、柴胡加芒硝汤，兼水饮者用柴胡桂枝干姜汤等，都为柴胡汤的变化和灵活应用的典例。后世医家又在柴胡汤的基础上演化出许多治疗少阳病的方法方剂，如龙胆泻肝汤、蒿芩清胆汤、柴胡疏肝散等法与方。

三、对半表半里证的探讨

少阳介乎半表半里之间，即在太阳阳明之间。由于小柴胡汤证的提出，其特点为在表有寒热之争，在里有肝胆病变的反应症状，从而提出半表半里证这个概念。

那什么是半表半里证？在仲景原文中早有启发。在《伤寒论·辨太阳病脉证并治》篇中有这样的论述："伤寒五六日，头汗出，微恶寒，手足冷，心下满，口不欲食，大便硬，脉细者，此为阳微结，必有表，复有里也。脉沉，亦在里也，汗出为阳微。假令纯阴结，不得复有外证，悉入在里。此为半在里半在外也，脉虽沉紧，不得为少阴病，所以然者，阴不得有汗，今头汗出，故知非少阴也，可与小柴胡汤。设不了了者，得屎而解。"虽然仲景的论述中没有直接提示出"半表半里证"，然而从以上所引用的仲景书中原文可以体味出这种学术观点。后世医家为推广和发展这种学术观点，就直接提出"半表半里证"这个鲜明的词语。比如说在金代成无己《伤寒明理论》中就有这样的论述："伤寒邪气在表者，必渍形以汗；邪气在里者，必荡涤以为利。其于不外不内，半表半里，既非发汗之所宜，又非吐下之所对，是当和解则可矣。"

老师认为，临床上所言之半表半里，不单是指一种界限，也不仅是指病位，而主要是指辨证，即半表半里证。半表半里证有这样的特点：表证初解，表里交错，内无实邪，邪气未尽，正气不足，在治法上当扶正祛邪，表里兼顾，此法就叫作和解法。扩展到脏腑之间、上下之间、气血之间、阴阳之间，凡是有邪气侵袭，正气不足，邪正交错的状态，均可运用此法来处方用药。

四、小柴胡汤法的临床应用

老师经常告诫我们：师古人之法而不应拘泥于古人之方。小柴胡汤是和解法的代表方剂。和者为扶正，增加抗邪之力；解为解表、解散、解除，祛邪之意。和解不是调和，因为在正与邪之间是不能调和的。在临床中，有根据和解法所拟的方剂，无和解的单味中药，就是这个道理。由于半表半里证的邪正相持局面很短，可有化寒化热的病机，亦有兼表兼里的病位，所以单纯的半表半里证较少，所以说用小柴胡汤的概率并不高，可视其为和解法的一个代表方剂，临床应用时要加减、化裁、变通。

小柴胡汤法应用面是很广泛的，可用于外感病中的呼吸道疾病；内伤病中的胃肠疾病、肝胆疾病；还有乳腺疾病、多种官能症、尿路疾病、妇科疾病等。

老师积多年临床经验，师小柴胡汤法拟和肝汤一方，应用于临床，效果不凡。此方由当归、白芍、白术、柴胡、茯苓、薄荷、生姜、炙甘草、党参、苏梗、香附、大枣等12味药组成，具有养血柔肝、健脾益气、疏肝理气之功效。和肝，一则补肝柔肝疏肝一体，二有两和肝脾之间，扶正祛邪，扶后天之本之正气，祛郁滞之邪气，为和解法的又一张有效方剂。

案例1 姚某，男，26岁。主诉：便秘史10余年。现症：3～5日排便1次，排便不畅、费力，便呈羊屎状，并伴有腹胀、胁胀、气窜感，每因情志不畅时，排便间隔愈长。此为肝失疏泄，脾胃运化失职所致，拟疏肝健脾和胃为法，方选：和肝汤加焦曲麦各10g。患者服用8剂后，每日排便1次，腹胀、胁胀、气窜感得以改善。予以续服8剂，隔日1剂，巩固疗效，并嘱要保持情志舒畅。

按语 本病治疗关键是疏肝理气健脾通滞。从而提示不能见便秘即用大黄、芒硝、郁李仁之类，本例就是未用通便药而便自通之例证。

案例2 袁某，女，40岁，于1998年元月8日同位素检查提示：右甲状腺有一“温结节”。患者自觉颈部发胀饱满感，结节局部轻按压痛，平素易急躁，月经先后不定期，量少色暗，舌质红，薄黄苔，脉弦细，求中药治疗。拟和肝汤加蒲公英15g、牛蒡子10g、丹皮10g，共用40剂后，局部触摸结节已消失，颈部舒畅。

按语 甲状腺结节，中医冠以“瘿瘤”，多见于中、青年女性患者，与气血痰的运行不周、郁滞互结密切相关。较长时间的情志不遂，抑郁不舒，气机滞涩，血行不畅，脾失健运，湿邪内生，久而成痰，痰气互结，气滞血瘀形成结节、肿块结于颈部，则见此病证。治疗的关键为疏肝健脾，理气化痰，活瘀散结。和肝汤两和肝脾，肝疏则气血得畅，脾健则水谷运转正常，而不会形成痰湿，则结节自然渐逝。

案例3 王某，女，63岁。以尿频、尿急、尿痛1周为主诉，求治于中医中药，还伴有小腹胀痛不舒，得矢气后稍缓，尿时有灼热感，腰及两胁酸痛，尿检：白细胞15～20个/HP，舌质红，舌苔薄白，脉弦缓。辨证属肝失疏泄，水湿不利，拟方：和肝汤加车前子15g，泽泻10g，乌药10g，怀牛膝10g，疏肝行气，清热利水通淋，6剂即愈，复查尿检正常。

按语 本例患者，病在膀胱，为中医“淋证”的范畴，按常规应属“八正”“小蓟”之例，但细辨其小腹胀痛，矢气则稍缓，又小腹为肝经循行部位，“脏腑相连，其痛必下”。故与肝之疏泄不利密切相关，主方用和肝汤疏肝理气，健脾化湿，加车前子、泽泻以清利下焦湿热，乌药助和肝汤疏肝理气之力，怀牛膝意在益肾，因本患者已六十三高龄，其“淋证”则应以扶正祛邪固护正气。辨证准确，则疗效斐然。

致谢 本文承蒙北京医科大学附属北京朝阳医院方和谦教授指导，在此谨表感谢！

《北京中医》2002年第2期

方和谦用“和肝汤”的临床经验

首都医科大学附属北京朝阳医院 李文泉

方和谦教授幼承家训，熟读经典，从医50余年，有丰富的临床经验，擅长运用调理和解之法治疗多种常见病和疑难杂症。在长期的医疗实践中，他自创的和肝汤用于多种疾病，临证屡获良效。兹就笔者随方老学习的体会，将和肝汤的临床应用介绍如下。

一、和肝汤的组成

当归12g，白芍9g，白术9g，柴胡9g，茯苓9g，薄荷（后下）3g，生姜3g，炙甘草6g，党参9g，苏梗9g，香附9g，大枣4个。

和肝汤为逍遥散化裁而来。逍遥散为疏肝理脾的常用方剂，为肝郁血虚之证而设。它体用兼顾，肝脾同治，立法用意很为周到。方老在此方基础上加用党参、香附、苏梗、大枣4味药，使其和中有补，补而不滞，既保留了逍遥散疏肝解郁、健脾和营之内涵，又加重了培补疏利之特色，从而拓宽了逍遥散的用途。

和肝汤之组成有3个特点。肝为刚脏，体阴用阳，故本方以归、芍为君，养血而柔肝。用阴柔之品涵其本，此其一也。肝主疏泄，性喜条达，故用柴胡、薄荷疏肝以解郁，更佐入苏梗、香附不仅降肝气之逆且能调达上、中、下三焦之气。四药合用有疏肝解郁、行气宽中之功。此所谓"肝欲散，急食辛以散之也。"以辛散之剂遂其性，此其二也。肝脾两脏常相互影响，本方以参、苓、术、草四君为佐，甘温益气，健脾和胃。既遵仲景"见肝之病，知肝传脾，当先实脾"之旨，又收"肝苦急，急食甘以缓之"之用。本方以甘温健脾杜其变，此其三也。上述特点，使和肝汤成为一个调和气血、疏理肝脾、体用结合、补泻适宜的方剂。在临床上广泛应用于肝脾气血失和的病证。

二、临床应用

（一）和肝以调理气血

方老在临床上运用和肝汤治疗最多的是肝脏本身的病变。肝体阴用阳，喜条达而恶抑郁，一旦木失于条达，肝气郁结，必影响肝脏生化功能而致病。诚如朱丹溪所说："气血冲和。百病不生，一有怫郁，诸病生焉。"故前人有"郁不离肝"之说。方老认为郁则经气逆，郁久则血瘀，是以气病可致血病，血病亦可导致气病。所以无论肝病的初中末任何一个阶段，疏通气血这个原则应贯彻其始终。《素问·至真要大论》云："疏其血气，令其调达，而致和平。"方老运用和肝汤治疗肝病中也抓住"疏气令调"的原则，用条达舒畅之药以复肝脏自然生化之态。诸如临床常见的胁痛、慢性肝炎、乳腺增生症等，凡影响肝之气血失和而导致肝之功能失常者，均可用和肝汤治疗。

案例1　关某，女，44岁。患慢性活动性肝炎3年。屡用中西药治疗转氨酶未正常。就诊时见：胁痛隐隐，腹胀闷，神疲乏力，纳差，口苦黏腻，舌质红、苔根黄腻，脉弦细。投和肝汤加茵陈、炒山栀，连服12剂纳食增进，腹胀减轻，继服12剂胁痛已瘥，原方加黄精、焦神曲服12剂后转氨酶正常。守方巩固疗效，半年后复查病告痊愈。

按语　肝气郁结，升发不及而影响脾胃功能者，不可过用苦寒沉降之品，恐伐其生生之气，而应使当升者升，复归如常。慢性肝病患者，有人多投以苦寒解毒之剂，易伤脾胃之气，使病迁延不愈。方老投用和肝汤遵张介宾主张"郁而不及者，宜培之助之"以升、散、疏、达为原则，佐以茵陈、山栀清热利湿使病机转复。

（二）和肝以调理脾胃

肝木与脾土生理上相互为用，相互依赖，木具疏土之职，土有培木之德，乃"相助为理之脏"。临床上木郁木亢均可犯中，土虚土壅也可导致肝胆病变。和肝汤既可用于肝病引起脾胃不和者，亦可用于脾胃病而肝胆失调者，可收到肝脾同治的功效。

案例2　吴某，男，43岁。胃脘胀闷不舒牵至两胁胀疼，食后尤甚，四肢乏力，食欲不振，大便不成形，舌淡胖、苔白，脉弦细无力。投和肝汤加黄郁金、炒枳壳、百合6剂，腹胀减轻，胃脘疼痛已止。继服和肝汤加百合、焦三仙，6剂后病愈。

按语　方老认为仲景"见肝之病，知肝传脾，当先实脾"的理论开肝病实脾之先河，在肝脾相关为病时，可据病变重点之不同和病传关系兼调并治。治疗当培土兼以泄木。和肝汤以四君扶土，柴、芍疏泄，酸甘温化并举，使脾气健、肝气舒，故肝脾失调之证用之则效。

（三）和肝以养心安神

心主血，肝藏血，肝木与心火乃母子相生关系，且心主神，肝藏魂，心肝血气充盛则心神得养，肝魂安藏。若肝血不足或肝失条达，则不仅肝魂不能安藏，而且母病及子导致心血不足，引起心神不安之证。和肝汤调肝以理气，和血而养心安神，故可用于心肝血虚的心神不安之证。方老在临床上凡见妇女之脏躁症及神经官能症属肝血不足，心神不安，未化火动风者，多用此方取效。

案例3 韩某某，女，48岁。正值更年期，时感心慌气短，腿软乏力，多虑心烦，胸闷胁胀喜叹息，夜寐多梦，耳鸣如蝉，舌淡、苔白，脉弦细。投和肝汤加熟地、黄精6剂，诸症皆愈。

按语 脏躁之症，一般多用甘麦大枣汤治之。方老认为脏躁患者“年四十而阴气自半也”，阴之不足表现为肝血心血不足，脏躁患者常伴有肝气郁结，和肝汤可谓柔补通调之剂，既可养血又可解郁，故可达和调阴阳、养心安神之效。

（四）和肝以祛风

方老曾用和肝汤治疗荨麻疹而获效，有其独到之处。

案例4 白某，女，29岁。半年前因到南方出差受潮湿后出现全身性荨麻疹，瘙痒难忍。在外院间断治疗半年，时发时止未能痊愈。就诊诉疹起常伴胸闷胁胀，腹痛，心中烦闷懊侬，纳差，便溏，舌淡胖有齿痕，脉弦细。投和肝汤加黄芪、桂枝、防风，6剂后疹稀；再服6剂，腹胀腹痛便溏已愈，纳食增进；继服6剂而痊愈。

按语 患者在院外所服方剂多为辛透表散、解肌清热、养血祛风之剂，未能获效。方老察其伴有胸闷胁胀、纳差便溏等肝脾不调气血失和之证，故用和肝汤合玉屏风散，理气与和血、固表与祛邪、健脾与调肝同用获效。

《中医杂志》1992年第12期

方和谦运用“滋补汤”临床经验介绍

首都医科大学附属北京朝阳医院　赵铁良

方和谦教授从医50余年，擅长运用补益滋培之法治疗多种常见病和疑难杂症。其自创的滋补汤用于多种疾病屡获良效。现将滋补汤的临床应用介绍如下。

一、滋补汤的组方特点

滋补汤组成：党参、白术、茯苓、甘草、熟地黄、白芍、当归、肉桂、陈皮、木香、大枣。滋补汤是由四君子汤与四物汤加减化裁组成，为气血虚弱之证而设。方老在此二方基础上去川芎，加肉桂、陈皮、木香、大枣四味，使其既保留助阳补气养血和营之功，又加重了培补疏利之力，从而拓宽了补益剂的用途。

滋补汤的组方特点是根据与气血化生有密切关系的脏腑功能而设。其中心主血脉，依靠心气的推动，故用党参甘温益气以补心；当归辛甘温润助其心血；苓、术、草、枣健脾益气以和中，培补后天之本；熟地黄、白芍滋阴补肾以填精，精血互生以涵肝木，木得血养而不枯荣，更助后天；佐入肉桂、陈皮、木香，以调上、中、下三焦，纳气归元。这样就可获其补而不滞、滋而不腻、上下通达、气血得资之效。上述特点使滋补汤成为气血兼顾，心、肝、脾、肾同治的有效方剂。临床上广泛应用于气血两虚的病证。

二、临床应用

（一）滋补以益气养血

方老临床上运用本方治疗最多的是脾胃虚弱而致气血不足之证。脾胃为后天之本，气血生化之源。一旦脾胃功能失调，必然影响其生化功能而致病，方老应用本方治疗脾胃失调而致气血两虚就是抓住增强生化来源的特点，用滋培之药以复脾胃生化之常态。诸如临床上所见的缺铁性贫血、营养不良性贫血均可用滋补汤治疗。

案例1 方某某，女，24岁。因头晕乏力4个月就诊。见证：头晕心慌，气短乏力，纳少便溏，月经量多，面色淡，舌体胖，质淡，脉沉细无力。化验：血红蛋白56g/L，红细胞1.68×10^{12}/L。血清铁蛋白7.8μg/L（正常值12～150μg/L）。西医诊为缺铁性贫血。方老认为是脾胃虚弱不能上奉于心。投滋补汤加黄芪、麦冬、炒谷芽，连服4周，症状好转，血红蛋白上升到110g/L，红细胞2.57×10^{12}/L。血清铁蛋白46.6μg/L。患者上班。

（二）滋补以荣筋骨

肝藏血，肾藏精，肝肾同源，精血互生，肾虚则肝血不足，血不荣筋则筋骨软弱，腰膝酸软，身痛倦怠。方老临床上凡是见到妇女产后肝肾两亏而致血不荣筋，关节疼痛者，多以此方取效。

案例2 宋某某，女，26岁。因产后周身关节痛3个月就诊。症见：身疼，怕冷喜暖，腰膝酸软，面色不荣，舌质淡红，脉虚细无力。诊为气血两亏，肝肾两虚。以滋补汤加桑寄生、枸杞子、黄芪、山药，连服20余剂而痊愈。

（三）滋补以益气强心

气为血帅，血为气母，气之与血相互依存，相互资生。心主血有赖心气的推动，脾统血，为气血生化之源。心脏本身病变或久病脾虚化源不足，都可成为气血两虚之证。方老在临床上若见到风心病、冠心病、心功能不全等致心气大虚，血不养心之症亦可用滋补汤治疗。

案例3 夏某某，女，63岁。因冠心病史10余年，反复发作来诊。见证：胸闷胸痛，气短乏力，心慌心悸，尤以活动明显加重，易汗，下肢浮肿，舌淡，脉虚细不齐。诊为心气大虚，血脉不畅。以滋补汤加黄芪、丹参、麦冬、五味子。服药月余，诸症悉减，可以外出活动。

（四）滋补以治消渴

消渴一病与现代医学中的糖尿病颇为相似。阴津亏损，燥热内生是消渴病发生的基本病理变化。病变主要在肺、脾（胃）、肾三脏，尤以肾为主。清热生津，益气养阴为基本治疗法则。方老认为本病主要与脾、肾关系最为密切。饮食失调，或久病脾胃功能受损，中焦运化失司，散津功能失职，不能上归于肺，而使津液不布。肾为先天之本，久病肾气不足，后天房劳伤肾，耗伤元气，不能气化蒸腾，故而难达云行雨施之妙，而发为消渴。凡遇此病，用本方化裁每每奏效。

案例4 宋某某，女，67岁。因糖尿病5年，症状加重就诊。见证：口干口渴，身倦乏力，腰酸腿软，心悸易汗，下肢浮肿，尿频，视物模糊，眩晕耳鸣，舌嫩少津，脉虚细。拟诊为肝肾两虚，气阴两伤。治以滋补汤加黄芪、麦冬、沙参、五味子。服药月余，诸症减轻，后以丸剂巩固。

（五）滋补以和中止泻

脾胃为后天之本，气血生化之源，同居中焦，为气机升降的枢纽。由脾胃升降配合共同完成饮食水谷的消化和吸收。若由于久病损伤脾胃，则无权受纳，升降失常，会引起一系列病理变化。泄泻就属病理变化之一。方老凡见到泄泻日久而致脾肾两亏、气血两虚者，也用滋补汤治疗。

案例5 李某某，男，28岁。因腹泻半年不愈来诊。见证：晨起即泻，腹痛隐隐，脘腹怕冷，疲倦乏力，不耐劳累，形体瘦弱，面色不荣，舌淡，脉细无力。证属脾肾两虚，中焦失运。治宜温补脾肾，和中止泻。以滋补汤加莲子肉、炒薏米、防风、焦神曲，20剂，泻止。

三、小　结

人体阴阳气血贵在调和、充盛。所谓“阴平阳秘，精神乃治”，气血冲和，百病不生。方老自创滋补汤可以心、肝、脾、肾同治，补气与养血益精并举。其方配伍严谨，立法有度。虽用药似乎平淡无奇，然临床疗效甚佳。古人云，气血乃人身之至宝，来源于先天，资生于后天，充实于脏腑血脉，运行于全身。人之形体赖血液以充养，一切生命活动须气血以维护，气血旺盛则形、色、精神俱佳，身体矫健矣。方老巧妙灵活运用滋培补益之法，以常达变，得心应手，谨守病机，治疗多种疾病常获异病同治之效。

《北京中医》1996年第1期

方和谦运用调和肺气法治疗咳嗽临床经验

首都医科大学附属北京朝阳医院　权红

已故国医大师方和谦教授行医60余年，对内、外、妇、儿科疾病的治疗颇有建树，尤其治疗呼吸系统疾病临床疗效显著。笔者从师学习多年，对其治疗咳嗽一证的经验总结如下。

一、调和肺气为法

咳嗽一证，皆因“肺气不利，上逆作咳”，有外感内伤之别，又有寒热虚实之异，经云“五脏六腑皆令人咳，非独肺也”，故咳嗽也是多种疾病出现的症状之一。方老治疗此病证，无论内外寒热虚实，凡以咳嗽症状为主症者，多以调和肺气为法。强调肺气宜宣宜降，灵活运用宣肃二法，调畅肺气则咳嗽自止。

调和肺气法不外宣肺、肃肺二端。宣肺法是运用具有辛散宣发、开泄肺气的药物，宣发肺气，促使卫气充肤温肉以卫其外，熏肤泽毛以散其邪。药用麻黄、荆芥、苏叶、桑叶、牛蒡子、桔梗之类，多用于表邪郁闭之肺卫不宣之证。肃肺法是用具有清肃下降肺气作用的药物，促使肺中郁闭之气下行而行肃降之权，或取降泄下行以行气祛痰，调畅气机升降之枢。药用桑白皮、苏子、莱菔子、葶苈子、枇杷叶、杏仁、前胡之类，多用于肺失清肃，气逆于上之证。

宣肺与肃肺之法各有不同的功效和适用范围。若初病风邪束肺，卫气被遏，肺气不宣，以宣散肺气为主，忌过早施用肃肺降泄之法，投之则引邪入里，或邪恋不去。若病久咳，肺失清肃，或痰浊内阻，肺气壅塞，清肃之令不行，应以清肃下气为主，忌单纯宣肺，投之则气逆痰浊不降，反耗伤肺气。宣肺、肃肺是针对两种不同病机而运用，二者又是相辅相成的。宣能促降，降能助宣，宣肃相济，则上通下达，肺气得畅。故方老灵活运用宣肃二法谓之调和肺气。

二、辛开苦降调和肺气

方老用药顺肺气宣降之性，而善用辛开苦降之品，首选苏、杏、前、桔，以此四药为调和肺气的主药。紫苏：辛、温，发表散寒，行气宽中，方老喜苏叶、苏子或苏梗配合使用，宣中有降。杏仁：苦、微温，苦泄降气，止咳平喘，润肠通便；《神农本草经》曰杏仁“主咳逆上气，雷鸣，喉痹，下气，产乳，金疮，寒心奔豚”。前胡：辛、苦，降气祛痰，宣散风热；《本经逢原》曰“其功长于下气，故能治痰热喘嗽，痞膈诸疾，气下则火降，痰亦降矣，为痰气之要药，治伤寒寒热及时气内外俱热”。桔梗：苦、辛、平，开宣肺气，祛痰，排脓。苏、杏、前、桔同为辛苦之品，苏桔相配，偏于宣开；杏前相伍，重于下气。亦宣亦降，使气道通利，肺气宣畅则咳嗽自止。

方老选用止嗽散为调和肺气法的代表方剂，临床加减宣肃配合，治疗“诸般咳嗽”。止嗽散出自《医学心悟·咳嗽》，方老曰：本方由七味药物组成，可分为2组。一组为“敛”：药用炙紫菀、白前、百部，其中炙紫菀苦、甘、微温，归肺经，有收敛止咳的作用，方老特别强调此敛肺非米壳之作用，而有化痰抗炎、减少气道分泌物、祛除炎症的作用；白前辛、甘、平，归肺经，祛痰，降气止咳，寒证热证都可用之；百部甘、苦、平，归肺经，润肺收敛止咳。另一组为“宣”：药用陈皮、荆芥、桔梗，其中陈皮辛、苦、温，归脾、肺经，理气调中，燥湿化痰，调理气机，宣发止咳；荆芥辛、微温，归肺、肝经，祛风解表，止血，因肺外合皮毛，开窍于鼻，解表宣散风邪也可起到宣肺止咳的作用；桔梗苦、辛、平，归肺经，开宣肺气，祛痰排脓。炙甘草则调和诸药。本方有宣有敛，宣敛结合，表里兼顾，故临证灵活加减应用治疗诸般咳嗽。

三、病案举例

案例1 患者，女，21岁，2003年9月16日初诊。诉自幼患慢性支气管炎，咳嗽少痰反复发作10余年，加重3天。现因感冒后加重，咳吐白痰，咳痰不爽，纳食减少，二便调。舌洁，脉平缓。诊断为咳嗽（慢性支气管炎急性发作）。方师辨证属风寒犯肺，肺失清肃，治以疏风散寒，调和肺气。方用止嗽散化裁：苏子梗各5g，陈皮10g，炙百部10g，白前10g，桔梗10g，荆芥5g，炙紫菀6g，炙甘草6g，北沙参12g，肥玉竹10g，炙枇杷叶6g，麦冬10g。7剂，水煎服，每日1剂。医嘱：注意保暖，预防感冒。

复诊：服前药后，患者咳嗽渐好，无痰，苔白，脉平缓，再方调和肺气。继前方加生薏米15g，12剂，水煎服，每日1剂。随访咳嗽已愈。

按语 患者自幼患慢性支气管炎，着凉感冒后，风寒上受，首先犯肺，肺失清肃，肺气不宣，故见咳嗽，咳痰不爽，用止嗽散宣降结合，调和肺气；苏梗子发表散寒，增强宣肺之力。患者虽然年轻，但自幼患慢性支气管炎，病情日久，反复发作，子病及母，脾气不足，运化失司，故见纳食减少，药用生薏米，健脾化湿，杜绝生痰之源；炙枇杷叶，归肺、胃经，取其"诸叶皆上，杷叶独下"之性，肺胃同治，一箭双雕。时值初秋，恐燥伤肺金，故加用北沙参、麦冬、玉竹，润肺止咳。

方老对不病之舌、不病之脉提出"舌洁""脉平"的概念，是针对目前正常舌脉没有量度指标，而用"洁"与"平"对正常舌脉加以概括。"舌洁"，洁，清洁之意，即为不病之舌。"脉平"，谓之人病脉不病；"脉缓"，非缓脉，而指脉来从容和缓，是有胃气的表现。说明患者正气不虚，受邪表浅，预后良好。

案例2 患者，女，38岁，2005年8月30日初诊。患者1个月前因受凉引起咳嗽，未经治疗，逐渐加重。咳嗽，无痰，胸憋气短，夜不能平卧。头晕、头痛，乏力，失眠。纳佳，大便可。舌质淡红，苔薄白，脉细滑。诊断为咳嗽之肺气失宣证（慢性气管炎），治以解表宣肺。方拟止嗽散合杏苏散化裁：苏叶5g，苏梗5g，杏仁10g，前胡10g，桔梗10g，荆芥5g，白前10g，炙紫菀6g，炙百部5g，陈皮10g，茯苓12g，法半夏6g，炙甘草5g，炙桑皮12g，炙枇杷叶6g，薄荷5g，麦冬6g。7剂，水煎服，每日1剂。

复诊：服药7剂，咳嗽好转，有少量白痰，不易咳出，口苦。舌质淡红，苔薄白，脉细滑。治以调和肺气。处方：苏叶5g，苏梗5g，杏仁10g，前胡10g，桔梗10g，陈皮10g，茯苓10g，法半夏6g，炙甘草5g，炙桑皮12g，白前10g，炙百部5g，炙枇杷叶6g，淡干姜2g，白菊花10g，薄荷5g，麦冬6g，炒枳壳6g，大枣4个。7剂而愈。

按语 此患者为外感咳嗽，未经治疗，咳久不愈。患者受凉引起，风寒袭肺，肺气壅塞不得宣通，故咳嗽、胸憋气短；风寒上受，外束肌腠，则头痛、乏力。用止嗽散调和肺气，配合杏苏散解表宣肺；苏叶发表，苏梗降里；炙桑皮、炙枇杷叶清肺化痰，下气止咳；麦冬养阴润肺；薄荷疏风解表。宣降结合，咳嗽自止。

《北京中医药》2011年第9期

方和谦治疗低热经验

首都医科大学附属北京朝阳医院 高剑虹

方和谦（1923年生），男，教授，主任医师，第一批全国老中医药专家学术经验继承工作指导老师。2009年被人力资源和社会保障部、卫生部、国家中医药管理局评定为"国医大师"。方老从医60余载，精通典籍，旁及各家，崇尚脾胃学说，临床精研内科，善治疑难杂症。对呼吸系统、心脑血管及肝胆系统疑难杂症的治疗有独到之处。

方和谦教授从医60余年，擅长中医内科疑难杂症的治疗，临床疗效显著。笔者跟师学习以来，获益匪浅。现结合具体病例将方老治疗低热的经验总结如下。

方老认为，治疗低热首先要分清内伤和外感。在治疗方面，对内伤久病者，要注意调理脏腑气血，补虚祛邪。对外感低热者，一方面要以祛邪为主，另一方面又要注意维护正气。

一、外感气分热证

案例1 刘某，女，56岁，2005年5月5日初诊。主诉：低热10余天。患者2周前因受凉后高烧，在我院呼吸科住院治疗，静脉滴注抗生素（药物不详）。3天后体温下降，仍有低热，体温最高38℃。现患者自觉咳嗽，痰量不多。体温波动在37～38℃。出汗，纳可，二便调。舌红、苔白，脉缓。方老认为，患者是在外感高热多日后出现的低热，目前已无外感表证，热邪停留于半表半里，少阳枢机不利，故发低热。拟方小柴胡汤加减，清热和解。处方：柴胡6g，酒黄芩6g，半夏6g，太子参15g，陈皮10g，青蒿10g，地骨皮10g，茯苓12g，麦冬10g，大枣4个，炙甘草6g，炙黄芪10g，牡丹皮10g，连翘10g，薄荷5g（后下），7剂，水煎服。2005年5月12日复诊，患者诉，服第3剂中药时即不再发热，但自觉腰痛乏力。继服前方加当归6g、熟地黄12g、玉竹12g，10剂，以资巩固。

按语 方老认为，该患者属气分有热，未入血分。无寒热表证，热在半表半里，故以小柴胡汤加减。方中柴胡为表药，黄芩为里药，半夏先降后升。用柴胡、黄芩、半夏祛邪，用太子参、黄芪、生姜、甘草、大枣甘温以扶正。加青蒿、地骨皮、牡丹皮清虚热，麦冬、玉竹、熟地黄养阴清热，扶正与祛邪并用，共成和解之剂。

二、暑湿热证

案例2 朱某，女，26岁，2004年7月1日初诊。患者近20天来发热、恶寒，体温37.2～38.5℃，午后体温开始升高。血常规：白细胞（3.3～3.9）×10^9/L，中性粒细胞百分比54%。血沉 7mm/h。服用抗生素未见明显疗效。现发热、恶寒、出汗，咽痛，乏力，纳可，二便调。右腋下及颈部淋巴结疼痛。舌质红、苔白，脉缓。方老认为，患者感受暑湿之邪，又因起居不慎，导致寒邪入里化热，暑湿热邪郁于上焦，气分有热，故发热、恶寒。湿性黏腻，缠绵难愈，湿邪为患常是湿郁化热，热在湿中，胶着难祛，故热势绵绵不已。午后阳气相对虚弱，湿邪更易聚集而阻遏气机，故往往热势较重。湿热重蒸迫液外泄，腠理疏松，故有汗。热邪上扰，则咽痛，拟方银翘散加减，清热祛暑利湿。处方：金银花15g，连翘10g，薄荷5g（后下），桔梗10g，竹叶10g，芦根15g，生甘草10g，淡豆豉10g，生薏苡仁20g，滑石15g，藿香6g，酒黄芩5g，杏仁10g，牛蒡子10g，4剂。2004年7月8日复诊，药后右腋下及颈部淋巴结已缩小。体温37.3℃，仍有咽痛。舌苔稍腻，脉缓。继服前方7剂。2004年7月15日三诊，药后体温正常，淋巴结已不痛。前方加当归6g，继服10剂以善后。并嘱服药2天停1天。

按语 方老指出，该患者外有表寒，内有暑热，属于表里同病。当前正值暑季，用大量清热药，易化寒。重用化湿药易助热，致暑热不退，故宜湿热两解之。因热重于湿，故方用银翘散加生薏苡仁、滑石、藿香、酒黄芩等清热利湿之品，使气分热清，暑湿得化。

三、郁证发热

案例3 杜某，女，21岁，2003年6月3日初诊。主诉：低热1个月。患者近2年每于春季即发低热，且易外感。近1个月以来低热，体温37.1～37.5℃。寒热往来，咽喉不利，两胁不舒，舌红，苔薄白，脉细。辅助检查：血、尿常规正常。方老认为，患者正值青春期，每于春季发作低热。春季为万物萌生之时，与之对应的脏腑是肝脏。若肝气不得条达，郁滞于半表半里，日久化热，故发低热。热伤津液，则咽喉不利。拟方丹栀逍遥散加减，清热和解。处方：柴胡6g，酒黄芩6g，薄荷5g（后下），茯苓10g，炒白术10g，当归5g，白芍6g，炙甘草6g，牡丹皮10g，炒栀子6g，连翘10g，芦根15g，6剂。2003年6月10日复诊，药后患者体温渐降，最高37.2℃。仍时有寒热往来，咽喉不利。继服前方加地骨皮10g、青蒿6g、桔梗10g，10剂。6月24日三诊时体温已正常（36.7℃）。

按语 方老认为，此为少阳郁热，枢机不利而出现的低热。必须采用和解法，使其失调的脏腑功能得以恢复，使入侵的寒热邪气能够透达。故以丹栀逍遥散加减，和解退热。逍遥散有疏肝健脾之功，加牡丹皮以清血分之热，栀子以清气分之热，则肝郁化火及肝脾不和之证自愈。

四、阴虚发热

案例4 刘某，女，41岁，2003年7月5日初诊。患者半年来无明显原因出现低热，体温37.2～37.8℃。每于傍晚发热，汗出时作时止。手足心热，纳可，二便调，舌红、苔薄白，脉缓。既往有尿路感染病史。方老认为，患者低热病程较长，热邪易伤阴液。阴液亏损，不能制阳，则生内热。热迫津液外泄则汗出。拟方青蒿鳖甲汤加减，滋阴清热。处方：银柴胡6g，青蒿10g，酒黄芩5g，知母6g，牡丹皮10g，炙甘草6g，熟地黄12g，当归6g，茯苓10g，车前子10g（包煎），滑石15g，生薏苡仁15g，白茅根10g，佩兰5g，10剂。2003年7月22日复诊，患者诉药后症状无明显改变。拟方知柏地黄汤加减。处方：熟地黄12g，山茱萸10g，牡丹皮12g，炒山药12g，泽泻10g，茯苓12g，盐知母、盐黄柏各6g，青蒿10g，地骨皮10g，玉竹12g，10剂。2003年8月12日三诊，患者诉药后手足心热好转，体温有2天正常。前方去青蒿，继服14剂。患者9月2日复诊时诉体温已趋于正常，时有汗出。方老嘱其继服前方，调理2个月后治愈。

按语 初诊时方老考虑患者为阴虚内热，以青蒿鳖甲汤加减治疗，但药后症状无明显改变。二诊时方老改用知柏地黄汤加退虚热药，疗效明显。青蒿鳖甲汤主要以退虚热为主，用于热病后期热邪伤阴而余热不尽之低热。知柏地黄汤则着重滋阴，用于阴虚火旺、水不制火之低热。因患者病程较长，手足心热等阴虚症状明显，故以滋阴降火为主，少加清虚热药即有疗效。方中地骨皮善消虚热而退有汗之骨蒸，青蒿、牡丹皮可治无汗之骨蒸，使热透之于外。

五、血虚发热

案例5 王某，女，50岁，2008年5月12日初诊。患者3个月前无诱因出现低热，体温最高37.4℃。2005年发现血尿，至今未愈，月经规律。于2008年3月7日收入我院风湿科，行腮腺同位素检查：双侧腮腺无分泌功能。血常规：单核细胞百分比8.2%，血沉32mm/h。尿沉渣：红细胞15～20个/HP，主要为形态异常的红细胞。胸部CT（-）。考虑干燥综合征可能性大。出院后口服白芍总苷每日3次，每次0.6mg。患者目前午后及夜间出现发热恶寒，全身酸痛，乏力无汗，口干，眼干，视力下降，纳可，大便干，隔日一行，舌红、苔薄白，脉缓。血压140/85mmHg，心率64次/分。方老认为，此为血虚津液不足，拟和肝汤加减，滋补肝血。处方：党参9g，炒白芍9g，炒白术9g，茯苓10g，当归12g，柴胡5g，香附5g，紫苏梗5g，薄荷5g（后下），陈皮10g，炙甘草6g，熟地黄12g，玉竹10g，麦冬10g，北沙参10g，太子参15g，炙黄芪15g，山茱萸10g，10剂。嘱服药2天停1天。2008年5月26日复诊，患者诉药后体温最高37.1℃。伴有恶寒，口干眼干，尿细，尿不尽，腰不适，眼睑略浮肿。舌苔薄黄，脉弦。前方减香附，加白茅根6g，10剂。2008年6月12日三诊，自觉症状好转，浮肿减轻，体温未测。嘱自测体温每日2次。原方加竹叶6g，10剂。2008年6月26日来诊诉低热已退。

按语　该患者已有3年血尿的病史，可见阴血已伤，久病不愈，消耗阴血故而发热。患者眼干、视力下降均为肝血亏虚，目失所养所致。因“有形之血不能自生，生于无形之气也”，故方老在治疗上不仅大补阴血，又重视益气健脾，以资气血生化之源。因此，在和肝汤中加用熟地黄、玉竹、麦冬、北沙参、山茱萸以养血滋阴，加入太子参、炙黄芪补气以生血。

六、体　　会

方老指出，治疗低热，首先要分清内伤和外感。前两例病案均为外感所致，病程短。后3例病案均为内伤所致，病程较长。在治疗方面，对内伤久病者，要注意调理脏腑气血，补虚祛邪。对外感低热者，一方面要以祛邪为主，另一方面又要注意维护正气。不宜用大苦大寒之剂或大发汗，以免伤及正气。宜用轻剂，以轻透之品，鼓动正气，小量外透为好。在用药方面，注意时令。方老特别强调“必先岁气，勿伐天和”，应当根据时令气候和外感六淫的不同，选择不同的方药。入夏后对低热不退患者，可加六一散、鲜竹叶、芦根，能清暑利尿，畅通气机，退热较理想，同时应注重养阴保津，“存得一分津液，便有一分生机”。肝气郁滞的低热，不宜多用理气药，因为理气药香燥，容易伤阴，理气药要轻或加补阴药物。方老非常推崇芦根的退热作用，因为芦根既清热又保津。

《中医杂志》2009年第11期

方和谦治疗肝胆病证重视和解法与滋培法的运用

首都医科大学附属北京朝阳医院　崔筱莉

方和谦教授出身中医世家，得方氏医学薪传。他的学术思想奠基于《内经》，学成于仲景，潜心研究《伤寒论》与《金匮要略》，深入浅出，学以致用。临证常师仲景之法，取温病之治，用东垣之方。治病机圆法活，用药巧妙熨贴，结合其50年丰富的临床经验，善于运用和解法与滋培法治疗内科杂证，效验颇丰。余拜师学习聆教，获益匪浅，现将随师学习治疗肝胆病证的经验整理如下，浅谈体会。

肝胆病证包括黄疸、胁痛、腹胀、臌胀、眩晕、中风等。其病变多因气滞、血瘀、痰结、寒湿、热邪所为。多属于现代医学急慢性肝炎、胆囊炎、肝硬化、高血压、脑血管疾病等范畴。方师纵观肝胆生理病理体阴用阳的特性，结合方氏医学偏重滋补的特点，创立其独特的学术观点。临证治疗肝胆病注重和解法的使用，提出“和为扶正，解为散邪”之说，并强调“见肝之病，当先实脾”，重视滋补先后天之本，调人身气血阴阳升降之机，以达祛邪固本的目的。

一、审证求因调升降之机施以和解

肝属木，司疏泄，主藏血，故体阴而用阳。胆附于肝，同主春升之气，其气升则生气勃勃。升降出入是人体脏腑气机运行的形式。故《内经》言：“非出入，则无以生长壮老已，非升降，则无以生长化收藏。”而“凡脏腑十二经之气，皆必借肝胆之气以鼓舞之，始能调畅而不病”(《读医随笔》)。如肺气的宣发与肃降，脾气的升清与胃气的降浊，心火的下降与肾水的蒸腾气化，均有赖于肝胆之气的升发疏泄相助，方能使脏腑气机“升已而降”“降已而升”“升降相因”，以推进人体生命活动的正常运行。

肝胆病变皆因其疏泄之性不能畅达，气血逆乱，升降之机受阻所致。方师认为精神因素、情志变化为肝胆病证主要致病因之一。《内经》言：“怒伤肝。”情志致病，恼怒伤肝，可使肝胆气郁，郁则经气逆，郁久则血病，是以气病及血，血气相因或郁而生热，或津聚痰结，或气升火热。正如《丹溪心法》所言：“气血冲和，万病不生，一有怫郁，诸病生焉。”湿热寒邪阻塞气机为致病原因之二。饮食不节、酗酒过度可损伤脾胃，致使运化功能失常，湿热内生，熏蒸肝胆；或湿热疫毒内侵，以致肝胆失疏，气机受阻，气血不和，升降失常而产生气滞、血瘀、痰结之证。肝失疏泄，势必胆气不利，常肝胆同病。因此无论病机的任何阶段，疏通气血，和调升降，应贯彻始终。方师运用和解法治疗肝胆病证，就是顺其“木郁达之”的特性，和调肝胆升降之机，使气血运行畅达，恢复肝胆生化常态。

和解法的运用源于《伤寒论》。方师根据《内经》的“出入废则神机化灭，升降息则气立孤危”思想之意，结合其对《伤寒论》柴胡剂的潜心研究，提出了“和为扶正，解为散邪”的观点。讲到“六气相应，无以化生，化生之机，表里出入，升降上下，清气上升，浊气下降，则脏腑安和”。认为和解法既不同于汗吐下法专于攻邪，又不同于温补法专于扶正，而是通过调和，使表里寒热虚实的复杂证候，脏腑阴阳气血的偏盛偏衰归于平复，以达祛除病邪，恢复健康的目的。“和为扶正”，即是调理脏腑功能的正气；“解为散邪”，即是针对外来寒热之邪和失调之机。和解法的运用反映了方师重视气机升降出入在病机变化中的重要地位。凡是应调和脏腑气血，平衡阴阳水火，调其寒热虚实，和解表里，分利湿热，升清降浊，和其不和之证时，皆可使用和解法。如《伤寒论》中小柴胡汤和解少阳以治寒热往来于外，泻心汤调和肠胃以治寒热相搏于中，四逆散、逍遥散调和肝脾以治土木不和之证。方师则根据肝体阴用阳，又易升散，其病多见实证、虚实夹杂证，常运用和肝汤、柴胡疏肝散、小柴胡汤加减治以和解。如瘀血阻络加丹参、鸡血藤等活瘀通络，阴血不足加北沙参、生熟地、石斛等滋阴养血，湿热阻络加茵陈、栀子、虎杖等清利湿热。和解法可达调和阴阳气血、分利湿热、通经活络而治胁痛的目的。

案例1 王某，男，60岁。肝功能异常史。初诊主诉：右胁肋胀痛1个月。伴嗳气，腹胀，食欲差，身乏力，小便可，大便调。舌苔厚白，脉弦缓。生化检查：谷丙转氨酶 370U/L。乙肝五项为阴性。中医诊断：胁痛。证属肝郁气滞，横逆犯胃。投以和肝汤加茵陈15g，炒栀子10g，陈皮10g，炒枳壳10g。以疏肝理气，和胃降逆。连服12剂胁痛腹胀渐消，食纳增加。继服12剂，诸症消失，复查谷丙转氨酶已恢复正常。方师治疗慢性肝病，注重顾护脾胃之气，升散疏达时，仍拟培中助之。故以和肝汤疏肝理气，健脾和胃，加茵陈、栀子清利湿热，达和解之目的。

二、育阴潜阳滋培以治眩晕

眩晕证多以内伤为主，有虚实之分，"上盛下虚"之说。上盛者为痰涎风火所致，是标实之证。下虚者是气血阴阳虚损，为本虚之因。方师认为其病变脏腑以肝脾肾为主，三脏之中又以肝肾为首要。肝为风木之脏，体阴用阳，主动易升。有"诸风掉眩，皆属于肝"之说。可因抑郁恼怒太过伤肝，气郁化火劫伤肝阴，使阴不潜阳，风阳上扰头目以致眩晕。或因肾精不足，脑髓空虚，"髓海不足，则脑转耳鸣，胫酸眩冒"（《灵枢·海论》）。且"肝肾同源"，精血互生，若阴精亏损，不能养肝涵木，阴不维阳，阳亢上扰，动则生风，而发眩晕，乃致中风之状。如脾胃受损，气血化源不足，气虚则清阳不升，血虚则肝失其养，虚风上扰而致眩晕；或水湿内停，聚而生痰，痰瘀阻络，风火夹痰上扰清空，或瘀血阻滞经脉，血之与气并走于上，则眩晕更甚。眩晕病因病机可概括为"风、火、痰、虚、瘀"。故前人有"无虚不作眩""无痰不作眩"的论说。眩晕证常见于高血压、脑动脉硬化、高血脂以及耳源性眩晕等病。多发生于年老体虚之人，故其本已虚，邪盛只是外在表现。方师治本以肝肾脾为主，兼顾祛风火痰瘀之邪。强调滋补肝肾，育阴潜阳，固本以达养肝息风止晕的目的。常施用滋补汤、六味地黄汤、地黄饮子，以及和肝汤等方剂加减。加以菊花、钩藤、天麻、生石决明等息风潜阳，川芎、丹参、鸡血藤等活瘀通络，陈皮、法半夏、胆南星等化痰清窍。

案例2 吴某，女，70岁。脑供血不足史。初诊主诉：头晕目眩日久，活动后头晕加重，伴有腰痛，髋痛，足麻，目涩。大小便尚可。舌略红少苔，脉沉弦缓。中医诊为眩晕证。属肝肾阴虚，清窍失养。拟滋培肝肾法。组方：当归10g，白芍10g，茯苓10g，白术10g，苏梗6g，薄荷5g，枳壳6g，陈皮6g，麦冬10g，五味子5g，玉竹10g，丹参5g，寄生12g，枸杞子10g，天麻10g。服用8剂眩晕减缓。继服原方加减24剂，诸症好转。方师认为眩晕证"下虚者必从肝治，补肾滋肝，育阴潜阳"（《临证指南医案》）。因此采用和肝汤加寄生、枸杞、天麻、麦冬、五味子等，补肝肾之阴，培本固元，以调气血阴阳，滋培止眩晕。

三、体　　会

方师行医之术，出自《内经》、仲景学说之理。对各家好的理论和经验，善于取长补短，博采众方，为己所用。主张有是证用是方，辨证论治，随证治之。方师认为"至虚有盛候，大实有羸状"。肝胆病证日久，常以虚损、虚实夹杂证见。久病致虚，可伤及脾胃，使元气无以滋养，"春夏之气不升，五脏之气不生"（《脾胃论》），而致肝胆疏泄不利，肝的气血阴阳失其平衡，升降之机失其调达；或子病及母，肾水不能涵养肝木，而正虚受邪。因此临证常"虚补脾肾"，施以"见肝实脾"、肝肾同治，重视先后天的滋培。"实泻肝胆"，调其寒热虚实，和解表里，分利湿热，升清降浊，重视气机升降的和解调理。从处方用药中可以看出方师治肝胆病证，不妄用苦寒清利，破气行滞之味，而是立足于脾胃，重视"保胃气，存津液"。在滋培固本的同时，调升降之机，于补中祛邪。随师学习辨证施药，认识到治肝胆病同样应以顾护脾胃为根本，滋培先后天与和解散邪法并进时应审证求因，合理用药。方师运用和解法以扶正祛邪，运用滋培法以固本培元治疗多种肝胆病证常获异病同治之效，这是方师治学方法和丰富的临床经验的独到之处。

《北京中医》2000年第5期

方和谦治疗眩晕辨证思路

首都医科大学附属北京朝阳医院中医科　高剑虹，权红，范春琦，曹锐，李文泉

国医大师方和谦教授认为眩晕是以症状命名的疾病，高血压、低血压均可见眩晕，贫血、发热也可有眩晕。临床常见于高血压、脑动脉硬化、高血脂及耳源性眩晕。

一、病因病机

（一）分清虚实

眩晕一证，多以内伤为主，是以目眩与头晕同时并见，并有虚实之分，“上盛下虚”之说。上盛者为痰涎风火所致，为标实之证；下虚者是气血阴阳虚损，为本虚之因。

（二）侧重脏腑

方师认为眩晕病变脏腑以肝脾肾为主，而三脏之中又以肝肾为首要。肝为风木之脏，体阴用阳，其性主动易升，有“诸风掉眩，皆属于肝”之说。肝的阴阳平衡失其常度，使阴亏于下，阳亢于上，就会出现眩晕证。可因抑郁恼怒太过伤肝，使肝失疏泄，肝气郁结，气郁化火伤阴，使肝阴不足，造成阴不潜阳，风阳上扰头目而眩晕发作。

肾为先天之本，主藏精而生髓，脑又为髓之海。若肾精不足，必然脑髓空虚，清窍失养而见眩晕。正如《灵枢·海论》所说：“髓海不足，则脑转耳鸣，胫酸眩冒。”又“肝肾同源”，精血互生，肾精肾阴亏损，不能濡养肝体，可使水不涵木，阴不维阳，阳亢上扰，动而生风，发为眩晕，甚至于中风之状。可见眩晕证以肝肾两脏为本虚。

方师认为：“春天善病眩晕，治疗当从肝肾论治。”是因为“春三月，此谓发陈”(《素问·四气调神大论》)，阳气上升，万物生发。《素问·金匮真言论》曰：“东风生于春，病在肝，俞在颈项……故春气病在头。”五脏之中，肝主春，又具有升发之性，此季当中，如不注意摄养之道，易导致肝木升散失当，失于疏泄不能畅达，木郁阳亢，化火生风，上扰清窍，而致眩晕发作。脑窍为髓海，肾主藏精、生髓而通于脑，且肝肾同源，精血互生，若肾精亏损，脑窍失养，或肝郁化火伤阴，阴虚阳亢，导致下虚上实，发为眩晕。肝郁气滞，木郁土壅，脾失运化，化生痰湿，肝风夹痰，上扰清窍，而致眩晕发作。

脾胃为后天之本，气血生化之源。脾胃受损，一则气血化源不足，气虚则清阳不升，血虚则肝失其养，而致虚风内动，眩晕发作；二则水湿内停，聚而生痰，痰阻经络，使清阳不升，或风火夹痰上扰清空，则使眩晕更甚。因此前人提出“无虚不作眩”“无痰不作眩”；还有瘀血阻滞经脉，血之与气并走于上而致眩晕的论述。因此眩晕的病因病机可概括为“风、火、痰、虚、瘀”五个方面。

二、辨证论治

方师在治疗眩晕时，审因论治，运用灵活，认为急者多偏实，缓者多偏虚，且以虚证或本虚标实较为常见。治本以肝肾脾三脏为主，兼顾祛风火痰瘀之邪。

（一）平肝

肝为风木之脏，体阴而用阳，肝之阴阳失衡，阴亏于下，阳亢于上，则见上盛下虚之眩晕。肝阳上亢症见：头晕耳鸣，头痛加剧，面时潮红，急躁易怒，少寐多梦，口苦，舌红少苔，脉弦细。肝阳上亢上扰清窍，故见头晕头痛。劳则伤肾，怒则伤肝，均可使肝阳更盛，故见头晕头痛较甚；急躁易怒、口苦、舌红少苔脉弦细均为阴虚阳亢之象。上盛者用天麻钩藤饮、羚羊钩藤汤。肝郁失疏，气郁化火，上扰清窍，则以疏肝、养肝、调肝为主，方用逍遥散、和肝汤化裁，以疏肝平肝潜阳。药用天麻、钩藤、生石决明、菊花、怀牛膝、决明子、石斛、茯苓、生地黄、熟地黄、首乌藤、珍珠母、枸杞子、沙苑子。

肝木主春，性喜条达，恶抑郁，如逆之则伤肝，肝郁化火生风，气血并走于上，风痰夹行则发为眩晕，此为风痰作祟。方师常用半夏白术天麻汤或二陈汤治之。

（二）补肝肾

下虚者，“当以治虚”为先。《景岳全书·眩运》指出：“眩运一证，虚者居其八九，而兼火兼痰者不过十中一二耳。”强调了“无虚不作眩”的理论基础。方师根据多年的经验，对于眩晕在治疗上多考虑“当以治虚”为主，以调补肝肾，补下清上，达养肝息风止晕的目的。常采用滋培法，以固本培元达治疗目的。

肾精不足，症见：头晕而见精神萎靡，少寐多梦，健忘，腰膝酸软，遗精，耳鸣，舌质红，脉弦细。精髓不足，不能上充于脑故头晕，精神萎靡；心肾失交故少寐，多梦健忘。腰为肾之府，肾虚则腰膝酸软、耳鸣、遗精。阴虚则舌红脉弦细。处方有杞菊地黄汤、地黄饮子或滋补汤加减。药用熟地黄、泽泻、茯苓、菊花、山药、牡丹皮、山萸肉、桑寄生、怀牛膝、五味子、白芍。

（三）补气血

气血亏虚所见眩晕，表现为动则加剧，劳累即发，面色萎黄或白，唇甲不华，发色不泽，心悸少寐，神疲懒言，饮食减少，舌质淡脉细弱。心主血脉，其华在面，血虚则面色萎黄或白、唇甲不华，血不养心则心神不宁，故心悸少寐，气虚则神疲懒言、饮食减少。气虚则清阳不展，血虚则脑失所养，故头晕且遇劳加重，舌质淡脉细弱均为气血两虚之象。治以补养气血健运脾胃，方用自拟滋补汤化裁：党参、茯苓、白术、当归、熟地黄、白芍、肉桂、陈皮、大枣、木香、炙甘草。

三、病案举例

（一）平肝潜阳治眩晕

患者，男，55岁，2006年2月12日因头晕加重半年初诊。患者有高血压病史5年，常有情绪急躁。近半年来头晕耳堵，听力下降，视物模糊，行走欲仆。测血压右臂135/90mmHg，左臂120/80mmHg。舌红苔白，脉弦大有力。证属肝阳化风，肝阳上亢。治以平肝息风，滋阴降火。方拟羚羊钩藤汤化裁，方药组成：钩藤10g，薄荷5g（后下），竹茹10g，麦冬6g，羚羊角粉0.3g（冲服），茯苓12g，枸杞子10g，百合10g，生稻芽15g。7剂，水煎服，每日1剂，早晚分服。

2006年2月20日二诊：患者药后头晕恶心好转，耳堵、视力差均渐好。舌红苔白，脉弦大。处方：桑寄生12g，钩藤10g，天麻6g，珍珠母10g（先煎），石斛10g，百合12g，茯苓15g，羚羊角粉0.3g（冲服），沙苑子10g，枸杞子10g，炒谷芽15g，薄荷5g（后下）。10剂，水煎服，每日1剂，早晚分服。

2006年3月2日三诊：患者药后不再头晕，仍耳堵、听力差，视物不清，舌红苔白，脉平。方师认为患者肝阳上亢的症状已改善，故以柔肝息风为法，处方：桑寄生12g，钩藤10g，天麻6g，熟地黄15g，白芍10g，石斛10g，百合12g，茯苓15g，沙苑子10g，枸杞子10g，炒谷芽15g，桑椹15g，夜交藤20g，10剂，水煎服，每日1剂，早晚分服。

按语 羚羊钩藤汤是平息肝风的重要方剂。本案为典型的肝阳上亢表现，因其肝阳升发太过，故方师在一、二诊时用羚羊角粉、珍珠母镇肝潜阳，钩藤、天麻平肝息风，竹茹、薄荷清热化痰，桑寄生、石斛、麦冬、百合补肝肾之阴，枸杞子、沙苑子养肝明目，茯苓、生稻芽健脾和中。三诊时因肝风已平，故去羚羊角粉、珍珠母，加用白芍、桑椹、熟地黄、夜交藤等大量滋阴柔肝药，使标本兼治。方师临床降压药常用生杜仲、桑寄生、石斛，并在方中加入安神药，如炒枣仁、夜交藤等，睡眠改善，血压即可逐渐平稳。

（二）滋培固元以止眩

患者，男，75岁，2000年3月10日初诊。患者有脑梗死后遗症，冠心病史3年。头晕目眩日久，活动后头晕加重，形体瘦弱，周身乏力，两目干涩，腰膝酸软，大小便尚可。舌略红少苔，脉沉虚细。证属肝肾阴虚，清窍失养。治以滋培肝肾，育阴潜阳。方拟方老经验方滋补汤加减，方药组成：党参12g，茯苓12g，炙甘草6g，大枣4个，白术10g，熟地黄15g，白芍10g，当归10g，肉桂3g，陈皮10g，枸杞子10g，麦冬10g，百合10g，生黄芪10g，炙黄芪10g，16剂，水煎服，每日1剂，早晚分服。

2000年3月30日二诊：患者服用16剂眩晕减缓，体力增加。上方加菊花10g、川芎5g，服用16剂症状明显好转。继服上方10剂巩固疗效。

按语 本案患者年事已高，肝肾亏损，脑髓失养，故眩晕持续而作，动后加重。肾主骨，腰为肾之腑，阴精不足，骨骼失养，故腰膝酸软，周身乏力。肝肾阴精不足，不能上荣于脑目，则眩晕目涩。方师认为此眩晕证属“下虚者必从肝治，补肾滋肝，育阴潜阳，镇摄之治是也”（《临证指南医案》），因此采用经验方滋补汤加减。方中当归、白芍、熟地黄、枸杞子、麦冬、百合养肝益肾为君，党参、黄芪、茯苓、白术等健脾益气以生血气为辅，菊花、川芎可活血通络为使。诸药合用，培本固元，以调气血阴阳，荣窍止眩晕。

（三）化痰通络补中止眩

患者，男，67岁，2004年4月19日初诊。患者眩晕1周，头晕目眩，不能睁眼，恶心伴呕吐。患者2001年因车祸，身体多处骨折，卧床半年。血压140/90mmHg。舌洁脉平。证属痰湿阻络，清阳不升。治以化痰息风通络。方药组成：陈皮10g，竹茹10g，法半夏10g，茯苓10g，炒白术10g，天麻6g，枳壳6g，薄荷5g（后下），炙甘草6g，石斛6g，炒谷芽12g。4剂，水煎服，每日1剂，早晚分服。

2004年4月22日二诊：患者药后仍眩晕，就诊当日加重，轻微恶心未吐，乏力汗出，视物旋转，纳食稍差，二便可，苔白脉缓。证属中焦气虚，痰瘀阻窍。上方加党参10g、熟地黄12g。4剂，水煎服，每日1剂，早晚分服。

2004年4月26日三诊：患者药后眩晕已明显减轻，多梦，睡眠欠佳，纳可。左耳听力减退（2001年曾有外伤史）。舌洁脉平。拟方化痰通络，方药组成：陈皮10g，法半夏6g，竹茹10g，薄荷5g，石菖蒲6g，郁金6g，石斛10g，枳壳6g，天麻6g，茯苓12g，炒白术10g，甘草5g，大枣4个，干姜2g。10剂，水煎服，每日1剂，服2天停1天。后未再就诊。

按语 临床实践中常见的眩晕症多以虚实兼见或以本虚标实为多。本案患者在2001年因车祸外伤，身体多处骨折，卧床半年，故气虚血不足。现患者形体瘦弱，面色苍白，属气血不足型，气血虚不能充髓养脑。外伤导致听力下降，说明由于气血受损、气血不足，而致清窍失养。五脏六腑之气血，皆上注于头，以营养五官，发挥视、听、呼吸、语言等功能。但外感六淫之邪侵袭，上犯巅顶，气血运行受阻，或内伤日久气血不足，失于充养，或痰浊瘀血，碍于经络，均可引起头痛眩晕。而实证的眩晕多为痰瘀之邪阻遏经络而致，清阳不升，浊阴不降，症见恶心呕吐、食少、便溏、舌苔白厚。本案患者证属虚实夹杂。因此，一诊用祛湿化痰之剂效果尚不明显。二诊、三诊调整方剂，并增加益气健脾之力，患者服用后眩晕症状基本消失。

《北京中医药》2017年第2期

方和谦治疗早期更年期抑郁症经验

首都医科大学附属北京朝阳医院　高剑虹

方和谦（1923～2009），男，首都医科大学附属北京朝阳医院主任医师、教授，1948年8月起从事中医临床工作，先后被评为全国老中医药专家学术经验继承工作指导老师、被授予“首都国医名师”称号，2009年7月被评为“国医大师”。临床擅治多种疑难杂症，对呼吸系统、心脑血管及肝胆系统疑难杂症的治疗均有独到之处。

更年期抑郁症特指初次发病于更年期，以焦虑不安和情绪低落为主要症状的疾病，属于情感性精神障碍，其临床表现为情绪低落、兴趣缺乏、自罪自责、意志减退及失眠等躯体不适和自主神经功能失调的症状。现代医学研究表明，雌激素水平降低、孕激素升高，导致雌激素与孕激素比值下降可能是更年期抑郁发作的主要因素。中医古籍虽无此病名，但根据临床表现，本病应属“郁证”“脏躁”“不寐”“百合病”等范畴。国医大师方和谦教授从医60余年，对中医疑难杂症的诊治积累了丰富的临床经验，现将其辨治早期更年期抑郁症经验介绍如下。

一、病因病机

方老师认为，更年期患者“年四十而阴气自半也”，阴之不足表现为肝血、心血及肝肾之阴的不足。妇人以肝为先天，以血为用。经孕产乳的洗礼，以及工作的压力、人事的纷争、家庭的矛盾，给女性造成了一定程度的精血暗耗和亏虚。正如《灵枢·五音五味》所说："今妇人之生，有余于气，不足于血，以其数脱血也。"方老师认为，早期更年期抑郁症的病位在心、肝、肾。病机属肝郁血虚或肝郁阴虚。但由于肝与脾胃的特殊关系，本病也经常涉及脾胃。

二、治则治法

方老师在治疗本病时以养血疏肝为基本大法。以经验方和肝汤配合酸枣仁汤加减。和肝汤是方老师长期临床实践中归纳创拟而成。他在著名方剂逍遥散的基础上加入党参、香附、紫苏梗、大枣四味中药，原方为：党参9g，茯苓9g，炒白术9g，炒白芍9g，当归9g，薄荷5g（后下），柴胡9g，香附9g，紫苏梗9g，炙甘草6g，大枣4个。和肝汤既保留了逍遥散疏肝解郁、健脾和营之性，又加重了益气健脾、疏达理气之功，使其和中有补、补而不滞，取得了更加显著的临床疗效。和肝汤是柔补通调之剂，既养血又解郁，故可达和调气血、养心安神之目的。而张仲景名方酸枣仁汤已为现代实验研究证明，不仅具有镇静催眠作用，并具有抗焦虑效应。除用于治疗失眠症外，还用于以情绪或意识障碍为主要表现的神经精神疾病。

三、辨治经验

临床根据病情不同，经常需要辨证用药。若因心气虚而见心悸加远志、浮小麦，心火上炎而见心烦加莲子心，阴虚烦热失眠加白薇、竹茹。对于情绪郁闷的患者，方老师常加入合欢花或郁金。他认为，合欢花药性平和，不伤气血，能解郁安神，还能调和脾胃。方老师在临床还特别注意对脾胃之气的调护，用药量轻，药性柔和。

方老师经常告诫女性患者，特别是生育期妇女，一定要作息规律，不熬夜；要饮食规律，保护好脾胃后天之本。这样才能更好地固护精血以减少更年期疾病的困扰。

四、验案举例

案例1　王某，女，47岁，2004年10月22日初诊。患者月经紊乱1年。平素思虑过度，善忧喜悲，近1个月来因与家人发生争执，情绪更加不宁。曾到我院心理科就诊，口服氟哌噻吨美利曲辛治疗。但患者服用2天后因出现心悸等不适，已停用。现心烦失眠，委屈欲哭，情绪低落。纳食乏味，时有嗳气。舌淡红，苔白，脉沉缓。中医诊断：脏躁。方老师拟方以和肝汤合酸枣仁汤加减，养血安神。方药：和肝汤加浮小麦20g，合欢花10g，陈皮10g，炒酸枣仁12g，川芎5g，知母6g，12剂。二诊时患者诉焦虑缓解，心情较为平稳，睡眠有所改善。按原方再投12剂，以固疗效。

按语　方老师认为，该患者中医辨证属于肝郁血虚证。心主血，肝藏血，肝木与心火乃母子相生关系。且心主神明，肝藏魂，心肝血气充盛则心神得养，肝魂安藏。若肝血不足或肝失条达，则不仅肝魂不能安藏，而且母病及子导致心血不足，引起心神不安之证。肝郁克土，脾胃运化无力，故有饮食乏味。方老处方中以和肝汤合酸枣仁汤疏肝养血安神，又加入浮小麦合成甘麦大枣汤益气养心。合欢花解郁安神，陈皮理气和胃。患者中药治疗1个月后情绪明显改善。

案例2　陈某，女，51岁，2005年12月8日初诊。患者月经量少色黑3年，行经1天。伴腰腹疼痛。近2个月来因与同事不和出现胸闷胁胀，心悸气短，头晕乏力，潮热口干，眠差多梦易醒，不愿与人交流，做任何事情都没兴趣。舌暗红，苔薄白，脉弦细。腹部B超示：胆囊炎，胆囊息肉。胃镜示：慢性浅表性胃炎。处方：和肝汤加炒酸枣仁10g，川芎6g，远志6g，陈皮10g，熟地黄12g，百合12g，焦神曲6g，莲子心3g，10剂。以此方加减调整1个月，患者躯体不适症状得以缓解，能主动做些家务，睡眠亦比较安稳。

按语 该患者月经量少色黑已3年，说明天癸已竭，肾水亏虚。肾水不能涵养肝木，肝肾之阴皆虚，肝失濡润滋养，致肝气郁结不畅，情志不舒；心肾水火失济，则心火偏亢，热扰心神，必将出现心主神明的功能异常。对于本例肝郁阴虚患者方老在和肝汤合酸枣仁汤的基础上，又加入百合地黄汤滋阴清热，莲子心清心除烦，远志养心定志，陈皮、焦神曲调理脾胃。

《中医杂志》2012年第15期

国医大师方和谦运用和肝汤治疗肝郁脾虚型便秘临床经验

首都医科大学附属北京朝阳医院中医科　郑金粟，权红，高剑虹，范春琦

国医大师方和谦幼承家学，熟读经典，形成了自己独到的学术见解，他重视后天之本的理论，善于调理肝脾，在长期的临床实践中，总结和创制了和肝汤、滋补汤等有效方剂，广泛应用于临床，并取得了显著的疗效。

便秘又称“大便难”“后不利”“脾约”等，是指大肠传导功能失常，导致大便秘结，排便周期延长；或周期不长，但粪质干结，排便艰难；或粪质不硬，虽有便意，但便出不畅。“大肠者，传导之官，变化出焉”（《素问·灵兰秘典论》），便秘的病位主要在大肠，病机为大肠传导功能失常，饮食、情志、劳倦、内伤、年老体弱等均可导致便秘，“魄门亦为五脏使”（《素问·五脏别论》），便秘与五脏六腑均密切相关。方和谦教授在临证中十分重视便秘与肝脾的关系，他认为肝郁和脾虚均能导致便秘，临证中方老常加减运用和肝汤治疗肝郁脾虚型便秘，并获得显著疗效，笔者现将其临床经验整理介绍如下。

一、病机分析

（一）肝与便秘的关系

《四圣心源》说：“凡病之起，无不因于木气之郁。”肝主疏泄，调节全身气机的运转；肝的疏泄功能正常，气机调畅，升降有序，在气机的推导下肠道正常排出糟粕。郁怒伤肝，肝气郁滞，气机的疏通和调畅受到影响，则大肠传导失职，糟粕内停，可致便秘的发生，故《金匮要略》云：“肝气既逆，则不疏泄，故大便难。”肝郁久化火，火灼津液，更会加重大便燥结之态，如王肯堂在《证治准绳·大便不通》中指出：“火灼津液，大便燥结之态即成，必成大便秘结。”肝气郁久，气滞则血瘀，蓄血成块，阻碍传化，大便通下之路堵塞，也会导致大便闭塞不通。肝藏血，具有贮藏血液和调节全身血量的功能，血沿脉管，循行周身，濡润滋养各脏腑器官；肝藏血功能正常，各脏器血液充盈，肠道濡润，糟粕排出顺利；若肝血不足，血虚而不润，沟渎干涩，则大便不通。故方和谦教授认为肝脏功能失调，肝气郁

滞，肝血亏虚均会导致大便秘结。

（二）脾与便秘的关系

《内经》云："饮入于胃，游溢精气，上输于脾……五经并行。"脾主运化，为气血生化之源，脾胃功能正常则脏腑气血充盈；若脾失健运，则气血化生乏源，气虚则大肠传送无力，血虚则肠道失润，均会导致便秘。脾胃还有运化水湿的功能，通过脾胃的运化，水液正常敷布全身，濡润各组织器官；若脾失健运，则水液不能正常敷布，肠道失于濡润，大便不通。脾胃居于中焦，脾主升清胃主降浊，是人体气机升降运动的枢纽；中焦脾胃健运，升清降浊功能正常，则气机升降出入有序，五脏安和，六腑通畅，糟粕排出正常；若脾胃虚弱，清气不升，浊阴不降，大肠传导失司，则糟粕不能正常排出。故方和谦教授认为，脾胃功能异常也会导致便秘的产生。

肝胆与脾胃同居中焦，肝脾宜升，胆胃宜降，肝胆与脾胃在疾病的发生与发展过程中关系密切。肝为刚脏，得脾气之濡润，得精血之荣养，始有条达之性、疏泄之权；而脾胃司水谷之运化，必得肝木之疏泄，才能纳化升降如常。方和谦教授认为，肝木与脾土相互为用，相互依赖，木具疏土之职，土有培木之德，乃"相助为理之脏"，其认为若肝脾功能失调，无论是情志不遂，郁怒伤肝，肝郁不畅，或者饮食劳倦伤及脾胃，脾土虚弱，抑或肝郁脾虚二者皆有，均可招致木胜乘克脾土，木郁土壅，肝气郁滞，失其疏泄和藏血，脾胃虚弱，失其健运与升清降浊，从而导致腑气不通，大肠传导失司，糟粕秘结于内而致便秘。

二、辨治经验

针对肝郁脾虚型便秘，方和谦教授抓住"疏气令调"的原则，用调和舒畅之品，复肝脾自然升降之能。临证中，方和谦教授在《太平惠民合剂局方》逍遥散的基础上根据自己多年的临床实践经验，加用党参、香附、苏梗、大枣4味药，制成和肝汤加减治疗肝郁脾虚型便秘。和肝汤基础方组成为：当归12g，白芍12g，白术9g，柴胡9g，茯苓9g，生姜3g，薄荷3g（后下），炙甘草6g，党参9g，苏梗9g，香附9g，大枣4个。此方以当归、白芍为君药，养血柔肝，肝为刚脏，体阴而用阳，当归、白芍以阴柔之性涵其本；以柴胡、薄荷、苏梗、香附为臣药，疏肝解郁、行气宽中，以遂肝脏条达之性；又以党参、茯苓、白术、生姜、大枣为佐药，甘温益气、健脾和胃，遵循了仲景"见肝之病，知肝传脾，当先实脾"的宗旨；以甘草为使药，既可甘缓和中，又可调和诸药。逍遥散为疏肝理脾的常用方剂，和肝汤既保留了逍遥散疏肝解郁、健脾和营之内涵，又加重了培补疏利之特色，体用兼顾，两和肝脾，气血双调，立法用意十分周到，既可用于肝郁脾虚型便秘中由于肝郁引起脾胃失健运者，也可用于脾虚而致的肝失疏泄者，可收到肝脾同治的效果。在具体应用中方和谦教授针对患者是肝气旺而克脾土者，或脾气虚而肝气来乘者，抑或肝旺脾虚二者皆有者，在临证中分辨孰先孰后，孰轻孰重，"先其所因而伏其所主"，随症治之，每每恰中病机，效如桴鼓。

三、验案举隅

案例1　患者某，女，43岁，2003年7月3日首诊。主诉：大便秘结1年余。患者近1年来感情受挫，情志不遂，大便秘结，脘腹胀满，腹痛纳呆，偶有呃逆，经行乳胀，腹痛。舌淡红，苔薄白，脉缓。中医诊断：便秘。辨证：肝气郁结，肝胃不和。治宜疏肝理气和胃。

方用和肝汤化裁：当归12g，白芍9g，柴胡9g，香附9g，苏梗9g，台乌药10g，干佛手6g，党参9g，茯苓9g，白术9g，薄荷3g，生姜3片，炙甘草6g，大枣4个，陈皮6g，麦冬6g。7剂，水煎服，每日1剂。

二诊（2007年7月10日）：患者诉脘腹胀满好转，大便仍干，纳差。继服前方加瓜蒌仁12g。12剂，水煎服，每日1剂。

三诊（2007年7月24日）：患者诉腹胀便秘症状已消失，痛经症状也得到缓解，经色也由暗转红。方师嘱效不更方，再予前方12剂以巩固疗效。

按语 从脏腑辨证的角度来说，中医认为便秘的病机与肺脾肾三脏功能失调关系密切。肝脏功能失调导致的便秘往往被人忽视。此患者情志不遂，而致肝气疏泄不利，而影响脾的运化升清及胃的降浊功能，在上为呕逆嗳气，在中为腹胀腹痛，在下则为便秘。肝经循胁肋，过乳头，双乳乃肝经支络所属，经前冲气偏盛，循肝经上逆，乳络不通，故肝经郁滞，经行乳胀；经期气血下注冲任、胞宫，壅滞更甚，“不通则痛”，则发为痛经。故方和谦教授在治疗此种便秘着重从调肝入手，痼疾随之而解。方和谦教授还特意嘱咐患者定时如厕，每天多食粗粮及粗纤维食物，如芋头、红薯等，加强大肠蠕动功能，养成定时排便的良好习惯。

案例2 患者某，男，56岁，2002年6月14日首诊。主诉：大便秘结半年余。患者既往有慢性萎缩性胃炎病史，长期食欲不振，近半年来因家庭纠纷，反复情志不遂，出现便前胁痛腹胀，大便秘结呈球状，2～3日一行，情志不畅则加重，曾服用麻仁润肠丸、通便灵等药物，当时有效，停药复发，故求治于方和谦教授。诊见患者精神倦怠，面黄少华，形体消瘦，唇干色淡，舌质淡嫩，薄白苔，脉弦滑。中医诊断：便秘。辨证：肝失疏泄，脾失健运。治宜疏肝健脾，方用和肝汤化裁：党参12g，当归10g，白芍10g，北柴胡10g，苏梗10g，香附10g，茯苓10g，白术10g，薄荷3g，生姜3片，炙甘草6g，大枣4个，陈皮6g，炒谷芽15g，焦神曲10g。8剂，水煎服，每日1剂。

2周后患者复诊，诉服用上方8剂后，大便已每日1次，成条形，顺畅，食欲亦增，胁痛、腹胀减轻未彻，方和谦教授认为病情已趋于稳定，继投前方加法半夏6g、乌药10g以增加舒畅气机之力，续服8剂，水煎服，每日1剂。并嘱患者平时注意舒畅情志，愉悦心情。

按语 此病例就是一个肝郁脾虚的典型病例，既往有慢性萎缩性胃炎病史，脾胃亏虚，食欲不振，近因家庭纠纷的诱因，每因情志不畅则排便间隔延长、大便干结；脾土亏虚，肝气郁滞，土虚木壅，大肠传导失司，则便秘；脾虚气血化源不足，则面黄少华、形体消瘦、精神倦怠、纳差；肝气郁滞则胁痛、腹胀、脉弦；方和谦教授拟疏肝理气健脾和胃通滞为治，是本例患者取得满意疗效的关键所在。从方和谦教授对本例患者的成功诊治可得出：不能见便秘就用大黄、芒硝、郁李仁之类，辨证准确是根本，本例患者未用通便药而便亦得通，即为例证；本例患者既往有脾胃病史，素体脾虚明显，故方中健脾之药力强，提示同是肝郁脾虚型便秘也需分辨肝郁与脾虚孰先孰后、孰轻孰重而随症治之。

四、小　结

便秘病位主要在大肠，病机为大肠传导功能失常。便秘的发生与肝脾功能失调密切相关，肝郁脾虚可以导致便秘。方和谦教授认为无论是肝气旺而克脾土者，或脾气虚而肝气来乘者，抑或肝旺脾虚二者皆有者，均可导致糟粕传导失司，秘结于内而致便秘。针对肝郁脾虚型便秘患者，方老常用和肝汤为基础方加以治疗。和肝汤是在逍遥散的基础上加补气健脾之党参、大枣以及行气之香附、苏梗，可收到肝脾同治的效果，既可用于便秘中由于肝郁引起脾胃亏虚失其健运者，也可用于脾胃亏虚而致肝气失调者。

《中华中医药杂志》2019年第7期

浅谈方和谦自拟滋补汤治疗虚劳

首都医科大学附属北京朝阳医院　权红

虚劳又称虚损，是由多种原因所致，以脏腑亏虚、气血阴阳不足为主要病机的多种慢性衰弱证候的总称。《金匮要略·血痹虚劳病脉证并治》首先提出了虚劳的病名。《诸病源候论》曰："夫虚劳者，五劳六极七伤是也。"关于虚劳病因，《理虚元鉴》提出："有先天之因，有后天之因，有痘疹及病后之因，有外感之因，有境遇之因，有医药之因。"诸因导致气、血、阴、阳的亏耗，其病位主要在五脏。所以《证治汇补》云："虚者，血气之空虚也；损者，脏腑之损坏也。"因此，补益为治疗虚劳的基本大法，所谓"虚者补之"。

方和谦老师出身名医世家，自幼随父在京城行医，悬壶济世60余载，在继承家学的基础上，精研《内经》《伤寒论》《金匮要略》，并蓄《脾胃论》之精髓，临证强调"保胃气，存津液""先安未受邪之地"，重视脾胃，注重先后天之本之间的关系，以补气血重在补脾，滋阴阳重在益肾为原则，自拟滋补汤（由党参、白术、茯苓、甘草、熟地黄、白芍、当归、肉桂、陈皮、木香、大枣组成）治疗虚劳，其应用范围广、疗效好。笔者现将其临床运用介绍如下。

一、滋补肺脏止咳平喘

临床多用于慢性支气管炎、哮喘、肺气肿、肺心病等疾病。肺气亏虚、宣降不利而致胸闷气短、咳喘、自汗、易外感等症。以滋补汤加麦冬、白果、杏仁、桔梗、紫苏子、紫苏梗、北沙参等。另外，"肺为贮痰之器，脾为生痰之源"，通过补脾土，脾健湿运，土生金，而达到补肺气的目的；肺气根于肾，益肾固元亦补肺气。诸药配合，使肺气得充，宣降得司，咳喘得平。

案例1　患者，女，85岁，有慢性喘息性支气管炎病史20余年及肺气肿、肺心病史。现咳喘，气短胸憋，夜不得平卧，手足冷，手指紫绀，两肺散在喘鸣音，舌质嫩，少苔，脉虚数。治以补气培元止喘。药用滋补汤加紫苏子、麦冬、桔梗、白果。服药1个月，病情平稳，已不喘憋。

二、滋补心脏养心安神

临床多用于冠心病、先心病、风心病等心脏疾病。心气亏虚，血不养心，胸阳不振，而致心悸气短、胸背疼痛、神疲、脉微等。以滋补汤加炙甘草、丹参、瓜蒌、薤白、麦冬、五味子等。若神经衰弱、更年期综合征，由于心气不足、心神失养而致失眠、抑郁、惊悸、怔忡等，以滋补汤加枸杞子、麦冬、百合、炒酸枣仁、浮小麦等。通过补益气血生化之源，使气血充足，则心神得养、心阳振奋。

案例2 患者，女，66岁，有病窦综合征史，2001年8月安装起搏器。心悸气短数年，动则气短，舌红，少苔，脉细。治以补益心气。用滋补汤加枸杞子、麦冬、远志、玉竹、百合。服药20剂后，心悸消失，可自由活动。

三、滋补脾脏健脾和胃

临床多用于慢性胃肠炎、慢性肝炎、肝硬化等消化系统疾病。脾气虚或肝郁乘脾而致纳呆、腹胀腹泻、胁痛等症，以滋补汤加焦曲麦、炒谷芽、炒薏苡仁、陈皮、半夏曲或柴胡、郁金等。补中培中，脾健能运化水谷精微，使气血生化之源充足。

案例3 患者，男，50岁，肝硬化史10年，乙肝小三阳。现右胁隐痛，纳呆，大便不成形，遇冷腹泻，舌淡红，苔白，脉弦细。治以疏肝健脾。用滋补汤加炒薏苡仁、炒谷芽、陈皮、郁金。服药14剂后，纳可，大便成形；28剂后，诸症悉减。

四、滋补肝脏养肝清眩

临床多用于高血压、中风后遗症等。肝阴不足，虚阳上扰清空，血虚生风，筋脉失养而致头晕目眩、肢体麻木等症。以滋补汤加天麻、钩藤、川芎、菊花、鸡血藤等。因“髓海不足，则脑转耳鸣”“无虚不作眩”。通过补益先后天之本，使髓海充足，阴平阳秘。

案例4 患者，男，67岁，高血压病史20余年。现头晕，耳鸣如蝉，行路不稳，大便不成形，血压160/95mmHg，舌暗红，苔薄白，脉弦细。治以滋补肝肾。用滋补汤加钩藤、枸杞子、麦冬、天麻。服药1个月，血压正常，诸症好转。

五、滋补肾脏培元固本

临床多用于慢性肾炎、肾衰、尿路感染、糖尿病肾病等。肾阴阳虚损而致腰痛、浮肿等。以滋补汤加枸杞子、麦冬、杜仲、桑寄生益肾；加车前子、白茅根、萹蓄清热利湿；加藕节、地榆炭止血等。

案例5 患者，女，55岁，有慢性肾炎史10余年。现腰痛、尿频、下肢无力、面肢浮肿，舌质红，苔薄白，脉细。尿常规：尿蛋白（+）、红细胞10～20个/HP、白细胞3～5个/HP。治以益肾清热、利湿止血。用滋补汤加枸杞子、麦冬、车前子、南藕节。7剂后，浮肿好转；14剂后，尿常规基本正常。

六、小　　结

虚劳病程较长，多为久病痼疾，气血阴阳互损，五脏之间转化，故病情深重复杂。方和谦老师在《金匮要略·血痹虚劳病脉证并治》补法九方的基础上加以概括总结，自拟滋补汤作为补虚扶正的基本方剂。方中用四君子汤之党参、茯苓、白术、炙甘草补脾益气，培后天之本；四物汤之当归、熟地黄、白芍滋阴补肾、养血和肝，固先天之本；佐肉桂、陈皮、木香、大枣温补调气、纳气归元。使其既有四君、四物之气血双补之功，又有温纳疏利之力，使全方补而不滞、滋而不腻、补气养血、调和阴阳，集益肺、养心、健脾、和肝、补肾于一方。所用之药看似平常，实则配伍严谨、立法有度。虽其专为虚证而设，不管临床表现如何，但见气血不足、五脏虚损之候，即可灵活加减应用，对恢复脏腑功能、改善临床症状确有实效。

《中国中医药信息杂志》2006年第2期

国医大师方和谦运用三维辨证体系论治咳嗽探析

首都医科大学附属北京朝阳医院中医科　弓雪峰，曹锐，章九红，
赵世同，赵铁良，权红

咳嗽是由外感六淫，侵袭肺表，或脏腑功能失调，内伤及肺，令肺失宣降的以咳嗽、咳痰为表现的重要肺系疾病。《内经》的《素问·咳论》等篇总结咳嗽病因、临床表现、证候分型、转归；明代医家张景岳首次将咳嗽分为外感、内伤两大类；当代医家将外感咳嗽分为风寒袭肺、风热犯肺、风燥伤肺等证，内伤咳嗽分为痰湿蕴肺、痰热郁热、肝火犯肺、肺阴亏耗等证。

国医大师方和谦在中医临证治疗咳嗽的实践过程中，冲破辨证分型的静态固定思维模式，灵活思辨，全程把握，动态观察，运用“时间-功能-结构”三维辨证体系，注重时间维度分清咳嗽时期，功能维度辨明中医脏腑传变，结构维度定位西医解剖部位，从而分清疾病病情、涉及脏腑、所在部位，收桴鼓之效。本文将结合方和谦讲稿及著述，完善方和谦的学术思想体系，依托北京朝阳医院、北京市呼吸病研究所平台的呼吸学科优势，为临床中西医结合诊治咳嗽提供新思路。

一、“时间-功能-结构”三维辨证体系治疗咳嗽的内涵阐释

《方和谦论著集》总结方老对于层次关系的理解，一是疾病的病情，二是所涉及的脏腑，三是疾病所在的部位。因此我们在继承方老学术思想上，归纳方老“时间-功能-结构”三维辨证体系。方和谦认为治疗咳嗽，应依时间分清疾病病情、依功能辨明涉及脏腑、依结构定位所在部位，并将调气、化痰原则贯穿其中。

（一）时间维度分清咳嗽时期

分清咳嗽时期，即指人感受内、外邪气后，咳嗽由初期到末期逐渐变化的过程中，初期病情较轻，尚为表邪；若疾病不愈，中期病情渐重，脏腑受损；末期病情较重，脏腑气竭，濒临死症。《金匮要略》言：“夫人禀五常，因风气而生长。风气虽能生万物，亦能害万物，如水能浮舟，亦能覆舟。若五脏元真通畅，人即安和。客气邪风，中人多死，千般疢难，不越三条。一者，经络受邪入脏腑为内所因也。”《黄帝内经》的多种理论体系蕴含有依据时间论治的治疗思路，例如《素问·阴阳应象大论》描述了病邪随时间沿“皮毛—肌肤—筋脉—六腑—五脏”层层深入的过程，宜因时间、按照病邪所在层次而治之：“善治者治皮毛，其次治肌肤，其次治筋脉，其次治六腑，其次治五脏。治五脏者，半死半生也”。因此提出相应的治则治法，启示医者对于上焦病邪应遵循“其高者，因而越之”“其有邪者，渍形以

为汗；其在皮者，汗而发之”“故因其轻而扬之”，中焦病邪应遵循“中满者，泻之于内”，下焦病邪应遵循“其下者，引而竭之”。明末医家吴有性在《温疫论》中即按照时间维度观祛邪思路，早期宜从浅表、孔窍疏利透达，以汗、吐、下等法引导邪气“由窍而出”治疗瘟疫达到“客邪贵乎早逐”“邪不去则病不愈”之目的。

外感可导致咳嗽，内伤亦然，无论何种致病因素，若正气亏虚，五脏不和，或失治误治，最终可能会演绎病情由轻到重的进展过程。本团队曹锐教授等前期通过回顾方和谦治疗咳嗽医案的症状、证型、方剂、中药，发现咳嗽前期以肺气不利证、燥邪伤肺、风热犯肺等为主，处方多以止嗽散、杏苏散、自拟利肺汤等为主，中后期咳嗽证型为肺津（阴）亏耗证、痰热（湿）阻肺等，处方多以二陈汤、自拟清肺养阴方加减。如果患者经过治疗，阻断咳嗽进展过程，则为痊愈，即《伤寒论》所谓“使经不传则愈”；若咳嗽未控制，到末期则为沉疴痼疾，可引起呼吸衰竭，甚至死亡。《中藏经》即总结咳嗽死证：“病咳嗽，脉数、身瘦者死；暴咳嗽，脉散者死；病咳，形肥，脉急甚者死；病嗽而呕，便滑不禁，脉弦欲绝者死；病咳嗽，脉沉坚者死。”在治疗咳嗽时，应有初期、中期、末期的时间层面动态思路与全局观念，初期“因其轻而扬之”，以小剂量轻清辛散之品，解表宣肺，利咽止咳，中期若仍有邪气留连或入里，及时采取扭转截断法阻止咳嗽进展，末期针对病机虚实采用不同中医药治疗方案，以通腑、化痰、燥湿、散结、活血等法攻逐实邪，以益气、养血、温阳、滋阴等法扶正补虚。

（二）功能维度辨明中医脏腑传变

功能维度而言，关于所及中医脏腑层次，就是指治疗肺系疾病，尤其是外感因素致病，由皮毛属肺到脾、肾，甚至影响到心的整个过程。初期由外感引起，以后影响深入到较深层次的脏腑，就是所谓脏腑层次。《素问·咳论》言“皮毛者，肺之合也，皮毛先受邪气，邪气以从其合也”“五脏六腑皆令人咳，非独肺也”，肺的病变不是孤立不变的，而是随着时间的迁延、层次的深入，逐步传变的，脏腑传变为：肺至脾、肾，甚至及心，偶可及肝。方和谦已论述咳嗽之肺与脾、肾，甚至肝、心的相互关系。

1. 肺脾关系

金代刘完素《素问病机气宜保命集》归纳“咳”“嗽”的特点与肺气、脾湿之间的关系：“咳谓无痰而有声，肺气伤而不清也；嗽是无声而有痰，脾湿动而为痰也。咳嗽谓有痰而有声，盖因伤于肺气，动于脾湿，咳而为嗽也。脾湿者，秋伤于湿，积于脾也。”

肺主气，脾生气，肺的津液盛衰有赖于脾运的强弱，脾能运化水湿又依赖于肺气宣降。《素问·咳论》言：“久咳不已，则三焦受之，三焦咳状，咳而腹满，不欲食饮，此皆聚于胃，关于肺，使人多涕唾而面浮肿气逆也。”中焦脾胃升降失和，不能正常腐熟水谷，运化精微，饮食积聚于胃，导致脘腹胀满，食欲下降；手太阴肺经起自中焦脾胃，还循胃口，经脉脏腑相连，肺气受全身气机影响而宣降失常作咳，即前所谓“聚于胃，关于肺”。肺气虚弱，外邪犯肺，可导致由肺及脾，使肺宣降失职，上源失疏，水湿内停，影响于脾；肺虚日久伤脾，肺脾两虚，痰湿或痰饮内生，导致咳嗽痰白质黏，胸脘作闷、舌苔白腻、脉濡滑的痰湿证，或咳嗽痰黄质黏，胸闷口苦、舌苔黄腻、脉滑数的痰热证。

2. 肺肾关系

肺与肾共同完成呼吸和水液代谢功能。由肺病及肾而咳嗽者，常因肺气不足，气不下交于肾，肾不纳气，出现呼多吸少，最后形成肺肾两虚证。肾阳亏虚，不能化气行水，寒水内停，上凌射肺，肾虚失约，出现咳嗽，痰涎清稀，肢体畏寒，水肿，小便失禁、遗尿等阳虚水泛证。肺阴不足，虚火灼津，可致肺肾阴虚之证。

3. 肺肝关系

肺与肝在气机升降方面保持协调，以维持人体气机升降出入。由肺病及肝而咳嗽者，多由热邪犯肺，肺失肃降，致肝气升发太过，或肝郁化火，火气上逆刑金，发为咳嗽喘息，胸胁满痛，头晕头痛，口苦目赤，甚则抽搐等症。痰浊内盛，肺气壅滞，气机不利，导致肝气郁滞，久则形成肝血瘀阻，而出现胸闷、胁肋刺痛等症。如肺气虚弱，宣发不及，导致肝气郁滞，肝失疏泄，出现咳嗽气逆、胸胁胀满、情绪抑郁等。

4. 肺心关系

肺主气，心主血，心君肺相，各司其职，完成气血流通。肺病及心而咳嗽者，多因肺气虚，宗气生成不足，导致心气不足，而成肺心气虚，症见咳嗽无力，气促心悸等；或因肺虚久咳，痰浊阻肺，肺失宣降日久，则影响心，出现咳嗽胸闷，不能平卧，心慌心跳，浮肿，甚至咳血，唇绀，脉结代等症。若心气虚损，导致肺气虚弱，心肺两虚，则出现心悸头晕，气短气喘，久咳不已等症。若心阳不足，肺失其温，易感寒邪，寒痰内起，可出现咳嗽痰多，气短气喘，眩晕心悸等症。

（三）结构维度定位西医解剖部位

方和谦历来秉持兼收并蓄、开明圆融的诊疗理念，认为中医应当重视听诊、胸部CT等西医诊疗技术与检查手段以定位咳嗽病变的西医解剖部位，即与现代医学有密切关系。在呼吸系统的层次为：外邪由鼻侵入，沿着咽、喉、气管、支气管、肺的解剖结构。肺主气，司呼吸，肺为娇脏，肺上连口鼻，与外界大自然直接相通，若外邪侵袭机体，肺首当其冲，故受累最多。外邪从呼吸系统解剖结构深入，由表入里，由上而下，表现为发热、恶寒、喷嚏、流涕、咽痛、咳嗽、咯痰、胸闷、胸痛等一系列症状。消化系统方面，胃十二指肠内容物反流至食管上括约肌以上，反流物进入喉、气管和肺部，引起咳嗽、咳痰、胸闷、喘息、憋气、哮喘、支气管扩张、肺炎、慢性阻塞性肺疾病、肺纤维化等，甚至发生喉痉挛窒息危及生命。当代学者研究发现迷走神经纤维在迷走神经束内移动并形成分支，以支配器官和调节器官功能，其中，咽喉、心和肺特有束在神经束头部逐渐合并，从解剖结构上揭示了器官间生理、病理关系。

（四）调气化痰的治疗原则

《素问·至真要大论》云："出入废则神机化灭，升降息则气立孤危，故无不升降，无不出入。"肺如橐龠，升降不息，若升降失常，则变生咳喘诸疾。由于湿与痰、气与湿的病理关系是产生咳嗽的基础，调气化痰的治疗原则是方和谦治疗咳嗽的关键。《说文解字》言"调，和也"，"调"即协调和调之意。明代医家张景岳曾言："夫所谓调者，调其不调之谓也"，他认为"凡气有不正，皆耐调和，如邪气在表，散即调也；邪气在里，行即调也；实邪壅滞，泻即调也；虚羸困惫，补即调也……各按其气，则无病不除，是皆调气之大法也。""诸气者，皆属于肺，肺主气，气调则营卫脏腑无所不治。"因此，在治疗咳嗽时应注重理气、行气、破气、纳气等调气方式。对于"化"的认识，治疗咳嗽主要针对的是病理产物和致病因素——痰。"化痰"将痰浊由黏稠转为稀薄，易于咯出，化有形为无形，从而使气道恢复通畅。方和谦在治疗咳嗽时能灵活应用调、化这一原则，临证若遇以咳嗽为主症的患者，采取调和肺气之法，宣发与肃降并用，辛开与苦降同调，擅以止嗽散为主方，选紫苏、杏仁、前胡、桔梗等为治咳主药，根据表里、寒热、虚实的病机特点，随证化裁加减。由此可见，调气化痰成为治疗咳嗽的关键。

二、典型病例

（一）右肺叶切除术后咳嗽案

韩某某，女，69岁。1998年12月1日初诊。主诉：咳嗽40天余。现病史：40余天前因肺癌行右肺叶切除术，术后受风，出现间断咳嗽，咯痰不爽，痰色白质黏量少，气短，自服川贝枇杷膏未见明显好转，就诊于方和谦门诊。刻下症：咳嗽，咯痰不爽，痰色白质黏量少，气短，眠可，二便正常。脉细数，舌苔少，质暗。中医诊断：咳嗽；燥热犯肺证。西医诊断：咳嗽待查；右肺叶切除术后。治法：调气化痰，轻宣止咳，润燥生津。方药：桑杏汤加减。桑叶5g，桑白皮5g，杏仁4g，薄荷3g（后下），苦桔梗3g，生甘草5g，连翘5g，芦根10g，白前5g，焦神曲5g。6剂，水煎服，每日1剂。二诊（1998年12月29日）：患者病情好转，间断咳嗽较前减轻，咯痰较前易出，胸闷憋气，胃纳不畅，眠可，二便正常。脉弦大，苔白腻。中医诊断：咳嗽；肺脾两虚证。西医诊断：咳嗽待查；右肺叶切除术后。治法：调气化痰，健脾益气，润肺止咳。方药：参苓白术散加减。太子参15g，茯苓10g，炒白术10g，炙甘草6g，百合12g，玉竹10g，炒山药10g，焦神曲6g，苏梗6g，桔梗6g，炙枇杷叶6g，陈皮6g，砂仁3g（后下），大枣4个，远志5g，10剂，水煎服，每日1剂。服药结束后随访，患者咳嗽、胸闷缓解，纳食改善。

按语 此案依据时间维度分清咳嗽新感燥热的初期与肺脾两虚的中后期，依据功能维度辨明肺、脾胃关系密切以健脾和胃、化痰止咳，依据结构维度定位咽喉、气管、支气管。首诊因术后正虚，外邪新感，属于咳嗽初期，燥热袭表，表现为咳嗽、咯痰不爽；燥热之邪炼液成痰，因此津伤气逆，表现为痰色白质黏量少，咳嗽间断发作；舌苔少，质暗，脉细数亦为风燥犯肺之象，用小剂量桑杏汤调气化痰，清宣止咳，润肺生津，咳嗽较前改善，表邪祛除。二诊为咳嗽中后期，应当以扶正健脾为主，方和谦重视脾胃的中焦斡旋作用，用参苓白术散加减以补脾益气，润肺止咳，以太子参、茯苓、炒白术、炙甘草、炒山药补脾益气，以陈皮、砂仁燥湿化湿，和胃止咳，桔梗如方歌所谓“桔梗上浮兼保肺”，桔梗宣肺利咽，引药上行，可益肺气，最终取得较佳疗效。纵观此案，全程分清咳嗽不同时间之治疗侧重点，也体现了方和谦初期治肺表，中后期培土生金，脾肺同治的功能维度治疗。

（二）治疗胃食管反流性咳嗽案

孙某某，男，42岁，2005年2月3日初诊。主诉：咳嗽、反酸1月余。现病史：患者诉1个月来间断咳嗽、反酸，伴嗳气、纳差，饱食或食用辛辣、油腻等刺激性食物后咳嗽、反酸加重。在我院消化科行胃镜检查，确诊为反流性食管炎，慢性胃炎。刻下症：咳嗽，咯痰色黄质黏量少，反酸，嗳气，纳差，眠差，大便偏干，小便正常。舌红苔白，脉缓。中医诊断：咳嗽；肺胃失和证。西医诊断：胃食管反流性咳嗽，反流性食管炎，慢性胃炎。治法：健脾燥湿和胃，清热化痰止咳。方药：小陷胸汤、二陈汤合藿香正气散加减。陈皮10g，法半夏6g，茯苓10g，炙甘草6g，干姜2g，炒白术10g，大枣4个，全瓜蒌15g，黄连5g，焦神曲5g，藿香6g，佩兰6g，砂仁3g，7剂，水煎服，每日1剂。二诊（2005年2月14日）：患者病情好转，诉药后舒畅，咳嗽、反酸缓解，已无嗳气，食欲较前改善。舌红苔白，脉缓。中医诊断：咳嗽；肺胃失和证。西医诊断：胃食管反流性咳嗽，反流性食管炎，慢性胃炎。治法：健脾燥湿和胃，清热化痰止咳。方药：小陷胸汤、二陈汤合藿香正气散加减。陈皮10g，法半夏6g，茯苓10g，炙甘草6g，干姜2g，炒白术10g，大枣4个，全瓜蒌15g，黄连5g，焦神曲5g，藿香6g，佩兰6g，砂仁3g，炒麦芽10g，炒谷芽10g。7剂，水煎服，每日1剂。患者于3月7日、17日两次复诊，病情平稳，无反酸嗳气。又服前方14剂，服2天停1天。三诊（2005年5月12日）：患者病情明显好转，诉已无反酸，偶咳嗽，口中异味，时有胃中不适，腹鸣，纳可。舌红苔白，脉缓。中医诊断：咳嗽；脾虚湿蕴证。西医诊断：胃食管反流性咳嗽，反流性食管炎，慢性胃炎。治法：健脾和胃，调气化湿。处方：香砂六君子汤加减。党参10g，法半夏6g，茯苓10g，炙甘草5g，陈皮10g，炒白术10g，大枣4个，合欢皮10g，藿香6g，焦神曲6g，木香3g，炒谷芽15g，砂仁5g，生稻芽12g，莱菔子6g，枳壳6g。7剂，水煎服，每日1剂。日后随访，症状已无，停药观察，嘱进食宜软、熟、烂、温为主。

按语 此案依据时间维度分清初期、中期肺胃失和与后期脾虚湿蕴的虚实寒热差异，初、中期健脾燥湿和胃，清热化痰止咳，后期健脾和胃，调气化湿；依据功能维度辨明肺、脾胃关系密切，以健脾化湿，和胃降逆，调肺止咳；依据结构维度定位气管、支气管、肺、食管、胃。脾胃处于中焦，是气机升降的枢纽，是饮食精微受纳、运化之所；若脾胃损伤，气机升降失司，则肺胃失和，纳运失常，则反酸、嗳气、咳嗽、纳差。本案之中，患者素体脾弱胃强，胃火上逆，发为反酸，因肺胃相连，反酸导致肺胃失和，因此出现食后咳嗽加重。反酸、胃脘不适（痞满）、嗳气等表现，与《伤寒论》中的结胸病机湿热结于胸膈相似，《伤寒论》："小结胸病，正在心下，按之则痛，脉浮滑者，小陷胸汤主之。"方老初诊、二诊处方中用小陷胸汤、二陈汤、藿香正气散三方合方，以健脾燥湿和胃，清热化痰止咳。方中炒白术、茯苓、炙甘草健脾益气，培土生金，藿香、佩兰、砂仁芳香化湿，陈皮理气化痰，炒谷芽、炒麦芽、焦神曲消食和胃，增强食欲；小陷胸汤中黄连清热降火，全瓜蒌清热化湿，下气宽胸，半夏降逆化湿，散结除痞，三药合用可清热化湿，宽胸散结。三诊时患者反酸已愈，胃脘痞满，口中异味，故方老予香砂六君子汤健脾和胃，调气化湿。

（三）治疗支气管炎合并咽炎案

蒋某某，女，46岁。1998年7月27日初诊。主诉：咳嗽2年余。现病史：于2年前出现间断咳嗽，咽痒作咳，痰色白质黏量少，时轻时重，未予系统诊治，近来咽痛，咳嗽。刻下症：间断咳嗽，咽痛，咽痒作咳，痰色白质黏量少。体格检查：听心肺（–），舌洁，脉平。中医诊断：咳嗽；肺气失宣，咽喉不利证。西医诊断：慢性支气管炎，咽炎。治法：调和肺气，化痰利咽。方药：止嗽散加减。炙紫菀10g，白前10g，炙百部6g，苦桔梗10g，炙甘草6g，陈皮10g，荆芥6g，薄荷3g（后下），苦杏仁10g，炙枇杷叶6g，连翘12g，鱼腥草15g。6剂，水煎服，每日1剂。二诊（1998年8月3日）：患者咽痛较前缓解，其余病情无明显变化，仍久咳，咽喉不利。舌淡苔少，脉缓。中医诊断：咳嗽；肺气失宣，咽喉不利证。西医诊断：慢性支气管炎，咽炎。治法：调和肺气，化痰利咽。方药：止嗽散加减。炙紫菀10g，白前10g，炙百部6g，苦桔梗10g，炙甘草6g，陈皮10g，荆芥6g，薄荷3g（后下），苦杏仁10g，炙枇杷叶6g，炙桑皮10g，炒薏米15g。6剂，水煎服，每日1剂。患者经1月余坚持服药后，咳嗽、咽喉不利感均缓解。

按语 该病案依据时间维度，判定为咳嗽中后期肺气失宣，咽喉不利证，治疗以调和肺气，化痰利咽；依据功能维度辨明肺、脾胃关系密切，以调气化痰利咽过程中，兼以炒薏米、炙甘草等健脾利湿；依据结构维度定位咽喉、气管、支气管。综上，本案突出体现了方老依据结构维度定位治疗咳嗽的思想：患者咳嗽日久，近日咽喉痛，后转为咽喉不利，则所在解剖部位层次主要在咽喉；《释名》曰"咽，又谓之嗌，气所流通，扼要之处也"；风热之邪循行达咽喉，导致咽痛，咽喉、会厌的开合为呼吸的吐纳、肺气的宣降提供基础与条件。

因此，方和谦在止嗽散调和肺气基础上，首诊加薄荷疏肝、开音、利咽，连翘化痰、散结、利咽，鱼腥草消痈、排脓、利咽。二诊针对咽喉不利，加炒薏米健脾散结，枇杷叶清肺止咳，薄荷利咽开音，后病情好转。

三、结　　语

国医大师方和谦运用“时间-功能-结构”三维辨证体系，注重时间维度分清咳嗽时期，功能维度辨明中医脏腑传变，结构维度定位西医解剖部位，遵循调气、化痰原则治疗咳嗽。首先，注重时间维度分清咳嗽时期，咳嗽初期以解表祛邪为主，中期采取扭转截断法，末期针对病机虚实，或攻逐实邪，或扶正补虚；其次，根据中医脏腑理论，辨明肺至脾、肾、心、肝的脏腑传变，采取健脾利肺、滋养肺肾、养心宁肺、清肝肃肺等多脏同治法，重在和调五脏、通畅气血；最后，根据西医解剖学结构维度，明确鼻、咽、喉、气管、支气管、肺、胃、食管等病位所在，谨守病机，加用引经药直达病所。

《北京中医药》2023年第12期

方和谦治疗胸痹经验及其传承发展

首都医科大学附属北京朝阳医院中医科　朱宏勋，董珍宇，权红，李文泉

方和谦（1929～2009），著名中医学家，首届国医大师，第一、二、三、四批全国老中医药专家学术经验继承工作指导老师，方老从医60余载，对内科疑难杂症的治疗经验丰富，效如桴鼓。笔者从医之初曾跟随方和谦教授抄方学习，后有幸参加第六批全国老中医药专家学术经验继承工作项目，师承方和谦教授的学术经验继承人、首都国医名师李文泉教授学习，学习期间对他们在治疗胸痹方面的经验及传承有所体会，现总结浅析如下。

一、方和谦治疗胸痹经验

1．继承先贤用经方

“胸痹”病名首见于《内经》，到了东汉，张仲景在《金匮要略》中明确提出胸痹的病机为“阳微阴弦”，这是胸痹心痛疾病发生过程中起了决定性作用的病理机制。“阳微”指上焦阳气相对病邪是虚衰的，指上焦阳位的虚损及上焦心肺的气、血和阴液的亏虚。“阴弦”则是指阴寒、痰饮、瘀血、气滞等病邪或病理产物，上乘于胸，从而导致胸痹心痛。仲景创立瓜蒌薤白白酒汤、瓜蒌薤白半夏汤、枳实薤白桂枝汤、人参汤为治疗胸痹的主要方剂，后世将此类方统称为瓜蒌薤白剂，作为治疗心脏疾病的基础方剂，临床应用40余年，充分验证了这个方剂对于胸痹的治疗作用，对于后世治疗胸痹有巨大影响。

方和谦教授精研《伤寒》，对仲景《金匮要略》治疗胸痹的瓜蒌薤白剂有深刻的认识。他认为瓜蒌薤白剂，以瓜蒌薤白白酒汤为代表主治胸痹心痛，方中瓜蒌开胸散结，取其畅气宽胸涤痰之力；薤白辛温通阳，行气止痛开痹；白酒助药上行，令其阳和阴行，则痹开邪散，诸恙自愈。可见仲景谨守胸痹“阳微阴弦”之病机而设此方，达通胸阳祛阴邪之目的。对痰壅之胸痹，用瓜蒌薤白半夏汤，以半夏逐饮降逆。对胸中痞气，胁下气逆上冲，此为阴寒内结由胸部扩散到胃脘两胁，用枳实薤白桂枝汤通阳开结，泄满降逆。若虚寒已甚，则以

人参汤助阳益气固本，驱化阴结。基于对经方的深刻理解，方和谦教授抓住瓜蒌薤白剂的精髓以加减化裁，常用自拟验方以通阳散结，健脾化痰治疗胸痹心痛。其药物组成：瓜蒌、薤白、法半夏、桂枝、厚朴、炒枳壳、当归、炒白芍、茯苓、炒白术、陈皮、炙甘草。此方以瓜蒌薤白三方为主药，通阳散结，宽胸理气、豁痰开结，使胸中阳气布达，而胸中大气运转。以当归、炒白芍养血活血，以茯苓、炒白术、陈皮健脾化痰，予以炙甘草调和诸药。临证加减运用：若兼血瘀者，可酌加丹参、郁金等以活血祛瘀。若寒邪较重者，可酌加干姜、附子等以通阳散寒；气滞者，可加苏梗理气宽胸。

对于人参汤证，方和谦教授常常在人参汤（党参、甘草、干姜、白术各等份）基础上，加陈皮、法半夏、茯苓，取六君子汤之意，以益气健脾，燥湿化痰，加砂仁，化湿醒脾，加郁金、炒枳壳行气解郁，活血止痛。

2. 重视脾胃益气血

方和谦教授临床诊治中，特别注意顾护脾胃，他提出“大病体虚，重在培中”“大病必顾脾胃”的观点。其临床所诊治胸痹患者多为久病而气血亏虚，且患者常常服用抗血小板类西药或活血化瘀类中药，导致脾胃受损，因此方和谦教授在临床治疗胸痹时，特别重视健脾胃养气血，常常在其自拟的滋补汤基础上加减化裁，健脾和胃，益气养血治疗胸痹。药物组成：党参、茯苓、炒白术、炙甘草、熟地黄、白芍、当归、肉桂、木香、陈皮、大枣。此方用于胸痹，症见胸闷隐痛，面色不荣，语声低微，气短乏力，心悸头晕，食少便溏，舌淡苔白，脉虚弱者。方和谦教授经验方滋补汤以四君子汤健脾益气，四物汤去川芎以养血，用木香、陈皮合四君子汤，加强健脾胃功效，加入肉桂温补脾阳，助养气血。临证加减运用：若兼血瘀者，可酌加丹参、川芎、郁金以活血祛瘀；若寒邪较重者，可酌加干姜、附子等以通阳散寒：心肾阳虚者加黄芪、附子、巴戟天等扶阳益肾；若兼气滞，见胸闷、胸痛，加苏梗、香附理气宽胸；兼痰饮，加瓜蒌、薤白、半夏化痰逐饮。

3. 和解肝脾调气血

“和解”原为少阳病半表半里证的治疗原则。方和谦教授对少阳证与和解法推而广之，他认为表里、脏腑、上下、气血、阴阳之间，凡是有邪气侵袭，正气不足，正邪交错的状态，均可运用和解法来治疗。方和谦教授提出“和为扶正，解为散邪”的观点，创立和肝汤，应用于肝脾不和、气血亏虚，兼有瘀滞的病证。方和谦教授将和肝汤用于胸痹的治疗，临床中获得很好的疗效。药物组成：党参、茯苓、白术、当归、白芍、柴胡、苏梗、香附、薄荷、炙甘草、大枣、生姜。功用和解肝脾，调养气血，治疗胸痹。临证多由情志不遂，久郁伤肝，或饮食失调，劳倦伤脾等引起胸闷心痛，胸胁胀满或窜痛、喜叹息，情志抑郁或急躁易怒，食欲不振，腹胀便溏，舌苔白或腻，脉弦之证。方中有党参、茯苓、白术、大枣、炙甘草健脾益气，香附、柴胡、苏梗、薄荷疏肝理气，当归养血和肝。全方配伍，和解肝脾，益气理气，养血活血。加减运用：若血瘀重者，可酌加丹参、郁金、川芎以活血祛瘀；若寒邪较重者，可酌加干姜、桂枝等以通阳散寒；若气滞重者，加陈皮、檀香加强理气之力；兼痰饮，加瓜蒌、薤白、半夏化痰止咳。

方和谦教授继承先贤用经方，对于胸痹，擅用瓜蒌薤白类方治疗，学以致用，疗效卓著。他从医多年，重视人和自然的统一，形成其“燮调阴阳，以平为期”的学术观点；其学术思想偏于温补学派，强调正气为本，扶正祛邪的治疗观，他在临床中提出“和为扶正，解为散邪”的独到见解，创立体现其临床思想的滋补汤、和肝汤，广泛用于临床，其临证用药，药少力专、配伍得当、注意时令、顾护脾胃，常于平淡中见疗效，治疗胸痹很少用攻伐峻猛的药物，例如一些虫类的活血化瘀药物和大寒、大热药物，避免攻伐太过损伤正气。

二、李文泉治疗胸痹经验

李文泉教授为方和谦教授第一批学术经验继承人，跟师学习深刻领会老师的学术思想及临床经验，她认为方和谦教授的学术思想强调“燮调阴阳、以平为期”的生理观，注重通过调和，使脏腑阴阳的偏盛偏衰归于平复，促成“阴平阳秘”，保持阴阳的相对平衡。她继承方老“扶正祛邪、以平为期”的思想指导，治疗胸痹时将整体观念贯穿诊治始终，指出胸痹之证治疗除注重本脏病变外，更应注重调节心与其他脏腑之间的阴阳失衡。在传承方老“五脏相关治心病”学术经验基础上，总结多年临证治疗胸痹经验，提出了“安和五脏治胸痹”的辨治思路。分别从心、从脾、从肺、从肝、从肾整体调理治疗胸痹心痛之证。对五脏同调研制的经验方，亦传承了方老擅用瓜蒌薤白剂治疗胸痹的思路，以瓜蒌薤白白酒汤为基础方，结合五脏致心病的病机特点，自拟了益气养心通络方、养心化痰通络方、养心补肺通络方、养心解郁通络方、养心滋肾通络方五个经验方，并拟定了参七茶系列养生保健茶，临床应用于胸痹心痛的治疗，取得较好疗效。此经验成为传承发展方老“五脏相关治心病”学术观点的代表。

1．整体观念与安和五脏

整体观念是中医学的基本特点，机体的整体统一性决定在脏腑组织之间结构上不可分割，在生理上相互协调，相互制约，以维持生理活动的协调平衡。病理上相互影响，而产生复杂的病理反应。此种整体的联系与影响是以五脏为中心，配以六腑，通过经络系统“内属于腑脏，外络于肢节”的作用而实现的。具体表现在生理、病理、诊断、治疗各方面。整体作用中脏腑只有在心的统一指挥下才生机不息，因“心为君主之官”“五脏六腑之大主”，所谓“主明则下安，……主不明则十二官危”，说明心的重要作用。李文泉教授对胸痹心痛的治疗注重五脏相关的整体观，提出采用“安和五脏法”治疗的观点。心脏有病可涉及其他脏腑器官，治疗上除了注重本脏病变外，更要注重调节心与其他脏腑之间的阴阳平衡；其他脏腑经络不和功能失调，亦可致“胸痹心痛”，所谓“五脏六腑皆可致心病，非独心也”。其他四脏在心病的发病过程中也有虚实和正邪偏盛之差异，因此整体观念应贯穿诊治胸痹心痛的始终。

2．安和五脏治胸痹

五脏是人体生理功能的核心，五脏功能正常协调才不得病。而疾病的发生是五脏功能失调的结果，正所谓“安五脏，养五神，百病不生”。“安和五脏”治疗胸痹心痛是指在辨证论治时要以心脏为核心，且要调整心与其他四脏间的虚实关系，即要注重调节与四脏的阴阳平衡，强调“以平为期”。以“心”为中心，根据病因及病情的缓急，扶正祛邪，五脏同调，调整身体阴阳失衡状态，恢复脏腑阴阳气血的平衡，使五脏安和而使病痊愈。

安和五脏治疗胸痹心痛需谨守病机，胸痹心痛总的病机为心脉痹阻，心脏与其他四脏凡引起心脉痹阻，均可采用安和五脏法扶助正气，补心之阴阳气血不足，祛六淫、痰饮、气滞、血瘀之邪气，谨守病机治疗。临床从古至今，究其病因的不同，胸痹心痛与它脏的关系有胃心痛、肝心痛、肺心痛、肾心痛的不同证候。对胸痹心痛在治法上有从心、从肝、从脾、从肺、从肾论治之不同，此即五脏同调，五脏安和方可病愈。

（1）心脏本病——从心论治，谨守病机：胸痹心痛是心脏本脏的疾病，治疗要谨守病机。心主血脉，主行血。人体的血液运行必须依靠心气推动。心气虚则鼓动无力，血行不畅，瘀阻心胸，不通则痛。心藏神，主神志。情志疾病最易影响气机，情志失调影响心神，导致心气不畅，心气阻滞，发展为气血瘀阻，或情志失调，内耗心血，导致心血瘀阻。心属火，为阳中之阳，胸部为清阳之地，不受阴邪，心脏受损，最易受到寒邪的入侵，寒凝则血痹，血液不通，不通则痛。李文泉教授认为，心气亏虚是胸痹的病机关键。心气虚贯穿于胸痹心痛发生、发展的全过程，一切生命活动的根本是由气化所产生出来的，气虚为阳虚之始，气推动血液运行，气血互相滋生，气行则血行，气虚则血脉运行痹阻而发病。临床中，因胸痹心痛发病者多为中老年人群，该人群脏腑虚弱，容易感受外邪，病变传变迅速，急性发作时往往以瘀血内阻为主要表现，往往掩盖了心气虚的证候表现，治疗中容易忽略补气的重要性。李文泉教授指出瘀血为胸痹的主要病理产物，同时又作为致病因素，久而不去，阻碍气血津液的运行，可使心脉痹阻，不通则痛或不荣则痛，发为胸痹心痛。故治疗胸痹心痛应注重气虚与血瘀两个病机关键。

李文泉教授治疗胸痹心痛时，从心论治，采用补益心气、活血化瘀为主要治法，以瓜蒌薤白汤合生脉饮、丹参饮加减应用，拟定核心处方“益气养心通络方”。此方亦作为治疗其他四脏不调所致胸痹心痛化裁的基础方。

方剂组成：全瓜蒌、薤白、党参、麦冬、五味子、茯苓、丹参、黄芪、红景天、檀香、三七粉、炙甘草。方中瓜蒌宽胸理气，涤痰散结；薤白温通心阳，理气祛痰，为方中之君药，生脉饮益气养阴生津复脉，丹参饮理气散寒温中祛瘀止痛，为方中之臣药，佐以黄芪、茯苓、红景天、三七粉，益气健脾补中，养血活血，最后以炙甘草缓急止痛，调和诸药。

（2）胃心痛——从“脾”论治，化痰祛瘀：《脾胃论》上记载：“百病皆由脾胃衰而生。”脾胃受损，五脏六腑难以荣养，而诸病丛生。脾主运化，胃主受纳，饮食不当，过食肥甘生冷、嗜酒，以致脾胃损伤。胃为水谷之海，胃伤则受纳无权，脾虚则运化失司，故聚湿成痰，痰阻脉络则气滞血瘀，发为胸痹。内伤之痰源于脾虚之本，治痰湿之法不可徒祛其湿，因此，李文泉教授指出“胃心痛”从脾论治，健脾化痰为重点，以健脾补气为先，佐以化痰活血通络，拟定以瓜蒌薤白半夏汤合二陈汤组成的治疗胃心痛之“养心化痰通络方”。

方剂组成：全瓜蒌、薤白、法半夏、党参、黄芪、陈皮、茯苓、丹参、浙贝母、荷叶、泽泻、焦山楂。方中瓜蒌、薤白、半夏，化痰消痞，宽胸散结，二陈汤健脾理气，燥湿化痰，方中有荷叶、泽泻、焦山楂、均有利湿降脂的功效，针对脾虚痰湿患者常有血脂代谢异常的特点。此方心脾同调，在宽胸理气，温阳通脉的同时，以二陈汤加强健脾化痰祛邪之功。

（3）肝心痛——从“肝”论治，理气化瘀：肝藏血，心行之，肝血不足，则心血不充，产生血瘀；肝藏血主疏泄，调达情志功能，肝气郁滞，气郁不行则动力不足，致气滞血瘀，出现经络不畅或不通；肝脏体阴用阳，如果肝用太过，耗伤肝阴，导致肝血减少，影响心脉气血生成运行，导致心脉气血运行不畅而患胸痹心痛。因此，李文泉教授指出“肝心痛”从肝论治，疏肝理气为先，拟定由瓜蒌薤白半夏汤合柴胡疏肝散加减组成的治疗肝心痛的“养心解郁通络方”。

方剂组成：全瓜蒌、薤白、法半夏、太子参、丹参、柴胡、黄芩、枳壳、香附、郁金、赤芍、炙甘草。本方在瓜蒌薤白半夏汤基础上，辅以柴胡疏肝散加减，以加强疏肝理气，活血止痛的功效。方中柴胡入肝胆经，升发阳气，疏肝解郁，枳壳理气宽中、消积化痰、行滞消胀。香附为血中之气药，疏肝解郁、活血止痛。枳壳配香附，加强了疏肝理气止痛之功效。

（4）肾心痛——从“肾”论治，滋肾温阳通脉：肾藏精，为先天之本，人体阴阳之根，藏真阴，寓真阳，为三焦之源，故“五脏之阴非此不能滋，五脏之阳非此不能发”，为机体一切生命活动提供阴精和阳气。心为阳主火，肾为阴主水。心得肾水滋润则精神充沛，肾得心火温暖则泉源不竭。肾阴虚，肾水不能上济心火，则火灼津液瘀血形成阻塞脉络不通则痛；肾阳虚，命门之火不能温煦心阳，寒邪内生，寒凝血脉发为胸痹。因此肾虚是胸痹心痛发病的重要病因。因此，李文泉教授指出“肾心痛”从肾论治，应补肾为主，拟定由生脉饮合六味地黄与二至丸加减组成的治疗肾心痛的“养心滋肾通络方”。

方剂组成：全瓜蒌、薤白、太子参、麦冬、五味子、黄芪、丹参、生地黄、山萸肉、丹皮、女贞子、旱莲草。方中六味地黄丸为补肾阴之经典方剂，广泛用于肾阴亏虚诸症。二至丸由冬至日采之女贞子，与夏至日采之旱莲草组成，冬至一阳生，夏至一阴生，有阳生阴长、阴阳互生的作用，二方加入益气养心通络基础方中，达心肾同治的目的。

（5）肺心痛——从“肺”论治，补肺化痰活瘀：心主血，肺主气，气为血之帅，血为气之母。肺朝百脉，全身百脉汇聚于肺，通过肺的宣降将富有清气的血液输布全身。肺主治节，肺辅佐心脏推动和调节血液的运行，治理调节津液代谢。若肺气虚弱，宗气不足，血运无力，则血行不畅瘀阻心脉不通则痛；肺气宣降输布失常，痰湿内停瘀阻心脉发为胸痹心痛。因此，李文泉教授指出“肺心痛”从肺论治，应补益心肺为主，佐以化痰行瘀，拟定由生脉饮合保元汤加减组成的治疗肺心痛的“养心补肺通络方”。

方剂组成：全瓜蒌、薤白、法半夏、黄芪、党参、麦冬、五味子、茯苓、丹参、苏子、葶苈子、杏仁、炙甘草。本方是由基础方中加入保元汤加减化裁而来，方中党参、黄芪、炙甘草是补肺气、补脾气之首选。此方加入苏子、葶苈子、杏仁，降气消痰，泻肺平喘，利肺通便，使肺气补而能行，腑通脏安而不壅滞。

3．胸痹治疗权衡缓急

李文泉教授临床治疗胸痹时还遵循“急则治标，缓则治本，标本俱急，标本同治”的治疗原则，在治疗顺序上，讲究权衡缓急。对于本虚从五脏分治，对于标实的治疗，则主要从瘀论治。李文泉教授认为血瘀贯穿于胸痹的整个过程，活血化瘀应为胸痹的主要祛邪治法。对于致病之邪，主要有瘀血、痰饮、气滞、湿热、寒邪、药毒等。临证需详辨邪气的性质，以活血、祛痰、化饮、理气、祛湿、温阳、解毒诸法治之。其治疗胸痹心痛常用的活血药有丹参、郁金、川芎、三七；化瘀药有桃仁、红花、莪术、地龙、檀香、降香。

4．明辨虚实，诸法并用

胸痹之病机为“阳微阴弦”，临床多为本虚标实之证，本虚有心气虚、心阳虚、心血虚、心阴虚、肺气虚、脾气虚、肾阴虚；标实则有气滞、血瘀、痰浊等。李文泉教授治疗胸痹，首先从五脏辨证，分析胸痹所累之脏，具体又根据患者病情分虚实，虚者补之，实者泻之。其补法具体有补心气、温心阳、养心血、滋心阴、补肺气、健脾气、滋肾阴。对于标实之治法，主要有理气、活血、化痰。理气具体又分行心气、调肺气、疏肝气；活血具体又分益气活血、理气活血；化痰具体又分健脾化痰、理气化痰、祛湿化痰等。李文泉教授在治疗胸痹的用药上，具体详尽而丰富多彩。

三、治疗胸痹的思想传承与发展

1．虚实之辨

胸痹病机为“阳微阴弦”，对于“阳微阴弦”的认识，方和谦教授认为“阳微”是指上焦阳气相对虚衰，对于“阴弦”主要理解是痰饮瘀血，从其处方用药上看，主要偏于“阳微”，用药多以滋补为主，因其继承方氏医学偏重滋补的特点。李文泉教授则认为“阳微”不仅仅是上焦阳气的相对亏虚，还包括上焦心肺的气、血和阴液等的亏虚，常常与上焦阳气虚衰共同存在。“阴弦”则是指阴寒、痰饮、瘀血、气滞等病邪或病理产物，上乘于胸。从其临床实际用药情况看，既强调扶正，也注意祛邪，扶正与祛邪并重，其祛邪则主要在活血化瘀基础上化痰、理气、散寒，祛邪的处方用药上较方和谦教授更加丰富、详尽。

2. 补法的应用

在补法的用药方面，方和谦教授侧重于温补，善于补后天脾胃，在临证中不仅重视脾胃温补之治，而且还十分重视先、后天之间的生养关系，提出“补益气血重在补脾，滋补阴阳应当益肾”的原则。李文泉教授治疗胸痹时应用补法更强调细分五脏，不拘于温补，补心气、温心阳、养心血、滋心阴、补肺气、健脾气、滋肾阴，具体因人因症而异。

3. 五脏论治

方和谦教授对于心系疾病的治疗，提出“五脏相关治心病”，但在具体胸痹的治疗上，还只是偏于从心、肝、脾三脏治疗。李文泉教授对其“五脏相关治心病”的观点进行了发展，提出了“安和五脏”的理论，并创立从五脏论治胸痹的五张经验方，使胸痹的五脏论治更加详细准确，是对方和谦教授“五脏相关治心病”经验的传承与发展。

结语：方和谦教授幼承家学，熟读经典，钻研《灵》《素》，潜心《伤寒》。形成了其“燮调阴阳，以平为期”“重视脾胃，扶正为本”“和为扶正，解为散邪”等理论思想，创立了滋补汤、和肝汤，广泛用于临床。李文泉教授师承方和谦教授，其学术思想在继承老师的思想理论基础上，又有其不断钻研与时代发展的烙印，体现了在传承中发展的治学思想，值得后学们学习。

《北京中医药》2023年第12期

曹锐运用国医大师方和谦经验辨治失眠发挥

首都医科大学附属北京朝阳医院中医科　王梓淞，曹锐

【摘要】 失眠症是指以频繁而持续的入睡困难和（或）睡眠维持困难并导致睡眠感不满意为特征的睡眠障碍，属中医“不寐”“不得眠”“不得卧”“目不瞑”等范畴。国医大师方和谦先生对失眠辨治有独到见解，认为中医治疗失眠当以阴阳为本，以心、肝、脾胃为标，和解脏腑之虚实，不忘痰、瘀作祟，临证时常从肝郁血虚、阴虚内热、心脾两虚和痰热内扰四类证型辨治失眠。曹锐教授继承并发扬了方老治疗失眠的学术经验，收到了良好疗效。

【关键词】 失眠；方和谦；名中医经验

失眠症是指以频繁而持续的入睡困难和（或）睡眠维持困难并导致睡眠感不满意为特征的睡眠障碍，本病属中医“不寐”“不得眠”“不得卧”“目不瞑”等范畴。10%～15%的成人群体受到失眠症的困扰，且多存在慢性化发展趋势，近50%的严重失眠患者的病史可持续10年以上。中国睡眠研究会的一项研究表明，我国内地成人患失眠症比率高达57%，失眠给患者的生活治疗带来不良影响，严重者可诱发交通事故等意外危及个人及公共安全，给家庭和社会造成沉重负担。

方和谦（1923～2009）先生是我国著名中医学家，首届国医大师，第一至四批全国老中药专家学术经验继承工作指导老师，曾任北京中医药学会会长等职，方老临证60余载，重视先后天之本理论，长于运用补法，尤擅于调理肝脾，提出了“和为扶正，解为散邪”的学术思想。对于失眠的辨证论治，方老有其独到见解，认为中医治疗失眠当以阴阳为本，以心、肝、脾胃为标，和解脏腑之虚实，不忘痰、瘀作祟。曹锐教授作为方老的学术经验传承人之一，在深入学习方老治疗失眠经验的基础上，继承并发扬了方老的学术经验，临床屡获良效，现总结如下。

一、病因病机

方和谦先生认为，失眠的病因复杂，多因情志过极、病后体虚、劳逸失调所致，或与饮食不节、外邪侵袭有关，其核心病机在于“阳不得入于阴”，正如《灵枢·大惑论》曰：“卫气不得入于阴，常留于阳，留于阳则阳气满，阳气满则阳跷盛，不得入于阴则阴气虚，故目不瞑矣。”《灵枢·营卫生会》曰：“老者之血衰……其营气衰少，而卫气内伐，故昼不精，夜不瞑。”阳气入阴的过程还赖于脏腑气血之调和，如《素问·病能论》所言“人有卧而有所不安者，何也？岐伯曰：脏有所伤，及精有所之寄则安，故人不能悬其病也”，而方老尤重心、肝、脾胃病机的辨证。方老认为，心主神明，主藏神，是不寐发生的主要病位，心血虚、心气虚都可导致失眠，如《脉因证治》所言：“曲运神机，心血耗尽，阳火旺于阴中，则神明内扰，而心神不宁，不得卧之症作矣”“真阳素乏，木不生火，心气虚则心主无威，心神失守，而夜卧不安之症作矣”。肝主藏血、主疏泄，“肝藏血、血舍魂”，肝体失养、肝用失司均可引起失眠，如《辨证录·不寐门》有言：“气郁既久，则肝气不舒，肝气不舒，则肝血必耗，肝血既耗，则木中之血上不能润于心。”《普济本事方补遗·卷一》又云：“平人肝不受邪，故卧则魂归于肝，神静而得寐。今肝有邪，魂不得归，是以卧则魂扬若离体也。”脾胃为后天之本，气血生化之源，五脏六腑皆秉受脾胃之气所养，若脾胃不足，导致气血亏虚，则脏腑失养，引起失眠，正如《类证治裁·不寐》所言：“思虑伤脾，脾血亏虚，经年不寐。”脾胃为气机升降之枢纽，若中焦气机壅塞，则会导致肝失疏泄，肺失宣降，水火失济，也可引起失眠。方老还提出，痰饮、血瘀既是脏腑功能失调的病理产物，也是失眠，尤其是顽固性失眠的重要病机，如《景岳全书·卷十八·不寐》所言：“痰火扰乱，心神不宁，思虑过伤，火炽痰郁而致不眠者多矣。”《医林改错》又言：“夜不安者，将卧则起，坐未稳，又欲睡，一夜无宁刻，重者满床滚，此血府血瘀。”

曹锐教授在此基础上进一步强调了心神不安在失眠发病中的核心地位，《素问·灵兰秘典论》曰：“心者，君主之官也，神明出焉。”《灵枢·邪客》曰：“心者，五脏六腑之大主也，精神之所舍也。”表明神藏于心，又主宰于心。《景岳全书》有言：“盖寐本乎阴，神其主也。神安则寐，神不安则不寐”“盖心藏神，为阳气之宅也，卫主气，司阳气之化也。凡卫气入阴则静，静则寐，正以阳有所归，是故神安而寐也”。曹锐教授认为心神不安或是因风、寒、痰、火等邪气侵扰，或是由脏腑阴阳气血不足引起神失所养所致，邪实、正虚导致营卫运行失常，心神不得安宁是失眠的核心病机。此外，曹锐教授还认为肾作为脏腑阴阳之根本，肾之阴阳不调对于失眠的发病也需重视。若肾阴亏虚，阴精不能滋养心阳，以至于心阳独亢，水火失交，发为失眠；肾阴不足，水不涵木，导致肝阴亏虚，肝体失养，引起失眠；肾阳不足，无以温养五脏六腑，火不能养土，后天乏能，也可致失眠。

二、治法方药

方和谦先生治疗失眠，本《内经》“其治疗补其不足，泻其有余，调其虚实，以通其道而去其邪则愈”之法。在心则补心气，养心血，清心火；在肝则养肝血，滋肝阴，疏肝气，平肝阳；在脾胃，则健脾和胃，益气养血，调畅中焦；兼有痰饮，则加强化痰祛湿；兼有瘀血，则加强活血化瘀。方老临证时主要分4类证型辨治。

1．肝郁血虚证

主要表现为：失眠，多梦易醒，烦躁易怒，多工作压力大或生活不顺，纳食欠佳，大便不规律，或有干稀不调，或有头痛，或见口干、口苦，舌质偏红，苔薄白，脉细弦。治则：疏肝解郁，养血安神。方选和肝汤加味，方药组成：柴胡5～9g，当归12g，白芍12g，党参9g，茯苓9g，生白术9g，紫苏梗6～9g，制香附6～9g，炙甘草6g，薄荷3～5g（后下），生姜3片，大枣4个加炒枣仁12～15g，五味子6g，合欢皮15～30g。方老认为，柴胡起调达肝气而疏肝解郁的作用，若逢春夏之交，往往将柴胡用量减为5g，进入暑湿季节则不用改予藿香、佩兰，因“暑必伤阴”，而久用柴胡有伤真阴之嫌，进入秋季以后，柴胡用量则由5g逐渐加至9g。加减运用：若兼血瘀者，酌加丹参、桃仁、赤芍活血祛瘀；若兼有痰湿者，酌加法半夏、陈皮、瓜蒌；若气郁较重者，加佛手、郁金。

2．阴虚内热证

主要表现为：失眠，入睡慢，多梦易醒，或有醒后再入睡难，常伴有心悸，烦躁，口干，手足心热，自汗或盗汗，舌红少苔，或有舌体偏瘦，脉细数。治则：滋阴养血，清热安神。方选酸枣仁汤合麦味地黄丸加减，方药组成：炒枣仁15g，茯苓12g，川芎6g，知母10g，炙甘草6g，太子参12～15g，麦冬6～9g，五味子6g，地黄12～15g，百合12g，牡丹皮9g，莲子心3g。加减运用：若阴虚较重者，酌加石斛、玉竹、山萸肉、夜交藤；若见精神恍惚，常悲伤欲哭，不能自主等脏躁表现，可合用甘麦大枣汤；若虚热较甚者，可加栀子豉汤清热除烦，此外方老还借鉴了《金匮要略》中用竹皮大丸治疗产后虚烦之法，用竹茹、白薇增强清虚热之力，而对夏枯草、黄芩、黄连等偏苦寒之品，方老则极少采用，认为有伤中阳之嫌；若见阴虚阳亢者，酌加天麻、钩藤、菊花、珍珠母平肝息风。

3．心脾两虚证

主要表现为：不易入睡，眠浅多梦，心悸，健忘，肢倦神疲，或有头晕、目眩，饮食无味，面色少华，形体消瘦，舌淡，苔薄，脉细弱。常见于大病初愈、久病体弱或思虑较多人群。治则：益气健脾，养心安神。方选方老滋补汤加味。方药组成：党参9g，茯苓9g，炒白术9g，当归9g，白芍9g，熟地黄12g，肉桂3g，木香3g，陈皮9g，炙甘草6g，大枣4个加炒枣仁15g，麦冬10g。加减运用：若阴虚较甚，酌加玉竹、百合、枸杞子；若脾胃不足，酌加生炙黄芪、黄精益气健脾；若气滞不消，酌加紫苏梗、郁金、香附、炒谷芽。

4．痰热内扰证

主要表现为：失眠，甚则彻夜不眠，或见头晕目眩，痰多胸闷，不思饮食，吞酸，心烦口苦，舌红，苔腻或黄，脉滑数。治则：化痰清热，养心安神。方选温胆汤加味，方药组成：法半夏6g，陈皮9g，茯苓12g，炙甘草6g，竹茹9g，炒枳壳6g，藿香6g，佩兰6g，炒枣仁15g，制远志6g。加减运用：若痰热较重，酌加胆南星、全瓜蒌、旋覆花；若阴虚明显，可酌加百合、北沙参、太子参。

曹锐教授多年来运用方和谦先生经验治疗失眠屡获良效，并结合个人体悟进一步丰富了方老治疗失眠的方药体系。曹教授认为，现代社会节奏加快，人群精神压力大，很多失眠患者都伴有情志不遂所致的心肝郁火、热扰心神，常配伍栀子、淡豆豉、淡竹叶、莲子心等清心肝郁火的中药，可进一步提高疗效；随着人民生活水平的提高，肥甘厚味的摄入也明显增多，失眠人群中常兼有痰湿为患者，适当配伍法半夏、陈皮、茯苓、枳壳、炒谷芽等理气健脾化痰消积中药有助于调畅中焦气机，畅达阴阳道路。曹教授还注重配伍珍珠母、灵磁石、紫石英、龙骨等重镇安神药物治疗顽固性失眠。在应用和肝汤时，因酸能入肝，曹教授常改用醋柴胡，有时还加用少量醋延胡索、木香，以增强疏肝解郁之功。对于阴虚内热证患者，曹教授认为黄芩、黄连、夏枯草虽有苦寒败胃之嫌，但临床所见确有心肝热势较甚者，还应酌情使用，热退再减即可。若兼有心肾不交证候者，曹教授常加予孔圣枕中丹，以石菖蒲、制远志交通心肾，生龙骨、生龟板潜镇阳气，使阳入于阴。若用药后仍虚热汗出不退者，曹教授还会加予女贞子、旱莲草、青蒿、地骨皮以增强滋阴清热消蒸之力。

三、典型病例

案例1 患者白某，男，62岁。2022年8月23日初诊，主因“失眠20余年”来诊，既往体健。刻下症见：睡眠差，入睡困难，眠浅易醒，长期服用地西泮，急躁易怒，容易抑郁，口干不苦，纳食时好时坏，大便排不净，日1次。舌暗红，苔薄白，脉弦细。西医诊断：失眠。中医诊断：不寐；肝郁血虚，心肾不交。治法：疏肝解郁，养血安神，交通心肾。方药组成：醋北柴胡10g，醋香附10g，紫苏梗10g，当归10g，土白芍15g，太子参10g，茯苓15g，炒白术12g，炙甘草6g，薄荷5g（后下），首乌藤15g，合欢皮30g，炒枣仁15g，制远志6g，石菖蒲10g，姜厚朴10g。7剂，水煎温服，每次200ml，每日2次。

2022年9月2日二诊：入睡困难有改善，早醒次数减少，急躁易怒减轻，口干不明显，胃口改善，仍有大便不爽。前方加炒栀子10g，淡豆豉10g，玉竹12g，增强养阴清热除烦，10剂，煎服法同前。

2022年9月16日三诊：入睡已不困难，早醒1～2次，醒后入睡快，情绪急躁、焦虑均有明显好转，大便畅快，每日1～2次。前方去太子参，改党参10g，继服10剂，巩固疗效。随访，患者停药后睡眠良好，已不需服用安眠药。

案例2 患者祝某，女，66岁。2022年10月11日初诊，主因“睡眠不实10余年”来诊。既往高血压、2型糖尿病病史。刻下症见：入睡慢，一夜早醒3～4次，醒后需半小时左右方可再睡着，有时多梦，常需服用地西泮辅助睡眠。时有心烦、急躁，腰酸乏力，夜间有时手足心热，有时上半身汗出，偶有盗汗。舌质红，体偏瘦，苔薄白，脉沉细数。西医诊断：失眠。中医诊断：不寐；阴虚内热。治法：滋阴养血，清热安神。方药组成：炒枣仁15g，茯苓12g，川芎6g，知母10g，炙甘草6g，麦冬12g，五味子6g，熟地黄15g，百合12g，山萸肉12g，炒山药12g，制远志6g，陈皮10g，竹茹10g，白薇10g。7剂，水煎温服，每次200ml，每日2次。

2022年10月18日二诊：入睡慢稍有好转，一夜仍早醒3次，醒后入睡慢，近1周有5天需服用地西泮辅助睡眠，心烦、急躁、手足心热情况有改善。前方加石斛10g，百合10g，淡竹叶6g，10剂，煎服法同前。

2022年11月1日三诊：入睡已不困难，夜间早醒2次为多，醒后再入睡也较前容易，服中药期间只有4天服用地西泮，心烦、手足心热也有改善。前方继服14剂，煎服法同前。

2022年11月29日四诊：服中药期间只有2天服用地西泮，已无入睡困难，早醒1次为多，醒后入睡快，睡眠治疗明显改善，偶有心烦，持续时间不长，未觉手足心热，半身汗出未再发作。前方去竹茹、白薇，加法半夏6g，继服10剂，巩固疗效。随访，失眠未再反复。

案例3 患者刘某，男，87岁。2021年11月23日初诊，主因"睡眠不实1年余"来诊。既往结肠恶性肿瘤术后。刻下症见：常有多梦易醒，有时入睡困难，气短、乏力，有时自觉心慌，无胸痛，纳食不香，稍多吃易觉胃胀，大便日1次，排便无力，多不成形，面色少华，身形偏瘦。舌质淡红，舌体偏胖，苔白，脉沉细弱。西医诊断：失眠。中医诊断：不寐；心脾两虚，肝肾不足。方药组成：党参10g，茯苓15g，炒白术12g，当归10g，土白芍12g，肉桂3g，木香3g，陈皮9g，炙甘草6g，法半夏10g，炒枣仁15g，麦冬10g，首乌藤15g，合欢皮30g，山萸肉10g，桑寄生15g。7剂，水煎温服，每次200ml，每日2次。

2021年11月30日二诊：睡眠质量有改善，气短、乏力感略减，仍有心慌发作，纳食稍有增加，大便日1～2次，第1次成形，排便乏力有改善。前方加紫苏梗9g、佛手6g、炒谷芽15g理气和胃，10剂，煎服法同前。

2021年12月14日三诊：睡眠明显好转，入睡快，夜间醒1次，醒后入睡快，一夜可睡7小时左右，自觉精力转佳，偶有心慌发作，纳食增加，大便日1～2次，排便不费劲。前方继服14剂，巩固疗效。随访，停药后睡眠质量良好。

案例4 患者景某，女，67岁。2021年12月31日初诊，主因"入睡困难10年"来诊。既往房颤病史。刻下症见：入睡困难，有时彻夜不眠，多梦易醒，心烦，有时心慌，曾服用氟西汀、多塞平等疗效不佳，需服安眠药辅助入睡。大便2～3日1次，或干燥或黏滞不爽。舌红，苔薄黄腻，脉沉细，有时结代。西医诊断：失眠；中医诊断：不寐；痰热内扰，气阴两虚。治法：清热化痰，益气养阴。方药组成：法半夏10g，茯苓15g，陈皮10g，炙甘草6g，竹茹6g，炒枳壳10g，紫苏梗10g，黄连6g，全瓜蒌12g，太子参10g，麦冬10g，五味子6g，首乌藤15g。7剂，水煎温服，每次200ml，每日2次。

2022年1月7日二诊：入睡困难改善，近1周有3天服用安眠药，睡眠时间有所增加，一夜可睡4～5小时，仍易觉心烦，偶有心慌，大便黏滞情况略有好转。前方加炒栀子10g、淡豆豉10g清热除烦，川厚朴10g理气通腑，10剂，煎服法同前。

2022年1月21日三诊：睡眠进一步改善，过去2周有2天服用安眠药，一夜可睡5小时以上，心烦减少，未觉心慌，大便黏滞减轻。前方去太子参、麦冬，加丹参15g活血祛瘀，14剂，煎服法同前。随访，患者停药后睡眠情况良好，偶有失眠，但已不影响正常生活。

《北京中医药》2023年第12期

第二节 传承成果

"滋补汤"治疗气血两虚型老年晚期结直肠癌临床观察

首都医科大学附属北京朝阳医院 严冬，安广宇，范春琦，权红

结直肠癌是我国消化系统常见恶性肿瘤，发病率呈上升态势，居恶性肿瘤致死因素的第4位。其中，65岁以上老年患者所占比例有增加趋势。被诊断为结直肠癌的患者70%年龄大于65岁，40%年龄大于75岁。结直肠癌死亡的患者中75%大于65岁。大部分晚期患者因肿

瘤长期消耗出现低蛋白血症、腹水、贫血及远处转移脏器损伤等症状，严重影响患者的生活质量，缩短生存期。目前西医方面并无较好的治疗方法。而中医药因其辨证论治、扶正祛邪的特点在缓解患者不适症状、提高生活质量等方面具有明显的优势，从而使患者的总生存期得以延长。本研究采用方和谦教授自拟滋补汤治疗老年晚期结直肠癌气血两虚型患者（年龄≥65岁），现总结报道如下。

一、临床资料

（一）一般资料

2010年1月至2012年1月，我院收治经组织病理学证实的晚期气血两虚型结直肠癌患者98例，男60例，女38例，中位年龄69岁。其中，滋补汤治疗组50例，男33例，女17例，中位年龄70岁（65～77岁），结肠癌30例，直肠癌20例。病理类型：中分化腺癌14例，低分化腺癌30例，黏液腺癌6例。转移部位：肝转移20例，肺转移15例，骨转移10例，腹腔淋巴结转移16例。生活质量KPS评分≥50分18例，＜50分32例。最佳支持治疗组（对照组）48例，男27例，女21例，中位年龄69岁（65～79岁），结肠癌31例，直肠癌17例。病理类型：中分化腺癌15例，低分化腺癌31例，黏液腺癌2例。转移部位：肝转移17例，肺转移20例，骨转移6例，腹腔淋巴结转移17例。生活质量KPS评分≥50分15例，＜50分33例。两组患者基线资料比较差异无统计学意义（$P > 0.05$）。

（二）诊断标准

①西医诊断标准：经组织病理学确诊，符合2010年第7版美国癌症联合会（AJCC）分期诊断标准的晚期（Ⅳ期）结直肠癌患者。②中医诊断标准：参考2002年国家中医药管理局发布的《中药新药临床研究指导原则》及2008年中华中医药学会制定的《肿瘤中医诊疗指南》拟定。主症：腹胀，神疲乏力，大便泄泻。次症：面色苍白或萎黄，纳呆食少，形体消瘦，头晕目眩。舌象：舌质淡红或淡，苔薄白或薄腻。脉象：脉细弱、濡滑或沉细。以上主症3项，或主症2项加次症2项即可诊断。③中医症状积分：参考《中药新药临床研究指导原则》2002年版以及2008年中华中医药学会制定的《肿瘤中医诊疗指南》拟定。症状采用3级量化评定（0级：无症状；1级：轻度，偶有发作；2级：介于轻、重之间；3级：重度，症状显著），主证计0、2、4、6分，次证计0、1、2、3分。

（三）纳入标准

①符合2010年第7版AJCC分期诊断标准的晚期（Ⅳ期）结直肠癌；②符合2008年中华中医药学会制定的《肿瘤中医诊疗指南》气血两虚证候辨证诊断标准；③年龄≥65岁，男女不限；④40分≤KPS评分＜70分；⑤预计可生存≥3个月，未接受过放化疗；⑥签署知情同意书。

（四）排除标准

①凡不符合上述纳入标准的患者；②其他伴随存在的恶性肿瘤或在最近5年内确诊的恶性肿瘤，除外基底细胞癌或宫颈原位癌。③精神疾病患者；④妊娠或哺乳期的妇女。

二、方　　法

（一）治疗方法

1）中药滋补汤治疗组：在西医支持对症治疗的基础上，给予方和谦教授自拟滋补汤连续治疗至少3个月。滋补汤药物组成：党参10g，白术10g，茯苓10g，甘草6g，熟地黄12g，白芍10g，当归10g，肉桂3g，陈皮10g，木香5g，大枣4个。采用我院制剂室统一制备汤剂，每剂制备2袋，每袋100ml，早晚各一袋口服。

2）对照组仅给予西医对症支持治疗。对症支持治疗：口服消化道促动力剂（枸橼酸莫沙必利等）治疗腹胀；甲地孕酮、肠内营养剂治疗纳差；收敛止泻（蒙脱石散等）治疗腹泻。出现中度（血红蛋白60～90g/L）以上贫血患者使用注射用重组人促红细胞生成素治疗，血红蛋白＜60g/L，酌情输血。

（二）观察指标

①中医证候：采用中医证候评分表对气血两虚型结直肠癌常见症状及舌象、脉象进行量化考核（主证计0、2、4、6分，次证计0、1、2、3分）。②生活质量（QOL）：以卡式（Karnofsky）评分法，评为降低、稳定、提高三级。③中位生存期（mOS）：生存期从接受此方案治疗之日起至死亡或末次随访之日止。④免疫功能：两组病例分别于治疗前后查外周血T细胞亚群。采集抗凝血4ml。采用单克隆抗体荧光标记检测T细胞亚群。试剂为美国BD公司出品的CD系列，采用美国BD公司生产的FACSCalibur型流式细胞仪检测。

（三）疗效判定标准

①中医证候疗效：根据2002年版《中药新药临床研究指导原则》，计算治疗前、后的主要症状积分计算疗效指数。显效：主要症状、体征明显改善，疗效指数≥70%；有效：主要症状、体征均有好转，30%≤疗效指数＜70%；无效：主要症状、体征无明显改善，甚或加重，疗效指数＜30%。疗效指数=[（治疗前积分－治疗后积分）/治疗前积分]×100%（尼莫地平法）。②生活质量评分：按照Karnofsky评分标准，治疗后比治疗前增加10分以上者为提高，减少10分以上者为降低，无变化者为稳定。

三、统计学处理

统计软件采用SPSS 19.0，计量资料数据用均数±标准差（$\bar{x}\pm s$）表示，均数比较用t检验；采用χ^2检验，Kaplan-Meier进行统计分析，以$P<0.05$为差异有统计学意义。

四、结　　果

中医证候

1．治疗前后症状积分比较

中药滋补汤治疗后症状积分明显低于本组治疗前水平和对照组治疗后水平（$P<0.01$）。而对照组治疗前后无明显变化，结果见表7-4-1。

表7-4-1　两组治疗前后症状积分比较（$\bar{x}\pm s$，分）

组别	例数	治疗前	治疗后
对照组	48	23.93±5.23	22.93±5.07
治疗组	50	22.70±4.63	17.80±5.22[ab]

注：与本组治疗前比较，[a]$P<0.01$；与对照组比较，[b]$P<0.01$。

2. 症状疗效结果

中药滋补汤治疗后神疲乏力、纳呆少食和头晕目眩症状明显改善，共显效3例，有效21例，无效26例，总有效率48.0%，对照组显效0例，有效10例，无效38例，总有效率20.8%，两组比较差异有统计学意义（$P<0.05$），结果见表7-4-2。

表7-4-2　两组治疗后症状疗效结果［例（%）］

组别	例数	痊愈	显效	有效	无效	总有效率（%）
对照组	48	0（0.0）	0（0.0）	10（20.8）	38（79.2）	20.8
治疗组	50	0（0.0）	3（6.0）	21（42.0）	26（52.0）	48.0[a]

注：与对照组比较，[a]$P<0.05$。

3. 生活质量

两组患者治疗前后分别进行生活质量评分检查。治疗组KPS评分提高16例（32.0%），对照组5例（10.4%），两组比较差异有统计学意义（$P<0.05$）。治疗组KPS评分稳定24例（48.0%），降低10例（20.0%）；对照组KPS评分稳定28例（58.3%），降低15例（31.3%），两组比较差异无统计学意义（$P>0.05$）。结果见表7-4-3。

表7-4-3　两组KPS评分比较［例（%）］

组别	提高	稳定	降低
对照组	5（10.4）	28（58.3）	15（31.3）
治疗组	16（32.0）[a]	24（48.0）	10（20.0）

注：与对照组比较，[a]$P<0.05$。

4. mOS评价

全部病例随访至2012年12月，死亡78例，20例生存，mOS 6个月。滋补汤治疗组死亡40例，10例生存，mOS 6个月；对照组死亡38例，10例生存，mOS 5.5个月，两组比较差异有统计学意义（$P<0.05$）。结果见表7-4-4。

表7-4-4　两组患者mOS比较

组别	例数	存活率（%）	mOS（月）
对照组	48	20.8	5.5
治疗组	50	20.0	6.0[a]

注：与对照组比较，[a]$P<0.05$。

5. 免疫功能

两组患者治疗前后分别检查外周血T淋巴细胞亚群。治疗组治疗后$CD3^+$、$CD4^+$、$CD56^+$（NK）阳性百分率明显高于本组治疗前水平（$P<0.05$）。而对照组$CD3^+$、$CD4^+$、$CD8^+$和$CD56^+$（NK）阳性百分率治疗前后无明显变化，部分患者$CD3^+$、$CD4^+$阳性百分率治疗后低于治疗前水平，结果见表7-4-5。

表7-4-5 两组治疗前后外周血T淋巴细胞亚群、NK细胞含量的比较（$\bar{x}\pm s$，%）

组别	例数	时间	$CD3^+$	$CD4^+$	$CD8^+$	NK
对照组	48	治疗前	55.63±10.89	34.21±9.23	19.90±5.80	11.49±6.93
		治疗后	55.57±9.07	33.61±9.91	20.16±5.98	10.78±5.63
治疗组	50	治疗前	51.27±11.81	35.53±6.62	24.83±8.03	10.60±2.58
		治疗后	54.62±10.69[a]	37.44±5.55[a]	25.15±7.52	12.03±3.15[a]

注：与本组治疗前比较，[a]$P<0.05$。

五、讨　　论

结直肠癌在古代文献中虽然没有确切病名，但有近似症状体征的记载，属于“脏毒”“肠蕈”“锁肚痔”等病的范畴。如《灵枢·水胀》有云：“肠蕈何如？岐伯曰：寒气客于肠外，与卫气相搏，气不得荣，因有所系，癖而内著，恶气乃起，息肉乃生。”《血证论》载：“脏毒者，肛门肿硬，疼痛流水。”古代医家认为结直肠癌主要病机是气机不畅，气血虚弱。病位在大肠，发病与肝、脾、胃关系密切。饮食、情志、外邪及正气亏虚都会导致气机不畅，痰浊内聚，血行受阻，脉络瘀痹，气滞血瘀日久，痰浊与气血相搏，凝结于肠道，则生癌瘤，故腹泻、便秘、腹痛，血络破损，故便血，久之则贫血，病久正气日虚，邪毒厥肆则腹块累累，脘腹膨胀，虚衰羸瘦。我国结直肠癌患者大多数就诊时已属中晚期，邪愈盛而正极虚，已呈现“正气衰败”之象，临床上常以虚证表现为主，此时若继续祛邪，攻祛不达，不但不能祛邪，反易伤正，使病情恶化。因此，培元扶正是其重要的治疗方法，改善全身状况，增强抵御“瘤邪”的能力。

首都医科大学附属北京朝阳医院方和谦教授，是全国师承制一、二、三、四批导师。他幼承家训，勤于治学，融会贯通诸家而精于仲景之学。从医60余年，医、教、研业绩卓著，内外妇儿疑难杂症皆通，学验俱丰。被授予国医大师、首都国医名师称号。滋补汤是方老积多年临床经验，在《金匮要略·血痹虚劳病脉证治》补法九方的基础上，加以概括总结而成，使其既有四君、四物之气血双补之功，又有温纳疏利之力，全方补而不滞、滋而不腻、补气养血、调和阴阳，集益肺、养心、健脾和肝、补肾于一方。所用之药看似平常，实则配伍严谨、立法有度。对恢复脏腑功能、改善临床症状确有实效。通过国家“十五”“十一五”科技攻关计划“名老中医学术思想、经验传承研究”等多项课题的研究，构建了方和谦诊疗信息库，采集了方老502份临床有效病历进行结构化并分析挖掘，其中应用滋补汤治疗晚期气血两虚型消化系统恶性肿瘤，患者可带瘤生存并有较好的生活质量，提高患者的远期生存率。

本研究观察50例气血两虚型晚期结直肠癌患者，采用滋补汤联合最佳支持治疗，用中药连续治疗至少3个月，mOS 6个月，与对照组单纯最佳支持治疗相比，差异有统计学意义（$P<0.05$）。治疗后治疗组生活质量评分提高16例，与对照组比较差异有统计学意义（$P<0.05$）。两组治疗后中医证候疗效比较差异有统计学意义（$P<0.05$）。由此可见，滋补

汤在晚期结直肠癌气血两虚型患者提高生存率，改善患者中医证候和生存质量方面有一定的临床意义。中医药着眼于全身状态的调整，与西医的支持治疗有机结合，在延长患者生存期方面，取得较单纯对症治疗更佳的疗效。因此，中医在晚期癌症患者姑息治疗中的作用应予以重视。但本课题为小样本回顾性研究，尚待进一步开展前瞻性随机对照研究。

近年有较多的研究表明，癌症患者有气血不足或脾肾亏虚的证候表现，其机体的免疫功能远较正常人群低下，在给予补益气血、健脾益肾等中药治疗后，伴随着患者免疫功能的提高，往往能显著地改善临床症状，甚至有效地控制肿瘤的生长。本研究应用滋补汤治疗晚期结直肠癌患者50例，治疗后外周血T淋巴细胞较治疗前阳性百分率明显升高（$P<0.05$）。由此可见，扶助正气的滋补汤能增强患者的免疫功能，从而增强抗癌能力，提高治疗效果，是晚期结直肠癌气血两虚型患者治疗的主要原则。总体来说，滋补汤能增强机体抗病能力，改善临床症状，维护老年晚期结直肠癌患者的免疫功能，提高生活质量及延长生存期。

《世界中西医结合杂志》2013年第5期

方和谦教授验方降脂汤治疗高脂血症

北京市鼓楼中医医院　于青，刘新桥，孙波，王琳，李亚静

高脂血症是常见的老年性疾病之一，它可导致心脑血管疾病及微循环障碍，是形成动脉粥样硬化的主要原因。近年来，随着饮食结构变化、精神因素、药物等原因，高脂血症患者的检出率不断增加。降低血脂水平是冠心病、脑卒中等疾病的一级和二级预防的有效疗法。降脂西药因其存在不良反应，病人依从性较差。笔者总结国医大师方和谦教授多年临床经验，以其验方降脂汤治疗高脂血症取得了较好的临床疗效。

一、资料与方法

（一）一般资料

选取我院2011年1月至2012年12月的180例原发性高脂血症患者作为研究对象。年龄33～74岁；男117例，女63例；高甘油三酯血症67例，高胆固醇血症62例，混合型51例；合并高血压85例，合并冠心病64例，合并糖尿病71例；病程1～7年。随机分为治疗组、血脂康对照组和辛伐他汀对照组各60例，3组分别脱落2例、3例、1例。3组年龄、性别、高脂血症类型、合并症及病程经比较均无统计学差异，具有可比性。

（二）诊断标准

按《中国成人血脂异常防治指南》的标准判定，符合下列条件之一者为血脂异常：血清甘油三酯（TG）≥2.26mmol/L，总胆固醇（TC）≥6.22mmol/L，高密度脂蛋白（HDL-C）≤1.04mmol/L，低密度脂蛋白（LDL-C）＞4.14mmol/L。中医痰浊阻遏证参照《中药新药治疗高脂血症的临床研究指导原则》制定，主证：形体肥胖，头重如裹，胸闷，呕恶痰涎，肢麻沉重；次证：心悸，失眠，口淡，食少，舌胖，苔滑腻，脉弦滑。

（三）纳入标准

①符合高脂血症及痰浊阻遏证诊断标准；②年龄18～75岁；③能够配合治疗保持低脂饮食者；④患者均知情同意。

（四）排除标准

①2周内使用过西药降脂治疗者；②合并严重系统性疾病；③使用激素等药物所致高脂血症。

（五）治疗方法

治疗组口服降脂汤方，药物组成：广陈皮30g，焦神曲15g，莱菔子15g，黄郁金10g，焦山楂10g，采用中药配方颗粒，每日1剂；血脂康组，血脂康（北大维信药业公司，批号102756），每次2粒，每日2次；辛伐他汀组，辛伐他汀分散片（广州南新公司，批号405214），每次20mg，每日1次。

3组试验期间不得服用其他降脂药物，接受相同健康教育，清淡饮食，疗程均为8周。

（六）观察指标

①TC、TG、LDL-C、HDL-C、载脂蛋白A（ApoA）及载脂蛋白B（ApoB），于治疗前后各检测1次（均为抽取晨起空腹血）；②痰浊阻遏证积分，主证按0、2、4、6计分，次证按0、1、2、3记分。

（七）疗效标准

1. 疗效标准

临床控制：治疗后血脂检测恢复正常；显效：治疗后血脂检测达到以下任何一项者：TC下降≥20%，TG下降≥40%，或HDL-C上升≥0.26mmol/L；有效：血脂检查达到以下任何一项者：TC下降≥10%但＜20%，TG下降≥20%但＜40%，HDL-C上升≥0.104mmol/L但＜0.26mmol/L；无效：血脂检测未达到以上标准者。

2. 症候疗效标准

临床控制：临床症状、体征消失或基本消失，证候积分减少≥95%；显效：临床症状、体征明显改善，证候积分减少70%～94%；有效：临床症状、体征有好转，证候积分减少30%～69%；无效：临床症状、体征无明显改变，甚或加重，证候积分减少＜30%。

（八）统计学处理

采用SPSS 17.0统计分析软件，计量资料以（$\bar{x}\pm s$）表示，比较采用t检验，计数资料比较采用χ^2检验，以$P<0.05$为差异有统计学意义。

二、结　　果

（一）3组疾病疗效比较

治疗组总有效率79.31%，高于血脂康组，低于辛伐他汀组，但差异无统计学意义，见表7-4-6。

表 7-4-6　3 组患者疗效比较

组别	例数	临床控制/例	显效/例	有效/例	无效/例	总有效率/%
治疗组	58	15	17	14	12	79.31
血脂康组	57	11	16	14	16	71.93
辛伐他汀组	59	16	21	13	9	84.75

（二）3 组证候疗效比较

治疗组证候疗效总有效率94.82%，高于血脂康的78.94%和辛伐他汀组的67.79%（$P<0.05$，$P<0.01$），见表7-4-7。

表 7-4-7　3 组患者证候疗效比较

组别	例数	临床控制/例	显效/例	有效/例	无效/例	总有效率/%
治疗组	58	19	29	7	3	94.83^{ab}
血脂康组	57	15	20	10	12	78.95
辛伐他汀组	59	9	21	10	19	67.80

注：与血脂康组比较，$^{a}P<0.05$；与辛伐他汀组比较，$^{b}P<0.01$。

（三）3 组患者治疗前后血脂变化比较

治疗组TG、HDL-C、LDL-C、ApoA、ApoB及ApoA/ApoB与辛伐他汀组差异不明显，治疗组TC高于辛伐他汀组（$P<0.05$）；治疗组TC、HDL-C、LDL-C、ApoA及ApoA/ApoB与血脂康组比较差异显著（$P<0.05$），见表7-4-8。

表 7-4-8　3 组治疗前后血脂指标变化比较（$\bar{x}\pm s$）

组别	例数	时间	TG（mmol/L）	TC（mmol/L）	HDL-C（mmol/L）	LDL-C（mmol/L）	ApoA（mmol/L）	ApoB（mmol/L）	ApoA/ApoB
治疗组	58	治疗前	2.98±1.02	5.86±1.43	0.92±0.25	4.09±1.01	1.04±0.20	1.29±0.25	0.95±0.13
		治疗后	1.64±0.44	5.02 ± 0.78^{ab}	1.40 ± 0.26^{a}	2.81 ± 0.79^{a}	1.38 ± 0.14^{a}	1.11±0.18	1.26 ± 0.24^{a}
血脂康组	57	治疗前	3.01±0.97	5.78±1.45	0.94±0.23	4.13±0.99	1.07±0.18	1.26±0.27	0.97±0.15
		治疗后	1.71±0.45	5.29±0.94	1.29±0.28	3.08±0.88	1.28±0.19	1.12±0.17	1.14±0.22
辛伐他汀组	59	治疗前	2.95±0.96	5.80±1.41	0.93±0.24	4.15±0.95	1.06±0.17	1.28±0.26	0.96±0.14
		治疗后	1.55±0.41	4.72±0.70	1.49±0.31	2.79±0.81	1.40±0.15	1.09±0.19	1.28±0.25

注：与血脂康组比较，$^{a}P<0.05$；与辛伐他汀组比较，$^{b}P<0.05$。

三、讨　论

中医古籍中虽无“血脂”之名称，亦无“高脂血症”之病名，但不乏与之相关的论述《灵枢·卫气失常论》云：“人有脂、有膏、有肉。”“膏者，多气而皮纵缓，故能纵腹垂腴。肉者，身体容大。脂者，其身收小。”《黄帝内经灵枢集注》云：“中焦之气，蒸津液化，其精微溢于外则皮肉膏肥，余于内则膏脂丰满。”说明膏脂实乃人体的生理组成成分之一，属津液之范畴。膏脂源于水谷精微，由脾胃运化敷布，随血而循脉上，运全身以濡润滋养五脏六腑、四肢百骸，具有注骨空、补脑髓、润肌肤之作用。一旦膏脂在体内的转输、排泄发生异常，则成为病理性的脂浊痰湿。脂浊注入血脉，积蓄停留，即可引发高脂血症。故现代中医学家多将高脂血症可归为“痰饮”“眩晕”等症。

方老认为高脂血症的形成与“脾主运化”的关系密切。膏脂源于水谷精微，而水谷精微的输布无不依赖于脾的运化功能。《证治汇补》言：“脾虚不运清浊，停留津液而痰生。”痰浊留于津血中，致脉道不通，血运不畅，痰浊滋生，导致高脂血症，久则成瘀，终致痰瘀互结。可见其病位在血脉，脾虚是影响脂浊成化之关键，主要病机是痰浊内阻、瘀血积聚，痰浊、瘀血是病理因素也是病理产物。

根据高脂血症的病机特点，方老在长期临床实践中创“降脂汤”治疗本病，从脾论治，取健脾化痰、降脂排浊法治疗，目的是健脾，脾健则气旺，气旺则帅血有度，血行流畅，脂质类物质不易沉积。方中陈皮具有理气健脾，燥湿化痰的功能。现代研究表明，陈皮能抗动脉硬化、抗高血脂。山楂性甘、微温，健脾活血通络，化浊行气散瘀，为消化油腻肉食积滞之要药，既可直接入药，又可水煎代茶饮。山楂有效主要成分为山楂总三萜酸和山楂总黄酮，可降低TC、TG和LDL-C，并同时升高HDL-C，具有抗氧化作用，而无明显的毒副作用，其降脂作用明确而有效。神曲甘、辛、温，消食和胃。郁金具有活血，行气解郁之功，药理研究显示郁金具有保肝、利胆和降血脂等作用。莱菔子消食除胀、降气化痰。朱丹溪称赞莱菔子“治痰有推墙倒壁之功”，现代研究证明莱菔子总生物碱能提高HDL-C的含量，具有降脂作用。方中陈皮、莱菔子、郁金三味相伍，升降相合，疏理气机，化浊行气散瘀。本方组方严谨，标本兼顾，共收健脾化痰、降浊之功，实为治疗高脂血症又一良方。

本组资料结果表明，降脂汤具有较好的调节脂代谢的作用，其临床疗效与目前公认的治疗药物辛伐他汀相当，大部分血脂指标改善优于血脂康，且在改善中医临床症状方面优于上述药物，值得临床推广使用和进一步深入研究。

《中国实验方剂学杂志》2013年第4期

方和谦经验方加味和肝汤治疗慢性浅表性胃炎临床研究

首都医科大学附属北京朝阳医院中医科　权红，解晓静

方和谦教授为国医大师，第四批全国老中医药专家学术经验继承工作指导老师。笔者跟师侍诊多年，采集方老502份临床有效医案进行结构化，并对数据进行总结挖掘。其中方老运用经验方和肝汤治疗肝郁脾虚、气机失调证有效病例共57份，疾病以脾胃病为多。笔者以随机对照试验方法观察以加味和肝汤治疗慢性浅表性胃炎的临床疗效，报告如下。

一、临床资料

（1）一般资料：纳入患者均为2008年1月至2012年1月首都医科大学附属北京朝阳医院中医科及消化内科门诊患者，共130例，采用随机数字表法分为加味和肝汤组50例、辨证治

疗组和常规西药组各40例。加味和肝汤组男23例，女27例；年龄30～65岁，平均54.3岁；病程18～240个月，平均65个月。辨证治疗组男18例，女22例；年龄34～65岁，平均53.8岁；病程18～200个月，平均62个月。常规西药组男17例，女23例；年龄28～63岁，平均52.5岁；病程20～216个月，平均59个月。3组临床资料比较差异无统计学意义（$P>0.05$），具有可比性。

（2）诊断标准

1）西医诊断标准：根据2006年全国慢性胃炎工作会议共识意见。询问病史，有上腹部疼痛、饱胀、消化不良、食欲不振等症状，结合内镜检查结果明确诊断。

2）中医辨证标准：参考《中药新药临床研究指导原则》慢性胃炎肝脾（胃）不和证拟定。

3）纳入标准：①符合西医慢性胃炎（胃镜诊断为浅表性胃炎）及中医辨证诊断标准的门诊或住院患者；②完成必要的相关检查项目；③年龄18～65岁；④签署知情同意书。

4）排除标准：①合并消化性溃疡、胃黏膜有重度异常增生或病理诊断疑有恶变者；②合并严重的原发性心、肝、肺、肾、血液等严重疾病患者，精神病患者；③妊娠或哺乳期妇女，对本药过敏者；④合并应用其他中药或参加其他临床试验的患者。

二、治疗与观察方法

1. 治疗方法

1）加味和肝汤组：口服加味和肝汤，组成：当归6g，土白芍6g，党参10g，炒白术10g，茯苓10g，醋柴胡6g，薄荷5g，苏梗6g，香附10g，生姜10g，大枣6g，炙甘草6g，陈皮10g，焦神曲6g，砂仁6g。由课题组统一提供加味和肝汤免煎颗粒剂，每日早晚各服1袋。

2）辨证治疗组：由副主任医师及以上职称的医师进行辨证处方，制成免煎颗粒。每日早晚各服1袋。

3）常规西药组：口服吉法酯片（惠加强-G，日本·生晃荣养药品株式会社，批号GF-A094），每次100mg，每日3次，饭后口服。

2. 观察指标与方法

1）疗效性观察：①制定工作手册及病例报告表（CRF表），根据CRF表详细记录病史及治疗前后症状体征。②分别于试验前及试验后各做胃镜检查1次，由首都医科大学附属北京朝阳医院内镜室专人操作，胃镜型号为奥林巴斯CV-260。2组均以30天为1个疗程，共治疗2个疗程。于治疗第1日及治疗后第30、60日评价疗效。

2）安全性观测：常规安全性指标检测，并记录不良反应。

3）统计学方法：所有数据使用SPSS 12.0进行统计分析。计量资料以均数±标准差（$\bar{x}\pm s$）表示，采用t检验；计数资料采用χ^2检验。

三、疗效观察

1. 疗效评价标准

1）中医症状积分：参考文献中的中医症状分级量化表将所有症状分为轻、中、重3级。主症：胃脘或胁肋胀满、胃痛、两胁疼痛、嗳气、吞酸分别记2、4、6分；次症：胸闷、饮食减少、大便不畅分别记1、2、3分；无症状：记0分；舌象：其他0分，舌质淡红，舌苔薄白1分；脉象：其他0分，脉弦1分。

2）中医症状总疗效：参照文献，计算疗效指数判定临床总疗效。

3）胃镜疗效：根据2003年大连全国CG专题讨论标准拟定。见表7-4-9。

表7-4-9　慢性胃炎内镜分型分级

内镜分型	内镜特征	分级标准
浅表性胃炎	红斑：与周围黏膜比较，有明显的发红	Ⅰ级：分散或间断线状
		Ⅱ级：密集斑点或连续线状
		Ⅲ级：广泛融合
糜烂性胃炎	糜烂（平坦/隆起疣状）：黏膜破损浅，周围黏膜平坦或隆起	Ⅰ级：单发
		Ⅱ级：多发局部≤5
		Ⅲ级：多发广泛≥6
出血性胃炎	不隆起的红色、暗红色出血斑黏膜内出血：黏膜内点状、片状出血点（伴/不伴渗血，新鲜/陈旧）	Ⅰ级：局部
		Ⅱ级：多部位
		Ⅲ级：弥漫

内镜分级及积分：0级：正常（可有组织学改变），计0分；Ⅰ级：计1分；Ⅱ级：计2分；Ⅲ级：计3分。内镜积分降至0者为痊愈；积分减少2分者为显效；积分减少1分者为有效；积分无变化或增加1分以上为无效。

2. 治疗结果

1）3组治疗前后症状积分比较：见表7-4-10。

表7-4-10　3组治疗前后症状积分比较（分，$\bar{x}\pm s$）

组别	例数	治疗前	治疗后
加味和肝汤组	50	26.8±6.37	9.45±3.74[a]
辨证治疗组	40	26.4±6.42	12.00±4.38[ab]
常规西药组	40	25.9±7.38	15.00±6.57[ab]

注：与治疗前比较，[a]$P<0.05$；与加味和肝汤组比较，[b]$P<0.05$。

2）3组治疗后症状疗效比较：3组间症状疗效总有效率比较差异有统计学意义（χ^2=13.582，$P<0.01$）。见表7-4-11。

表7-4-11　3组治疗后症状疗效比较［例（%）］

组别	例数	痊愈	显效	有效	无效	总有效
加味和肝汤组	50	10（20.0）	28（56.0）	11（22.0）	1（2.0）	49（98.0）
辨证治疗组	40	3（7.5）	15（37.5）	15（37.5）	7（17.5）	33（82.5）
常规西药组	40	1（2.5）	10（25.0）	17（42.5）	12（30.0）	28（70.0）

3）3组治疗后胃镜疗效比较：3组间胃镜疗效总有效率比较差异有统计学意义（χ^2=6.546，

$P<0.05$）。见表7-4-12。

表7-4-12　3组治疗后胃镜疗效比较［例（%）］

组别	例数	痊愈	显效	有效	无效	总有效
加味和肝汤组	50	0	12（24.0）	30（60.0）	8（16.0）	42（84.0）
辨证治疗组	40	0	8（20.0）	20（50.0）	12（30.0）	28（70.0）
常规西药组	40	0	5（12.5）	19（47.5）	16（40.0）	24（60.0）

3. 不良反应监测

3组患者安全性指标均未见异常。加味和肝汤组服药后出现腹胀1例，口干1例，患者均可以耐受。3组均无脱落病例。

四、结　论

国医大师方和谦教授善用和法，提出“和为扶正，解为散邪”的精辟见解。其自拟和肝汤作为和法的代表方剂，是治疗多种疾病的有效方剂。全方扶正祛邪：扶后天之本之正气，祛郁滞之邪气；既保留了逍遥散疏肝解郁、健脾和营之内涵，又加重了培补疏利之特色，从而拓宽了逍遥散的用途。加味和肝汤以当归、白芍为君药，养血柔肝，调理气机；以党参、茯苓、白术为臣药，补中健脾益气，君臣合用，理气健脾，养血益气，共奏治肝实脾、气血同调之功；以柴胡、薄荷、苏梗、香附、生姜、大枣为佐药，柴胡、薄荷疏肝平肝以解郁，苏梗、香附不仅疏肝之郁，合柴胡、薄荷且能调达上、中、下三焦之气，而行气宽中；加用陈皮、焦神曲、砂仁理气消食导滞；生姜、大枣更能和胃健脾。以甘草为使，既可甘缓和中，又能调和诸药。本研究显示加味和肝汤疗效明显，说明此方配伍精当，更切合病机，疏补结合，达标本同治之效。本研究是在国家“十五”“十一五”科技攻关课题及北京市中医药科技发展基金项目对名老中医临证经验数据挖掘的基础上进一步对经验方进行的验证性应用研究。结果显示加味和肝汤组与中药辨证治疗组及西医常规治疗组比较症状积分下降、症状总疗效、胃镜分级积分方面均有显著性差异，说明加味和肝汤可以明显改善患者临床症状及胃镜下表现。根据《中国慢性浅表性胃炎共识意见》提出的“慢性胃炎的治疗目的是缓解症状和改善胃黏膜炎症”，可以认为加味和肝汤切合慢性浅表性胃炎病机而达到了治疗目的。

《北京中医药》2013年第5期

和肝汤治疗胃食管反流病40例

首都医科大学附属北京朝阳医院　权红

胃食管反流病（gastroesophageal reflux disease，GERD）指胃内容物反流入食管，引起不适症状和并发症的一种疾病，近年来其发病率有增高趋势。方和谦教授为第四批全国老中医药专家学术经验继承工作指导老师，笔者跟师侍诊多年，应用方教授自拟的经验方和肝汤治疗GERD 40例，取得满意效果。现报告如下。

一、资料与方法

1. 一般资料

80例GERD患者均为2005年10月至2007年6月中医科、消化内科收治的门诊患者。西医诊断标准参照文献，中医诊断标准参照文献GERD肝郁脾虚型诊断标准。按随机数字表法，根据就诊先后顺序随机分为2组，每组40例。治疗组男21例，女19例；对照组男24例，女16例，2组年龄18～70岁，平均53岁；病程1～60个月，平均5个月。症状分级：治疗组，轻度8例，中度26例，重度6例；对照组，轻度10例，中度22例，重度8例。胃镜分级：治疗组，0级4例，Ⅰ级11例，Ⅱ级19例，Ⅲ级6例；对照组，0级5例，Ⅰ级9例，Ⅱ级21例，Ⅲ级5例。2组临床资料比较差异无统计学意义（$P>0.05$），具有可比性。

2. 治疗方法

治疗组：常规治疗：奥美拉唑20mg，每日2次口服；和肝汤（由北京朝阳医院煎药室统一代煎），每日1剂，早晚各服150ml。和肝汤药物组成：当归10g，白芍12g，党参10g，白术10g，茯苓10g，柴胡9g，薄荷3g（后下），苏梗9g，香附9g，生姜3g，大枣4个，炙甘草6g。烧心反酸严重者加乌贼骨10g、煅瓦楞10g。对照组：奥美拉唑20mg，每日2次口服。2组均以8周为1个疗程，治疗1个疗程，治疗后6、12个月各随访1次。治疗期间停服其他治疗GERD的中西药物，同时进行生活指导，观察2组的症状和胃镜变化，进行对照比较。

3. 疗效判定标准

证候疗效判定标准参照文献拟定。临床痊愈：证候积分减少≥95%；显效：70%≤证候积分减少＜95%；有效：30%≤证候积分减少＜70%；无效：证候积分减少＜30%。

胃镜疗效判定标准参照文献：正常0分，轻度1分，中度2分，重度3分。内镜积分降至0者为痊愈；积分减少2分者为显效；积分减少1分者为有效；积分无变化或增加1分以上为无效。

4. 统计学处理方法

各组数据以$\bar{x}\pm s$表示，计数资料用χ^2检验，计量资料用t检验，等级资料用Ridit分析，全部数据用SPSS 12.0统计软件分析处理。

二、结　　果

1. 2组治疗前后症状积分比较

治疗组治疗前、后症状积分分别为（16.25±5.36）分、（5.00±2.83）分（$P<0.01$）；对照组分别为（18.63±6.08）分、（10.63±5.72）分（$P<0.01$），2组治疗后比较$P<0.01$。

2. 2组患者症状疗效比较

结果见表7-4-13。

表7-4-13　2组患者症状疗效比较

组别	例数	痊愈/例	显效/例	有效/例	总有效率/%
治疗组	40	9	26	2	92.5[a]
对照组	40	5	20	6	77.5

注：与对照组比较，$^aP<0.05$。

3. 2组治疗前后胃镜分级比较

结果见表7-4-14。

表7-4-14 2组治疗前后胃镜分级比较

组别		0级/例	Ⅰ级/例	Ⅱ级/例	Ⅲ级/例
治疗组	治疗前	4	11	19	6
	治疗后	12[a]	20[a]	7[a]	1[a]
对照组	治疗前	5	9	21	5
	治疗后	10[a]	20[a]	8[a]	2[a]

注：与同组治疗前比较，[a]$P < 0.01$。

4. 2组患者胃镜疗效比较

结果见表7-4-15。

表7-4-15 2组患者胃镜疗效比较

组别	例数	痊愈/例	显效/例	有效/例	无效/例	总有效率/%
治疗组	40	12	22	5	1	97.5
对照组	40	10	18	10	2	95.0

（五）2组复发率及不良反应比较

治疗后6个月，治疗组复发5例，对照组复发9例，2组比较差异无统计学意义。治疗后12个月，治疗组复发9例，对照组复发22例，2组比较差异有统计学意义（$P < 0.05$）。说明治疗组远期疗效优于对照组。治疗组出现乏力2例，对照组出现头晕1例，患者均可以耐受，不影响正常治疗。

三、讨　论

笔者研究应用和肝汤联合奥美拉唑治疗GERD与单纯用奥美拉唑比较，结果显示治疗组治疗后症状积分下降明显高于对照组，症状疗效达92.5%，且对患者随访1年，在降低复发率方面也优于对照组，说明和肝汤可以明显改善患者临床症状，并可巩固疗效。

GERD属中医“嘈杂”“反胃”“痞满”等范畴。其多由脾胃虚弱，中焦气机阻滞，升降失常所致，临床常见虚实夹杂证候。方教授积累多年临床经验，以《伤寒论》小柴胡汤和解之法并结合《太平惠民和剂局方》逍遥散拟方思路拟和肝汤。全方扶正祛邪：扶后天之本之正气，祛郁滞之邪气；既保留了逍遥散疏肝解郁、健脾和胃之内涵，又加重了培补疏利之特色，从而拓宽了逍遥散的用途，治疗该病切合病机。和肝汤以当归、白芍为君药，养血柔肝，调理气机；以党参、茯苓、白术为臣药，补中健脾益气，君臣合用，理气健脾，养血益气，共奏治肝实脾气血同调之功。以柴胡、薄荷、苏梗、香附、生姜、大枣为佐药，柴胡、薄荷疏肝平肝以解郁，苏梗、香附不仅疏肝之郁，合柴胡、薄荷且能调达上、中、下三焦之气，而行气宽中，加用生姜、大枣更能和胃健脾。以甘草为使，既可甘缓和中，又能调和诸药。从整体调理气机出发，疏补结合，可达标本同治之效。

近年来，虽然对GERD的发病机制及防治研究取得了很大的进步，但仍有许多问题需要更深入地探索和解决。临床上西药治疗该病多用胃动力药、制酸剂及黏膜保护剂等，经临床研究发现，西药有较好抑酸效果，但单纯抑酸并不能缓解所有的反流性食管炎患者的症状，胆汁反流对食管炎的发生也有不可忽视的作用；另有研究表明在不使用质子泵抑制剂（PPI）维持的情况下，GERD 1年内大约有80%的患者复发，而使用PPI维持治疗则可以使复发率降至30%；因此，需要长期治疗来控制症状、预防并发症和复发，故价格昂贵。和肝汤治疗GERD以整体观念为指导思想，以辨证论治为特点，调节全身气机，发挥整体调节作用，改善临床症状、提高生活质量、减少复发及延长复发时间，体现了中医治疗GERD的特点与优势。但单纯中药控制症状缓慢，长期口服汤剂不易坚持，与西药二者有机地结合起来，取长补短，相得益彰。

《中国中西医结合消化杂志》2009年第4期

加味和肝汤治疗功能性消化不良40例

首都医科大学附属北京朝阳医院　高剑虹

功能性消化不良（functional dyspepsia，FD）是临床常见的一种功能性胃肠疾病，临床表现为餐后饱胀不适、早饱、上腹痛或上腹烧灼感，可伴食欲不振、嗳气、恶心或呕吐等一组症候群，经血生化和内镜检查无异常发现。

据国外报道FD的发病率为20%～40%。笔者应用国医大师方和谦教授的经验方加味和肝汤治疗肝郁脾虚型功能性消化不良40例，取得较好疗效，现总结如下。

一、资料与方法

（一）一般资料

80例患者均为2009～2011年朝阳医院中医科、消化内科收治的门诊病例，都经过多次就诊，症状反复者。按随机数字表法分为2组。治疗组40例，其中男24例，女16例；年龄21～62岁，平均41.6岁；病程7个月～20年，平均6.1年。对照组40例，男22例，女18例；年龄18～60岁，平均40.1岁；病程6个月～21年，平均6.3年。两组性别、年龄、病程等方面差异无显著性（$P>0.05$），具有可比性。

（二）纳入标准

1. 西医诊断

参照2006年罗马国际胃肠病学会制定的罗马Ⅲ诊断标准。

2. 中医诊断及辨证

参照《中药新药临床研究指导原则》之痞满证及其分型肝郁脾虚证标准。

（三）排除标准

①年龄小于18岁或大于65岁者；②虽有痞满主症，但辨证不明确或有过多兼夹症；③过敏体质者；④胃镜检查发现溃疡、胃黏膜糜烂、肿瘤等器质性病变及食管器质性病变；⑤合并有心、脑血管，肺、肝、肾及造血系统等原发性疾病及精神病患者；⑥近期已采用其他类似药物治疗者。

（四）方法

1. 治疗组

加味和肝汤（由朝阳医院煎药室统一代煎），每日1剂，早晚各服150ml。加味和肝汤药物组成：当归9g，白芍9g，党参9g，白术9g，茯苓9g，柴胡9g，薄荷3g（后下），苏梗9g，香附9g，生姜9g，大枣4个，炙甘草6g，陈皮10g，焦神曲6g，砂仁6g。

2. 对照组

多潘立酮（西安杨森制药有限公司）10mg，每天3次口服。

两组均以4周为1个疗程，治疗1个疗程。治疗期间停服其他治疗FD的中西药物，同时配合饮食、心理指导，观察两组临床症状的变化，分别记录治疗前及治疗后第2、4周症状评分，进行对照比较。停药后随访6个月。

（五）中医症状积分

中医症状分级量化标准参照《中药新药临床研究指导原则》制定。对此病治疗前后的6个症状（主症：胃脘胀痛或胀满，纳少，便溏。次症：烦躁易怒，嗳气反酸，恶心呕吐）进行评分。所有症状分为轻、中、重3级，主症分别记2、4、6分，次症分别记1、2、3分，无症状记0分。

（六）疗效判定标准

疗效判定标准参照文献拟定。根据治疗前后的中医证候积分计算疗效指数，疗效指数（%）=[（治疗前积分–治疗后积分）/治疗前积分]×100%。临床痊愈：中医临床症状、体征消失或基本消失，证候积分减少≥95%；显效：中医临床症状、体征明显改善，证候积分减少≥70%；有效：中医临床症状、体征均有好转，证候积分减少≥30%；无效：中医临床症状、体征均无明显改善，甚或加重，证候积分减少不足30%。

（七）统计学方法

计数资料采用χ^2检验，等级资料用Ridit分析，全部数据用SPSS 12.0统计软件分析处理。

二、结　　果

（一）总体疗效分析

治疗组与对照组总有效率分别为92.5%和75%，两组比较差异有统计学意义（$P<0.05$）。治疗中2组均未见不良反应。见表7-4-16。

表7-4-16　两组患者证候总体疗效比较（n，%）

组别	n	痊愈	显效	有效	无效	总有效率
治疗组	40	8	26	3	3	92.5[a]
对照组	40	4	20	6	10	75.0

注：与对照组比较，[a]$P<0.05$。

（二）临床症状积分疗效分析

治疗前后两组间分别比较均无差异（$P>0.05$），但治疗前后两组内分别比较均有差异（$P<0.05$）。见表7-4-17。

表7-4-17　两组患者临床症状积分比较

组别	n	脘腹胀	嗳气	恶心反酸	烦急	便溏	纳呆
治疗组治疗前	40	3.22±0.88	2.89±0.56	2.63±0.71	3.12±0.98	3.42±0.68	3.52±0.78
治疗组治疗后	40	1.20±0.79	1.12±0.61[a]	1.30±0.85	0.75±0.22[a]	0.73±0.42[a]	1.25±0.44[a]
对照组治疗前	40	2.90±0.89	3.40±1.77	3.15±1.37	2.71±1.11	1.20±0.79	1.42±0.63
对照组治疗后	40	1.83±0.59	3.20±2.09	2.12±1.81	1.33±1.01	1.08±0.83	1.37±1.13

注：与对照组治疗后比较，[a]$P<0.05$。

（三）随访情况

停药6个月后随访，治疗组有3例复发，复发率为7.5%；对照组有8例复发，复发率为20.0%，两组比较差异有统计学意义（$P<0.05$）。

三、讨　　论

FD的发病机制十分复杂，已知的一些因素包括胃肠动力障碍、内脏感觉异常、胃酸分泌异常、精神心理因素异常、自主神经功能紊乱、胃肠激素分泌异常等。

FD在中医属于"痞证""胃脘痛""嘈杂"范畴。张声生等在对FD的研究中发现属脾虚气滞型者居多。外邪侵袭、饮食所伤、劳倦思虑、情志不畅等原因均可拂郁气机，损伤脾胃，致使脾胃升降失司，进而导致胃肠功能紊乱，出现一系列症状。凌江红对肝主疏泄与脑肠肽的相关性进行了理论探讨。认为情志不遂，肝气郁结，肝失疏泄，肝气不能正常升发，以致局部和中枢神经系统的脑肠肽改变终致消化功能紊乱。所以肝郁脾虚是本病重要的发病机制。

方老经验方和肝汤源自宋代名方逍遥散，立足中焦脾胃，疏泄肝脏气机。方中党参、茯苓、白术、炙甘草健脾补中益气；柴胡、薄荷、苏梗、香附理气疏肝；当归、白芍养血柔肝，亦能防理气药发散太过；生姜、大枣健脾和胃；焦神曲、砂仁健胃消食。卜平等对疏肝健脾类药物研究发现，此类药对自主神经功能有双向调节作用，在促进胃排空，抑制胆汁反流方面具有明显优势。

本次临床观察表明，加味和肝汤治疗组治疗FD，总有效率为92.5%，对照组仅为75.0%，治疗组优于对照组（$P<0.05$），疗效明显。在改善症状方面加味和肝汤优于多潘立酮，特别

是在改善情绪烦急及纳呆、便溏方面有明显优势。在降低愈后复发率方面也优于对照组，进而使患者的生活质量得到提高。这说明FD患者中精神神经功能紊乱与中医“肝郁”证具有高度相关性，病理特点甚为相似，从而使本病取得较好的疗效。

《中国中医药现代远程教育》2013年第12期

第三节 基础研究

方和谦辨治咳嗽医案分析

首都医科大学附属北京朝阳医院 曹锐

方和谦教授从医60余年，对中医药诊治呼吸系统疾病及疑难杂症有很高的造诣。为了更加客观地总结方和谦教授治疗咳嗽的临床用药规律，笔者利用数据库技术对相关资料进行统计学分析，汇报如下。

一、临床资料

（一）一般资料

以2008年1月至2009年9月方和谦教授在首都医科大学附属北京朝阳医院门诊治疗的咳喘病患者为研究对象，医案内容参考“十五”科技攻关项目“名老中医学术思想、经验传承的研究”统一医案格式，在方和谦教授的指导下记录。共收集病例101例，男65例（64.4%），女36例（35.6%）；年龄14～82岁，平均65.7岁；病程7天～45年。

（二）诊断标准

参考中华医学会呼吸病学分会哮喘学组编著的《咳嗽的诊断与治疗指南》。

（三）纳入标准

门诊诊断为咳嗽，接受方和谦教授治疗，辨证、用方、用药记录完整的患者。

二、数据整理方法

将收集的咳嗽患者的初诊数据录入数据库。参照国家中医药管理局颁布的“中医临床诊疗术语”建立主题表，将病名、证候、症状、选方、用药进行规范化处理，以利于后期数据处理的准确性。

采用SPSS 12.0统计软件，对患者一般资料、证候、治则、选方、用药进行统计学分析。

三、结　果

（一）伴随症状频次

咯痰45例，鼻塞咽痛29例，胸闷73例，气急气粗35例，头痛38例，发热13例，口干27例，舌质红88例，舌质淡红13例，舌苔薄苔72例，腻苔29例，脉平45例，脉数42例，脉弦滑14例等。

（二）证候频次

属于外感68例，占67.3%，内伤33例，占32.7%。101例病例共出现23个证型，同一病例可出现多种证型。出现频次较多的中医证型有：肺气不利证频次43次（42.6%）；肺津（阴）亏耗证38次（37.6%）；痰热阻肺证29次（28.7%）；燥邪伤肺证24次（23.8%）；风热犯肺证22次（21.8%）；痰湿闭肺证18次（17.8%）；风寒袭肺证13次（12.9%）；肝火犯肺证7次（6.9%）。以上证型或单独出现，或同时出现，以风+痰+热、风+燥同时出现为多；此外还有肺脾气虚证（5例）、肺肾两虚证（4例）等证型。

（三）处方频次

其中自拟利肺汤与二陈汤、止嗽散与二陈汤、桑菊饮与二陈汤配伍使用较多。见表7-4-18。

表7-4-18　101例患者所用处方的方名频次分析表

序号	加减方名	频次	比例（%）
1	二陈汤	42	41.6
2	自拟利肺汤	35	34.7
3	止嗽散	32	31.7
4	杏苏散	21	20.8
5	自拟清肺养阴方	19	18.8
6	清金化痰汤	18	17.8
7	三拗汤	14	13.7
8	桑菊饮	14	13.7

（四）用药频率

通过对方和谦教授治疗101例咳嗽患者的用药频数前20位的中药进行统计，可以看出治疗咳嗽重点在于调整肺气，宣发肺气与化痰降气药物使用最多，清热与温化药物往往配伍使用。见表7-4-19。

表7-4-19　101例患者处方用药频率统计表

序号	药物名称	频数	比例（%）
1	苏梗	54	53.5
2	桔梗	51	50.5
3	法半夏	50	49.5

续表

序号	药物名称	频数	比例（%）
4	杏仁	48	47.5
5	连翘	41	40.6
6	竹茹	38	37.6
7	前胡	37	36.6
8	白前	35	34.7
9	百合	35	34.7
10	北沙参	34	33.7
11	炙紫菀	32	31.7
11	炙百部	32	31.7
11	炙枇杷叶	32	31.7
14	炒谷芽	31	30.7
14	炙桑皮	31	30.7
16	桑叶	28	27.2
17	荆芥	25	24.8
18	莱菔子	23	22.8
18	干姜	23	22.8
20	五味子	22	21.8
20	款冬花	22	21.8
20	炙麻黄	22	21.8

四、讨　　论

方和谦教授治疗咳嗽提出需辨外感与内伤，即分清有无外邪存在。从以上统计来看，外感多于内伤，多为风、痰（湿）、燥、热为患，或为肺气宣降不利所致，常见有肺气不利、燥邪伤肺、痰热阻肺、风热犯肺、风寒袭肺等证。内伤常常表现为肺津（阴）亏耗、肝火犯肺等证。以上证型临床常常表现为一个或几个同时出现的虚实夹杂证候。方老治疗咳嗽则注重肺气的宣降调理，宣发肺气与化痰降气并重，善于以自拟利肺汤利肺止咳，以二陈汤燥湿化痰，以止嗽散宣肺疏风、止咳化痰，以杏苏散发散风寒、宣肺化痰；对于肺津（阴）亏耗证常用自拟清肺养阴方，综合养阴清肺、清燥救肺、百合固金等方剂的特点形成自拟方剂；对于肝火犯肺证常用自拟和肝汤加味。

数据分析显示，苏梗、桔梗占据用药频次的前2位，体现出方老治疗用药以升降合用为主；用药频次的前10位以化痰、降气、解毒、止咳、养阴为主，以药测法体现出方老治疗咳嗽的基本原则与辨证思想。苏、杏、前、桔以药对配伍，常常出现在处方的前列；炙紫菀配炙百部，化痰止咳与润肺止咳并用；炙桑皮配炙枇杷叶，泻肺平喘，利水消肿与降气化痰止咳，清肺和胃并用；在药物频次的第14位出现炒谷芽，在治疗咳嗽的同时频繁使用炒谷芽健脾开胃，和中消食，体现方老治病用药重视“保胃气，存津液”。方老还提出“大病体虚，要重在培中”“大病必顾脾胃”的观点。不仅视养阴保津为治疗外感热病的重要原则，同时在治疗内伤杂病中也极为重视养阴存津、保胃气，指出“保胃气，存津液”是中医辨证论治的治疗大法。

通过对方和谦教授治疗咳嗽的临床用药分析，较为客观地体现出方老治疗咳嗽的部分临床经验和学术思想，对咳嗽的临床应用有一定的指导作用。

《北京中医药》2012年第1期

和肝汤对功能性消化不良大鼠十二指肠微炎症的影响

首都医科大学附属北京朝阳医院中医科　赵静怡，郑金粟，曹锐

功能性消化不良（functional dyspepsia，FD）以餐后腹胀、腹痛、早饱等为主要症状表现，是临床的常见病。FD的发病机制错综复杂，胃动力异常、内脏敏感性升高、十二指肠微炎症状态皆为其主要病理改变。FD十二指肠微炎症主要表现为肥大细胞、嗜酸性粒细胞等炎症细胞以及炎症因子在局部的异常表达，并进而影响胃肠运动和感觉功能。现有常规西医治疗手段主要包括抑胃酸、促动力等，近年胆碱酯酶抑制剂、5-HT1A激动剂、神经调节剂等逐步用于FD的治疗，但其有效性和安全性仍欠满意。

中医药治疗FD具有良好的疗效。国医大师方和谦教授从自身重视“调理肝脾”的学术思想出发，在经方逍遥散的基础上创制经验名方和肝汤。本方治疗FD效果显著，在改善临床总有效率、单项症状和降低复发率方面均优于促动力药对照组。然而，和肝汤是否能够改善FD十二指肠微炎症及其机制仍需进一步研究。

既往和前期研究发现，FD十二指肠局部炎症相关因子和肥大细胞表达异常，而中药干预可减轻其局部微炎症水平，但具体的分子生物学作用机制仍有待进一步深入研究。为了初步挖掘中药和肝汤的治疗靶点，本研究推测和肝汤的作用机制可能与缓解微炎症状态相关，并通过动物实验验证和肝汤是否通过调节炎症因子和炎症细胞表达，减轻十二指肠微炎症状态，进而对FD产生治疗作用。

一、材料和方法

（一）材料

1．实验动物

18只6周龄雄性无特定病原体（SPF）级SD大鼠，体重（200±20）g，购自北京维通利华生物技术有限公司，动物生产许可证号：SCXK（京）2021-0006。动物使用许可证号：SYXK（京）2020-0050。所有动物饲养于北京迈德康纳生物技术有限公司SPF动物房。动物饲养条件：温度（22±1）℃，湿度50%～60%，光照/黑暗（12h/12h），所有动物均可自由进食、饮水。本动物实验获得首都医科大学动物伦理委员会许可（伦理编号：AEEI-2021-238）。

2．药物

和肝汤由当归12g、白芍12g、党参9g、白术9g、茯苓9g、柴胡9g、薄荷3g、苏梗9g、香附9g、生姜3g、大枣4枚/12g、炙甘草6g共12味中药组成。选用目前公认的临床等效剂量

为和肝汤的大鼠干预剂量，和肝汤中药饮片生药共计102g，计算临床等效剂量为0.918g生药质量/100g大鼠体重，于江阴天江药业制备和肝汤颗粒剂，每2袋颗粒含102g生药，研磨后加入111ml生理盐水充分溶化，灌胃剂生药浓度为0.918g/ml。

3. 试剂和仪器

本研究涉及的主要试剂和仪器：大鼠白细胞介素10（IL-10）ELISA试剂盒，泉州市睿信生物科技有限公司（货号：RX302880R）；大鼠白细胞介素12（IL-12）ELISA试剂盒，泉州市睿信生物科技有限公司（货号：RX302878R）；苏木精伊红（HE）染色试剂盒，北京索莱宝科技有限公司（货号：G1120）；甲苯胺蓝染色试剂，北京索莱宝科技有限公司（货号：G3661）。涉及的主要仪器：酶标仪，美国Rayto公司（型号：RT-6100）；高速冷冻离心机，湖南湘仪离心机仪器有限公司（型号：TGL16M）；电热恒温培养箱，武汉一恒苏净科学仪器有限公司（型号：DHP-9012）；脱水机，武汉俊杰电子有限公司（JJ-12J）；包埋机，武汉俊杰电子有限公司（型号：JB-P5）；病理切片机，上海徕卡仪器有限公司（型号：RM2016）；正置光学显微镜，日本尼康（型号：Nikon Eclipse ci）；显微成像系统，日本尼康（型号：NIKON DS-U3）。

（二）分组与干预

将18只大鼠随机分为对照组、模型组、中药组共3组，每组6 只。采用夹尾应激法建立FD大鼠模型，每组5只大鼠同笼，模型组和中药组大鼠用长海绵钳夹大鼠尾巴远端1/3处，以不破皮为度，令其暴怒，寻衅与其他大鼠厮打，以激怒全笼大鼠。每次刺激持续30min。随着打斗的加剧，大鼠可能被抓伤，为避免炎症干扰，用0.15%碘伏涂擦受伤部位控制感染。每4h刺激1次，每日3次，连续刺激7d。造模结束后，中药组给予和肝汤颗粒灌胃，每102g生药的免煎颗粒研磨后加入111ml生理盐水，使其充分溶解，灌胃量为1ml/100g大鼠体重，为临床等效剂量正常组和模型组给予等容积生理盐水灌胃，每日1次，连续灌胃7d。中药组及模型组在灌胃期间继续予以夹尾，防止模型自发恢复。

（三）观察指标与检测方法

1. 一般指标

1）体重：在第0 天（造模开始前）、第7 天（造模结束后）、第14 天（干预结束后取材当天）分别测量各组大鼠的体重。

2）3h摄食量检测：第14 天检测大鼠3h摄食量，检测前禁食12h，不禁水，检测时给予每只大鼠鼠粮15g，3h后称重并记录剩余鼠粮，按公式计算大鼠3h进食量：3h进食量（g）=15g–剩余鼠粮（g）。

3）疼痛阈值评估：在造模干预结束后对各组大鼠进行疼痛阈值评估，以体现大鼠内脏高敏程度。参照浙江大学实验动物中心的大鼠疼痛评估方法指南，对大鼠的体重、摄食、外观、临床症状、社会化行为和刺激反应进行评价、记录和计分，根据评估指南中涉及的疼痛症状的轻中重等级分别记1分、2分、3分，无相应疼痛表现则记为0分，大鼠疼痛阈值的计算公式为：疼痛阈值=1–疼痛得分/总分。

2. 实验室检测指标

（1）取材：预先禁食不禁水24h。于第14天进行取材，予1%戊巴比妥钠（80mg/kg）腹腔注射麻醉，后逐层剪开皮肤、肌肉、暴露腹腔脏器，剪取大鼠十二指肠组织，十二指肠取位于幽门下0.5cm 3～4cm的组织，分别进行如下处理：用于HE染色的胃和十二指肠组织置于4%多聚甲醛中固定，后续用石蜡包埋制作石蜡切片；用于ELISA检测的十二指肠组织置于冻存管迅速放入液氮中保存。

（2）HE染色观察大鼠十二指肠形态：取各组大鼠十二指肠组织，石蜡包埋后制备组织切片，厚度5～7μm。脱蜡、修复抗原后进行HE染色，具体步骤如下：苏木精液染色5min，流水稍洗去苏木精液1～3s，1%盐酸乙醇1～3s，稍水洗10～30s，蒸馏水洗1～2s，0.5%伊红液染色1～3min，蒸馏水洗1～2s。脱水透明、封片后显微镜下观察拍照。

（3）甲苯胺蓝染色观察十二指肠肥大细胞：取各组大鼠十二指肠组织，石蜡包埋后制备组织切片，厚度4μm。脱蜡、修复抗原后进行甲苯胺蓝染色，具体步骤如下：甲苯胺蓝染色液（甲苯胺蓝0.5g+蒸馏水100ml）处理10min，蒸馏水洗净，冰醋酸分化液（冰醋酸0.5ml+蒸馏水100ml）处理30s左右，显微镜下观察至颗粒清晰为止，蒸馏水洗净。脱水透明、封片后显微镜下观察拍照。

（4）ELISA法检测十二指肠抗炎因子和促炎因子含量：ELISA法分别检测十二指肠的促炎细胞因子IL-12和抗炎细胞因子IL-10的表达水平。将大鼠十二指肠组织迅速剪碎研磨后离心，离心力（G）:10 000g，离心半径（R）:8.5cm，转速:10444r/min，时间10min，取上清液。配置梯度浓度的标准品，用于制作标准曲线。将待检样品、标准品加入相应的96孔板中，37℃孵育1h，移除封板膜，于洗涤机中洗涤5次。加入HRP标记的IL-12、IL-10抗体，37℃避光孵育30min后洗涤，之后依次加入显色底物和终止液，在10min内于酶标仪读取标准品、样品的吸光值，据标准品浓度和光密度（OD）值做标准曲线，据标准曲线方程计算出样本浓度（pg/g）。

3. 统计方法

采用SPSS 22.0 统计软件进行数据分析，结果以均数±标准误（$\bar{x}$±SEM）表示，多组间比较用单因素方差分析ANOVA，采用最小显著差数法（LSD）进行事后多重比较，以$P<0.05$为差异具有统计学意义。

二、结　　果

（一）和肝汤对FD大鼠体重的影响

结果显示，造模开始前（第0天）各组大鼠的体重基本一致，差异无统计学意义（$P>0.05$）；造模结束后（第7天），中药组、模型组大鼠体重较正常组大鼠显著减轻，差异有统计学意义（$P<0.01$），且中药组和模型组大鼠体重基本一致，差异无统计学意义（$P>0.05$）；干预结束后（第14天），模型组大鼠体重仍较正常组显著减轻，差异有统计学意义（$P<0.01$），而中药组大鼠体重较模型组增加，差异有统计学意义（$P<0.05$），具体各组大鼠体重变化情况见表7-4-20。

表7-4-20　各组大鼠体重变化比较（g）

组别	n	第0天体重	第7天体重	第14天体重
正常组	6	286.17±4.37	371.17±8.23	420.83±10.38
模型组	6	285.67±1.28	335.33±3.07[a]	357.17±6.17[a]
中药组	6	286.17±3.59	326.17±5.45[a]	388.50±5.96[b]

注：与正常组比较，[a]$P<0.01$；与模型组比较，[b]$P<0.05$。

（二）和肝汤对FD大鼠3h摄食量的影响

3h摄食量结果显示，模型组大鼠3h摄食量较正常组大鼠显著减低，差异有统计学意义（$P<0.01$）；而经过和肝汤治疗后，大鼠摄食量能力部分恢复，中药组大鼠3h摄食量高于模型组，差异具有统计学意义（$P<0.01$），见表7-4-21。

（三）和肝汤对FD大鼠疼痛阈值的影响

疼痛阈值结果显示：模型组大鼠疼痛阈值显著低于正常组大鼠，差异均有统计学意义（$P<0.01$）；而经过和肝汤治疗后，大鼠疼痛情况改善，中药组大鼠疼痛阈值高于模型组，差异均有统计学意义（$P<0.01$），见表7-4-21。

表7-4-21　各组大鼠3h摄食量（g）和疼痛阈值评分

组别	样本量	摄食量	疼痛阈值
正常组	6	11.68±0.57	0.89±0.04
模型组	6	7.00±0.51[a]	0.45±0.03[a]
中药组	6	9.31±0.21[b]	0.73±0.05[b]

注：与正常组相比，[a]$P<0.01$；与模型组相比，[b]$P<0.01$。

（四）各组大鼠十二指肠组织形态

HE染色结果显示：各组大鼠十二指肠组织均结构完整，形态清晰，细胞排列整齐，无明显损伤病变表现，见图7-4-1。这一结果亦符合FD不存在显著器质性病变的传统定义。

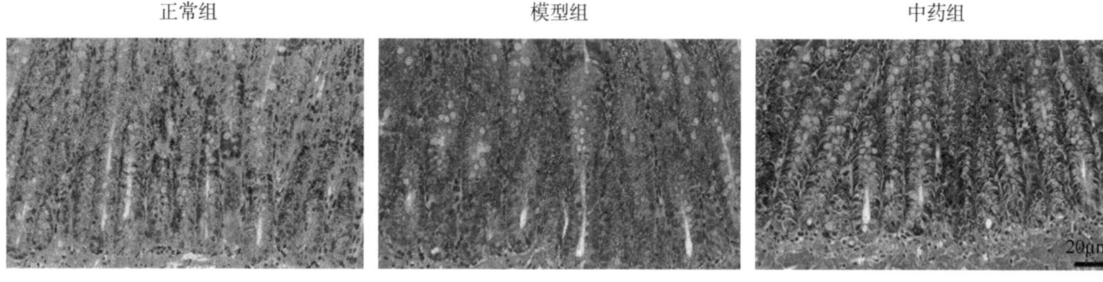

图7-4-1　各组大鼠十二指肠组织形态结构（HE染色，20×）

（五）和肝汤对FD大鼠十二指肠肥大细胞聚集的影响

甲苯胺蓝染色结果显示，镜下观察正常组大鼠十二指肠的固有层有少量蓝紫色阳性着色反应；模型组大鼠十二指肠固有层蓝紫色阳性着色更为显著，呈强阳性反应；中药组大鼠十二指肠固有层的阳性反应程度较模型组减弱，与正常组基本一致，见图7-4-2。

（六）和肝汤对FD大鼠十二指肠炎症因子和抗炎因子表达水平的影响

ELISA结果显示，模型组大鼠十二指肠炎症细胞因子IL-12表达水平较正常组显著升高，差异具有统计学意义（$P<0.01$），经和肝汤颗粒治疗后，中药组大鼠十二指肠IL-12表达减

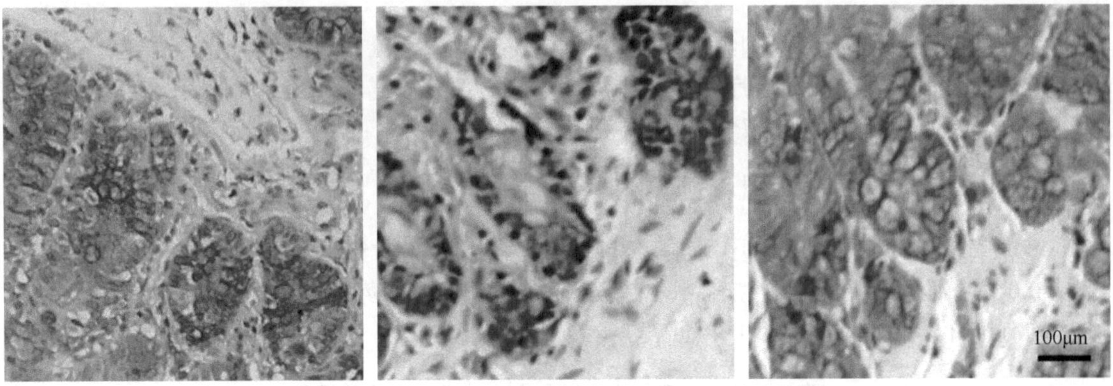

正常组　　模型组　　中药组

100μm

图7-4-2　各组大鼠十二指肠肥大细胞聚集情况（甲苯胺蓝染色，40×）

少，差异具有统计学意义（$P<0.01$）；与此同时，模型组大鼠十二指肠抗炎细胞因子IL-10表达水平较正常组增多，经和肝汤颗粒治疗后，中药组大鼠十二指肠抗炎因子IL-10水平进一步增加，差异均具有统计学意义（$P<0.01$），见表7-4-22。

表7-4-22　各组大鼠十二指肠促炎因子IL-12和抗炎因子IL-10表达水平（pg/g）

组别	样本量	IL-12	IL-10
正常组	6	26.89±0.95	47.43±3.70
模型组	6	62.85±1.77[a]	69.83±4.05[a]
中药组	6	41.20±1.31[b]	109.26±4.41[b]

注：与正常组相比，[a]$P<0.01$；与模型组相比，[b]$P<0.01$。

三、讨　　论

2016年发布的关于功能性胃肠病的罗马Ⅳ标准中将“十二指肠微炎症”（duodenal low-grade inflammation）这一概念列为FD的病理改变之一，并提出十二指肠嗜酸粒细胞聚集是十二指肠微炎症的典型病理表现。研究显示，FD患者十二指肠局部炎症细胞和炎症因子的聚集活化与黏膜下层神经及神经节的功能及结构变化相关，故目前认为十二指肠微炎症可能是脑-肠轴功能异常的驱动因素，而十二指肠可能是引起动力感觉异常的胃肠功能调控中心。IL-12、IL-10分别为已知的机体关键促炎因子和抗炎因子，在多种以免疫失衡为主要发病机制的消化系统疾病中扮演了关键角色。在FD十二指肠局部微炎症的形成过程中，炎症细胞因子的表达是否存在失衡以及其背后的分子生物学机制仍有待明确。因此，本研究从十二指肠微炎症入手，以促炎细胞因子IL-12、抗炎细胞因子IL-10为关键靶标，探究和肝汤对FD的作用机制是否与调节炎症因子表达，进而减轻十二指肠微炎症状态有关。

研究结果显示：夹尾应激造模的FD大鼠体重减轻，摄食量减少，疼痛阈值降低，而和肝汤颗粒可以显著改善FD大鼠的体重和摄食量，部分缓解大鼠疼痛症状，提高疼痛阈值评分；此次，夹尾应激的FD大鼠十二指肠存在低程度炎症，其肥大细胞在十二指肠固有层聚集，促炎细胞因子IL-12的表达增多，处于炎症反应的轻度异常状态，与此同时抗炎因子IL-10表达亦增多，推测因机体存在抗炎与促炎之间的免疫协调反馈，这可能有助于使十二指肠局部炎症维持在低程度的病理状态；而和肝汤颗粒减少肥大细胞在局部的分布，下调十二指肠促炎细胞因子IL-12的含量，同时促进抗炎因子IL-10的表达，调整局部的免疫炎症程度，发挥对十二指肠黏膜的保护作用。FD十二指肠局部炎症因子和炎症细胞表达增多，刺激抗炎因子合成分泌增加，IL-10的表达量相对增多；而和肝汤治疗后抗炎因子IL-10较模型组进一步增多，提示和肝汤可能在十二指肠发挥了炎症水平调节作用，其促进抗炎因子IL-10进一步合成分泌，以抑制局部的炎症反应，体现了其多靶点、双向调节的优势作用。

现代中医根据FD患者的临床症状，将其归属于“痞满”“胃脘痛”等病范畴，并认为其病位在胃，与肝脾密切相关，而肝脾失调是病机的关键环节。因此，从肝脾论治是中医治疗FD的核心思路，调肝理脾是其基本治法。国医大师方和谦教授从自身重视调理肝脾的学术思想出发，基于逍遥散创制了经验名方和肝汤。和肝汤中当归、白芍为君以养血柔肝，柴胡、薄荷、苏梗、香附为臣以疏肝解郁、行气宽中，党参、茯苓、白术、生姜、大枣为佐以健脾益气和胃，为仲景所谓“见肝之病，知肝传脾，当先实脾”；以甘草为使以甘缓和中、调和诸药。全方在逍遥散疏肝解郁、健脾和营的基础上加重了培土和中之效，用于治疗以肝脾失调为病机关键的FD具有较强的优势，临床应用亦屡获良效，值得推广和进一步深入研究。

综上所述，本研究显示：FD大鼠十二指肠固有层肥大细胞聚集，促炎细胞因子IL-12和抗炎细胞因子IL-10表达异常，这可能与十二指肠微炎症状态的形成有关；而和肝汤颗粒可以减少肥大细胞在十二指肠局部的分布，调整炎症细胞因子表达水平，进而减轻十二指肠微炎症状态，这可能是和肝汤治疗FD的作用机制之一。

《山西医科大学学报》2022年第6期

基于网络药理学和UPLC-QE-MS探讨和肝汤治疗功能性消化不良的作用机制

首都医科大学附属北京朝阳医院中医科　赵静怡，郑金粟，曹锐

功能性消化不良（functional dyspepsia，FD）以餐后腹胀、腹痛、早饱等为主要表现，是临床的常见病。FD的发病机制错综复杂，胃动力异常、内脏敏感性升高、十二指肠微炎症状态皆为其主要病理改变。FD十二指肠肥大细胞、嗜酸性粒细胞等炎症细胞以及炎症因子在局部异常表达，构成十二指肠微炎症状态，并进而影响胃肠运动和感觉功能，这一病理改变近年逐渐为人所知，亦是FD药物治疗的潜在突破方向。现有常规西医治疗手段主要包括抑胃酸、促动力等。近年胆碱酯酶抑制剂、5-HT1A受体激动剂、神经调节剂等逐步用于FD的治疗，但其有效性和安全性仍欠满意。

中医药治疗FD具有良好的疗效。国医大师方和谦教授从自身重视“调理肝脾”的学术思想出发，在经方逍遥散的基础上创制经验名方——和肝汤。本方治疗FD效果显著，在改善临床总有效率、单项症状和降低复发率方面均优于促动力药对照组。然而，和肝汤治疗FD的机制仍有待挖掘。

因此，本研究运用超高效液相色谱-四级杆静电场轨道阱质谱（ultra performance liquid chromatography Q exactive mass spectrometry，UPLC-QE-MS）非靶向代谢组学法确认和肝汤活性成分，并采用网络药理学方法研究和肝汤活性成分和FD潜在治疗靶点之间的关系。首

先通过数据库检索提取和肝汤的相关活性成分和FD相关基因靶点，建立处方-活性成分-靶点网络和蛋白互作网络，并进行通路富集分析和分子对接，以探究和肝汤治疗FD的潜在分子生物学机制。

一、材料与方法

（一）UPLC-QE-MS法分析和肝汤活性成分

1. 和肝汤测试样品制备

和肝汤由当归12g、白芍12g、党参9g、白术9g、茯苓9g、柴胡9g、薄荷3g、紫苏梗9g、香附9g、生姜3g、大枣4枚/12g、炙甘草6g共12味中药组成。和肝汤颗粒剂由江阴天江药业制作。将和肝汤颗粒研磨后，每100mg颗粒溶解于500μl蒸馏水中，涡旋混匀4min，冰水浴中超声5min，将样品在–40℃下孵育1h，在4℃条件下13 800g离心15min，取上清液用于后续上机分析，等分混合两种样品的上清液制备质量控制样品，并设置3个重复。

2. UPLC-QE-MS检测和肝汤活性成分

采用Agilent超高效液相色谱1290 UPLC系统，Waters UPLC BEH C18柱（1.7μm 2.1×100mm）进行UPLC-QE-MS分析。流动相A相为0.1%甲酸，B相为乙腈（含0.1%甲酸），流量为0.4ml/min，上样量为5μl。采用Q Exactive Focus质谱仪与Xcalibur软件，基于FullScan-ddMS2功能进行一级、二级质谱数据采集。正离子模式下喷雾电压为4000kV；负离子模式下喷雾电压为3600kV。鞘气体流量为45Arb；辅助气体流量为15Arb；毛细管温度为400℃；全MS分辨率为70 000，MS/MS分辨率为17 500；NCE模式碰撞能量为15/30/45eV。

（二）筛选和肝汤的候选单体及基因靶点信息

从TCMSP数据库（https：//tcmspw.com/tcmsp.php）检索和肝汤的12味中药，并筛选口服利用度（oral bioavailability，OB）≥30%、类药性（drug-likeness，DL）≥0.18的单体成分。对TCMSP数据库中未收录的药物，通过TCMID数据库（http：//119.3.41.228：8000/tcmid/）进行检索，从PubChem（https：//pubchem.ncbi.nlm.nih.gov/）平台上获取每种单体的SMILES信息，利用Python平台的RDKit工具包计算每种单体的定量评估类药性值（quantitative estimate of drug-likeness，QED），筛选其中QED值≥0.49的成分。通过PubChem平台检索每一种候选单体，并对比分子式、CAS号、InChIKey号等信息，并删去信息不符的候选单体。对信息相符的候选单体，从PubChem平台下载其记录的靶点信息，并提取靶点信息中的人类基因靶点作为该单体的作用靶点基因。

（三）筛选FD相关基因靶点

以“dyspepsia”为检索词检索DisGeNET数据库（https：//www.disgenet.org/）、GeneCards数据库（https：//www.genecards.org/）和CTD数据库（http：//ctdbase.org/），筛选与FD相关度较高的靶点并去除重复，得到与FD相关靶基因。

（四）构建处方-活性成分-靶点网络

将所有候选单体的基因靶点信息合并入一个表格中，使用Excel的“vlookup”函数对FD的基因靶点与所有候选单体的基因靶点进行匹配，保留交集即为和肝汤治疗FD的潜在靶点。

利用Cytoscape3.7.0软件，将和肝汤处方中存在候选单体的中药、候选单体及靶点信息导入，绘制处方-活性成分-靶点互作网络。

（五）蛋白质互作网络（protein-protein interaction，PPI）分析

使用基于R 4.0.0（https：//www.r-project.org/）的clusterProfiler软件包，将所有候选基因靶点的Entrz ID转换为Gene Symbol，导入String平台（https：//string-db.org/）进行在线分析，设置蛋白互作阈值为400，导出蛋白质互作网络文件。将导出的蛋白质互作网络文件导入Cytoscape3.7.0软件，使用CytoHubba工具中的MCC（Maximal Clique Centrality and six centralities）算法计算PPI网络中连接度排名前10的核心蛋白。

（六）通路富集分析

使用基于R的clusterProfiler软件包，将所有候选基因的潜在作用靶点进行基因本体（gene ontology，GO）富集分析和KEGG（Kyoto Encyclopedia of Genes and Genome）富集分析，对分析结果进行FDR多重比较校正，保留校正后$P<0.05$的结果进行进一步分析。

（七）分子对接

将候选活性成分的小分子配体转化为MOL2格式输入AutoDock，调整电荷、检测和选择可扭转的化学键。然后将配体和受体输入到AutoDock中，设置分子对接的空间区域。利用GeneticAlgorithm算法模拟每对配体与受体的对接过程。一般认为，结合能＜−5kJ/mol说明小分子配体与蛋白受体具有良好的结合能力，结合能越低，结合能力越强。

二、结　果

（一）和肝汤候选单体和治疗FD的潜在治疗靶标

通过数据库检索共获取了1773种和肝汤活性成分。按照OB≥30%，DL≥0.18或QED≥0.49的标准对和肝汤活性成分进行筛选，并与FD的潜在治疗靶点进行匹配，最终筛选出76种活性成分作为候选单体（表7-4-23）。通过数据库检索共获取FD靶点基因共计287个，最终筛选出75个同时与FD和和肝汤活性成分相关的靶标基因（图7-4-3）。

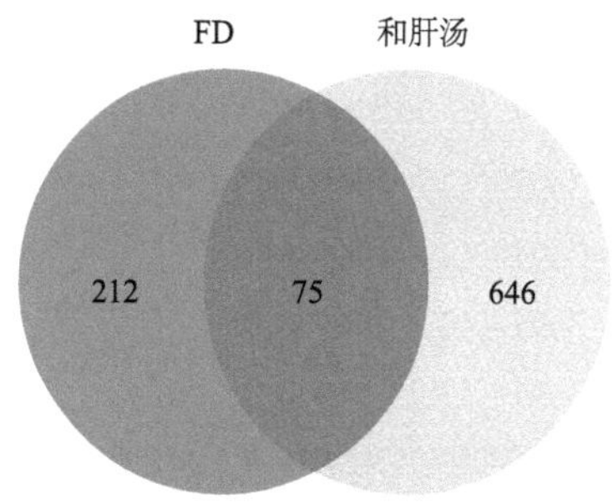

图7-4-3　靶点基因韦恩图

表7-4-23　和肝汤的候选单体

No.	pubchemID	候选单体	No.	pubchemID	候选单体
1	9841735	Palbinone	8	5280343	Quercetin
2	64971	Betulinic acid	9	107982	Dihydrocapsaicin
3	5280863	Kaempferol	10	5280442	Acacetin
4	9064	Cianidanol	11	5281612	Diosmetin
5	64982	Baicalin	12	439246	Naringenin
6	5281654	Isorhamnetin	13	10207	Aloe-emodin
7	117443	Cubebin	14	440735	Eriodictyol

续表

No.	pubchemID	候选单体	No.	pubchemID	候选单体
15	5281617	Genkwanin	46	5318585	Isolicoflavonol
16	5280445	Luteolin	47	480873	1-Methoxyphaseollidin
17	114829	Liquiritigenin	48	15228662	3-Hydroxy-4-*O*-Methylglabridin
18	5320083	Glycyrol	49	5318998	Licochalcone a
19	336327	Medicarpin	50	9927807	4′-Methoxyglabridin
20	5317480	Lupiwighteone	51	268208	7-Acetoxy-2-methylisoflavone
21	354368	7-Methoxy-2-methylisoflavone	52	5481949	Gancaonin H
22	5280378	Formononetin	53	15840593	Licoagrocarpin
23	5280448	Calycosin	54	13965473	Odoratin
24	197678	Shinflavanone	55	33934	Diisooctyl phthalate
25	392442	Glyasperin F	56	5317750	Glycitein
26	10881804	Kanzonol B	57	5280666	Chrysoeriol
27	15380912	Kanzonol W	58	3828	Khellin
28	5481948	Semilicoisoflavone B	59	72301	Tetrahydropalmatine
29	10542808	Kanzonol U	60	5281707	Coumestrol
30	5318999	Licochalcone B	61	2353	Berberine
31	10090416	Licoarylcoumarin	62	4971	Protoporphyrin IX
32	5319013	Licoricone	63	4970	Protopine
33	14604077	Gancaonin L	64	5280537	Moupinamide
34	14604081	Gancaonin O	65	5280489	beta-Carotene
35	480787	Glycyrin	66	73160	(–)-Catechin
36	5281789	Licoisoflavone A	67	19602	2-Pentylfuran
37	5481234	Licoisoflavone B	68	443162	(–)-alpha-Terpineol
38	10336244	Shinpterocarpin	69	2758	Eucalyptol
39	503737	Liquiritin	70	3314	Eugenol
40	124052	Glabridin	71	443158	(–)-Linalool
41	124049	Glabranin	72	7127	Methyleugenol
42	480774	Glabrene	73	643820	Nerol
43	5317652	Glabrone	74	7463	P-Cymene
44	5317300	Eurycarpin A	75	11788398	d-perillyl alcohol
45	124050	Isoglycyrol	76	12530	Tridecanoic acid

（二）和肝汤处方-活性成分-靶点网络

运用Cytoscape 3.7.0软件，对和肝汤组方中的药味、候选单体及其治疗靶标进行映射，构建处方-活性成分-靶点网络（图7-4-4）。基于此可进行网络拓扑分析，其关联度越大的活性成分，在生理生化作用中越为关键，即可能是和肝汤治疗FD的主要成分。

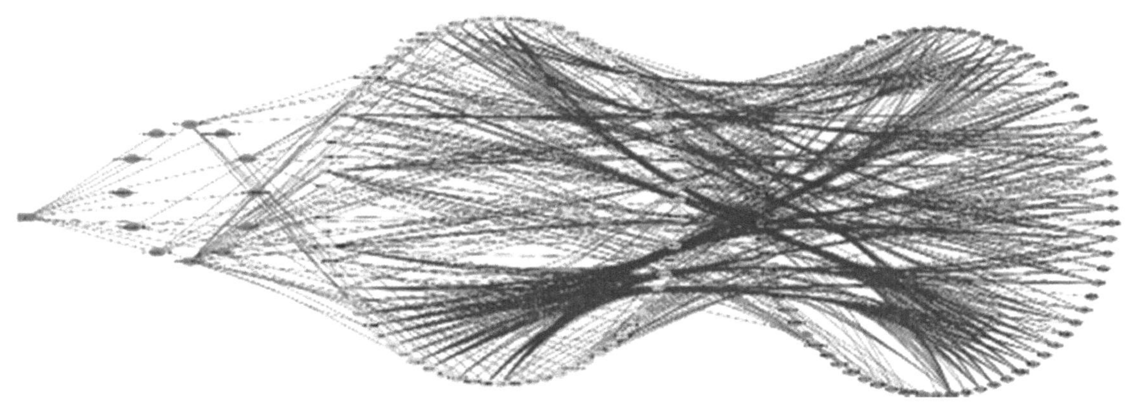

图7-4-4　和肝汤处方-活性成分-靶点网络图

和肝汤处方-活性成分-靶点网络由164个节点组成，其中包括1个处方，即和肝汤，12味中药，76种候选单体和75个基因靶标。红色节点、绿色节点、黄色节点和蓝色节点依次代表了和肝汤、中药、候选单体和靶标基因，其连接代表了节点之间的关联性。

结果显示，和肝汤包含的76种候选单体中有8种（山柰酚、槲皮素、金合欢素、柚皮素、木犀草素、khell、桉树醇、丁香酚）可调节30个以上的靶标基因山柰酚，而75个基因靶标中的5个（p53、前列腺素E受体2、核因子红系2相关因子2、胱天蛋白酶3、钾电压门控通道亚家族H成员2）可被该网络中超过30种活性成分调控p53。因此，上述8种活性成分和5个基因可能为该网络的核心节点。

（三）和肝汤治疗FD的PPI网络

为进一步研究和肝汤治疗FD的潜在作用机制，对相关靶点基因进行PPI分析。PPI图显示，和肝汤的75个靶点蛋白之间的互作关系较为复杂，多数靶点蛋白之间存在多条互作关系。单一蛋白的连接越多，则该蛋白的关联等级越高；每组蛋白之间的连线越多，则说明该组蛋白间的结合度越高。MCC图直观地将蛋白的节点大小按照其等级高低显示，即MCC加权值最高的靶标蛋白在网络中最为显著，如胱天蛋白酶3（MCC 8.53E+16）、p53（MCC 8.53E+16）、丝裂原活化蛋白激酶3（MCC 8.53E+16）、丝裂原活化蛋白激酶1（MCC 8.53E+16）、肿瘤坏死因子（tumor necrosis factor，TNF）（MCC 8.53E+16）、前列腺素内过氧化物合酶2（MCC 8.53E+16）、白细胞介素（interleukin，IL）8（MCC 8.53E+16）、基质金属蛋白酶9（MCC 8.53E+16）、丝苏氨酸蛋白激酶1（MCC 8.52E+16）、胰岛素（MCC 8.52E+16），故推测上述靶标在和肝汤治疗FD的机制中起着关键作用。与此同时，在网络中TNF、IL-8、IL-1β（MCC 7.05E+16）和IL-2（MCC 5.84E+16）皆编码炎症细胞因子，故推测和肝汤治疗FD的作用机制可能与调节炎症因子有关（图7-4-5）。

（四）和肝汤治疗FD的GO富集分析与KEGG通路分析

通过GO富集分析发现，共有491个生物过程（biological processes，BP）、15个细胞成分（cellular components，CC）和61个分子功能（molecular functions，MF）存在显著富集（$P<0.05$），其中最为显著富集的部分如图7-4-6中所示：推测和肝汤治疗FD的机制中主要的生物过程与对氧化、应激、药物、脂多糖、异种抗原、营养物质、活性氧和金属离子的反应密切

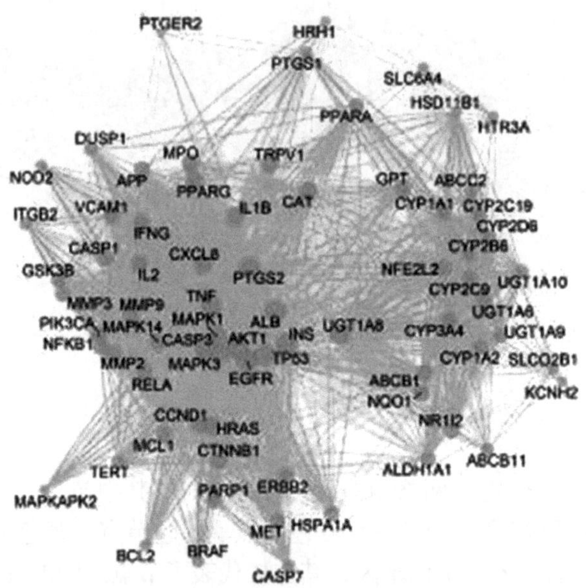

图7-4-5　和肝汤治疗FD的MCC加权PPI图

相关（图7-4-7A）；参与主要生物过程的细胞成分为膜、囊泡腔、细胞顶端、局灶黏附、细胞-底物连接等（图7-4-7B）；靶点基因的分子功能则与血红蛋白结合、磷酸酶结合、四吡咯结合、一羧酸结合、铁离子结合、蛋白酶结合、氧化还原酶活性、抗氧化活性等相关（图7-4-7C）。KEGG富集分析结果表明，TNF信号通路和IL-17信号通路等可能主要与和肝汤治疗FD的机制有关（图7-4-8）。

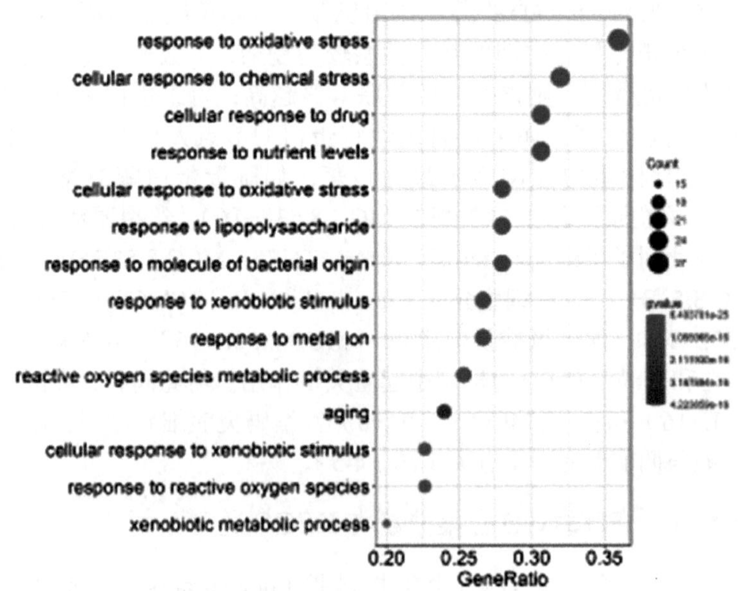

图7-4-6　和肝汤治疗FD的GO富集气泡图

注：富集数由气泡面积展现，*P*值的大小由气泡颜色的深浅呈现

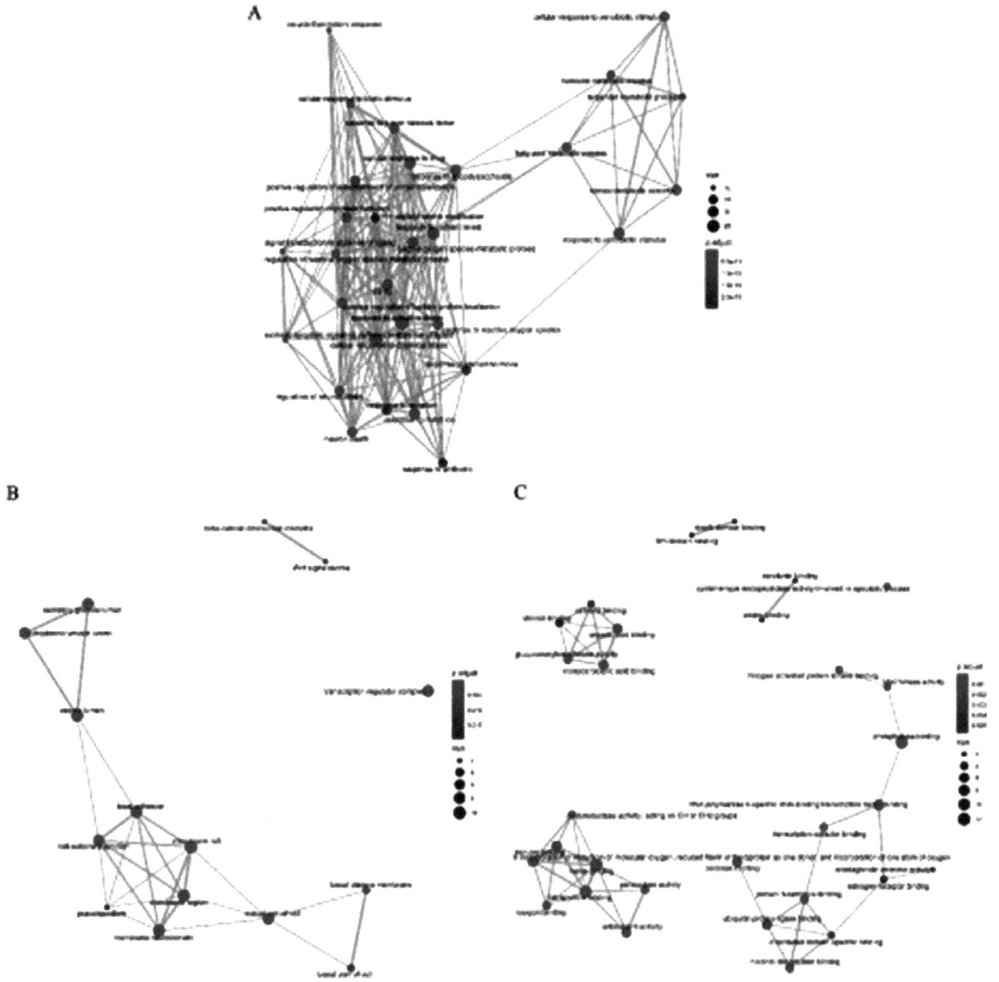

图7-4-7 和肝汤治疗FD的GO富集分析

注：A. 主要生物过程；B. 主要细胞成分；C. 主要分子功能。富集数由气泡面积展现，*P*值的大小由气泡颜色的深浅呈现

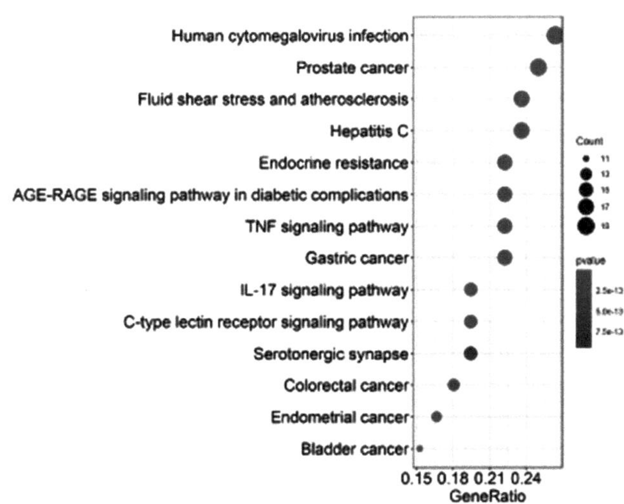

图7-4-8 和肝汤治疗FD的KEGG富集气泡图

注：富集数由气泡面积展现，*P*值的大小由气泡颜色的深浅呈现

（五）和肝汤颗粒UPLC-QE-MS非靶向代谢组学分析

基于UPLC-QE-MS分别在正负离子模式下对和肝汤颗粒样品进行检测得到和肝汤颗粒样品的总离子流图。正负离子模式下总离子流图中的出峰保留时间、峰面积以及峰的数量不同，故结合正负离子模式汇总分析和肝汤的活性成分（图7-4-9）。和肝汤颗粒中共识别出644种成分。通过将它们与核心候选单体进行比较，共匹配出10种成分，其中包括山萘酚（Kaempferol）、刺芒柄花素（Formononetin）、黄芩苷（Baicalin）、槲皮素（Quercetin）等。这表明上述成分可能在和肝汤治疗FD的治疗机制中起核心作用（表7-4-24）。

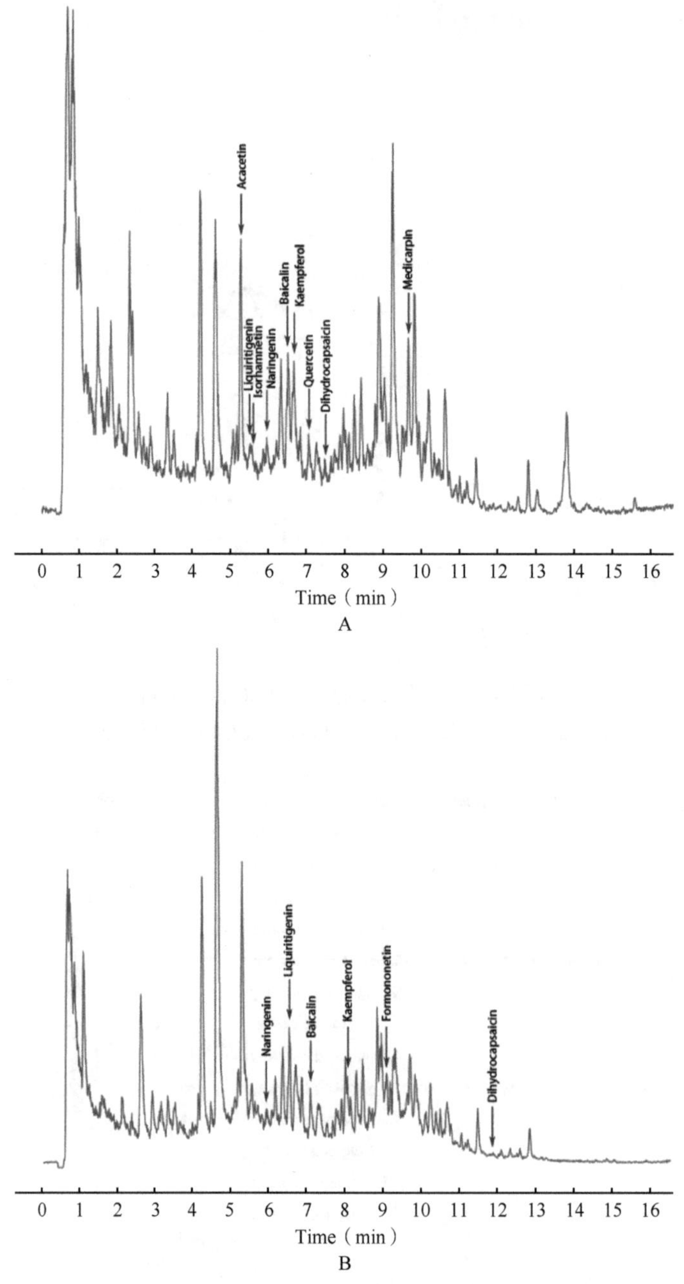

图7-4-9 和肝汤颗粒样品的总离子流图

注：图中分别显示了正（A）和负（B）离子模式下和肝汤颗粒样品的总离子流图

表7-4-24　10种匹配候选单体

No.	pubchemID	候选单体（英文）	候选单体（中文）	离子检测模式
1	5280863	Kaempferol	山柰酚	+/–
2	64982	Baicalin	黄芩苷	+/–
3	5281654	Isorhamnetin	异鼠李素	+
4	5280343	Quercetin	槲皮素	+
5	107982	Dihydrocapsaicin	二氢辣椒素	+/–
6	5280442	Acacetin	金合欢素	+
7	439246	Naringenin	柚皮素	+/–
8	114829	Liquiritigenin	甘草素	+/–
9	336327	Medicarpin	美迪紫檀素	+
10	5280378	Formononetin	刺芒柄花素	–

（六）和肝汤候选单体与靶标蛋白的分子对接

根据PPI网络和富集分析的结果，炎症细胞因子和相关信号途径可能是和肝汤治疗FD的作用机制中的核心因素之一，故选择炎症细胞因子TNF、IL-8、IL-1β和IL-2作为进行分子对接的靶点蛋白；而山柰酚和刺芒柄花素则不仅是PPI网络中的核心节点，而且根据数据库检索和筛选结果被认为可作用于上述靶蛋白，故选择山柰酚和刺芒柄花素作为分子对接的候选单体。结合能值用于评价单体与靶蛋白之间的相互作用，结合能值越小，相互作用越紧密。结果表明，除山柰酚与TNF、刺芒柄花素与IL-2具有较差的结合能力外（＞–5kJ/mol），其他各对结合均具有很强的结合能力。这些对接模式可能是和肝汤对FD治疗机制中的共通分子生物学模式。如表7-4-25、图7-4-10所示。

表7-4-25　候选单体与靶蛋白的结合能（kJ/mol）

	Kaempferol	Formononetin
TNF	–4.31	–5.26
IL-8	–5.39	–5.68
IL-1β	–5.45	–6.81
IL-2	–5.15	–4.71

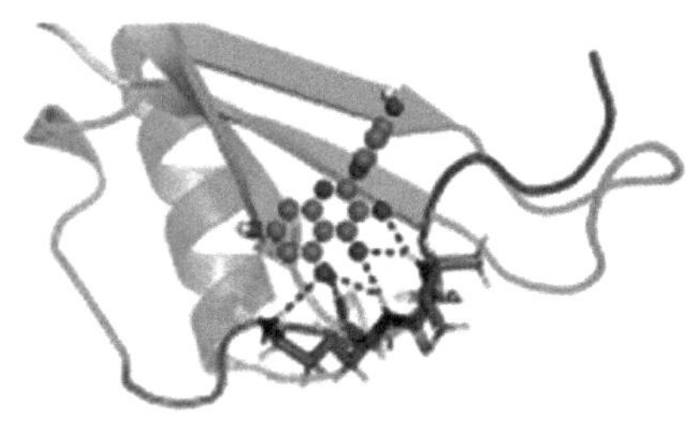

山柰酚-白细胞介素8

A

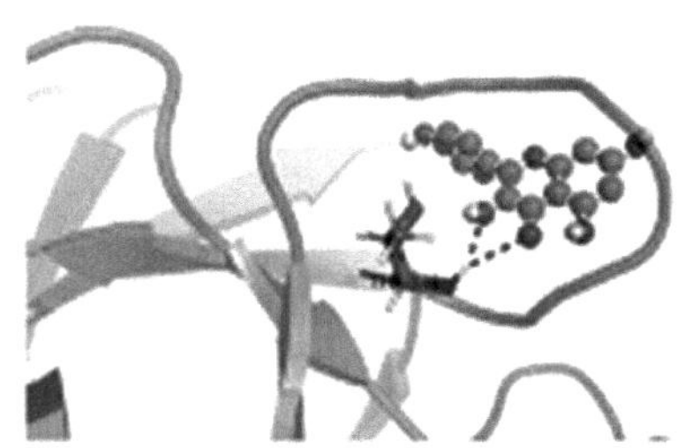

山柰酚-白细胞介素1β

B

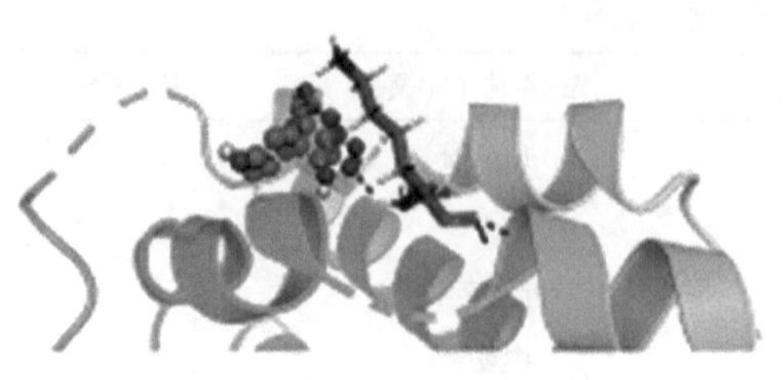

山柰酚-白细胞介素 2

C

刺芒柄花素-肿瘤坏死因子

D

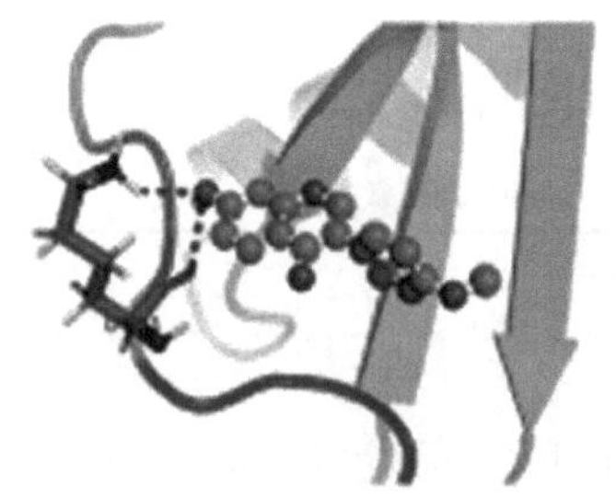

刺芒柄花素-白细胞介素 8

E

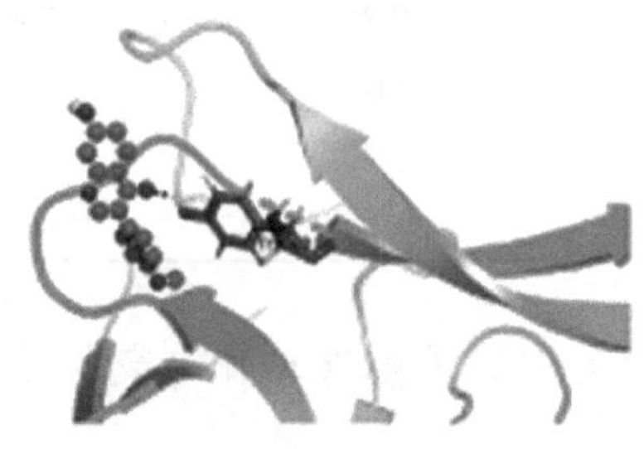

刺芒柄花素-白细胞介素 1β

F

图7-4-10　和肝汤候选单体与FD治疗靶蛋白的分子对接模式

注：结合能：A. 山柰酚-白细胞介素 8，–5.39kJ/mol；B. 山柰酚-白细胞介素 1β，–5.45kJ/mol；C. 山柰酚-白细胞介素 2，–5.15kJ/mol；D. 刺芒柄花素-肿瘤坏死因子，–5.26kJ/mol；E. 刺芒柄花素-白细胞介素 8，–5.68kJ/mol；F. 刺芒柄花素-白细胞介素 1β，–6.81kJ/mol

彩图扫码

三、讨　　论

FD是最为常见的功能性胃肠病之一。本病的典型症状包括餐后饱胀、早饱、上腹痛、上腹部烧灼感等。近年研究证实本病患者存在一些隐匿性的病理改变，如十二指肠低级别炎症、黏膜完整性受损和胃十二指肠感觉运动异常。生活方式改变、心理治疗和药物治疗（如质子泵抑制剂、促动力药、抗抑郁药等）是FD常见的治疗方法。尽管随着研究的进展，一些针对潜在治疗靶点的新药，如胃饥饿素激动剂、胃动素受体激动剂、胆囊收缩素、辣椒素和大麻素已被探索性用于FD的临床治疗，但其有效性和安全性仍不令人满意。因FD的病理机制十分复杂，故其理想化药物治疗应不仅具有覆盖多种致病因素和病理机制的能力，还要能够同时针对多个治疗靶点。目前FD的治疗手段尚不能满足这一需求。

中医理论认为，FD根据症状表现不同分属于“胃脘痛”“胃痞”范畴，并以肝脾不调为主要证候特征。国医大师方和谦教授从自身重视调理肝脾的学术思想出发，在经方逍遥散的基础上加党参、香附、紫苏梗、大枣四味中药，创制经验名方和肝汤。其中当归、白芍为君以养血柔肝，柴胡、薄荷、紫苏梗、香附为臣以疏肝解郁、行气宽中，党参、茯苓、白术、生姜、大枣为佐以健脾益气和胃；以甘草为使以甘缓和中、调和诸药。和肝汤治疗FD效果显著，在改善临床总有效率、单项症状和降低复发率方面均优于促动力药。网络数据挖掘研究显示，和肝汤用于治疗FD从病、症、证、治多重视角皆具有很强的针对性。因此，本研究采用网络药理学分析、分子对接以及UPLC-QE-MS非靶向代谢组学结合的方法，探讨和肝汤治疗FD的潜在作用机制。

本研究结果初步表明，和肝汤可能通过多种信号途径作用于FD，而炎症细胞因子和炎症相关的信号通路明显是其关键作用靶点。通过建立处方-活性成分-靶点网络、富集分析和分子对接，共筛选出了4个炎症相关核心靶标，即TNF、IL-8、IL-1β和IL-2。在机体中TNF可将免疫细胞募集到炎症反应局部并增加炎症基因的表达水平，例如IL-6、IL-1、诱导型一氧化氮合酶等，进而激活免疫炎症反应，研究显示FD患者IL-6水平与焦虑抑郁程度具有强正相关性。TNF家族有两个主要成员，分别是TNF-α和TNF-β。TNF-α可加剧炎症反应，它与TNF受体结合，启动促炎和促凋亡信号级联反应，下游促炎信号通路借由核因子κB（nuclear factor kappa-B，NF-κB）或丝裂原激活蛋白激酶进一步激活。而TNF-β生理病理功能与TNF-α具有相似性。IL-1β由淋巴细胞和间充质细胞产生，且同样具有促炎功能。而IL-2主要由活化的$CD4^+$和$CD8^+$T细胞合成。IL-2可激活不同种类的免疫细胞，包括自然杀伤细胞、T淋巴细胞和单核细胞，并介导免疫细胞之间的相互作用，诱导炎症细胞因子的合成，包括IL-1、TNF-α和γ干扰素，因而具有多种免疫刺激和免疫调节功能。IL-1β的分泌受Toll样受体（Toll-like receptors，TLRs）的调节。IL-8则是在炎症、缺氧、一氧化氮或酸中毒等应激因素刺激下，或通过趋化因子受体结合信号的诱导下产生，亦具有促炎作用。

既往研究发现，和肝汤在临床治疗以肝脾不调为关键病机的多种消化系统疾病均疗效显著。和肝汤可改善患者胃肠运动功能，这可能与其调节胃肠动力相关的P物质、胃动素、一氧化氮水平有关。此外，和肝汤可显著降低胃食管反流患者症状总积分和复发率，并对内镜下食管黏膜损伤有一定改善作用。目前已知的调肝理脾功效的中药复方治疗FD的机制涉及了缓解十二指肠微炎症、调节脑-肠轴等多个方面。例如，柴胡疏肝散可通过下调蛋白激酶R类内质网激酶相关通路、降低肌醇酶和肿瘤坏死因子受体相关因子2表达抑制内质网应激，并调节磷脂酰肌醇信号通路以改善胃肠动力。而逍遥散可以通过降低胆囊收缩素、皮质醇和促肾上腺皮质激素的表达，增加促肾上腺皮质激素释放激素的含量，调节脑-肠轴。香砂六君子加减方可通过抑制TLRs/NF-κB信号通路，降低炎症因子的含量，缓解十二指肠微炎症水平。柴胡疏肝散着重于疏理肝气，香砂六君子则强于健脾培中，和肝汤则在保留逍遥散疏肝解郁、健脾和营的基础上加重培土和中之效，而其方药组成和药物的活性成分亦具有较多重合部分，故推测和肝汤治疗FD的分子生物学机制可能亦与上述机制有关，涉及了调节免疫炎症、脑-肠轴功能等多个方面。

和肝汤中含有的山柰酚是一种天然黄酮。既往研究发现，山柰酚可抑制炎症细胞功能，下调促炎细胞因子和趋化因子的表达，故具有抗炎作用，山柰酚的抗炎机制因疾病、组织和细胞的不同而异。其可减少小鼠单核巨噬细胞和小鼠单核巨噬细胞白血病细胞中内毒素诱导的一氧化氮产生，抑制肥大细胞中促炎细胞因子的释放，并可阻断气道上皮细胞中酪氨酸激酶-信号转导及转录激活蛋白信号通路，此外山柰酚还可通过减少NF-κB抑制蛋白的水解，以及下调NF-κB抑制蛋白激酶、丝裂原活化蛋白激酶途径，调节经典炎症通路NF-κB的激活水平。

本研究分子对接结果表明，山柰酚和刺芒柄花素能够与炎症细胞因子TNF、IL-8、IL-1β和IL-2有效结合，而上述因子为NF-κB信号通路的上游和下游因子，可以推测和肝汤中的有效成分可能是通过复杂的分子生物学机制作用于NF-κB信号通路的激活过程，并进而对FD的免疫炎症反应发挥调节作用，由此对十二指肠的黏膜完整性和黏膜微炎症状态产生影响。例如，山柰酚可能通过参与IL-1β的受体结合过程，调节十二指肠黏膜上皮细胞凋亡，并激活NF-κB信号通路上的炎症相关和凋亡相关分子靶标，如髓样分化蛋白抗原，IL-1受体相关激酶1/4和TNF联合受体6等。虽然上述机制仍需实验证据支持，但本研究为后续探索和肝汤治疗FD十二指肠微炎症的机制提供了潜在可能的方向，具有启示意义。

综上所述，本研究共筛选出10个和肝汤的主要活性成分和75种FD的潜在靶标基因，和肝汤含有的山柰酚和刺芒柄花素等多种活性成分，可能通过作用于包括TNF信号通路、IL-17信号通路在内的多个通路和TNF、IL-8、IL-1β和IL-2等多个靶点，发挥免疫炎症调节作用，进而改善胃十二指肠结构和功能，缓解内脏高敏和十二指肠黏膜微炎症，改善十二指肠黏膜完整性，最终对FD产生治疗作用。

第四节 病例报告

方和谦教授以培中升清法治疗疑难杂症举隅

首都医科大学附属北京朝阳医院 崔筱莉

方和谦教授是全国著名老中医，业医50余年，擅长治疗内科疑难杂症，对哮喘病、脾胃病、肾病等疾患见解独到，经验颇丰。辨治注重顾护脾胃，培中升清。笔者有幸随师学习，获益匪浅。兹将随诊所录介绍如下：

一、培中益气、升清宣肺治哮喘

哮喘引发皆因虚与邪所致。方师认为“喘无善症”，久喘必耗肺气，外邪易袭，使肺失清肃，痰恋于肺，阻塞气道，痰气上逆发为哮喘。哮喘不独在肺，亦常与脾肾相关。“虚喘者无邪，元气虚也”（《景岳全书》），其病在脾肾。“肺为贮痰之器，脾为生痰之源”，痰湿内盛，实喘在肺。哮喘久病多为虚损，虚实夹杂。脾胃居中焦，“饮食入胃，而精气先输脾归肺，上行春夏之令，以滋养周身，乃清气为天者也”（《脾胃论》）。脾之升清，上输心肺，可生血化气，培元益肺。脾主健运能化饮绝生痰之源。方师拟培中升清法可助肺气宣开肃降，临证喜用补中益气汤、六君子汤培中健脾和胃，配小青龙汤、麻杏石甘汤、苏子降气汤宣开肺气，降气化痰平喘。曾治白某，女，74岁，患慢性支气管哮喘数十年，伴肺气肿，肺心病。因外感引发宿喘，症见胸憋喘咳，咳痰短气，动则喘甚，纳差便调。舌苔白滑，脉数无力。证属肺脾气虚，痰湿内阻，法拟培中升清，宣肺化痰平喘。方用：炙麻黄4g，太子参15g，生黄芪20g，麦冬10g，五味子6g，炙甘草6g，陈皮10g，茯苓15g，百合15g，白果6g，炒苏子6g，苦桔梗6g，白前10g，炙紫菀10g，炙枇杷叶6g，荆芥6g，生姜2片，大枣4枚。加减服用40余剂，哮喘稳定。按：方中太子参、茯苓、炙甘草、姜枣行四君之功，培中益气；生黄芪补脾益肺升阳气；麻黄、白果、桔梗宣肺平喘；陈皮、苏子、白前降气敛肺；荆芥辛温升散，升举清气上输于肺。合方而用，培中益气，升清于肺，升中寓降，以复肺宣开肃降之机，气道通利，哮喘缓解。

二、培中升清、养心宁神治心悸

心悸证的产生多由虚和饮所致。《圣济总录》言："虚劳惊悸者，心气不足，心下有停水也。"无论是血虚气少，心神失养，还是饮停心下，水气凌心，均可致心悸怔忡病生。虚证应"安养心神，……当以扶元气为主"（《景岳全书》），停饮应化饮祛邪。方师认为培中升清可健脾胃助运化，能培补元气，使心气充则气血调和，能化湿祛饮，使阳气足则饮消神宁。曾治刘某，女，44岁，患风湿性心脏病20余年，伴心衰、房颤，因感邪而心悸加重，症见心悸气短，不能平卧，体虚羸弱，胸憋咳嗽，低热，便调，舌嫩红少津，苔腻，脉虚细缓不齐。证属气阴两虚夹感。方师常言："实人病表发其汗，虚人病表建其中。"该患者因虚夹感，仍拟培中升清、益气养阴法，以扶正祛邪。方用：党参15g，西洋参10g，麦冬10g，五味子5g，茯苓10g，熟地黄15g，大枣4枚，生黄芪15g，炒山药15g，陈皮6g，炙甘草10g，焦神曲6g，荆芥6g。加减服用20剂，邪祛正复，心悸症减。按：方中党参、茯苓、山药、炙甘草、大枣健脾培中；生黄芪益气升阳；西洋参、麦冬、五味子、熟地黄育阴；荆芥升散可升举清气。诸药配合，使心气充，心阴足，而心神安宁，诸症得解。

三、培中健脾、升阳止泻治泄泻

慢性腹泻与脾气虚寒密切相关。脾主升清，运化水湿精微；胃主降浊，受纳腐熟五谷。如脾胃受损，寒邪侵袭，使升降失常，运化无权，水湿精微下注则成为泄泻。如《内经》所言："清气在下，则生飧泄，浊气在上，则生䐜胀。"方师治泄泻，首以健脾培中，升举清阳之气，使水湿运化，升清方能降浊。常用补中益气汤、六君子汤、理中汤加减施用得效。曾治贾某，男，46岁，慢性腹泻半年。症见便软次频，日便5～6次，胃胀纳差，脘腹不适，疲倦乏力。证属脾虚泄泻。拟培中健脾、升阳止泻法。方用：太子参15g，茯苓15g，白术12g，木香5g，炙甘草6g，炒山药15g，炒谷芽15g，炒薏米15g，生黄芪12g，莲子肉10g，葛根6g，焦神曲10g，大枣4枚。服药7剂，便正成形，日便1～2次，余症缓解。按：方中太子参、茯苓、白术、炙甘草、山药、谷芽、薏米健脾燥湿和中；生黄芪补脾气升清阳；木香理气使其补而不滞；莲子肉固涩；葛根升提，其方升中寓降，推陈出新，理脾胃升降之机，达升阳止泻的目的。遇阳虚寒盛者必用炮姜炭、伏龙肝以温中止泻；湿浊盛者须加藿佩芳化祛湿，以止腹泻。

四、培中益肾、升清降浊治水肿

"水肿者，肺脾肾三脏相干之病"（《中医百家医论荟萃》）。方师认为水肿证应首责于脾，本于肾。因"诸湿肿满，皆属于脾"（《素问·至真要大论》），肾本水脏。临证侧重培中益肾，皆因"土盛则能摄养肾水，其肿自消"（《医方类聚》）。《金匮要略》云："腰以下肿，当利小便；腰以上肿，当发汗乃愈。"健脾升阳可助肾阳化气行水，脾气得升使肺能通调，水道自利。因此培中健脾为治水肿之关键。曾治孟某，女，54岁，患水肿月余。症见双下肢浮肿，按之凹陷，腰酸乏力，尿少便调。舌淡，脉沉缓。证属脾肾气虚，水湿内停，拟培中益肾、升清降浊、利水消肿法。方用：太子参15g，生黄芪15g，茯苓15g，炒白术10g，炙甘草6g，枸杞子10g，熟地黄10g，炒山药15g，陈皮10g，枳壳6g，木香8g，焦神曲10g，大枣3枚，服药14剂。其方健脾益肾，扶中运湿，清升浊降，水肿渐消。

五、体　　会

内科疑难杂症多虚实夹杂。“至虚有盛候，大实有羸状”每见于虚损。方师认为其病机皆因久病致虚，伤及脾胃，使元气无以滋养，正虚受邪，诸症所以丛生。脾胃为后天之本，“大抵脾胃虚弱，阳气不能生长，是春夏之气不升，五脏之气不生”（《脾胃论》）使然。前述四证虽然其病各异，其治则同。总由升降失调，清阳不升，元气无以滋养脏腑之故。方师提出“大病体虚，要重在培中。大病必顾脾胃”，体现了治病求本的意义。常以参术苓草等培中健脾，黄芪益气升阳为基础，随证遣药，获异曲同工之效。加少量柴胡、荆芥、白芷、葛根、羌活等风药，因脾之升必得风药相助，相得益彰。“风能生万物”，引清阳之气运行周身，发挥立方佐使的作用。异病同治，意在培中补气，立足脾胃，调升降之机。故《内经》云：“阴在内，阳之守也，阳在外，阴之使也。”达到扶正祛邪，治病求本的目的。此法临床施用，效验颇丰。

《北京中医》1999年第5期

方和谦老中医治疗出血证验案举隅

北京联大中医药学院　胡青懿

方和谦教授，从医50余年，有丰富的临床经验，笔者曾亲聆教诲近8年，受益匪浅。现将方老运用益气温阳之法治疗出血证验案整理于后，以飨读者。

案例1　衄血（原发性血小板减少性紫癜）

张某某，女，34岁，初诊日期：1991年12月7日。

半年前发现指尖、皮下有瘀点，在当地医院就诊。化验血小板80×10^9/L，查体浅表淋巴结无明显肿大，肝脾未触及。在院外做骨穿，诊为巨核细胞成熟障碍。血红蛋白121g/L，白细胞9.5×10^9/L，初步印象为原发性血小板减少性紫癜。经用卡巴克络、氨肽素等药物效果不明显，故请方老诊治。

患者手指尖均有散在瘀血点，伴有晨起刷牙时牙龈渗血。现月经已行7天，经血量多，色淡无块，曾肌注丙酸睾酮，病情无好转。面色㿠白，腰酸乏力，纳食一般。舌淡苔白，脉沉细。

辨证：气虚血少，摄血无力。

立法：益气温阳，摄血调血。

方药：党参15g，炒白术10g，生黄芪15g，熟地黄15g，山药15g，石斛10g，当归10g，知母6g，丹皮6g，仙灵脾6g，山萸肉10g，旱莲草10g。6剂，水煎服。

治疗经过：药后患者症状减轻，月经已净，仍晨起刷牙时牙龈渗血，手指尖瘀血点未散。用上方加减，诊治3个月，化验血小板120×10^9/L，牙龈渗血消失，效果明显，效不更方，继续治疗半年余，服药时间改为服2天停1天，至1992年底病情基本控制，追访2年未复发。

按语　本例出血证属于中医“衄血”范畴，月经量多属于中医崩漏，但其实质均责之于气虚血少，血失统摄，即病机是相同的。方老认为本例患者主要因于气虚，又因病史较长，病情较重，加上反复失血，造成气随血脱，使气虚进一步加重。气虚必然导致统血功能减弱，血溢脉外，出血衄血；气虚累及冲任，冲任不固，月经量多，色淡无块。方老根据脾为气血生化之源的理论，用党参、白术、生黄芪、山药益气健脾，剂量约占全方用量三分之一，通过益气以气摄血，气足则能促进血循脉道，且中气充沛，则新血旺盛，达到气血双补的目的。对已经形成的血少，以熟地黄、当归、山萸肉养血行血，偏重补肾养肝，促进精血互化。方中酌加石斛，于津中化气，从阴中求阳。用少量仙灵脾益肾助阳，取其阳生阴长之意。为避免用药过于温燥，用丹皮、知母清热润燥。旱莲草用于经期在于固冲止血。方老本意并非单纯止血，而是通过补气生血，养血育阴，促进气血功能的恢复。

案例2　便血

戴某某，女，39岁，初诊日期：1988年10月15日。

便血反复发作9年，曾先后到其他医院求治，均未查明原因。近10天来，再次发作，面色萎黄，气短乏力，背脊酸痛发凉，便软色黑无腹痛，未见腹泻，呕吐，饮食正常，月经调。查肝功能正常，钡餐造影未见异常。化验：血红蛋白80g/L，舌淡，苔白，脉沉细无力。

辨证：气虚阳弱，血渗肠间。

立法：益气温阳，摄血止血。

方药：上党参12g，生黄芪20g，炒白术15g，白茯苓15g，炒山药20g，伏龙肝20g，荷叶炭6g，炒苍术10g，荆芥炭3g，焦神曲10g，炒谷芽20g，大枣4枚、莲子肉10g。6剂，水煎服。

治疗经过：药后便血止，背脊仍痛，防止血虚生燥。燥药太过伤阴，加生地黄12g，再进6剂。药后症状明显减轻，守方继服10剂，血止而愈，追访半年面润体健如常人。

按语　本例便血属中医远血范围。根据病史，方老抓住气虚及阳，摄血无力这一机理，综合了归脾汤与黄土汤之意，采用“血脱益气”之法，以党参、黄芪、白术、山药、苍术益气补中，气旺则阳生，促进气帅血行，使血行于脉中。伏龙肝温而不燥，温行血液，也使血归于脉道，方老认为本品妙在积者能消，消除溢于肠间的瘀血；溢者能止，止血则防血液再渗肠道。全方消中有止，止中有补。荆芥炭、荷叶炭加强伏龙肝止血之力；焦神曲、炒谷芽、大枣消食和中，健脾开胃，以助后天生发之气；莲子肉甘温而涩，通利血脉，增强温中止血之功。本例患者九年之苦，经方老精心诊治月余，而告痊愈。

《北京中医》1995年第5期

方和谦治高热验案二则

北京联大中医药学院　胡青懿

北京朝阳医院　赵铁良

案例1　白血病伴高热腹泻案

宁某某，女性，31岁。因“急性粒细胞白血病伴高热”收住血液科病房。

患者入院后给予化疗药物，血红蛋白下降到40g/L，血小板10×10^9/L，白细胞0.6×10^9/L，机体抗病能力明显下降。西医考虑继发感染而发高热，腹泻，病情危重，故请中医协助治疗。

诊见：患者面色苍白无华，精神极差，卧床，面部虚浮状，语言低微，双下肢水肿。发烧40℃，口干但不欲饮水，身不冷，气短乏力，心悸，翻身则加重。恶心欲呕，腹泻不止，每日7～10次之多，无腹痛及里急后重。脉细无力，舌质淡白，无苔，少津液。中医辨证：元气大虚，气阴两伤，中焦衰微，无权运化。治拟：益气养阴，补中升提，止泻。药用：西洋参15g（单煎兑入），麦冬10g，五味子10g，陈皮10g，白茯苓15g，炒白术15g，炙甘草10g，柴胡10g，炒谷芽15g，炒扁豆15g，玉竹15g，砂仁3g（后入），炒山药15g。3剂。

二诊：药后腹泻减轻，精神有所好转，体温略下降到38.6℃，仍觉手足心热，皮肤见散在出血点。认为热伤血络，前方加丹皮10g，白薇15g，3剂。

三诊：服药2剂腹泻又作，次数明显增多，不能控制，病情急转直下，危在旦夕。急请方老会诊，嘱上方去丹皮、白薇、西洋参易红人参15g，加炙黄芪30g，当归10g，3剂。

四诊：药后泻止，体温降到37.8℃，精神明显好转，原方不变继服3剂，病者转危为安。

按语 急性白血病是一种死亡率极高的危重疾患，往往是在应用大量化疗药物后，患者抗病能力更加明显下降。西医多认为易致继发感染而高热，使病情愈加危重。患者请笔者会诊时先给固摄元气，益气养阴，补中升提之剂。症情有所改善，由于没有抓住时机，巩固疗效，而只注意到患者手足心热，皮肤出血点，误认为是热伤血络，加用较多量的白薇、丹皮，使腹泻复作不止，显现危候。急请方老会诊后去丹皮、白薇，易西洋参为红人参，加炙黄芪、当归，患者转危为安。方老在分析病情时指出，患者较长时间大量应用化疗药物，损伤正气，元气大虚，以气脱为主，高热属气虚发热，腹泻为中气下陷。应首先考虑应用大量参芪以固元气，培补中焦，甘温除热。因气为血帅，血为气母，气脱血亦脱，气不摄血，则血外溢，有形之血难以速生，无形之气所当急固，补气之中求止血，甘温之剂来除热方为上策。著名医家陆渊雷曾说："津伤而阳不亡者，其津液自能再生，阳亡而津不伤者，其津就无后继。是良工治病，不患津之伤，而患亡之阳。"方老于临证之中细究明辨，认真分析，辨证准确，以得桴鼓之效。

案例2 咳喘伴高热案

赵某某，男性，79岁，住院号：1887。咳喘反复发作30年，近2周高热不退入院。

患者有慢性咳喘史30余年，两周前因复感风寒引起发热，咳喘加重。门诊以"慢性喘息性支气管炎急性发作；阻塞性肺气肿；肺源性心脏病，心功能不全（1级），肺功能不全"收住院。

入院体检：体温38.6℃，心率88次/分，呼吸21次/分，血压16.0/10.7kPa。半卧位，精神弱，面色潮红，头灼热无汗，颈静脉怒张，桶状胸，剑突下可见心尖搏动，心律齐，心率88次/分，心音远，双肺布满哮鸣音及湿啰音，双下肢水肿。实验室检查：白细胞 16.2×10^9/L，中性粒细胞百分比 87%。血气分析：低氧血症。

入院后给予吸氧，静脉点滴抗生素及对症治疗，体温下降，第2天体温达39.2℃，心率112次/分。血气复查：呼吸衰竭。病情危重，下病危通知。由于体温不退，以冰袋物理降温，并急请方老会诊协助治疗。

一诊：方老看患者并追问病史，发热已持续2周，体温波动在38.5～39.6℃，曾用多种抗生素效果不佳，病情加重。视患者半卧位，精神差，面色潮红，唇指发绀。咳声低，喉中痰鸣，喘促气不接续，动则尤甚。口干，但不欲饮水，手足冷，身微恶寒，不痛。不恶心，无呕吐，5天来未排大便。舌质嫩红，苔滑微腻，脉细数。辨证：本虚标实，气阴两虚，外感表邪不解，肺气不利。治拟：扶正固本，益气养阴，解表宣肺化痰。处方：西洋参6g，北沙参10g，麦冬10g，浙贝母10g，芦根15g，茅根15g，豆豉10g，生甘草10g，瓜蒌仁15g，炒山栀5g，桑叶10g，薄荷3g（后入），白前10g，白茯苓12g。3剂。

二诊：药后头部、身上有微汗出，咳喘、气短、心悸有好转，体温有下降趋势，精神较前明显好转，仍觉口干，咽干，咳痰不爽。听两肺喘鸣音减少。脉较前有所缓和。舌质嫩微红，苔薄白润，在前方基础上加重育阴清热药物，兼以调和胃气。处方：西洋参6g，北沙参10g，天冬、麦冬各10g，玉竹15g，百合15g，白茯苓15g，炙甘草10g，苏梗6g，桔梗6g，浙贝母10g，白前10g，化橘红10g，海浮石15g，炙枇杷叶6g，炒山药15g。3剂。

三诊：体温已降至正常，咳喘明显减轻，能吐出少量痰液，双肺无哮鸣音。唯食欲欠佳，仍治以扶正化痰和中。处方：西洋参6g，北沙参20g，麦冬10g，法半夏10g，白前10g，炙枇杷叶6g，化橘红6g，白茯苓12g，炙甘草6g，海浮石15g，百合15g，玉竹10g，丝瓜络6g。3剂。

四诊：患者精神好，食欲增加，白细胞 8.4×10^9/L，血红蛋白110g/L。病情平稳，继上方西洋参易党参，加生姜、大枣，益气养阴，和中调理巩固。

按语 患者是一名年高体迈的慢性咳喘病人，机体抗病能力很差，因复感外邪高热不退入院。经用大量抗生素药物及冰袋物理降温等方法，但体温不降，以致发展为呼吸衰竭，心功能不全加重，病到垂危之际。方老会诊后认为正虚邪实，正不胜邪，邪陷深入，而呈危候。方老在益气养阴又固其本的同时，兼以解表宣肺除邪，以鼓舞汗液解出，邪随汗解而体温下降，后又经调理而收功效。方老在分析病情时指出，类似这种扶正祛邪的方法前人早就有很好的经验，如人参败毒散、参苏饮、加减葳蕤汤等就是很好的例证。著名医家喻嘉言曾说："伤寒病有宜用人参入药者，其辨不可不明，盖人受外感之邪，必先汗以驱之，惟元气大旺者，外邪始乘药势而出。若元气素弱之人，药虽外行，气从中馁，轻者半出不出，留连为困，重者随元气缩入，发热无休……。所以虚弱之体，必用人参三五七分，入表药中少助元气，以驱邪之主，使邪气得药一涌而出，全非补养虚弱之意也。"先生所拟标本兼治，扶正祛邪，领邪外出之方，正是基于古人"正气不存，邪将焉去"的邪正观。致此使得正气得充，而祛邪有力，令高热已持续2周的垂危患者，得以转危为安。

《北京中医》1997年第6期

方和谦治疗疑难杂症验案4则

首都医科大学附属北京朝阳医院中医科　高剑虹

方和谦教授为全国知名中医专家，行医济民60载，在治疗疑难杂症上积累了丰富的临床经验。现选录医案4则，以飨同道。

一、克罗恩病

患者，男，37岁。形体消瘦，3年来腹胀痛，大便溏泻，喜热饮。曾在某某医科大学做钡餐造影：回肠节段性狭窄，假性憩室形成。确诊为克罗恩病。查血红蛋白100g/L。舌淡红苔薄白，脉缓。中医辨证为脾气虚弱，湿阻气机。治以补气培中，理气祛湿。方用参苓白术散加减：党参10g，白茯苓10g，炒白术10g，炙甘草5g，炒山药15g，莲子肉10g，生薏米20g，焦神曲6g，炒谷芽15g，炙黄芪10g，大枣4个，陈皮10g，补骨脂5g，木香3g，川黄连3g，炮姜炭3g。6剂，水煎服。嘱饮食宜软、烂、熟、温。二诊时患者诉药后时有小腹痛，矢气则舒，大便不成形，日1次，舌脉同前。继服前方加炒白芍10g，7剂。1周后患者来诊，自觉腹痛减轻。大便2日1行，先干后稀。继服前方加佩兰6g，6剂。嘱服3天停1天。三诊后患者大便逐渐成形，腹痛偶发，半年来一直坚持用中药调理，病情平稳。

按语　克罗恩病属于中医所说的“腹泻”范畴。方老认为此病病位在脾，病机为脾气虚弱，运化失司，使湿停气阻，故临床腹泻与腹痛并见；久病气虚而致血虚，有贫血、消瘦等虚证表现。因此对于此病的治疗，应以健脾祛湿为主，佐以理气止痛。用参苓白术散健脾化湿，香连丸理气止痛，加焦神曲、炒谷芽、大枣、陈皮和胃安中，重用益气健脾药炙黄芪升提脾气，补骨脂、炮姜炭固涩止泻。理、法、方、药丝丝入扣，故临床疗效节节取胜。

二、口腔白斑

患者，男，39岁。1年前双侧颊部口腔黏膜发现白斑。曾到某某医院就诊，确诊为口腔白斑。局部无明显不适，患者一般情况好，纳食可，二便调，舌质红，苔薄白，脉平缓。中医辨证属湿毒蕴肤，以清解利湿为法。处方：生炙甘草各5g，生薏米20g，白花蛇舌草15g，白茯苓10g，蝉蜕5g，丹皮10g，玉竹10g，金银花10g，炒谷芽10g，炒白术10g。15剂，水煎服。二诊时患者左颊白斑已逐渐缩小，自觉口干，偶有牙龈出血，舌脉同前。继服前方加生地黄10g，再予15剂。三诊时患者左颊白斑已愈，右侧也已变小，再投上方15剂，并嘱其一旦痊愈不用再诊，患者果未再诊。

按语　口腔白斑是中老年人较常见的口腔黏膜病，是口腔癌前病变之一。方老认为本病病位在口，与脾密切相关。因脾开窍于口，主运化水湿，主肌肉。脾失运化，湿停毒郁，发于口腔黏膜，黏膜受湿邪侵蚀，故发白斑。方老谨守病机，用生薏米、白茯苓、炒白术健脾化湿；白花蛇舌草、金银花、生甘草清热解毒；炒谷芽健脾和胃；玉竹养阴清热，补而不燥，且有活血之功，丹皮可泻阴中之火，凉血活血，两者同用活血化瘀通络，均可加强局部的血液循环，促进黏膜愈合；配蝉蜕祛风，以皮达皮；炙甘草调和诸药。

三、亚急性甲状腺炎

患者，女，50岁。3个月来右颈部肿痛，可触及一1cm×2cm大小结节。夜间低热，体温在37.4～37.7℃。汗出烦热，纳便尚可。舌淡红苔薄白，脉弦平。半个月前在我院做甲状腺B超，报告为：弥漫性炎症。确诊为亚急性甲状腺炎。住院1个月，服激素治疗。现仍有低热，症状改善不明显，求治于方老。本病方老诊断属瘿瘤，辨证为热郁上焦，痰凝气结。治疗以清热散结通络为法。处方：金银花15g，连翘15g，桔梗10g，橘叶6g，大瓜蒌15g，泽兰叶10g，白芷3g，当归6g，陈皮10g，生甘草6g，天花粉10g，蒲公英10g。10剂，水煎服。嘱禁食海鲜等发物。二诊时体温已正常，右颈部仍肿大，疼痛缓解。继服前方加川贝5g，20剂。三诊患者右甲状腺结节已消，疼痛偶发。继服前方10剂而病愈。

按语　亚急性甲状腺炎属中医“瘿瘤”范畴，但方老没有用治疗瘿瘤的软坚散结的常用治法，而是把其当作疮疡来对待，以仙方活命饮加减。立法独到，疗效独特，令人赞叹！方中金银花、连翘、蒲公英、生甘草清热解毒，白芷疏散外邪，天花粉、川贝清热散结，当归、泽兰叶活血散瘀，瓜蒌、橘叶理气化痰，陈皮理气和中。前后服药2月余，获祛毒、散结、消肿、止痛之效。

四、习惯性便秘

患者，女，36岁。1年来大便秘结，脘腹胀满，腹痛纳呆，行经乳胀、痛经。舌淡红，苔薄白，脉缓。属肝气郁结、肝胃不和之证。方老处方以其经验方和肝汤（党参9g，当归12g，白芍9g，柴胡9g，茯苓9g，白术9g，薄荷3g，生姜3片，香附9g，苏梗9g，炙甘草6g，大枣4枚）加台乌药10g，干佛手6g，陈皮6g，麦冬6g。7剂，水煎服。二诊诉脘腹胀满好转，大便仍干，纳差。继服前方加瓜蒌仁12g，12剂。第三次来诊时病人欣喜地说："方老的药太好了！不仅把我的腹胀便秘治好了，还治了我的妇科病。痛经缓解了，经量也增多了，颜色已由暗转红。"方老嘱效不更方，再予前方12剂而病愈。

按语　中医认为便秘多由大肠积热，或气滞，或寒凝，或阴阳气血亏虚，使大肠的传导功能失常所致，而由肝脏功能失调导致的便秘往往被人忽视。方老认为该患者便秘与情志有关。因情志不遂，而致肝气疏泄不利，而影响脾的运化升清及胃的降浊功能。在上为呕逆嗳气，在中为脘腹胀满疼痛，在下则为便秘。故方老在治疗此种便秘时，着重从调肝入手，痼疾随之而解。所用的和肝汤系由逍遥散加党参、香附、苏梗、大枣4味药而组成，既保留了逍遥散疏肝解郁、健脾和营之功，又增加了培补疏利之特性，有两和肝胃、气血双调的功效。方老还特意嘱咐病人定时蹲厕，每天多食粗粮及粗纤维食物，如菠菜、红薯等，加强大肠的蠕动功能，养成定时排便的良好习惯。

《北京中医》2004年第4期

通补兼施治疗高龄中风一例报告

北京朝阳医院　赵铁良

中风病是一种常见的疾患，笔者在方和谦老师指导下，应用通补兼施灵活变通法治疗了一例高龄患者，取得了较满意的效果，现报道如下：

邢某某，女，84岁。1984年9月24日突觉身颤发冷，继而腿软无力，欲跌倒，但无头痛呕吐及意识障碍，未引起注意，两天后病情逐渐加重，不能行走，语言謇涩，口角歪斜，某医院诊为"脑血管病性质待查"，因家属不同意腰椎穿刺，要求中药治疗。

查体：老年貌，面色微红，卧位，神志恍惚，时而躁动，不语，左半身瘫痪，左上下肢肌力"0"级。3天来未排大便，舌质红嫩，苔略黄，脉弦数。辨证：肝肾不足，肝阳化风，气血并逆，上冲于脑。治法：息风，醒神，通络。

处方：桑寄生20g，双钩藤15g，薄荷叶6g，霜桑叶15g，夏枯草8g，白蒺藜10g，夜交藤15g，白茯苓15g，大白芍15g，珍珠母15g，瓜蒌仁15g，莲子心2g，3剂。安宫牛黄丸，2丸，每日服用1丸。

9月27日二诊：仍无大便，尿黄，躁动不安加重，谵妄，心率104次/分，左下腹部可扪及肠型。脉弦数；舌苔黄垢。辨证：风中脏腑，腑气不通。治法：滋阴息风通腑。

处方：增液承气汤加味。

嫩桑枝20g，桑寄生20g，生地黄15g，润元参10g，大麦冬10g，大白芍15g，北沙参10g，生川军6g，元明粉5g（分冲），炙甘草10g，太子参10g，夜交藤15g，丝瓜络10g。2剂。

9月29日三诊：药后排大便一次，量甚多，臭味重，神志转清，但精神弱。心率110次/分，双肺偶闻干啰音，腹软，四肢末梢发凉，轻度脱水征。舌嫩红，少津。脉虚数略沉。辨证：邪去正伤，气阴两虚。治法：益气养阴，滋补固元。

处方：红人参6g（单煎兑入），西洋参3g（单煎兑入），大麦冬8g，五味子8g，生炒山药各10g，炙甘草10g，红大枣6枚，白茯苓12g，熟地黄15g，大白芍10g，山萸肉10g，肥玉竹10g。1剂。

9月30日四诊：食欲增加，精神好转，能进少许稀粥，再排便一次，量减少，仍有手足寒。舌苔转润，脉弦细略有力。仍以培本固元调治。

处方：生脉饮合异功散化裁。

西洋参3g（单煎兑入），上党参12g，大麦冬8g，五味子6g，生炒山药各10g，炒白术10g，白茯苓12g，炙甘草10g，鲜生姜4g，红大枣5枚，陈皮丝5g，山萸肉10g，焦神曲6g，鸡内金3g，炒薏米10g。2剂。

10月2日五诊：病情平稳，食欲转佳，精神好，再拟滋补肝肾，养阴通络。

处方：桑寄生15g，生地黄15g，肥玉竹10g，怀牛膝8g，嫩桑枝15g，生山药15g，大白芍12g，大麦冬8g，白茯苓10g，炙甘草6g。3剂，至10月5日，左上下肢略能轻轻抬举，病情趋于稳定。

《北京中医》1989年第3期

附录1 纪念文章

路志正为《方和谦论著集》《方和谦医案医话集》作序

吾与方老相识于20世纪50年代。他任职于北京市卫生局中医科，我则在卫生部中医司，均做行政管理、技术指导等工作。70年代他当选为北京中医药学会会长，我任副会长。我们常就中医药发展之大计，促膝而谈，砥砺切磋，亲密合作，感情深厚，可谓志同道合。尤其“文革”后百废待兴，中医药面临后继无人、后继乏术的问题，吾等深为中医药前途担忧而焦虑不安。为尽快走出中医药发展之困局，我们积极向有关部门建言献策，组织北京同仁开展各种学术活动，加快中医后继人才的培养。并联合巫君玉、谢海洲诸君，利用业余时间，与一批同道，复习中医经典著作，开办全国中医急诊研究班等。不仅使北京市的中医药如雨后春笋，出现了欣欣向荣的大好局面，在全国亦产生积极的影响。

方家衣钵相传，世代为医。方老父亲方伯屏为京城名医，方老自幼耳濡目染，酷爱岐黄，熟读经典，下及百家，数十年临证成就了方氏医学之精华，学验俱丰、疗效显著是其最大特色。在党中央的关怀和各方面努力下，发展中医药的一系列政策文件出台。特别是“首都国医名师”“国医大师”的授予，确立了中医在社会上和医学界的崇高地位，促进了中医药学术传承和人才培养。总结和研究名老中医的学术经验蔚然成风，研究成果不断涌现。

方老学术继承人李文泉、范春琦、权红、高剑虹、曹锐等医师感谢恩师培育之德泽，缅怀其医德医风，弘扬其学术经验，乃组织同门弟子，将其学术精要及讲稿、内外妇儿临证各科医案医话，以及弟子学习心得体会，整理成《方和谦论著集》《方和谦医案医话集》。稿成我先睹为快，深感内容丰富，特色鲜明，论述有理有据，讲稿生动活泼而通俗易懂。尤其《伤寒论》讲稿，方老将《伤寒》《金匮》之难点同《内经》紧密相连，深入浅出，条分缕析，举一反三，融会贯通，使深奥之理论变得简明晓畅，让读者顿开茅塞。方老虽精研仲景之学，但从不自诩为“经方派”，主张“经方”“时方”不可偏执，需视其脉证，随证治之，始能获效。方老为临床大家，而其所述，皆有经典理论依据；视其所论，均有临床验案为例。将经典理论和临床密切结合，为其学术之精华所在。两书的出版，必能发皇古义，融汇新知，传承启迪，嘉惠后学。

长江后浪推前浪。老一辈虽然离我们而去，但他们对中医药的执着追求和奉献，济世救人的高尚品质，独特的学术思想和经验，是留给我们的宝贵财富。当前中医药事业面临极好的发展机遇，我们要认真研究名老中医的学术思想，传承他们的学术经验。值得高兴的是，方老学术继承人和众弟子，不少已成为当代中医大家，医教研工作都很繁重，他们都能不忘老师多年授业解惑之劬劳、早日登堂入室之期望，将其医德医风医术加以整理，传承后世。在两书即将出版之际，益增思念老友之情，方老地下有知，当亦告慰。吾等虽年届耄耋，但壮心未已，为中医药竭尽全力，使其发扬光大传承不息，愿与诸君共勉。

路志正

甲午年孟冬于怡养斋

痛失老友 医界损失

中国中医科学院广安门医院 路志正

方和谦教授不幸因病于2009年12月23日在京逝世。噩耗传来，不胜悲痛。他的西去，使我失去一位亲密的同道，更是首都和全国中医药界的一大损失。

我和方师相识于20世纪50年代初期。他任职于北京市卫生局中医科，我在卫生部技术指导科工作，由于工作和业务的关系，得以相识。随着时间的推移，建立了亲密友谊。他继承家学，根基雄厚，学贯中西，经验丰富，为人谦恭，医德高尚，是我学习的榜样。

1956年夏，北京乙脑肆虐，他积极参与防治工作。经蒲辅周老师等专家同心协力，积极抢救，疫情终于得到控制，疗效达到90%以上，挽救了很多患儿的生命。他主编了《北京市1956年流行性乙型脑炎治疗总结》手册，其中收集了200多个案例。并撰写《参加流行性乙型脑炎防治工作的点滴体会》，由卫生局印发各医院，有力地提高了传染病的防治水平。在2003年SARS暴发流行时，方师对防治工作给予了及时正确的指导。在日常医疗工作中，方师乐于同西医专家相互切磋，共同配合，救患者于危难之中，一些疑难危重疾病经他会诊后常常转危为安。

为了提高中医学术和临床疗效，我与方师等经常一起讨论疑难病例交流经验，取长补短，拓宽了中医治疗疑难急危重症的辨证思路。在20世纪80年代初，我俩同巫君玉教授、谢海洲教授，利用业余时间从晚7点半到9点半，在北京市鼓楼中医医院组织中医同道复习经典以温故知新。当时方师讲《伤寒论》，我讲温病，谢老讲《金匮要略》，巫君玉教授讲中医内科。方师对《伤寒》《金匮》有深厚的基础，《伤寒论》397节，篇篇都有自己撰写的讲稿。他讲课深入浅出，引人入胜，逐条讲解，逐句剖析。并将《伤寒》《金匮》与《内经》中的相关问题有机联系起来，结合临床，举一反三，纵横贯通，使深奥的理论通过范例教学而简明晓畅，让学生有顿开茅塞之感。他精通伤寒，但从不自诩为“经方派”，主张“经方”“时方”不可偏颇，要融会贯通，随证治之，始能获效。

为了发挥中医善治急症的优势，转变中医急诊特色濒临失传的危机，我们共同向北京市卫生局提出报告。经卫生局批准，在北京市鼓楼中医医院举办了全国中医内科急症学习班，由我和方师等授课。学习班结束后，我和高荣林教授等在此基础上，编写成《中医内科急症》一书，由陕西人民科技出版社出版。

方师历任北京中医药学会委员、常委和会长等职务，他为北京中医学术发展、组织建设、人才培养等方面做出了极大的努力和贡献。他任北京市中医药学会会长时，我任副会长。我们经常讨论北京市中医药事业发展的有关事宜，尤其是如何继承和发展中医治疗急症的传统特色，并为其坚持不懈，努力拼搏，互相砥砺，亲密合作，从而结下了深厚的友情。

方和谦教授虽然驾鹤西去，但他一生为北京市中医药事业的恢复、建设和发展作出的巨大贡献，永远留存在首都和全国人民的心中。让我们缅怀方师的业绩，加倍努力，促进中医药事业更快地发展，将其学术思想和经验传承下去，为人民造福。方师地下有知，当会含笑于九泉矣。

感动生命

首都医科大学附属北京朝阳医院 高剑虹

一个人的生命只有一次，对于我们每个人来说，都是那么的弥足珍贵！在生命的单程列车上，我们医护人员以高超的技艺和服务，使人生的旅途得以延伸。

在我跟随我的恩师国医大师方和谦教授学习的日子里，有这样一位中年患者老王。他曾因冠心病心肌梗死在2001年做了冠状动脉支架手术，但是支架术后并没有给他的病情带来预想的疗效，反而出现频繁的胸痛、心悸，经过几个医院的多次诊治，都没有取得进展。在走投无路的情况下，找到了方师。据老王的妻子说，当时老王的身体极度虚弱，连迈个台阶儿都得搀扶着，走上十几步就得歇歇，而且情绪也极度低落，总觉得自己快不行了。夫妻俩儿至今都清楚地记得，第一次到朝阳医院中医科，在那间小诊室里方师给老王开的是七服滋补汤，一共才34块钱。当时老王一家为了治病已经花了好几万了，而对这34块钱的中药，真的是没有寄予多大的希望。然而，让老王意想不到的是，在吃到第六剂的时候，奇迹发生了！老王胸痛的频率和程度都明显地得到了改善，精神也愉快了！在方师那里调理了3个月后，老王竟然能够重新上班了！同事和朋友见了面都开玩笑地说："呦！你还活着哪！"

老王一家从此成了方师的忠实粉丝，即使不再服中药了，他都要来中医科门诊看望问候一下方师。在方师的精心保健下，老王又在工作岗位上继续工作了十年，去年刚退休就抱了个胖孙女，一家人享受着天伦之乐！ 2010年在方师去世一周年的宣传片拍摄现场，这位高大的男子汉对着镜头呜呜痛哭："方师就是我的救命恩人哪！"老王的妻子也动情地说："方师不仅是治了他一人的病，而是救了我们一家人。一家三口都在，是一个家。一堵墙倒了，就不成为家了！"

一位哲人曾经说过，贴近死亡的残酷才能感受到生命的鲜活。医院就是这样一个交织着生与死，紧张与感动的地方。我们在最短暂的时间与死神争夺生命，我们在最亲切的距离帮助患者恢复健康，我们用最贴心的关爱诠释大爱无疆的精髓。

我们从付出中得到了快乐，患者从我们的爱中得到了慰藉。能够从事这样繁重但却神圣的工作，让我们无时无刻不在践行着感动生命的历程——爱让我们的生命更加灿烂，生命因我们而更加精彩！

一代苍生大医——方和谦

北京鼓楼中医医院名医馆馆长　陈文伯

我与方和谦教授相识太晚。1981年巫君玉和我同时调入北京市鼓楼中医医院，随即我陪同巫君玉到方师家中拜访。因为在京城方和谦与巫君玉、路志正、焦树德四位医学大家在学术上交往密切，称得上是中医界的"四君子"。30年来我通过与方师在国内会诊、讲学、学术交流等活动对方师的人品、学术、医疗、教学各个方面有了逐渐深刻的认识。方师不仅仅是我的学兄，而且是我尊敬的老师。方师的仙逝对京城中医界以及全国中医界来说也是一大损失。回首往事，30年与方师在一起，他在我的心目中是一位现代中医临床实践大家、理论家与教育家。

一、杰出的现代中医理论家

方师出身于名医世家，先父对他进行严格与良好的文化教育。自幼熟读《三字经》《论语》《春秋》《左传》《古文观止》，诵读《陈情表》《兰亭序》等文章。后在中小学接受新学教育，掌握日、英两种外语。在此基础上，在家父举办的三期中医讲习班中精读《内经》《伤寒论》《金匮要略》等医学专著。诵读经典名家学说数年如一日，为行医、教学打下了良好的基础。

（一）熟读经典，融会贯通

由于方师有深厚的中医理论基础，于1956年调往北京中医医院兼任伤寒教研组组长时，方师不仅引经据典，考证求源，而且对《伤寒论》《金匮要略》的内容逐条、逐段、逐句剖析，阅读百家注解，对《伤寒论》一书中397节篇篇撰写讲稿。至此仍感不足，于是将《内经》《伤寒论》《金匮要略》的理论体系有机地结合在一起，纵横贯通，并结合临床典型案例，使深奥的中医理论得以昭明和应用。使听讲者有茅塞顿开之感。

（二）弘扬仲景学说

方师认为《内经》虽然是中医理论之宗，而《伤寒论》是在《内经》的理论基础上把理、法、方、药统一为一体，所创六经辨证大法与辨证论治体系，具有划时代的重大意义。他在汲取历代医家对《伤寒论》的评价后，创造性地提出了《伤寒论》是中医临床治疗学的基础，它构成了一部中医内科辨证论治的系统治疗大法。《伤寒论》条条成文，条条没重复，每字每句都有不同的意义。并以此来指导临床实践，多获应验。

（三）病证结合，自古早已确立

社会上有人认为，"中医辨证不辨病"，方师提出"中医不仅辨证，还要辨病"。并引经据典地指出张仲景在《金匮要略·脏腑经络先后病脉证并治》早已谈到既要辨证又要辨病的重要性。以此批驳中医辨证不辨病的错误认识。

（四）学习经典必须读原著

方师精辟地提出对于经典著作"要熟读、熟背原文。要深入理解原文意义"。对于以"选读"的方式学习经典著作，容易"断章取义""崇饰其末，忽弃其本"。不仅达不到学习效果，还使中医学理论得不到全面系统的继承和提高，从而影响中医学术的发展。

（五）继承与创新是学习"经典"的必然

"没有继承，何谈创新"。方师在今年"继承与发展"论坛会上精辟地论述了继承与发展的辨证关系，特别谈到"六十余年从未间断过对《伤寒论》《金匮要略》的学习与研究，只有在深刻领会仲景学术的基础上，才能融会贯通，才能对经方学以致用，有所创新"。其举例《金匮要略》中治疗"虚劳虚烦不得眠"用酸枣仁汤，又从书中"竹皮大丸"方中选出竹茹、白薇两药加入，用以治疗阴虚烦躁失眠证获得良效。

（六）精于经典，崇尚脾胃学说

方师精通典籍，旁及诸家，崇尚脾胃学说，世称"温补学派"之一。方师认为金元四大家之一李东垣之升清阳学说"始终贯穿在中医学理论之中"。升清阳学说始见于《素问·阴阳应象大论》中："清阳出上窍，浊阴出下窍；清阳发腠理，浊阴走五脏；清阳实四肢，浊阴归六腑。"说明清阳主升，主外；浊阴主降，主内。升降气机运行于人体的五脏、六腑、四肢百骸以期达到"阴平阳秘，精神乃治"的中和目的。方师认为"升清阳学说实际产生于阴阳气机升降的调理中。凡脏腑虚损、气血不足、精津亏损、阴阳虚衰、水亏火衰，皆谓之虚"，为此当"虚则补之"。而升清阳则是补气升阳，可用于治疗气虚之证。方师依据"补中益气汤"补中、培中、升提阳气之意，在临床中发展了李东垣补中益气汤的应用范畴，以培中、补气、升阳三位一体治疗诸脏气虚证，在疑难杂症与危症病人中以取得良效。

方师在继承"补土派"的基础上提出"虚人病表建其中"，重视"保胃气"诸法则。同时强调"凡养生者、治病者，无不以脾胃为根本"，治疗诸脏虚损，注重温补、培中、升清阳三法。例如肺脏虚损咳喘病证，以补中益气汤加麻黄、杏仁、前胡、麦冬、五味子；心脏虚损病证，以补中益气汤加酸枣仁、麦冬、五味子；肾脏虚损病证，以补中益气汤加熟地、肉桂、炮附子、车前子健脾益肾以达升阳扶正之举，他脏虚损以此类推。

（七）海纳百川，汇通中西

方师不仅精于中医经典和各家学说，而且对西医学亦能为我所用。他认为，中西医学术都需要古为今用，精益求精，继续进步。作为现代中医，应利用现代科学工具取长补短。应提倡中西医并举，使之殊途同归。方师在朝阳医院对呼吸病治疗，以及在各西医院进行会诊时，不仅"有求必应"，而且会诊时，详细了解现代医学诊断、治愈标准，以此提高中医治病的疗效。

二、力挽狂澜的临床大家

方师是国内外著名的内科与疑难病临床实践家。方师长期在朝阳医院中医科担任主任，从而对于呼吸系统疾病研究卓有成绩，成为京城中医呼吸病专家。如在20世纪90年代，我院一名放射科医师患肺心病，已出现呼吸衰竭，病人当时住在协和医院，由于病情危重，只用西药难以控制病情，请方师会诊，服用中药后转危为安。

又一次，一名转移癌的老年病人因极度衰弱，已半月不能进食。我与方师同去会诊，治以扶脾升阳健胃诸药，服药后暂停输液，病人可以自己进食。对此患者感谢再三。

在2000年，一名年高九旬余的原军委领导，患多脏器衰竭，我与方师为其会诊后，仍以升清阳、培中、补中诸药而获良效。服药后不仅可以下床走动，而且可以回家居住了。

2001年我与方师、屠金城教授一起共同会诊一名轻工业部干部，此人为肝硬化合并多种疾病的危重病人。当时，仍以方师所拟之方为主，患者服药后转危为安，精神转佳，病情显著好转，受到病人家属多次感谢。

2002年我与方师为成吉思汗第十七代孙博古先生（内蒙古同乡会会长驻日本东京）会诊。其因患间质性肺炎，于东京久治不效，来北京诊治。通过方师主方治疗不足3个月，经查病情基本痊愈，回日本时博古先生万分感激。

三、现代中医教育家

方师一生从事专职与兼职中医四部经典与内科教学50余年，他积累了大量的《内经》《伤寒论》《金匮要略》以及内科病证讲稿。这些实际上是方师最为珍贵的遗产，是他一生教学的心血与精华部分。与其先父所撰著的《医家秘奥》以及三本医学笔记一起，至今已成为方氏门派的传家之宝。

我与方师1982年与赵绍琴教授等人去浑江市讲学，同年在北京市中医急症理论学习班讲学。其间方师以其北京标准流利的口才，引经据典，由浅入深，生动活泼的讲课受到中医学员的赞扬。

方师在北京多次做学术报告以及各类学习班的讲课也颇受学员的一致好评。特别是在2003年赴香港理工大学千人报告厅讲学，北京中医讲学团由方和谦、路志正、贺普仁、吴定环、陈文伯五人组成。分别以精湛的学术报告赢得了众人的热烈掌声，方师最后主讲，他的报告由浅入深，谈古论今。其间引经据典，点评诸家论点，背诵古籍如流，到会者无不被方师生动的报告所吸引，整个报告厅掌声经久不息。报告后一致反映“这是平生第一次听到原汁原味的中医专家学术报告”。

四、做人以诚为本，待人接物以德求和

方师的人品以及为病人服务的态度是有口皆碑的。方师治病时从不开奇方、大方、贵方。看上去方中似乎平平，但是服药后，许多危在旦夕的病人亦可出现转危为安的奇效。这就是方师深厚的中医理论和极为丰富的临证经验所在。对于疑难杂症，均以病人利益为先，尽量使用既治大病又价格低廉的中药。

方师是一位淳朴无华，诚信无欺，平易近人，和善慈祥的中医大家。

“惊悉噩耗心已寒，泪下哭君欲断魂，

杏林高徒满天下，子孙承业代代兴。”

仅表数语，以慰亡灵。

和谦一怒为中医

首都医科大学附属北京中医医院　陈彤云

我和方和谦大夫相识、共事算起来有60多年了。方大夫幼承庭训、熟读经典，有深厚的中医理论功底，勤于临床、潜心研究，行医67年，有丰富的临床经验，是我十分敬重的同行。他心地善良、纯朴，待人温和、谦逊，为人处世的风范一如他的名字，是我交情至深的挚友。

如今每到我们过去一同出诊的地方，我常常睹物思人就想念起和他共事的许多往事。2年前，他为报纸上一篇夸大其词地报道中医临床疗效的事，异常气愤甚至有些动怒，对于一生从不动怒、很少激动的他来说，是罕见的事情，也是我与他多年相处中见到的唯一一次，至今印象深刻。

那天他和往常一样准时来出诊，手里拿着一张报纸，那是一家在北京拥有众多读者、在群众中非常有影响力的报纸，上面登载了一篇记者采访北京一名很有名气的中医大夫的报道，报道中对该医生临床疗效的评价不仅言过其实，而且行文用词也比较庸俗，方大夫看了以后非常气愤。他拿着报纸逢人就说："你们看看，他们是怎么写中医的？这不是宣传中医，这是诋毁中医、糟蹋中医！"此后一连几天，他想起此事就气愤难平。

我与方大夫相处、交往多年，也看到他受过委屈、遭到误解，但从没见他发过这么大的脾气、生过这么大的气。我想他是太热爱中医事业了，他太珍惜当前在党和政府关心、支持下中医事业发展的大好机遇了，所以，一向待人和善的他在面对"捧杀"中医的言论，实在难以抑制愤怒的情绪。他的这次发火当时我感到很吃惊，在惊诧之后我更加敬佩他对中医的热爱、对中医事业的忠诚。

忆外祖父方和谦

首都医科大学附属北京安贞医院　刘新桥

国家首批国医大师方和谦先生是我的外祖父，也是我学医、行医的引路人，我自上大学始即跟随他临诊、读书。在他的耳提面命之下，我对中医学有了粗浅的一些体会。今年是他老人家诞辰一百周年，每每想起当年伴随他左右佐诊时的情景，心中感慨万千。

我的外祖父生于北京，幼承父兄之学，精研中医七十余年。在我的记忆中，他无一日不在勤于临诊，以救治病人为乐。他时常教育我说"业精于勤，而荒于嬉"，中医是一门古老的临床医学，医者的本职首在于治病救人。由于时代和科技条件的限制，在诊断方法上有很多主观判断的内容，这就要求医者必须要勤于临床、敏于观察，对病患表现出的细微的客观体征要能做到及时发现，并结合主观感知所获得的信息，做出符合实情的综合判断，从而指导正确的治疗用药，获取良好的效验。这也就是古人说的"多诊识脉，屡用达药"。临床上，他尤其强调诊断的准确性。他常常对我说，辨证论治虽是中医诊断的核心，但也要注意审证求因。在辨证论治方面，不论使用何种中医诊断的辨证方法，最终都必须做到定位、定性、定量的准确。但同时还必须根据病症表现认清致病因素又是哪些，是外感病，还是内伤病。若是外感病，因其起病急骤，变化快，尤要病因明确，辨证清晰，治疗时要做到药少力专，集中力量祛邪，免伤正气。还要紧跟患者病情变化，随时进行用药调整。尤其是对于传染性强的疫病，万不可始终守一法而不知变化。对于内伤病证，因发展相对缓慢，致病因素多复杂，治疗时强调和解，在扶助正气的基础上，使脏腑之间的阴阳气血恢复平衡，使病邪逐渐消解，由此他提出了扶正祛邪即是和解法的独到认知，并在此理论指导下研制出了协定处方和肝汤、滋补汤，运用于临床各科的内伤性疾病，均取得了良好的效验。

外祖父的工作经历是丰富的，解放前独立开过个体门诊，新中国成立后在中医院工作过，同时接受过西医培训，中年以后一直在综合医院中医科工作，这使得他对于中医、西医都有着比较深刻的认识。他认为西医的研究重点是在弄清疾病的发生、发展规律，是数据化的。而中医的重点则是在探讨疾病规律的同时，如何能更好地恢复患者的生理功能，提高生活质量。两者虽然对事物的认识方法不同，但在某些具体问题的解决上又是可以互相帮助、互相参考的。在运用中医中药治疗西医诊断的疾病时，强调必须熟练运用中医四诊手段进行细致的辨证，不能忽视中医辨证的依据。对于西医的各种检查结果要重视，但要辨证地看待这些检查数据，使它们能更好地帮助医生了解患者的具体情况，也间接地检验中医疗效。中医对于人体具体的生理、解剖认识相对不足，要借鉴西医这方面的知识，促进我们更好地掌握某一疾病发生、发展的特点。临床中既要灵活地运用中医各种辨证方法，同时也要重视西医的诊断、治疗，避免先入为主，对号入座。总之，中西医是从不同的角度，用不同的方法研究着同样的人体和疾病，对西医的研究结果，我们要合理恰当地进行分析，并加以利用。

临证之余，他还坚持广阅博览中医各科书籍。常常谈到，“工欲善其事，必先利其器”。要想临床上取得好效验，就要多读书，读书是做好临床的基础。然而，时代在前进，疾病也在发展，人们对于疾病的认识、分类和治疗经验，记载在了历代的各科医籍之中。临床上可以分科治疗，学习时不应分科对待，要广泛学习各科的经验知识，才能加深对疾病的病机病理、治疗方剂的组成和加减变化规律、各种具体药物的主治功效等的理解。汉代的张仲景在著述《伤寒杂病论》时，提出“勤求古训，博采众方”。当年的著书者尚且有如此要求，今日的中医人更应坚持这一思想，要广泛地学习古人典籍，汲取各科经验，再不断地进行临床验证，进而不断地进行新的经验总结，如此才能推动中医学的发展，也才能更好地为病人解除疾苦。千万不能拘守一家之言，闭于一隅之见。

他强调在读书学习时，要时刻以中医经典著作为基础，不断加深对基本概念以及辨证方法的理解，争取做到融会贯通。例如仲景学说的基础是《伤寒论》，但是书中很多经典处方的具体运用示例则出现在《金匮要略》中，在学习仲景学说时，必须把两部书结合起来，才能真正掌握张仲景的辨证思想和处方用药规律。而张仲景著书的理论根源，则是“撰用《九卷》《素问》《八十一难经》”，所以不深入地研究《黄帝内经》和《难经》，对仲景学说的学习，将是无根之木、无水之源。事物总是在发展变化的，任何一种理论也要不断随之发展、完善，才能有效地指导临床治疗。温病学的逐步形成推广，正是对伤寒学的发展结果。吴鞠通的《温病条辨》是温病学的总结之作，其凡例中讲到“是书虽为温病而设，实可羽翼伤寒”。在叶天士《临证指南医案》中也可以大量看到仲景处方的变化应用。王孟英所著的《温热经纬》中也对很多《伤寒论》条文进行了注释。可见温病学不是孤立产生的，而是脱胎于伤寒学，其辨证思想是在仲景学说的基础上发展而来的。由此可见，中医学的思想是一脉相承的，是传承有序的，而不是割裂的、对立的。这些经典著作是不同时期的先贤们对疾病治疗经验的总结，是需要我们认真深入研究，并加以继承发展的。我们在学习这些著作的时候，要做到“活读书、读书活、读活书”，要活学活用，要历史地、辩证地看待各种学说的衍变发展。

外祖父不仅教我学医，引我走上中医之路，同时也教我做人、做事。尤记当年第一天进入诊室跟诊时，他对我说“做医生，先要会做人。做人一定要稳重，沉着，谦虚。医生是治病救人的，不是求名利的工具。要择人之长，补己之短。”这是他对我的要求，也是他自己的准则。终其一生，他都在践行着这些话，给我做出表率。京城中熟悉他的人都说，方老一生待人应了他的名讳——和善谦虚。也正是这种人生态度，决定了他在学术上的包容并蓄，锐意进取。他的一生是治学的一生，是勤于临证的一生，是不求名利的一生。

我永远怀念我的外祖父。

难忘的教诲　无限的思念

首都医科大学附属北京朝阳医院　李文泉

2009年12月23日，国医大师方和谦教授不幸病故，中医药界失去了一位为之奋斗终生的老前辈，我们永远失去了可敬可爱的导师。恩师弥留之际，我守在ICU病床前，看到老师那久经沧桑的消瘦面容，经受着病痛的折磨，在同死神做最后的拼搏，好像依然有许多话要同我们讲。悲伤之情我痛在心里难以言表，老师的多少往事涌上心头……

1981年我从山西调回北京，是方师接受我到朝阳医院中医科工作。能在这样一位和蔼可亲有高深素养的主任领导下工作，不仅临床技能有较快的提高，老师的高风大德更是言传身教耳濡目染。1984年方师推荐我做科主任，老师悉心指教，鼓励我克服困难，将科室工作搞好，并尽全力支持我的工作。1991年国家实行名老中医师带徒工作，我有幸成为方师第一批徒弟。三年的跟师学习，我亲身体会到老师渊博的学识，高超的医技，谦和的人品。他诲人不倦，循循善诱，对学生关怀备至。不仅学到了老师的临证经验，更学习了老师的高尚情操和优良医德。这是老师留给我终生受益的宝贵财富。2004年我们承担了科技部“十五”攻关课题中“方和谦学术思想及临证经验研究”的任务。对老师的学术思想、临证经验和成才之路进行了全面的总结，研究成果全面展示了恩师一代名医的大家风范。在近30年的岁月里，与老师相识相处，我成长经历的每一步，都包含了恩师辛勤的教育培养，胜似亲情的师生情谊永远感激不尽，缅怀不忘。

方师出生中医世家，19岁行医，从事中医事业近70年。他一生治学严谨，自学不辍，遵古不泥，不断探索创新。他总结自己成功的要素为“勤求古训，博采众方，熟读经典，注重临床”。成功的途径是临床实践，方法是“勤于临证，潜心钻研”。他以孙思邈《大医精诚》要求自己，一切从病人利益出发，做到有求必应，处处为病人着想。为方便病人，他坚持多出门诊，出诊时间从不轻易改动，在耄耋之年，每周仍出6个半天门诊，每次要接待30个左右病人，其精神为年轻人所不及。为减轻病人经济负担，他主动降低特需门诊的挂号费。对患者无论尊卑贫富，一视同仁，无论病情轻重，均认真对待。他的医技疗效，医德人品真是有口皆碑，人人仰慕。

方师对中医事业的执着与热爱，倾注了毕生的心血。他在北京中医药学会任理事长多年，为北京市中医工作作出了极大的贡献。他任朝阳医院中医科主任20余年，一贯以身作则，为人师表。为提高科室业务水平，他多次呼吁申请建立中医病房，并四处筹集资金，1986年朝阳医院率先在首医综合医院建立了中医病房。他按时查房，遇有危重病人不分昼夜研究治疗方案。为了提高全科中医基础理论的水平，他利用业余时间结合临床实际讲授伤寒论课程。他在81岁高龄患肺炎住院治疗之际，仍不顾病体未愈，坚持在病床上备课，带病为继承人讲大课，并多次住院期间带病出门诊。在他的领导下，中医科建设发展迅速，现已成为专业特色突出，科研成绩显著，人才梯队合理，团结和谐，有较好知名度的科室。2003年被评为北京市首批综合医院示范中医科，朝阳医院被评为全国综合医院示范单位。方师在患者的心中是老专家、好医生，在科室同志的心中是好领导、好前辈、好老师，他的声誉和名望，成为医院中医工作发展和成就的代表。

方师一生钻研业务，淡泊名利，为人谦和豁达，严于律己，宽厚待人。他是全国著名中医专家，今年荣获“国医大师”和“首都国医名师”的光荣称号，这是众望所归，是对方师一生的评价和总结。荣誉和褒奖对一位奋斗一生的老者是一份慰藉与收获。但他更认为是一份激励与责任，为把自己的精湛医术和对中医事业的敬业精神传承下去，他连续带徒四批，老骥伏枥，壮心不已。86岁高龄抱病率先在名医大讲堂系统讲授《伤寒论》，这是何等的高风亮节。他是一个参悟了人生真谛的人，数十年如一日，不慕荣华，不求名利，以仁爱之心待人，以高超医术救人，于平凡中见高德，于淡泊中显风骨，他的精神风貌如苍松翠柏，将永远活在我们心里。

让我们牢记恩师教诲，传承和发扬恩师学术，学习恩师高尚医德和献身精神，为振兴中医药事业不懈奋斗，以告慰恩师英灵。

祭方和谦老师

首都医科大学附属北京朝阳医院　赵铁良

己丑岁末，我的恩师方和谦与世长辞了。他走得那样匆忙，他走的那天晚上，不知怎的，我躺在床上辗转难安，久久不能入眠。一幕幕往事萦绕在脑海，不能离去。

31年前，当我刚刚从首都医科大学毕业来到朝阳医院进修，是恩师您拉着我的手说："铁良，来我这吧，今后我会送你学习中医，回来后咱们把病房开起来。"和蔼可亲，挽留我在中医科，语重心长的话语至今仍回响在耳边。我答应了恩师的挽留，他送我到中医院校进修中医；带我出门诊、查房及院内各科会诊；聆听他给首都医科大学学生讲课；业余时间，亲自给我们讲授《内经》《伤寒论》，使我渐渐地迈入中医殿堂。几十年的耳濡目染，临床实践，我深深地体会到了祖国传统医学的博大精深。为什么历经千年而不衰。

几十年来，恩师的座右铭——"胆大心细，智圆行方"鼓舞我一直向前，从未动摇过。几十年来我从一个初入师门的青年学生，到如今已是花甲之年，是恩师的谆谆教导"业精于勤，而荒于嬉"使我从未停歇过。如今已是鬓发斑白，退休后我仍奔忙于门诊病房间。

恩师呀！您走得太匆忙了，使我来不及多看您一眼！每回想起这些，我的眼泪扑簌簌地流淌下来……

我虽已年逾花甲，但我要永远牢记您的教诲，永远学习、学习、再学习，永远战斗在临床一线，直到把全部身心献给人民。

缅怀老师——方和谦教授

首都医科大学附属北京朝阳医院　崔筱莉

周四早晨到医院出专家门诊，忽闻老师已于昨晚辞世，心中倍感沉痛。老师自幼随父习医，家学渊源，根基深厚，一生以诚为本，行医济世近七十载，严于治学，精于临床，正如老师自勉格言所讲："待人接物须德取延和，义本康泰，执医事要胆大心细，智圆行方。"

中医典籍浩如烟海，老师自幼熏陶于此，尤其研读《伤寒论》《金匮要略》，更是逐条学习，全面理解，造诣颇深。老师常教导我们，对经典著作要反复阅读，才有记忆和理解。记得20世纪80年代初，老师给全科人员讲授《伤寒论》，逐字逐条，深入浅出，细致讲解，并要求我们熟记熟背，将"泛读"与"精读"相结合，浏览全文，抓住重点，深入理解原文原义。重新的学习使我们加深了对《伤寒论》条文的认知理解，使经方在临床学以致用。老师曾讲，他从医六十余年，从未间断过对《伤寒论》《金匮要略》的学习和研究，在医学实践中的获得也得益于《伤寒论》《金匮要略》两本书。老师一生都是在学习读书、治病救人，教育后人。直至今年七月，仍在北京中医药薪火传承"3+3"工程——名医大讲堂上讲授《伤寒论》。八十六岁高龄的老师仍能将条文随口咏出，足见老师精读典籍之功底。老师在深刻领会仲景学术思想的基础上，做到了融会贯通，灵活运用，师其法而不泥其方，临床中辨病与辨证相结合，医人无数。老师一贯重视对西医知识的学习，提倡中西医并举，取长补短。老师在中医学领域辛勤耕耘近七十载，使他获得了"首都国医名师"及首届"国医大师"的殊荣。

方和谦教授作为全国与北京老中医药专家学术经验继承工作指导老师，传带四批共十余名学生，我有幸成为老师的全国老中医药专家学术经验继承人。老师育人，循善诱导，悉心指点，毫无保留，既传医术，又育医德。随师学习问诊三年，聆听教诲，获益匪浅。我现在的临床医疗经验积累，均与老师的言传身教密不可分。老师曾为我题字："继承发扬中医学术，自强不息"。我将遵循老师的意愿，努力发扬光大中医学术，以此缅怀恩师。

永远的好老师

首都医科大学附属北京朝阳医院　范春琦

我们敬爱的老师、国医大师方和谦教授与世长辞的噩耗传来，作为老师亲自教诲的学生，我们心中的悲痛尤为深切。看到老师微笑慈祥地看着我们的遗像，禁不住泪流满面，不敢相信，这竟是事实！他指导我们读经典、做临床、搞科研时的音容笑貌犹如昨日，历历在目。

老师是我永远的好老师。

能够成为老师的学生，我是幸运的。来到北京朝阳医院工作的第一天，就跟师抄方诊病；20世纪80年代初医院党委指定我和邢春清医师为老师的徒弟；1997年国家中医药管理局批准成为老师的第二批学术继承人。数十年耳濡目染，老师高尚的医德、精湛的医术，为广大患者传颂，是学生之楷模。老师为人治病不分尊卑，上至政府官员，下至平民百姓，远为异国贵客，近到街坊邻居，无不一视同仁。他经常教导我们，要熟记已经成为其行医做人的准则，即唐·孙思邈《大医精诚》篇中之名言："若有疾厄来求救者，不得问其贵贱贫富，长幼妍蚩，怨亲善友，华夷愚智，普同一等，皆如至亲之想。……如此可为苍生大医。"

恩师治学严谨，诲人不倦的师长风范，使我终身受益，铭刻在心。70年代末，历时约一年，每于清晨7：00～8：00学习的黄金时段，在中医科308诊室都能看到他讲课的身影，他讲课旁征博引、深入浅出、结合典型临床案例分析经典条文的内涵，并将自己的体会和独到见解毫不保留地传授给我们这些刚刚接触临床工作的年轻医师，引领我们一步步进入经典著作学习的神圣殿堂，这是一笔对后来的临床、教学、科研取之不尽用之不竭的宝贵财富。时隔30年，老师再一次讲授《伤寒论》，成为北京市中医管理局启动的北京中医药薪火传承"3+3"工程——名医大讲堂授课第一人，从他活到老、学到老、奉献到老的精神上，体现了一代名老中医的高尚品格。

敬爱的方和谦老师，您一路走好！并请您放心，我们一定会奋发图强，竭尽心力，继承您无比热爱的、为之奋斗一生的中医药事业，并永远传承下去。

您永远活在我们心中！

病人就是我们的衣食父母

首都医科大学附属北京朝阳医院　高剑虹

"病人就是我们的衣食父母。"这是方师常教导我们的一句话。

2003年，我有幸成为第三批全国老中医药专家方和谦教授学术思想继承人，一直跟随方师出诊。那时，方师早晨不到7点就到医院开诊。为的是让病人早点儿拿上药回家休息。遇到外地或病重的病人来请求方师加号，方师都尽量满足他们的愿望。所以每次专家门诊的20个号，都要加到40个。后来因为物价的调整，医院提出要把方师的挂号费由50元提高到200元，方师坚决不同意。他说很多老百姓就是冲着中药便宜才来看中医，挂号费提太高他们会被吓跑的！最后经过协商，才把挂号费定在100元。方师的病人中有很多是患慢性病需要调理的病人。方师经常给他们开足一个月的药量，并嘱咐病人如果病情平稳，服完一个疗程的药，再挂普通号继续服用原方。方师临床用药"简""便""廉""轻"，大都使用草药，很少用虫类药，所以药费非常便宜，一个疗程下来常常比挂号费还便宜。有些病人往往带着疑惑的神情离去，再满心欢喜地来复诊，对方师的敬佩信服无以言表。

给我印象最深的是去为一位93岁左胫骨骨折卧床半年不起的老太太会诊。老太太家住在五层，没有电梯。我心里暗暗叫苦，方师当时已是83岁高龄了。没想到，方师二话没说，抬脚就往楼上走。在方师的妙手回春下，老太太半年后竟然奇迹般地站了起来。

然而，我们可亲可敬的方师却在这时戛然停住了脚步。我们再也不能和您一起畅谈古今中外、《伤寒》

《温病》；再也不能和您一起为病人看舌平脉；再也不能和您一起共享糟溜鱼片、乌鱼蛋汤了！但是我知道，在那些无数被您诊治的病人心中，您没有走，用病人的话说“我们要一辈子念您的好”；在众多您教过的学生心中，您没有走，我们所做的每一件事、取得的每一点进步都是您的教诲和嘱托！

痛悼恩师

首都医科大学附属北京朝阳医院　权红

四天过去了，我还是不能相信，老师已驾鹤西去。仿佛我轻轻推开病房的门，老师还会坐在桌边对我说：小权，咱爷俩坐下聊聊；或许是躺在床上，静静地睡了，还会在明天阳光明媚时醒来。手捧还未整理完的老师的《伤寒论》讲义，眼中水雾不断凝聚。回想去年北京市中医管理局启动北京中医药薪火传承“3+3”工程，老师不顾85岁高龄，主动请缨，讲授《伤寒论》，共计16讲，其间老师因病住院，稍有好转，马上继续授课，我很担心老师身体，可每次老师在课上精神爽朗，声音洪亮，思路清晰，常使我们忘记他已是耄耋之年。谁知人生如此无常，生命如此脆弱，讲课资料还未整理付梓，已与老师天人永隔，所幸我们留下了珍贵的影像资料，那是不可复制的大师风采！

这次发病始料未及，13日老师病情急转直下，18日我在ICU握着老师的手说：“您一定要坚持，争取过两天好转回普通病房。”老师点头回答：“好。”21日再看老师已神志不清了。我祈求奇迹的出现，就像老师多少次救人于危难之中，现在也会挽狂澜于将倒。然而2009年12月23日10：29分，成为我刻骨永铭的时刻。手中资料已被泪水浸湿，我一直一遍遍告诉自己：老师没有走，他以另外一种方式依然活着，他活在我们每个爱他的弟子的心中。

明天我要在这个最寒冷的冬季送老师最后一程，老师您放心吧，我会遵循您的教诲，像您那样“谦和为人，精诚为医”；整理您的资料，继承发扬您的学术思想，造福广大患者。

呜呼，吾得遇恩师，受教诲，致学业，吾之幸也！

一切为患者着想

首都医科大学附属北京朝阳医院　曹锐

半个多世纪以来，随着方师屡起沉疴，声名鹊起，蜚声海内外，他的医德也为群众广为传颂。患者常说，方师总是面带微笑，还不时说着风趣的话，让我们精神上很轻松和快乐，进了他的诊室，精神压力解除了，感觉轻松了许多，好像病痛也退了一些。在方师的行医生涯中，处处都体现着他一切为病人着想。

方师认为中药汤剂最能反映中医辨证用药的特点，主张一病一方。方师处方以配伍严谨、药味精良、价廉高效闻名。方师用80余元治愈王氏青年五年之久的贲门失弛缓症；用30余元治愈李氏患者持续了3个月的发热。这样的病例不胜枚举。

三年前曾诊治河南洛阳一肝硬化、肝癌患者，其被当地医院判为存活不过百天。当时患者胁肋胀痛，腹胀如鼓，纳呆便溏。服方师的汤药月余复诊时，面色红润，纳食增加。半年复诊时，胁痛消失，体重增加。

美籍华人患克罗恩病，长期腹痛腹泻，消瘦贫血。在美国服用抗生素、激素、免疫抑制剂等均没有效果。服用方师的汤药1个月，腹痛腹泻治愈，贫血改善，体重增加。该患者每半年回国求治于方师已经10余年，病情控制得非常满意。

方师经验丰富，医术独到，不仅审病精细，辨证准确，而且用药精当，配伍巧妙，临床曾治愈多例顽固性哮喘、慢性肾病、肝硬化、1型和2型糖尿病、脱髓鞘病、卵巢肿瘤、垂体瘤、椎体病及先天性免疫功能低下等难治病。

恩师对待学生严格要求。记得多年前，一次和老师聊天时，一个同学说，药房的大枣又大又甜，忍不住随手吃了两个。老师马上严肃起来，非常认真地说："再好的大枣也是用来给病人治病的，怎么可以随便吃呢？一来占了国家的便宜，二来损害了患者的利益。"同学听了，红着脸到药房补交了钱。

方师为人谦和，治学处世，端方自守，不媚流俗。闻他人行有善举、学有建树，辄击节称赏；见陋习劣迹，则拍案而起，直指其非。襟怀坦荡，刚正不阿。

追忆恩师方和谦

北京市鼓楼中医医院　王桂平

我是方和谦老师第三批学术经验继承人，跟随方师学习七年有余，在这七年的跟师学习当中，我学到了作为一名医生的高尚的救死扶伤的品格，同时也学到了方师对宏大的中医文化的深刻演绎。

不论是衣冠楚楚，身带香气的病人，还是衣衫褴褛，满身臭气的病人，不论是焦躁不安，情绪抑郁的病人，还是大哭大闹的，拳打脚踢的孩子，方师总是态度祥和，认真询问病情，通过望闻问切，辨证施治，处方用药，使病人药到病除，从来都没有嫌弃过病人的脏与臭，哭与闹，工作中经常不顾自己年事已高，身体劳累，为等一位外地专程赶来看病的病人耽误自己的休息时间，无论是数九寒天，还是炎炎夏日，因为病人多，每天早上六点半准时开诊，从来都是方师等病人，不让病人等大夫，这就是大师的风范，这就是大师的高尚品格，是我们学习的榜样。

年轻时的方师勤奋，好学，对《伤寒论》等经典著作的学习孜孜不倦，深下苦功，对每一个条文都有深刻的理解，再加上临床上应用，对这些著作的解读更加深刻，更加融会贯通，使得自己的医术蒸蒸日上，名声远扬，方师的病人来自四面八方，天南地北，国内国外，为弘扬中医事业作出了巨大的贡献，方师在工作之余经常给我们传授自己的临床经验，通过多年的耳濡目染的跟师学习，我继承和学习到了方和谦老师的中医学术思想，提高了自己的中医技术。

通过多年的跟师抄方学习，不仅学到了国医大师做人的品格，更学到了国医大师精湛的医术，方师的处方总是药味不多，价格低廉，安全可靠，效果显著，弘扬了深受中国人民喜爱的中医文化，也让外国人了解了中医，传承了中医，我为有这样一位老师倍感骄傲，同时也深深体会到传承中医是我们中医事业蓬勃兴旺的基础，我要向我的老师那样去努力学习，去认真工作，真真正正地做一名为患者解除病痛，全心全意为病人服务的好医生。

怀 念 老 师

首都医科大学中医药学院　胡青懿

2009年12月23日是我永远难忘的一天。当我听到我的老师方和谦大师逝世的消息时，真是难以相信自己的耳朵。这突如其来的不幸，使我难以从期望中醒悟！就是在不到1个月前，当我到朝阳医院去看望他老人家时，他刚刚经历了股骨头的置换手术，并已有很好的恢复。那天看到方师精神奕奕，谈笑风生，我还为方师能如此迅速恢复，感到由衷的高兴，祈祝他能尽快痊愈，期盼他为我们中医事业的发展做出更多贡献。没有想到，病情怎么会这样出人意料地突变！大师逝世，是我国中医事业的一大损失！

30年来老师对我的教诲，一幕幕又清楚地涌现在我的脑海中。时光荏苒，却记忆犹新，犹如昨天的事。历时数年，陪伴老师出诊，亲传面授，耳濡目染，他的身教言教，把我引入了一条行医为人的坦途。

老师行医那种悬壶济世的精神，使我深受教育。他对患者一如亲人。对病情深查细问，反复推敲，仔细辨证，这不仅是为了准确把握病情，也是要多方为病人着想，尽可能地让患者少花钱，治好病。他告诫说，一个病人会牵动一家，一人有病，往往弄得倾家荡产。所以，行医一定要对患者负责，也要对患者家庭负责。家里有了病人，全家都已经在精神上有了很大压力，我们医生应该尽可能在经济上帮他们减轻些负担。所以，他的处方看起来都很“简单”，却是小方治大病。这不仅体现大师的医术，更显现大师的境界——这就是大师的风范。怀念老师，我要首先牢记他那济世众生的教诲。

老师医术高超，精益求精。他的辨证、用药，可以说是出神入化。不少顽症、危症，经他点化，就能转危为安。有一位病人，从国外回来。在国外时，因气候的冷热骤变，引起咳嗽，又转成支气管炎。回国后，到几个大医院就医，用了当时最好的消炎药，久治不愈。方师辨证后，只用了几味宣肺止咳化痰的药，不到10剂就已痊愈。从此使他对中医药折服。还有一位女患者，已70多岁，多年的糖尿病，体质已是十分虚弱，加之股骨头骨折，卧床不起，又引起心脏病的发作，病情转危；经住院抢救数日，却仍没有起色，再继发排尿困难，几至奄奄一息，院方几次发出病危通知。后请方师相助。方师一经号脉，再观舌苔，当即告慰家属没有危象。服用方师一个小方，仅十余服，解除了排尿问题，心脏恢复正常，可以出院回家休养。此后，患者又生活了3年。为老人生命得以延寿，家人对方师感念不止——于无声处听惊雷，彰显出大师的功力。尽管如此，直到耄耋之年，方师还是百尺竿头，不断钻研、不断总结，著书立说，举办讲座，发展伤寒病论，传授自己多年行医的宝贵经验，培养更多人才，更好地为患者服务。老师对医术这种学无止境、尽善尽美的精神，给我们留下的宝贵精神财富，鞭策我进步。

敬爱的老师！学生会永记住您的教导，不断提高思想境界、提高医术，努力为人民服务！

请您安息吧！

附录2　年　　谱

1923年11月	出生于北京市
1929～1932年	初小
1933～1934年	高小
1935～1937年	初中
1937年	开始随父学习中医
1940～1942年	中医执业，在北京市考取执业资格正式执业
1943年	日本语学院高级班毕业
1947～1953年	工厂职员
1952～1953年	北京中医学习西医第九班毕业
1954～1958年	北京市卫生局中医科科员
1958～1968年	北京市中医院内科医师、教研组组长，兼任北京中医进修学校伤寒教研组组长
1968～1984年	北京朝阳医院中医科科主任
1978年	任北京中医药学会副理事长，第七届任理事长，第八、九届任顾问
1980年	任副教授
1981年	任主任医师
1982年	加入中国共产党
1982年	任《北京中医》杂志常务编委
1986年	任正教授
1991年	担任第一批全国老中医药专家学术经验继承工作指导老师
1993年	荣获国务院颁发的自然科学类政府特殊津贴 任中华中医药学会理事，中华中医药学会内科专业委员会委员
1997年	担任第二批全国老中医药专家学术经验继承工作指导老师
1998年	任中国红十字会理事、北京中医药学会会长、北京市科协常务委员、《北京中医》杂志常务编委、北京中医学院顾问
1999年	退休
2003年	担任第三批全国老中医药专家学术经验继承工作指导老师

2007年	荣获第三批全国老中医药专家学术经验继承工作优秀指导老师
2007年	成立方和谦名医工作室
2008年	担任第四批全国老中医药专家学术经验继承工作指导老师
2009年	荣获全国首届"国医大师"称号、荣获首届"首都国医名师"称号
2009年12月	因病逝世